H.-J. Meyer, H. J. Buhr, H. Wilke

Management des Magen- und Ösophaguskarzinoms

Springer

Berlin
Heidelberg
New York
Hongkong
London
Mailand
Paris
Tokio

H.-J. Meyer, H. J. Buhr, H. Wilke

Management des Magen- und Ösophaguskarzinoms

Mit 74 Abbildungen
und 97 Tabellen

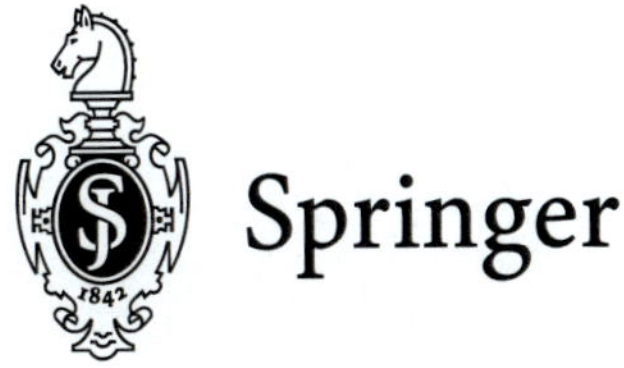

Springer

Professor Dr. med. H.-J. Meyer
Städtisches Klinikum Solingen
Klinik für Allgemein- und Viszeralchirurgie
Gotenstraße 1, 42653 Solingen

Professor Dr. med. H. J. Buhr
Universitätsklinikum Benjamin Franklin
Chirurgische Klinik und Poliklinik
Hindenburgdamm 30, 12200 Berlin

Professor Dr. med. H. Wilke
Kliniken Essen-Mitte
Klinik für Innere Medizin und Onkologie
Henricistraße 92, 45136 Essen

ISBN 978-3-642-62254-0 **ISBN 978-3-642-18700-1 (eBook)**
DOI 10.1007/978-3-642-18700-1

Bibliografische Information Der Deutschen Bibliothek
Die Deutsche Bibliothek verzeichnet diese Publikation in der Deutschen Nationalbibliografie;
detaillierte bibliografische Daten sind im Internet über <http://dnb.ddb.de> abrufbar

springer.de

Ursprünglich erschienen bei Springer-Verlag Berlin Heidelberg New York 2004
Softcover reprint of the hardcover 1st edition 2004

Planung: U. Conrad-Willmann, Heidelberg
Desk Editing: L. Weber, Heidelberg
Herstellung: PRO EDIT GmbH, Heidelberg
Umschlaggestaltung: deblik, Berlin
Satz und Repro: AM-productions GmbH, Wiesloch
Gedruckt auf säurefreiem Papier 22/3160/Re – 5 4 3 2 1 0

Vorwort

Auch bei weltweit abnehmender Inzidenz des Magenkarzinoms ist diese Tumorentität eine der häufigsten malignombedingten Todesursachen. Das Magen- wie auch das Ösophaguskarzinom stellen somit weiterhin eine therapeutische Herausforderung dar, umso mehr als in den letzten Jahren eine Zunahme der Tumoren des ösophagogastralen Übergangs mit dem Adenokarzinom des distalen Ösophagus und dem klassischen Kardia- bzw. subkardialen Magenkarzinom zu beobachten ist. Diese Tumoren lassen in besonderer Weise den heute erforderlichen interdisziplinären Ansatz zur Tumortherapie erkennen. Auch vom therapeutischen Ansatz her erscheint es sinnvoll und logisch, diese Tumorentitäten gemeinsam darzustellen.

Trotz weiterhin fehlender hochvalider Studiendaten stellt die chirurgische Intervention bei lokalisierten Tumorstadien die Therapie der ersten Wahl zum Erreichen einer kompletten Tumorresektion dar. Erst eine exakte präoperative Diagnostik erlaubt die individuelle Therapieentscheidung zwischen konservativer, onkologischer, lokal endoskopischer oder chirurgischer Behandlung. Bei zusätzlicher Erweiterung der präoperativen Diagnostik mit Einsatz der Endosonographie und laparoskopischen Exploration haben interdisziplinäre Behandlungskonzepte bei lokal fortgeschrittenen Tumoren – z. B. mit präoperativer Chemo-Strahlentherapie – weiter an Bedeutung gewinnen können. Das nach solchen Vorbehandlungen erreichte „down-sizing“ oder „tumor-shrinking“ ermöglicht dann in fortgeschrittenen Tumorstadien unter Umständen kurative chirurgische Therapieansätze.

Adjuvante Therapien sind beim Plattenepithelkarzinom des Ösophagus nicht etabliert, stehen hingegen bei Adenokarzinomen des ösophagogastralen Übergangs und des Magens weiter in der Diskussion und müssen durch entsprechend kontrollierte randomisierte Studien in interdisziplinärer Absprache evaluiert werden.

Gerade bei den Karzinomen des oberen Gastrointestinaltrakts wird die enge Kooperation zwischen Gastroenterologen, Pathologen, Chirurgen, medizinischen Onkologen, Strahlentherapeuten und anderen Disziplinen immer notwendiger: sie ist die Voraussetzung für optimale Therapieentscheidungen im klinischen Alltag zum Wohle unserer Patienten. Für dieses Buch konnten international renommierte Autoren aller hierfür relevanten Disziplinen gewonnen werden, um aus ihrer Sicht die aktuellen Konzepte übersichtlich und kritisch darzustellen. Von Herausgeberseite wurde der Schwerpunkt also auf die Zusammenstellung praxisrelevanter Kapitel gelegt, die dem onkologisch Interessierten ebenso wie dem onkologischen Spezialisten einen Überblick über den aktuellen Wissensstand diagnostischer und therapeutischer Konzepte geben.

Allen Autoren danken wir für ihre Mitarbeit an dieser aktuellen Übersicht der chirurgischen Onkologie von Karzinomen des oberen Verdauungstraktes, nicht zuletzt Herrn Dr. Ritz (Universitätsklinikum Benjamin Franklin, Freie Universität Berlin) für die redaktionelle Unterstützung. Dem Springer-Verlag danken wir für vielerlei Anregungen und die stetige Begleitung bei der Fertigstellung dieses Buches.

Februar 2004

H.-J. Meyer, H. J. Buhr, H. Wilke

Geleitwort

Es ist sinnvoll, die malignen Erkrankungen des oberen Gastrointestinaltrakts gemeinsam darzustellen.

Zum einen stellt der obere Gastrointestinaltrakt eine Funktionseinheit dar, zum anderen sind aus chirurgischer Sicht die therapeutischen Prinzipien eng miteinander verwoben: Ein Oesophagusersatz ist ohne Kenntnisse und Erfahrungen in der Magenchirurgie nicht denkbar; die Gastrektomie wiederum erstreckt sich immer häufiger bis weit in den Oesophagus hinein und schließlich stellen die Adenokarzinome des gastroesophagealen Überganges ein Bindeglied zwischen Oesophagus und Magen dar, alles nicht nur aus Sicht der Tumorigenese sondern mehr noch aus chirurgisch-technischer Sicht.
International ist längst innerhalb der gastroenterologischen Chirurgie eine Fokussierung auf Teilbereiche wie den oberen Gastrointestinaltrakt, das hepatobiliäre System oder die kolorektale Chirurgie üblich geworden. „Foregut Surgery" ist in den U.S.A. eine längst etablierte Schwerpunktbildung. Deshalb also macht es Sinn, auch im deutschen Sprachraum das Management der Oesophagus-und Magenkarzinome zusammenhängend und als Einheit darzustellen.

Innerhalb eines solchen Themenschwerpunktes ist viel Platz für Interdisziplinarität. Nicht nur die Diagnostik ist interdisziplinär, sondern schon bei den Frühformen der Neoplasien, – von der Dysplasie bis hin zum Mucosakarzinom – gilt es, interdisziplinär die Indikation zur endoskopischen bzw. zur chirurgischen Therapie abzugrenzen. Die Diskussion ist notwendig und wichtig, weil die endoskopischen und chirurgischen Therapieprinzipien immer näher zusammenrücken – die endoskopische Therapie wird immer aggressiver und die chirurgische Therapie immer weniger invasiv. In naher Zukunft ist zu erwarten, dass diese beiden Therapieprinzipien vielleicht sogar gemeinsam ausgeführt werden. Nur im Dialog kann die erstrebenswerte Individualisierung der Therapie erreicht werden.

Während im „Chirurgischen Fenster" die chirurgische Therapie wohl auch in Zukunft noch dominierend bleibt – wenngleich auch hier der Trend zu Individualisierung der Tumortherapie unverkennbar ist – gewinnt im lokal fortgeschrittenen Tumorstadium erneut der interdisziplinäre Dialog an vitaler Bedeutung. Die Erkenntnis, dass multimodale Therapie möglichst schon vor der Operation beginnen sollte, setzt einen bereits präoperativ beginnenden Dialog voraus. Das Responseverhalten unter neoadjuvanter Therapie wird zu einem neuen, prägenden chirurgischen Indikationsparameter – nur interdisziplinär sind diese neuen Therapiechancen zum Wohle des Patienten nutzbar. Schließlich sind auch adjuvante Therapie und palliative Therapie am Besten interdisziplinär einsetzbar.

Es macht somit Sinn, das aktuelle Management der Tumoren des oberen Gastrointestinaltrakts gemeinsam und interdisziplinär darzustellen. Diesen vorwiegend auf die praktische Therapie ausgerichtetem Buch sei deshalb Erfolg und Verbreitung gewünscht.

München, 2003
J. R. Siewert

Inhaltsverzeichnis

III Diagnostik, Pathologie und Stadieneinteilung

Autorenverzeichnis

Achterrath, W.
Abteilung Onkologie
Merck KgaA
Frankfurter Straße 250
64293 Darmstadt

Bärlehner, E., Dr. med.
Chirurgische Klinik
Helios Klinikum Berlin
Hobrechtsfelder Chaussee 100
13125 Berlin

Benhidjeb, T., Priv.-Doz. Dr. med.
Chirurgische Klinik
Helios Klinikum Berlin
Hobrechtsfelder Chaussee 100
13125 Berlin

Berns, T., Dr. med.
Klinik für Allgemein- und Viszeralchirurgie
St. Agnes-Hospital
Barloer Weg 125
46397 Bocholt

Bollschweiler, E., Professor Dr. med.
Klinik und Poliklinik für Viszeral- und Gefäßchirurgie
der Universität zu Köln
Joseph-Stelzmann-Straße 9
50931 Köln

Budach, V., Professor Dr. med.
Klinik für Strahlentherapie
Humboldt-Universität zu Berlin
Universitätsklinikum Virchow
Augustenburger Platz 1
13353 Berlin

Büchler, M. W., Professor Dr. med.
Abteilung für Allgemeine Chirurgie und Unfallchirurgie
Chirurgische Universitätsklinik
der Ruprecht-Karls-Universität Heidelberg
Im Neuenheimer Feld 110
69120 Heidelberg

Buhr, H. J., Professor Dr. med.
Chirurgische Klinik und Poliklinik I
Charité-Universitätsmedizin Berlin
Campus Benjamin Franklin
Hindenburgdamm 30
12200 Berlin

Delbrück, H., Professor Dr. med.
Klinik für Tumornachsorge/Hämatologie
Klinik Bergisch Land
Im Saalscheid 51
42369 Wuppertal

Dreuw, B., Priv.-Doz. Dr. med.
Chirurgische Klinik
Rheinisch-Westfälische Technische Hochschule Aachen
Pauwelsstraße 30
52074 Aachen

Dutkowski, P., Priv.-Doz. Dr. med.
Klinik für Allgemein- und Abdominalchirurgie
Universitätsklinikum Mainz
Langenbeckstraße 1
55131 Mainz

Ell, C., Professor Dr. med.
Medizinische Klinik II
Dr.-Horst-Schmidt-Kliniken GmbH
Ludwig-Erhard-Straße 100
65199 Wiesbaden

Faiss, S., Dr. med.
Medizinische Klinik I
(Gastroenterologie, Infektiologie, Rheumatologie)
Charité-Universitätsmedizin Berlin
Campus Benjamin Franklin
Hindenburgdamm 30
12200 Berlin

Fass, J., Professor Dr. med.
Klinik für Allgemein-,
Viszeral- und Thoraxchirurgie
Klinikum Kassel gGmbH
Mönchebergstraße 41–43
34125 Kassel

Feith, M., Dr. med.
Chirurgische Klinik
und Poliklinik
Klinikum rechts der Isar
der Technischen Universität
München
Ismaninger Straße 22
81675 München

Feussner, H., Professor Dr. med.
Chirurgische Klinik
und Poliklinik
Klinikum rechts der Isar
der Technischen Universität
München
Ismaninger Straße 22
81675 München

Fuchs, K.-H., Professor Dr. med.
Allgemeinchirurgische Klinik
Markus-Krankenhaus
Wilhelm-Epstein-Straße 2
60431 Frankfurt/Main

Gebhardt, C. H., Professor Dr. med. †
Klinik für Abdominal-, Thorax-
und Endokrine Chirurgie
Klinikum Nürnberg
Prof.-Dr.-Ernst-Nathan-Straße 1
90419 Nürnberg

Germer, C. T., Professor Dr. med.
Chirurgische Klinik
und Poliklinik I
Charité-Universitätsmedizin
Berlin
Campus Benjamin Franklin
Hindenburgdamm 30
12200 Berlin

Golling, M., Dr. med.
Sektion Onkologische Chirurgie
Abteilung für Allgemeine
Chirurgie und Unfallchirurgie
Chirurgische Universitätsklinik
der Ruprecht-Karls-Universität
Heidelberg
Im Neuenheimer Feld 110
69120 Heidelberg

Gossner, L., Priv.-Doz. Dr. med.
Medizinische Klinik II
Dr.-Horst-Schmidt-Kliniken
GmbH
Ludwig-Erhard-Straße 100
65199 Wiesbaden

Günther, T., Dr. med.
Klinik für Allgemein-, Viszeral-
und Gefäßchirurgie
Universität Magdeburg
Leipziger Straße 44
39120 Magdeburg

Hermanek, P., Professor Dr. med.
Institut für Klinische Pathologie
Chirurgische Klinik
und Poliklinik
der Universität Erlangen
Krankenhausstraße 12
91054 Erlangen

Hiller, W. F. A., Professor Dr. med.
Klinik für Viszeral-
und Thoraxchirurgie
Klinikum Lippe-Detmold
Röntgenstraße 18
32756 Detmold

Hinkelbein, W., Professor Dr. med.
Abteilung für Strahlentherapie
Charité-Universitätsmedizin
Berlin
Campus Benjamin Franklin
Hindenburgdamm 30
12200 Berlin

Höfler, H., Professor Dr. med.
Institut für Allgemeine Pathologie
und Pathologische Anatomie
Klinikum rechts der Isar
der Technischen Universität
München
Ismaninger Straße 22
81675 München

Hölscher, A. H., Professor Dr. med.
Klinik und Poliklinik
für Viszeral- und Gefäßchirurgie
der Universität zu Köln
Joseph-Stelzmann-Straße 9
50931 Köln

Hünerbein, M., Priv.-Doz. Dr. med.
Klinik für Chirurgie
und Chirurgische Onkologie
Robert-Rössle-Klinik
Charité
Campus Berlin Buch
Lindenberger Weg 80
13125 Berlin

Jacobi, V., Professor Dr. med.
Klinikum der Johann Wolfgang
Goethe Universität
Zentrum für Radiologie,
Institut für Diagnostische und
Interventionelle Radiologie
Haus 23A
Theodor-Stern-Kai 7
60590 Frankfurt

Jähne, J., Professor Dr. med.
Klinik für Allgemein-, Viszeral-
und Gefäßchirurgie
Henriettenstiftung Hannover
Marienstraße 72 – 90
30171 Hannover

Junginger, T., Professor Dr. med.
Klinik und Poliklinik
für Allgemein- und Abdominalchirurgie
Universitätsklinikum Mainz
Langenbeckstraße 1
55131 Mainz

Kahlke, V., Dr. med.
Klinik für Allgemeine Chirurgie
und Thoraxchirurgie
Christian-Albrechts-
Universität zu Kiel
Arnold-Heller-Straße 7
24105 Kiel

Kneist, W., Dr. med.
Klinik und Poliklinik
für Allgemein- und Abdominalchirurgie
Universitätsklinikum Mainz
Langenbeckstraße 1
55131 Mainz

Koswig, S., Dr. med.
Abteilung für Strahlentherapie
Charité
Campus Berlin Buch
Lindenberger Weg 80
13125 Berlin

Kremer, B., Professor Dr. med.
Klinik für Allgemeine Chirurgie
und Thoraxchirurgie
Christian-Albrechts-Universität
zu Kiel
Arnold-Heller-Straße 8
24105 Kiel

Küchler, T., Priv.-Doz. Dr. med.
Referenzzentrum Lebensqualität,
Klinik für Allgemein-
und Thoraxchirurgie
Christian-Albrechts-Universität
zu Kiel
Arnold-Heller-Straße 8
24105 Kiel

Langer, M., Dr. med.
Klinik für Gastroenterologie
und Allgemeine Innere Medizin
Städtisches Klinikum Solingen
Gotenstraße 1
42653 Solingen

Lassmann, S., Dr. med.
Institut für Allgemeine Pathologie
und Pathologische Anatomie
Klinikum rechts der Isar
der Technischen Universität
München
Ismaninger Straße 22
81675 München

Lehnert, T., Professor Dr. med.
Sektion Chirurgische Onkologie
Abteilung für Allgemeine
Chirurgie und Unfallchirurgie
Chirurgische Universitätsklinik
der Ruprecht-Karls-Universität
Heidelberg
Im Neuenheimer Feld 110
69120 Heidelberg

Lippert, H., Professor Dr. med.
Klinik für Allgemein-, Viszeral-
und Gefäßchirurgie
Universität Magdeburg
Leipziger Straße 44
39120 Magdeburg

Löhlein, D., Professor Dr. med.
Klinik für Chirurgie
Städtische Kliniken Dortmund
Beurhausstraße 40
44137 Dortmund

Lux, G., Professor Dr. med.
Klinik für Gastroenterologie
und Allgemeine Innere Medizin
Städtisches Klinikum Solingen
Gotenstraße 1
42651 Solingen

Manert, W., Dr. med.
Anästhesie und Intensivmedizin
Krankenhaus Agatharied
St. Agathastraße 1
83734 Hausham

Mann, B., Priv.-Doz. Dr. med.
Chirurgische Klinik
und Poliklinik I
Charité-Universitätsmedizin
Berlin
Campus Benjamin Franklin
Hindenburgdamm 30
12200 Berlin

May, A., Dr. med.
Medizinische Klinik II
Dr.-Horst-Schmidt-Kliniken
GmbH
Ludwig-Erhard-Straße 100
65199 Wiesbaden

Mestrom, H.
Klinik für Tumornachsorge/
Hämatologie
Klinik Bergisch Land
Im Saalscheid 51
42369 Wuppertal

Meyer, H.-J., Professor Dr. med.
Klinik für Allgemein-
und Viszeralchirurgie
Städtisches Klinikum Solingen
Gotenstraße 1
42653 Solingen

Müller, W., Priv.-Doz. Dr. med.
Institut für Pathologie
Heinrich-Heine-Universität
Düsseldorf
Moorenstraße 5
40225 Düsseldorf

Nähring, J., Dr. med.
Institut für Allgemeine Pathologie
und Pathologische Anatomie
Klinikum rechts der Isar
der Technischen Universität
München
Ismaninger Straße 22
81675 München

Nave, H., Dr. med.
Abteilung Funktionelle
und Angewandte Anatomie
Medizinische Hochschule
Hannover
Carl-Neuberg-Straße 1
30625 Hannover

Nürnberger, H. R., Dr. med.
Klinik für Chirurgie
Städtische Kliniken Dortmund
Beurhausstraße 40
44137 Dortmund

Oldenburg, A. R., Dr. med.
Klinik und Poliklinik
für Strahlentherapie
Universitätsklinikum Essen
Hufelandstraße 55
45147 Essen

Pabst, R., Professor Dr. med.
Abteilung Funktionelle
und Angewandte Anatomie
Medizinische Hochschule
Hannover
Carl-Neuberg-Straße 1
30625 Hannover

Pech, O., Dr. med.
Medizinische Klinik II
Dr.-Horst-Schmidt-Kliniken
GmbH
Ludwig-Erhard-Straße 100
65199 Wiesbaden

Ponschek, N., Dr. med.
Chirurgische Klinik
Rheinisch-Westfälische
Technische Hochschule Aachen
Pauwelsstraße 30
52074 Aachen

Preusser, P., Professor Dr. med.
Abteilung für Klinische
und Experimentelle Onkologie
Klinik und Poliklinik
für Allgemeine Chirurgie
Westfälische Wilhelms-
Universität Münster
Waldeyer Straße 1
48149 Münster

Pross, M., Dr. med.
Klinik für Allgemein-,
Viszeral- und Gefäßchirurgie
Universität Magdeburg
Leipziger Straße 44
39120 Magdeburg

Rau, B., Priv.-Doz. Dr. med.
Klinik für Chirurgie
und Chirurgische Onkologie
Robert-Rössle-Klinik
Charité
Campus Berlin Buch
Lindenberger Weg 80
13125 Berlin

Ritz, J.-P., Dr. med.
Chirurgische Klinik
und Poliklinik I
Charité-Universitätsmedizin
Berlin
Campus Benjamin Franklin
Hindenburgdamm 30
12200 Berlin

Rudek, B., Dr. med.
Sektion Onkologische Chirurgie
Abteilung für Allgemeine
Chirurgie und Unfallchirurgie
Chirurgische Universitätsklinik
der Ruprecht-Karls-Universität
Heidelberg
Im Neuenheimer Feld 110
69120 Heidelberg

Sarbia, M., Priv.-Doz. Dr. med.
Institut für Pathologie
Heinrich-Heine-Universität
Düsseldorf
Moorenstraße 5
40225 Düsseldorf

Schardey, H. M., Dr. med.
Klinik für Allgemein-, Viszeral-
und Gefäßchirurgie
Krankenhaus Agatharied
St. Agathastraße 1
83734 Hausham

Schmid, A., Dr. med.
Klinik für Allgemeine Chirurgie
und Thoraxchirurgie
Christian-Albrechts-Universität
zu Kiel
Arnold-Heller-Straße 8
24105 Kiel

Schuhmacher, C., Dr. med.
Chirurgische Klinik
und Poliklinik
Klinikum rechts der Isar
der Technischen Universität
München
Ismaninger Straße 22
81675 München

Siewert, J. R., Professor Dr. med.
Chirurgische Klinik
und Poliklinik
Klinikum rechts der Isar
der Technischen Universität
München
Ismaninger Straße 22
81675 München

Schumpelick, V., Professor Dr. med.
Chirurgische Klinik
Rheinisch-Westfälische
Technische Hochschule Aachen
Pauwelsstraße 30
52074 Aachen

Stabenow-Lohbauer, U., Dr. med.
Klinik für Gastroenterologie
und Allgemeine Innere Medizin
Städtisches Klinikum Solingen
Gotenstraße 1
42651 Solingen

Stahl, M., Priv.-Doz. Dr. med.
Klinik für Innere Medizin/
Onkologie
Kliniken Essen-Mitte
Henricistraße 94
45136 Essen

Stein, H. J., Professor Dr. med.
Chirurgische Klinik und Poliklinik
Klinikum rechts der Isar
der Technischen Universität
München
Ismaninger Straße 22
81675 München

Strobel, O., Dr. med.
Abteilung für Allgemeine
Chirurgie und Unfallchirurgie
Chirurgische Universitätsklinik
der Ruprecht-Karls-Universität
Heidelberg
Im Neuenheimer Feld 110
69120 Heidelberg

Stuschke, M., Professor Dr. med.
Klinik und Poliklinik
für Strahlentherapie
Universitätsklinikum Essen
Hufelandstraße 55
45133 Essen

Tannapfel, A., Professor Dr. med.
Institut für Pathologie
Universität Leipzig
Liebigstraße 26
04103 Leipzig

Thalhammer, A., Dr. med.
Klinikum der Johann-Wolfgang-
Goethe-Universität
Zentrum für Radiologie
Institut für Diagnostische
und Interventionelle Radiologie
Haus 23A
Theodor-Stern-Kai 7
60590 Frankfurt

Truong, S., Dr. med.
Chirurgische Klinik
Rheinisch-Westfälische
Technische Hochschule Aachen
Pauwelsstraße 30
52074 Aachen

Uhl, W., Professor Dr. med.
Abteilung für Allgemeine
Chirurgie und Unfallchirurgie
Chirurgische Universitätsklinik
der Ruprecht-Karls-Universität
Heidelberg
Im Neuenheimer Feld 110
69120 Heidelberg

Vanhöfer, U., Priv.-Doz. Dr. med.
Innere Klinik und Poliklinik
(Tumorforschung)
Westdeutsches Tumorzentrum
Hufelandstraße 55
45147 Essen

Verreet, P. R., Professor Dr. med.
Klinik für Allgemein-
und Viszeralchirurgie
Klinikum Krefeld
Lutherplatz 40
47805 Krefeld

Vogl, T., Professor Dr. med.
Klinikum der Johann-Wolfgang-
Goethe-Universität
Zentrum für Radiologie
Institut für Diagnostische und
Interventionelle Radiologie
Haus 23A
Theodor-Stern-Kai 7
60590 Frankfurt

Werk, D., Dr. med.
Innere Medizin II
Dr.-Horst-Schmidt-Kliniken
GmbH
Ludwig-Erhard-Straße 100
65199 Wiesbaden

Werner, M., Professor Dr. med.
Institut für Pathologie
Albert-Ludwigs-Universität
Freiburg
Hufstetter Straße 55
79100 Freiburg

Wiegel, T., Professor Dr. med.
Abteilung für Strahlentherapie
Charité-Universitätsmedizin
Berlin
Campus Benjamin Franklin
Hindenburgdamm 30
12200 Berlin

Wilke, H., Professor Dr. med.
Klinik für Innere Medizin/
Onkologie
Kliniken Essen-Mitte
Henricistraße 92
45136 Essen

Wittekind, C., Professor Dr. med.
Institut für Pathologie
Universität Leipzig
Liebigstraße 26
04103 Leipzig

Zacherl, J., Dr. med.
Chirurgische Klinik
und Poliklinik
Klinikum rechts der Isar
der Technischen Universität
München
Ismaninger Straße 22
81675 München

Zachert, H.-R., Dr. med.
Klinik für Allgemein-
und Viszeralchirurgie
Städtisches Klinikum Solingen
Gotenstraße 1
42653 Solingen

Zeitz, M., Professor Dr. med.
Medizinische Klinik I
(Gastroenterologie, Infektiologie,
Rheumatologie)
Charité Universitätsmedizin
Berlin
Campus Benjamin Franklin
Hindenburgdamm 30
12200 Berlin

Anatomie, Ätiologie und Epidemiologie

Anatomie und Physiologie

H. Nave und R. Pabst

1.1 Anatomie und Physiologie des Ösophagus

Definition

Der Ösophagus ist ein verformbarer, muskulärer Schlauch, der den Oropharynx mit dem Magen verbindet.

Er beginnt in der Höhe des Ringknorpelunterrands, ist 20–25 cm lang (etwas kürzer bei Frauen) und je nach Kontraktionszustand der Muskelwand unterschiedlich weit. Man unterteilt den Ösophagus in 3 Abschnitte:
- **Pars cervicalis:** von den Wirbelkörpern C6–Th1,
- **Pars thoracica:** vom Wirbelkörper Th1 bis zum Hiatus oesophageus des Zwerchfells und
- **Pars abdominalis:** vom Hiatus oesophageus bis zur Einmündung in den Magen (Abb. 1.1).

Ösophagusengen. Die Pars thoracica ist der längste Abschnitt der Speiseröhre. Jeder der 3 Abschnitte ist an einer umschriebenen Stelle eingeengt:
- Die obere Ösophagusenge direkt am Beginn der **Pars cervicalis** des Ösophagus, dem so genannten Ösophagusmund, ist die engste Stelle der Speiseröhre. Der Ösophagusmund ist fest an die Hinterfläche des Ringknorpels geheftet.
- Die mittlere Ösophagusenge wird in der **Pars thoracica** durch die Nachbarschaft zu linkem Hauptbronchus und Aortenbogen hervorgerufen.
- Am Beginn der **Pars abdominalis** im Bereich des Hiatus oesophageus im Zwerchfell befindet sich die untere Ösophagusenge.

Verbindung zum Magen. Der Ösophagus mündet im schrägen Winkel direkt unterhalb des Zwerchfells, etwa 40 cm (Männer) bzw. 37 cm (Frauen) von den Schneidezähnen entfernt, in den Magen. Unter physiologischen Bedingungen liegt der intraösophageale pH-Wert zwischen 5 und 7.

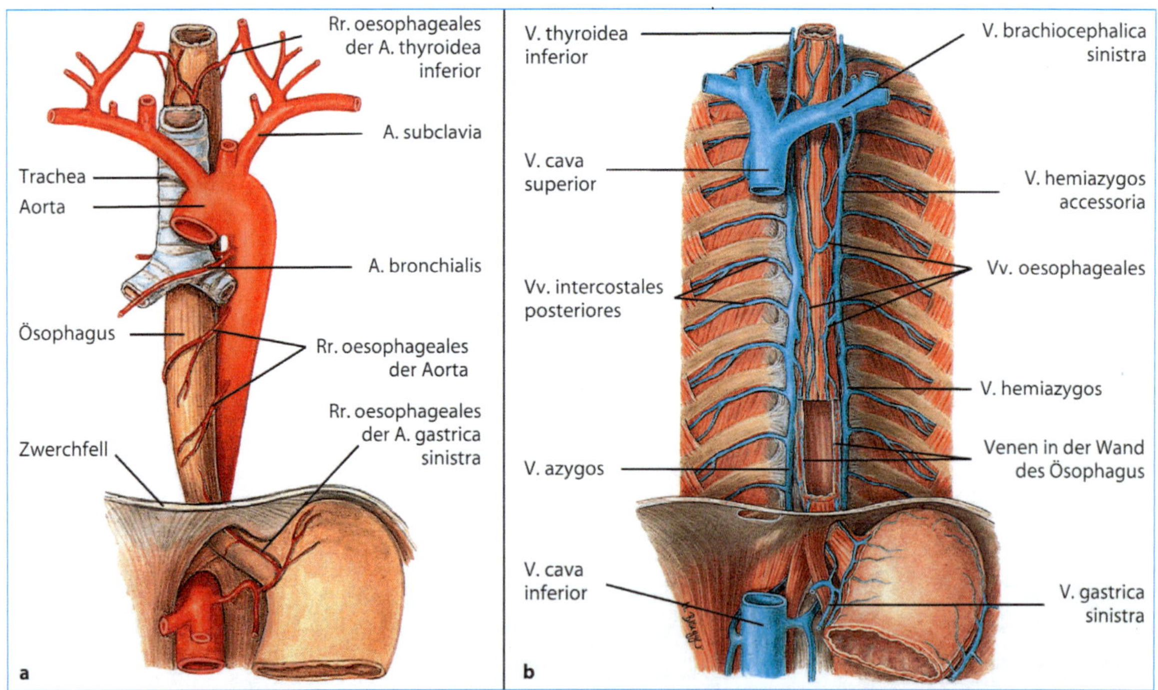

Abb. 1.1. Arterien (**a**) und Venen (**b**) des Ösophagus. (Nach Putz u. Pabst 1999)

1.1.1 Feinbau

Die **Mukosa** des Ösophagus wird gebildet von
- einem mehrschichtigen, unverhornten Plattenepithel,
- der Lamina propria und
- der Muscularis mucosae.

Die schmale **Lamina propria** beinhaltet kleine Lymphozytenansammlungen. Sie ist von der darunter liegenden Submukosa durch eine sehr dünne, muskuläre Schicht, die Muscularis mucosae, getrennt.

> Der Übergang zwischen ösophagealer und gastraler Mukosa imponiert endoskopisch als klar abgrenzbare, aber irregulär verlaufende Linie, die so genannte ösophagogastrale Schleimhautrosette bzw. Z-Linie.

Die **Submukosa** ist eine lockere Schicht, die reich an elastischen Fasern und dadurch enorm dehnbar bei der Boluspassage ist. In der Submukosa des oberen und unteren Ösophagusdrittels sind kleine, seromuköse Drüsenzellen, die Glandulae oesophageae, lokalisiert. Ihr Sekret ist eine wichtige Komponente des Ösophagusepithelgleitfilms.

Die starke **Muskelschicht** des Ösophagus ist in eine innere Ring- und eine äußere Längsmuskelschicht unterteilt. Aufgrund der Tatsache, dass der Beginn des Schluckakts willentlich geschieht, besteht der Ösophagus im Anfangsteil der Pars cervicalis aus quergestreifter Muskulatur. Der größte Teil der Pars cervicalis und ein kleiner Teil der Pars thoracica bestehen sowohl aus quergestreifter als auch aus glatter Muskulatur. Der kaudale Abschnitt der Pars thoracica und die Pars abdominalis werden nur von glatter Muskulatur ausgekleidet (Meyer et al. 1986). Der Übergang von quergestreifter zu glatter Muskulatur ist sehr variabel. Durch die kraniale und kaudale Verankerung des Ösophagus steht die Muskulatur der Speiseröhre unter einer physiologischen Längsspannung, die dazu führt, dass die durchschnittene Speiseröhre zur Retraktion neigt (Kunath 1984).

Lage. Die **Adventitia** verankert den Ösophagus locker und verschieblich im Mediastinum. Er verläuft annähernd in der Medianlinie, lediglich in den kaudalen Abschnitten der Pars cervicalis und der Pars thoracica biegt er leicht nach links ab.

1.1.2 Nachbarschaftsbeziehungen

Die **Pars cervicalis** liegt hinter der Schilddrüse und der Trachea, mit der sie durch lockeres Bindegewebe verbunden ist. Dorsal grenzt sie an die Halswirbelsäule und den M. longus colli (prävertebraler Halsmuskel), seitlich an
- die Aa. carotis communes,
- die Schilddrüse und
- links streckenweise an den Ductus thoracicus und die A. subclavia.

Cave

Der N. laryngeus recurrens liegt in diesem Abschnitt beiderseits ventrolateral in unmittelbarer Nähe des Ösophagus.

Die vordere Begrenzung der **Pars thoracica** sind:
- Trachea und der Bronchus principalis sinister,
- A. pulmonalis dextra,
- Perikard und
- Zwerchfell.

Praxis konkret

Die topographische Nähe zu Perikard und linkem Vorhof ermöglicht störungsfreie transösophageale Ultraschalluntersuchungen des Herzens.

Dorsal des Ösophagus befinden sich:
- Brustwirbelsäule,
- Aa. intercostales posteriores,
- Ductus thoracicus,
- V. azygos,
- teilweise die V. hemiazygos mit Verbindungsästen in verschiedener Höhe zur V. azygos, und
- im Bereich des Zwerchfells die Aorta.

Auf der linken Seite grenzt der Ösophagus an:
- A. subclavia,
- Aortenbogen,

- N. laryngeus recurrens,
- Ductus thoracicus und
- Pleura parietalis.

Benachbarte Strukturen auf der rechten Seite sind die Pleura parietalis und die V. azygos.

Praxis konkret

Der Ösophagus steht in diesem Bereich in besonders enger Beziehung zu Aorta und Trachea, sodass bei Röntgenaufnahmen mit Bariumsulfat charakteristische Impressionen durch den linken Hauptbronchus und die Aorta sichtbar werden. Die rechte Seite des Ösophagus ist aufgrund der Tatsache, dass hier lediglich die V. azygos als größeres Gefäß zu finden ist, als chirurgischer Zugangsweg prädestiniert.

Im Bereich der **Pars abdominalis** ist der Ösophagus intraperitoneal gelegen. Die Rückseite des linken Leberlappens hat in diesem Bereich Kontakt zur Vorderseite des Ösophagus, ebenso wie der obere linke Anteil des Omentum minus. Der Rückseite der Pars abdominalis liegen das Zwerchfell und die linke A. phrenica inferior (aus der Aorta abdominalis) an.

1.1.3 Funktion, Transport des Speisebreis

Cave

Der Speisebrei wird nicht durch einen passiven Mechanismus, sondern durch koordinierte Kontraktion der Muskulatur des Ösophagus vom Pharynx in den Magen transportiert.

Der **Schluckakt** resultiert aus einem komplexen Zusammenspiel zwischen neurogenen, myogenen und humoralen Faktoren. Sobald ein Bolus den Bereich des Ösophagus erreicht, erschlafft der obere Sphinkter (Ösophagusmund mit starken Ringmuskelzügen). Um eine Regurgitation zu verhindern, kontrahiert sich der Sphinkter, sobald die Nahrung bzw. die Flüssigkeit diesen Bereich passiert hat. Die peristaltische Welle ist relativ langsam und bewegt sich mit einer Geschwindigkeit von 2–6 cm/s (1–3 cm/s am Beginn des Ösophagus, 7–10 cm/s in den kaudalen zwei Dritteln).

> Der kaudale Verschlussmechanismus, der so genannte *„funktionelle Kardiasphinkter"*, ist von großer Bedeutung, um einen gastroösophagealen Reflux zu verhindern.

Eine zentrale Komponente dieses Verschlusses sind die spiralig verlaufenden Längsmuskelzüge der Muskelschicht, die zusammen mit den Ringmuskelfasern einen „Wringverschluss" des kaudalen Speiseröhrendabschnitts ermöglichen. Es gibt viele Untersuchungen bezüglich des Einflusses humoraler Faktoren und Hormone auf den Kontraktionszustand des „funktionellen Kardiasphinkters". So erhöhen z. B. Gastrin, Acetylcholin und Histamin die Kontraktionskraft, wohingegen Cholezystokinin, Glukagon und Progesteron diese herabsenken. Weitere wichtige Faktoren zur Absicherung des unteren Abschnitts sind

- der spitze Mündungswinkel in den Magen,
- der Verschluss des unteren Ösophagusanteils durch einen intraabdominellen Druckanstieg,
- Muskelschlingen im Bereich des Hiatus oesophageus und
- submuköse Venengeflechte, die das bereits verschlossene Lumen noch weiter abdichten können.

> Eine Erhöhung des Druckes in der V. portae (Pfortaderhochdruck) resultiert in einem venösen Rückstau von den Magenvenen zu den ösophagealen venösen Plexus. Ein Einreißen dieser erweiterten Venengeflechte (Ösophagusvarizen) kann wiederum zu massiven, lebensbedrohlichen Blutungen führen.

1.1.4 Arterielle Versorgung – Varietäten

> Die arteriellen Äste, die den Ösophagus versorgen, bilden eine longitudinale Anastomosenkette, im Gegensatz zu radialen Gefäßverbindungen im Bereich des Darmes (Lippert u. Pabst 1985).

Die Rr. oesophageales der **Pars cervicalis** sind hauptsächlich Äste der A. thyroidea inferior. Es existieren mehr Äste auf der rechten als auf der linken Seite (◘ Abb. 1.1a). In 20 % der Fälle existieren zusätzlich direkte Äste aus der A. subclavia, in 8 % aus der A. carotis communis oder aus der A. thyroidea ima (aus dem Truncus brachiocephalicus hervorgehend). Im Bereich der Bifurcatio aortae erhält die Pars cervicalis in 8 % zusätzlich Äste aus der thorakalen Aorta und in 2 % aus der A. vertebralis.

Die Rr. oesophageales der **Pars thoracica** entspringen zu 95 % aus Bronchialarterien (links 2 Äste, rechts einer). Die 3. und 4. Interkostalarterie geben gelegentlich auch kleine Äste zum Ösophagus ab. Bei 5 % der Menschen existieren zusätzlich direkte Aortenäste für diesen Abschnitt der Speiseröhre (Caix et al. 1981).

Die **Pars abdominalis** wird hauptsächlich von 2–3 Ästen der A. gastrica sinistra versorgt (◘ Abb. 1.1a). Eine zusätzliche Versorgung aus der A. phrenica inferior findet man in 55 %, Äste aus dem Truncus coeliacus in 16 % der Fälle.

Cave

Viele der Rr. oesophageales sind sehr kurz, und deshalb ist die Mobilisierung des Ösophagus bei chirurgischen Eingriffen sorgfältig vorzunehmen.

1.1.5 Venen

Die **Vv. oesophageales** münden direkt in die V. azygos oder über die (häufig unpaare) linke V. thyroidea inferior über die V. brachiocephalica sinistra in die V. cava superior. Zusätzlich stehen sie über ein starkes muköses und submuköses Venennetz („funktioneller Kardiasphinkter", s. oben) der Pars abdominalis mit Magenvenen in Verbindung (V. gastrica sinistra, V. portae hepatis; ◘ Abb. 1.1b).

Es existieren zahlreiche venöse **Anastomosen**, sowohl innerhalb einzelner Wandschichten als auch schichtübergreifend. Im Bereich der Pars abdominalis durchbrechen die Venen die Muskulatur und liegen im Bereich der Adventitia als Venengeflechte auf der Speiseröhrenoberfläche.

1.1.6 Nerven

Zur nervalen Versorgung des Ösophagus gehören **parasympathische und sympathische Nervenfasern** sowie intramural gelegene **Plexus.** Die Rr. oesophageales (dem N. laryngeus reccurens entspringend) treten beiderseits an die Pars cervicalis des Ösophagus heran (◘ Abb. 1.2). Weiterhin bilden beide Nn. vagi den **Plexus oesophagealis**, der sich von der Pars cervicalis bis zur Einmündung des Ösophagus in den Magen erstreckt und aus dem kaudal des Hiatus oesophageus der Truncus vagalis anterior (aus dem N. vagus sinister) und der Truncus vagalis posterior (aus dem N. vagus dexter) hervorgehen.

> Die häufig sehr starken Nervenfasern des *N. vagus* unterstützen die Verankerung des Ösophagus im Mediastinum.

Sympathische Fasern gehen zum einen aus dem Ganglion cervicothoracicum (*Synonym:* Ganglion stellatum) hervor und zum anderen aus dem Grenzstrang sowie dem **Plexus aorticus thoracicus.** Intramural gelegen findet man den so genannten **Plexus entericus**, ein eigenes vegetatives Nervensystem des Magen-Darm-Kanals, der sich in einen Plexus subserosus, einen Plexus myentericus und einen Plexus submucosus aufteilen lässt. Der **Plexus myentericus (Auerbach-Plexus)** liegt zwischen der Ring- und der Längsmuskelschicht und versorgt diese. Der **Plexus submucosus (Meissner-Plexus)** innerviert die in der Submukosa gelegenen Glandulae oesophageae und die Muscularis mucosae.

1.1.7 Lymphgefäße und Lymphknotenstationen

Der Ösophagus ist auf seiner gesamten Länge mit zahlreichen, über lange Strecken intramural verlaufenden Lymphgefäßen versorgt. Die **lymphatischen Plexus** sind besonders in der Mukosa und der Muskelschicht zu finden.

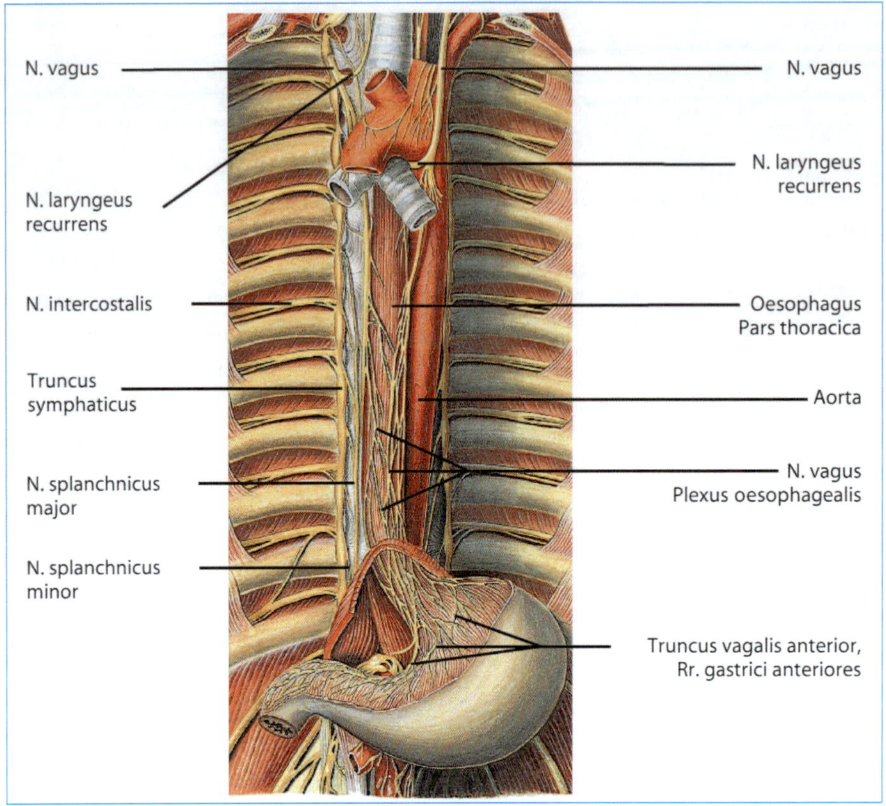

Abb. 1.2. Nervale Versorgung von Ösophagus und Magen. (Nach Putz u. Pabst 1999)

> Die Lymphgefäße stehen mit vielen Lymphknotenstationen in Verbindung (Tabelle 1.1), dies begünstigt die Tumorzellansiedlung von Ösophaguskarzinomen auch in relativ weit entfernten Gebieten. Nicht selten kommt es vor, dass die lymphogene Metastasierung Lymphknotenstationen überspringt.

1.2 Anatomie und Physiologie des Magens

Definition

Der Magen stellt die Verbindung zwischen Ösophagus und Duodenum dar.

Anatomisch unterscheidet man mehrere Abschnitte des intraperitoneal gelegenen Magens:

- Direkt unter der Mündung des Ösophagus, auf Höhe des 11. bzw. 12. Brustwirbels, liegt die **Kardia** (Mageneingang). Sie befindet sich etwa 10 cm hinter der vorderen Bauchwand und ist ungefähr 40 cm von den Schneidezähnen entfernt.
- Der **Fundus** (Magenkuppel) befindet sich links oberhalb des ösophagogastralen Übergangs. Er beginnt an der Incisura cardiaca, einer Einkerbung zwischen Fundus und Ösophagus.
- Der Hauptabschnitt des Magens ist der **Korpus** (Magenkörper) mit einer kürzeren, kranialen, kleinen und einer längeren, kaudalen, großen Kurvatur. Die konkave Seite (kleine Kurvatur) weist nach rechts, die konvexe Seite (große Kurvatur) nach links. An der kleinen Kurvatur ist das kleine Netz (Omentum minus), an der großen Kurvatur das große Netz (Omentum majus) als Peritonealduplikatur befestigt, in der die Gefäße und Nerven verlaufen. Der Durchmesser der Netze und der Abstand zwischen Anheftungsstelle und Magenwand beeinflussen die TNM-Klassifikation von Magenkarzinomen (Kruschewski et al. 2000).

Tabelle 1.1. Lymphknotenstationen des Ösophagus

Pars cervicalis
Nodi lymphatici cervicales laterales profundi (entlang der V. jugularis interna) → Truncus jugularis → Ductus thoracicus (links) bzw. Ductus lymphaticus dexter
Pars thoracica
Nodi lymphatici praevertebrales → Ductus thoracicus
Nodi lymphatici paratracheales → Nodi lymphatici cervicales laterales profundi → s. oben
Nodi lymphatici tracheobronchiales superiores et inferiores, Nodi lymphatici bronchopulmonales → Truncus bronchomediastinalis → Ductus thoracicus
Nodi lymphatici mediastinales posteriores (1) → Nodi lymphatici gastrici sinistri → s. unten (2) → Nodi lymphatici supraclaviculares → Truncus jugularis, Truncus subclavius → Ductus thoracicus (links) bzw. Ductus lymphaticus dexter
Pars abdominalis
Nodi lymphatici gastrici sinistri (entlang der A. gastrica sinistra) → Nodi lymphatici coeliaci → Nodi lymphatici praeaortici → Nodi lymphatici aortici laterales → Trunci intestinales bzw. rechter oder linker Truncus lumbaris → Ductus thoracicus

- Das distale Drittel des Magens wird als **Pylorus** (Magenpförtner) bezeichnet. Er liegt auf Höhe des 1.–3. Lendenwirbels, beginnt mit einer Erweiterung (Antrum pyloricum), verengt sich dann zum Canalis pyloricus und mündet mit dem Ostium pyloricum in das Duodenum. Die Pars pylorica wird nach proximal durch die Incisura angularis abgegrenzt. Weiter distal bildet die stark verdickte ringförmige Muskelschicht des Canalis pyloricus den Pylorus.

Sowohl die Form, als auch die Lage des Magens zeigen große konstitutionelle und funktionsbedingte Unterschiede (Einfluss des Füllungszustands, der Körperhaltung, der Atmung und der Lage der Nachbarorgane). Der Peritonealüberzug ist für die notwendigen Lageverschiebungen von großer Bedeutung.

1.2.1 Feinbau

Aufbau in 3 Schichten. Der Feinbau des Magens ist analog dem Aufbau des Ösophagus bzw. anderer Anteile des Darmes. Die chemischen Aufgaben werden von der Mukosa, die motorischen von der Muskelschicht ausgeführt. Zwischen diesen beiden Schichten liegt die lockere, gefäß- und nervenreiche Submukosa.

Die **Mukosa** des Magens wird von
- einem einschichtigen, hochprismatischen Epithel,
- der Lamina propria und
- der Muscularis mucosae gebildet.

Das **Epithel** ist für die Produktion der wichtigen oberflächlichen Schleimschicht zum Schutz vor Selbstverdauung verantwortlich.

> Die etwa 1 mm dicke Mukosa des Magens ist von der Ösophagusschleimhaut makroskopisch deutlich abgrenzbar, wohingegen der Übergang zum Duodenum unscharf ist.

Die Mukosa des nicht mit Nahrung gefüllten Magenkorpus liegt in längs verlaufenden Falten, so genannten Rugae gastricae. Stellenweise ergänzen kurze, horizontal verlaufende Falten das Schleimhautrelief und bilden damit kleine polygonale Schleimhautkammern.

> Eine Besonderheit ist die so genannte *Magenstraße (Canalis gastricus)*, die durch 2–3 nahe aneinander liegende Magenfalten an der kleinen Kurvatur entsteht. In diesem Bereich des Magens können Flüssigkeiten ohne Dehnung der Magenwand sehr schnell in das Duodenum gelangen.

Die Magenfalten sind nicht auf unterschiedlich dicke Mukosabereiche zurückzuführen, sondern auf submuköse Falten. Im Bereich des Antrums fehlen die Längsfalten. Auf der Oberfläche der Magenfalten sind die etwa 1–2 mm großen **Magenfelder (Areae gastricae)** lokalisiert, auf denen die polygonalen, honigwabenartigen **Magengrübchen (Foveolae gastricae** mit einem mittleren Durchmesser von 0,2 mm) münden, in denen die Sekrete der verschiedenen Magendrüsen sezerniert werden.

Die mukösen, tubulären **Magendrüsen** enthalten 3 Arten von Zellen:
- **Nebenzellen** für die Schleimproduktion, die v. a. im Bereich der Kardia und des Pylorus zu finden sind,
- **Belegzellen** für die Produktion von Salzsäure und des Vitamin-B_{12}-bindenden „intrinsic factor", die in der Mitte des Korpus besonders zahlreich sind und
- **Hauptzellen** für die Pepsinogenproduktion, die ebenfalls im Korpus und im Fundus lokalisiert sind.

Neben diesen **exokrinen Zellen** findet man in der Magenmukosa des Korpus und Fundus, wie auch im übrigen Magen-Darm-Kanal, eine Vielzahl **endokriner Zellen**, die Peptidhormone und Monoamine produzieren. Die mittlere Dicke der Drüsenzellschicht verändert sich in Abhängigkeit vom Alter, ist aber bei Männern und Frauen ähnlich. Im Alter von 20–29 Jahren beträgt sie etwa 0,7 mm und bei über 60-jährigen Menschen nur noch 0,5 mm (Giacosa u. Cheli 1979).

Die zarte **Muscularis mucosae** liegt direkt unterhalb der Drüsenenden. Die angrenzende Submukosa ist durch zahlreiche große Blutgefäße stark aufgelockert.

Eine Besonderheit der **Muskelwand** des Magens, im Vergleich zu den folgenden Abschnitten des Magen-Darm-Kanals, ist der dreischichtige Aufbau der glatten Muskulatur:
- Die **äußere Längsmuskelschicht** ist am stärksten im Bereich der beiden Kurvaturen ausgeprägt und reguliert die Längsausdehnung des Magens.
- Die **mittlere Ringmuskelschicht** ist besonders kräftig im Bereich des kaudalen Korpus und des Pylorus. Zwischen diesen Muskelschichten befindet sich der Plexus myentericus. Im Bereich des kaudalen Ende des Pylorus verdichtet sich die Ringmuskulatur zum M. sphincter pyloricus.
- Die **innere schräge Muskelschicht** geht aus der Ringmuskulatur hervor und ist im Bereich der beiden Kurvaturen nicht anzutreffen.

Die **Adventitia/Serosa** geht im Bereich des Omentum minus und majus in die Peritonealduplikaturen über.

1.2.2 Nachbarschaftsbeziehungen

Cave

Die Nachbarschaftsbeziehungen des Magens sind, je nach Füllungszustand, sehr variabel.

Die **Vorderfläche** des Magens grenzt an:
- Bauchwand,
- linken Rippenbogen,
- Zwerchfell und
- linken Leberlappen.

Der linke obere Teil der Magenvorderfläche hat Kontakt zur Milzoberfläche.

Der **Rückseite** des Magens sind angelagert:
- Bursa omentalis,
- Pankreasvorderfläche,
- Mesocolon transversum,
- linke Kolonflexur,
- Zwerchfell,
- linke Niere und Nebenniere,
- Milz und
- A. splenica.

Die linke Zwerchfellkuppel bildet die kraniale Begrenzung des Magens.

Ligamentäre Verbindungen. Das **Omentum minus** (zusammengesetzt aus den Ligg. hepatogastricum und hepatoduodenale) ist an der kleinen, das **Omentum majus** an der großen Kurvatur befestigt. Das Lig. gastrosplenicum verbindet die große Kuvatur mit dem Milzhilus, das Lig. gastrocolicum bildet die peritoneale Verbindung zwischen der großen Kurvatur und der Taenia omentalis des Colon transversum.

1.2.3 Funktion, Magenmotorik

Im Magen findet die mechanische (durch kräftige Kontraktionen der Muskelwand) und chemische Zerkleinerung (durch Sezernierung von Magensaft) der Nahrung statt. Durch die Beimengung von täglich 1–3 l Magensaft mit einem pH-Wert von 1,0–1,5 zur Nahrung entsteht der **Speisebrei** (Chymus). Dieser wird im Magen durchmengt und portionsweise an das Duodenum weitergegeben.

> Eine nennenswerte Resorption der Nahrungsbestandteile findet im Magen nicht statt (ausgenommen Alkohol), allerdings werden die Nahrungsproteine im Magen gespalten.

Wesentliche Bestandteile des von den Zellen der Magendrüsen produzierten wässrig-sauren **Magensafts** sind:

- Salzsäure,
- Pepsin und
- Muzin („intrinsic factor").

Pepsin entsteht aus dem Pepsinogen der Hauptzellen, Männer produzieren 50 % mehr Pepsin als Frauen.

Die **Magensalzsäure** ist bakterizid und tötet einen Großteil der mit der Nahrung aufgenommenen Bakterien ab. Die wichtigsten physiologischen Stimulatoren der Magensäuresekretion sind:

- Acetylcholin,
- Gastrin und
- Histamin.

Acetylcholin vermittelt sowohl die parasympathische Stimulation der Säureproduktion als auch die Gastrinfreisetzung der antralen G-Zellen.

Das **Magenvolumen** beträgt in Ruhe weniger als 50 ml und besitzt beim Erwachsenen ein Fassungsvolumen von bis zu 1500 ml. Der Mageninhalt wird während und nach Beendigung der Nahrungsaufnahme von der sich kontrahierenden Magenwand umschlossen und durchmischt.

Transport des Speisebreis. Peristaltische Wellen befördern den Chymus mit einer Frequenz von 3/min in Richtung des leicht geöffneten Pylorus. Sobald der intraantrale Druck steigt, erweitert sich die Pylorusöffnung, und eine kleine Menge des Chymus wird in das Duodenum abgegeben. Danach kontrahiert sich der Pylorus wieder, der Druck im Bereich des Antrums steigt, und die Nahrung wird in das Korpus zurückgedrängt. Diese sich kontinuierlich wiederholende Bewegung trägt zur Durchmengung des Mageninhalts mit dem Magensaft bei und reguliert gleichzeitig die Magenentleerungsgeschwindigkeit.

1.2.4 Arterielle Versorgung – Varietäten

Die **A. gastrica sinistra** und die **A. gastrica dextra** (aus dem Truncus coeliacus) bilden den **Arterienbogen an der kleinen Kurvatur** (Abb. 1.3). In den meisten Fällen ist die A. gastrica sinistra stärker ausgebildet als ihr rechtes Pendant (El-Eishi et al. 1973) und teilt sich in einen anterioren und einen posterioren Ast. Bei mehr als 90 % der Menschen ist die A. gastrica sinistra der erste Ast des Truncus coeliacus. In 25 % der Fälle beteiligt sich die A. gastrica sinistra an der arteriellen Versorgung der Leber, entweder als zusätzliche Leberarterie oder als Ersatz der Arterie des linken Leberlappens.

Der **Arterienbogen an der großen Kurvatur** wird von der A. gastroomentalis (früher: A. gastroepiploica) sinistra und der kräftigeren A. gastroomentalis dextra gebildet. Die A. gastroomentalis dextra kann alternativ aus der A. hepatica communis bzw. einem ihrer hepatischen Äste oder aus der A. mesenterica superior entspringen. Ursprungsort, Länge und Anzahl der Äste variieren auch bei der A. gastroomentalis sinistra sehr stark. Die anastomosierenden Arterien der großen Kurvatur versorgen zusätzlich noch über Rr. omentales das große Netz.

> Die Arterienbögen verlaufen stark geschlängelt und können sich so sehr gut den Volumenschwankungen und den peristaltischen Bewegungen des Magens anpassen.

Im stark vaskularisierten Magen bilden die Arterien subseröse, intramuskuläre und submuköse Geflechte. Besonders in der Nähe der Kurvaturen sind die submukösen **arteriellen Plexus** stark ausgebildet und können Blutungen im Rahmen von Magenulzera bedingen. In etwa 35 % der Fälle anastomosieren die Arterien der großen Kurvatur nicht miteinander (Lippert u. Pabst 1985).

Der **Fundus** wird noch zusätzlich von einer variierenden Anzahl von Aa. gastricae breves versorgt. Der

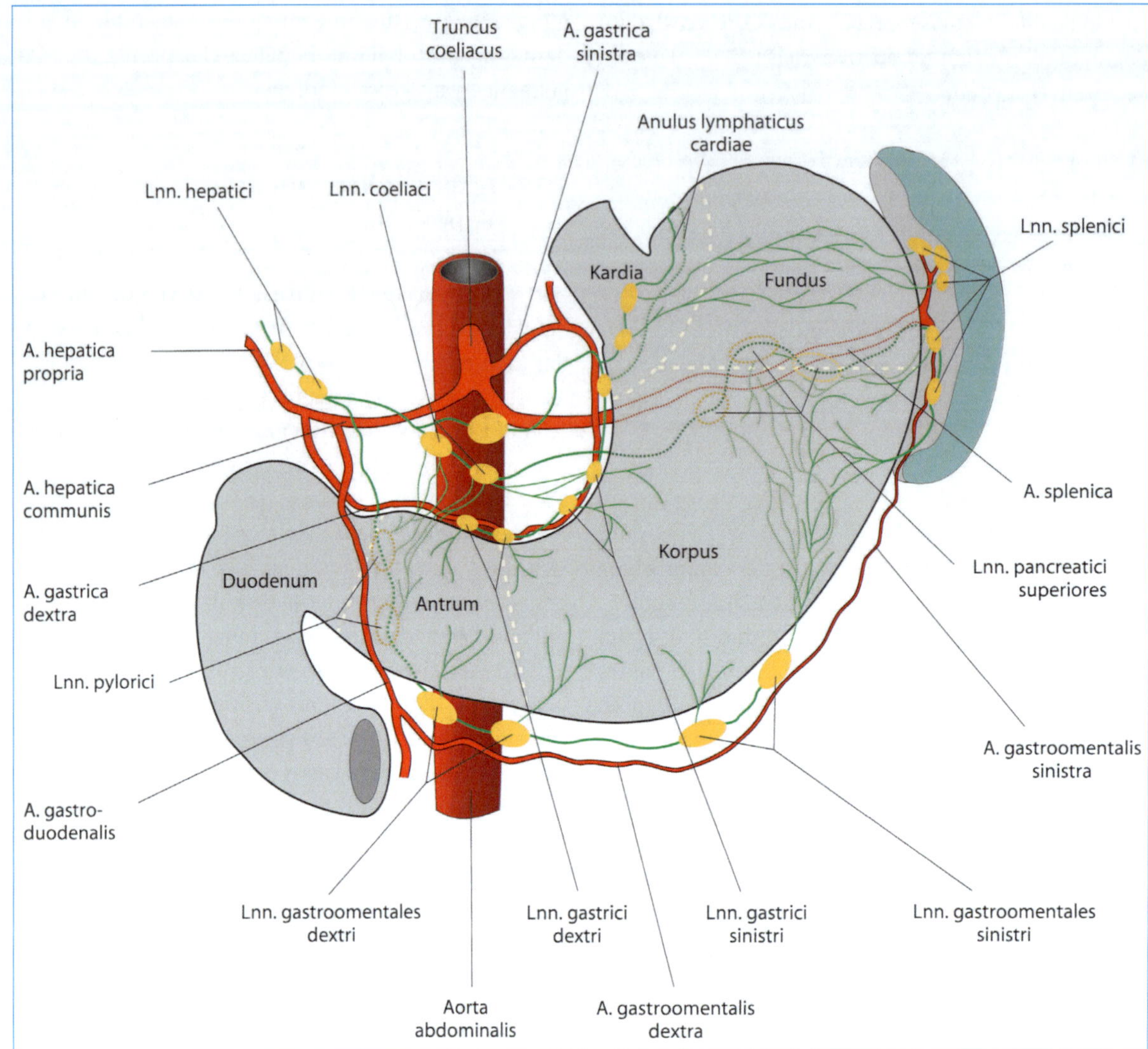

Abb. 1.3. Arterielle Versorgung und Lymphknotenstationen des Magens. Aus didaktischen Gründen sind die einzelnen Lymphknoten größer abgebildet als sie bei gesunden Erwachsenen vorkommen.

Pylorus kann zusätzlich von einem direkten Ast der A. gastroduodenalis versorgt werden (Lippert u. Pabst 1985).

Die **A. gastrica posterior**, die in etwa 60 % existiert, steigt senkrecht bzw. schräg in der Hinterwand der Bursa omentalis auf und versorgt kaudale Anteile des Ösophagus, die Kardia und kraniale Anteile des Fundus (Didio et al. 1980). Die **arteriellen Anastomosen** in den Bereichen des ösophagogastralen und des gastroduodenalen Übergangs sind extrem variabel.

1.2.5 Venen

Der Verlauf der Magenvenen entspricht dem Verlauf der Arterien. Das Blut wird von der kleinen Kurvatur über die **Portalvene** zur Leber geleitet. Der vertikale Verlauf der V. prepylorica entspricht dabei dem Verlauf des darunter liegenden M. sphincter pyloricus.

> Im Bereich der V. gastrica sinistra gibt es Verbindungen zu den Vv. oesophageales, die eine zentrale Rolle bei der Ausbildung von portokavalen Anastomosen spielen.

Die V. gastroomentalis sinistra, die Vv. gastricae breves und die V. gastroomentalis dextra bilden den **Venenbogen** an der großen Kurvatur.

1.2.6 Nerven

Die efferenten parasympathischen Nervenfasern werden dem Magen über die **Trunci vagales** zugeführt. Während der embryonalen Entwicklung führt der Magen eine 90°-Drehung im Uhrzeigersinn aus, sodass seine linke Seite nach vorn, die rechte Seite nach hinten weist. Daher innervieren der linke N. vagus als Truncus vagalis anterior die Vorderseite und der rechte N. vagus als Truncus vagalis posterior die Hinterseite des Magens.

Der **Truncus vagalis anterior** liegt der Oberfläche des Magens direkt auf und versorgt mit den Rr. gastrici anteriores die Magenvorderfläche (der Endast wird als anteriorer Latarjet-Nerv bezeichnet), die Kardia und die kleine Kurvatur. Er gibt weiterhin Rr. hepatici zum Plexus hepaticus ab, von denen ein R. pyloricus den kaudalen Magenabschnitt innerviert.

Der etwas stärkere **Truncus vagalis posterior** liegt in kleinem Abstand zur Magenoberfläche und versorgt mit Rr. gastrici posteriores die Rückseite des Magens (der Endast wird analog zu dem Ast des Truncus vagalis anterior als posteriorer Latarjet-Nerv bezeichnet). Zusätzlich gibt der Truncus vagalis posterior Rr. coeliaci zum Plexus coeliacus und Rr. renalis zur Niere ab.

Tabelle 1.2. Lymphknotenstationen des Magens

Kleine Kurvatur
Nodi lymphatici gastrici sinistri und Nodi lymphatici gastrici dextri (1) → Truncus intestinalis/lumbaris (2) → Nodi lymphatici coeliaci → Truncus intestinalis/lumbaris (3) → Nodi lymphatici praeaortici → Truncus intestinalis/lumbaris (4) → Nodi lymphatici aortici laterales → Truncus intestinalis/lumbaris
Große Kurvatur
Nodi lymphatici gastroomentales sinistri und Nodi lymphatici gastroomentales dextri (1) → Nodi lymphatici pylorici → Nodi lymphatici hepatici → Nodi lymphatici coeliaci → s. oben (2) → Nodi lymphatici praeaortici → s. oben (3) → Nodi lymphatici aortici laterales → s. oben (4) → Nodi lymphatici pancreatici superiores → Nodi lymphatici coeliaci → s. oben (5) → Nodi lymphatici splenici → Nodi lymphatici pancreatici superiores → s. oben
Kardia
Anulus lymphaticus cardiae (1) → Nodi lymphatici gastrici sinistri → s. oben (2) → Nodi lymphatici coeliaci → s. oben (3) → Nodi lymphatici splenici → s. oben
Pylorus
Nodi lymphatici pylorici (Nodus lymphaticus suprapyloricus, Nodi lymphatici subpylorici, Nodi lymphatici retropylorici) (1) → Nodi lymphatici hepatici → Nodi lymphatici coeliaci → s. oben (2) → Nodi lymphatici coeliaci → s. oben

Die **Trunci sympathici** stammen hauptsächlich aus dem **Plexus coeliacus** und verlaufen zusammen mit den Magenarterien. Weiterhin existieren zusätzliche sympathische Fasern für die Innervation des Magens aus

- linkem N. phrenicus,
- linken Nn. splanchnici,
- Plexus hepaticus sowie
- thorakalen und lumbalen Abschnitten des Truncus sympathicus.

In enger Nachbarschaft zu den **efferenten** parasympathischen und sympathischen Fasern verlassen unzählige **afferente Nervenfasern** den Magen.

1.2.7 Lymphgefäße und Lymphknotenstationen

Der Magen verfügt über 2 große **Lymphgefäßnetze**: ein mukös-submuköses und ein muskulär-subseröses. Die Lymphabflusswege, die regionären Lymphknoten sowie die Sammellymphknoten sind besonders zahlreich und die Verbindungen untereinander vielfältig.

Cave

Die vollständige Entfernung der perigastrischen Lymphknoten stellt ein nahezu unlösbares chirurgisches Problem dar und scheint für die postoperative Prognose von untergeordneter Bedeutung zu sein (Bonenkamp et al. 1999).

Insgesamt lassen sich etwa 36 perigastrische **Lymphknoten** finden, die sich zu zwei Dritteln auf die große und zu einem Drittel auf die kleine Kurvatur verteilen (Borchard u. Betz 1991). ◘ Tabelle 1.2 veranschaulicht die zahlreichen lymphatischen Verbindungen zu benachbarten Organen und Strukturen.

Literatur

Bonenkamp JJ, Hermans J, Sasako M, van de Velde CJH (1999) Extended lymph-node dissection for gastric cancer. N Eng J Med 340: 908–914

Borchard F, Betz P (1991) Number and size of perigastric lymph nodes in human adults without cancer. Surg Radiol Anat 13: 117–121

Caix M, Descottes B, Rousseau D, Grousseau D (1981) The arterial vascularisation of the middle thoracic and lower Esophagus. Anat Clin 3: 95–106

Didio LJA, Christoforidis AJ, Chandnani PC (1980) Posterior gastric artery and its significance as seen in angiograms. Am J Surg 139: 333–337

El-Eishi HI, Ayoub SF, Adb-El-Khalek M (1973) The arterial supply of the human stomach. Acta Anat 86: 565–580

Giacosa A, Cheli R (1979) Corrélation anatomo-secretoires gastriques en fonction de l'age chez des sujets ayant une muqueuse fundique normale. Gastroenterol Clin Biol 3: 647

Kruschewski M, Al-Fakhri N, Runkel N, Buhr HJ (2000) The insertion of the lesser and greater gastric omenta and its significance for the T classification of gastric carcinomas (UICC). Surg Radiol Anat 22: 135–138

Kunath U (1984) Die Chirurgie der Speiseröhre. Thieme, Stuttgart, New York

Lippert H, Pabst R (1985) Arterial variations in man. Classification and frequency. Bergmann, München

Meyer GW, Austin RM, Brady CE, Castell DO (1986) Muscle anatomy of the human esophagus. J Clin Gastroenterol 8: 131–134

Putz R, Pabst R (Hrsg) (1999) Sobotta. Atlas der Anatomie des Menschen, 21. Aufl, Bd 2. Urban & Fischer, München

Epidemiologie

E. Bollschweiler und A.H. Hölscher

2.1 Ösophaguskarzinom

2.1.1 Inzidenz

Tumoren der Speiseröhre – überwiegend *Plattenepithelkarzinome* – gehören mit mehr als 300.000 neu diagnostizierten Fälle pro Jahr weltweit zu den 10 häufigsten Tumoren.

Ösophaguskarzinome kommen meist in den Entwicklungsländern vor und weisen große regionale Unterschiede auf (Parkin et al. 1997). Während die Inzidenz der **Plattenepithelkarzinome** in den Hochrisikogebieten während der letzten Jahre leicht rückläufig war und in den USA sowie Westeuropa konstant blieb, stieg die Rate der **Adenokarzinome** in den meisten westlichen Industrienation seit 1970 steil an.

Das *Ösophaguskarzinom* ist vorwiegend beim männlichen Geschlecht anzutreffen, mit einer *Inzidenzrate* von 4,5 Neuerkrankungen pro 100.000 männliche Einwohner der USA im Jahr 1992 und 1,25 Fällen bei den Frauen.

Die Daten des SEER-Reports (SEER: Surveillance, Epidemiology and End Result), der die Daten von etwa 10 % der US-Bevölkerung erfasst, zeigen einen **Anstieg der Inzidenz** des Adenokarzinoms bei Männern von 1975 (0,5 Fällen pro 100.000 Einwohner) bis 1997 (3,2 Fälle pro 100.000 Einwohner). Dies entspricht einer durchschnittlichen Zunahme von 20 % pro Jahr.

Vergleichbar hohe Inzidenzraten für das **Adenokarzinom** mit exponenziellem Anstieg findet man in Australien und Europa nur in Großbritannien, Holland und Dänemark. In einer Studie, in der die weltweit verfügbaren Daten der einzelnen Tumorregister gesammelt und einheitlich ausgewertet wurden, konnte dies gezeigt werden (Abb. 2.1.).

In Deutschland existiert eine vollständige bevölkerungsbezogene **Tumordokumentation** nur für das Saarland (durch das Saarländische Krebsregister) und die ehemalige DDR bis zum Jahr 1989 (durch das gemeinsame Krebsregister der neuen Bundesländer und Berlin).

Die Daten des Saarländischen Krebsregisters zeigen sowohl eine *Inzidenzzunahme* für das Adeno- als auch für das Plattenepithelkarzinom, dies gilt für Männer wie auch für Frauen.

Die auf die Weltbevölkerung bezogene **altersstandardisierte Inzidenzrate** für alle Ösophaguskarzinome beträgt für Männer 6,8 Fälle pro 100.000 Einwohner und 0,84 für Frauen. Auch in Deutschland nimmt die Anzahl der **Adenokarzinome** des Ösophagus in den letzten Jahren deutlich zu, wenngleich dieser Anstieg mit etwa 10 % pro Jahr seit 1985 noch geringer ist als in den USA (Bollschweiler u. Hölscher 2000).

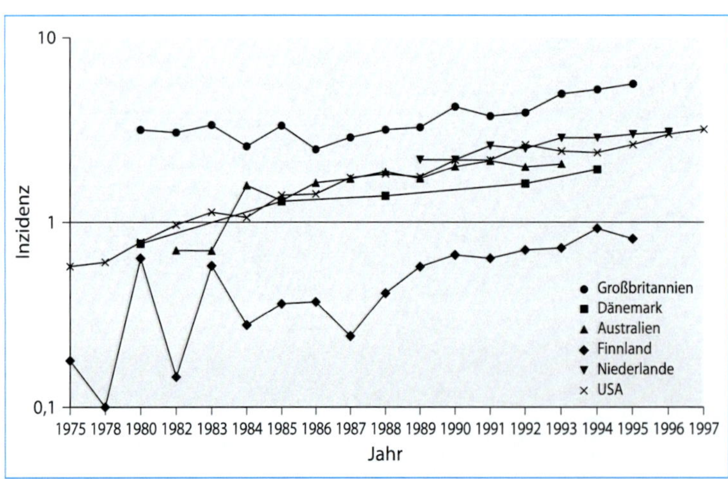

Abb. 2.1. Auf die Weltbevölkerung alterstandardisierte Inzidenzraten des Ösophaguskarzinoms in verschiedenen Ländern. (Nach Bollschweiler et al. 2001)

Die Daten des gemeinsamen **Krebsregisters** der neuen Bundesländer und Berlin beziehen sich auf die 16 Mio. Einwohner der ehemaligen DDR. Für dieses gesamte Gebiet liegen vollzählige Daten (>90 %) von 1961–1989 vor. Die **altersstandardisierte Inzidenzrate** des Ösophaguskarzinoms der männlichen Bevölkerung stieg von 2,8 im Jahre 1976 auf 4,4 in 1989. Sowohl für das Plattenepithel- als auch für das Adenokarzinom kann ein Anstieg gezeigt werden. In beiden Fällen verdoppelte sich die Inzidenz von 1976 bis zum Jahr 1989.

> Das Adenokarzinom im Ösophagus entsteht in etwa 90 % der Fälle in der *Barrett-Mukosa*.

Ob die 10 % der Fälle, bei denen keine **Barrett-Mukosa** nachweisbar ist, eine andere Ätiologie aufweisen oder ob der Nachweis dieses spezialisierten Epithels wegen der geringen Ausdehnung oder des fortgeschrittenen Tumors nicht gelingt, ist nicht eindeutig geklärt.

Der **Endobrachyösophagus**, wie der Zylinderepithelersatz in peptischen Plattenepitheldefekten als Folge einer chronischen Refluxerkrankung auch genannt wird, wurde im Jahre 1950 zuerst von Barrett beschrieben. Schon bald danach berichteten Morson und Belcher über eine Häufung von Adenokarzinomen bei Patienten mit Barrett-Mukosa. Ein Kausalzusammenhang zwischen Adenokarzinom und Endobrachyösophagus wurde jedoch erst 1963 von Adler vermutet.

Die **Entwicklung eines Adenokarzinoms** erfolgt ausgehend von der Barrett-Schleimhaut über die Metaplasie und Dysplasie zum Karzinom. Die Prävalenz der Refluxerkrankung in Deutschland ist nicht bekannt. Im Allgemeinen geht man davon aus, dass 10–15 % aller Menschen unter Refluxbeschwerden leiden.

> Die Häufigkeit, mit der Patienten mit *Refluxerkrankung* einen Barrett-Ösophagus entwickeln, wird heute grob mit 10 % angegeben.

Unterschiedlich beurteilt wird derzeit noch die Häufigkeit, mit der es zu einer **malignen Entartung im Endobrachyösophagus** kommt. Es liegen zahlreiche retrospektive und prospektive Studien zum Karzinomrisiko beim Barrett-Ösophagus vor. In der Summe erkrankt in den retrospektiven Studien ein Patient auf 161 Patientenjahre (Risikoerhöhung um den Faktor 36) und in den prospektiven Studien 1 Patient auf 104 Patientenjahre (Risikoerhöhung um den Faktor 66).

Cave

Das Risiko, an einem **Adenokarzinom des distalen Ösophagus** zu erkranken, ist damit für Patienten mit einem Endobrachyösophagus in den verschiedenen Studien zwischen 30- und 125-mal höher als das der Normalbevölkerung (Cameron 1997).

2.1.2 Ätiologische Faktoren

Rauchen und Alkoholkonsum

Der Einfluss von Rauchen und erhöhtem Alkoholgenuss auf die Entstehung von Tumoren des Ösophagus ist in vielen Studien nachgewiesen worden. Die meisten Untersuchungen unterscheiden allerdings nicht zwischen **Adeno- und Plattenepithelkarzinom**. Erst seit Anfang der 1990er Jahre werden die ätiologischen Faktoren für beide histologische Formen getrennt untersucht.

Über die Ursachen der Adenokarzinominzidenzzunahme gibt es bisher wenig gesichertes Wissen. Aus tierexperimentellen und auch aus epidemiologischen Studien weiß man, dass starker **gastroösophagealer Säurereflux** mit einem erhöhten Risiko einhergeht (Lagergren et al. 1999). Es zeigte sich, dass im Gegensatz zum Plattenepithelkarzinom der Tabak- und Alkoholkonsum für das Adenokarzinom weniger Bedeutung hat.

> In einigen, aber nicht in allen Studien wurden bei Patienten mit Adenokarzinom mehr *Raucher und Trinker* als bei Patienten mit Barrett-Ösophagus gefunden.

Es ist daher nicht uninteressant, dass der **Alkoholkonsum** in allen westlichen Industrienationen während der letzten 30 Jahre stark angestiegen ist.

Bezüglich des **Zigarettenrauchens** ist für das **Adenokarzinom** eine **Risikoerhöhung** um den Faktor 2 beschrieben worden. Für die Entstehung von 87 % aller

Plattenepithelkarzinome gaben Vaughan et al. (1995) Tabak- und Alkoholkonsum als Ursache an. Im Gegensatz dazu konnten nur 50 % aller Adenokarzinome dadurch erklärt werden, allerdings in Verbindung mit einem erhöhten Body-mass-Index (BMI).

Übergewicht

> Es ist anerkannt, dass sich in fast allen Fällen das Adenokarzinom des Ösophagus aus einem Epithel mit malignem Potenzial entwickelt, das als *Barrett- Ösophagus* bezeichnet wird.

Diese **Barrett-Mukosa** entsteht vermutlich als Folge eines langandauernden Refluxes von Magen- bzw. Duodenalsekreten in die Speiseröhre. Dieser **Reflux** scheint häufiger bei übergewichtigen Personen vorzukommen, insbesondere bei solchen mit einer Fettleibigkeit im Bauchbereich. Dies wird als ein Grund für den Anstieg der Inzidenz der Adenokarzinome speziell in den USA und in einigen anderen europäischen Ländern angegeben, wo die Prävalenz von Personen mit Übergewicht in den letzten 50 Jahren deutlich angestiegen ist. In den USA waren 1960 insgesamt 23 % der weißen Männer übergewichtig (BMI >27,8) und 1990 schon 32 %. In Europa variiert die **Prävalenz der Fettleibigkeit** bei Männern mit einem Verhältnis von 2:1 zwischen England und Frankreich, was mit den unterschiedlichen Inzidenzraten des Adenokarzinoms im Ösophagus übereinstimmt.

Ernährung und Vitamine

Der zu beobachtende Zusammenhang zwischen Übergewicht und Adenokarzinomen des Ösophagus kann natürlich auch an der Zusammensetzung der Ernährung liegen. Diätetische Faktoren, insbesondere hoher Fettkonsum, prädisponieren zur **gastroösophagealen Refluxerkrankung** durch eine Verminderung des Druckes im unteren Ösophagussphinkter.

Zusätzlich zur fettreichen Ernährung wurden ein **Mangel an Vitaminen** – wie β-Karotinen und Retinol sowie die Vitamine C und E – und geringer oder fehlender Konsum von Gemüse und Früchten als mögliche Risikofaktoren für die Entstehung eines Adenokarzinoms angeschuldigt. Für Deutschland konnte gezeigt werden, dass es Unterschiede in der Ernährung zwischen Gesunden und Patienten mit Ösophaguskarzinom, ebenso zwischen Patienten mit Plattenepithel- und Adenokarzinom gibt.

> Patienten mit *Ösophaguskarzinom* weisen einen Mangel an frischem Obst und Gemüse, an Ballaststoffen und an Kohlehydraten auf; Patienten mit *Adenokarzinom* nehmen deutlich mehr tierisches Eiweiß, Fett und Milch zu sich als Gesunde (Wolfgarten et al. 2001).

Eine Risikoerhöhung durch eine vermehrte **Retinolaufnahme**, wie sie in den Studien gezeigt wird, ist schwer verständlich. Eine mögliche Erklärung dieses Phänomens wäre in der Tatsache zu suchen, dass Retinol- und Alkoholstoffwechsel sehr eng miteinander verknüpft sind. Somit wären bei bestehendem Alkoholabusus Interferenzen mit dem Retinolhaushalt denkbar (Tabelle 2.1).

> Gerade die Zunahme der *Adenokarzinominzidenz* in den letzten 20 Jahren und der nachgewiesene Zusammenhang zwischen Übergewicht und diesem Tumor zeigen die Bedeutung einer richtigen Ernährung auf.

Berücksichtigt man weiter, dass fast ausschließlich übergewichtige, stark rauchende Männer erkranken, wäre durch eine gezielte **Ernährungsaufklärung** der Trend bei diesen Tumoren langfristig zu beeinflussen. Ob evtl. auch bei Patienten mit Barrett-Ösophagus als Folge einer langandauernden Refluxkrankheit durch die zusätzliche Einnahme von Vitaminen das Risiko für die Entstehung eines Adenokarzinoms im Ösophagus reduziert werden kann, muss in Studien geklärt werden.

Medikamente

Gleichzeitig mit der Inzidenzzunahme des Adenokarzinoms der Speiseröhre gab es enorme Änderungen im Verbrauch von Medikamenten, die die Funktion im oberen Gastrointestinaltrakt beeinflussen. **H_2-Rezeptor-Blocker** wurden zu Beginn dieser Periode eingeführt und gehörten sehr bald zu den am meisten verbreiteten Medikamenten für Patienten mit dyspeptischen Beschwerden.

Tabelle 2.1. Einfluss der Vitamine auf die Entstehung eines Plattenepithel- bzw. eines Adenokarzinoms des Ösophagus; Zusammenstellung der Literaturergebnisse

	Plattenepithelkarzinom	Adenokarzinom
Vitamin A β-Karotin (pflanzliche Herkunft)	Starke Risikoverminderung durch erhöhte Aufnahme	Risikoverminderung durch erhöhte Aufnahme
Tierische Herkunft	Erhöhtes Risiko durch erhöhte Aufnahme	–
Retinol	Erhöhtes Risiko durch erhöhte Aufnahme	Erhöhtes Risiko durch erhöhte Aufnahme
Vitamin C	Starke Risikoverminderung durch erhöhte Aufnahme	Starke Risikoverminderung durch erhöhte Aufnahme
Vitamin E	Erhöhtes Risiko durch erhöhte Aufnahme	Starke Risikoverminderung durch erhöhte Aufnahme
Vitamin B_2	Risikoverminderung durch erhöhte Aufnahme	Risikoverminderung durch erhöhte Aufnahme

Der **Rückfluss von Duodenalsekret** in die Speiseröhre fördert im Tierexperiment bei Ratten die Entstehung von Speiseröhrentumoren. Ratten, bei denen die Säureproduktion im Magen medikamentöse blockiert war, wiesen ein um das 3fache erhöhtes Risiko auf (Ireland et al. 1996).

In einer prospektiven Untersuchung über 10 Jahre wurde eine signifikant höhere **Mortalität an Ösophaguskarzinomen** in einer Gruppe von Patienten festgestellt, die H_2-Rezeptor-Antagonisten eingenommen hatten, im Vergleich zu Patienten ohne Medikament (Colin-Jones et al. 1992).

Die Möglichkeit, dass eine Blockierung der Säureproduktion die Tumorentstehung fördert, wird auch durch eine weitere Beobachtung gestützt: Die Prävalenz der **atrophischen Gastritis**, eine Vorstufe der malignen Entartung, wird signifikant häufiger bei mit Omeprazol behandelten Patienten mit H.-pylori-Infektion und Refluxösophagitis gefunden als bei solchen, bei denen nur eine Antirefluxoperation durchgeführt wurde (Kuipers et al. 1996).

Bei einer Vielzahl anderer Medikamente, die den Druck im unteren **Ösophagussphinkter** reduzieren – wie Anticholinergika, β-Mimetika, β-Rezeptor-Antagonisten, Bronchodilatatoren, Kalziumkanalblocker, Narkotika und Antihistaminika – ist der Verbrauch innerhalb der letzten 30–40 Jahre ebenfalls stark angestiegen. Diese könnten damit ebenfalls an der steigenden Inzidenz des Adenokarzinoms ursächlich beteiligt sein (Wang et al. 1994).

> Vaughan et al. (1998) konnten für die meisten Substanzen kein erhöhtes Risisko für Adenokarzinome des Ösophagus finden, berichteten aber über eine Erhöhung des Risikos für Personen mit über lange Jahre behandeltem *Asthma*.

Berücksichtigt man die unterschiedlichen Gesundheitssysteme in den USA und verschiedenen europäischen Ländern, so erscheint die Korrelation zwischen der Entwicklung dieser Tumoren und der Art des **Medikamentenverbrauchs** plausibel. In den USA werden diese Medikamente überall in den Geschäften frei zum Verkauf angeboten, im Gegensatz dazu gibt es in Deutschland eine strenge Verschreibungspflicht oder in den Ländern Osteuropas nur ein sehr geringes Angebot dieser Präparate.

Besonders interessant sind die Ergebnisse aus Ländern Osteuropas. In diesen Gebieten ist die **Inzidenz des Adenokarzinoms** im Ösophagus sehr gering und bisher ohne signifikanten Anstieg. Dies könnte durch das eingeschränkte Angebot an Lebensmitteln und Medikamenten beeinflusst sein. Die **Prävalenz an Übergewicht** bei Männern hat sich in Ostdeutschland von 13 % zu Zeiten des Kommunismus auf 20 % 2 Jahre nach der Wiedervereinigung Deutschlands erhöht. Falls diese Faktoren einen Einfluss auf den Anstieg der Inzidenzrate beim Adenokarzinom des Ösophagus haben, müsste sich dies in den nächsten Jahren nachweisen lassen.

Patientencharakteristika und Begleiterkrankungen

> Das Ösophaguskarzinom betrifft vorwiegend das männliche Geschlecht. Dies gilt sowohl für das *Plattenepithel-* als auch für das *Adenokarzinom.*

Risikofaktoren. Patienten mit Adenokarzinom sind im Durchschnitt 8 Jahre älter als solche mit Plattenepithelkarzinom und häufiger übergewichtig, während Patienten mit Plattenepithelkarzinom öfter als Folge des lange andauernden Alkoholmissbrauchs untergewichtig sind. Patienten mit Plattenepithelkarzinom haben deutlich mehr und länger geraucht und außerdem Alkohol in größeren Mengen getrunken.

Zweitkarzinome treten sowohl bei Adeno- als auch bei Plattenepithelkarzinomen auf. Während bei Patienten mit **Plattenepithelkarzinom** v. a. solche Tumoren auftreten, die als Folge des Alkoholkonsums und des Rauchens anzusehen sind (wie Tumoren im Pharynx bzw. Hypopharynx oder in der Lunge), sind bei solchen mit **Adenokarzinom** vermehrt Neoplasien im Kolon oder Magen zu finden.

> Insgesamt 40 % der Patienten mit Ösophaguskarzinom weisen in der Vorgeschichte *gastrointestinale Erkrankungen* auf – wie Ulcus duodeni bzw. ventriculi, Gastritis oder Refluxösophagitis.

In einer holländischen Untersuchung wurde gezeigt, dass 13 % der unter 60-jährigen Patienten mit Ösophaguskarzinom unter mehr als 2 schweren **Begleiterkrankungen** leiden. In der Altersgruppe über 60 Jahre litten 33 % an einer weiterer schwerer Erkrankung, und ein Viertel aller Patienten wies 2 oder mehr ernstzunehmende Nebendiagnosen auf. Bei den Betroffenen im Alter zwischen 60 und 75 Jahren waren die am häufigsten gestellten Diagnosen (Coeberg et al. 1999):
- chronische Lungenerkrankungen (12 %),
- kardiovaskuläre Erkrankungen allgemein (22 %),
- Bluthochdruck (14 %) und
- Diabetes mellitus (5 %).

Bei deutschen Patienten mit Ösophaguskarzinom wurden präoperativ eine eingehende Anamnese sowie eine körperliche und – falls erforderlich – apparative Untersuchung durchgeführt und anhand einer Checkliste eine detaillierte Risikoliste aufgestellt. Verglichen wurden Patienten mit Adeno- und Plattenepithelkarzinom bezüglich ihrer **Begleiterkrankungen** und der **funktionellen Ergebnisse.**

> Obwohl Patienten mit Adenokarzinom im Durchschnitt älter waren, wiesen diejenigen mit Plattenepithelkarzinom eine signifikant erhöhte Zahl *präoperativer Risikofaktoren* auf (Bollschweiler et al. 2000).

In Tabelle 2.2 sind die Unterschiede zwischen Plattenepithel- und Adenokarzinom des Ösophagus bezüglich **epidemiologischer Faktoren** und **präoperativem Risiko** zusammenfassend dargestellt.

2.2 Magenkarzinom

2.2.1 Inzidenz

> Obwohl die Inzidenz des Magenkarzinoms während der letzten Jahrzehnte dramatisch zurückgegangen ist, gehört diese Tumorentität weltweit zu den *häufigsten Malignomen.*

Eine Abnahme der **Mortalität** ist daher auf den Rückgang der Inzidenz zurückzuführen. In einer schwedischen Studie konnte gezeigt werden, dass Patienten mit Magenkarzinom, die im Zeitraum von 1983–1991 diagnostiziert und R0-reseziert wurden, eine signifikant bessere **Überlebenswahrscheinlichkeit** hatten als Patienten in den Jahren davor. Dies ist zum einen auf die Zunahme der Diagnostik früher Tumorstadien zurückzuführen, zum anderen war der Zeitraum in der multivariaten Analyse ein unabhängiger Prognosefaktor, was auf ein insgesamt besseres Therapieregime zurückzuführen sein kann (Borch et al. 2000).

Tabelle 2.2. Vergleich von epidemiologischen Daten und präoperativem Risiko bei Patienten mit Plattenepithel- und Adenokarzinom der Speiseröhre in Deutschland

Parameter	Plattenepithel-karzinom	Adenokarzinom
Epidemiologie		
Inzidenz	Zunehmend	Zunehmend
Alter	–	Höher
Sozioökonomischer Status	–	Besser
Alkohol	Erhöhter Konsum	–
Tabak	Erhöhter Konsum	–
Gewicht	–	Höher
Präoperatives Risiko		
Pulmonal	Erhöht	Erhöht
Kardiovaskulär	–	Erhöht
Renal	–	Erhöht
Hepatisch	Erhöht	–

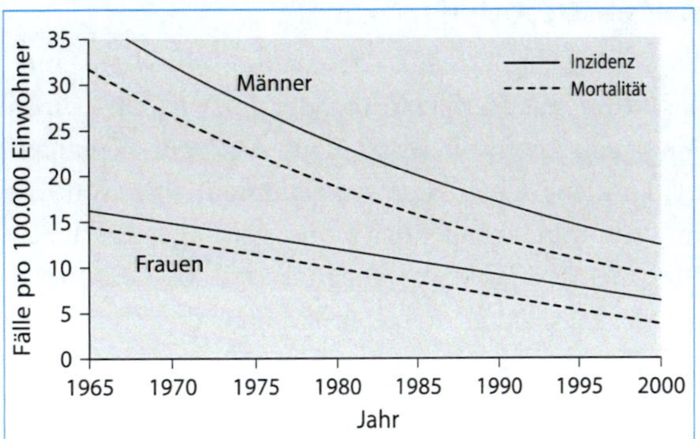

Abb. 2.2. Auf die Weltbevölkerung alterstandardisierte Inzidenz- und Mortalitätsraten des Magenkarzinoms für Frauen und Männer in den Jahren 1973–1995 in Deutschland. (Datenquelle: Saarländisches Krebsregister)

In den USA erkrankten 1970 insgesamt 10,3 Männer und 4,6 Frauen pro 100.000 Einwohner an einem Magenkarzinom. Im Jahre 1997 waren dies nur noch 6,3 Männer und 2,6 Frauen. Der durchschnittliche jährliche Rückgang der auf die Weltbevölkerung **altersstandardisierten Inzidenzrate** beträgt für diesen Zeitraum 1,8 % für Männer wie auch für Frauen. Vergleichbare Ergebnisse lassen sich für Deutschland anhand der Daten des Saarländischen Krebsregisters aufzeigen.

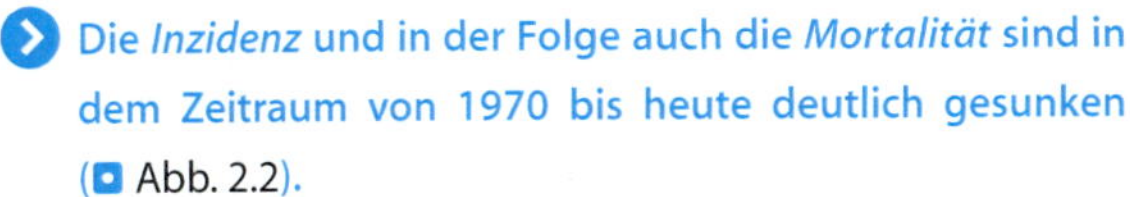
Die *Inzidenz* und in der Folge auch die *Mortalität* sind in dem Zeitraum von 1970 bis heute deutlich gesunken (Abb. 2.2).

In Deutschland hat sich in den letzten 30 Jahren die **Inzidenz des Magenkarzinoms** auf ein Drittel verringert. Während 1970 noch 30 Männer pro 100.000 Einwohner erkrankten, sind dies im Jahre 1995 nur noch 10, was einer durchschnittlichen Abnahme von 8,5 % pro Jahr entspricht. Bei den Frauen ist der Rückgang der Erkrankungshäufigkeit nicht ganz so stark ausgeprägt (Abb. 2.2). Damit hat sich eine **Verschiebung des Geschlechterverhältnisses** von Männern zu Frauen von ursprünglich 2:1 auf 1:1 ergeben.

Vergleichbare Ergebnisse werden auch aus Schweden berichtet, wo bei Männern die **Inzidenz** von 30,1 pro 100.000 Einwohner im Zeitraum von 1974–1982 auf 20 pro 100.000 Einwohner von 1983–1991 zurückging, während sich in denselben Zeitabschnitten die Inzidenz für Frauen von 13,9 auf 11,2 pro 100.000 Einwohner wesentlich weniger stark veränderte (Borch et al. 2000).

2.2.2 Ätiologische Faktoren

Eine **familiäre Häufung** wird hin und wieder beschrieben, obwohl eine Unterscheidung zwischen genetischen und umweltbedingten Faktoren schwierig ist.

Das Magenkarzinom wird gehäuft in Familien mit *kolorektalen Karzinomen* (heriditäres nichtpolypöses kolorektales Karzinom, HNPCC) gefunden (Palli 2000).

Helicobacter-pylori-Infektion

Es wurde eine strenge **Assoziation zwischen einer Infektion mit H. pylori und der Entwicklung eines Magenkarzinoms** in einer Reihe von gut geplanten epidemiologischen Studien gefunden, insbesondere in 3 zusammenhängenden Untersuchungen, in denen Blut mehrere Jahre vor Diagnosestellung gesammelt wurde. In späteren Arbeiten konnten die Ergebnisse bestätigt werden, aber mit einer geringeren Assoziation.

> Da die *Prävalenz der H.-pylori-Infektion* sowohl in den Entwicklungsländern als auch in den Industrienationen sehr hoch ist, ließen sich auch bei einem moderaten Zusammenhang (2- bis 3fach erhöhtes Risiko) etwa 60 % der Magenkarzinome durch die Infektion erklären.

Andererseits ist bisher nicht klar, ob durch eine **Eradikation** des Bakteriums im Erwachsenenalter die Entwicklung eines Karzinoms zu stoppen ist. Hierzu laufen einige randomisierte Studien mit vielen Teilnehmern in verschiedenen Ländern.

Alkohol und Rauchen

> Eine große Zahl von Kohorten- und Fall-Kontroll-Studien konnten zeigen, dass Alkohol keinen Einfluss auf die *Entstehung eines Magenkarzinoms* hat. Die positive Korrelation in einigen Untersuchungen wird wahrscheinlich durch den komplexen Zusammenhang zwischen starkem Trinken, schlechter Ernährung und niedrigem sozialem Status zu erklären sein.

Der Nachweis einer **ursächlichen Rolle des Rauchens** in der Entstehung eines Magenkarzinoms wurde in mehreren, aber nicht in allen Studien erbracht. Aber auch hier gilt, dass die Interaktionen von schlechter Ernährung und den verschiedenen Chemikalien im Rauch nicht zu trennen sind.

Salz und Nitrosamine

Der starke **Rückgang der Magenkarzinominzidenz** hängt eindeutig mit den Veränderungen in der Ernährung zusammen. Es gibt eine strenge zeitliche Korrelation mit der Einführung des Kühlschranks und diesem Rückgang. Die Erklärung hierfür ist die Veränderung der Haltbarmachung von Speisen, die bis dahin überwiegend durch Salz erfolgte.

Eine große Zahl von epidemiologischen Studien konnte zeigen, dass gesalzene, geräucherte und in Essig eingelegte Nahrungsmittel (insbesondere Fisch und Fleisch, aber auch salzreiches Gemüse, Nitirite oder nitrosaminbildende Komponenten) das **Magenkarzinomrisiko** erhöhen. Die Art der Ernährung, der Kühlschrank und die Reduzierung des Salzkonsums führen zu dem Inzidenzrückgang und haben Einfluss auf die unterschiedliche geographische Häufigkeit des Magenkarzinoms (Palli 2000).

Ernährung

> Es ist klar erwiesen, dass die Ernährung mit frischen Früchten, insbesondere mit Zitrusfrüchten, einen protektiven Faktor gegen das Magenkarzinom darstellt. Ebenso wurde eine *Schutzfunktion* von rohem Gemüse oder Salaten (Tomaten, Karotten, Gurken, Sellerie usw.) festgestellt.

Der Genuss von Fleisch und Fisch ist überwiegend in gepökeltem Zustand, aber auch gegrillt, als möglicher **Risikofaktor** anerkannt. Für Brot, Teigwaren und Reis wurde generell kein Zusammenhang gefunden. Lediglich für Zucker, Schokolade und andere Süßspeisen konnte eine mögliche positive Assoziation in einigen Studien gezeigt werden. Olivenöl wird ein protektiver Effekt zugeschrieben, der entweder durch die darin enthaltenen **Antioxidantien** oder durch die Verwendung in Kombination mit frischen Salaten zu erklären ist.

Vitamine und Spurenelemente

> Die Zufuhr von Vitaminen und Spurenelementen mit der Nahrung wurde in zahlreichen prospektiven Studien evaluiert. Zusammenfassend kann man sagen, dass eine klare Evidenz für die *schützende Wirkung von Vitamin C* und eine etwas schwächere für α-Tocopherol (Vitamin E) und β-Karotin nachweisbar ist.

Alle Studien zeigen den strengen protektiven Effekt für die Zufuhr hoher Mengen **Askorbinsäure**, wahrscheinlich durch die Inhibition der Nitrosaminierung im Magen. Als alternativer Mechanismus wird diskutiert, dass Vitamin C auch als Radikalfänger dient.

Zwei gut geplante Studien zeigen einen schützenden Effekt von α-**Tocopherol**, wahrscheinlich aufgrund seiner Rolle als antinitrosierendes Agens. Eine prospektive Untersuchung und die präliminaren Ergebnisse einer Chemopräventionsstudie bestätigen diese Rolle.

Die geschätzte Zufuhr von β-**Karotin** mit der Nahrung korreliert mit der Abnahme des Magenkarzinomrisikos. Weiterhin wurde die chronisch-atrophische Gastritis mit einer geringen Zufuhr von β-Karotin in Zusammenhang gebracht (Palli 2000).

Zusammenfassung. Zahlreiche **Umwelteinflüsse** und **patientenbezogene Faktoren** wirken in einem komplexen multifaktoriellen Prozess über eine langandauernde Zeitspanne zusammen und führen zur Entstehung des Magenkarzinoms. Der während der letzten Jahrzehnte festgestellte Abwärtstrend im Vorkommen dieses Tumors muss als Folge von relevanten Veränderungen der Lebensgewohnheiten und der Umweltbedingungen angesehen werden.

Praxis konkret

Der häufige Verzehr von frischen Früchten und rohem Gemüse bei gleichzeitiger Reduktion von Salz, gesalzenen Nahrungsmitteln und gegrilltem Fleisch kann daher zur Prävention des Magenkarzinoms empfohlen werden.

Literatur

Bollschweiler E, Hölscher AH (2000) Deutliche Zunahme des Adenocarcinoms im Ösophagus. Dtsch Ärztebl 27: 1595–1598

Bollschweiler E, Schröder W, Hölscher AH, Siewert JR (2000) Comparison of preoperative risk analysis in patients with adenocarcinoma or squamous cell carcinoma of the esophagus. Br J Surg 8: 1106–1110

Bollschweiler E, Wolfgarten E, Gutschow C, Hölscher AH (2001) Demographic variation in the rising incidence of esophageal adenocarcinoma in white males. Cancer 92: 549–555

Borch K, Jönsson B, Tarpila E et al. (2000) Changing pattern of histologic type, location, stage and outcome of surgical treatment of gastric carcinoma. Br J Surg: 87: 618–628

Cameron AJ (1997) Epidemiology of columnar-lined esophagus and adenocarcinoma. Gastroenterol Clin North Am 26/3: 487–494

Coeberg JWW, Janssen-Heijnen MLG, Post PN, Razenberg PPA (1999) Serious co-morbidity among unselected cancer patients newly diagnosed in the southeastern part of The Netherlands in 1993–1996. J Clin Epidemiol 52/12: 1131–1136

Colin-Jones DG, Langman MJ, Lawson DH et al. (1992) Postmarketing surveillance of the safety of cimetidine: 10 year mortality report. Gut 33/9: 1280–1284

Ireland AP, Peters JH, Smyrk TC et al. (1996) Gastric juice protects against the development of esophageal adenocarcinoma in the rat. Ann Surg 224/3: 358–370

Kuipers EJ, Lundell L, Klinkenberg-Knol EC et al. (1996) Atrophic gastritis and helicobacter pylori infection in patients with reflux esophagitis treated with omeprazole or fundoplication. N Engl J Med 334/16: 1018–1022

Lagergren J, Bergström R, Lindgren A, Nyrén O (1999) Symptomatic gastresophageal reflux as a risk factor for esophageal adenocarcinoma. N Engl J Med 340/11: 825–831

Palli D (2000) Epidemiology of gastric cancer: an evaluation of available evidence. J Gastroenterol 35: 84–89

Parkin DM, Whelan SL, Ferlay J et al. (eds) (1997) Cancer incidence in five continents, Vol. VII. IARC (IARC Scientific Publications No. 143), Lyon

Vaughan TL, Davis S, Kristal A, Thomas DB (1995) Obesity, alcohol, and tobacco as risk factors for cancer of the esophagus and gastric cardia: adenocarcinoma vs. squamous cell carcinoma. Cancer Epidemiol Biomarkers Prev 4: 85

Vaughan TL, Farrow DC, Hansten PD et al. (1998) Risk of esophageal and gastric adenocarcinomas in relation to use of calcium channel blockers, asthma drugs, and other medications that promote gastresophageal reflux. Cancer Epidemiol Biomarkers Prev 7/9: 749–756

Wang HH, Hsieh C-C, Antonioli DA (1994) Rising incidence rate of esophageal adenocarcinoma and use of pharmaceutical agents that relax the lower esophageal sphincter (United States). Cancer Causes Control 5: 573

Wolfgarten E, Rosendahl U, Nowroth T et al. (2001) Coincidence of nutritional habits and esophageal cancer in Germany. Onkologie 24: 546–551

Zhang Z-F, Kurtz RC, Yu G-P et al. (1997) Adenocarcnioma of the esophagus and gastric cardia: The role of diet. Nutr Cancer 27: 298

Tumorbiologie und molekulargenetische Aspekte

M. Sarbia und W. Müller

3.1 Einleitung

Es ist heute allgemein akzeptiert, dass die Mehrzahl der Karzinome des Gastrointestinaltrakts durch eine *sukzessive Akkumulation somatischer Mutationen* entstehen.

Wegweisend für das pathogenetische Verständnis der Karzinogenese im Gastrointestinaltrakt war das 1990 von Fearon und Vogelstein publizierte Modell der genetischen Veränderungen, die zur Entstehung des Kolonkarzinoms führen. Dieses wurde in den folgenden Jahren zum Vorbild bei der Aufklärung genetischer Veränderungen auch bei zahlreichen anderen Tumortypen. Aus diesem Modell können **4 Grundprinzipien der molekularen Karzinogenese** abgeleitet werden:

1. Tumoren entstehen durch Aktivierung von Onkogenen und/oder Inaktivierung von Tumorsuppressorgenen.
2. Mutationen in mindestens 4 oder mehr Genen sind für die Entstehung eines malignen Tumors notwendig.
3. Für die Karzinomentstehung ist die Akkumulation bestimmter genetischer Veränderungen entscheidender als die Reihenfolge, in der diese auftreten.
4. Alterationen in nur einem Allel eines Tumorsuppressorgens können ausreichen, um einen onkogenen Effekt zu erzielen.

Obwohl diese Prinzipien der Karzinogenese grundsätzlich für eine Vielzahl von Karzinomtypen Gültigkeit besitzen, scheinen die **Genaberrationen** jedoch in einer für die verschiedenen Organe charakteristischen Kombination und Reihenfolge zu akkumulieren.

3.2 Morphologisch definierte Präkanzerosen des Ösophagus- und Magenkarzinoms

Morphologische Veränderungen, die der Entstehung von Plattenepithelkarzinomen des Ösophagus vorangehen, sind weniger gut definiert als entsprechende Vorläuferläsionen beim Kolonkarzinom. Dennoch gilt die präkanzeröse Bedeutung von **plattenepithelialen Dysplasien** verschiedenen Schweregrads sowie des **Carcinoma in situ** als gesichert.

Darüber hinaus gibt es aufgrund von Untersuchungen in Hochrisikogebieten im Iran und in China Hinweise darauf, dass eine *epithelatrophieassoziierte Form der Ösophagitis* ebenfalls als Präkanzerose anzusehen ist (Lewin u. Appelman 1996).

Weiterhin konnten bestimmte genetische Veränderungen, wie Mutationen des p53-Gens, vereinzelt auch in histologisch unauffälligem Ösophagusepithel nachgewiesen werden, was den Schluss zulässt, dass eine möglicherweise **tumordisponierende genetische Schädigung** auch bereits vor histologisch erkennbaren Zellveränderungen auftreten kann.

Definition

Adenokarzinome des Ösophagus entstehen nahezu ausschließlich auf dem Boden eines **Barrett-Ösophagus**, der durch einen metaplastischen Ersatz des normalen ösophagealen Plattenepithels durch ein intestinal oder gastral differenziertes Zylinderepithel definiert ist (Hamilton u. Aaltonen 2000).

Cave

Das Risiko, an einem ösophagealen Adenokarzinom zu erkranken, ist bei Patienten mit einem **Barrett-Ösophagus** etwa um den Faktor 30–125 höher als in der Allgemeinbevölkerung.

Histologisch zeigt die den Barrett-Ösophagus auskleidende Mukosa einen heterogenen Aufbau: Neben atrophischer Kardia- bzw. Korpusmukosa findet sich eine charakteristische Form der intestinalen Metaplasie, die als spezialisiertes Epithel bezeichnet wird. Das spezialisierte **Barrett-Epithel** sowie insbesondere davon ausgehende geringgradige oder hochgradige Epitheldysplasien sind als direkte Vorläuferläsionen des ösophagealen Adenokarzinoms anzusehen (Lewin u. Appelman 1996).

Im Magen treten nahezu ausschließlich Adenokarzinome auf, wobei nach der **Laurén-Klassifikation** diffuse sowie drüsenbildende, intestinale Karzinome abgegrenzt werden (Lewin u. Appelman 1996).

> Als morphologisch definierte Präkanzerosen des Magenkarzinoms spielen sowohl die chronisch-atrophische *Typ-A-Gastritis* als auch die Helicobacter-induzierte *Typ-B-Gastrits* eine entscheidende Rolle.

Die Bedeutung der **intestinalen Metaplasie**, die durch einen fokalen Ersatz der normalerweise im Magen vorkommenden Epithelzellen durch intestinale Epithelien (z. B. Becherzellen) definiert ist, wird kontrovers diskutiert, wobei in der Mehrzahl der Untersuchungen eine Rolle als Präkanzerose nicht bestätigt werden konnte (Tahara 1995; Lewin u. Appelman 1996).

Neben dem Ösophagus- und dem Magenkarzinom wird von der WHO jetzt auch das **Adenokarzinom des gastroösophagealen Übergangs** als eigene Entität abgegrenzt (Hamilton u. Aaltonen 2000). Besondere Bedeutung hat dieser Tumortyp dadurch gewonnen, dass er – ähnlich wie das Adenokarzinom des distalen Ösophagus und im Gegensatz zum im Antrum oder im Korpus gelegenen Magenkarzinom – seit den 1970er-Jahren eine starke Inzidenzzunahme aufweist (Blot et al. 1991).

Ähnlich wie beim Adenokarzinom des Ösophagus scheinen auch beim Adenokarzinom des gastroösophagealen Übergangs die intestinale Metaplasie sowie in metaplastischer Schleimhaut entstandene Dysplasien eine Bedeutung als **präkanzeröse Läsionen** zu besitzen (Ruol et al. 2000). Auch bezüglich der epidemiologischen Charakteristika (starke männliche Prädominanz) und der tumorassoziierten molekulargenetischen Veränderungen bestehen große Ähnlichkeiten zwischen den beiden Tumortypen (van Dekken et al. 1999). Allerdings berücksichtigt die Mehrzahl der älteren Publikationen zum Ösophagus- bzw. zum Magenkarzinom das Adenokarzinom des gastroösophagealen Übergangs noch nicht als eigene Entität, sodass bislang erst eine relativ kleine Zahl von molekularbiologischen Untersuchungen zu diesem Tumortyp vorliegen.

3.3 Veränderungen in einzelnen Genen

Die nachfolgenden Ausführungen über spezifische genetische Veränderungen beim Ösophagus- und Magenkarzinom können aus Platzgründen nicht vollständig sein und stellen daher lediglich eine Auswahl der bei diesen Tumortypen häufigsten **Aberrationen** dar. Bezüglich der Prävalenz spezifischer genetischer Veränderungen ergibt sich beim Vergleich verschiedener Untersuchungsergebnisse in der Regel eine große Spannbreite, was Angaben zur Häufigkeit von Aberrationen nur mit Einschränkung erlaubt. Die Ursachen für die Uneinheitlichkeit der Literaturangaben sind vielfältig und liegen u. a. in der unterschiedlichen Sensitivität der verwendeten Untersuchungsmethoden, im Typ der nachgewiesenen Aberrationen und möglicherweise auch in molekulargenetischen Unterschieden von Tumoren aus verschiedenen Weltregionen begründet. In der in ◘ Tabelle 3.1 dargestellten Zusammenfassung der häufigsten molekularen Aberrationen des Ösophagus- und Magenkarzinoms wurde daher lediglich eine grobe semiquantitative Aussage zur relativen Bedeutung der verschiedenen Gene gemacht. Im folgenden Textteil werden quantitative Angaben zu Aberrationshäufigkeiten ausgeführt, wo immer dies sinnvoll und möglich ist.

3.3.1 p53

Definition

p53 ist ein auf Chromosom 17p lokalisiertes Tumorsuppressorgen.

Das p53-Protein wird in normalen Zellen ständig synthetisiert und kontinuierlich sehr schnell wieder abgebaut. Unter dem Einfluss genotoxischer Effekte kommt es zu einer Stabilisierung des p53-Proteins, wodurch es seine Funktion als „Wächter des Genoms“ entfalten kann. Diese **Wächterfunktion** erfüllt p53, indem es den Zellteilungszyklus von geschädigten Zellen arretiert wodurch eine Reparatur der Schädigung ermöglicht wird. Bei irreversibler Zellschädigung kommt es dage-

Tabelle 3.1. Häufige genetische Aberrationen in Plattenepithel- und Adenokarzinomen des Ösophagus sowie in Adenokarzinomen des Magens

Gen	Chromosom	Funktion	Aberration	Ösophagus		Magen
				Plattenepithel-karzinom	Adeno-karzinom	Adeno-karzinom
p53	17p13	Zellzykluskontrolle, Apoptose, genetische Stabilität	Punktmutation, Proteinakkumulation	+++	+++	+++
p16INK4A	9p22	Zellzykluskontrolle	Promotormethylierung, homozygoter Verlust	+++	+++	++
Zyklin D1	11q13	Zellzykluskontrolle	Amplifikation, Proteinüberexpression	++	+	+
EGFR	17p13	Signaltransduktion	Amplifikation, Proteinüberexpression	++	++	++
c-erbB-2	17q	Unbekannt	Amplifikation, Proteinüberexpression	++	++	+
c-myc	8q24	Zellzykluskontrolle, Apoptose	Amplifikation	++	+++	+
FHIT	3p14	Unbekannt	LOH	+++	++	++
TOC	17q25	Unbekannt	LOH	+++	?	?
E-Cadherin	16q22	Zelladhäsion	Mutation, Expressionsverlust	+	+	+++
APC	5q21	Zellzykluskontrolle	LOH, Promotor-Methylierung	++	+++	++

LOH: „loss of heterozygosity"; *EGFR:* „epidermal growth factor receptor"; *FHIT:* „fragile histidine triad"; *TOC:* „tylosis oesophageal cancer".

gen durch eine direkte oder indirekte Wirkung von p53 zu einer Zellelimination mittels Apoptoseinduktion.

Weitere Wirkungen. Darüber hinaus nimmt p53 Einfluss auf die **genetische Stabilität**, indem es die Expression von Genen induziert, die an der Erhaltung der Integrität des Genoms auf Nukleotid- oder chromosomaler Ebene beteiligt sind. Eine weitere tumorsupprimierende Funktion von p53 besteht in der **Inhibition der Blutgefäßneubildung**, welche für das Wachstum von Tumoren bedeutsam ist (Vogelstein et al. 2000).

Beim **Plattenepithelkarzinom** des Ösophagus werden Aberrationen des p53-Gens in etwa 30–55 % der Fälle beobachtet. Dabei handelt es sich zumeist um Punktmutationen, die innerhalb der Exone 5–8 lokalisiert sind. Bei Plattenepitheldysplasien sind p53-Mutationen etwa genauso häufig wie im Karzinom, und vereinzelt sind diese auch bereits in histologisch unauffälligem Ösophagusepithel nachweisbar.

Man geht daher davon aus, dass p53-Mutationen ein frühes Ereignis in der *molekularen Karzinogenese* des ösophagealen Plattenepithelkarzinoms darstellen (Montesano et al. 1996).

Beim **Adenokarzinom** des Ösophagus liegt die Prävalenz von p53-Mutationen mit etwa 60 % sogar noch etwas höher als beim Plattenepithelkarzinom (Fitzgerald

u. Triadafilopoulos 1998). Bezogen auf Vorläuferläsionen des Adenokarzinoms sind p53-Mutationen in hochgradigen Dysplasien genauso häufig wie beim Karzinom, während sie in geringgradigen Dysplasien und insbesondere in metaplastischer Schleimhaut deutlich seltener nachweisbar sind. Auch beim Adenokarzinom und dessen Vorläuferläsionen finden sich bei der Mutationsanalyse nahezu ausschließlich Punktmutationen in den Exonen 5–8.

Interessanterweise weist das **Mutationsspektrum** von ösophagealen Adeno- und Plattenepithelkarzinomen jedoch charakteristische Unterschiede auf. So sind etwa 30 % aller p53-Mutationen beim Plattenepithelkarzinomen im Bereich von A:T-Baasenpaaren lokalisiert – ein Befund der mit der karzinogenen Rolle von exogenen Noxen wie Tabak und Alkohol in Einklang gebracht werden kann. Im Gegensatz dazu sind beim Adenokarzinom mehr als 50 % aller Mutationen Transitionen in CpG-Dinukleotiden – ein Mutationstyp, der zumeist durch eine spontane Desaminierung von 5-Methylcytosin entsteht (Montesano et al. 1996).

Neben Untersuchungen auf DNA-Ebene gibt es auch eine Reihe von Studien zum **immunhistologischen Nachweis** einer p53-Proteinakkumulation in Ösophaguskarzinomen bzw. deren Präkanzerosen (◘ Abb. 3.1). Der immunhistologische Nachweis von p53-Protein beruht zumeist auf einer abnormen Proteinstabilisierung aufgrund von Genmutationen, sodass mit Hilfe dieser relativ einfachen Methode Hinweise auf das mögliche Vorliegen einer p53-Mutation gewonnen werden können. Bei den an Ösophaguskarzinomen sowie deren Vorläuferläsionen durchgeführten immunhistologischen Untersuchungen wurden die mit der Genanalyse erhobenen Daten i. Allg. bestätigt.

Cave

Die **Prävalenz der p53-Proteinakkumulation** liegt aber generell höher als die der Genmutation, was den Schluss zulässt, dass auch andere genetische und epigenetische Mechanismen zu einer Proteinakkumulation führen können (Vogelstein et al. 2000).

Bezüglich der Häufigkeit von p53-Mutationen bei **Adenokarzinomen des gastroösophagealen Übergangs** liegen widersprüchliche Untersuchungsergebnisse vor. Während in einigen Arbeiten keine Unterschiede zwischen Adenokarzinomen des gastroösophagealen Übergangs und solchen des Ösophagus gefunden wurden, ergab sich in anderen Fällen eine vergleichsweise

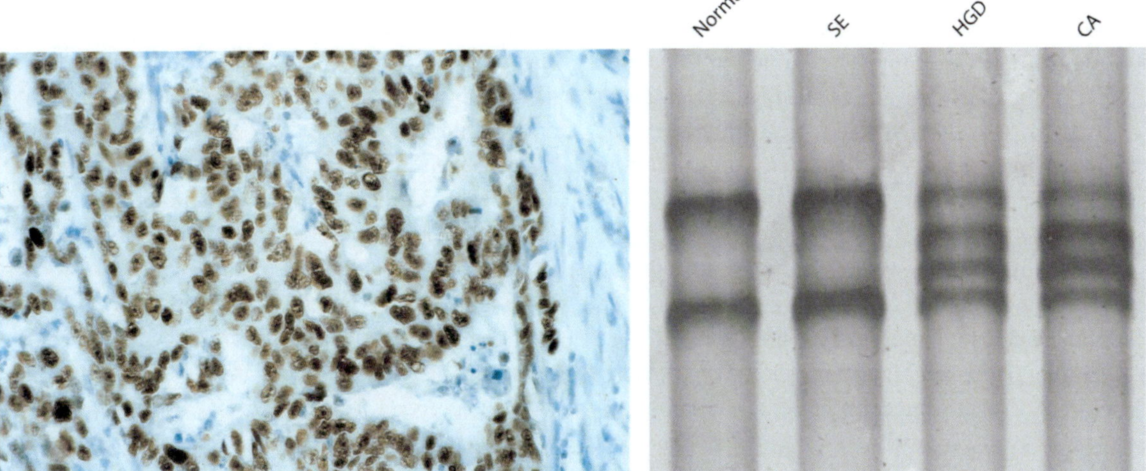

◘ Abb. 3.1. Immunhistologischer Nachweis einer p53-Proteinakkumulation (braunes Reaktionsprodukt) in den Zellkernen eines mäßig differenzierten Adenokarzinoms des Ösophagus (*links*). Nachweis eines Einzelstrangkonformationspolymorphismus im Exon 5 des p53-Gens (als Hinweis auf eine p53-Mutation) in hochgradiger Dysplasie (*HGD*) und Adenokarzinom (*CA*) im Barrett-Ösophagus; Wildtyplaufmuster bei Normalgewebe und spezialisiertem Barrett-Epithel (*SE*) desselben Patienten (*rechts*)

geringere p53-Mutationshäufigkeit bei Karzinomen des gastroösophagealen Übergangs (Taniere et al. 2001).

Auch beim **Magenkarzinom** kann in 30–50 % der Fälle eine p53-Mutation nachgewiesen werden. Immunhistologisch findet man bei etwa 60 % der Tumoren eine p53-Proteinakkumulation.

> Darüber hinaus weisen mehrere Untersuchungen darauf hin, dass eine p53-Akkumulation häufiger beim intestinalen Typ der *Laurén-Klassifikation* als beim diffusen Typ auftritt.

3.3.2 p16^{INK4A}

Definition

Das p16^{INK4A}-Gen (*Synonyme:* CDKN2A, MTS1) kodiert für ein Protein, welches gemeinsam mit dem Retinoblastomprotein an der **Zellzyklusregulation** mitwirkt und hier normalerweise eine **proliferationshemmende Wirkung** entfaltet (Cordon-Cardo 1995).

Eine **Inaktivierung von p16^{INK4A}** durch Punktmutationen, Deletionen oder eine Methylierung des p16^{INK4A}-Promotors kann dagegen zur unkontrollierten Zellvermehrung führen.

Beim **Plattenepithelkarzinom** des Ösophagus wurden Aberrationen im p16^{INK4A}-Gen in verschiedenen Untersuchungen in sehr unterschiedlicher Häufigkeit gefunden (0–86 % der Fälle). Eine wesentliche Ursache für divergierende Ergebnisse scheinen Unterschiede in der Sensitivität der verwendeten Methoden darzustellen (Lam 2000).

Beim **Adenokarzinom** des Ösophagus stellt die Hypermethylierung des p16^{INK4A}-Promotors den Hauptmechanismus zur Inaktivierung von p16^{INK4A} dar, während Punktmutationen und homozygote Deletionen relativ selten sind (Fitzgerald u. Triadafilopoulos 1998).

Beim **Magenkarzinom** konnte in verschiedenen Untersuchungen ein Verlust der p16^{INK4A}-Proteinexpression nachgewiesen werden, auch hier mit deutlichen Häufigkeitsunterschieden zwischen den einzelnen Arbeiten. Ähnlich wie beim Ösophaguskarzinom scheint beim Magenkarzinom die Hypermethylierung des p16^{INK4A}-Promotors die Hauptursache für den Proteinexpressionsverlust darzustellen, der in etwa 20 % der Magenkarzinome auftritt. Mutationen oder Allelverluste sind nur in Einzelfällen nachweisbar (Shim et al. 2000; Yokozaki et al. 2001).

3.3.3 Zyklin D1

Definition

Ähnlich wie p16^{INK4A} ist auch das Zyklin-D1-Gen an der Regulation des Übergangs zwischen G1- und S-Phase des Zellzyklus und damit an der **Proliferationskontrolle** beteiligt.

Onkogene Wirkung entfaltet Zyklin D1 durch eine Überexpression des Zyklin-D1-Proteins, welche zumeist auf einer Genamplifikation beruht.

Beim **Plattenepithelkarzinom** des Ösophagus ist das Zyklin-D1-Gen in etwa 25–50 % der Fälle amplifiziert, eine Proteinüberexpression findet sich sogar noch häufiger (Montesano et al. 1996).

Das Vorliegen einer Zyklin-D1-Amplifikation im **Adenokarzinom** des Ösophagus wurde bislang noch nicht untersucht. Immunhistologisch konnte eine Proteinüberexpression in 46 % der Karzinome und in geringerem Umfang auch in metaplastischer und dysplastischer Barrett-Mukosa gezeigt werden (Fitzgerald u. Triadafilopoulos 1998).

Im Gegensatz dazu liegen zum **Magenkarzinom** nur einzelne Untersuchungen vor, die eine Amplifikation des Zyklin-D1-Gens jedoch nicht nachweisen konnten. Auf Proteinebene konnte immunhistochemisch eine Zyklin-D1-Überexpression bei 23 % der untersuchten Magenkarzinome nachgewiesen werden. Diese war häufiger bei intestinalen Karzinomen gemäß der Laurén-Klassifikation nachweisbar, ein prognostischer Einfluss ergab sich jedoch nicht (Müller et al. 1999).

3.3.4 „Epidermal growth factor receptor" (EGFR)

Der EGFR gehört zu einer Familie von Zellmembranproteinen mit extrazellulärer Bindungsdomäne für sog. **Wachstumsfaktoren** sowie mit intrazellulärer Tyrosinkinaseaktivtät. Die Bindung des epidermalen Wachstumsfaktors (EGF) und/oder des homologen Wachstumsfaktors TGF-α an EGFR fördert über die Aktivierung eines intrazellulären Signaltransduktionsssystems die **Zellproliferation.**

Beim **Ösophaguskarzinom** entfaltet der EGFR onkogene Wirkung durch eine Proteinüberexpression, welche häufig durch eine Amplifikation des EGFR-Gens hervorgerufen wird. Beim Plattenepithel- wie auch beim Adenokarzinom ist eine Amplifikation des EGFR-Gens in 15–30 % der Fälle nachweisbar, während die Prävalenz der Proteinüberexpression höher liegt (Montesano et al. 1996). Systematische Untersuchungen zur Prävalenz von EGFR-Aberrationen bei Vorläuferläsionen der beiden Tumortypen liegen bislang nicht vor.

Auch beim **Magenkarzinom** findet sich eine höhere Prävalenz der Proteinüberexpression des EGFR im Vergleich zur Genamplifikation. Während sich nur bei 5 % der untersuchten Magenkarzinome eine Amplifikation von EGFR nachweisen ließ, fand sich eine EGFR-Proteinüberexpression in 10–40 % der Tumoren (Tahara 1995).

3.3.5 c-erbB-2 (HER-2/neu)

Definition

Das c-erbB-2-Protein stellt eine trunkierte Form des EGFR-Proteins dar, bei dem die **Bindungsdomäne für den epidermalen Wachstumsfaktor** (EGF) fehlt.

Die **Tyrosinkinaseaktivität** von c-erbB-2 ist auch ohne Anbindung eines extrazellulären Wachstumsfaktors aktiviert.

Ähnlich wie EGFR entfaltet auch c-erbB-2 beim **Ösophaguskarzinom** onkogene Wirkung durch eine Proteinüberexpression, die durch eine Genamplifikation bedingt sein kann. c-erbB-2-Genamplifikationen finden sich sowohl beim Plattenepithel- als auch beim Adenokarzinom in etwa 15–30 % der Fälle. Die Proteinüberexpression ist beim Adenokarzinom häufiger nachweisbar als beim Plattenepithelkarzinom, möglicherweise spielen neben einer Genamplifikation auch epigenetische Faktoren eine ursächliche Rolle.

Bezogen auf **Vorläuferläsionen des Adenokarzinoms** konnte gezeigt werden, dass eine Genamplifikation in etwa 10 % der hochgradigen Dysplasien, nicht jedoch in geringgradigen Dysplasien oder in metaplastischer Barrett-Mukosa vorliegt (Geddert et al. 2001). Auch in Dysplasien ist eine Proteinüberexpression häufiger nachweisbar als eine Genamplifikation.

Eine Amplifikation des c-erbB-2-Gens findet sich beim **Magenkarzinom** nur in etwa 10–20 % der Tumoren und hier vorwiegend bei Karzinomen vom Intestinaltyp nach Laurén. Immunhistologisch konnte in verschiedenen Untersuchungen an größeren Tumorserien bei 10–15 % der Magenkarzinome eine c-erbB-2-Proteinüberexpression nachgewiesen werden, die wiederum vorwiegend Tumoren vom Intestinaltyp nach Laurén betraf (Tahara 1995; Yokozaki et al. 2001).

3.3.6 c-myc

Definition

c-myc ist ein **nukleärer Transkriptionsfaktor**, der in die Induktion von Proliferation und Apoptose sowie in die Hemmung der Zelldifferenzierung involviert ist.

Beim **Plattenepithelkarzinom** liegt eine Amplifikation des c-myc-Gens in etwa 10–15 % der Fälle vor (Montesano et al. 1996; Sarbia et al. 1999). Beim **Adenokarzinom** findet sich eine c-myc-Amplifikation dagegen in knapp 50 % der Fälle (Sarbia et al. 2001). Bezogen auf Vorläuferveränderungen des Adenokarzinoms konnte eine c-myc Amplifikation in 25 % der hochgradigen Dysplasien nachgewiesen werden, nicht jedoch in geringgradigen Dysplasien und in metaplastischer Barrett-Mukosa (Sarbia et al. 2001).

Zum **Magenkarzinom** liegen nur einzelne Untersuchungen vor, die eine c-myc-Amplifikation in 4–15 % der Tumoren nachweisen konnten (Tahara 1995).

3.3.7 „Fragile-histidine-triad"-(FHIT-)Gen

Definition

Das FHIT-Gen ist ein **Tumorsuppressorgen** auf Chromosom 3p14.

Der **Verlust eines Allels** in diesem Genlokus („loss of heterozygosity", LOH) ist in ösophagealen Plattenepithelkarzinomen (80 %) etwa doppelt so häufig nachweisbar wie in Adenokarzinomen (44 %; Menin et al. 2000).

 Starke *Raucher* oder *Alkoholiker* scheinen diesbezüglich besonders häufig betroffen zu sein.

Darüber hinaus ist ein LOH des FHIT-Gens bereits bei plattenepithelialen **Dysplasien** verschiedenen Schweregrades nachweisbar.

Entsprechende Publikationen zum **Magenkarzinom** basieren überwiegend auf sehr kleinen Fallzahlen. Diese konnten Allelverluste bzw. aberrante Transkripte des FHIT-Gens in bis zu 50 % der untersuchten Tumoren nachweisen. In Untersuchungen an 123 Magenkarzinomen war ein LOH im Bereich des FHIT-Gens allerdings lediglich in 16 % der Fälle zu finden (Noguchi et al. 1999). In dieser Untersuchung war ein LOH im FHIT-Gen weder mit der Laurén-Klassifikation noch mit der Prognose korreliert.

3.3.8 „Tylosis-oesophageal-cancer"-(TOC-)Gen

Die **Tylosis palmaris et plantaris** ist eine seltene, autosomal dominant vererbte Hauterkrankung, die mit einem stark erhöhten Risiko für die Entstehung von Plattenepithelkarzinomen des Ösophagus einhergeht. Der bei dieser Erkrankung betroffene Genlokus ist auf Chromosom 17q25 gelegen. Beim sporadischen **Plattenepithelkarzinom** konnte ein LOH in diesem Genabschnitt in 70 % der Fälle nachgewiesen werden (von Bevern et al. 1998), während zum Adenokarzinom des Ösophagus und zum Magenkarzinom diesbezüglich bislang keine detaillierten Untersuchungen vorliegen.

3.3.9 APC

Definition

APC ist ein **Tumorsuppressorgen**, das eine zentrale Rolle in einem frühen Stadium der Karzinogenese des kolorektalen Karzinoms spielt.

Beim **Plattenepithelkarzinom** des Ösophagus sind Allelverluste im Bereich des APC-Genlokus auf dem kurzen Arm von Chromosom 5 in 30–50 % der untersuchten Fälle nachweisbar, während die Häufigkeit beim ösophagealen **Adenokarzinom** möglicherweise noch etwas höher liegt (Montesano et al. 1996).

Bezogen auf **Vorläuferveränderungen** des ösophagealen Adenokarzinoms liegen widersprüchliche Untersuchungsergebnisse vor: Während in einigen Arbeiten ein Allelverlust im APC-Gen in metaplastischer Barrett-Mukosa in keinem Fall und in Dysplasien in 25 % der Fälle nachweisbar war (Bektas et al. 2000), fand sich in einer anderen Untersuchung ein LOH im APC-Gen in 20 % der Fälle metaplastischer sowie in 50 % der Fälle dysplastischer Barrett-Mukosa (Zhuang et al. 1996). Darüber hinaus konnte kürzlich eine Hypermethylierung des APC-Promotors in 50 % der ösophagealen Plattenepithelkarzinome und sogar in über 90 % der ösophagealen Adenokarzinome nachgewiesen werden (Kawakami et al. 2000).

Beim **Magenkarzinom** ist ein LOH des APC-Gens in rund 30 % der untersuchten Tumoren vorhanden, vorwiegend bei fortgeschrittenen Karzinomen vom Intestinaltyp nach Laurén. Mutationen des APC-Gens sind dagegen sowohl beim Ösophagus- als auch beim Magenkarzinom vom diffusen Typ nur in Einzelfällen nachgewiesen worden. Im Gegensatz dazu sind beim Magenkarzinom vom intestinalen Typ APC-Mutationen in bis zu 50 % der Fälle beschrieben (Yokozaki et al. 2001).

3.3.10 E-Cadherin

Wichtige Grundvoraussetzung für die Metastasierung maligner Tumoren stellt die *Tumorzelldissoziation* mit anschließender *Gefäßinvasion* der Tumorzellen dar.

Auf molekularer Ebene wird die Tumorzelldissoziation durch die Expression von **Zelladhäsionsmolekülen** beeinflusst. Zentraler Vertreter ist das Tumorsuppressorgen E-Cadherin, das u. a. auch eine wichtige Rolle für die Morphogenese und Differenzierung epithelialer Gewebe schon während der Embryogenese spielt.

Beim **Plattenepithel- und** beim **Adenokarzinom des Ösophagus** lässt sich immunhistologisch insbesondere mit abnehmender Tumordifferenzierung ein Expressionsverlust des E-Cadherin-Proteins zeigen. Mutationen im E-Cadherin-Gen sind jedoch zumindest beim ösophagealen Adenokarzinom außerordentlich selten. Auch die Hypermethylierung des E-Cadherin-Promotors scheint für den Proteinexpressionsverlust ösophagealer Adenokarzinome ursächlich keine Rolle zu spielen (Fitzgerald u. Triadafilopoulos 1998).

Bezüglich des **Magenkarzinoms** konnten dagegen insbesondere bei Tumoren vom diffusen Typ E-Cadherin-Mutationen in bis zu 50 % der Fälle nachgewiesen werden (Yokozaki et al. 2001).

Darüber hinaus wurde auch gezeigt, dass die Reduktion der E-Cadherin-Proteinexpression beim Magenkarzinom mit einer *ungünstigen Prognose* assoziiert ist (Gabbert et al. 1996).

Das an der Zellmembran lokalisierte E-Cadherin-Protein ist über verschiedene Proteine der **Catenin-Familie** mit dem Zytoskelett verbunden. Immunhistologisch findet sich sowohl beim Ösophagus- als auch beim Magenkarzinom bei einem Teil der Tumoren ein Expressionsverlust von α- und/oder β-Catenin, wobei allerdings beim Magenkarzinom keine Korrelation mit der Prognose nachweisbar ist (Grabsch et al. 2001). Mutationen des β-Catenin-Gens konnten bislang nur beim Magenkarzinom vom Intestinaltyp in etwa 27 % der Fälle gefunden werden (Yokozaki et al. 2001), während sich beim ösophagealen Adenokarzinom keine β-Catenin-Mutationen zeigten.

3.4 Genetische Instabilität

Die genetische Instabilität stellt eine der zentralen molekularpathologischen Charakteristika von Krebszellen dar, die nicht nur für die Entstehung, sondern auch für die weitere *Progression der Tumorerkrankung* von Bedeutung ist.

Genetische Instabilität lässt sich sowohl auf chromosomaler als auch auf subchromosomaler Ebene nachweisen. Auf chromosomaler Ebene führen Verluste oder Gewinne von Chromosomenbruchstücken und/oder von ganzen Chromosomen zur **Aneuploidie**, d. h. zu einer Veränderung im DNA-Gehalt von Tumorzellen.

Eine DNA-zytometrisch nachweisbare Aneuploidie findet sich bei etwa 70–90 % der ösophagealen Plattenepithel- und Adenokarzinome (Fitzgerald u. Triadafilopoulos 1998; Lam 2000). Darüber hinaus ist in geringerer Häufigkeit eine Aneuploidie auch bei Vorläuferläsionen des **Ösophaguskarzinoms**, d. h. bei Dysplasien verschiedenen Schweregrads, und selten auch in metaplastischer Barrett-Schleimhaut nachweisbar.

Beim **Magenkarzinom** findet sich eine Aneuploidie in 36–80 % der Fälle, wobei diese in einzelnen Untersuchungen gehäuft in Karzinomen vom intestinalen Typ nach der Laurén-Klassifikation nachgewiesen wurde.

Auf subchromosomaler Ebene ist neben Punktmutationen, Deletionen und Veränderungen des Methylierungsstatus der DNA insbesondere das Phänomen der **Mikrosatelliteninstabilität** zu erwähnen, dem Veränderungen von DNA-Reparaturgenen zugrunde liegen. Dabei kommt es gehäuft zu Mutationen in nichtkodierenden, stark repetitiven Abschnitten des Genoms, den sog. Mikrosatelliten. Die Mikrosatelliteninstabilität ist ein schon seit Längerem bekanntes Phänomen, welches zunächst bei hereditären, nicht polyposisassoziierten kolorektalen Karzinomen beschrieben wurde.

Während die Mikrosatelliteninstabilität beim Ösophaguskarzinom eine nur untergeordnete Rolle spielt, konnte sie beim **Magenkarzinomen** in etwa 10–30 %

der Fälle nachgewiesen werden. Verantwortlich dafür ist in der Regel eine Inaktivierung des DNA-Reparaturgens hMLH-1, welche zumeist durch eine Hypermethylierung des hMLH-1-Promotors hervorgerufen wird (Yokozaki et al. 2001). Mikrosatelliteninstabile Tumoren weisen auch gehäuft Mutationen in Genen wie z. B. TGF-β-RII, BAX oder IGFR-2 auf, die – ähnlich den Mikrosatelliten – repetitive DNA-Sequenzen einschließen.

3.5 Zusammenfassung

In Analogie zum **Karzinogenesemodell** beim Kolonkarzinom ist heute allgemein akzeptiert, dass es bei der Entstehung des Plattenepithel- und Adenokarzinoms im Ösophagus sowie bei der Entstehung des Magenkarzinoms zu einer schrittweisen Akkumulation verschiedener genetischer und epigenetischer Veränderungen kommt. Dabei spielen sowohl Onkogene als auch Tumorsuppressorgene eine wichtige Rolle.

Die molekulare Karzinogenese des **Adenokarzinoms im gastroösophagealen Übergang** ist bislang nur unzureichend untersucht, da dieser Tumor erst in den letzten Jahren als eigene Entität definiert wurde. Dennoch lässt sich aufgrund der bisher vorliegenden Ergebnisse festhalten, dass die molekulargenetischen Veränderungen dieses Tumortyps eher den Adenokarzinomen des distalen Ösophagus gleichen als denen des Magenkarzinoms.

Bezüglich des **Magenkarzinoms** haben sich vermehrt Hinweise darauf ergeben, dass Tumoren vom diffusen und intestinalen Typ gemäß der Laurén-Klassifikation beträchtliche Unterschiede in der molekularen Karzinogenese aufweisen.

Literatur

Bektas N, Donner A, Wirtz C et al. (2000) Allelic loss involving the tumor suppressor genes APC and MCC and expression of the APC protein in the development of dysplasia and carcinoma in Barrett esophagus. Am J Clin Pathol 114:890–895

Blot WJ, Devesa SS, Kneller RW, Fraumeni JF Jr (1991) Rising incidence of adenocarcinoma of the esophagus and gastric cardia. J Am Med Assoc 265:1287–1289

Cordon-Cardo C (1995) Review – Mutation of cell cycle regulators. Am J Pathol 147:545–560

Fitzgerald RC, Triadafilopoulos G (1998) Recent developments in the molecular characterization of Barrett's esophagus. Dig Dis 16: 63–80

Gabbert HE, Müller W, Schneiders A et al. (1996) Prognostic value of E-cadherin expression in 413 gastric carcinomas. Int J Cancer 69: 184–189

Geddert H, Zeriouh M, Wolter M, Heise JW, Gabbert HE, Sarbia M (2001) C-erbB-2 gene amplification and protein overexpression in Barrett's carcinoma and its precursor lesions. J Pathol 118/1:60–66

Grabsch H, Takeno S, Noguchi T, Hommel G, Gabbert HE, Müller W (2001) Different pattern of β-catenin expression in gastric carcinomas – relationship with clinicopathological parameters and prognostic outcome. Histopathology 39/2:141–149

Hamilton SR, Aaltonen LA (eds) (2000) Pathology and genetics – tumours of the digestive system. IARC Press, Lyon

Kawakami K, Brabender J, Lord RV et al. (2000) Hypermethylated APC DNA in plasma and prognosis of patients with esophageal adenocarcinoma. J Natl Cancer Inst 22:1805–1811

Lam AK (2000) Molecular biology of esophageal squamous cell carcinoma. Crit Rev Oncol Hematol 33:71–90

Lewin KJ, Appelman HD (eds) (1996) Atlas of tumor pathology: Tumors of the esophagus and stomach. Armed Forces Institute of Pathology, Washington, D.C.

Menin C, Santacattarina M, Zambon A et al. (2000) Anomalous transcripts and allelic deletions of the FHIT gene in human esophageal cancer. Cancer Genet Cytogenet 119:56–61

Montesano R, Hollstein M, Hainaut P (1996) Genetic alterations in esophageal cancer and their relevance to etiology and pathogenesis: a review. Int J Cancer 69:225–235

Müller W, Noguchi T, Wirtz HC, Hommel G, Gabbert HE (1999) Expression of cell-cycle regulatory proteins cyclin D1, cyclin E and their inhibitor p21 WAF1/CIP1 in gastric cancer. J Pathol 189:186–193

Noguchi T, Müller W, Wirtz HC, Willers R, Gabbert HE (1999) FHIT gene in gastric cancer: association with tumor progression and prognosis. J Pathol 188:378–381

Ruol A, Parenti A, Zaninotto G et al. (2000) Intestinal metaplasia is the probable common precursor of adenocarcinoma in Barrett esophagus and adenocarcinoma of the gastric cardia. Cancer 88: 2520–2528

Sarbia M, Arjumand J, Wolter M, Reifenberger G, Heep H, Gabbert HE (2001) Frequent c-myc amplification in high-grade dysplasia and adenocarcinoma in Barrett's esophagus. Am J Pathol 115 (6): 835–840

Sarbia M, Loberg C, Wolter M et al. (1999) Expression of Bcl-2 and amplification of c-myc are frequent in basaloid squamous cell carcinomas of the esophagus. Am J Pathol 155:1027–1032

Shim YH, Kang GH, Ro JY (2000) Correlation of p16 hypermethylation with p16 protein loss in sporadic gastric carcinomas. Lab Invest 80: 689–695

Tahara E (1995) Genetic alterations in human gastrointestinal cancers. Cancer 75:1410–1417

Taniere P, Martel-Planche G, Maurici D et al. (2001) Molecular and clinical differences between adenocarcinomas of the esophagus and of the gastric cardia. Am J Pathol 158:33–40

van Dekken H, Geelen E, Dinjens WNM et al. (1999) Comparative genomic hybridization of cancer of the gastresophageal junction: deletion of 14q31–32.1 discriminates between esophageal (Barrett's) and gastric cardia adenocarcinomas. Cancer Res 59: 748–752

Vogelstein B, Lane D, Levine AJ (2000) Surfing the p53 network. Nature 408: 307–310

von Brevern M, Hollstein M, Risk JM et al. (1998) Loss of heterozygosity in sporadic oesophageal tumors in the tylosis oesophageal cancer (TOC) gene region of chromosome 17q. Oncogene 17: 2101–2105

Yokozaki H, Yasui W, Tahara E (2001) Genetic and epigenetic changes in stomach cancer. Int Rev Cytol 204: 49–95

Zhuang Z, Vortmeyer AO, Mark EJ et al. (1996) Barrett's esophagus: metaplastic cells with loss of heterozygosity at the APC gene locus are clonal precursors to invasive adenocarcinoma. Cancer Res 56: 1961–1964

Vorsorge und Früherkennung

Risiko, Prävention und Vorsorgeuntersuchungen

K.-H. Fuchs

4.1 Einführung

Aufgrund der Lokalisation eines Karzinoms in der Speiseröhre oder im Magen und der damit verbundenen relativ leichten Zugänglichkeit durch endoskopische Diagnostik kommt der Risikobeurteilung einer Karzinomentwicklung sowie den damit verbundenen Möglichkeiten an *Vorsorgeuntersuchungen und Prävention* eine besondere Bedeutung zu.

Besondere Erkenntnisse bezüglich der Entwicklung eines Adenokarzinoms in der Speiseröhre sowie der **Karzinogenese** im Barrett-Ösophagus erfordern es, dass diese Problematik separat behandelt wird. Deswegen wird im Folgenden zwischen Plattenepithel- und Adenokarzinom der Speiseröhre sowie dem Malignom im Magen unterschieden.

4.2 Adenokarzinom der Speiseröhre und Barrett-Ösophagus

Im endoskopisch sichtbaren Zylinderepithel des Barrett-Ösophagus werden 3 histologisch unterschiedliche **Zelltypen** beschrieben (Bremner u. DeMeester 1998; Cameron et al. 1985; Spechler u. Goyal 1986; Spechler et al. 1994):

- Magenfundustyp,
- Kardiatyp,
- mit intestinaler Metaplasie im spezialisierten Zylinderepithel.

Letztere Zelltypen bergen das *Risiko einer Karzinomentwicklung* und sind deshalb von besonderer Bedeutung (Bremner u. DeMeester 1998; DeMeester u. DeMeester 2000; Hameeteman et al. 1989; Hamilton u. Smith 1997; Schnell et al. 1999). Der histologische Nachweis dieser Zellen zusammen mit der endoskopisch auffälligen Schleimhaut stellen die Definition der Diagnose „Barrett-Ösophagus" dar (Bremner u. DeMeester 1998; DeMeester u. DeMeester 2000).

Das Risiko für die Entwicklung eines Adenokarzinoms in der Speiseröhre muss sicher vor dem Hintergrund wichtiger Erkenntnisse beurteilt werden, die in den letzten Jahren erfasst wurden. Einerseits steigt die **Inzidenz** des Adenokarzinoms in der Speiseröhre und am gastroösophagealen Übergang mehr als bei anderen Krebserkrankungen in der westlichen Welt, andererseits handelt es sich beim Barrett-Karzinom im Vergleich zu beispielsweise den häufigeren Kolonkarzinomen um eine relativ seltene Entität (Blot et al. 1993; Cameron et al. 1985 und 1995; Clark et al. 1994; Haggit et al. 1987; Pera et al. 1993; Spechler et al. 1994).

Cave

Neueste Daten zeigen, dass das Risiko für die Entwicklung eines Adenokarzinoms der Speiseröhre nicht nur mit dem Nachweis einer **intestinalen Metaplasie** zusammenhängt, sondern dass besonders bei Männern der weißen Rasse mit einer schweren, jahrelang andauernden **Refluxkrankheit** ein besonders hohes Risiko vorliegt (Lagergren et al. 1999; Tabelle 4.1).

Tabelle 4.1. Reflux als Risikofaktor für das Adenokarzinom des Ösophagus. (Nach Lagergren et al. 1999)

Gruppe	Refluxsymptome häufiger als einmal pro Woche [%]	Refluxsymptome seltener als einmal pro Woche [%]
Gesunde Kontrollen	16,0	84,0
Patienten mit Adenokarzinom der Speiseröhre	7,7	1,0
Patienten mit Adenokarzinom der Kardia	2,0	1,0
Patienten mit Plattenepithelkarzinom der Speiseröhre	1,1	1,0

Die Ursache für den Anstieg der Karzinominzidenz ist letztlich noch unklar, und so bleibt eine Risikobeurteilung sicher lückenhaft. Der wichtigste Risikofaktor bleibt die gastroösophageale Refluxkrankheit mit Barrett-Ösophagus. Gegenwärtig wird bei Nachweis eines **Barrett-Ösophagus** von einem 30- bis 120fach erhöhten Krebsrisiko ausgegangen (◘ Tabelle 4.2).

Die Häufigkeit eines Adenokarzinoms im Barrett-Ösophagus beträgt 2–10 %, und die **Inzidenz** wird insgesamt mit 1 pro 50–400 Patientenjahren angegeben (Cameron et al. 1985 und 1995; Hameeteman et al. 1989; Spechler et al. 1994; Williamson et al. 1991).

Der direkte **Zusammenhang zwischen gastroösophagealer Refluxkrankheit und Adenokarzinomentwicklung** wurde in 2 Studien näher untersucht:

- Chow et al. (1995) verglichen 196 Patienten mit Adenokarzinom des Ösophagus oder der Kardia mit 196 gesunden Kontrollpersonen. Die Prävalenz des Adenokarzinoms war bei Patienten mit Refluxanamnese, Hiatushernie oder Ösophagitis um das 2fache erhöht.
- Lagergren et al. (1999) untersuchten 618 Patienten mit Adenokarzinom des Ösophagus im Vergleich zu 820 Kontrollpersonen. Sie fanden ein erhöhtes Risiko für die Entwicklung eines Adenokarzinoms bei Patienten mit Refluxsymptomen. Interessanterweise war das Risiko unter denjenigen Patienten, die eine Antirefluxmedikation einnahmen, im Vergleich zu unbehandelten Personen höher.

Nachdem in den letzten Jahren die **Reflux-Metaplasie-Dysplasie-Karzinom-Sequenz** eindeutig nachgewiesen wurde, liegt es nahe, durch entsprechende endoskopische Überwachungsprogramme den zeitlichen Ablauf dieser Sequenz zu erfassen, um Risikokandidaten zu identifizieren. ◘ Tabelle 4.3 zeigt eine Übersicht der klinischen Kriterien und die damit verbundenen endoskopisch-histologischen Befunde einer neuesten Untersuchung (Hirota et al. 1999).

Cave

Eine optimale **Protonenpumpeninhibitortherapie** verhindert ebensowenig wie eine **Antirefluxoperation** die Karzinomentwicklung.

In einer Studie zur Langzeittherapie mit Omeprazol entwickelte sich in einem großen Kollekiv im Beobachtungszeitraum von fast 10 Jahren bei 12 % der Patienten trotz medikamentöser bzw. operativer Therapie eine intestinale Metaplasie und bei einem Patienten ein Adenokarzinom (Klinkenberg et al. 2000). Eine Regression ist nur begrenzt möglich. ◘ Tabelle 4.4 zeigt die Karzinomentwicklung bzw. Regression nach Antirefluxchirurgie. Fasst man die Daten der Literatur zusammen, so ergeben sich Zeitspannen von etwa 8 Jahren, in denen die einzelnen Schritte der **Reflux-Karzinom-Sequenz** ablaufen können. Diese Zeitspanne gibt den Rahmen möglicher Voruntersuchungen und Präventionsmaßnahmen vor.

◘ **Tabelle 4.2.** Adenokarzinominzidenz bei Patienten mit Barrett-Ösophagus

Autoren	Jahr	n	Follow-up [Jahre]	Anzahl Adenokarzinome	Inzidenz [Patienten/beobachtete Nachsorgejahre]	Risikofaktor
Spechler u. Goyal	1986	105	33	2	1/175	40
Cameron et al.	1985	104	8,5	2	1/441	30
Hameeteman et al.	1989	50	5,2	5	1/52	125
van der Veen	1989	155	4,4	4	1/170	30
Iftikhar	1993	102	4,4	4	1/115	30
G.O.S.P.E	1997	120	2,0	2	1/99	–

Tabelle 4.3. Demographische, klinische, endoskopische und histologische Prävalenz [%] von 889 Patienten bei Endoskopie des oberen Gastrointestinaltrakts. (Nach Hirota et al. 1999)

	Ohne intestinale Metaplasie	Intestinale Metaplasie an der Kardia	Short Barrett-Ösophagus	Long Barrett-Ösophagus
	n=738	n=47	n=64	n=40
Männlich	53	53	70	88
Weiße Rasse	66	66	86	100
Alkohol	66	45	71	80
Sodbrennen	62	59	83	63
Hiatushernie	34	40	61	80
Ösophagitis	20	21	45	19
Karzinom	0	2,1	2	15,4
Dysplasie	0	4,3	8	15
Helicobacter-positiv	8,8	21,3	4,7	2,5

Tabelle 4.4. Entwicklung des Barrett-Ösophagus nach Antirefluxoperation

Autoren	Jahr	n	Regression [%]	Progression [%]
Brand et al.	1980	40	40	10
Williamson et al.	1990	47	11	8
DeMeester et al.	1990	6	0	0
Attwood et al.	1992	19	11	5
Sagar et al.	1995	56	43	2
Ortiz et al.	1996	32	25	3
Hölscher et al.	1998	66	17	3

Mit Ausnahme der gastroösophagealen Refluxkrankheit und des Barrett-Ösophagus liegen wenige Erkenntnisse über **zusätzliche Risikofaktoren** für das Adenokarzinom an Ösophagus und Kardia vor (Lagergren et al. 1999; Spechler et al. 1994).

> In großen Fall-Kontroll-Studien wurde gezeigt, dass *Nikotinabusus* mit einem 2fach erhöhten Risiko der Adenokarzinomentwicklung assoziiert ist (Graham et al. 1990).

Adipositas ist ein weiterer wichtiger Risikofaktor. Der Body-mass-Index korreliert mit dem Risiko – dieses ist höher bei Patienten, die jünger als 50 Jahre sind (Chow et al. 1998). Weitere Berichte liegen über die ätiologische Bedeutung einer hochkalorischen und fettreichen Nahrung sowie über die inverse Korrelation zwischen der Zufuhr von Früchten und Gemüse und der Adenokarzinominzidenz vor (Brown et al. 1995; Zhang et al. 1997).

Ein **Zusammenhang zwischen Helicobacter-pylori-Infektion und der Entwicklung eines Adenokarzinoms** am gastroösophagealen Übergang wird kontrovers diskutiert (Huang et al. 1998). Es ist gegenwärtig nicht definitiv beurteilbar, inwieweit genetische Alterationen oder eine familiäre Disposition beim Barrett-Ösophagus für die Karzinomentwicklung verantwortlich sind, was in Einzelfällen beschrieben wurde (Eng et al. 1993; Fahmy u. King 1993). Es ist aber auch möglich, dass bestimmte Dispositionen innerhalb dieser Familien eine Vorbedingung für die gastroösophageale Refluxkrankheit schaffen, aus der sich dann ein Adenokarzinom der Speiseröhre entwickeln kann (Romero et al. 1997).

Eine Vielzahl molekularbiologischer Marker und andere Kriterien wurden untersucht. Ziel war es, einen **prognostischen Parameter** zu identifizieren, der eine Selektion der Patienten mit Barrett-Ösophagus zulässt, die mit hoher Wahrscheinlichkeit ein Adenokarzinom entwickeln (Jankowski et al. 1999; Pera et al. 2001). Leider erfüllen die vorliegenden Daten nicht die notwendige Spezifität, um im Einzelfall mit hoher diagnostischer Wertigkeit eine therapeutische Konsequenz ziehen zu können.

> Nach wie vor muss davon ausgegangen werden, dass die histologische Identifikation einer *Low- oder High-grade-Dysplasie* den besten Prognosefaktor darstellt, um Patienten mit einem hohen Risiko für eine maligne Degeneration zu identifizieren (Grunewald et al. 1997).

Tabelle 4.5 stellt die Wahrscheinlichkeit einer Karzinomentstehung dar, wenn histologisch eine hochgradige Dysplasie vorliegt. Deswegen wird häufig eine systematische endoskopische sowie histologisch-bioptische Untersuchung und Aufarbeitung der distalen Speiseröhre, insbesondere des Zylinderepithelareals, gefordert und durchgeführt (Grunewald et al. 1997). Es wird jedoch nach wie vor kontrovers diskutiert, inwieweit es effektiv möglich ist, durch präventive Maßnahmen wie **Vorsorgeendoskopien** die Inzidenz der Adenokarzinomentwicklung zu reduzieren und für den Patienten einen Nutzen zu erarbeiten.

Auch wenn der Kosten-Nutzen-Effekt endoskopischer Überwachungsprogramme nicht nachgewiesen ist, so kann man doch feststellen, dass in einzelnen Serien die breite Anwendung einer endoskopischen Überprüfung von Refluxkranken und Barrett-Patienten dazu geführt hat, dass mehr Patienten in Frühstadien des Adenokarzinoms diagnostiziert werden. Dies macht mehr kurative operative Behandlungen mit erheblich besserer **Langzeitprognose** möglich – im Vergleich zu nicht endoskopisch überwachten Patienten,

Tabelle 4.5. Okkulte Adenokarzinome bei Patienten mit High-grade-Dysplasie im Barrett-Ösophagus

Autoren	Jahr	n	Anzahl Adenokarzinome	Anteil Adenokarzinome [%]
Hamilton u. Smith	1997	5	3	60
Altorki et al.	1991	8	3	38
Pera et al.	1992	18	9	50
Levine et al.	1993	7	0	0
Rice et al.	1993	16	6	38
Streitz et al.	1993	9	2	22
Peters et al.	1994	9	5	55
Edwards et al.	1996	11	8	73
Heitmiller et al.	1996	30	13	43
Ferguson u. Naunheim	1997	15	11	73
Cameron u. Carpenter	1997	19	2	10
Falk et al.	1999	12	4	33

die eher im fortgeschrittenen Stadium diagnostiziert werden und deswegen eine schlechtere Ausgangsposition haben (Peters et al. 1994).

Cave

Inwieweit **endoskopische Ablationsverfahren** eine präventive Maßnahme zur Karzinomentwicklung darstellen, ist zum gegenwärtigen Zeitpunkt reine Spekulation. Deswegen sollten solche Verfahren nur innerhalb von standardisierten Studienprotokollen stattfinden (Bonavina et al. 1999; Sampliner et al. 2001; Tigges et al. 2001).

4.3 Plattenepithelkarzinom der Speiseröhre

Im Gegensatz zum **Barrett-Ösophagus** existieren keine klinisch und endoskopisch beobachtbaren Parameter, die spezfisch auf die Entwicklung eines Plattenepithelkarzinoms hindeuten könnten. Dies macht diese Form des Speiseröhrenkrebses in seiner Erkennung und Behandlung besonders problematisch.

> Das Risiko für die Entwicklung eines Plattenepithelkarzinoms der Speiseröhre liegt bei *Alkoholikern* um das 18fache höher und wird nochmals verdoppelt, wenn zusätzlich *Nikotinabusus* in Betracht kommt (La Vecchia et al. 1986; Wienbeck u. Berges 1981; Wynder et al. 1976).

Dieser Zusammenhang ist aber eher in Europa und Amerika festzustellen, weniger in Australien (La Vecchia et al. 1986). Es gibt **Hochinzidenzgebiete** für Speiseröhrenkarzinome im Iran und in China, ohne dass hier ein speziell hoher Alkoholverbrauch verantwortlich gemacht werden könnte. Es bleibt also durchaus unklar, welche Risikofaktoren zugrunde liegen. Es lässt sich ein Zusammenhang mit anderen Erkrankungen feststellen, wie z. B. Laugenverätzung, Eisenmangel (Plummer-Vinson-Syndrom) und Schilddrüsenerkrankungen (Appelqvist u. Salmo 1980; Arnott et al. 1971; Guojun et al. 1981; Schwindt et al. 1970).

Auch für Patienten mit **Achalasie** wird eine erhöhte Prävalenz des Plattenepithelkarzinoms in einem Bereich von 0–20 % angegeben. In den USA und Westeuropa sinkt die Inzidenz des Plattenepithelkarzinoms der Speiseröhre, sodass die Wahrscheinlichkeit, Frühformen zu entdecken oder größere Erfahrung zu sammeln, noch geringer wird (Pera et al. 1993).

> Zusammenfassend ergeben die *Risikofaktoren des Plattenepithelkarzinoms* der Speiseröhre wenig Möglichkeiten, eine systematische Prävention oder Vorsorgeuntersuchungen durchzuführen. Nur die sehr sorgfältige und aufmerksame Endoskopie bei unspezifischen oder auch spezifischen Symptomen, wie Dysphagie, erlauben in seltenen Fällen, Frühformen zu diagnostizieren.

Frühformen werden hauptsächlich in solchen Ländern festgestellt, in denen es **Endoskopieüberwachungsprogramme** gibt (Coordinating Group for Research in Esophageal Cancer 1976). In einer großen europäischen Untersuchung unter Berücksichtigung von 902.207 Endoskopien wurden 51 Patienten mit auf Mukosa und Submukosa begrenzten Frühkarzinomen identifiziert (entspricht 0,75 %; Froelicher u. Miller 1986). In Gebieten mit hoher Inzidenz des Speiseröhrenplattenepithelkarzinoms, wie z. B. Nordchina, werden für das Massenscreening Ballonzytologietechniken eingesetzt, um Frühformen zu diagnostizieren. Hierdurch konnte eine 5-Jahres-Überlebensrate von 85 % nach operativer Resektion des Tumors in diesen günstigen Stadien erreicht werden (Chen et al. 1999; Coordinating Group for Research in Esophageal Cancer 1976; Guojun et al. 1981).

4.4 Polypen und Neoplasien des Magens

Der **Dysplasie des Magens** wird im Gegensatz zu derjenigen im Ösophagus nicht die gleiche wissenschaftliche Aufmerksamkeit geschenkt, aber sie ist eine epitheliale Neoplasie und hat deswegen ähnliche Konsequenzen für den Patienten. Die Diagnosestellung erfordert regelmäßige endoskopische und histologische Abklärung (Bosseckert u. Rabbe 1983; Ming 1977; Murson et al. 1980).

Eine **Differenzierung zwischen Adenom und Magenfrühkarzinom** mit endoskopischer und endosonographischer Diagnostik ist schwierig. Aus diesem Grund müssen letztlich eine endoskopische Entfernung und histologische Untersuchung Sicherheit über die genaue Diagnose erbringen. Diese Maßnahmen stehen zur Klärung eines unklaren Mukosabefunds im Vordergrund.

Mehrere **Risikofaktoren** für die Entwicklung eines Magenkarzinoms wurden diskutiert und untersucht. Bezüglich der unterschiedlichen Nahrungsbestandteile in verschiedenen Ländern und Regionen wird eine Assoziation mit Stärke, konserviertem Gemüse, eingesalzenem Fisch und Fleisch sowie geräucherten Speisen und einem gesteigerten Salzverbrauch festgestellt (Beresford 1985; Correa et al. 1985; Graham et al. 1990; Jedrychowski et al. 1986; Mecklin et al. 1988; Risch et al. 1985). Andere assoziierte Stoffe sind Nitrate und Nitrite (Knight et al. 1990; Trichopoulos et al. 1985). Die Datenlage ist dennoch kontrovers, denn im Hochrisikogebiet Polen wurden hohe Harnnitratwerte gefunden, während dies in den Hochrisikogebieten in Italien und Kolumbien nicht der Fall war (Chen et al. 1990; Cuello et al. 1976).

> Eine *Helicobacter-pylori-Infektion* verursacht eine atrophische Gastritis, die ein erhöhtes Risiko der Magenkarzinomentwicklung mit sich bringt (EUROGAST Study Group 1993; Parsonnett et al. 1991).

Aufgrund der Vielzahl möglicher Faktoren, die die Magenkarzinomentstehung beeinflussen können, ist eine genaue Analyse im Einzelfall schwierig. Eine Reihe von **genetischen Faktoren** wird diskutiert, sie lassen sich aber schwierig von Umweltkomponenten und den sozioökonomischen Umgebungsfaktoren abgrenzen.

Die **Inzidenz des Magenkarzinoms** geht in den USA und in den westlichen Industrieländern insgesamt zurück, wobei das Risiko für das männliche Geschlecht gegenüber dem weiblichen immer noch doppelt so hoch ist (Bloss et al. 1980). Bei jüngeren Menschen ist das Magenkarzinom selten, zeigt aber folgende Besonderheiten:

- ausgeglichenes Verhältnis zwischen den Geschlechtern,
- starke Assoziation mit der Blutgruppe A,
- häufig auftretender diffuser Typ nach Laurén,
- positive Familienanamnese.

Cave

Insgesamt besteht in dieser speziellen Gruppe jüngerer Menschen eine **schlechte Prognose** (Mecklin et al. 1988).

Weltweit existieren erhebliche regionale Unterschiede in der Inzidenz des Magenkarzinoms. Costa Rica, das Gebiet der früheren Sowjetunion, Japan und Equador haben die höchsten **Inzidenzraten**, allerdings wird in Japan bereits ein gewisses Absinken dieser Rate in den letzten Jahren dokumentiert (Tsuji Nishiguro et al. 2000).

Als weiterer Risikofaktor wurde eine vorangegangene **distale Magenresektion** diskutiert (Sandler et al. 1984; Viste et al. 1986). Die Datenlage war lange widersprüchlich; aufgrund einer großen Analyse muss jedoch gegenwärtig von einem Zusammenhang ausgegangen werden (Stalnikowicz u. Benbassat 1990).

Unter den **Magenpolypen** stellen die hyperplasiogenen Typen keine Präkanzerose dar, sie sind die häufigsten Formen. Adenomatöse Polypen sind epitheliale Neoplasmen und können Entartungen entwickeln (Bosseckert u. Rabbe 1983; Ming 1977).

> Nur eine frühzeitige Diagnosestellung und die endoskpische Abtragung mit histologischer Überprüfung können eine *Prävention* erreichen. Deswegen ist eine sorgfältige endoskopische Überprüfung des oberen Gastrointestinaltrakts bei jeder Gastroskopie – gleich welcher Indikation – dringend geboten.

Die multifaktoriellen Einflüsse auf die Karzinomentwicklung im Magen lassen eine systematische Prävention praktisch nicht zu. Aufgrund der **Inzidenzverminderung** wird die Möglichkeit von Studien zur Sinnhaftigkeit präventiver Maßnahmen und Vorsorgeuntersuchungen auch in Zukunft eher mühsamer und schwieriger. Nur in Regionen mit hohem Risiko lohnen sich bisher die etablierten Vorsorgemaßnahmen. Zum Beispiel sind die endoskopischen **Screeningmaßnah-**

men und die histologische Überprüfung aller auffälligen Areale in Japan gesundheitsökonomisch sinnvoll. Hierdurch kann ein Anteil an Magenfrühkarzinomen in operativen Kollektiven von bis zu 45 % erreicht werden (Tsuji Nishiguro et al. 2000).

Literatur

Altorki NK, Sunagawa M, Little AG, Skinner DB (1991) High-grade dysplasia in the columnar-lined esophagus. Am J Surg 161: 97–99

Appelqvist P, Salmo M (1980) Lye corrosion carcinoma of the esophagus. Cancer 45: 2655

Arnott SJ, Pearson JG, Finlayson ND, Shearman DJC (1971) The association of squamous esophageal cancer an thyroid disease. Br J Cancer 25: 33

Attwood SEA, Barlow AP, Norris TL, Watson A (1992) Barrett's oesophagus: effects of antireflux surgery on symptom control and development of complications. Br J Surg 79: 1050–1053

Beresford SAA (1985) Is nitrate in the drinking water associated with the risk of cancer in the urban UK? Int J Epidemiol 14: 57

Bloss RS, Miller TA, Copeland EM (1980) Carcinoma of the stomach in the young adult. Surg Gynecol Obstet 150: 883

Blot WJ, Devesa SS, Fraumeni Jr JR (1993) Continuing climb in rates of esophageal adenocarcinoma: an update. JAMA 270: 1320

Bonavina L, Ceriani C, Carazzone A, Segalin A, Ferrero S, Peracchia A (1999) Endoscopic laser ablation of nondysplastic Barrett's epithelium: is it worthwhile? Gastrointest Surg 3: 194–199

Bosseckert H, Rabbe G (1983) Multiple polyps in the stomach – how many polyps should be ectomized. Endoscopy 15: 150

Brand DL, Ylvisaker JT, Gelfand M, Pope CE (1980) Regression of columnar esophagus (Barrett's) epithelium after antireflux surgery. N Engl J Med 102: 844–888

Bremner CG, DeMeester TR (1998) Pathology and pathogenesis of Barrett's esophagus. In: Proceedings from an international conference on ablation therapy for Barrett's mucosa. Dis Esophagus 11: 1–27

Brown L, Swanson C, Gridley G et al. (1995) Adenocarcinoma of the esophagus. Role of obesity and diet. J Natl Cancer Inst 87: 104–109

Cameron AJ, Carpenter HA (1997) Barrett's Barrett's esophagus, high-grade dysplasia, and early adenocarcinoma: a pathological study. Am J Gastroenterol 92: 586–591

Cameron AJ, Lomboy CT, Pera M, Carpenter HA (1995) Adenocarcinoma of the Esophagogastric Junction and Barrett's Esophagus. Gastroenterology 109: 1541–1546

Cameron AJ, Ott BJ, Payne WS (1985) The incidence of adenocarcinoma in columnar-lined (Barrett's) esophagus. N Engl J Med 313: 857–859

Chen VW, Abus-Elyazeed RR, Zavala DE et al. (1990) Risk factors of gastric precancerous lesions in a high-risk Colombian population. Nitrate Nitrite Nutr Cancer 13: 67

Chen LQ, Hu CY, Ghadirian P, Duranceau A (1999) Early detection of esophageal squamous cell carinoma and ist effects on therapy: an overview. Dis Esophagus 12: 161–167

Chow W, Blot W, Baughan T et al. (1998) Body mass index and risk of adenocarcinoma of the esophagus and gastric cardia. J Natl Cancer Inst 90: 150–155

Chow W, Finkle W, McLaughlin J, Frankl H, Ziel H, Fraumeni J (1995) The relation of gastroesophageal reflux disease and its treatment to adenocarcinoma of the esophagus and gastric cardia. JAMA 274: 474–477

Clark GWB, Smyrk TC, Burdiles P et al. (1994) Is Barrett's metaplasia the source of adenocarcinomas of the cardia? Arch Surg 129: 609–614

Coordinating group for research in esophageal cancer – Linhsien County, Honan (1976) Early diagnosis and surgical treatment of esophageal cancer under rural conditions. Chin Med J 2: 113

Correa P, Fontham E, Pickle LW et al. (1985) Dietary determinants of gastric cancer in south Louisiana inhabitants. J Natl Cancer Inst 75: 645

Cuello C, Correa P, Haenszel W et al. (1976) Gastric cancer in clomba: Cancer risk and suspect environmental agents. J Natl Cancer Inst 537: 1015

DeMeester TR, Attwood SEA, Smyrk TC, Therkildsen DH, Hinder RA (1990) Surgical therapy in Barrett's esophagus. Ann Surg 212: 528–540

De Meester SR, De Meester TR (2000) Columnar mucosa and intestinal metaplasia of the esophagus. Fifty years of controversy. Ann Surg 231: 303–321

Edwards MJ, Gable DR, Lentsch AB, Richardson DJ (1996) The Rationale for Esophagectomy as the optimal therapy for Barrett's esophagus with high-grade dysplasia. Ann Surg 223: 585–591

Eng C, Spechler S, Ruben R, Li F (1993) Familial Barrett esophagus and adenocarcinoma of the gastroesophageal junction. Cancer Epidemiol Biomarkers Prev 2: 397–399

Fahmy N, King J (1993) Barrett's esophagus: an acquired condition with genetic predisposition. Am J Gastroenterol 88: 1262–1265

Falk GW, Rice TW, Goldblum JR, Richter JE et al. (1999) Jumbo biopsy forceps protocol still misses unsuspected cancer in Barrett's esophagus with high-grade dysplasia. Gastrointest Endosc 49: 170–176

Ferguson MK, Naunheim KS (1997) Resection for Barrett's mucosa with high-grade dysplasia: implications for prophylactic photodynamic therapy. J Thorac Cardiovasc Surg 114: 824–829

Ferraris R, Bonelli L, Conio M, Fracchia M, Lapertosa G, Aste H (1997) Incidence of Barrett's adenocarcinoma in an Italian population: an endoscopic surveillance programme. Gruppo Operativo per lo Studio delle Precancerosi Esofagee (GOSPE). Eur J Gastroenterol Hepatol 9 (9): 881–885

Froelicher P, Miller G (1986) The European experience with esophageal cancer limited to the mucosa and submucosa. Gastrointest Endosc 32: 88

Gammon M, Schoenberg J, Ahsan H et al. (1997) Tobacco, alcohol, and socioeconomic status and adenocarcinomas of the esophagus and gastric cardia. J Natl Cancer Inst 89: 1277–1284

Graham S, Haughey B, Marshall J et al. (1990) Diet in the epidemiology of gastric cancer. Nutr Cancer 13: 19

Grunewald M, Vieth M, Kreibich H, Bethke B, Stolte M (1997) Untersuchungen zum Stand der Diagnostik des Barrett-Ösophagus. Dtsch Med Wochenschr 122: 427–431

Guojun H, Lingfang S, Dawei Z et al. (1981) Diagnosis and surgical treatment of early esophageal carcinoma. Chin Med J 94: 229

Haggit RC, Tryzelaar J, Ellis FH, Colcher H (1978) Adenocarcinoma complicating columnar-epithelium-lined (Barrett's) esophagus. Am J Clin Pathol 70: 1

Hameeteman W, Tytgat GNJ, Houthoff HJ, Van Den Tweel JG (1989) Barrett's esophagus: development of dysplasia and adenocarcinoma. Gastroenterology 96: 1249–1256

Hamilton SR, Smith RR (1997) The relationship between columnar epithelial dysplasia and invasive adenocarcinoma arising in Barrett's esophagus. Am J Clin Pathol 87: 301–312

Heitmiller RF, Redmond M, Hamilton SR (1996) Barrett's esophagus with high-grade dysplasia. An indication for prophylactic esopahgectomy. Ann Surg 224: 66–71

Hirota W, Loughney T, Lazas D, Maydonovitch C, Rholl V, Wong R (1999) Specialized intestinal metaplasia, dysplasia, and cancer of the esophagus and esophagogastric junction: prevalence and clinical data. Gastroenterology 116: 277–285

Hölscher A, Gutschow KTE, Schneider P (1998) What is the evolution of Barrett's mucosa after antireflux surgery? In: Guili R (ed) The esophagogastric junction. OESO, John Libbey Eurotext, Paris: pp 1047–1052

Huang J, Subbaramiah S, Chen Y, Hunt R (1998) Meta-analysis of the relationship between Helicobacter pylori seropositivity and gastric cancer. Gastroenterology 114: 1169–1179

Iftikhar SY, James PD, Steele RJ, Hardcastle JD, Atkinson M (1993) Lenght of Barrett's oesophagus: an important factor in the development of dysplasia and adenocarcinoma. Gut 33 (9): 1155–1158

Jankowski JA, Wright NA, Meltzer SJ et al. (1999) Molecular Evolution of the metaplasia-Dysplasia-Adenocarinoma Sequence in the Esophagus. Am J Pathol 154: 965–973

Jedrychowski W, Wahrendorf J, Popiela T, Rachtan J (1986) A case-control study of dietary factors and stomach cancer risk in Poland. Int J Cancer 37: 837

Klinkenberg-Knol EC, Nelis F, Dent J et al. (2000) Long-term Omeprazole treatment in resistant gastroesophageal reflux disease: efficacy, safety, and influence on gastric mucosa. Gastroenterology 118: 661–669

Knight TM, Forman D, Pirastu R et al. (1990) Nitrate and nitrite exposure in Italian populations with different gastric cancer rates. Int J Epidemiol 19: 510

Lagergren J, Bergström R, Lindgren A, Nyrén O (1999) Symptomatic gastroesophageal reflux as a risk factor for esophageal adenocarcinoma. NE 340: 825–831

La Vecchia CL, Liati P, Decarli A et al. (1986) Tar yields of cigarettes and the risk of oesophageal cancer. Int J Cancer 38: 381

Levine DS, Haggitt RC, Blount PL, Rabinovitch PS, Rusch VW, Reid BR (1993) An endoscopic biopsy protocol can differentiate highgrade dysplasia from early adenocarcinoma in Barrett's esophagus. Gastroenterology 105: 40–50

Mecklin JP, Nording S, Sagrio I (1988) Carcinoma of the stomach and its heredity in young patients. Scand J Gastroenterol 23: 307

Ming S (1977) The classification and significance of gastric polyps. In: International Academy of Pathology Monograph – the gastrointestinal tract: 149

Murson BC, Sobin LH, Grundmann E et al. (1980) Precancerous condition and epithelial dysplasia in the stomach. J Clin Pathol 33: 19

Ortiz A, Martinez de Haro LF, Parilla P et al. (1996) Conservative treatment versus antireflux surgery in Barrett's oesophagus: long-term results of a prospective study. Br J Surg 83: 274–278

Parsonnett J, Friedman G, Vandersteen DP et al. (1991) Helicobacter pylori infection and the risk of gastric carcinoma. N Engl J Med 325: 1127–1131

Pera M, Cameron AJ, Trastek VF, Carpenter HA, Zinsmeister AR (1993) Increasing incidence of adenocarcinoma of the esophagus and esophagogastric junction. Gastroenterology 104: 510–513

Pera M, Fernandez PL, Pera M et al. (2001) Expression of cyclin D1 and p53 and ist correlation with proliferative activity in the spectrum of esophageal carcinomas induced after duodenal content reflux and 2,6-dimethylnitrosomorpholine administration in rats. Carcinogenesis 22/2: 271–277

Pera M, Trastek VF, Carpentier HA, Allen MS, Deschamps C, Pairolero PC (1992) Barrett's esophagus with high-grade dysplasia: an indication for esophagectomy? Ann Thorac Surg 54: 199–204

Peters JH, Clark G, Ireland A et al. (1994) Ooutcome of adenocarcinoma arising in Barrett's esophagus in endoscopically surveyed and nonsurveyed patients. J Thorac Cardiovasc Surg 108: 813–822

Rice TW, Falk GW, Achkar E, Petras RE (1993) Surgical management of high-grade dysplasia in Berrett's esophagus. Am J Gastroenterol 88: 1832–1836

Risch HA, Jain M, Choi NW et al. (1985) Dietary factors and the incidence of cancer of the stomach. Am J Epidemiol 122: 947

Romero Y, Cameron A, Locke R et al. (1997) Familial aggregation of gastroesphageal reflux in patients with Barrett's esophagus and esophageal adenocarinoma. Gastroenterlogy 113: 1449–1456

Sagar PM, Ackroyd R, Hosie KB et al. (1995) Regression and progression of Barrett's esophagus after antireflux surgery. Br J Surg 82: 806–810

Sampliner RE, Faigel D, Fennerty MB et al. (2001) Effective and safe endoscopic reversal of nondysplastic Barrett's esophagus with high-dose acid inhibition: a multicenter study. Gastrointest Endoscopy 53: 554–558

Sandler RS, Johnson MD, Holland KL (1984) Risk of stomach cancer after gastric surgery for benign conditions. A case-control study. Dig Dis Sci 29: 703

Schnell TG, Sonntag SJ, Chejfec A (1992) Adenocarcinomas arising in tongues or short segments of Barrett's esophagaus. Dig Dis 37: 137–143

Schwindt WD, Berhardt LC, Johnson SA (1970) Tylosis and intrathoracic neoplasms. Chest 57: 590

Spechler SJ, Goyal RK (1986) Barrett's esophagus. N Engl J Med 315: 362–371

Spechler SJ, Zeroogian JM, Antonioli DA, Wang HH, Goyal RK (1994) Prevalence of metaplasia at the gastro-oesophageal junction. Lancet 344: 1533–1536

Stalnikowicz R, Benbassat J (1990) Risk of gastric cancer after gastric surgery for benign disorders. Arch Int Med 150: 2022

Streitz JM, Andrews CW, Ellis FH (1993) Endoscopic surveillance of Barrett's esophagus. Does it help? J Thorac Cardiovasc Surg 105: 383–387

The EUROGAST Study Group (1993) An international association between Helicobacter pylori infection and gastric cancer. Lancet 341: 1359–1362

Tigges H, Fuchs KH, Maroske J et al. (2001) Combination of endoscopic Argon plasma coagulation and antireflux surgery for treatment of Barrett's esophagus. J Gastrointest Surg 5: 251–259

Trichopoulos D, Ourano G, Day NE et al. (1985) Diet and cancer of the stomach: a case-control study in Greece. Int J Cancer 36: 291

Tsuji Nishiguro S, Mano M et al. (2000) Time trends for small gastric cancer in Japan. Gastric Cancer 3: 123–127

Van der Veen AH, Dees J, Blankenstein JD, Van Blankenstein M (1989) Adenocarcinoma in Barrett's oesophagus: an overrated risk. Gut 30 (1): 14–18

Viste A, Bjornestad E, Opheim D et al. (1986) Risk of carcinoma following gastric operations for benign disease. Lancet II: 502

Wienbeck M, Berges W (1981) Oesophageal lesions in the alcoholic. Clin Gastroenterol 10: 375

Williamson WA, Ellis HF, Gibb SP, Shahian DM, Aretz HT (1990) Effect of antireflux operation on Barrett's mucosa. Ann Thorac Surg 49: 537–542

Williamson WA, Ellis HF, Gibb SP et al. (1991) Barrett's esophagus. Prevalence and incidence of adenocarcinoma. Arch Intern Med 151: 2212–2216

Wynder EL, Reddy BS, McCoy GD, Weisberg JH, Williams GM (1976) Diet and gastrointestinal cancer. Gastroenterology 5: 463

Zhang Z, Kurtz R, Yu G et al. (1997) Adenocarcinomas of the esophagus and gastric cardia: the role of diet. Nutrition Cancer 27: 298–309

4

Diagnostik, Pathologie und Stadieneinteilung

Präoperative Diagnostik und Diagnosesicherung (Endoskopie, Endosonographie)

G. Lux, U. Stabenow-Lohbauer und M. Langer

5.1 Einleitung

Definition

Die präoperative Diagnostik unterscheidet **Frühkarzinome** und **fortgeschrittene Karzinome.** Letztere können auf die Wand von Ösophagus und Magen begrenzt sein oder lokal bzw. systemisch metastasiert haben.

In der Diagnostik kommen **Endoskopie und Biopsie** zur Diagnosesicherung und Lokalisation eine zentrale Rolle zu. Die Endoskopie kann Frühformen des gastroösophagealen Karzinoms erfassen und somit zur Prognoseverbesserung entscheidend beitragen. Die Überwachung präkanzeröser Konditionen erleichtert die Frühdiagnose.

Für das **Plattenepithelkarzinom** des Ösophagus sind exogene Noxen wie Nikotin und Alkohol, für das **Adenokarzinom** die gastroösophageale Refluxkrankheit mit Entwicklung einer Barrett-Schleimhaut von Bedeutung. Risikofaktoren des **Magenkarzinoms** sind die Helicobacter-pylori-Gastritis und eine hereditäre Prädisposition.

Eine exakte **Diagnosestellung** und Parameter zum **Staging und Grading** ergeben sich aus (Martin 1999):

- Endoskopie mit Biopsie,
- Ultraschallendoskopie,
- Computertomographie (CT) und
- Magnetresonanztomographie (MRT).

Die **konventionelle Radiologie** mit Breipassage kann zur Verdeutlichung der Topographie hilfreich sein. **Tumormarker** und **Positronenemissionstomographie** (PET) haben sich bislang noch nicht als klinische Verfahren etablieren können.

5.2 Lokalisation und Staging

5.2.1 Karzinom des gastroösophagealen Übergangs

Die Unterscheidung zwischen *Ösophagus- und Magenkarzinom* ist für die Therapieplanung von wesentlicher Bedeutung.

Der **Übergang vom Platten- zum Zylinderepithel** kann glatt oder irregulär verlaufen. Letzteres hat zum Ausdruck der „Z-Linie" („zick-zack") geführt. Die Grenze der Epithelien muss nicht identisch sein mit dem anatomischen Übergang von Ösophagus und Magen.

Definition

Der **gastroösophageale Übergang** als Grenze zwischen tubulärem Ösophagus und Magen wird endoskopisch durch das proximale Ende der Magenfalten markiert (McClave et al. 1987). Findet sich Zylinderepithel proximal des gastroösophagealen Übergangs, handelt es sich um einen **Barrett-Ösophagus**, hier gelegene Karzinome sind Barrett-Karzinome.

Praxis konkret

Eine Refluxsymptomatik ohne Helicobacter-pylori-Gastritis spricht für ein **Barrett-Karzinom**, eine Helicobacter-pylori-Gastritis ohne Refluxsymptomatik für ein **Magenkarzinom**.

Definition

Adenokarzinome, die sich proximal und distal des gastroösophagealen Übergangs (AEG) ausbreiten, werden als **Karzinome des gastroösophagealen Übergangs** klassifiziert.

Ist das Tumorzentrum oral des gastroösophagealen Übergangs, d. h. endoskopisch oral des proximalen Endes der Magenfalten lokalisiert, handelt es sich um einen **Typ I des AEG**, liegt das Tumorzentrum direkt in Höhe des Übergangs um einen **Typ II,** liegt es eindeutig unterhalb um einen **Typ III.**

Definition

Plattenepithelkarzinome sind definitionsgemäß Ösophaguskarzinome, auch wenn sie sich über den gastroösophagealen Übergang hinaus nach distal ausbreiten.

Bedeutung des Tumorstaging. Die Klassifikation entsprechend dem **TNM-System** soll Über- und Untertherapien vermeiden helfen. Staging und Grading erlauben es, unter den heute vorhandenen therapeutischen Optionen – wie den endoskopischen (endoskopische Mukosaresektion) und operativen Methoden sowie den multimodalen oder palliativen Verfahren – die **optimale Therapiestrategie** auszuwählen.

5.2.2 Ösophaguskarzinom

Die japanische **T-Klassifikation** des Plattenepithelkarzinoms unterscheidet bei den T1-Karzinomen m1–3 und sm1–3.

Definition

Beim **Stadium m1** handelt es sich um ein intraepitheliales Karzinom, beim **Stadium m2** wird die Lamina propria infiltriert und beim **Stadium m3** die Muscularis mucosae.

Bei Karzinomen, die lediglich die Lamina propria infiltrieren, finden sich in etwa 5 % der Fälle (nach neueren Literaturangaben in maximal 2 %) **Lymphknotenmetastasen**, wohingegen bei Infiltration der Submukosa das Risiko auf 35 % ansteigt (Levin u. Appelman 1996).

Die **lymphogene Metastasierung** des auf die Mukosa begrenzten Barrett-Karzinoms ist vergleichbar mit derjenigen des Plattenepithelkarzinoms. Fasst man die zu dieser Fragestellung publizierten Studien (u. a. Hölscher et al. 1997; Roul et al. 1997; Stein et al. 2000) zusammen, so ergibt sich eine Lymphknotenmetastasierung bei

- pT1m-Karzinomen (55 Patienten) in 1,8 % der Fälle,
- pT1sm-Karzinomen (90 Patienten) in 23,3 %.

5.2.3 Magenkarzinom

Das **Magenfrühkarzinom** weist in den westlichen Ländern eine Häufigkeit von 16–24 % auf (Böttcher et al. 1994). Bei einem gut bis mäßig differenzierten Karzinom mit einem Durchmesser <2,0 cm, auf die Mukosa beschränkt und makroskopisch Typ I, IIa oder IIc, ohne Ulzera oder Ulkusnarben (keine Faltenkonvergegnz), sind **Lymphknotenmetastasen** unwahrscheinlich (Sano et al. 1990).

5.3 Endoskopie beim Ösophaguskarzinom

Endoskopisch fällt das fortgeschrittene Karzinom durch ein **exophytisches** (bei 60 % der Patienten) oder **diffus infiltrierendes** bzw. seltener durch ein **ulzerierendes Tumorwachstum** auf (Tytgat 1991). Beim infiltrierenden Karzinom findet sich im fortgeschrittenen Stadium zumeist eine ringförmige Stenose. Nicht selten sind Kombinationen der 3 Wachstumsformen nachzuweisen.

Cave

Besonders die **stenosierenden Tumorformen** können zunächst dem histologischen Nachweis entgehen, da der Tumor am Rand unterminierend wächst und von der Biopsiezange nicht erfasst wird.

In aller Regel ist die **histologische Erfassung** bereits in den ersten Biopsien möglich. Bei 6–8 Biopsien wird die Karzinomdiagnose in 94 % der Fälle (Bruni u. Nelson 1975), bei 8–12 Biopsien in 98 % (Tytgat 1991) gestellt.

Praxis konkret

Allgemein wird empfohlen **6–10 Biopsien** aus karzinomverdächtigen Bezirken zu entnehmen.

Bei der Diagnostik von frühen Ösophaguskarzinomen ist die **hochauflösende Videoendoskopie** unumgänglich, Fiberglasoptiken sollten heute nach Möglichkeit keine Verwendung mehr finden. Endoskopische Kriterien zum Nachweis von frühen Karzinomen sind Veränderungen der Farbe mit roten und weißlichen Arealen sowie Veränderungen der Oberflächenstruktur mit Unregelmäßigkeiten, leichten Erhabenheiten oder Einsenkungen. Tumorhinweise sind ferner eine leichte Verletzlichkeit der Schleimhaut und Kontaktblutungen.

Intramurale Metastasen finden sich beim Plattenepithelkarzinom der Speiseröhre in 11–16 % der Fälle (Kato et al. 1992) und sind in der Regel mit einem fortgeschrittenen Karzinom der Speiseröhre gleichzusetzen.

Synchrone Plattenepithelkarzinome beschränken sich zumeist auf die oberflächlichen Wandschichten und treten mit einer Häufigkeit von 14–31 % auf.

Die Evaluation von **Vergrößerungsendoskopen** ist derzeit noch nicht abgeschlossen, lässt aber Fortschritte erhoffen.

Ziele der endoskopischen Untersuchungen sind:

- histologische Zuordnung des Tumors,
- Bestimmung der Tiefeninfiltration,
- Höhenlokalisation in Bezug zum oberen Ösophagussphinkter und zum gastroösophagealen Übergang.

> Insbesondere bei fortgeschrittenen Tumoren des proximalen Ösophagus sind weitere endoskopische Untersuchungen, wie *Laryngoskopie und Bronchoskopie*, indiziert.

5.3.1 Chromoendoskopie

Färbemethoden erleichtern die Diagnostik von frühen Karzinomen oder ihren Vorstufen. Die Erfahrung zeigt, dass kleine, auf Mukosa und Submukosa beschränkte Karzinome in der Routineendoskopie häufig nicht nachgewiesen werden. Frühkarzinome der Speiseröhre (Plattenepithelkarzinome) werden mit ausreichender Sicherheit nur durch die Chromoendoskopie mit **Lugol-Lösung** erfasst (Abb. 5.1).

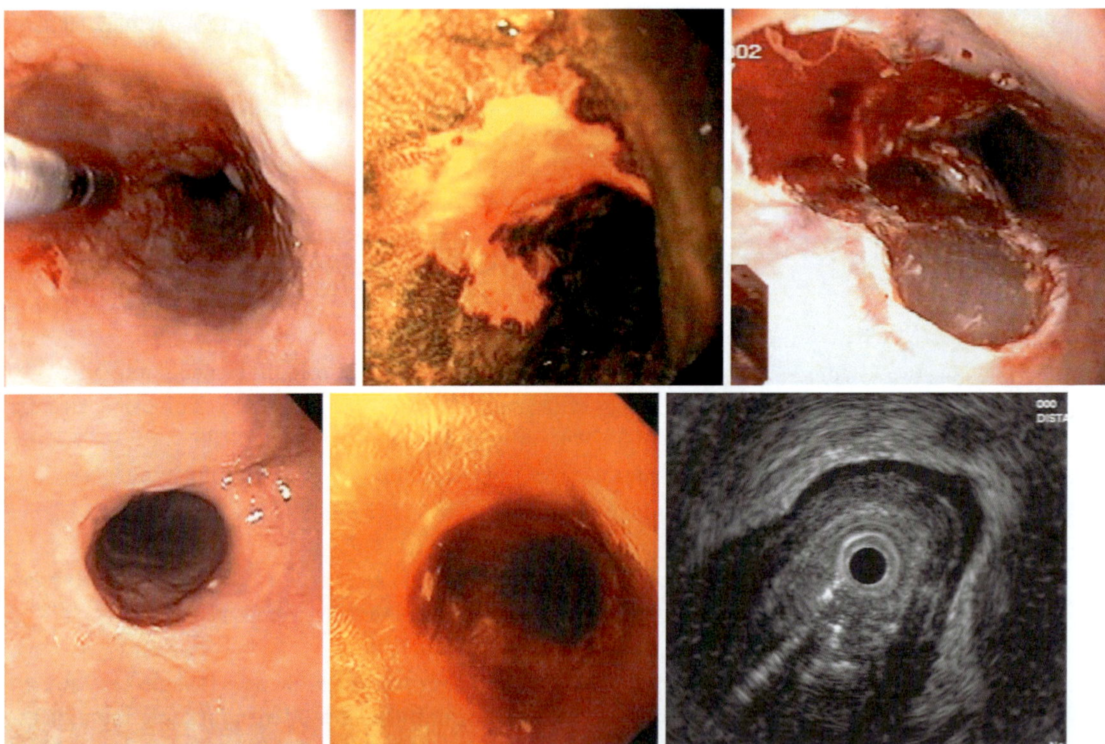

Abb. 5.1. Plattenepithelkarzinom des Ösophagus im Stadium T1m1. *Oben von links nach rechts:* endoskopischer Aspekt mit Miniultraschallsonde, Chromoendoskopie, Zustand nach Mukosektomie; *unten von links nach rechts:* Endoskopie 3 Wochen nach Mukosektomie, Chromoendoskopie nach Mukosektomie (ohne Resttumor), präinterventioneller Ultraschall mit Minisonde (20 MHz)

Frühformen des Plattenepithelkarzinoms

Die Anfärbung der Ösophagusschleimhaut mit Jodlösung (Endo et al. 1991) nutzt den Gehalt an **Glykogen** der normalen Mukosa. Karzinome enthalten kein Glykogen und heben sich somit von der umgebenden normalen Mukosa als ungefärbte Areale ab.

Durchführung. Bei der Färbung wird der Ösophagus zunächst mit etwa 50 ml Wasser von Schleimresten freigespült und anschließend **1,5%ige Jodidlösung** über einen Katheter auf die Ösophagusschleimhaut aufgesprüht. Nicht angefärbte Areale mit einem Durchmesser >5 mm werden biopsiert (Shimizu et al. 2001).

Die Methode ist auch geeignet bei Risikopatienten – wie Alkoholikern, Patienten mit Plattenepithelkarzinomen des oberen Aerodigestivtrakts (z. B. Pharynxkarzinom) – oder Erkrankten mit sonstigen Malignomen (insbesondere an Magen, Kolon und Lunge). Shimizu et al. (2001) konnten auf diese Weise bei 2,7 % von 331 Patienten mit extraösophagealen Malignomen überwiegend frühe **Plattenepithelkarzinome** nachweisen.

Cave

Ein Nachteil der Methode besteht darin, dass sich auch **entzündliche Veränderungen** nicht anfärben.

Frühformen des Barrett-Karzinoms

Der Barrett-Ösophagus mit seiner Zylinderepithelauskleidung bildet die präkanzeröse Kondition für das **Adenokarzinom** der Speiseröhre, die spezialisierte intestinale Metaplasie die Matrix des **Barrett-Karzinoms** (Abb. 5.2).

Bei der **Methylenblaufärbung** wird der Farbstoff von den Becherzellen der Barrett-Schleimhaut absorbiert. Die Färbung wurde ursprünglich zur Darstellung der intestinalen Metaplasie im Magen angewandt, im Ösophagus benutzten sie erstmals Canto et al. (2000 und 2002).

Durchführung. Zunächst werden mit **N-Acetylcystein** in 10%iger Lösung die Schleimreste auf der Schleimhaut entfernt (etwa 10 ml für jeweils 5 cm Barrett-Ösophagus). Nach einer Einwirkzeit von 2 min wird 0,5%ige **Methylenblaulösung** (20 ml für jeweils 5 cm Barrett-Ösophagus) aufgesprüht und nach erneutem 2-minütigen Einwirken mit einer großen Menge Wasser (etwa 120–300 ml) die überschüssige Farbstofflösung abgespült und der Mageninhalt abgesaugt.

Definition

Eine **positive Anfärbung** liegt definitionsgemäß bei einer Blaufärbung in erosionsfreier Schleimhaut vor, die trotz kräftigen Spülens persistiert.

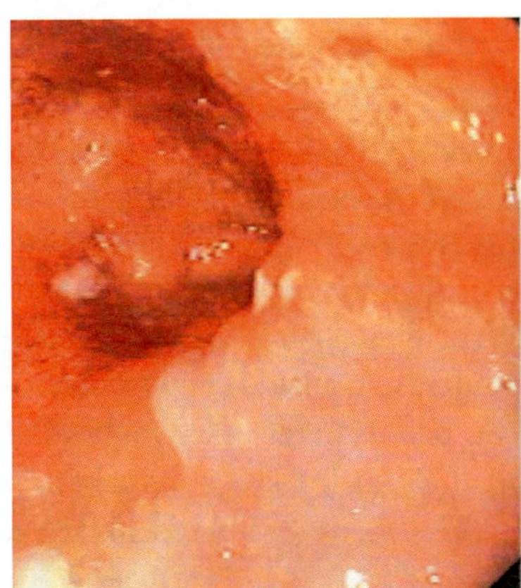

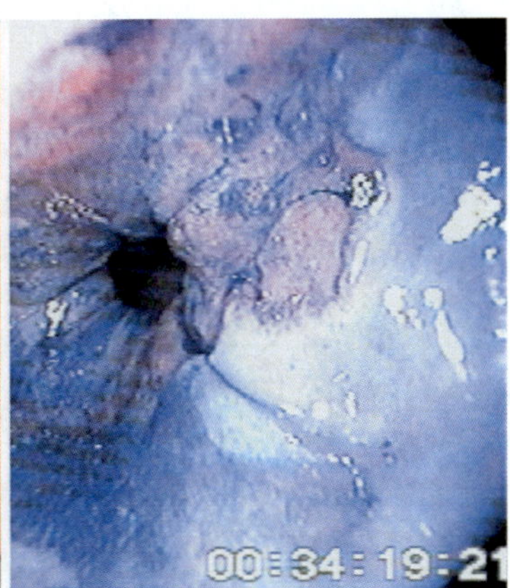

Abb. 5.2. Barrett-Karzinom im Short-segment-Barrett-Ösophagus. *Links:* endoskopischer Aspekt; *rechts:* Chromoendoskopie mit fokalem Karzinom rechts kranial

Biopsiert werden gefärbte und nichtgefärbte Areale. Die Methylenblaufärbung soll zum einen die spezialisierte **intestinale Metaplasie** und zum anderen **intraepitheliale Neoplasien** nachweisen. Da intraepitheliale Neoplasien mit einer Vergrößerung der Kerne sowie einem verminderten Gehalt an Zytoplasma und Becherzellen einhergehen, fallen sie durch eine verringerte Absorption von Methylenblau auf: Es resultiert ein geringer angefärbtes, heller blaues oder ein nicht gefärbtes bzw. heterogen koloriertes Areal.

Canto et al. (2000) verglichen die Methylenblaufärbung sowohl beim Long-(Länge: >3 cm) als auch beim Short-segment-Barrett-Ösophagus (Länge: <3 cm) mit der **4-Quadranten-Biopsie** (Seattle-Protokoll) und wiesen damit signifikant häufiger Dysplasien oder frühe Karzinome (44 % vs 28 %; p=0,03) mit weniger Biopsien nach. Der **Short-segment-Barrett-Ösophagus** wird durch Methylenblaufärbung ebenfalls signifikant häufiger nachgewiesen (Sharma et al. 2001).

> Die Mehrzahl der bislang durchgeführten Untersuchungsreihen (9 von 15 Studien) zeigen einen deutlichen Vorteil der *Methylenblaufärbung* mit gezielter Biopsie bei der Diagnostik von Barrett-Schleimhaut und intraepithelialen Neoplasien.

Winawer et al. (1975) fanden bei jeweils 4 Biopsien eine **Trefferquote** von 80–90 % bei den Borrman-Typen I–III, allerdings nur von 50–60 % beim Typ IV. Die Trefferquote steigt jedoch von 63 % auf 97 %, wenn 6 Biopsien statt nur 3 entnommen werden (Sancho-Poch et al. 1978).

> Aus diesem Grunde sollen bei Verdacht auf ein Magenkarzinom *6–10 Biopsien* entnommen werden, um eine Genauigkeit von bis zu 99,8 % zu erreichen (Dekker u. Tytgat 1977).

Beim **infiltrierenden Magenkarzinom** (Borrman-Typ IV) sollte immer nach fleckförmigen Rötungen und Erosionen gesucht werden, um diese zu biopsieren. Da dieses Malignom dennoch der Probenentnahme, einschließlich Schlingen- und Knopflochbiopsie, entgehen kann, können weitere Schritte – einschließlich operativer, transmuraler Biopsie – erforderlich werden.

Cave

Der **Karzinomverdacht** bleibt bis zum Beweis des Gegenteils bestehen.

5.4 Endoskopie beim Magenkarzinom

Die häufigste Lokalisation des Magenkarzinoms ist der distale Magen. Das fortgeschrittene Karzinom wird nach der **Borrman-Klassifikation** unterteilt:

- polypoide Form (Typ I);
- ulzerierende Form mit scharf abgegrenztem Rand (Typ II);
- ulzerierende Form mit unregelmäßig infiltriertem Rand (Typ III);
- Szirrhus (infiltrativer Typ IV).

Die **bioptische Sicherung** des fortgeschrittenen Magenkarzinoms gelingt bei den polypoiden und ulzerierten Formen verhältnismäßig leicht. Bei Letzteren sollte die Biopsie sowohl den Ulkusrand als auch das Zentrum betreffen.

5.4.1 Magenfrühkarzinom

Screeninguntersuchungen in Japan haben gezeigt, dass 80 % der Magenkarzinome als sog. Magenfrühkarzinom diagnostiziert werden können. Allerdings wird auch in Japan diese Rate nicht erreicht und „nur" die Hälfte der Fälle als Frühkarzinom diagnostiziert. In Deutschland dürfte der Anteil bei 16–24 % liegen, in der Deutschen Magenkarzinomstudie betrug er 16,9 % (Böttcher et al. 1994).

Die **makroskopisch-endoskopische Einteilung** des Magenfrühkarzinoms, entsprechend den Kriterien der Japanischen Gesellschaft für gastroenterologische Endoskopie, umfasst 3 Typen:

- vorgewölbter Typ (I);
- erhabener (IIa; Abb. 5.3), flacher (IIb) und eingesenkter Typ (IIc);
- ulzerierender Typ (III).

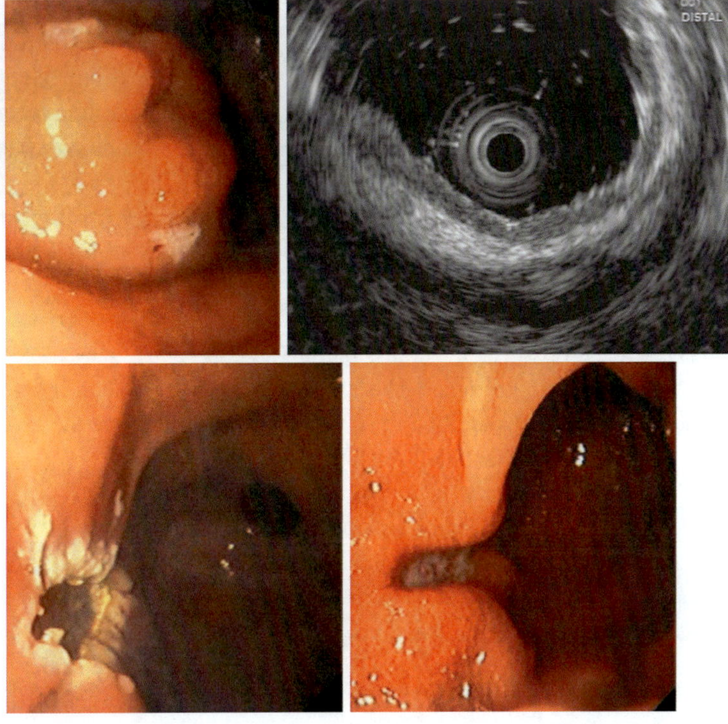

Abb. 5.3. Magenfrühkarzinom Typ IIa vor und nach endoskopischer Abtragung

Cave

Der Ausdruck **„Frühkarzinom"** impliziert fälschlicherweise, dass sich das Malignom in einer zeitlich frühen Entwicklungsphase befindet. Durch Langzeitbeobachtungen konnte jedoch festgestellt werden, dass Frühkarzinome z. T. über Jahre hinweg stationär bleiben.

Frühkarzinome sind nicht per definitionem klein, sie können durchaus eine größere Fläche des Magens einnehmen. Für die korrekte Zuordnung ist einzig und allein die **Tiefeninfiltration** mit Beschränkung auf die Mukosa (T1m) oder Submukosa (T1sm1–3) entscheidend.

Definition

Frühkarzinome mit einem Flächendurchmesser <1 cm werden als **„minute cancer"** (Mikrokarzinome) bezeichnet.

Der **Typ I oder IIa** findet sich in 50 % der Fälle und ist endoskopisch leichter nachzuweisen als die flachen Formen des Magenfrühkarzinoms. Die **Typen IIb und IIc** fallen durch Farbveränderungen – wie weißliche oder rote Bezirke –, eingesenkte Areale oder Blutungsneigung auf und sind deutlich schwieriger zu erkennen. Diese Typen finden sich in etwa 30 % aller Frühkarzinome.

Cave

Verwechslungen mit einem in Abheilung befindlichen **Ulkus** sind möglich.

Oftmals ist bei Ulkusverdacht das Verhalten der **Magenfalten** wegweisend, die beim Karzinom eine gewisse Starre aufweisen, sich aber auch verjüngen, plötzlich abbrechen, am Ende kolbig aufgetrieben sind oder konvergent verlaufen. Nicht selten sind die Falten unverhältnismäßig groß im Vergleich zur Ausdehnung des eingesenkten Areals.

Cave

Der **Typ III des Magenfrühkarzinoms** ähnelt einem benignen Ulkus, etwa 5 % aller makroskopisch gutartig aussehenden Ulzera sind (Früh)karzinome. Auch ein malignes Ulkus kann abheilen und ähnelt dann einem Magenfrühkarzinom vom Typ IIc (**„malignant life cycle"**).

Die Biopsie beim Magenfrühkarzinom setzt die Kenntnis der **Wachstumsformen** voraus. Beim Typ I bzw. Typ IIa gelingt die bioptische Sicherung in der Regel problemlos, bei den Typen IIb und IIc am günstigsten durch Biopsie aus den zentralen Anteilen.

Bei kleinen Läsionen muss die erste *Biopsie* besonders sorgfältig entnommen werden, da die nach der Gewebeentnahme einsetzende Blutung die Sicht erschwert. Beim Typ III ist zu beachten, dass oftmals nur in den Rändern Karzinomanteile nachzuweisen sind.

Insgesamt gilt bei **Ulzera**, dass sowohl aus dem Ulkusrand als auch aus dem Ulkusgrund Biopsien zu entnehmen sind.

Praxis konkret

Generell sollten bei suspekten Läsionen **6–10 Biopsien** entnommen werden, auch wenn in der Regel die ersten 3 Biopsien bereits positiv sind (Rösch 1991).

Etwa 10 % der Magenfrühkarzinome treten multifokal auf, sodass immer auf ein **synchrones Zweitkarzinom** zu achten ist.

5.5 Endoskopie und Staging

5.5.1 Ösophaguskarzinom

Die Endoskopie dient vorwiegend der Diagnosesicherung. Allerdings ergeben sich bereits aus dem endoskopischen Aspekt Hinweise für die Einordnung in das **TNM-System.**

Entsprechend der Japanese Society for Esophageal Diseases lassen sich endoskopisch **oberflächliche und fortgeschrittene Ösophaguskarzinome** unterscheiden. Gemäß dieser Klassifikation ist es möglich, das Stadium 0 (entsprechend T1) mit einer Sensitivität von 83 % und fortgeschrittene Karzinome mit einer Sensitivität von 52–83 % nachzuweisen.

Praxis konkret

Patienten mit einer **hochgradigen Ösophagusstriktur** weisen in über 90 % einen Tumor im Stadium III oder IV auf. Daraus geht hervor, dass bei hochgradiger Stenose auf eine Bougierung zur Vorbereitung einer Ultraschallendoskopie verzichtet werden kann bzw. wegen der damit verbundenen Perforationsgefahr verzichtet werden sollte.

5.5.2 Magenkarzinom

Bei Verdacht auf ein **Magenfrühkarzinom** erlaubt der endoskopische Aspekt Hinweise auf die Tiefenausdehnung. Dabei ist es notwendig, den Magen mit ausreichender Luftinsufflation zu beurteilen.

Beurteilung des endoskopischen Befunds

- Bei den **Typen I und IIa** erstreckt sich die Läsion mit hoher Wahrscheinlichkeit auf die Mukosa, wenn die Oberfläche regulär und glatt ist sowie frei von Ulzerationen.
- Die Mukosa wird bei kleinen, leicht eingesenkten Läsionen (**Typ IIc**) nicht überschritten, wenn sich keine Faltenkonvergenz oder Wulstbildung findet. Liegt jedoch eine Faltenkonvergenz vor, kann von einer Beschränkung auf die Mukosa ausgegangen werden, wenn die Einsenkung flach ist und die Falten nur eine geringe Irregularität mit Verjüngung aufweisen.
- Die Submukosa oder tiefere Schichten sind bei **Typ-IIc-Läsionen** mit Faltenkonvergenz infiltriert, wenn der Boden der Läsion starr erscheint oder die Falten abbrechen bzw. ein verplumptes Äußeres zeigen.
- Wenn eine ulzerierende Läsion (**Typ IIc/III**) von einem Tumorwulst umgeben ist oder die Faltenspitzen angehoben erscheinen und in den Rand-

wall einbezogen sind, dann handelt es sich in der Regel um ein eher fortgeschrittenes Karzinom. Gleiches gilt, wenn sich am Rand der Läsion unregelmäßige Erhabenheiten zeigen.

Bei Anwendung dieser Kriterien kann zwischen **Magenfrühkarzinom** und **„early-like advanced cancer"** unterschieden werden, wobei die korrekte Zuordnung in 83,6 % der Fälle gelingt (Sano et al. 1990). Bei den Magenfrühkarzinomen ist eine Zuordnung zum Mukosa- bzw. Submukosatyp in 71,9 % der Fälle möglich.

5.6 Endosonographie

Diese Methode erlaubt, ergänzend zum endoskopischen Bild, ein Schnittbild der Wand des Magen-Darm-Trakts bzw. der anliegenden Organe zu erstellen und bietet somit eine zusätzliche Dimension. Durch den kürzeren Abstand zum Zielorgan können höhere **Ultraschallfrequenzen** zwischen 5 und 25 MHz verwendet werden, mit denen eine bessere Auflösung (bis 0,2 mm) erreicht werden kann. Der Nachteil der höheren Frequenzen liegt in einer geringeren Eindringtiefe.

Die **Wand des Magen-Darm-Trakts** stellt sich 5-schichtig dar:

- echoreiche innere Schicht (**Mukosa**);
- echoarme Schicht (**Muscularis mucosae**);
- echoreiche Schicht (**Submukosa**);
- echoarme Schicht (**Muscularis propria**);
- echoreiche äußere Schicht (**Serosa/Adventitia**).

> Die Zuordnung zu den einzelnen Wandschichten erlaubt eine *Klassifizierung des Primärtumors* entsprechend dem T-Stadium.

Die **regionären Lymphknoten** werden durch die Ultraschallendoskopie ebenfalls dargestellt, allerdings erlauben sie in Analogie zum transabdominellen Ultraschallschnittbild keine histologische Zuordnung.

> Im Allgemeinen gelten große Lymphknoten (>1 cm) mit echoarmem Echomuster, scharfer Begrenzung, runder äußerer Form und einem Zusammenhang mit dem Primärtumor als Hinweis auf *Malignität*.

Gerätetechnisch zu unterscheiden sind Endoskope mit einem mechanischen oder elektronischen Ultraschallkopf. Beim elektronischen **„linear array"** resultiert ein Längsschnitt. Dieser Gerätetyp hat den Vorteil, dass gleichzeitig ultraschallendoskopisch gezielt Punktionen durchgeführt werden können. Die erwähnten Gerätetypen stehen heute im Wesentlichen gleichberechtigt nebeneinander.

Dünne Ultraschallsonden mit hohen Frequenzen (20–25 MHz) lassen sich über den Biopsiekanal eines normalen Endoskops einführen und erlauben eine Beurteilung der Wand auch bei **Stenosen**, andererseits ist ihre Eindringtiefe limitiert. Die Domäne dieser Sonden liegt in der Beurteilung der **Infiltrationstiefe** von auf Mukosa und Submukosa limitierten Karzinomen der Speiseröhre und des Magens.

5.7 Endosonographie und Staging

5.7.1 T-Stadium

Die Genauigkeit der Ultraschallendoskopie zur Beurteilung des T-Stadiums bei **Ösophaguskarzinomen** liegt zwischen 60 und 90 % bzw. einer **Sensitivität** von 50–88 %. Es konnte gezeigt werden, dass die Genauigkeit für T1- bis T3-Tumoren, gleichgesetzt mit der Resektabilität, für das Adenokarzinom des distalen Ösophagus bei 92 % liegt. Allerdings beträgt die Rate der R0-Resektionen beim Plattenepithelkarzinom nur 66 %, obwohl der Befund der Ultraschallendoskopie dies in 84 % der Fälle vorhergesagt hatte (Rösch et al. 1992; Martin 1999).

Cave

T1- und T2-Tumoren werden eher höher (**„overstaging"**), T3- und T4-Tumoren eher niedriger eingestuft (**„understaging"**).

Insgesamt wurden in Bezug auf das T-Stadium 23 % der Karzinome falsch beurteilt, davon 88 % „overstaged". Die Ursache hierfür mag in einer Kompression des Tumors durch das **Ultraschallendoskop** oder in peritumorösen entzündlichen/bindegewebigen Veränderungen liegen.

Für das **Magenkarzinom** ergeben sich ähnliche Ergebnisse (◘ Tabelle 5.1; Martin 1999): Nach Rösch et al. (1992) betrug die Genauigkeit insgesamt 71 %, stadienbezogen zeigten sich die besten Ergebnisse für das Stadium T3 mit 83 %, während sie bei T1-Tumoren bei 71 % und bei T2- und T4-Tumoren bei jeweils 64 % lag.

Cave

Tendenziell wurden **T2-Tumoren** eher höhergradig, **T3-Tumoren** eher geringergradig eingestuft.

Bei **oberflächlichen Karzinomen** erlauben Minisonden die Zuordnung zum T-Stadium mit einer Genauigkeit von etwa 80 %. Eine Übersicht erbrachte folgende Ergebnisse: Bei insgesamt 2610 Patienten fand sich eine Genauigkeit von 77 % für das T-Stadium beim Magenkarzinom, stadienbezogen waren dies:

◘ Tabelle 5.1. Genauigkeit der gastralen Ultraschallendoskopie. (Nach Rösch et al. 1992)

Stadium	n	Genauigkeit [%]
T1	483	86
T2	301	64
T3	500	91
T4	143	80
N0	282	85
N1	311	71
N2	232	65
T1–4	2610	77
N0–2	1118	69

- 86 % (T1),
- 64 % (T2),
- 91 % (T3),
- 80 % (T4).

> Somit ist die Ultraschallendoskopie auch für das Magenkarzinom die am besten geeignete Methode zur *präoperativen Zuordnung des T-Stadiums* (Martin 1999), insbesondere in der Unterscheidung von T1- und T2- von T3- und T4-Tumoren.

5.7.2 N-Stadium

Das N-Staging erreicht beim **Ösophaguskarzinom** eine Genauigkeit von 67–90 % und eine Spezifität von 58–94 %. Die Sensitivität ist bei paraösophagealen Lymphknoten des distalen Ösophagus deutlich geringer als im zervikalen Bereich (Chandawarkar et al. 1996).

> *Außerregionäre Lymphknoten* (im Bereich des Truncus coeliacus) haben für die weitere Therapie entscheidende Bedeutung.

Die **Genauigkeit** der Ultraschallendoskopie wird mit 80–95 %, die **Sensitivität** mit 70–80 % und die **Spezifität** mit 95 % angegeben. Dabei zeigt sich in Hinblick auf befallene zöliakale Lymphknoten eine deutlich höhere Trefferquote der Ultraschallendoskopie mit Biopsie gegenüber der Computertomographie.

Bei hochgradigen **Stenosen** ist die Ultraschallendoskopie von sehr begrenzter Aussage.

Praxis konkret

Allerdings liegt bei Stenosen mit über 90%iger Wahrscheinlichkeit ein fortgeschrittenes Stadium (T3/T4) vor. Wegen der hohen Perforationsrate sollte daher keine **Bougierung** zur Vorbereitung einer Ultraschallendoskopie erfolgen.

Beim **Magenkarzinom** wird das N-Stadium präoperativ in 78 % korrekt bestimmt (Rösch et al. 1992; Martin 1999):

- 75 % (N0),

- 86 % (N1),
- 63 % (N2).

Der **Stellenwert der Endosonographie** variiert – wie bei allen bildgebenden Verfahren – im Laufe der Entwicklung und wird durch Erfahrung mit der Methode sowie die Entwicklung neuer Verfahren (Spiralcomputertomographie, Kernspintomographie) beeinflusst.

Nachdem die Ergebnisse der Endosonographie zunächst sehr positiv zu bewerten waren, werden mehr und mehr auch kritische Äußerungen publiziert. Eine Münchner Arbeitsgruppe (Meining et al. 2002) fand unter Routinebedingungen für das **Ösophaguskarzinom** eine Genauigkeit von 81,3 % (unter „geblindeten" Bedingungen von 50 % und „ungeblindet" – also mit Zusatzinformationen, wie klinischem und computertomographischem Befund etc., – von 71,9 %). Für das **Magenkarzinom** betrug die Genauigkeit 66,7 % unter Routinebedingungen (45,5 % „geblindet", 39,4 % „ungeblindet"). Routinebedingungen als die entscheidende Situation erbringen also die besten Ergebnisse.

> Von den heutzutage in der Klinik zur Verfügung stehenden nichtoperativen Methoden erlaubt die Ultraschallendoskopie die beste präoperative Zuordnung des gastroösophagealen Karzinoms zum *TNM-Stadium*. Deshalb sollte sie zur Auswahl jener Patienten eingesetzt werden, die am besten einer präoperativen Therapie zugeführt werden.

Nach **präoperativer (Radio-/)Chemotherapie** findet sich eine deutlich geringere Genauigkeit der Ultraschallendoskopie mit einem korrekten Staging im Bereich von 40 %. Fibrose, Entzündung und Resttumor schränken die Aussagekraft der Methode, insbesondere für das T-Stadium, deutlich ein. Die Wanddicke im Bereich des Resttumors oder eine Reduktion der Schnittfläche unter der präoperativen Therapie erlauben die genaueste Aussage in Bezug auf die Resektabilität

Die **präoperative Laparoskopie** zur Festlegung der therapeutischen Strategie ist vorwiegend bei fortgeschrittenen Karzinomen (T3/T4) des Magens, des gastroösophagealen Übergangs und des distalen Ösophagus indiziert.

> Das *präoperative Staging des gastroösophagealen Karzinoms* orientiert sich an den therapeutischen Konsequenzen, es ist abhängig von der Qualität der eingesetzten Methoden und vom Untersucher. Das optimalste präoperative Staging schützt jedoch nicht vor intraoperativ neu diagnostizierten, für das weitere Vorgehen entscheidenden Befunden.

Für die hilfreichen Kommentare bei der Erstellung des Manuskripts danken wir W. Rösch, Frankfurt am Main, und M. Stolte, Bayreuth.

Literatur

Böttcher K, Siewert JR, Roder JD, Busch R, Hermanek P, Meyer JJ (1994) Risiko der chirurgischen Therapie des Magenkarzinoms in Deutschland. Ergebnisse der deutschen Magenkarzinomstudie. Chirurg 65: 298–306

Bruni JC, Nelson RS (1975) Carcinoma of the esophagus and cardia, diagnostic evaluation in 113 cases. J Thor Cardiovasc Surg 70: 367

Canto MI, Setrakion S, Willis J et al. (2000) Methylene blue-directed biopsies improve detection of intestinal metaplasia and dysplasia in Barrett's esophagus. Gastrointest Endosc 51: 560–568

Canto MI, Yoshida T, Gossner L (2002) Chromoscopy of intestinal metaplasia in Barrett's esophagus. Endoscopy 34: 330–336

Chandawarkar RY, Kakegawa T, Fujita H et al. (1996) Endosonography for preoperative staging of specific nodal groups associated with esophageal cancer. Word J Surg 20: 700–702

Dekker ER, Tytgat WN (1977) Diagnostic Accuracy of Fiberendoscopy in the detection of upper intestinal malignancy: Follow-up analysis. Gastroenterology 73: 710–714

Endo M, Yoshino K, Takeshita K, Kawano T (1991) Analysis of 1125 cases of early esophageal carcinoma in Japan. Dis Esophagus: 71–76

Hölscher AH et al. (1997) Early adenocarcinoma in Barrett's oesophagus. Br J Surg 84: 1470–1473

Kato H, Tachimori Y, Watanabe H et al. (1992) Intramural metastasis of thoracic esophageal carcinoma. Int J Cancer 50: 49–52

Levin KJ, Appelman HD (1996) Atlas of tumor pathology. Tumors of the oesophagus and stomach. AFIP, Washington D.C.

Martin IG (1999) Staging of esophageal and gastric carcinoma. In: Daly JM, Hennessy TPJ, Reynolds JV (eds) Management of upper gastrointestinal cancer. Saunders, London Edinburgh

McClave SA, Boyce HW, Gottfried MR (1987) Early diagnosis of columnar-lined esophagus: a new endoscopic diagnostic criterion. Gastrointest Endosc 33: 413–416

Meining A, Dittler JJ, Wolf A et al. (2002) You get what you expect? A critical appraisal of imaging methodology in endosonographic cancer staging. Gut 50: 599–603

Rösch W (1991) Magen. In: Ottenjann R, Classen M (Hrsg) Gastroenterologische Endoskopie. Enke, Stuttgart, S 48–76

Rösch T, Lorenz R, Zenker K et al. (1992) Local staging and assessment of resectability in carcinoma of the esophagus, stomach, and duodenum by endoscopic ultrasonography. Gastrointest Endosc 38: 460–467

Roul A, Merigliano S, Baldan N et al. (1997) Prevalence, management and outcome of early adenocarcinoma (pT1) of the esophago-gastric junction: comparison between early cancer in Barrett's esophagus (type I) and early cancer of the cardia (type III). Dis Esophagus 10: 190–195

Sancho-Poch FJ, Balanzo J, Ocana J et al. (1978) An Evaluation of gastric biopsy in the diagnosis of gastric cancer. Gastrointest Endosc 24: 281–282

Sano T, Okuyama Y, Kobori O, Shimizu T, Morika Y (1990) Early gastric cancer. Endoscopic diagnosis of depth of invasion. Dig Dis Sci 35: 1340–1344

Sharma P, Topalovski M, Mayo MS, Weson AP (2001) Methylene blue chromoendoscopy for detection of short-segment Barrett's esophagus. Gastrointest Endosc 54: 289–293

Shimizu Y, Tukagoshi H, Fujita M et al. (2001) Endoscopic screening for early esophageal cancer by iodine staining in patients with other current or prior primary cancers. Gastrointest Endosc 53: 1–5

Stein HJ et al. (2000) Limited resection for early adenocarcinoma in Barrett's esophagus. Ann Surg 232: 733–742

Tytgat GNJ (1991) Ösophagus. In: Ottenjann R, Classen M (Hrsg) Gastroenterologische Endoskopie. Enke, Stuttgart

Winawer SJ, Posner G, Lightdale C et al. (1975) Endoscopic diagnosis of advanced gastric cancer, factors influencing yield. Gastroenterology 69: 1183–1187

Spezielle diagnostische Untersuchungsverfahren

B. Rau und M. Hünerbein

6.1 Einleitung

Eine präzise **präoperative Stadieneinteilung** ist insbesondere bei Patienten mit gastrointestinalen Tumoren für die Therapieentscheidung, v. a. auch für den Einsatz von präoperativen Therapiekonzepten, von großer Tragweite.

> Eine genaue Festlegung der T-, N- und M-Kategorie ist von entscheidender Bedeutung, da in Abhängigkeit vom Tumorstadium in der Regel *unterschiedliche Therapiekonzepte* eingesetzt werden können.

Gerade bei Tumoren des Gastrointestinaltrakts schwankt die **Genauigkeit der Beurteilung**
- der Tumorinfiltrationstiefe zwischen 80 % und 90 %,
- der Lymphknoten zwischen 70 % und 80 % (Natsugoe et al. 1999; Perng et al. 1996),
- von Fernmetastasen zwischen 40 % und 60 % (Stern u. Kienle 1996).

Aus diesen Daten resultieren Bestrebungen, das prätherapeutische Staging so präzise wie möglich zu gestalten. Der Einsatz der **Staginglaparoskopie** hat sich in diesem Zusammenhang bewährt. Mit dieser Methode kann die Genauigkeit des Stagings im Vergleich zur konventionellen Diagnostik bei etwa 20–30 % der Patienten verbessert werden (Tabelle 6.1).

6.2 Ösophagus

6.2.1 Beurteilung der Resektabilität

Die Resektabilität beim Ösophaguskarzinom ist u. a. von der **Infiltrationstiefe des Tumors** abhängig.

Tabelle 6.1. Zusätzliche Befunde der Staginglaparoskopie im Vergleich zur konventionellen Diagnostik, einschließlich Computertomographie und Ultraschall

Autoren	Jahr	n	PER n (%)	LN n (%)	HEP n (%)	OTH n (%)	Σ n (%)
Ösophaguskarzinom							
Shandall u. Johnson	1985	23	3 (13)	9 (39)	4 (17)	0	16 (70)
Dagnini et al.	1986	280[a]	26 (9)	10 (4)	11 (4)	5 (2)	52 (19)
Watt et al.	1989	36	4 (11)	13 (36)	8 (22)	0	15 (69)
O'Brien et al.	1995	30	0	k.A.	2 (7)	3 (10)	5 (17)
Ergebnisse der Autoren	2000	65	1 (8)	7 (41)	7 (41)	0	15 (23)
Magenkarzinom							
Anderson et al.	1996	44	4 (9)	k.A.	1 (2)	1 (2)	6 (14)
Bemelman et al.	1995	18	5 (30)	k.A.	k.A.	k.A.	5 (30)
Burke et al.	1997	103	23 (22)	1 (1)	3 (3)	5 (5)	32 (31)
Ergebnisse der Autoren dieses Beitrags	2000	227	42 (19)	2 (1)	17 (7)	0	67 (29)

[a] falsch-negative Befunde wurden in der Leber bei 7 Patienten und als peritoneale Aussaat bei 4 Patienten zusätzlich während der Laparotomie entdeckt. *PER:* Peritonealkarzinose; *LN:* Lymphknotenmetastase an M1-Position; *HEP:* Lebermetastasen; *OTH:* andere Metastasenlokalisation; *k.A:* keine Angabe.

> Die *Staginglaparoskopie* hat in der Beurteilung der Resektabilität keinen Stellenwert, da auch bei distalen Ösophaguskarzinomen die Tumorausdehnung nur in den wenigsten Fällen laparoskopisch sicher beurteilt werden kann.

Hier scheint die **Endosonographie** als nichtinvasives Verfahren eine verlässliche Aussage treffen zu können, da sie die höchste Genauigkeit in der Vorhersage der Infiltrationstiefe ermöglicht. Daher ist die Endosonographie beim Staging des Ösophaguskarzinoms ein Verfahren, das zur Diagnostik der T-Kategorie und damit auch zur Beurteilung der Resektabilität nicht fehlen sollte.

Andere Maßnahmen, um die Resektabilität bei Tumoren des mittleren Ösophagusdrittels zu bestimmen, wie z. B. die **Thorakoskopie in Kombination mit thorakoskopischem Ultraschall**, werden derzeit geprüft. Der Einsatz dieses Verfahrens wurde jedoch bislang hauptsächlich zur Beurteilung intrathorakaler Lymphknoten eingesetzt (Krasna et al. 1996; Mortensen et al. 1996), sodass abzuwarten bleibt, ob die Thorakoskopie bei der Beurteilung der Resektabilität beim Ösophaguskarzinom einen Stellenwert erreichen wird.

6.2.2 Beurteilung der Kurabilität

> Zur Beurteilung der Kurabilität gilt es, eine *Fernmetastasierung* auszuschließen.

Das Ausbreitungsmuster der Fernmetastasierung ist von der **Tumorlokalisation** abhängig. Die häufigsten Stationen der Metastasierung sind:
- Lymphknoten (30 %),
- Leber (30 %),
- Lunge (20 %),
- Skelettsystem (8 %).

Die **prognostische Relevanz von Lymphknotenmetastasen**, insbesondere an M1-Lokalisation, ist bekannt. Ösophaguskarzinome im oberen Drittel metastasieren lymphogen hauptsächlich in die zervikalen Stationen, wohingegen Tumore im mittleren und unteren Drittel in die Lymphknoten des Mediastinums bzw. des Truncus coeliacus metastasieren.

Tabelle 6.2. Genauigkeit der intraabdominellen Lymphknotendiagnostik

Autoren	Jahr	LASK und LAPUS [%]	US [%]	CT [%]
Bonavina et al.	1997	96	82	90
Watt et al.	1989	72	52	57
Anderson et al.	1996	91	62	

LASK: Laparoskopie; *LAPUS:* laparoskopischer Ultraschall; *US:* transkutaner Ultraschall; *CT:* Computertomographie.

Lymphknoten in zervikaler Position können in 88 % der Fälle bereits mit dem **transkutanen Ultraschall** detektiert werden (Natsugoe et al. 1999). Lymphknoten im Bereich des Truncus coeliacus, im hepatoduodenalen Ligament oder paraaortal entgehen hingegen häufig der konventionellen Diagnostik mit transabdominellem Ultraschall oder Computertomographie. Hier kann die **Staginglaparoskopie** in Kombination mit **laparoskopischem Ultraschall** die Genauigkeit der Diagnostik verbessern (Tabelle 6.2).

> Vergleichende Untersuchungen zwischen transkutanem und laparoskopischem Ultraschall konnten zeigen, dass die *Ergebnisse des laparoskopischen Ultraschalls* deutlich überlegen waren (Bonavina et al. 1997).

Die **diagnostische Genauigkeit des transkutanen Ultraschalls** ist häufig in seiner Aussagefähigkeit durch Darmgasüberlagerungen eingeschränkt.

Lebermetastasen, die Autopsieberichten zufolge bei Tumoren des oberen Drittels in 16 %, des mittleren Drittels in 29 % und des unteren Drittels in 43 % beschrieben werden (Bosch et al. 1979), können durch eine Staginglaparoskopie zu einem höheren Prozentsatz detektiert werden. In einer prospektiven Vergleichsstudie wurde gezeigt, dass die Laparoskopie – selbst im Vergleich mit einer kombinierten Befundgebung aus Computertomographie und transkutanem Ultraschall – überlegen ist.

Fernmetastasen werden laparoskopisch mit einer Sensitivität von 60 %, hingegen mit der kombinierten Untersuchung lediglich mit einer Sensitivität von 47 % gefunden (O'Brien et al. 1995).

6.2.3 Laparoskopische Eingriffe

Bei komplett stenosierenden Tumoren des Ösophagus, bei denen eine endoskopische Passage zur Anlage eines gastralen Ernährungskatheters oder eines Stent nicht mehr durchführbar ist, besteht die Möglichkeit, laparoskopisch eine **Ernährungssonde** zu platzieren (Rau et al. 1996).

6.2.4 Indikation zur Staginglaparoskopie

Die Zusatzinformation der Staginglaparoskopie bezieht sich beim Plattenepithelkarzinom des Ösophagus hauptsächlich auf die **Lymphknotenmetastasen an M1-Lokalisation sowie Lebermetastasen.**

Praxis konkret

Beim **Frühkarzinom** des Ösophagus und bei **Tumoren im oberen Drittel** erscheint aufgrund der geringen Anzahl an abdominellen Zusatzbefunden eine Staginglaparoskopie nicht sinnvoll zu sein, während bei **lokal fortgeschrittenen Tumoren** zur Präzision der präoperativen Diagnostik – insbesondere bei Tumoren des mittleren und distalen Ösophagus – ein diagnostischer Gewinn an Zusatzinformation in 20–30 % der Fälle erreicht wird.

6.3 Magen

6.3.1 Beurteilung der Resektabilität

Die Einschränkung der Resektabilität definiert sich aus dem Ausmaß der Tumortiefeninfiltration in die Nachbarorgane. Daher ist die *korrekte Einschätzung der T-Kategorie* für die Resektabilität auch beim Magenkarzinom von entscheidender Bedeutung.

Die **Einschätzung der Tiefeninfiltration** wird mit den derzeit erfolgreichsten Untersuchungsverfahren beurteilt:
- endosonographischer Ultraschall,
- Computertomographie (CT),
- Magnetresonanztomographie (MRT).

Verschiedene Untersuchungen konnten demonstrieren, dass derzeit die Ergebnisse der **Computertomographie** im Vergleich zur **endosonographischen Ultraschalluntersuchung** in der korrekten Einschätzung der T-Kategorie unterlegen sind. Während die Endosonographie eines Magenkarzinoms in 80 % der Fälle eine korrekte Aussage treffen kann, ist dies bei der Computertomographie lediglich bei 40 % möglich (Natsugoe et al. 1999; Perng et al. 1996).

Anders als beim Ösophaguskarzinom lässt sich beim Korpus-/Antrumkarzinom des Magens schon durch die **Staginglaparoskopie** allein die Resektabilität bestimmen. Durch Anheben des Querkolons kann die Infiltration der Mesenterialwurzel visuell beurteilt und durch Biopsie ggf. verifiziert werden.

D'Ugo et al. (1996) konnten zeigen, dass durch die Zusatzinformation der Staginglaparoskopie bei 58 % der Patienten das *Tumorstadium* geändert werden musste.

Der zusätzliche Einsatz des **laparoskopischen Ultraschalls** hat insbesondere beim distalen Magenkarzinom Bedeutung. Hier kann die Infiltration des Magenkarzinoms in den Pankreaskopf sehr gut dargestellt und damit ebenfalls die Resektabilität beurteilt werden.

Im Krankengut der Autoren konnte bei 227 Magenkarzinomen durch die Staginglaparoskopie in 9 Fällen die **Irresektabilität** des Tumors bestimmt werden.

Praxis konkret

Die **zusätzliche Beurteilung der Bursa omentalis** kann die korrekte Einschätzung der Resektabilität weiter anheben.

Bei 200 von 502 Patienten mit Magenkarzinom erfolgte in Kombination mit der Staginglaparoskopie eine **Exploration der Bursa.** Der Anteil der explorativen Laparotomien wegen Irresektabilität des Tumors war bei Patienten, bei denen die Bursa exploriert wurde, mit 17 % deutlich niedriger als bei Patienten, bei denen die Exploration nicht durchgeführt wurde (32 %) (Charukchyan u. Lucas 1998).

6.3.2 Beurteilung der Kurabilität

Beim fortgeschrittenen Magenkarzinom muss gerechnet werden mit:
- **Peritonealkarzinose** (30 %),
- **lymphogener Metastasierung** (65 %),
- **hämatogener Tumordissemination** (30 %).

Zu diesem Zeitpunkt ist die Resektion des Primärtumors nicht immer Therapie der ersten Wahl. Der Stellenwert der **Staginglaparoskopie** ist für die Detektion dieser teilweise verborgenen Befunde hoch und wird daher für das exakte Tumorstaging fortgeschrittener Magenkarzinome empfohlen (D'Ugo et al. 1996; Rau et al. 1995; Feussner et al. 1999).

> Für die Diagnostik der *Peritonealkarzinose* ist der diagnostische Zugewinn durch eine Laparoskopie besonders ausgeprägt, da kleine peritoneale Auflagerungen der konventionellen Bildgebung entgehen. Daher erreicht die Laparoskopie im Vergleich zu Computertomographie und perkutanem Ultraschall eine deutlich höhere Genauigkeit.

Die Staginglaparoskopie beim Magenkarzinom weist eine **diagnostische Genauigkeit** von über 90 % auf, wohingegen Computertomographie und Ultraschall, gemeinsam ausgewertet, lediglich eine Genauigkeit von <80 % erreichen (Tabelle 6.3).

Aber auch für die Detektion von **Lebermetastasen** ist beim Magenkarzinom die Laparoskopie in Kombination mit dem laparoskopischen Ultraschall der konventionellen Diagnostik überlegen: Bei 227 Patienten mit einem Magenkarzinom ließen sich in 17 Fällen Lebermetastasen im Rahmen der Staginglaparoskopie detektieren, die durch die konventionelle Diagnostik nicht erkannt wurden.

Lymphknotenmetastasen an M1-Lokalisation befinden sich nach der UICC-Klassifikation von 1997 paraaortal (Sobin u. Wittekind 1997). Die Lymphknoten im Bereich des hepatoduodenalen Ligaments werden zu den regionalen Lymphknoten gezählt.

Der **Durchmesser der metastatisch befallenen Lymphknoten** wird beim Magenkarzinom durchschnittlich mit 4,7 mm angegeben und weist gegenüber der durchschnittlichen Größe nichtbefallener Lymphknoten (4,9 mm) keinen wesentlichen Unterschied auf. Durch den **laparoskopischen Ultraschall** lassen sich Lymphknoten dieser Größe zwar detektieren, die Differenzierung zwischen befallenen und nichtbefallenen Lymphknoten kann jedoch mit dieser Methode nicht ausreichend sicher beurteilt werden. Die **Laparoskopie** ermöglicht auch in diesem Zusammenhang die Exzision und histologische Untersuchung des Lymphknotens.

Tabelle 6.3. Genauigkeit der Staginglaparoskopie bei gastrointestinalen Tumoren

Autoren	Jahr	n	Diagnostik	Intraoperativer Nachweis von M1 [%]	Genauigkeit [%]
O'Brien et al.	1995	145	US/CT	27	95
Kriplani u. Kapur	1991	40	US/CT	13	92
Lowy et al.	1996	71	CT	28	94
Burke et al.	1997	111	CT	37	94

M1: Fernmetastasen; *US:* transkutaner Ultraschall; *CT:* Computertomographie.

6.3.3 Laparoskopische Palliation

Die minimalinvasive Vorgehensweise fand in der Palliation schon immer Akzeptanz. Das **geringe Operationstrauma** beschleunigt die Rekonvaleszenz und führt damit zu einer Verkürzung der Hospitalisationszeit, wenn damit die Palliation gleichermaßen günstig erfolgen kann. Die technische Durchführbarkeit ist heutzutage für die meisten palliativen Maßnahmen demonstriert worden.

Zunehmende Erfahrung der Chirurgen in der Technik der minimalinvasiven Chirurgie und die Optimierung sowie Vielfalt der Instrumente werden wahrscheinlich die Annahme der Methode weiter verbessern. Dennoch werden bis heute nur etwa 10 % aller **Palliativeingriffe** minimalinvasiv durchgeführt.

Praxis konkret

Gute **Indikationen** zum Einsatz der minimalinvasiven Chirurgie bei disseminiert erkrankten Magenkarzinompatienten sind sicher nichtresezierende Verfahren und symptomatische Eingriffe.

Ergebnisse **randomisierter Studien** – etwa über Lebensqualität, Schmerzen, Hospitalisationsdauer etc. – stehen in dem sehr schwierigen Gebiet der Palliativchirurgie weder für die offene noch für die minimalinvasive Chirurgie zur Verfügung. Es ist zu erwarten, dass die Anzahl der Palliativmaßnahmen mittels minimalinvasiver Chirurgie beim geübten Operateur in Zukunft wesentlich höher sein wird.

6.3.4 Indikation zur Staginglaparoskopie

Da beim Magenfrühkarzinom in aller Regel keine zusätzlichen Befunde durch die Staginglaparoskopie erwartet werden, ist bei diesen Tumoren die Laparoskopie auch nicht erforderlich. Bei **lokal fortgeschrittenen Tumoren** hingegen ist mit einer Rate von zusätzlichen Befunden in 20–30 % der Fälle zu rechnen, sodass die Staginglaparoskopie bei diesen Patienten empfohlen wird (Hünerbein et al. 1995; Conlon u. Karpeh 1996; Bartlett et al. 1995).

6.4 Stellenwert des laparoskopischen Ultraschalls beim Staging gastrointestinaler Tumoren

Die **Staginglaparoskopie** erreicht im Vergleich mit anderen diagnostischen Methoden bei Tumoren des oberen Gastrointestinaltrakts eine **höhere Sensitivität bei der Metastasendetektion** und hat sich in diesem Zusammenhang bewährt. Mit der Staginglaparoskopie kann die Genauigkeit der konventionellen Diagnostik um etwa 20–30 % angehoben werden. Insbesondere oberflächlich gelegene Metastasen – wie eine Peritonealkarzinose oder subkapsulär gelegene Lebermetastasen – können mit der Laparoskopie allein bereits erkannt und biopsiert werden.

Nichtoberflächige Befunde können jedoch aufgrund fehlender taktiler Sensibilität dem Untersucher entgehen. Daher sind das Erkennen von intraabdominellen Leber- oder Lymphknotenmetastasen sowie die Beurteilung der Resektabilität nur eingeschränkt möglich. In diesem Zusammenhang kann der Einsatz des *laparoskopischen Ultraschalls* eine wesentliche Detektionshilfe darstellen.

Im Krankengut der Autoren mit 668 Tumorpatienten wurde der **Stellenwert des laparoskopischen Ultraschalls** untersucht, und es fand sich, in Übereinstimmung mit den Erfahrungen anderer Arbeitsgruppen, in etwa 30 % der Fälle eine intraabdominelle Metastasierung, die bioptisch gesichert wurde (Feussner et al. 1999).

Im Hinblick auf die **Wertigkeit der laparoskopischen Sonographie** für das Staging gastrointestinaler Tumoren kamen die Autoren in einer Serie von 302 Untersuchungen zu ähnlichen Ergebnissen wie Velasco et al. (2000), die in einer kürzlich publizierten Studie bei 10 von 60 Untersuchungen (16 %) therapierelevante Zusatzbefunde feststellten. Übertragen auf die Gesamtanzahl der Staginglaparoskopien war die laparoskopische Sonographie lediglich bei etwa 10 % der Patienten weiterführend. Obwohl diese Ergebnisse enttäuschend erscheinen, muss das diagnostische Potenzial der laparoskopischen Sonographie für verschiedene Primärtumore differenziert betrachtet werden.

Im Gegensatz zu den positiven Ergebnissen beim **Ösophaguskarzinom** betrug der Anteil der sonographischen Zusatzbefunde beim **Magenkarzinom** nur 10 %. Ein wesentlicher Grund hierfür ist darin zu sehen, dass sich sowohl Kurabilität als auch Resektabilität beim Magenkarzinom gut laparoskopisch abklären lassen. Aufgrund der frühzeitigen peritonealen Tumordissemination des Magenkarzinoms wird schon bei der laparoskopischen Inspektion in 20–30 % der Fälle eine Peritonealkarzinose nachgewiesen, sodass sich eine zusätzliche Sonographie erübrigt (Hünerbein et al. 1998).

Praxis konkret

Zusammenfassend ist die **Staginglaparoskopie** bei sorgfältiger Indikationsstellung zurzeit die effektivste Methode für das präoperative Staging beim Ösophagus- und Magenkarzinom, wobei die fehlende taktile Sensibilität teilweise durch die **intraoperative Sonographie** kompensiert werden kann. Durch die **kombinierte laparoskopische Diagnostik** können der Anteil explorativer Laparotomien gesenkt und die Rate an R0-Resektionen gesteigert werden.

Literatur

Anderson DN, Campbell S, Park KG (1996) Accuracy of laparoscopic ultrasonography in the staging of upper gastrointestinal malignancy [see comments]. Br J Surg 83: 1424–1428

Bartlett DL, Conlon KC, Gerdes H, Karpeh MSJ (1995) Laparoscopic ultrasonography: the best pretreatment staging modality in gastric adenocarcinoma? Case report. Surgery 118: 562–566

Bemelman WA, de Wit LT, van Delden OM, Smits NJ, Obertop H, Rauws EJ, Gouma DJ (1995) Diagnostic laparoscopy combined with laparoscopic ultrasonography in staging of cancer of the pancreatic head region. Br J Surg 82: 820–824

Bonavina L, Incarbone R, Lattuada E, Segalin A, Cesana B, Peracchia A (1997) Preoperative laparoscopy in management of patients with carcinoma of the esophagus and of the esophagogastric junction. J Surg Oncol 65: 171–174

Bosch A, Frias Z, Caldwell WL, Jaeschke WH (1979) Autopsy findings in carcinoma of the oesophagus. Acta Radiol Oncol 18: 103–106

Burke EC, Karpeh MS, Conlon KC, Brennan MF (1997) Laparoscopy in the management of gastric adenocarcinoma. Ann Surg 225: 262–267

Charukhchyan SA, Lucas GW (1998) Lesser sac endoscopy and laparoscopy in pancreatic carcinoma definitive diagnosis, staging and palliation. Am Surg 64/9: 809–814

Conlon KC, Karpeh MSJ (1996) Laparoscopy and laparoscopic ultrasound in the staging of gastric cancer. Semin Oncol 23: 347–351

Dagnini G, Caldironi MW, Marin G, Buzzaccarini O, Tremolada C, Ruol A (1986) Laparoscopy in abdominal staging of esophageal carcinoma. Gastrointest Endosc 32: 400–402

D'Ugo DM, Coppola R, Persiani R, Ronconi P, Caracciolo F, Picciocchi A (1996) Immediately preoperative laparoscopic staging for gastric cancer. Surg Endosc 10: 996–999

Feussner H, Omote K, Fink U, Walker SJ, Siewert JR (1999) Pretherapeutic laparoscopic staging in advanced gastric carcinoma [see comments]. Endoscopy 31/5: 342–347

Goldberg PA, Nicholls RJ (1995) Prediction of local recurrence and survival of carcinoma of the rectum by surgical and histopathological assessment of local clearance. Br J Surg 82: 1054–1056

Hünerbein M, Rau B, Hohenberger P, Schlag PM (1998) The role of staging laparoscopy for multimodal therapy of gastrointestinal cancer. Surg Endosc 12/7: 921–925

Hünerbein M, Rau B, Schlag PM (1995) Laparoscopy and laparoscopic ultrasound for staging of upper gastrointestinal tumours. Eur J Surg Oncol 21: 50–55

Krasna MJ, Flowers JL, Attar S, McLaughlin J (1996) Combined thoracoscopic/laparoscopic staging of esophageal cancer. J Thorac Cardiovasc Surg 111: 800–806

Kriplani AK, Kapur BM (1991) Laparoscopy for pre-operative staging and assessment of operability in gastric carcinoma. Gastrointestinal Endoscopy 37: 441–443

Lowy AM, Mansfield PF, Leach SD, Ajani J (1996) Laparoscopic staging for gastric cancer. Surgery 119: 611–614

Mortensen MB, Scheel Hincke JD, Madsen MR, Qvist N, Hovendal C (1996) Combined endoscopic ultrasonography and laparoscopic ultrasonography in the pretherapeutic assessment of resectability in patients with upper gastrointestinal malignancies. Scand J Gastroenterol 31: 1115–1119

Natsugoe S, Yoshinaka H, Shimada M et al. (1999) Assessment of cervical lymph node metastasis in esophageal carcinoma using ultrasonography. Ann Surg 229: 62–66

O'Brien MG, Fitzgerald EF, Lee G et al. (1995) A prospective comparison of laparoscopy and imaging in the staging of esophagogastric cancer before surgery. Am J Gastroenterol 90: 2191–2194

Perng DS, Jan CM, Wang WM et al. (1996) Computed tomography, endoscopic ultrasonography and intraoperative assessment in TN staging of gastric carcinoma. J Formos Med Assoc 95: 378–385

Rau B, Hünerbein M, Schlag PM (1995) Laparoscopy and laparoscopic endosonography as staging examination of tumors of the upper gastrointestinal tract. Zentralbl Chir 120: 346–349

Rau B, Hünerbein M, Schlag PM (1996) Advantages of laparoscopic palliative surgery in upper GI tract cancer. Cancer Treat Rev 22 (Suppl A): 109–111

Shandall A, Johnson C (1985) Laparoscopy or scanning in oesophageal and gastric carcinoma? Br J Surg 72: 449–451

Sobin LH, Wittekind C (1997)TNM classification of malignant tumours, 5th ed. Wiley-Liss, New York Chichester Weinheim Brisbane Singapore Toronto

Sonderegger-Iseli K, Burger S, Muntwyler J, Salomon F (2000) Diagnostic errors in three medical eras: a necropsy study. Lancet 355: 2027–2031

Stern J, Kienle P (1996) Notwendige präoperative Funktionsdiagnostik zur tiefen anterioren Rectumresektion. Chirurg 67: 129–132

Velasco JM, Rossi H, Hieken TJ, Fernandez M (2000) Laparoscopic ultrasound enhances diagnostic laparoscopy in the staging of intra-abdominal neoplasms. Am Surg 66/4: 407–411

Watt I, Stewart I, Anderson D, Bell G, Anderson JR (1989) Laparoscopy, ultrasound and computed tomography in cancer of the oesophagus and gastric cardia: a prospective comparison for detecting intra-abdominal metastases. Br J Surg 76: 1036–1039

Konventionelle Röntgendiagnostik und Schnittbilddiagnostik und Schnittbildverfahren

A. Thalhammer, V. Jacobi und T. Vogl

7.1 Konventionelle Röntgendiagnostik

7.1.1 Untersuchungstechnik

Wahl des Kontrastmittels

Für die konventionelle Untersuchung des Ösophagus und des Magens stehen neben wasserlöslichen Kontrastmitteln **Bariumsuspensionen** zur Verfügung.

> **Cave**
>
> Die **wasserlöslichen Kontrastmittel** haben bei der Diagnostik von Ösophagus und Magen bezüglich Schleimhautveränderungen wenig Aussagekraft und sollten lediglich bei bekannter Aspirationsgefahr, bestehendem Verdacht auf eine Perforation oder zur postoperativen Dichtigkeitsprüfung eingesetzt werden.

Bei Aspirationsgefahr sollte ein **isotones Kontrastmittel** verwendet werden.

Sofern sich der Patient normal ernährt, besteht keine Kontraindikation für die Darstellung mit einer Bariumsuspension. Es werden 2 Formen von Bariumsulfatpräparaten mit unterschiedlicher Bariumkonzentration unterschieden. Für die Ösophagus- und Magenuntersuchung sind Suspensionen mit einer hohen Dichte und Viskosität (**High-density-Kontrastmittel**) die Kontrastmittel der Wahl.

Doppelkontrastuntersuchung

 **Praxis konkret**

In der Regel soll der Patient für die **Untersuchung von Ösophagus und Magen** nüchtern sein und die Untersuchung des Magens bis zum frühen Vormittag erfolgen, da es im Verlauf des Tages aufgrund der Nüchternsekretion zu einem immer schlechteren Schleimhautbeschlag kommt.

Für die Darstellung ist die Doppelkontrasttechnik Methode der Wahl, ein kontrastreicher Schleimhautbeschlag wird durch die Verwendung hochvisköser **High-density-Kontrastmittel** erreicht. Während der Magen durch gasproduzierende Brausepulver aufgedehnt wird, erreicht man im Ösophagus einen Doppelkontrast durch die mitgeschluckte Luft.

 **Praxis konkret**

Für die **optimale Aufdehnung des Magens** sollte er zunächst in Hypotonie untersucht werden, hierzu wird vor der Untersuchung ein bei fehlender Kontraindikation (Glaukom, Prostatahypertrophie mit Überlaufblase, Herzinsuffizienz) ein kurzwirkendes **Parasympatholytikum** (z. B. 40 mg Butylscopolaminiumbromid) intravenös appliziert.

In die Beurteilung gehen jedoch neben der **Schleimhautoberfläche** auch **Wandbeweglichkeit und Peristaltik** mit ein, deshalb muss der hypotone Magen nach Abklingen der Parasympatholytikumwirkung (nach etwa 30 min) nachdurchleuchtet und durchkomprimiert werden, um Unterbrechungen der Peristaltik und Wandstarren zu erkennen.

7.1.2 Röntgenzeichen bei Karzinomen

Ösophagus

Morphologisch können im Wesentlichen **4 verschiedene Erscheinungsformen des Ösophaguskarzinoms** unterschieden werden, die jedoch häufig fließende Übergänge zeigen:

- oberflächliche Frühkarzinome;
- polypös wachsende Karzinome;
- szirrhöse Karzinome;
- medulläre Karzinome mit Ulzerationen.

Oberflächliche Frühkarzinome. Die Diagnose eines Frühkarzinoms ist sowohl radiologisch als auch endoskopisch ein **Zufallsbefund**, da in diesem Stadium noch keine klinischen Beschwerden vorliegen. Normalerweise findet man beim nicht komplett entfalteten Ösophagus Längsfalten, die bei guter Dehnung verschwinden, die Wand ist glatt und zeigt kein Feinrelief. Beim Frühkarzinom finden sich in der Doppelkontrastuntersuchung: eine **unregelmäßig gezähnelte Randkontur der Ösophaguswand** mit Unterbrechungen der normalen Längsfaltung; Wandstarren mit Störung der Peristaltik und Stenosierungen liegen in der Regel noch nicht vor. Der Tumor ist im **tangentialen Strahlengang** am besten zu erkennen.

Polypös wachsende Karzinome. Hierbei handelt es sich um die **häufigste Form des Ösophaguskarzinoms** mit etwa 60 % aller Fälle. Bei der polypösen Form finden sich **exzentrische Füllungsdefekte**, die breitbasig der Wand aufsitzen. Sie ragen scharf begrenzt in das Ösophaguslumen hinein und weisen eine unregelmäßige, polyzyklische Oberflächenstruktur auf (◘ Abb. 7.1). In weiter fortgeschrittenen Stadien kommt es zu einer **Stenosierung** und **Nekrotisierung** mit teilweise tiefen **Ulzerationen**, die über das normale Lumen hinausreichen. Fisteln treten eher selten auf.

Szirrhöse Karzinome. Mit etwa 25 % aller Fälle handelt es sich um die zweithäufigste Form der Ösophaguskarzinome. Lange Zeit ist dieser Tumor nur als **Wandstarre** zu erkennen, im weiteren Verlauf kommt es zu einer zunehmenden ring- oder trichterförmigen **Stenose.** Da die Schleimhautoberfläche lange erhalten bleibt, ist auch die Wandkontur glatt berandet. Erst in

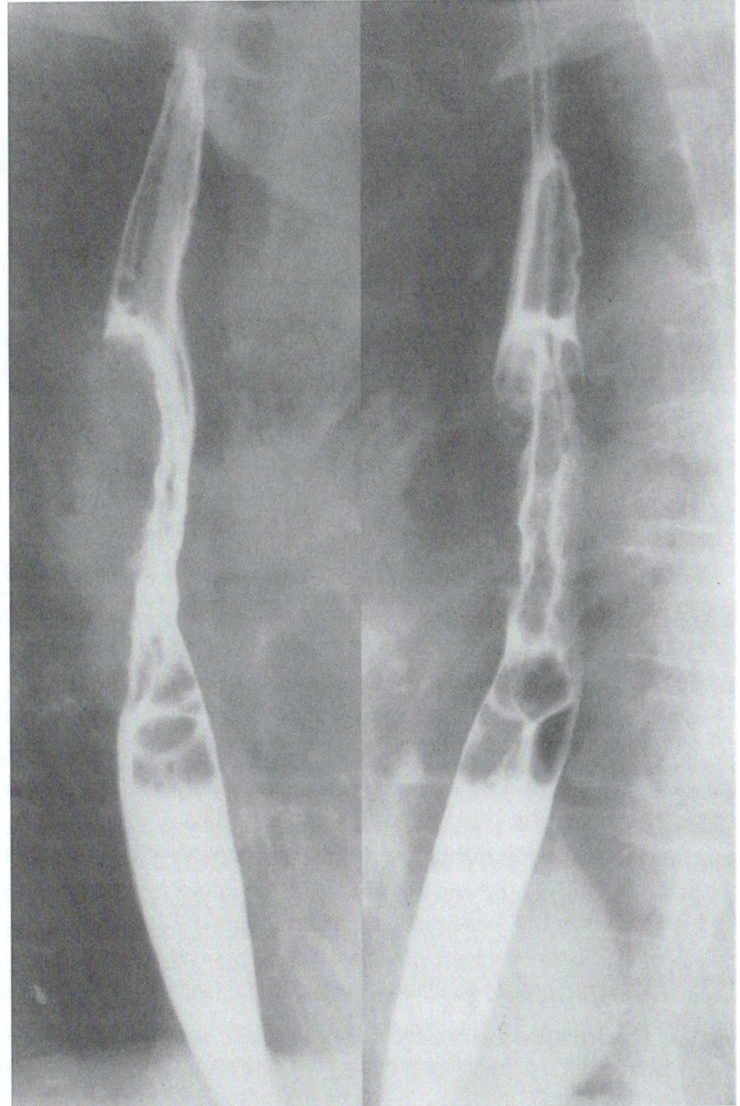

◘ Abb. 7.1. Polypös wachsendes Ösophaguskarzinom in tangentialer (*links*) und En-face-Projektion (*rechts*); in der tangentialen Ansicht findet sich eine Ulzeration, die weichteildichte Tumormasse ist gut zu erkennen

fortgeschrittenen Stadien wird die Schleimhaut zerstört, und es treten zunehmend **Konturunregelmäßigkeiten** bis hin zu **Ulzerationen** auf.

Medulläre Karzinome mit Ulzerationen. Das medullär-ulzerierende Karzinom ist mit etwa 15 % aller Fälle die seltenste Form des Ösophaguskarzinoms. Hier finden sich radiologisch exzentrische oder länglich-zirkuläre **Stenosen** mit zerklüfteter Oberfläche und einem länglichen **Ulkuskrater**. Durch diese Form des Zerfallkraters kann eine Lumenerweiterung vorgetäuscht werden.

Tumorausdehnung. Die konventionelle Ösophagusdiagnostik kontrastiert lediglich die Schleimhautoberfläche, sodass Aussagen zur Tumorausdehnung in die umliegenden Weichteile problematisch sind und nur indirekte Zeichen für eine Infiltration der Umgebung sprechen. Liegt eine erhaltene **Peristaltik** auch auf Tumorebene vor, spricht dies für ein frühes Tumorstadium ohne Infiltration der Muskularis. Eine **Angulation und Deviation der Ösophagusachse** in Tumorhöhe sowie die abnorme Distanzierung von der Wirbelsäule geben Aufschlüsse über Tumordicke und -infiltration (Abb. 7.1), die exakte Darstellung ist jedoch Domäne moderner Schnittbildverfahren.

Praxis konkret

Zum Vorliegen von **Lymphknotenmetastasen** kann grob festgehalten werden, dass bei einer Tumorgröße <5 cm in nur 5 % der Fälle Lymphknotenmetastasen auftreten, bei deutlich größerem Tumor in 90 %. Jedoch sollten heutzutage bezüglich dieser Fragestellung moderne Schnittbildverfahren zum Einsatz kommen.

Differenzialdiagnose. Die selten vorkommenden **benignen Geschwulste des Ösophagus** lassen sich radiologisch nicht sicher von malignen, insbesondere polypösen Karzinomen abgrenzen. Eine Gewebeentnahme zur histologischen Untersuchung ist daher unumgänglich. **Variköse Veränderungen**, die ebenso einen polypösen Charakter aufweisen, lassen sich durch ihre Verformbarkeit und den inkonstanten Befund von Malignomen gut abgrenzen. Malignombedingte Ulzerationen sind von einer in das Lumen ragenden, unregelmäßigen Tumormasse umgeben, die Wand ist in diesem Bereich starr, das Ulkus wirkt zerklüftet. **Benigne Ulzerationen** weisen eine eher glatte Nische mit umgebendem, gleichmäßigem Schwellungshof auf. In der Umgebung zeigt der Ösophagus oft spastische Veränderungen. Am problematischsten ist die Differenzierung sanduhrförmiger, mehr oder weniger langstreckiger **Stenosen.** Hier kommen neben dem szirrhösen Karzinom Stenosen peptischer, basischer oder radiogener Genese in Betracht. Die Anamnese und evtl. vorhandene Voraufnahmen sind in diesem Fall hilfreich, unklare Befunde müssen endosonographisch oder mittels Computer- bzw. Kernspintomographie oder Biopsie abgeklärt werden.

Magenfrühkarzinome

Beim Magenfrühkarzinom handelt es sich um ein epitheliales, unterschiedlich differenziertes **Adenokarzinom**, das auf Mukosa und Submukosa beschränkt ist. Die makroskopische Unterscheidung lässt eine Einteilung in **3 Typen** zu:

- Typ 1: polypoide Form;
- Typ 2a: oberflächlich-erhabene Form;
- Typ 2b: im Schleimhautniveau wachsende oberflächliche Form;
- Typ 2c: oberflächlich-versenkte Form;
- Typ 3: exkavierte Form.

Polypoide Form. Röntgenologisch imponiert eine oberflächlich granulierte **Vorwölbung** von 2–4 cm Durchmesser, steiler Randbegrenzung und unauffälliger Umgebung.

Oberflächliche Form. Dieser Typ des Magenfrühkarzinoms wird unterteilt:

- Bei der **oberflächlich-erhabenen Form** (Typ 2a) liegt ein flächiger Tumor vor, der eine Höhe <5 mm aufweist. Die Oberfläche ähnelt meist dem Muster der umliegenden Areae gastricae, der Tumor ist zur Umgebung scharf abgegrenzt, mit oft gelappt-polyzyklischer Grenzlinie (Abb. 7.2).
- Die **im Schleimhautniveau wachsende Form** (Typ 2b) ist röntgenologisch schwer zu erkennen, da weder eine Nische noch eine Vorwölbung in das Magenlumen vorliegen. Als einziger Hinweis zeigt

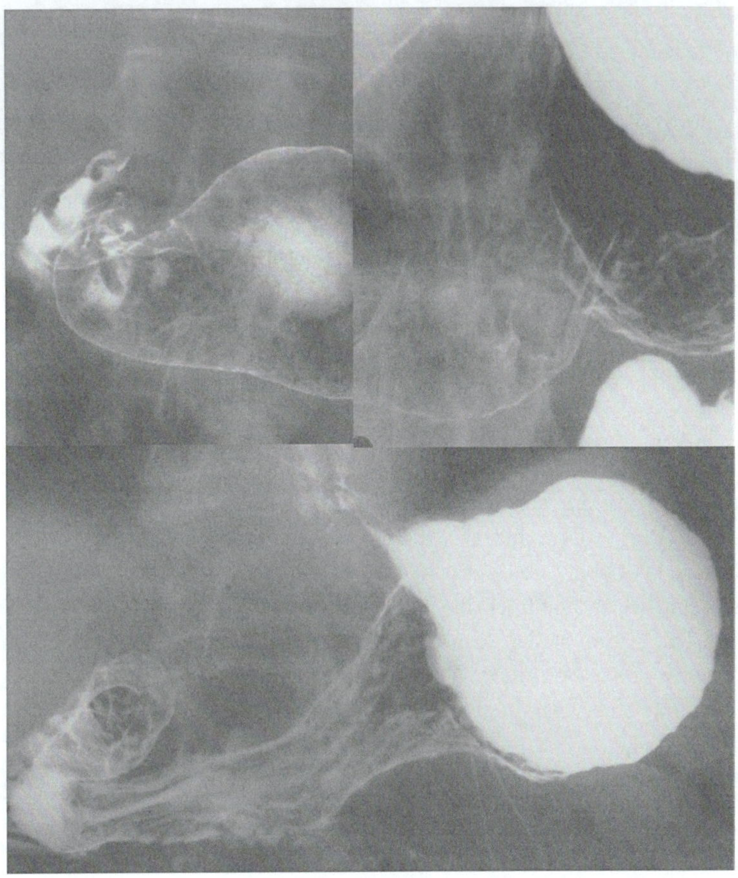

Abb. 7.2. Zirkumskript-polypöse Form (Borrmann 1) des fortgeschrittenen Magenkarzinoms (*oben links*), oberflächlich-erhabene Form (Typ 2a) des Magenfrühkarzinoms (*oben rechts*), szirrhöse Form (Borrmann 4) des fortgeschrittenen Magenkarzinoms (*unten*)

sich ein irregulär vergröbertes Feinrelief; eine Wandstarre ist häufig nicht nachweisbar, die Tumorgrenze nicht sicher zu erkennen.

- Die **oberflächlich-versenkte Form** (Typ 2c) ist mit etwa 50 % der häufigste Typ. Röntgenologisch findet sich, wie beim peptischen Ulkus, eine Nische mit konzentrischen Falten. Die Außenkontur der Nische ist jedoch beim Karzinom unregelmäßig gezähnelt, gelegentlich bizarr gezackt. Die Form der radiär auf die Nische zulaufenden Falten ist das wichtigste Unterscheidungsmerkmal zum peptischen Ulkus, das ein uniformes Faltenrelief zeigt. Beim Malignom sind die Falten kolbig aufgetrieben, enden abrupt vor der Nische, haben in Richtung auf den Tumor eine zugespitzte, teils gezähnelte Form oder verschmelzen miteinander.

Exkavierte Form. Diese Form des Magenfrühkarzinoms (Typ 3) weist ein in die Muscularis mucosae penetrierendes **Ulkus** auf, somit ist die Tiefe der Nische größer als beim Typ 2c.

Fortgeschrittene Magenkarzinome

Während das Magenfrühkarzinom aufgrund seiner geringeren Tiefenausdehnung nur geringe Niveauunterschiede hervorruft, kommt es im fortgeschrittenem Stadium zu einer mehr oder weniger ausgeprägten **Reduktion des Magenvolumens.** Die gebräuchliche **Borrmann-Klassifikation** unterscheidet **4 makroskopische Wachstumsformen:**

- Typ 1: zirkumskript-polypös;
- Typ 2: exulzeriert, mit wallartigem Rand und tiefem Krater;
- Typ 3: exulzeriert, diffus infiltrierend, mit flachem Wall und flachem Krater;

- Typ 4: diffus infiltrierend, submukös, oft ohne Mukosaläsion (Szirrhuskarzinom).

Zirkumskript-polypöse Form (Borrmann 1). Hier zeigt sich ein zirkumskript-solitärer **Füllungsdefekt** mit breiter Basis und steilem Rand. Die Oberfläche ist grobknotig und wölbt sich deutlich in das Magenlumen vor (◘ Abb. 7.2). Bei kardianaher Lage mit Übergriff auf den distalen Ösophagus gelingt die Differenzierung zum distalen Ösophaguskarzinom nur histologisch.

Exulzerierte Form (Borrmann 2). Bei dieser Form liegt eine sich in das Magenlumen vorwölbende Raumforderung mit tiefem zentralen Ulkus und wallartigem Rand (**Ringwallkarzinom**) vor. Die Ausdehnung der Nische liegt oberhalb des normalen Schleimhautniveaus und weist eine höckrige, teils erosive Oberfläche auf. Durch den steilen Ringwall können die Tumorgrenzen genau bestimmt werden. Ein benignes Ulkus weist nur einen diskreten Schwellungshof auf, die Nische ist tiefer und überschreitet das gedachte Schleimhautniveau.

Exulzeriert-diffuse Form (Borrmann 3). Bei der ulzerierend-diffusen Form sind die Tumorgrenzen nur schwer oder auch nicht sicher zu erkennen. Das **Ulkus** ist meist flach, großflächig und unregelmäßig konturiert, die Umgebung nur flach erhaben.

Diffus infiltrierende Form (Borrmann 4). Bei diesem Wachstumstyp ist die **stenosierende Ausbreitung mit Wandstarre** im betroffenen Magenanteil wegweisend. Da der Tumor submukös wächst, ist seine Oberfläche glatt, gastroskopisch ist er meist nicht zu erkennen (◘ Abb. 7.2). Schon die Prallfüllung zeigt das reduzierte Magenlumen und die Wandstarre. Die Tumorausdehnung ist meist nicht zu beurteilen und wird häufig unterschätzt.

Differenzialdiagnose. Das Frühkarzinom vom Typ 1 ist nicht sicher von einem **adenomatösen Polyp ohne maligne Transformation** zu unterscheiden, weiterhin ist ein **Borrmann-1-Karzinom** zu erwägen. Bei ulzerierenden Karzinomen dienen die Beurteilung der Ulkusnische (Tiefe, Form, Oberfläche) und die Form der umliegenden Falten (irregulär, Abbrüche, Konfluenz) der Differenzierung zum **benignen, peptischen Ulkus**. Beim Borrmann-4-Karzinom (Szirrhus) müssen bei geringer Ausdehnung **submuköse Metastasen** (Mamma- oder Bronchialkarzinom, Lymphom) diskutiert werden.

Praxis konkret

Auch **Säure- oder Laugenverätzungen** können das Bild eines Szirrhuskarzinoms zeigen, hier liegen jedoch in der Regel auch Veränderungen im Ösophagus vor.

7.2 Schnittbildverfahren

Bei **Diagnostik und Staging** von Karzinomen des Ösophagus und des Magens kommen zum Einsatz:
- Sonographie,
- Endosonographie,
- Computertomographie (CT),
- Kernspintomographie (MRT).

Während in der konventionellen Röntgendiagnostik lediglich die *Schleimhautoberfläche* mit einer optimalen Auflösung dargestellt wird und somit nur ungenaue Aussagen zur *Tiefeninfiltration* gemacht werden können, bieten die modernen Schnittbildverfahren die Möglichkeit der *exakten Messung der Tumorausdehnung* in die umliegenden Weichteile.

7.2.1 Sonographie

Die Sonographie ist das einzige bildgebende Verfahren, durch das die unterschiedlichen **Wandschichten** (Mukosa, Submukosa, Muskularis) differenziert werden können. Bei einer Tumorinfiltration sind diese Grenzen aufgehoben, und die gesamte Wand ist verdickt.

Cave

Beim **Ösophaguskarzinom** dient die Sonographie nicht der Beurteilung des Primarius und der lokoregionären Lymphknoten, sondern als Staginguntersuchung zur Beurteilung der parenchymatösen Oberbauchorgane und der Lymphknotenstationen.

Der **Magen** ist sonographisch deutlich besser erreichbar, sodass hier auch der Primärtumor beurteilt werden kann. Die ventral gelegenen Wandabschnitte sind der Beurteilung gut zugänglich, die dorsal gelegenen jedoch meist luftüberlagert.

Praxis konkret
Zur besseren **Beurteilung der Magenhinterwand** kann der Magen mit Wasser aufgefüllt und der Patient dann entsprechend gelagert werden.

Mit hochauflösenden Geräten lassen sich dann bei guter Sicht folgende **Magenwandabschnitte** beurteilen:
- echoreiche Grenzfläche zwischen Magenlumen und Mukosa,
- echoarme Muscularis mucosae,
- echoreiche Submukosa,
- echoarme Muscularis propria,
- echoreiche äußere Grenzfläche der Serosa.

Häufig lassen sich jedoch nur **3 Schichten** differenzieren: die echoreiche Innen- und Außenschicht sowie die echoarme Mittelschicht.

> *Karzinome* zeigen eine echoarme Auftreibung und Verdickung der Magenwand.

7.2.2 Endosonographie

Die Endosonographie ist momentan die beste Methode, um die Wandinfiltration und damit die **Tumorausbreitung** lokal zu beurteilen. Großer Nachteil ist jedoch die eingeschränkte Eindringtiefe, sodass allenfalls die direkt benachbarten **Lymphknotenstationen** beurteilt werden können.

7.2.3 Computertomographie

Die **Längsausdehnung eines Ösophaguskarzinoms** ist mit der Computertomographie (CT) nur schwer zu beurteilen, wobei die oral gelegene Tumorgrenze in der Regel gut zu beurteilen, die aborale Grenze jedoch unsicher zu bestimmen ist. Dagegen werden die Infiltration in umgebende Weichteile, Lymphknotenstationen und evtl. vorhandene Lungenmetastasen gut visualisiert.

> Die Computertomographie ist die momentan beste Methode, um mittels einer Untersuchung neben dem lokalen Befund den gesamten Thoraxbereich mit in das *Tumorstaging* zu integrieren.

Neuere Entwicklungen, wie die **virtuelle CT-Endoskopie**, sind im Ösophagus problematisch, da eine konstante Weitstellung der Speiseröhre meist nicht gelingt.

Um die **Magenwand** gut zu beurteilen, muss der Magen maximal aufgedehnt werden. Dies kann mit Wasser (Abb. 7.3) oder hochverdünnter Bariumsuspension unter Hypotonie erfolgen (**Hydro-CT**). Unter diesen Voraussetzungen sind auch kleinere Tumoren gut zu beurteilen sowie deren Infiltration in die umliegenden Weichteile. Weiterhin werden die Lymphknotenstationen und die parenchymatösen Oberbauchorgane erfasst, sodass sie in das Staging einbezogen werden können. Bei guter Aufdehnung des Magens gelingt ergänzend auch die **virtuelle CT-Endoskopie**.

7.2.4 Kernspintomographie

Auch die Kernspintomographie (MRT) vermag bei **Ösophaguskarzinomen** den Lokalbefund, eine Infiltration in die Umgebung sowie die Lymphknotenstationen in guter Qualität darzustellen.

> Insbesondere zur *Beurteilung der Umgebungsinfiltration* ist die MRT der CT überlegen, da die Fettgewebsgrenzlamelle um Aorta, Trachea und Ösophagus besser abgebildet und somit eine Infiltration früher erkannt wird. In Bezug auf *kleinere Lungenmetastasen* ist jedoch die CT der MRT überlegen.

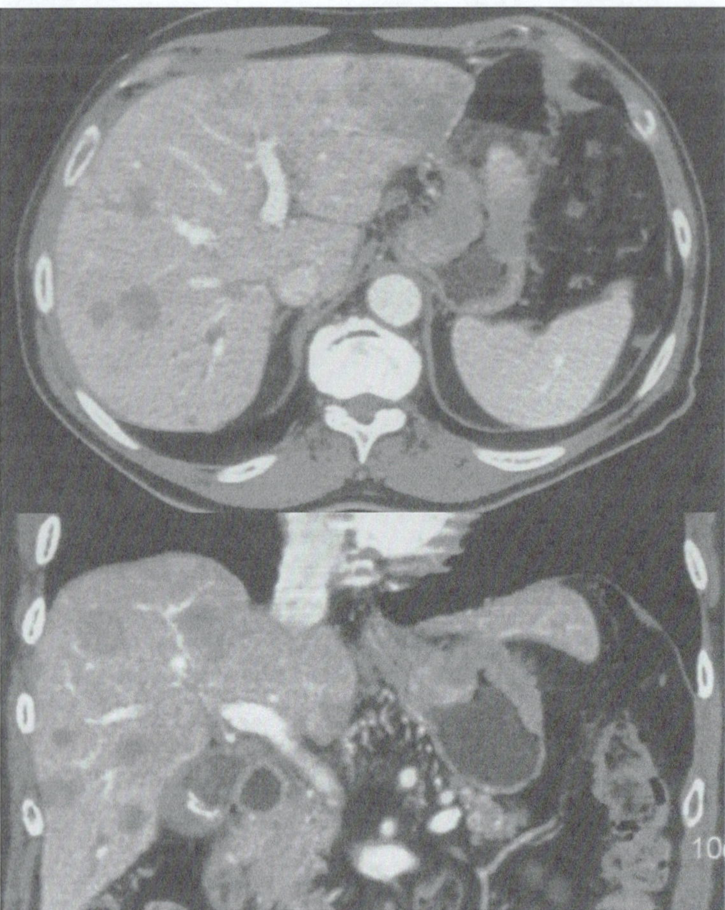

Abb. 7.3. Axiale, kontrastmittelverstärkte Hydrocomputertomographie (*oben*) und koronare Rekonstruktion (*unten*) eines auf die Kardia übergreifenden Funduskazinoms; kleinkurvaturseitig finden sich kleine Lymphknoten, in der Leber multiple Metastasen

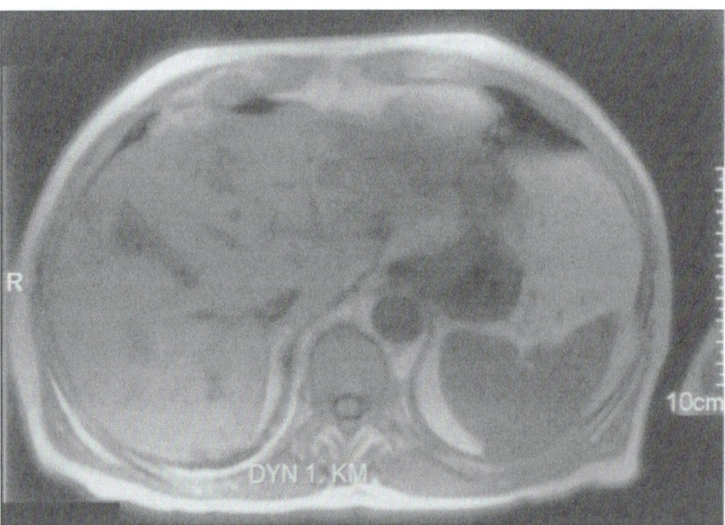

Abb. 7.4. T1-gewichtete, kontrastverstärkte (Gd-DTPA) Gradientenechosequenz (Frühphase einer dynamischen Kernspintomographieserie) bei vorliegendem Kardiakarzinom mit bestehender Lebermetastasierung

Beim **Magenkarzinom** besitzt die MRT nach Füllung des Magens in Bezug auf die Tumorinfiltration ebenfalls Vorteile gegenüber der CT. Da es sich bei der MRT um eine mehr organbezogene Untersuchungsmethode handelt, müssen im Gegensatz zur CT hier ergänzende Sequenzen durchgeführt werden, um die parenchymatösen Oberbauchorgane mit in das Staging einzubeziehen (▫ Abb. 7.4).

7.3 Indikationen zur Computer- und Kernspintomographie

Da die **Computertomographie** bei Patienten mit Ösophagus- und/oder Magenkarzinom neben dem Lokalbefund den gesamten Thorax- bzw. Oberbauchbereich mit in das Tumorstaging einbezieht, ist sie das Verfahren der Wahl beim **prä- und postoperativen Staging.**

> Bleiben Unklarheiten im Bereich der Primärtumorinfiltration, sollte – wenn nicht bereits eine Endosonographie durchgeführt wurde – die *MRT* als nichtinvasives Verfahren vorgezogen werden.

Zur **Beurteilung des Primärtumors** ist sowohl für die CT als auch für die MRT eine Prallfüllung in Hypotonie notwendig. Nur unter diesen Bedingungen kann die Tiefe der Ungebungsinfiltration eingeschätzt werden. Die Hauptindikation bleibt jedoch die Beurteilung von Lokal- und Fernmetastasen.

Literatur

Cherukuri R, Levine MS, Furth EE, Rubesin SE, Laufer I (2000) Giant hyperplastic polyps in the stomach: radiographic findings in seven patients. AJR Am J Roentgenol 175/5: 1445–1448

Dux M, Grenacher L, Lubienski A, Schipp A, Richter GM, Hansmann J (2000) Carcinoma of the stomach. Role of imaging for primary diagnosis and preoperative tumor staging. Röfo Fortschr Geb Röntgenstr Neue Bildgeb Verfahr 172/8: 661–669

Dux M, Richter GM, Hansmann J, Kuntz C, Kauffmann GW (1999) Helical hydro-CT for diagnosis and staging of gastric carcinoma. J Comput Assist Tomogr 23/6: 913–922

Hansen CP, Oskarsson K, Mortensen D (2000) Computed tomography for staging of oesophageal cancer. Ann Chir Gynaecol 89/1: 14–18

Lee JH, Jeong YK, Kim DH, Go BK, Woo YJ, Ham SY, Yang SO (2000) Two-phase helical CT for detection of early gastric carcinoma: importance of the mucosal phase for analysis of the abnormal mucosal layer. J Comput Assist Tomogr 24/5: 777–782

Markland CG, Manhire A, Davies P, Beggs D, Morgan WE, Salama FD (1989) The role of computed tomography in assessing the operability of oesophageal carcinoma. Eur J Cardiothorac Surg 3/1: 33–36

Oberstein A, Bockhorn H, Meves M (1987) The value of computerized and magnetic resonance tomography for staging esophageal and cardiac cancer in comparison with conventional diagnosis. Bildgebung 56/3: 91–96

Paramo JC, Gomez G (1999) Dynamic CT in the preoperative evaluation of patients with gastric cancer: correlation with surgical findings and pathology. Ann Surg Oncol 6/4: 379–384

Pokieser P, Memarsadeghi M, Danzer M, Prokesch R, Partik B, Wenzl E (1999) Staging of carcinomas of the upper gastrointestinal tract. The current status of diagnostic imaging. Radiologe 39/7: 555–561

Rankin SC, Taylor H, Cook GJ, Mason R (1998) Computed tomography and positron emission tomography in the pre-operative staging of oesophageal carcinoma. Clin Radiol 53/9: 659–665

Ruf G, Brobmann GF, Grosser G, Wimmer B (1985) Value of computer tomography for evaluation of local operability and choice of surgical procedure in esophageal cancer. Langenbecks Arch Chir 365/3: 157–168

Sohn KM, Lee JM, Lee SY, Ahn BY, Park SM, Kim KM (2000) Comparing MR imaging and CT in the staging of gastric carcinoma. AJR Am J Roentgenol 174/6: 1551–1557

Pathologische Morphologie und Prognosefaktoren

C. Wittekind und A. Tannapfel

8.1 Einleitung

Das Ziel einer Tumorklassifikation ist es, Tumoren in bestimmte Gruppen und Subgruppen einzuteilen, die sich durch besondere pathomorphologische und/oder klinische Charakteristika auszeichnen. Ein solches **Klassifikationssystem** ist zweckmäßig, hat aber Grenzen, über die man sich im Klaren sein muss.

> Individuelle Tumoren weisen ein breites Spektrum von histologischen Strukturen und biologischem (klinischem) Verhalten auf, sodass Unterteilungen innerhalb definierter Gruppen insgesamt willkürlich sein können.

Diese systemimmanenten Schwierigkeiten gelten auch für die Klassifikationen von Tumoren des Ösophagus und des Magens. Die morphologische **Heterogenität** und die Verschiedenartigkeit der Klassifikationen macht es mitunter problematisch, verschiedene Studien, in denen unterschiedliche Klassifikationen verwendet werden, zu vergleichen. Auch das Verständnis der Karzinogenese und der morphologischen Karzinomentwicklung aus verschiedenen Vorstufen wird dadurch erschwert.

Letztlich ist auch die Identifikation morphologischer Parameter schwierig, die evtl. sinnvolle Informationen zur Prognose liefern können. Die pathomorphologische Beschreibung eines malignen Tumors in Form der histologischen Charakterisierung (**Typing**) – als Teil präoperativer Klassifikation – und des **Grading** hat folgende wesentliche Funktionen:

- Baustein für die Therapieplanung;
- Hinweise auf die Prognose;
- Durchführung weiterer Klassifikation.

> Nach den Regeln des TNM-Systems wird die TNM-Klassifikation der Ösophagus- und Magentumoren nur für Karzinome angewendet (UICC 2002), nicht aber bei endokrinen Tumoren unterschiedlicher Differenzierung oder bei malignen Lymphomen.

Viele Aspekte bisheriger Klassifikationen münden in die **WHO-Klassifikation** aus dem Jahre 2000 (Hamilton u. Aaltonen 2000), die wesentlicher Bestandteil dieser Darstellung sein soll. Für Patienten mit einem Ösophagus- oder Magenkarzinom wurden eine Vielzahl von Prognosefaktoren beschrieben, auf deren Bedeutung ebenfalls eingegangen wird.

8.2 Karzinomdefinition bei Tumoren des Ösophagus und des Magens

In den letzten Jahren sind erhebliche Diskrepanzen sowohl in der Definition des Ösophagus- als auch des Magenkarzinoms evident geworden.

Definition

In der „western view" (Amerikaner und die meisten Europäer) wird für die Diagnose eines Karzinoms die Invasion zumindest der Lamina propria (oder darüber hinaus) gefordert. In der „eastern view" (Japaner und wenige Europäer) werden bereits Epithelveränderungen mit hochgradiger Störung der Epithelarchitektur und des normalen zytologischen Epithelaufbaus als Karzinom angesehen – unabhängig davon, ob eine Invasion (in die Lamina propria) vorliegt.

In Arbeiten, die vergleichende Auswertungen histologischer Schnittpräparate – beurteilt von westlichen und östlich orientierten Pathologen – zum Inhalt hatten, wurde gezeigt, dass nicht nur Unterschiede in der Nomenklatur bestanden, sondern auch in der histopathologischen Interpretation der Befunde (Schlemper et al. 2000). Diese Diskrepanz in der **Nomenklatur** macht vergleichende Untersuchungen in Hinblick auf Epidemiologie, Therapie und Grundlagenforschung sehr schwierig. Anlässlich des 11. Weltkongresses für Gastroenterologie in Wien wurden gemeinsame Anstrengungen unternommen, diese Unterschiede durch die Schaffung einer neuen Nomenklatur auszugleichen (Schlemper et al. 2000), die bisher aber noch nicht international akzeptiert ist.

In der WHO-Klassifikation wurden als neue Termini die **intraepitheliale Neoplasie** und die **„high-grade" intraepitheliale Neoplasie** eingeführt. Letztere umfasst die Begriffe „hochgradige Dysplasie" und „Carcinoma in situ". Von einem Karzinom wird erst gesprochen, wenn ein invasives Wachstum in die Lamina propria mucosae vorliegt, d. h. die Basalmembran durchbrochen ist (Hamilton u. Aaltonen 2000).

Cave

Es ist also nicht auszuschließen, dass in der östlichen Nomenklatur bereits bei einer Läsion ein Karzinom diagnostiziert wird, bei der nach der WHO-Klassifikation noch von einer „high grade" intraepithelialen Neoplasie gesprochen würde. Es ist klar, dass dadurch der Vergleich von Therapieergebnissen zumindest früher Karzinome schwierig ist.

8.3 Ösophaguskarzinome

Es werden an dieser Stelle nur die malignen epithelialen Tumoren (**Karzinome**) behandelt.

8.3.1 Histologische Klassifikation

Die histologische **WHO-Klassifikation** der epithelialen Ösophagustumoren ist in Tabelle 8.1 dargestellt.

Tabelle 8.1. Histologische Klassifikation der epithelialen Ösophagustumoren. (Nach Hamilton u. Aaltonen 2000; WHO International histological classification of tumours)

Subtyp	ICD-O-Nr.	Vorkommende Differenzierungsgrade
Intraepitheliale „high-grade" Neoplasie		
Plattenepitheliale intraepitheliale „high-grade" Neoplasie	8077/2[a]	
Glanduläre intraepitheliale „high-grade" Neoplasie	8148/2[b]	
Karzinome		
Plattenepithelkarzinom	8070/3	G1–G3
Verruköses (Plattenepithel-)Karzinom	8051/3	G1
Basaloides Plattenepithelkarzinom	8083/3	G3
Spindelzelliges (Plattenepithel-)Karzinom	8074/3	G3
Adenokarzinom	8140/3	G1–G3
Adenosquamöses Karzinom	8560/3	G1–G3
Mukoepidermoides Karzinom	8430/3	G1 – G3
Adenoid-zystisches Karzinom	8200/3	G1–G3
Kleinzelliges Karzinom	8041/3	G4
Undifferenziertes Karzinom	8020/3	G4
Andere		
Karzinoidtumor (neuroendokriner Tumor unterschiedlicher Differenzierung)	8240/3	

ICD-O, „international classification of diseases, oncology"; [a] in der ICD-O-3 (Fritz et al. 2000) neu vergebene Code-Nummer, entsprechend bisherigem Code 8070/2 für Plattenepithelkarzinom in situ; [b] in der ICD-O-3 (Fritz et al. 2000) neu vergebene Code-Nummer, entsprechend bisherigem Code 8140/2 für Adenokarzinom in situ

Definition

Das Plattenepithelkarzinom des Ösophagus wird definiert als ein maligner epithelialer Tumor mit plattenepithelialer Differenzierung, mikroskopisch gekennzeichnet durch Tumorzellen, die Keratinozyten ähneln und Interzellularbrücken und/oder eine Verhornung aufweisen (◘ Abb. 8.1 u. 8.2).

Das Adenokarzinom des Ösophagus wird definiert als ein maligner epithelialer Tumor mit glandulärer Differenzierung, der vorwiegend von einer so genannten Barrett-Schleimhaut im distalen Ösophagusdrittel ausgeht. Selten können Adenokarzinome ihren Ursprung in heterotoper Magenschleimhaut haben (auch im oberen Ösophagusdrittel vorkommend) oder in Drüsen der Mukosa bzw. Submukosa.

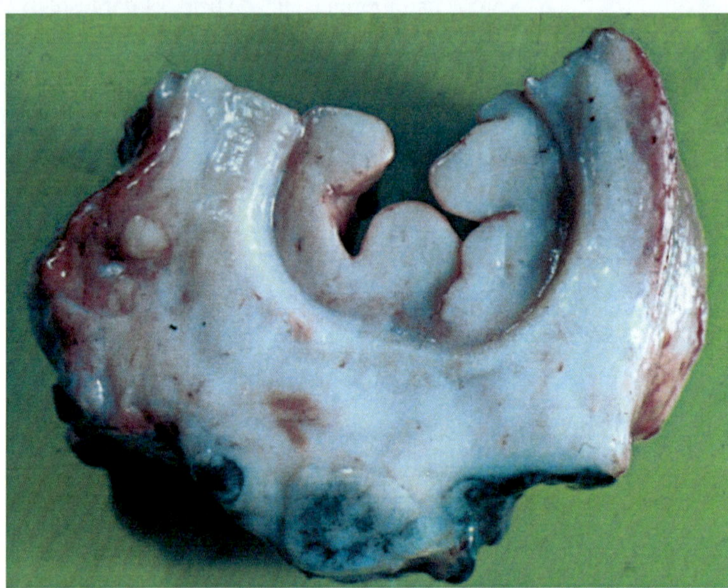

◘ Abb. 8.1. Ösophagusquerschnitt mit einem polypös in das Lumen vorwachsenden und alle Wandschichten infiltrierenden Plattenepithelkarzinom mit einer Metastase in einem regionären Lymphknoten

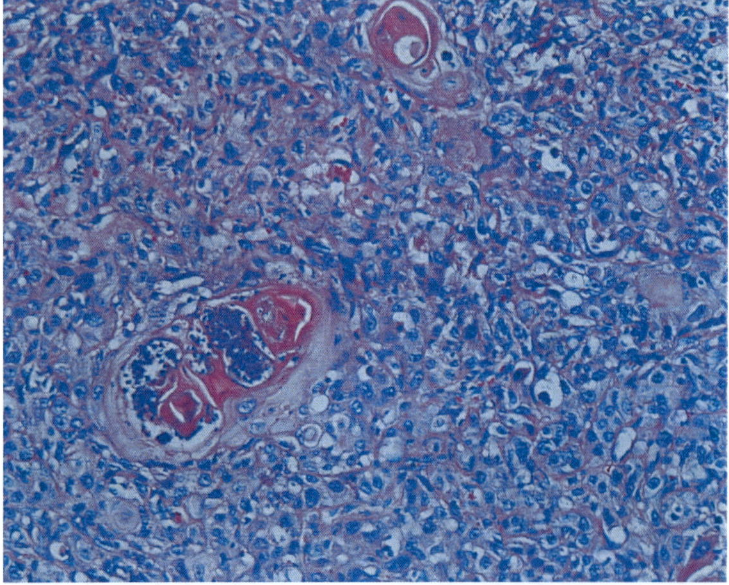

◘ Abb. 8.2. Schlecht differenziertes, gering verhornendes Plattenepithelkarzinom des Ösophagus, HE-Färbung

8.3.2 Grading

Kriterien für das Grading des Plattenepithelkarzinoms

- G1: reichlich Verhornung, gut erkennbare Interzellularbrücken, deutliche Schichtung der tumorösen Epithelverbände
- G2: Zwischenstellung zwischen G1 und G3
- G3: Verhornung, Interzellularbrücken und Schichtung nur gering ausgeprägt oder vollständig fehlend

Da sich das Grading von Plattenepithelkarzinomen in den meisten multivariaten Analysen nicht als unabhängiger Prognosefaktor erwiesen hat, wurde ein neues Grading-System („**diagnostic score**") mit 4 Gruppen vorgeschlagen. Dieser Score berücksichtigt lediglich das Invasionsmuster und die entzündliche Umgebungsreaktion (Sarbia et al. 1995).

Die Kriterien für das **Grading des Adenokarzinoms** sind sehr ähnlich denen des Magenkarzinoms und werden dort abgehandelt.

8.3.3 Regressions-Grading

Nach neoadjuvanter (präoperativer) Radio- und/oder Chemotherapie finden sich in wechselndem Ausmaß **Regressionszeichen**, die vom Verlust der Zellkohäsion mit degenerativen Atypien bis zum völligen Verschwinden von Karzinomzellen reichen können. Anstelle des Karzinoms findet man Fibroseareale und granulomatöse Fremdkörpereaktionen um Hornmaterial.

Zur **Graduierung** dieser Regression stehen 2 Methoden zur Verfügung:

- Die Bestimmung der Wirksamkeitsstufen („effectivity") nach den Vorschlägen der Japanischen Gesellschaft für Ösophaguskrankheiten unterscheidet 3 Regressionsgrade (Japanese Society for Esophageal Diseases 1999).
- Die Einteilung von Mandard et al. (1994) listet 5 Tumorregressionsgrade auf.

Für Adenokarzinome des **ösophagogastralen Übergangs** wurde von Schneider et al. (1999) ein Regressions-Grading wie beim nichtkleinzelligen Karzinom mit der Bestimmung eines Apoptoseindex kombiniert. Ob diese Methode auch für Adenokarzinome des Ösophagus anwendbar und aussagekräftig ist, wurde bisher nicht untersucht.

8.3.4 Prognosefaktoren

Die **Fünfjahresüberlebensrate** für alle Patienten mit Ösophaguskarzinom beträgt etwa 10 %, für Patienten nach R0-Resektion 30–40 %.

Weit im Vordergrund steht die anatomische Ausbreitung vor und nach Therapie: R-Klassifikation und TNM-/pTNM-Stadium sind gesicherte unabhängige **Prognosefaktoren**. Für alle anderen möglichen Prognosefaktoren fehlen bislang hinreichend beweisende multivariate Studien.

> Bezogen auf alle Patienten – ohne Berücksichtigung der Therapie und der anatomischen Ausbreitung nach Therapie – sind die Lokalisation und der histologische Typ von Bedeutung.

Patienten mit **infrabifurkalen Karzinomen**, insbesondere solche des unteren thorakalen Abschnitts, sind häufiger kurativ (R0) resektabel und haben eine günstigere Prognose. Erkrankte mit kleinzelligen und basaloiden Karzinomen befinden sich zum Zeitpunkt der Diagnose meist in weiter fortgeschrittenen Stadien. Patienten mit Spindelzellkarzinomen sind dagegen meist in früheren Stadien als diejenigen mit typischen Plattenepithel- und Adenokarzinomen und haben dementsprechend eine günstigere Prognose.

Nach **R0-Resektionen** sind als wahrscheinliche Prognosefaktoren, deren endgültige Sicherung aber noch aussteht, anzuführen:

- bei pT1-Karzinomen: histologischer Typ – Adenokarzinome sind günstiger als Plattenepithelkarzinome;
- bei Plattenepithelkarzinomen: Lymphgefäß- und Veneninvasion, Beschaffenheit des Tumorrands (expansiv günstiger als invasiv), ausgeprägte peri-

tumoröse Entzündung (Vorhandensein prognostisch günstig);
- Ausmaß der Lymphknotendissektion (beurteilt nach der so genannten Lymph-node-Ratio);
- postoperative Komplikationsrate: Anzahl peri- und postoperativ verabreichter Bluttransfusionen, Erfahrung des Behandlungszentrums;
- bei Patienten mit neoadjuvanter Therapie: Ausmaß der histologisch beurteilten Tumorregression.

Molekulare und biologische Faktoren verschiedenster Art sind bisher in ihrer unabhängigen prognostischen Bedeutung nicht gesichert. Weitere Untersuchungen sind erforderlich, um ihren prognostischen Wert festzustellen. Nach R1- und R2-Resektionen bzw. bei nicht therapierten Patienten ist neben dem TNM-Status auch der **Allgemeinzustand** („performance status") prognostisch wichtig.

8.4 Adenokarzinome des ösophagogastralen Übergangs

Diese Tumorentität ist in der neuen **WHO-Klassifikation** neu eingeführt worden.

8.4.1 Histologische Klassifikation

Definition

Adenokarzinome des ösophagogastralen Übergangs werden als Adenokarzinome definiert, die sich auf die Gegend des ösophagogastralen Übergangs erstrecken.

Bei dieser Definition wird nicht berücksichtigt, welcher Anteil des Tumors im Ösophagus und welcher im Magen liegt. Ausgeschlossen sind ausgedehnte Karzinome der Speiseröhre und des Magens, die mit Ausläufern den ösophagogastralen Übergang überschreiten. Das **Adenokarzinom** in diesem Sinn entspricht dem Typ II des AEG („adenocarcinoma of the esophagogastric junction"; eigentliches Kardiakarzinom, „junctional carcinoma") der Nomenklatur der Chirurgischen Klinik der Technischen Universität München (Stein et al. 2000).

Plattenepithelkarzinome, die in diesem Bereich vorkommen, werden als Karzinome des distalen Ösophagus betrachtet, und zwar auch dann, wenn sie den ösophagogastralen Übergang in den Magen hinein überschreiten.

Für Adenokarzinome des **ösophagogastralen Übergangs** sollte der Lokalisations-Code C16.0 verwendet werden. Dies setzt allerdings voraus, dass für Adenokarzinome des oberen Magendrittels, die den ösophagogastralen Übergang nicht erreichen, ausschließlich die Code-Nummer C16.1 (Fundus) verwendet wird.

Die **histologische Einteilung** erfolgt nach der WHO-Klassifikation der Magentumoren. Im Vordergrund stehen papilläre (8260/3) und tubuläre Adenokarzinome (211/3). Nur selten werden muzinöse Adenokarzinome (8480/3), Siegelringzellkarzinome (8490/3) und adenosquamöse Karzinome beobachtet. Karzinome vom diffusen Typ nach Laurén sind seltener als bei Karzinomen des Magens.

8.4.2 Prognosefaktoren

In den meisten Untersuchungen zur Prognose wurden die Adenokarzinome des **ösophagogastralen Übergangs** im aktuellen Sinne gemeinsam mit Ösophagus- und Magenkarzinomen analysiert. Patienten mit einem Karzinom im oberen Magendrittel und am ösophagogastralen Übergang hatten eine ungünstigere Prognose.

Nach den Daten der Chirurgischen Klinik der Technischen Universität München (Stein et al. 2000) ist nach R0-Resektion mit **Fünfjahresüberlebensraten** von etwa 40 % zu rechnen und nach R1- und R2-Resektionen von 5–10 %. Insgesamt ist die Prognose derjenigen von Patienten mit Magenkarzinom sehr ähnlich.

8.5 Magenkarzinome

8.5.1 Histologische Klassifikation

Die histologische **WHO-Klassifikation** der epithelialen Magentumoren (Hamilton u. Aaltonen 2000) ist in ◘ Tabelle 8.2 dargestellt.

Definition

Das Magenkarzinom wird definiert als maligner epithelialer Tumor der Magenschleimhaut mit überwiegend drüsiger Differenzierung. Seine Ätiologie ist multifaktoriell.

In diese neue Klassifikation der WHO, die in weiten Teilen in der vorhergehenden Klassifikation von 1990 (WHO International histological classification of tumours 1990) als traditionelles Typing bezeichnet wurde, ist eine weitere Klassifikation eingeschlossen, nämlich die **Laurén-Klassifikation** mit einem intestinalen und einem diffusen Typ (Laurén 1965). ◘ Tabelle 8.3 umfasst die Definitionen der beschriebenen Karzinome. Andere Karzinomtypen schließen Chorion-, embryonale (und Dottersacktumoren), parietalzellreiche sowie hepatoide Karzinome ein.

In der WHO-Klassifikation ist die überwiegende (>50 %) Komponente für die endgültige Diagnose mit entsprechender Kodierung zu berücksichtigen

◘ Tabelle 8.2. Histologische Klassifikation der epithelialen Magentumoren (traditionelles Typing der WHO). (Nach Hamilton u. Aaltonen 2000; WHO International histological classification of tumours)

Subtyp	ICD-O-Nr.	Vorkommende Differenzierungsgrade
Glanduläre intraepitheliale „low-grade" Neoplasie (Adenom)	8140/0	
Glanduläre intraepitheliale „high-grade" Neoplasie	8148/2[a]	
Karzinome		
Adenokarzinom	8140/3	G1–G3
Intestinaler Typ	8144/3	
Diffuser Typ	8145/3	
Papilläres Adenokarzinom	8260/3	G1–G3
Tubuläres Adenokarzinom	8211/3	G1–G3
Muzinöses Adenokarzinom	8480/3	G1–G3
Siegelringzellkarzinom	8490/3	G3
Adenosquamöses Karzinom	8560/3	G1–G3
Plattenepithelkarzinom	8070/3	G1–G3
Kleinzelliges Karzinom	8041/3	G4
Undifferenziertes Karzinom	8020/3	G4
Andere		

ICD-O „international classification of diseases, oncology"; [a] in der ICD-O-3 (Fritz et al. 2000) neu vergebene Code-Nummer, entsprechend bisherigem Code 8140/2 für Adenokarzinom in situ

(Hamilton u. Aaltonen 2000; WHO International histological classification of tumours 1990), wobei die in geringerem Prozentsatz vorhandenen **Tumorelemente** in der Beschreibung erwähnt werden sollen.

Praxis konkret

Ein mäßig differenziertes (G2) tubuläres Adenokarzinom des Magens mit einem 30 %igen Anteil Siegelringzellkarzinom wird als tubuläres Adenokarzinom verschlüsselt (ICD-O-M 8211/3), da dieser Anteil überwiegt. Der Malignitätsgrad dieses Kombinationskarzinoms wird als schlecht differenziert angegeben, da Siegelringzellkarzinome gemäß der WHO-Definition als schlecht differenziert (G3) gegradet werden und das Grading nach dem schlechtesten Differenzierungsgrad durchgeführt werden soll (UICC 2001).

Neben dem traditionellen Typing hat sich die **Laurén-Klassifikation** aus Gründen von Epidemiologie und Therapieplanung als nützlich erwiesen (Laurén 1965). Die Art der Ausbreitung in das benachbarte Stroma ist für den intestinalen und diffusen Typ verschieden und erfordert deswegen einen unterschiedlichen chirurgisch-therapeutischen Ansatz:

Tabelle 8.3. Maligne epitheliale Magentumoren mit Definitionen und besonderen Hinweisen

Tumortyp, ICD-O-Nr.	Definition	Besondere Hinweise
Tubuläres Adenokarzinom, 8211/3	Maligner epithelialer Tumor mit tubulären Strukturen, gelegentlich intra- und extrazelluläre Schleimbildung	Häufiges Karzinom, nicht selten mit papillären Anteilen
Papilläres Adenokarzinom, 8260/3	Maligner epithelialer Tumor mit papillären Strukturen, meistens oberflächlich wachsend	Selten in reiner Form vorkommend
Muzinöses Adenokarzinom, 8480/3	Adenokarzinom, das zu mehr als 50 % aus extrazellulärem Schleim besteht	Häufiges Vorkommen einzelner Siegelringzellen
Siegelringzellkarzinom, 8490/3	Adenokarzinom, das zu mehr als 50 % aus Zellen mit intrazytoplasmatischem Schleim und an den Rand gedrängten Kernen besteht	
Adenosquamöses Karzinom, 8560/3	Adenokarzinom kombiniert mit Plattenepithelkarzinom (kleine Herde plattenepithelialer Differenzierung erlauben diese Diagnose nicht, solche Tumoren werden als Adenokarzinom klassifiziert)	
Plattenepithelkarzinom, 8070/3	Maligner epithelialer Tumor, ausschließlich aus plattenepithelial differenzierten Arealen bestehend	
Kleinzelliges Karzinom, 8041/3	Schlecht differenziertes neuroendokrines Karzinom, gleicht entsprechendem Tumortyp der Lunge	
Undifferenziertes Karzinom, 8020/3	Maligner epithelialer Tumor ohne glanduläre Strukturen oder andere Differenzierung; Differenzialdiagnose: kleinzelliges Karzinom, malignes Lymphom! Es ist stets zwischen monomorphem und pleomorphem Subtyp zu unterscheiden	
Andere		

ICD-O „international classification of diseases, oncology"

- Der intestinale Typ ist charakterisiert durch ein Überwiegen drüsiger Elemente, die eine deutliche Zellkohäsion erkennen lassen. Der Tumor ist gegen das Stroma durch einen klar demarkierbaren Infiltrationsrand abgegrenzt.
- Der diffuse Typ ist aus einzeln oder in kleinen Gruppen liegenden Zellen aufgebaut, die eine schlechte Kohäsion aufweisen. Der Invasionsrand ist schwer bestimmbar, und die Tumoren zeigen häufig eine ausgeprägte und mitunter auch diskontinuierliche Infiltration des Magenwandstromas.

> Bei der Anwendung der Laurén-Klassifikation sollte für klinische Zwecke beim Vorhandensein von intestinalen und diffusen Anteilen in einem Tumor dieser wie ein diffuser Typ, für epidemiologische Studien nach der vorherrschenden Struktur klassifiziert werden.

Die **Ming-Klassifikation** (Ming 1977) unterteilt Magenkarzinome in 2 verschiedene Typen (expansiv und infiltrativ), d. h. in ihr wird nur das Verhalten des Tumors am Resektionsrand berücksichtigt. Diese Klassifikation kann nur am Magenresektat angewendet werden, nicht jedoch an Biopsien.

Jegliche Klassifikation von Magenkarzinomen wird dadurch kompliziert, dass 50–70 % der Tumoren **pluriform** aufgebaut sind (Abb. 8.3 u. 8.4; Hermanek u. Wittekind 1993). In einer Untersuchung an 100 Fällen konnte gezeigt werden, dass nur 22 % der Fälle einen **uniformen Aufbau** (uniforme Struktur) aufwiesen, 78 % dagegen einen pluriformen Aufbau, d. h. sie zeigten 2 oder mehr histologische Subtypen des genannten traditionellen Typings.

Bei histologisch nicht uniform aufgebauten Tumoren hängt das Ergebnis der Resektatuntersuchung auch von der Menge des untersuchten Gewebes ab. Bei nur wenigen Gewebeentnahmen kann die Übereinstimmung mit der **histologischen Biopsiediagnose** vollständig sein, bei mehrfachen Entnahmen (z. B. Einbettung eines Paraffinblocks pro 1 cm Tumor) treten häufiger Diskrepanzen auf.

> Grundsätzlich gilt, dass die histologische Klassifikation um so genauer ist, je mehr Gewebe aus dem Tumor untersucht wurde. Auch für das Magenkarzinom sind Standards, wie viel Gewebe aus einem Tumor für die histologische Untersuchung entnommen werden muss, in den Publikationen der Deutschen Krebsgesellschaft (1995) angegeben.

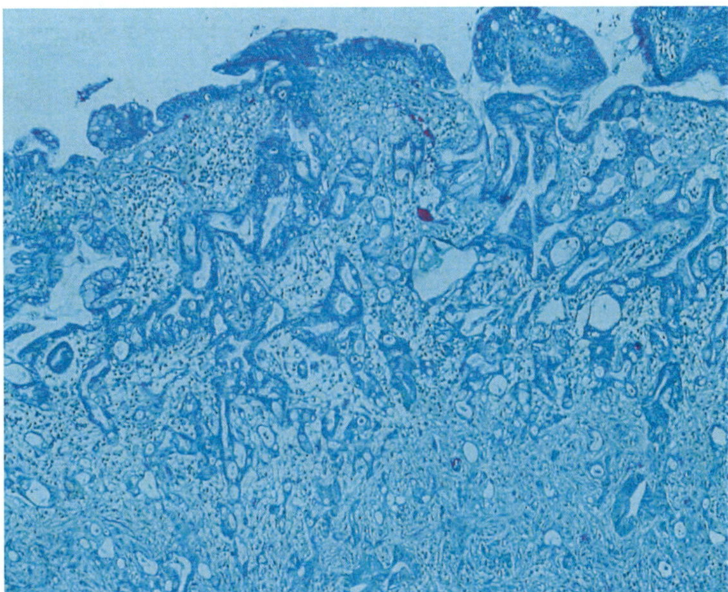

Abb. 8.3. Magenkarzinom mit oberflächlich papillären Anteilen, in tieferen Schichten tubulären Anteilen und in der Tiefe siegelringzelliger Komponente

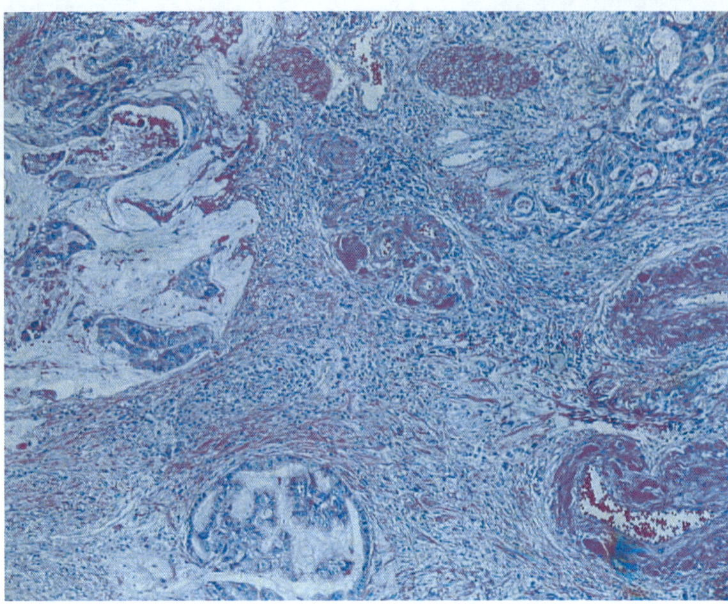

Abb. 8.4. Magenkarzinom mit heterogenem Aufbau: links muzinöse Anteile, in der Mitte Plattenepithelkarzinomanteile, unten tubuläre Anteile

In der Vergangenheit wurde eine ganze Reihe anderer Klassifikationen beschrieben (Munoz et al. 1968; Mulligan 1972; Gosecki et al. 1992; Carneiro 1997; Japanese Gastric Cancer Association 1998), die heute aber meistens keine Bedeutung mehr haben und nicht mehr angewandt werden. Einzig die von **Gosecki** et al. (1992) publizierte Klassifikation wird nach neueren Untersuchungen als prognostisch wertvoll erachtet (van Krieken et al. 2001).

Derzeit besteht ein Trend, die mit Hilfe **molekularbiologischer Methoden** erzielten Parameter für das zukünftig wesentliche Element der Tumorklassifikation zu halten. Abgesehen von den nicht unerheblichen Kosten der Methodik ist bisher jedoch noch keine ausreichende Anstrengung zu beobachten, die verwendeten Bestimmungsmethoden zu standardisieren. Insofern sind Bemühungen zur Ablösung etablierter und Einführung „neuer" Klassifikationen zunächst noch zurückhaltend zu betrachten.

8.5.2 Grading

Da strukturelle histologische und zytologische Parameter des **Grading** gewissen subjektiven Kriterien unterliegen, wird heute eine Unterteilung in nur 2 Grade bevorzugt, da diese besser reproduzierbar ist und für klinische Zwecke ausreicht.

Definition

Gut und mäßig differenzierte (G1, G2) Karzinome werden als niedriggradig maligne („low-grade") eingestuft, schlecht differenzierte und undifferenzierte Karzinome (G3, G4) als hochgradig maligne („high-grade").

Auch das **Grading** ist in der von der WHO (Hamilton u. Aaltonen 2000) herausgegebenen internationalen histologischen Klassifikation der Tumoren heute vereinheitlicht.

Grading beim Adenokarzinom des Magens

- G1 (gut differenziert): Adenokarzinome mit einer gleichförmigen drüsigen Struktur, die häufig einem metaplastischen intestinalen Epithel ähnelt
- G2 (mittelgradig differenziert): Adenokarzinome, die strukturell weder ähnlich wie G1- noch wie G3-Karzinome aufgebaut sind

- G3 (schlecht differenziert): Adenokarzinome, die entweder aus irregulären, kaum erkennbaren Drüsen aufgebaut sind oder aus einzelnen Zellen, die in kleinen oder größeren Ballen angeordnet sind, z. T. mit Schleimbildung oder Resten drüsiger Strukturen

Bei Vorliegen unterschiedlicher **Differenzierungsgrade** erfolgt die Einordnung nach dem ungünstigsten Differenzierungsgrad (ohne Berücksichtigung quantitativer Verhältnisse), jedoch soll die Tumorrandzone (Invasionsfront) beim Grading nicht berücksichtigt werden. Diese Regelung der WHO-Klassifikation unterscheidet sich von dem in Japan üblichen Einteilungsverfahren, das sich stets nach den überwiegenden Strukturen richtet (Japanese Gastric Cancer Association 1998). Diesbezüglich sind Vergleiche zwischen westlichen und japanischen Publikationen auch in dieser Beziehung schwierig.

8.5.3 Prognosefaktoren

Die Prognose von Patienten mit Magenkarzinom ist in westlichen Ländern im Vergleich zu Japan unterschiedlich: In Deutschland überleben etwa 30 % der Erkrankten 5 Jahre, in den USA 20 % und in Japan 70 %. Diese Unterschiede sind im Wesentlichen auf den verschiedenen Anteil von Frühkarzinomen zurückzuführen, auf die unterschiedlich hohe Rate von R0-Resektionen und auf die abweichende Definition des Magenkarzinoms. Diese Fakten wurden in einer ersten umfassenden Übersicht über **Prognosefaktoren** veröffentlicht (Hermanek et al. 1995). Diese wurde ergänzt durch eine neuere Publikation (van Krieken et al. 2001).

In diesem Abschnitt soll nur eine kurze Übersicht über die Einteilung der Prognosefaktoren und ihre wichtigsten Vertreter gegeben werden. Da die Prognose von Patienten mit Magenkarzinom wesentlich von der Tatsache bestimmt wird, ob eine Resektion im Gesunden (**R0-Resektion**) möglich ist, hat sich eine Unterteilung in 2 Gruppen als nützlich erwiesen:

- Patienten ohne Tumorresektion und solche mit einer nicht kurativen Resektion (R1-, R2-Resektion);
- Patienten mit R0-Resektion.

Verschiedene Publikationen waren durch das Fehlen multivariater statistischer Analyseverfahren und durch zu kleine Fallzahlen wenig nützlich. In der Übersichtsarbeit von Hermanek et al. (1995) wurden deswegen nur Publikationen mit über 200 Patienten berücksichtigt. Die wichtigsten Faktoren sind in ◘ Tabelle 8.4 zusammengefasst. Es überwogen die tumoabhängigen Prognosefaktoren, während patientenabhängige Faktoren kaum aufzulisten waren. Studien über die Bedeutung von Alter und Geschlecht erbrachten kontroverse Ergebnisse. Untersuchungen zur Bedeutung therapieabhängiger Faktoren ergaben, dass die **Fünfjahresüberlebensraten** von Patienten mit Magenfrühkarzinom bei der Betrachtung von 23 europäischen Zentren zwischen 40 % und 90 % schwankten. Ähnliche Unterschiede wurden in den USA beobachtet.

Studien mit größeren Patientenzahlen müssen den prognostischen Einfluss molekularbiologischer Fakto-

◘ Tabelle 8.4. Prognosefaktoren beim Patienten mit Magenkarzinom und kurativer Resektion (R0). (Nach Hermanek et al. 1995)

Art des Faktors	Bewiesen	Wahrscheinlich
Tumorabhängiger Faktor	Anatomische Ausbreitung pTNM-/Stadiengruppierung Anzahl befallener Lymphknoten	Tumorlokalisation
Biologische und molekulare Faktoren	Präoperative Erhöhung von Serumwerten (CEA, CA 19-9)	Ploidie, Proliferations-Marker (Ki67)
Patientenabhängige Faktoren		
Therapieabhängige Faktoren	Art des Krankenhauses	Ausmaß der Lymphknotendissektion

ren beweisen und die eventuelle Bedeutung **umgebungsabhängiger Faktoren** noch genauer erarbeiten (Tabelle 8.5).

Tabelle 8.5. Klassifikation der Prognosefaktoren. (Nach van Krieken et al. 2001)

	Tumorabhängig	Umgebungsabhängig
Essenzielle Faktoren	Histologischer Typ, anatomische Ausbreitung (Staging)	Chirurg
Zusätzliche Faktoren	Gosecki-Klassifikation, peritumorale Entzündungsreaktion	D2-Resektion
Neue und vielversprechende Faktoren	Molekulare Faktoren	Chemotherapie

Essenzielle Faktoren sind wichtig für Entscheidungen bezüglich der Ziele und der Art der Therapie; *zusätzliche Faktoren* erlauben eine bessere Abschätzung der Prognose, beeinflussen den therapeutischen Entscheidungsprozess aber nicht wesentlich; *neue und vielversprechende Faktoren* zeigen bisher nur unvollständige Hinweise bezüglich eines unabhängigen Effekts auf die Prognose

Literatur

Carneiro F (1997) Classification of gastric carcinoma. Curr Diagnostic Pathol 4: 51–59

Deutsche Krebsgesellschaft (DKG) (1995) Qualitätssicherung in der Onkologie. Diagnostische Standards. Lungen-, Magen-, Pankreas- und kolorektales Karzinom. (Hrsg: P. Hermanek) Zuckschwerdt, München, Bern, Wien, New York

Gosecki N, Takizawa T, Koike M (1992) Differences in the mode of extension of gastric cancer classified by histological type: new histological classification of gastric carcinoma. Gut 33: 606–612

Fritz A, Percy C, Jack A et al. (2000) International classification of diseases for oncology (ICD-O), 3rd edn. WHO, Genf

Hamilton SR, Aaltonen LA (eds) (2000) WHO Classification of tumours. Pathology and genetics. Tumours of the digestive system. IARC-Press, Lyon

Hermanek P, Maruyama K, Sobin LH (1995) Stomach carcinoma. In: Hermanek P, Henson DE, Hutter RVP, Gospodarowicz MK, Sobin LH (eds) Prognostic factors in cancer. Springer, Berlin, Heidelberg, New York, Tokio: pp 47–63

Hermanek P, Wittekind C (1993) Histological typing and grading of gastric carcinoma. In: Nishi M, Ichikawa H, Nakajima T, Maruyama K, Tahara E (eds) Gastric cancer. Springer, Berlin, Heidelberg, New York, Tokio: pp 40–52

Japanese Gastric Cancer Association (1998) Japanese classification of gastric carcinoma, 2nd engl edn. Gastric Cancer 1: 10–24

Japanese Society for Esophageal Diseases (1999) Guidelines for clinical and pathological studies on carcinoma of the esophagus, 9th edn. Kanehara, Tokyo

Laurén P (1965) The two histologic main types of gastric carcinoma: Diffuse and so-called intestinal-type carcinoma. Acta Pathol Microbiol Scand 64: 127–145

Mandard AM, Dalibard F, Mandard CJ et al. (1994) Pathologic assessment of tumor regression after preoperative chemoradiotherapy of oesophageal carcinoma. Cancer 73: 2680–2686

Ming SC (1977) Gastric carcinoma. A pathobiological classification. Cancer 39: 2475–2485

Mulligan RM (1972) Histogenesis and biological behaviour of gastric carcinoma. Pathol Annu 7: 349–415

Munoz N, Correa P, Cuello C, Duque E (1968) Histologic types of gastric carcinoma in high- and low-risk areas. Int J Cancer 3: 809–818

Sarbia M, Bittinger F, Porschen R et al. (1995) Prognostic value of histopathologic parameters of oesophageal squamous cell carcinoma. Cancer 78: 922–927

Schlemper RJ, Riddell RH, Kato Y et al. (2000) The Vienna Classification of Gastrointestinal epithelial neoplasia. Gut 47: 251–255

Schneider PM, Zirbes TK, Metzger R et al. (1999) Histomorphologisches Regressionsgrading und Apoptose-Index als objektive Responseparameter beim neoadjuvant chemotherapierten Adenokarzinom des Magens und des oesophagogastralen Überganges. Langenbecks Arch Chir (Suppl I, Forumband): 17–21

Stein HJ, Feith M, Fink U et al. (2000) Adenokarzinom des oesophagogastralen Überganges (AEG) In: Roder JD, Setin HJ, Fink U (Hrsg) Therapie gastrointestinaler Tumoren. Springer, Berlin, Heidelberg, New York, Tokio: Ss 208–216

UICC (2001) TNM Supplement, 2nd edn. A commentary on uniform use. (eds: Wittekind C, Henson DE, Hutter RVP, Sobin LH). Wiley-Liss, New York

UICC (2002) TNM-Klassifikation maligner Tumoren, 6. Aufl. (Hrsg: Wittekind Ch, Meyer HJ, Bootz F). Springer, Berlin, Heidelberg, New York, Tokio

van Krieken JHJM, Sasako M, van de Velde CJH (2001) Gastric cancer. In: Gospodarowicz MK, Henson DE, Hutter RVP, O'Sullivan B, Sobin LH, Wittekind C (eds) Prognostic factors, 2nd edn. Wiley-Liss, New-York

WHO International histological classification of tumours (1990) Histological typing of oesophageal and gastric tumours, 2nd edn. (eds: Watanabe H, Jass JR, Sobin LH). Springer, Berlin Heidelberg, New York, Tokio

Klassifikation der anatomischen Ausbreitung (TNM-System, Stadiengruppierung, R-Klassifikation)

P. Hermanek

9.1 Einleitung

Zur Charakterisierung eines malignen Tumors ist neben der *Histomorphologie* (histologisches Typing und Grading einschließlich zusätzlicher histologischer, immunhistologischer und molekularpathologischer Befunde) die *anatomische Ausbreitung* von entscheidender Bedeutung. Dabei ist zwischen der anatomischen Ausbreitung vor Therapie, beurteilt im *TNM-System*, und nach Therapie, beurteilt in der *Residualtumor- (R-)Klassifikation* zu unterscheiden (Junginger et al. 2001; Wagner et al. 2002).

Da die anatomische Ausbreitung vor und nach Therapie den wichtigsten **Prognosefaktor** darstellt, ist deren einheitliche Klassifikation Voraussetzung für jede kritische Analyse der Therapieergebnisse, für diesbezügliche Vergleiche zwischen verschiedenen Zentren und damit auch für ein Qualitätsmanagement in der Onkologie.

Internationale Klassifikation. Um Vergleiche nicht nur auf nationaler, sondern auch auf internationaler Basis zu ermöglichen, hat man sich seit Langem bemüht, die Klassifikation der anatomischen Tumorausbreitung international zu vereinheitlichen. Dies ist zumindest für die westlichen Länder seit 1987 durch die Schaffung einer einheitlichen Klassifikation von **UICC** (Union Internationale Contre le Cancer) und **AJCC** (American Joint Committee on Cancer) gelungen (Wagner et al. 2002). Die ursprünglich davon stark abweichende **japanische Klassifikation** (Japanese Society for Esophageal Diseases 1999; Japanese Gastric Cancer Association 1998) nähert sich in den letzten Jahren zunehmend an die westliche an, weicht aber auch in den neuesten Auflagen immer noch in einigen wesentlichen Punkten ab, sodass Vergleiche nicht möglich sind.

9.2 Grundprinzipien des TNM-Systems, Klassifikation der anatomischen Ausbreitung vor Therapie

Definition

Es wird unterschieden:
- klinische (prätherapeutische) Klassifikation (**TNM**);
- pathologische (histopathologische) Klassifikation (**pTNM**).

Beide Formen beschreiben die anatomische Ausbreitung, wie sie vor Therapie besteht bzw. bestanden hat. Die pathologische Klassifikation erfordert für die verschiedenen **Tumorentitäten** unterschiedlich definierte Voraussetzungen bezüglich des Untersuchungsmaterials.

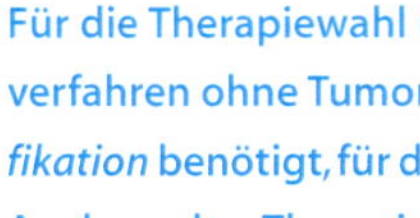

Für die Therapiewahl und die Beurteilung von Therapieverfahren ohne Tumorresektion wird die *klinische Klassifikation* benötigt, für die Schätzung der Prognose und die Analyse der Therapieergebnisse ist die *pathologische Klassifikation* wegen ihrer größeren Sicherheit zu bevorzugen.

Gesonderte Beschreibung von 3 Parametern

- Lokale Ausbreitung des Primärtumors (T, pT)
- Metastasierung in regionäre Lymphknoten (N, pN)
- Fernmetastasierung (M, pM).

Diese Komponenten werden durch arabische Ziffern und ggf. mit zusätzlichen Kleinbuchstaben bezeichnet, z. B. T1, T2a, T2b.

Stadiengruppierung. Je nach Zahl der vorgesehenen T-, N-, M- bzw. pT-, pN- und pM-Kategorien ergeben sich für die verschiedenen Tumorentitäten zahlreiche (bis zu 40) mögliche unterschiedliche **„TNM- bzw. pTNM-Formeln"**. Daher werden diese – soweit mit ähnlicher Prognose – zu einer beschränkten Zahl sog. **Stadien** und z. T. **Substadien** zusammengefasst und mit römischen Ziffern und ggf. mit Großbuchstaben gekennzeichnet, z. B. Stadien I, IIA, IIB.

Dabei ist zwischen einem klinischen Stadium und einem definitiven Stadium zu unterscheiden. Das **klinische Stadium** wird aufgrund von T, N und M bestimmt. Das **definitive Stadium** berücksichtigt auch histopathologische Befunde. Bei Diskrepanzen zwischen T und pT bzw. N und pN sind dabei die pT- und pN-Befunde (ausgenommen pTX und pNX) maßgebend. Bei Diskrepanzen zwischen M und pM ist jeweils im Einzelfall zu entscheiden, welcher Befund als definitives M zu bewerten ist. Es kann grundsätzlich, je nach klinischer Situtation, entweder das klinische (Beispiel 1) oder das pathologische M (Beispiel 2) maßgeblich sein.

Fall aus der Praxis

Beispiel 1

Es liegt ein Magenkarzinom mit radiologisch festgestellten multiplen Lungenmetastasen vor, es besteht das klinische TNM-Stadium TX NX M1. Wegen einer Magenausgangsstenose erfolgt die aborale Magenresektion, dabei auch die lokale Exzision eines metastasenverdächtigen Herdes aus der Leber, der sich histologisch als benignes Hämangiom erweist. Die pathologische TNM-Formel lautet pT3 pN2 pM0, die definitive Beurteilung bezüglich Fernmetastasen M1. Die definitives Einordnung erfolgt in das Stadium IV.

Beispiel 2

Es handelt sich um ein Magenkarzinom, welches computertomographisch eine solitäre Lebermetastase aufweist. Das klinische TNM-Stadium lautet T2 NX M1. Therapeutisch erfolgen eine subtotale aborale Magenresektion und eine Lebersegmentresektion. Die Leberläsion erweist sich als benignes Leberadenom und nicht als Metastase. Die pathologische TNM-Formel lautet pT3 pN1 pM0, die definitive Beurteilung bezüglich Fernmetastasen M0. Es erfolgt die definitive Einordnung in das Stadium IIIA.

Bei **Vorliegen multipler, synchron auftretender Tumoren** in einem Organ sollen der Tumor mit der höchsten T-/pT-Kategorie klassifiziert und die Multiplizität oder die Anzahl der Tumoren in Klammern angegeben werden, z. B. T2(m) oder pT3(2).

Für das **TNM-System** gilt seit 1997 die 5. Auflage (UICC 1997), ab 01.01.2003 die 6. Auflage (UICC 2002). Um eine uniforme Anwendung zu gewährleisten, sind entsprechende Erläuterungen dem sog. TNM-Supplement (UICC 2001) zu entnehmen.

9.2.1 UICC-Klassifikation des Ösophaguskarzinoms

Cave

Die Klassifikation gilt für alle **Karzinome des Ösophagus**, nicht aber für **Adenokarzinome des gastroösophagealen Übergangs** (Hermanek 2000).

Voraussetzung für die Bestimmung der regionären Lymphknoten sowie die N- und M-Klassifikation ist die Bestimmung der **Tumorlokalisation**. Es wird unterschieden zwischen:

- **zervikalem Ösophagus:** vom unteren Rand des Krikoidknorpels bis zum Eintritt des Ösophagus in den Thorax (Suprasternalgrube), etwa 18 cm distal der oberen Schneidezähne, und
- **intrathorakalem Ösophagus:**
  - **oberer intrathorakaler Abschnitt** – vom Eintritt des Ösophagus in den Thorax bis zur Höhe der Trachealbifurkation, etwa 24 cm distal der oberen Schneidezähne;
  - **mittlerer thorakaler Abschnitt** – entspricht der oberen Hälfte des Ösophagus zwischen Trachealbifurkation und gastroösophagealem Übergang, die untere Grenze liegt etwa 32 cm distal der oberen Schneidezähne;
  - **unterer thorakaler Abschnitt** (einschließlich abdominalem Ösophagus) – entspricht der distalen Hälfte des Ösophagus zwischen Trachealbifurkation und gastroösophagealem Übergang, etwa 8 cm lang, die untere Grenze liegt etwa 40 cm distal der oberen Schneidezähne.

Die Lokalisation des **Primärtumors** wird nach seinem Zentrum dokumentiert. Bei Tumoren, die 2 der 4 Unterbezirke betreffen, erfolgt die Zuordnung zu dem Unterbezirk, in dem der größere Tumoranteil liegt. Davon unbeschadet gelten bei Befall von 2 oder mehr Unterbezirken sämtliche diese Unterbezirke drainierenden Lymphknoten als regionär.

Die **regionären Lymphknoten** sind:

- für den **zervikalen Ösophagus:** zervikale Lymphknoten (einschließlich supraklavikuläre Lymphknoten);

Tabelle 9.1. TNM-/pTNM-Klassifikation des Ösophaguskarzinoms (nach UICC 1997 und 2002) einschließlich fakultativer Ramifikationen und Zusatzangaben (nach UICC 2001). Falls eine neoadjuvante Therapie vorangegangen ist, wird den zutreffenden Kategorien das Präfix „y" vorangestellt.

Primärtumor	(p)TX	Primärtumor kann nicht beurteilt werden
	(p)T0	Kein Anhalt für Primärtumor
	(p)Tis	Carcinoma in situ
	(p)T1	Tumor infiltriert Lamina propria oder Submukosa
		Fakultativ:
		(p)T1a: Tumor infiltriert Lamina propria
		(p)T1b: Tumor infiltriert Submukosa
	(p)T2	Tumor infiltriert Muscularis propria
	(p)T3	Tumor infiltriert Adventitia
	(p)T4	Tumor infiltriert Nachbarstrukturen
	Zusatzangabe zu (p)T: (m) oder (Anzahl) synchrone multiple Primärtumoren	
Regionäre Lymphknoten	(p)NX	Regionäre Lymphknoten können nicht beurteilt werden
	(p)N0	Keine regionären Lymphknotenmetastasen[a]
	(p)N1	Regionäre Lymphknotenmetastasen
		Fakultativ:
		(p)N1a: 1–3 regionäre Lymphknoten befallen
		(p)N1b: 4–7 regionäre Lymphknoten befallen
		(p)N1c: >7 regionäre Lymphknoten befallen
	Fakultative Zusatzangabe zu (p)N0: (mi) – nur Mikrometastase(n) (0,2 cm oder weniger in größter Dimension)	
Fernmetastasen	(p)MX	Das Vorliegen von Fernmetastasen kann nicht beurteilt werden
	(p)M0	Keine Fernmetastasen
	(p)M1	Fernmetastasen
	Für Tumoren des oberen intrathorakalen Ösophagus:	
	(p)M1a:	Fernmetastasen in zervikalen Lymphknoten
	(p)M1b:	Andere Fernmetastasen
	Für Tumoren des mittleren intrathorakalen Ösophagus:	
	(p)M1a	nicht anwendbar
	(p)M1b:	Fernmetastasen (einschließlich Metastasen in nichtregionären Lymphknoten)
	Für Tumoren des unteren intrathorakalen Ösophagus:	
	(p)M1a:	Metastasen in zöliakalen Lymphknoten
	(p)M1b:	Andere Fernmetastasen
	Fakultative Zusatzangaben:	
	(mi):	nur Mikrometastase(n) (0,2 cm oder weniger in größter Dimension)
	(cy+):	nur zytologischer Nachweis von Tumorzellen in Peritoneal- oder Pleuraflüssigkeit

[a] Nach Empfehlung der UICC sollen für den Befund pN0 üblicherweise 6 oder mehr regionäre Lymphknoten untersucht werden. Wenn weniger als 6, aber mindestens ein regionärer Lymphknoten untersucht werden und diese(r) tumorfrei ist/sind, ist dem Befund „pN0" in Klammern die Zahl untersuchter Lymphknoten zuzusetzen, um die Verlässlichkeit der pN-Klassifikation anzuzeigen, z. B. pN0 (0/2). Für eine zuverlässige Erfassung des Lymphknotenstatus ist die histologische Untersuchung einer größeren Zahl von Lymphknoten (mindestens 12) anzustreben (Junginger et al. 2001).

- für den **intrathorakalen Ösophagus:** mediastinale und perigastrische Lymphknoten (als solche zählen die Lymphknoten rechts und links der Kardia, an der kleinen und großen Kurvatur, ober- und unterhalb des Pylorus sowie jene an der A. gastrica sinistra, nicht aber die Lymphknoten am Truncus coeliacus).

Tabelle 9.1 zeigt die **TNM-/pTNM-Klassifikation.** Eingeschlossen sind darin auch die im TNM-Supplement vorgeschlagenen sog. Ramifikationen, d. h. fakultative Unterteilungen der Kategorien und fakultative Zusatzangaben, die von interessierten Zentren für detailliertere Aufschlüsselungen ihres Krankenguts verwendet werden können, insbesondere auch zur Sammlung von Daten für eine zukünftige Verbesserung der Klassifikation. In Tabelle 9.2 ist die Stadienbestimmung für das Ösophaguskarzinom dargestellt.

9.2.2 Adenokarzinom des gastroösophagealen Übergangs

Definition

Ausgehend von Vorschlägen der Chirurgischen Klinik der Technischen Universität München (Literatur siehe Junginger et al. 2001) werden seit der 2000 erschienenen **WHO-Klassifikation** der Tumoren des Verdauungstrakts (Hamilton u. Aaltonen 2000) Adenokarzinome, die den gastroösophagealen Übergang befallen und deren Zentrum maximal 3 cm von letzterem entfernt im Ösophagus oder Magen liegt, als Adenokarzinome des gastroösophagealen Übergangs klassifiziert.

Tabelle 9.2. UICC-Stadiengruppierung des Ösophaguskarzinoms

<table>
<tr><td rowspan="2"></td><td colspan="2">(p)M0</td><td rowspan="2">(p)M1</td><td rowspan="2">(p)M1a</td><td rowspan="2">(p)M1b</td></tr>
<tr><td>(p)N0</td><td>(p)N1</td></tr>
<tr><td>(p)Tis</td><td>St. 0</td><td colspan="4">--</td></tr>
<tr><td>(p)T1</td><td>St. I</td><td rowspan="2">St. IIB</td><td rowspan="4">St. IV</td><td rowspan="4">St. IVA</td><td rowspan="4">St. IVB</td></tr>
<tr><td>(p)T2</td><td rowspan="2">St. IIA</td></tr>
<tr><td>(p)T3</td><td rowspan="2">St. III</td></tr>
<tr><td>(p)T4</td><td></td></tr>
</table>

Diese Karzinome sollen jedenfalls gesondert von Magen- und Ösophaguskarzinomen analysiert und bezüglich der **anatomischen Ausbreitung** vorerst nach Regeln für Magenkarzinome klassifiziert werden (Junginger et al. 2001).

Die **regionären Lymphknoten** für das Adenokarzinom des gastroösophagealen Übergangs sind die unteren paraösophageal-mediastinalen, diaphragmatischen und parakardialen Lymphknoten sowie die perigastrischen entlang der kleinen Kurvatur und jene an den Aa. gastrica sinistra und coeliaca.

9.2.3 Magenkarzinom

UICC-Klassifikation

Die Klassifikation gilt für alle Karzinome des Magens und die neuerdings (Hamilton u. Aaltonen 2000) hiervon abgesonderten Adenokarzinome des gastroösophagealen Übergangs. Darin ist auch das sog. **Kardiakarzinom** eingeschlossen.

Die **Karzinome innerhalb des Magens**, die nicht als Adenokarzinome des gastroösophagealen Übergangs zu klassifizieren sind, werden nach ihrem Ausgangspunkt in 3 Gruppen unterteilt:

- Karzinome des oberen Magendrittels (**Fundus ventriculi**);
- Karzinome des mittleren Magendrittels (**Corpus ventriculi**);
- Karzinome des unteren Magendrittels (**Antrum und Pylorus**).

Als **regionäre Lymphknoten** gelten die perigastrischen Lymphknoten entlang der kleinen und großen Kurvatur (einschließlich derjenigen an der Kardia sowie ober- und unterhalb des Pylorus – sog. **Kompartiment I**), weiterhin die Lymphknoten entlang der Aa. gastrica sinistra, hepatica communis, lienalis (inkl.

Tabelle 9.3. TNM-/pTNM-Klassifikation des Magenkarzinoms (nach UICC 1997 und 2002) einschließlich fakultativer Ramifikationen und Zusatzangaben (nach UICC 2001). Falls eine neoadjuvante Therapie vorangegangen ist, wird den zutreffenden Kategorien das Präfix „y" vorangestellt.

Primärtumor	(p)TX	Primärtumor kann nicht beurteilt werden
	(p)T0	Kein Anhalt für Primärtumor
	(p)Tis	Carcinoma in situ: intraepithelialer Tumor ohne Infiltration der Lamina propria
	(p)T1	Tumor infiltriert Lamina propria oder Sumukosa
	Fakultativ, ab 01.01.2003 obligat:	
	(p)T1a:	Tumor infiltriert Lamina propria
	(p)T1b:	Tumor infiltriert Submukosa
	(p)T2	Tumor infiltriert Muscularis propria oder Subserosa
	Fakultativ :	
	(p)T2a:	Tumor infiltriert Muscularis propria
	(p)T2b:	Tumor infiltriert Subserosa
	(p)T3	Tumor penetriert Serosa (viszerales Peritoneum), infiltriert aber nicht benachbarte Strukturen[a]
	(p)T4	Tumor infiltriert benachbarte Strukturen[b]
	Zusatzangabe zu (p)T: (m) oder (Anzahl) Synchrone multiple Primärtumoren	
Regionäre Lymphknoten	(p)NX	Regionäre Lymphknoten können nicht beurteilt werden
	(p)N0	Keine regionären Lymphknotenmetastasen[c]
	(p)N1	Metastasen in 1–6 regionären Lymphknoten
	Fakultativ:	
	(p)N1a:	nur Lymphknotengruppen 1–6 (Kompartiment I) befallen
	(p)N1b:	Lymphknotengruppen 7–12 (Kompartiment II) befallen
	(p)N2	Metastasen in 7–15 regionären Lymphknoten
	Fakultativ:	
	(p)N2a:	nur Lymphknotengruppen 1–6 (Kompartiment I) befallen
	(p)N2b:	Lymphknotengruppen 7–12 (Kompartiment II) befallen
	(p)N3	Metastasen in mehr als 15 regionären Lymphknoten
	Fakultativ:	
	(p)N3a:	nur Lymphknotengruppen 1–6 (Kompartiment I) befallen
	(p)N3b:	Lymphknotengruppen 7–12 (Kompartiment II) befallen
	Fakultative Zusatzangabe zu (p)N: (mi) – nur Mikrometastase(n) (0,2 cm oder weniger in größter Dimension)	
Fernmetastasen	(p)MX	Vorliegen von Fernmetastasen kann nicht beurteilt werden
	(p)M0	Keine Fernmetastasen
	(p)M1	Fernmetastasen
	Fakultativ:	
	(p)M1a	Fernmetastasen nur in nichtregionären Lymphknoten
	(p)M1b	Fernmetastasen in anderen Lokalisationen ausgenommen Peritoneum und Pleura
	(p)M1c	Peritoneal- oder Pleurametastasen.
	Fakultative Zusatzangaben:	
	(mi):	nur Mikrometastase(n) (0,2 cm oder weniger in größter Dimension)
	(cy+):	nur zytologischer Nachweis von Tumorzellen in Peritoneal- oder Pleuraflüssigkeit

[a] Ein Tumor kann sich über die Muscularis propria in das Lig. gastrocolicum oder Lig. hepatogastricum bzw. in das große oder kleine Netz ausbreiten, ohne das diese Strukturen bedeckende viszerale Peritoneum zu penetrieren. In diesem Fall wird der Tumor als „T2" klassifiziert. Findet sich eine Perforation des viszeralen Peritoneums über den gastrischen Ligamenten oder dem großen oder kleinen Netz, ist der Tumor als „T3" zu klassifizieren.

[b] Benachbarte Strukturen des Magens sind Milz, Colon transversum, Leber, Zwerchfell, Pankreas, Bauchwand, Nebenniere, Niere, Dünndarm und Retroperitoneum. Intramurale Ausbreitung in Duodenum oder Ösophagus wird nach der tiefsten Infiltration in diesen Organen oder im Magen klassifiziert.

[c] Nach Empfehlung der UICC sollen für den Befund „pN0" üblicherweise 16 oder mehr regionäre Lymphknoten untersucht werden. Wenn weniger als 16, aber mindestens ein regionärer Lymphknoten untersucht werden und diese(r) tumorfrei ist /sind, ist dem Befund „pN0" in Klammern die Zahl untersuchter Lymphknoten zuzufügen, um die Verlässlichkeit der pN-Klassifikation anzuzeigen, z. B. pN0 (0/3).

jener am Milzhilus) und coeliaca sowie die hepatoduodenalen Lymphknoten (im Lig. hepatoduodenale). Die Lymphknoten an den genannten Gerfäßen und die hepatoduodenalen werden zusammenfassend als **Kompartiment II** bezeichnet.

▫ Tabelle 9.3 zeigt die **TNM-/pTNM-Klassifikation** einschließlich der im TNM-Supplement vorgeschlagenen fakultativen Ramifikationen und Zusatzangaben. In ▫ Tabelle 9.4 ist die Stadiengruppierung für Magenkarzinome und Adenokarzinome des gastroösophagealen Übergangs dargestellt.

Japanische Klassifikation

Die seit 1998 gültige 2. englische Auflage der **japanischen Magenkarzinomklassifikation** (Japanese Gastric Cancer Association 1998) hat sich im Vergleich zu früheren Auflagen in etlichen Punkten der **UICC-Klassifikation** angenähert, weicht aber von dieser formal wie auch inhaltlich mehrfach ab. Letzteres betrifft

- die Definition der regionären bzw. nichtregionären **Lymphknoten** (gesonderte Definitionen, je nach Lokalisation des Tumors in den 3 Magendritteln – von der UICC als Fernmetastasen klassifizierte Lymphknotenmetastasen gelten z. T. als regionäre Lymphknotenmetastasen und umgekehrt),
- die Klassifikation regionärer **Lymphknotenmetastasen** (erfolgt ausschließlich nach der Lokalisation ohne Berücksichtigung der Zahl befallener Lymphknoten),
- die **Stadiengruppierung** (unterschiedlich infolge anderer N- und M-Klassifikation).

Durch diese Unterschiede ist ein direkter **Vergleich zwischen UICC- und japanischer Klassifikation** bezüglich (p)N- und (p)M-Klassifikation sowie der Stadiengruppierung nicht möglich (▫ Tabelle 9.5).

> In Hinblick auf die *Klassifikation regionärer Lymphknotenmetastasen* hat sich inzwischen durch mehrere vergleichende Untersuchungen gezeigt, dass die Klassifikation nach der Zahl befallener Lymphknoten nicht nur Vorteile für die pathologische Untersuchung (einfacher, weniger subjektiv) erbringt, sondern auch prognostisch besser diskriminiert (Hermanek 2000).

▫ **Tabelle 9.4.** UICC-Stadiengruppierung des Magenkarzinoms und von Adenokarzinomen des gastroösophagealen Übergangs

	(p)M0				(p)M1
	(p)N0	(p)N1	(p)N2	(p)N3	
(p)Tis	St. 0	----------			
(p)T1	St. IA	St. IB	St. II		
(p)T2	St. IB	St. II	St. IIIA		St. IV
(p)T3	St. II	St. IIIA	St. IIIB		
(p)T4	St. IIIA				

9.3 Klassifikation der anatomischen Ausbreitung nach Therapie

Die Klassifikation der anatomischen Ausbreitung nach Therapie erfolgt entsprechend UICC durch die **Residualtumor- (R-)Klassifikation.** Dabei wird beurteilt, ob und wo nach erfolgter Therapie Tumorgewebe im Organismus zurückbleibt. Sowohl lokoregionär als auch in Form von Fernmetastasen zurückbleibende Residualtumoren sind dabei zu erfassen.

▫ **Tabelle 9.5.** Beziehungen zwischen UICC- und japanischer Stadiengruppierung

UICC-Stadium	*Japanische(s) Stadium/Stadien*
IA	IA
IB	IB, II, IV
II	IB, II, IIIA, IV
IIIA	II, IIIA, IIIB, IV
IIIB	IIIA, IIIB, IV
IV	IA, IB, II, IIIA, IIIB, IV
Japanisches Stadium	*UICC-Stadium/-Stadien*
IA	IA
IB	IB, II, IV
II	IB, II, IIIA, IV
IIIA	II, IIIA, IIIB, IV
IIIB	IIIA, IIIB, IV
IV	IV

Die R-Klassifikation erfordert das Zusammenwirken von Klinikern und Pathologen. Seitens des Klinikers sind aufgrund der prä- und intraoperativen Befunde verbindliche Angaben über ein etwaiges Zurückbleiben von Residualtumor erforderlich. Bei Verdacht auf ein **lokoregionäres Residuum** sollten die entsprechenden Stellen an der Oberfläche des Tumorresektats markiert werden, damit eine gezielte Untersuchung durch den Pathologen erfolgen kann. Der Pathologe hat festzustellen, ob die Resektionsflächen tumorfrei oder -befallen sind.

> Bei lokal inkompletten Ösophagusresektionen und Gastrektomien findet sich bisweilen Tumor am oralen oder aboralen Resektionsrand, am häufigsten aber an den zirkumferenziellen (radiären, lateralen) Resektionsrändern, also an der Oberfläche der Adventitia des Ösophagus oder der Kardia und im Bereich des Magenhalteapparats (kleines Netz und Lig. hepatoduodenale). Daher müssen diese *zirkumferenziellen Resektionsränder* im Zentrum der histologischen Untersuchung der Resektionsränder stehen.

Die Kategorien der **R-Klassifikation** sind (UICC 1997, 2001 und 2002):

- **R0:** kein Residualtumor;
- **R1:** mikroskopisch invasiver Residualtumor;
- **R1(is):** mikroskopisch nichtinvasiver Residualtumor (nur begleitendes Carcinoma in situ am Resektionsrand);
- **R1(cy+):** nur positiver zytologischer Befund in Peritoneal- oder Pleuraflüssigkeit;
- **R2a:** makroskopisch sichtbarer Residualtumor, mikroskopisch nicht bestätigt;
- **R2b:** makroskopisch sichtbarer Residualtumor, mikroskopisch bestätigt.

Cave

Ausdrücklich ist darauf hinzuweisen, dass der **Befall von Grenzlymphknoten** (an der tumorfernsten Stelle des resezierten Lymphabflussgebiets) die R-Klassifikation nicht beeinflusst, ausgenommen in den sehr seltenen Fällen, bei denen ein befallener Grenzlymphknoten durch die Resektionslinie durchtrennt wird.

Die in Japan übliche Klassifikation des Lymphknotendissektionsausmaßes wurde früher als R-Klassifikation bezeichnet, ist aber, um Verwechslungen mit der R-Klassifikation der UICC zu vermeiden, zwischenzeitlich in **„Dissektions- (D-)Klassifikation"** umbenannt worden.

In Japan ist beim Magenkarzinom die Beurteilung des sog. **kurativen Potenzials der Tumorentfernung** vorgesehen (Japanese Society for Esophageal Diseases 1999; Japanese Gastric Cancer Association 1998). Dabei wird jede R1- und R2-Resektion als Resektion C (nach Mukosektomie: EC) bezeichnet, während die R0-Resektionen in prognostisch günstige (A bzw. EA) und ungünstige Resektionen (B bzw. EB) unterteilt werden (Tabelle 9.6).

9.4 Klassifikation der anatomischen Ausbreitung nach neoadjuvanter Therapie

Definition

Nach den Empfehlungen der 5. Auflage von TNM und des TNM-Supplement 2001 (UICC 1997 und 2001) berücksichtigt die nach neoadjuvanter Radio- und/oder Chemotherapie vorgenommene, mit dem Präfix „y" zu versehende **pT- und pN-Klassifikation** nicht nur vitalen Tumor, sondern auch regressiertes Tumorgewebe (Narben, fibrotische Areale, Granulationsgewebe, Schleimseen etc.).

Die **ypT- bzw. ypN-Kategorie** bezieht sich damit auf die anatomische Ausbreitung, wie sie vor der neoadjuvanten Therapie bestanden hat. Daher soll in diesem Fall ergänzend ein sog. histologisches **Regressionsgrading** vorgenommen werden, um die Effekte der neoadjuvanten Therapie auf das Tumorgewebe zu beschreiben. Verschiedene Vorschläge für eine diesbezügliche semiquantitative Methodik sind publiziert (Junginger et al. 2001), internationale Empfehlungen liegen aber bisher nicht vor.

Entsprechend der 6. Auflage von TNM (UICC 2002) wird jedoch mittels ypTNM nur die „aktuelle Ausbreitung von Tumorgewebe" erfasst, darunter ist

Tabelle 9.6. Unterteilung der R0-Resektionen bei Magenkarzinom nach dem sog. kurativen Potenzial der Tumorentfernung. (Nach Japanese Gastric Cancer Association 1998)

	Tumorresektion mit regionärer Lymphadenektomie	Mukosektomie ohne Lymphadenektomie
Resektionstyp	A pT1 oder 2 pN0, behandelt durch D1-, D2- oder D3-Dissektion oder pN1 (japanischer Definition), behandelt durch D2- oder D3-Dissektion Oraler und aboraler Sicherheitsabstand >10 mm (gemessen am histologischen Schnitt)	EA pT1a (Infiltration nur der Schleimhaut) Papilläres oder gut oder mäßig differenziertes tubuläres Adenokarzinom (japanischer Definition), kein Ulkus und keine Ulkusnarbe im Tumor, seitlicher Sicherheitsabstand mindestens 1 mm (gemessen am histologischen Schnitt), keine Lymphgefäß- und keine Veneninvasion
Resektionstyp	B Alle anderen R0-Resektionen	EB Alle anderen R0-Resektionen

die **Ausbreitung von vitalem Tumorgewebe** zu verstehen (Junginger et al. 2001).

> In solchen Fällen sollte gesondert auch die *Ausbreitung von regressiertem Tumorgewebe* dokumentiert werden, um eine möglichst zuverlässige Schätzung der Tumorausbreitung vor Therapie zu erhalten und damit Vergleiche zwischen Patientengruppen mit und ohne adjuvante Therapie bezüglich des prätherapeutischen Tumorstatus zu ermöglichen.

9.5 Klassifikation von isolierten (disseminierten) Tumorzellen

Definition

Von **Metastasen** darf nur dann gesprochen werden, wenn Tumorzellen in einem Lymphknoten durch die Wand der Lymphsinus oder in einem Fernorgan durch die Blutgefäßwand in das umgebende extrasinusoidale bzw. extravaskuläre Gewebe penetriert sind (Hermanek et al. 1999). Misst eine solche Metastase maximal 0,2 cm, wird sie als **Mikrometastase** bezeichnet (UICC 2001 und 2002).

Hiervon abzutrennen ist der Nachweis isolierter Tumorzellen in Lymphsinus, im zikulierenden Blut oder in Fernorganen, wenngleich dies im Schrifttum immer noch fälschlicherweise auch als **Mikrometastasierung** bezeichnet wird. Dass maligne Tumoren solche isolierten Tumorzellen abgeben, ist eine seit dem 19. Jahrhundert bekannte Tatsache, die Häufigkeit dieses Phänomens allerdings erst in den letzten Jahren durch empfindliche Untersuchungsmethoden richtig erkannt.

Cave

Der Nachweis solcher **disseminierter Tumorzellen** ist keineswegs identisch mit einer Metastasierung. Weniger als 0,05 % dieser isolierten Tumorzellen überleben und führen zur Bildung von Metastasen.

Die unabhängige **prognostische Bedeutung** des Nachweises solcher Tumorzellen ist bislang nicht gesichert (Hermanek et al. 1999).

Aus diesen Gründen wird der Nachweis isolierter Tumorzellen im TNM-System nicht berücksichtigt und darf insbesondere nicht als Metastasierung klassifiziert werden. Für weitere Studien hat die UICC ein diesbezügliches Kodierungssystem vorgeschlagen, das in Tabelle 9.7 dargestellt ist. Nur nach Standardisierung der Untersuchungsverfahren und aufgrund entsprechend großer Datensammlungen mit einheitlicher Klassifikation kann die **klinische Relevanz**, insbesondere die etwaige unabhängige prognostische Bedeu-

Tabelle 9.7. Kodierungssystem für Untersuchungen auf isolierte (disseminierte) Tumorzellen. (Nach Hermanek et al. 1999; UICC 2001 und 2002)

Untersuchung	Positive Befunde	Negative Befunde
Regionäre Lymphknoten		
Morphologische Untersuchung[a]	pN0(i+)	pN0(i-)
Nichtmorphologische Untersuchung[b]	pN0(mol+)	pN0(mol-)
Knochenmark		
Morphologische Untersuchung[a]	pM0(i+)	pM0(i-)
Nichtmorphologische Untersuchung[b]	pM0(mol+)	pM0(mol-)
Blut, andere Fernorgane	Wie Knochenmark, jedoch zusätzliche Angabe der Lokalisation, z. B. pM0(i+, Leber) oder pM0(mol-, Blut)	

[a] Morphologische Methoden: Lichtmikroskopie, Immunhisto- bzw. -zytochemie; [b] nichtmorphologische Methoden: Durchflusszytometrie, Polymerasekettenreaktion (PCR) u. a.

tung des Nachweises isolierter Tumorzellen in Lymphknoten, Knochenmark, zirkulierendem Blut oder anderen Fernorganen, geklärt werden.

Literatur

Hamilton SR, Aaltonen LA (eds) (2000) World Health Organization Classification of Tumours. Pathology and genetics of tumours of the digestive system. IARC Press, Lyon

Hermanek P (2000) The superiority of the new International Union Against Cancer and American Joint Committee on Cancer TNM staging of gastric carcinoma. Editorial. Cancer 88: 1763–1765

Hermanek P et al. (1999) Classification of isolated tumor cells and micrometastasis. Cancer 86: 2668–2673

Japanese Gastric Cancer Association (1998) Japenes classification of gastric carcinoma, 2nd engl edn. Gastric Cancer 1: 10–24

Japanese Society for Esophageal Diseases (1999) Guidelines for the clinical and pathologic studies on carcinoma of the esophagus, 9th edn. Kanehara, Tokyo

Junginger Th, Klimpfinger M, Hermanek P (2001) Klassifikation maligner gastrointestinaler Tumoren I. Springer, Berlin Heidelberg New York Tokio

UICC (1997) TNM-Klassifikation maligner Tumoren, 5. Aufl. (Hrsg: Ch. Wittekind, G. Wagner). Springer, Berlin Heidelberg New York Tokio

UICC (2001) TNM supplement, 2nd edn. A commentary on uniform use. (eds: Ch. Wittekind et al.). Wiley, New York

UICC (2002) TNM-Klassifikation maligner Tumoren, 6. Aufl. (Hrsg: Ch. Wittekind, H.-J. Meyer, F. Bootz). Springer, Berlin Heidelberg New York Tokio

Wagner G, Hermanek P, Wittekind Ch, Sinn HP (2002) Organspezifische Tumordokumentation, 2. Aufl. Empfehlungen zu Dokumentationsinhalten für Studien, Internet-Fassung („OTD-2-Internet). Deutsche Krebsgesellschaft, Frankfurt/Main. http://www.krebsgesellschaft.de

Pathologische Morphologie der Magenlymphome und der gastrointestinalen Stromatumoren

A. Tannapfel

10.1 Maligne Non-Hodgkin-Lymphome des Magens

10.1.1 Definition

Lymphome des Magens sind definiert als Lymphome, die vom Magen oder direkt benachbarten regionären Lymphknoten ausgehen. Lymphome werden als **primäre Magenlymphome** bezeichnet, wenn die Haupttumormasse im Magen lokalisiert ist (Isaacson et al. 2001). Die Mehrzahl der Magenlymphome sind hochmaligne B-Zell-Lymphome, von denen wiederum ein Großteil durch Progression von niedrigmalignen Lymphomen des mukosaassoziierten lymphatischen Systems (MALT) entsteht. Die niedrigmalignen Lymphome sind meistens B-Zell-Lymphome vom MALT-Typ. Weitere Lymphomentitäten sind Mantelzell-, Burkitt- und T-Zell-Lymphome.

> Ein primäres Hodgkin-Lymphom des Magens ist eine extreme Rarität (Isaacson et al. 2001).

Anatomisch werden primäre Magenlymphome – in Analogie zu den übrigen extranodalen Lymphomen – definiert als Tumoren, deren Hauptmasse in einem extranodalen Areal gelegen ist und deren Behandlung sich v. a. auf diesen extranodalen Anteil richtet. Diese strikte Definition führt prinzipiell zu einer unscharfen Abgrenzung gegenüber primär nodalen Non-Hodgkin-Lymphomen (NHL), die einen **sekundären Magenbefall** zeigen, was in etwa 25 % der Fälle vorkommt. Aufgrund der charakteristischen Morphologie der primär extranodalen MALT-Lymphome gelingt häufig eine Abgrenzung dieser Läsionen von sekundären, den Magen von außen mit einbeziehenden primär nodalen NHL (Dallenbach et al. 2000).

10.1.2 MALT-Konzept

Untersuchungen über die **Pathogenese primär extranodaler Lymphome** zeigen, dass eine enge Beziehung dieser Lymphome zum mukosaassoziierten lymphatischen Gewebe (MALT) besteht. Vor allem permeable Schleimhäute, wie die des Magens, die in direktem Kontakt zur Umwelt stehen, entwickeln als Schutz gegen mögliche krankheitserregende Einflüsse ein spezialisiertes lymphatisches Gewebe (MALT). Das intestinale MALT ist bereits pränatal angelegt und besteht aus 4 Kompartimenten (Chott 2003):

- organisiertes lymphatisches Gewebe, aufgebaut aus Lymphfollikel mit umgebender Marginalzone und T-Zone (vorwiegend als Peyer-Plaques im terminalen Ileum);
- diffuses lymphatisches Gewebe mit Plasmazellen in der Lamina propria;
- wenige intraepitheliale Lymphozyten;
- ortsständige Lymphknoten des Mesenteriums.

Das im Magen angesiedelte MALT bildet eine **immunologische Funktionseinheit** innerhalb der Schleimhaut und kann mit der Ausbildung von Sekundärfollikeln im Lymphknoten bei Antigenkontakt verglichen werden. Als wesentlicher Unterschied zum Lymphknoten befindet sich das MALT jedoch in Nachbarschaft epithelialer Strukturen in Form des drüsigen Oberflächenepithels. Darüber hinaus enthält es eine vergleichsweise breite Marginalzone (Abb. 10.1).

Die **Marginalzonenzellen**, die in ihrer Differenzierung Postkeimzentrumgedächtnis-B-Zellen entsprechen, sind kleine bis mittelgroße Lymphozyten. Sie können sich im MALT bis an die Schleimhautoberfläche ausbreiten und zwischen den Epithelzellen als intraepitheliale B-Zell-Nester imponieren und sog. lymphoepitheliale Läsionen ausbilden (Abb. 10.1). Dabei exprimieren sie typische B-Zell-Antigene (CD20, CD21, CD79α) und Immunglobuline (IgM).

> Es gilt heute als unstrittig, dass sich die extranodalen B-Zell-Lymphome des Magens klinisch, histomorphologisch, immunphänotypisch und genetisch von den nodalen, niedrigmalignen B-Zell-Lymphomen unterscheiden und damit eine eigene Lymphomentität darstellen (Wotherspoon et al. 2002).

In der „Revidierten europäisch-amerikanischen Lymphomklassifikation" (**REAL-Klassifikation**) wurde dieses Lymphom daher als eigenständige Entität akzeptiert (Isaacson et al. 2001). Die Frage, ob es auch großzellige extranodale B-Zell-Lymphome vom

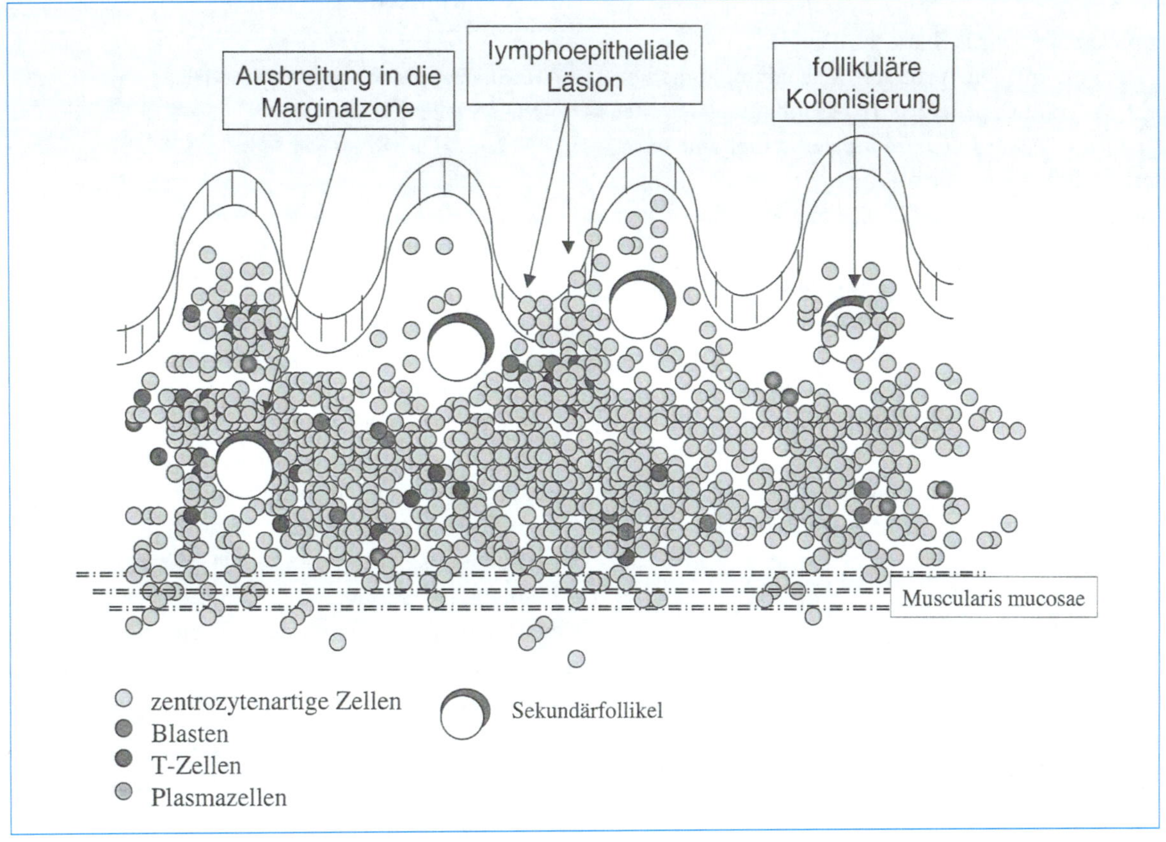

Abb. 10.1. Schema zum Wachstumsmuster des MALT-Lymphoms. (Mod. nach Dallenbach et al. 2000)

MALT-Typ gibt, wird nach epidemiologischen und genetischen Daten bis heute kontrovers diskutiert (Dallenbach et al. 2000). Um diagnostische und therapeutische Unsicherheiten zu vermeiden, sollte die Diagnose bei hochmalignen Lymphomen lauten: diffuses, großzelliges B-Zell-Lymphom mit oder ohne MALT-Komponente.

10.1.3 Epidemiologie

Etwa 40 % aller NHL entstehen **extranodal**, d. h. außerhalb des Lymphknotens. Dabei ist der Gastrointestinaltrakt der häufigste Entstehungsort extranodaler NHL. Man geht heute davon aus, dass etwa 4–18 % aller NHL in der westlichen Welt und bis zu 25 % aller Fälle im mittleren Osten den Gastrointestinaltrakt betreffen (Chott 2003).

> Innerhalb des gesamten Gastrointestinaltrakts ist der Magen die häufigste Lokalisation maligner NHL in der westlichen Hemisphäre.

Im mittleren Osten ist am häufigsten der Dünndarm betroffen. Etwa 10 % aller malignen Magentumoren sind Non-Hodgkin-Lymphome. Generell scheint es sich um eine Erkrankung mit steigender Inzidenz zu handeln (Du u. Isaacson 2002). Allerdings kann es sich um eine diagnostische Unschärfe handeln, da aufgrund der geänderten diagnostischen Kriterien heute die **Diagnose eines MALT-Lymphoms** präziser gestellt werden kann. Eine definitive Abgrenzung zu den früher als „Pseudolymphomen" fehlklassifizierten Entitäten erfolgt auch aufgrund der neuen WHO-Klassifikation (Isaacson et al. 2001).

Das Magenlymphom kommt weltweit vor, ist jedoch in der westlichen Hemisphäre häufiger, was auf die dortige höhere Prävalenz von **Helicobacter pylori** zurückgeführt wird (Hussel et al. 1993).

Um die **Inzidenz primärer Magenlymphome** korrekt zu ermitteln, ist eine strikte Einhaltung der oben genannten Definition extranodaler Lymphome erforderlich. Daher sind die meisten retrospektiven Daten schwierig zu interpretieren. Es kann als sicher gelten, dass eine Vielzahl der niedrig- und hochmalignen *nodalen* Lymphome zum Zeitpunkt ihrer Diagnose gastroskopisch bereits eine sekundäre Lymphombeteiligung des Magens darstellen und als primäre Magenlymphome fehlklassifiziert werden. Daher sind exakte Inzidenzzahlen nicht zu erhalten. Generell gilt, dass Magen-NHL beide Geschlechter gleich häufig betreffen, die Majorität der Patienten ist älter als 50 Jahre bei initialer Präsentation (Dallenbach et al. 2000).

10.1.4 Ätiologie

In bis zu 98 % aller Fälle sind die niedrigmalignen MALT-Lymphome des Magens mit einer Helicobacter-pylori-Infektion assoziiert. In hochmalignen NHL des Magens weist **Helicobacter pylori** eine signifikant geringere Prävalenz mit etwa 38 % auf.

> Es konnte gezeigt werden, dass die Infektion mit Helicobacter pylori der Entwicklung eines primären Magenlymphoms vorausgeht, insbesondere auch durch Untersuchung an archivierten Magenbiopsien (Wotherspoon et al. 1993; Hussel et al. 1993).

Die unterschiedlichen Stämme von Helicobacter pylori besitzen ein divergentes Risiko der Magenlymphomentwicklung.

Immundefizienz. Patienten, deren Immunsystem gestört ist, leiden vermehrt an primären Magenlymphomen. Bis zu 23 % der NHL des Gastrointestinaltrakts entstehen bei HIV-infizierten Patienten. Bei HIV-Infektion handelt es sich meist um großzellige B-Zell- oder Burkitt-Lymphome, seltener um niedrigmaligne MALT-Lymphome (Isaacson et al. 2001).

10.1.5 Klinische Zeichen

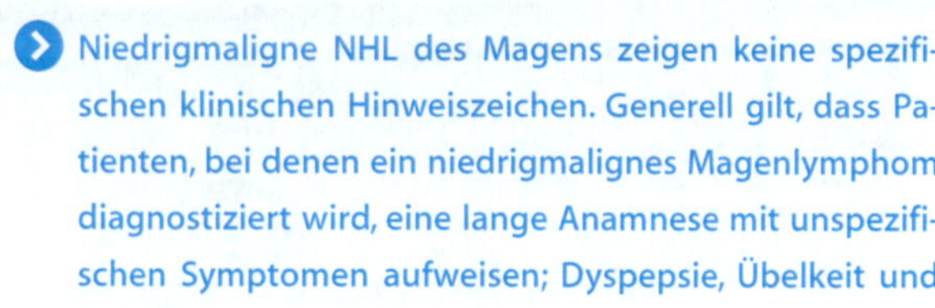
> Niedrigmaligne NHL des Magens zeigen keine spezifischen klinischen Hinweiszeichen. Generell gilt, dass Patienten, bei denen ein niedrigmalignes Magenlymphom diagnostiziert wird, eine lange Anamnese mit unspezifischen Symptomen aufweisen; Dyspepsie, Übelkeit und Erbrechen werden am häufigsten genannt.

Größere Studien zeigen, dass MALT-Lymphome bevorzugt im **Magenantrum** lokalisiert sind (Chott 2003). Endoskopisch fällt eine Vergrößerung der Magenfalten auf, oberflächliche Erosionen und Ulzerationen werden häufig beschrieben. Aufgrund der Ausbreitung mit zum Teil submukösem Tumorwachstum unterhalb endoskopisch intakt imponierender Schleimhaut ist eine ausgedehnte Biopsieentnahme mit sog. Mapping-Biopsien anzuraten. Hochmaligne Non-Hodgkin-Lymphome des Magens zeigen meist schwerwiegende endoskopische Bilder sowie häufig Ulzerationen und imponieren zum Teil als große submuköse Tumoren.

10.1.6 Morphologie

Im Folgenden sollen MALT-Lymphome, Mantelzelllymphome, diffuse großzellige B-Zell-Lymphome, Burkitt-Lymphome und T-Zell-Lymphome beschrieben werden, da es sich um die häufigsten Lymphomentitäten des Magens handelt.

MALT-Lymphome

MALT-Lymphome gehören zu den kleinzelligen, extranodalen Marginalzonenlymphomen Es handelt sich um **niedrigmaligne B-Zell-Lymphome**, die im Rahmen der proliferationsinduzierenden Wirkung einer Helicobacter-pylori-Infektion entstehen. Daher empfiehlt sich heute als erster therapeutischer Behandlungsschritt die antibiotische Helicobacter-pylori-Eradikation. Mehrere Studien, zum Teil an großen Kollektiven, zeigen, dass dieser Therapieansatz in der Mehrzahl der Fälle (etwa 70 %) erfolgreich ist (Wotherspoon et al. 1993; Hussel et al. 1993).

> Eine fehlende oder partielle Regression des Tumors findet sich jedoch bei fortgeschrittenen Tumorstadien, größerem Tumordurchmesser (>4 cm) oder einer sekundär hochmalignen, d. h. blastären Transformation (Liu et al. 2000 und 2002). In diesen Fällen sollte eine operative Behandlung in Kombination mit einer Chemotherapie angestrebt werden.

Histologisch zeigen MALT-Lymphome ein relativ charakteristisches Bild. In der Biopsie findet sich zumeist ein dichtes, diffuses, lymphatisches Infiltrat, zum Teil zwischen reaktiven Sekundärfollikeln. Ist die Biopsie groß genug, können Lymphozyten in der Submukosa oder ggf. auch in tieferen Wandschichten nachgewiesen werden. Konzeptionell infiltrieren neoplastische Lymphozyten präexistente Lymphfollikel und finden sich zunächst außerhalb der follikulären Mantelzone in der sog. Marginalzone. Im weiteren Verlauf der Tumorprogression kolonisieren die neoplastischen B-Zellen die Lymphfollikel, bis hin zu einem diffusen lymphozytären Infiltrat.

Generell sind die Tumorzellen mittelgroß, zeigen einen schmalen Zytoplasmasaum und einen unregelmäßig geformten Zellkern. Die Ähnlichkeit dieser Zellen mit Zentrozyten des Follikelzentrums hat zur Namensgebung **„zentrozytenähnliche Zellen"** geführt. Eine monozytoide oder plasmozytoide Differenzierung ist zumeist vorhanden. Die zentrozytenähnlichen Zellen destruieren die Magendrüsen, was zum typischen Bild der **„lymphoepithelialen Läsionen"** führt. Die Kriterien, die zur Diagnose einer lymphoepithelialen Läsion führen, sollten streng gestellt werden. Eine zweifelsfreie Infiltration des Magenepithels durch clusterbildende neoplastische Lymphozyten sollte mit einer Destruktion der Drüsenarchitektur assoziiert sein (Abb. 10.1).

Immunphänotypisch stellt sich die zentrozytenähnliche Zelle als ähnlich der Marginalzonen-B-Zelle dar (Tabelle 10.1). Daher finden sich B-Zell-Marker, die Lymphomzellen sind negativ für CD10, Bcl-2 ist häufig ebenfalls nachweisbar. Immunglobuline, am häufigsten IgM, seltener IgA oder IgG, mit Leichtkettenrestriktion können nachgewiesen werden.

> Die immunhistochemische Darstellung gegenüber Zytokeratin erlaubt nicht nur der Nachweis lymphoepithelialer Läsionen, sondern ist differenzialdiagnostisch bedeutsam für die Abgrenzung gegen ein schlecht differenziertes oder undifferenziertes Karzinom.

Tabelle 10.1. Immunhistochemie der B-Lymphome des Magens

Entität	ICD-O-M	CD20	CD79α	CD5	CD43	CD10	Bcl-6	Bcl-2	Ki-67 [%]	Zyklin D1
MALT-Lymphom	9699/3	+	+	–	–/+	–	–	+	5–20	–
Follikuläres Lymphom	9690/3	+	+	–	–	+	+	+	15–50	–
Mantelzell-lymphom	9673/3	+	+	+	+	–	–	+	15–50	+
Differenziertes, großzelliges B-Zell-Lymphom	9680/3	+	+	–	–	–/+	–/+	+/–	>50	–
Burkitt-Lymphom	9687/3	+	+	–	+	+	+	–	100	–
Keimzentren bei follikulärer Hyperplasie (reaktiv)		+	+	–	–	+	+	–	>60	–

Differenzialdiagnostisch muss eine hochgradig chronische und auch floride **Gastritis** vom Low-grade-MALT-Lymphom abgegrenzt werden. Die Differenzialdiagnose zwischen reaktiven lymphofollikulären Aggregaten und neoplastischen Infiltraten ist schwierig und erfordert ausreichendes Biopsiematerial. In den Fällen, in denen eine sichere Differenzierung zwischen reaktiven Veränderungen und (beginnenden) Lymphominfiltraten nicht möglich ist, werden die Diagnose „atypische lymphoide Infiltrate ohne sichere Dignitätszuordnung" bevorzugt und eine zeitnahe Rebiopsie empfohlen.

Finden sich innerhalb der MALT-Lymphomzellen Cluster von großen, blastären B-Zellen, ist von einer **sekundär malignen Transformation** in ein hochmalignes Lymphom auszugehen. Finden sich keine residuellen, niedrigmalignen MALT-Lymphomareale, ist die Differenzialdiagnose zum diffusen, großzelligen B-Zell-Lymphom nicht mehr möglich.

Die Diagnostik des MALT-Lymphoms beruht auf dem Nachweis der oben beschriebenen morphologischen Charakteristika und ggf. der Monoklonalität. Allerdings ist hier monoklonales Wachstum nicht immer mit Malignität gleichzusetzen. **Molekulargenetische Daten** zeigen, dass insbesondere in frühen Stadien eine stimulationsabhängige Lymphozytenproliferation vorliegt. Die nach Helicobacter-pylori-Eradikation beobachtete Regression – Wegfall der Proliferationsinduktion – unterstützt diese Hypothese. Molekulargenetische Untersuchungen haben gezeigt, dass ein Immunglobulinrearrangement in MALT-Lymphomen nachgewiesen werden kann. Die Translokation t (11;18) (q21;q21) ist in einer großen Zahl niedrigmaligner MALT-Lymphome identifiziert worden (Liu et al. 2002). Die bisher vorliegenden genetischen Daten lassen vermuten, dass MALT-Lymphome als sequenzielle Akkumulation somatischer Mutationen entstehen, was das Konzept einer permanenten antigengetriggerten Selektion und Proliferation der Lymphozyten (durch Helicobacter pylori) stützt.

Mantelzelllymphom

Die meisten Mantelzelllymphome des Magens treten in Kombination mit der **multiplen lymphomatösen Polyposis des Gastrointestinaltrakts** auf. Morphologisch und immunphänotypisch sind die Mantelzelllymphome des Magens nicht von denen der Lymphknoten zu unterscheiden. Es zeigt sich in einigen Fällen ein diffuses monotones Infiltrat von B-Zellen, die einen schmalen Zytoplasmasaum und unregelmäßig konfigurierte Zellkerne aufweisen. Diese B-Zellen exprimieren, neben den üblichen B-Zell-Markern, CD5 und Zyklin D1 (▫ Tabelle 10.1).

Diffuse, großzellige B-Zell-Lymphome des Magens unterscheiden sich nicht von denen des Lymphknotens. Diffuse, großzellige Lymphome destruieren komplett die Drüsenstruktur der Mukosa, die Zellen sind groß und zeigen einen bläschenförmigen Kern mit prominenten Nukleolen. Immunphänotypisch lassen sich B-Zell-Marker (CD19, CD20, CD22, CD79α) nachweisen. Die Proliferationsfraktion (definiert als Anteil MIB-1- bzw. Ki67-positiver Zellen) beträgt mehr als 50 %.

Seltene B-Zell-Lymphome des Magens

Obwohl sich das lymphatische Gewebe im Magen nach Antigenkontakt aus allen bekannten B-Zell-Populationen zusammensetzt, sind neben den MALT- und Mantelzelllymphomen alle übrigen Lymphomentitäten selten. So finden sich **Follikelzentrumlymphome** als extreme Rarität. Sie unterscheiden sich weder zytologisch noch immunphänotypisch von nodalen Follikelzentrumlymphomen.

Das (sporadische) **Burkitt-Lymphom** des Magens ist sehr selten und unterscheidet sich weder morphologisch noch immunhistochemisch von dem anderer Lokalisation. Burkitt-Lymphome exprimieren IgM mit Leichtkettenrestriktion und alle übrigen B-Zell-Marker. Die Proliferationsfraktion kann bis zu 100 % betragen.

Primäre T-Zell-Lymphome des Magens sind eine extreme Rarität. Die meisten von ihnen finden sich in Regionen, in denen eine endemische HTLV-1-Infektion vorhanden ist (Watanabe u. Moriyama 2002).

Das **Hodgkin-Lymphom** infiltriert zumeist sekundär den Magen, primäre Hodgkin-Lymphome des Magens sind eine extreme Rarität (Isaacson et al. 2001).

10.1.7 Prognose und Prädiktionsfaktoren

Wie bereits angeführt, konnten in bis zu 84 % komplette Regressionen niedrigmaligner MALT-Lymphome durch **Helicobacter-pylori-Eradikation** erreicht werden. Die bisherigen Literaturdaten zeigen, dass eine Eradikation lediglich bei niedrigmalignen Lymphomen mit oberflächlicher Infiltration der Magenwand erfolgversprechend ist. Die Stadieneinteilung der NHL zeigt Tabelle 10.2.

> In Studien konnte gezeigt werden, dass die Zeitdauer der Remission von 4–6 bis hin zu 18 Monaten variieren kann. Erste Langzeitbeobachtungen zeigen, dass etwa 10 % der Patienten nach einem medianen Follow-up von 2 Jahren eine komplette Remission aufweisen.

Tabelle 10.2. Stadieneinteilung der Non-Hodgkin-Lymphome (modifizierte Ann-Arbor-Klassifikation)

Stadium I	Einzelne Lymphknotenregion	
	Lokalisierter Befall eines einzelnen extralymphatischen Organs/Bezirks	IE
Stadium II	2 oder mehrere Lymphknotenregionen auf der gleichen Zwerchfellseite	
	Lokalisierter Befall eines einzelnen extralymphatischen Organs/Bezirks mit seinen regionären Lymphknoten ± anderen Lymphknotenregionen auf gleicher Zwerchfellseite	IIE
Stadium III	Lymphknotenregionen auf beiden Zwerchfellseiten ± lokalisierter Befall eines *einzelnen* extralymphatischen Organs/Bezirks	IIIE
	Befall der Milz	IIIS
	Beides	IIIE+S
Stadium IV	Disseminierter (multifokaler) Befall extralymphatischer Organe ± regionärer Lymphknotenbefall	
	Isolierter Befall von extralymphatischen Organen und nichtregionären Lymphknoten	
Alle Stadien unterteilt	Ohne Gewichtsverlust/Fieber/Schweiß	A
	Mit Gewichtsverlust/Fieber/Schweiß	B

Langzeitremissionen sind ebenfalls beschrieben (Isaacson et al. 2001). Eine chirurgische Tumorentfernung ist ebenfalls mit einem langfristigen Überleben vergesellschaftet. Dabei gelten R1-Resektionen sowie fortgeschrittene Tumorstadien als prognostisch ungünstig, wobei diese inversen Effekte durch zusätzliche Chemotherapie kompensiert werden können.

Cave

Generell gelten, unabhängig von wirklichen Behandlungsmodalitäten, Tumorstadium und Tumorgrad (High-grade- vs. Low-grade-Lymphome) als einzige signifikante unabhängige prognostische Variablen.

10.2 Gastrointestinale Stromatumoren

10.2.1 Definition

Die meisten **gastrointestinalen mesenchymalen Tumoren** sind sog. gastrointestinale Stromatumoren (GIST) oder Myome (glattmuskuläre Tumoren). Die überwiegende Mehrzahl der gastrointestinalen Stromatumoren findet sich im Magen. Die Bezeichnung „GIST“ wurde ursprünglich als neutraler Begriff für eine Gruppe von mesenchymalen Tumoren eingeführt, die weder glattmuskuläre noch neuronale Differenzierung aufwiesen (Berman u. O'Leary 2001).

Historisch wurden diese Tumoren als „epitheloide Tumoren“, „Leiomyome“, „Leiomyosarkome“, „Leiomyoblastome“ oder auch „bizarre Leiomyome“ bezeichnet. Erst die Elektronenmikroskopie konnte zeigen, dass diese Tumoren zumeist **keine glattmuskuläre Differenzierung** aufweisen.

> Durch die breite Einführung der Immunhistochemie in den frühen 1980er Jahren konnte definitiv nachgewiesen werden, dass eine Vielzahl der „Leiomyome“ keine Expression glattmuskulärer Marker aufweisen.

Man führte daher für mesenchymale Tumoren ohne (glatt-)muskuläre Differenzierung 1983 erstmalig die

Bezeichnung **„Stromatumor"** ein. Von ihnen grenzt sich eine Gruppe von Neubildungen mit autonomer neuronaler Differenzierung ab, die als **gastrointestinale Tumoren autonomer Nerven** (GANT) bezeichnet werden (Miettinen et al. 2001).

Durch die Einführung des GIST-Konzepts werden heute **2 große Gruppen mesenchymaler Tumoren des Gastrointestinaltrakts** voneinander abgegrenzt:

- Zeigen die Tumoren eine immunhistochemisch nachweisbare Expression von c-kit (CD117), kann die Diagnose eines **GIST** gestellt werden.
- Fehlt CD117 und lässt sich eine glattmuskuläre Differenzierung (Aktin-, Desminpositivität) nachweisen, handelt es sich um **Leiomyome, Leiomyosarkome, Schwannome oder Lipome.**

Tabelle 10.3. Risikodefinierung der Malignität gastrointestinaler Stromatumoren

Risiko	Größe	Mitoseanzahl
Sehr niedrig	<2 cm	<5/50 HPF
Niedrig	2–5 cm	<5/50 HPF
Mittel	<5 cm	6–10/50 HPF
	5–10 cm	<5/50 HPF
Hoch	>5 cm	>5/50 HPF
	>10 cm	Alle Mitosezahlen
	Alle Größen	>10/50 HPF

HPF „high power field".

Die neue Nomenklatur mit Einführung des GIST-Begriffs hat dazu geführt, dass eine Reihe von früher als Leiomyosarkom oder Schwannom eingeordnete Tumoren heute der GIST-Definition entsprechen (Berman u. O'Leary 2001).

10.2.2 Epidemiologie

Genaue **Inzidenzzahlen** für GIST des Magens sind in der Literatur nicht angegeben. Etwa 2 % aller malignen Magentumoren sind (maligne) GIST. Eine Geschlechterdisposition scheint nicht zu bestehen, in einigen Studien überwiegen jedoch Männer. Generell handelt es sich um eine Erkrankung des älteren Menschen, der Altersdurchschnitt liegt im 6.–8. Dezennium.

> Generell können GIST alle Abschnitte des Gastrointestinaltrakts betreffen, zu 60–70 % sind sie jedoch im Magen lokalisiert, 20–30 % finden sich im Dünndarm, die übrigen 10 % verteilen sich auf das Kolorektum und den Ösophagus.

Generell scheinen epitheloid differenzierte gastrointestinale Stromatumoren häufiger im Magen als im übrigen Gastrointestinaltrakt vorzukommen. Die **Prognose gastrointestinaler Tumoren** ist ebenfalls mit der Lokalisation assoziiert. Es gilt, dass die Prognose umso schlechter ist, je weiter distal der Tumor im Gastrointestinaltrakt lokalisiert ist. Daher besitzen gastrointestinale Stromatumoren des Magens eine relativ gute Prognose. Etwa 30 % aller GIST zeigen einen klinisch malignen Lauf mit Tumorrezidiv, intraabdominellen Metastasen sowie Metastasen in Leber und Lunge (Tabelle 10.3; Joensuu et al. 2001).

10.2.3 Makroskopische Aspekte

Kleine GIST können als Knoten in der Serosa, der Submukosa oder intramural imponieren und sind generell **Zufallsbefunde** während endoskopischer oder chirurgischer Eingriffe. Besonders epitheloid differenzierte GIST des Magens zeigen in der überwiegenden Mehrzahl der Fälle oberflächliche Ulzerationen. Große Tumoren können sich intraluminal in den Magen vorwölben oder besitzen eine ausgedehnte extragastrische Komponente, was die Lokalisationszuordnung erschwert.

Cave

Nicht selten zeigen intraluminale Tumoren eine oberflächlich intakte Mukosa, Ulzerationen finden sich auch nach eigenen Daten in nur etwa 30 % der Fälle.

Auf der Schnittfläche imponieren GIST als umschriebene, meist feste, teilweise spindelzellige Tumoren, die zentrale Blutungen oder Nekrosen aufweisen können. Multinodularität, ausgedehnte Nekrosen und Blutungen sowie Zystenbildung werden generell als **Hinweiszeichen für maligne Verläufe** angesehen (Miettinen et al. 2002).

10.2.4 Histopathologische Aspekte

Mikroskopisch ist das Bild gastrointestinaler Stromatumoren sehr variabel. Als nahezu magenspezifisch gilt die schon erwähnte **zellreiche spindelzellige Variante**. Hier finden sich dicht gelagerte Spindelzellen, teilweise wirbelförmig, faszikulär wachsend. Palisadenförmige Anordnungen sind nicht selten. Das Zellbild ist relativ uniform, die Zellen generell gering polymorph. Sie besitzen perinukleäre Vakuolen, die als Fixationsartefakt gelten. Regressive Tumorveränderungen (Nekrosen, Blutungen, Hyalinisierung) sind häufig (Miettinen et al. 2001). Typischerweise exprimieren GIST c-kit, einen Thyrosinkinaserezeptor (Stammzellfaktorrezeptor), auch CD117 genannt; CD117 zeigt immunhistochemisch prinzipiell eine diffuse zytoplasmatische oder perinukleäre Akzentuierung. Zusätzlich sind etwa 70–80 % aller GIST positiv für CD34, wenige GIST exprimieren zusätzlich glattmuskuläres Aktin (Andersson et al. 2002).

> Die c-kit-Positivität der gastrointestinalen Stromatumoren führte zur histogenetischen Aufklärung der möglichen Ursprungszelle. Neueren Untersuchungen zur Folge stammen GIST von den interstitiellen Cajal-Zellen ab, die ebenfalls eine CD117-Expression aufweisen.

Der spanische Histologe und Neuroanatom Cajal identifizierte diese interstitiellen Zellen innerhalb der Muskulatur bzw. des Plexus myentericus des Gastrointestinaltrakts, die er als essenziell für die regelrechte gastrointestinale Motilität ansah. Die vermehrte Expression von c-kit (CD117) ist auf eine aktivierende Mutation mit konsekutiver **Aktivierung der Thyrosinkinaserezeptoraktivität des c-kit-Gens** zurückzuführen (Hirota et al. 1998). Therapeutisch kann versucht werden, diese Aktivität zu inhibieren. Studien, die den Thyrosinkinaseinhibitor STI-571 einsetzen, sind erfolgversprechend (van Oosterom et al. 2001; Dagher et al. 2002).

10.2.5 Prognoseabschätzung

Generell gilt, dass die **histologischen Kriterien der Malignität** sich aus den klassischen Faktoren des Mitoseindex, der Tumorgröße und des Proliferationsindex zusammensetzen. Die allgemein akzeptierten Kriterien sind in ▫ Tabelle 10.3 aufgeführt.

> Es gilt, dass Tumoren, die kleiner sind als 2 cm, generell einen gutartigen Verlauf zeigen. Tumoren, die größer sind als 5 cm, aber weniger als 5 Mitosen (pro 50 „high power fields", HPF) aufweisen, werden generell als „mit unsicherem malignen Potenzial" diagnostiziert.

Die **Prognose der GIST** ist daher wesentlich abhängig von der Mitoserate, der Tumorgröße und weiteren definitiv Malignität beweisenden Zeichen, wie Invasion oder (Fern-)metastasen (Miettinen et al. 2001), 5-Jahres-Überlebensraten maligner GIST von 49–74 % sollten nach Einführung der STI-571-Therapie deutlich verbessert werden können.

Cave

Andere mesenchymale Tumoren, wie die gastrointestinalen Tumoren der autonomen Nerven (GANT), Leiomyome, Leiomyosarkome, Glomustumoren, Schwanome, Lipome und Granularzelltumoren, müssen von GIST abgegrenzt werden.

10.3 Zusammenfassung

Lymphome werden als primäre Magenlymphome bezeichnet, wenn die Haupttumormasse im Magen lokalisiert ist. **Primäre Lymphome des Magens** sind praktisch immer Non-Hodgkin-Lymphome und leiten sich zum großen Teil vom mukosaassoziierten lymphatischen System (MALT) ab. Am häufigsten ist das diffuse, großzellige B-Zell-Lymphom, gefolgt vom MALT-Lymphom. Ein primäres Hodgkin-Lymphom des Magens stellt eine extreme Rarität dar.

Gastrointestinale Stromatumoren (GIST) des Magens sind mesenchymale Tumoren, die sich durch Expression von CD117 (c-kit) identifizieren lassen und dadurch von Leiomyomen und Schwannomen abgegrenzt werden können. Eine Dignitätsbeurteilung ist mitunter schwierig, Tumoren <5 cm und wenigen Mitosen gelten als benigne. Der Nachweis von CD117 (c-kit) in den Tumoren ist auf eine aktivierende Mutation der Thyrosinkinaserezeptoraktivität zurückzuführen und kann therapeutisch durch die Gabe von Thyrosinkinaseinhibitoren genutzt werden.

Literatur

Andersson J, Sjogren H, Sjogren H et al. (2002) The complexity of KIT gene mutations and chromosome rearrangements and their clinical correlation in gastrointestinal stromal (pacemaker cell) tumors. Am J Pathol 160: 15–22

Berman J, O'Leary TJ (2001) Gastrointestinal stromal tumor workshop. Hum Pathol 32: 578–582

Chott A (2003) Pathology of intestinal lymphomas. Pathologe24: 15–27

Dagher R, Cohen M, Williams G et al. (2002) Approval summary: imatinib mesylate in the treatment of metastatic and/or unresectable malignant gastrointestinal stromal tumors. Clin Cancer Res 8: 3034–3038

Dallenbach FE, Coupland SE, Stein H (2000) Marginal zone lymphomas: extranodal MALT type, nodal and splenic. Pathologe 21: 162–177

Du MQ, Isaacson PG (2002) Gastric MALT lymphoma: from aetiology to treatment. Lancet Oncol 3: 97–104

Hirota S, Osozaki K, Moriyama Y et al. (1998) Gain-of-function mutations of c-kit in human gastrointestinal stromal tumors. Science (Wash DC) 279: 577–580

Hussel T, Isaacson PG, Crabtree JE, Spencer J (1993) The response of cells from low-grade B-cell gastric lymphomas of mucosa-associated lymphoid tissue to Helicobacter pylori. Lancet 342: 571–574

Isaacson PG, Müller-Hermelink H, Piris MA et al. (2001) Extranodal marginal zone B-cell lymphoma of mucosa-associated lymphoid tissue (MALT lymphoma). In: Jaffe ES, Harris NL, Stein H, Vardiman JW (eds) WHO classification of tumours: Pathology and genetics tumours of haematopoietic and lymphoid tissues. WHO, Genf, pp 157–160

Joensuu H, Roberts PJ, Sarlomo-Rikala M et al. (2001) Effect of the tyrosine kinase inhibitor STI571 in a patient with a metastatic gastrointestinal stromal tumor. N Engl J Med 344: 1052–1056

Liu H, Ruskone-Fourmestraux A, Lavergne-Slove A et al. (2000) Resistance of t(11;18) positive gastric mucosa-associated lymphoid tissue lymphoma to Helicobacter pylori eradication therapy. Lancet 357: 39–40

Liu H, Ye H, Ruskone-Forumestraux A et al. (2002) T(11;18) is a marker for all stage gastric MALT lymphomas that will not respond to Helicobacter pylori eradication. Gastroenterology 122: 1286–1294

Miettinen M, Blay LY, Sobin LH (2001) Mesenchymal tumors of the stomach. In: Hamilton SR, Aaltonrn LA (eds) WHO classification of tumours: Tumours of the digestive system. WHO, Genf, pp 62–65

Miettinen M, Majidi M, Lasota J (2002) Pathology and diagnostic criteria of gastrointestinal stroma tumors (GISTs): a review. Eur J Cancer 38 Suppl 5: 39–51

van Oosterom AT, Judson I, Verweij J et al. (2001) Safety and efficacy of imatinib (STI571) in metastatic gastrointestinal stromal tumours: a phase I study. Lancet 358: 1421–1423

Watanabe M, Moriyama Y (2002) Primary gastric T-cell lymphoma without human T-lymphotropic virus type 1: report of a case. Surg Today 32: 525–30

Wotherspoon AC, Dogan A, Du MQ (2002) Mucosa-associated lymphoid tissue lymphoma. Curr Opin Hematol 9: 50–5

Wotherspoon AC, Doglioni C, Diss TC et al. (1993) Regression of primary low-grade B-cell gastric lymphoma of mucosa-associated lymphoid tissue type after eradication of Helicobacter pylori. Lancet 342: 575–577

Tumormarker

B. Mann

11.1 Einleitung

Tumormarker im Serum von Patienten mit malignen Erkrankungen können potenziell in dreierlei Hinsicht **klinische Bedeutung** haben:

- Bei entsprechend hoher Sensitivität und Spezifität können sie zur **Früherkennung von Karzinomen** dienen (Beispiel: PSA beim Prostatakarzinom).
- Der Nachweis eines Tumormarkers im Serum kann **prognostische Relvanz** für Patienten mit Malignomen haben (Beispiel: CEA beim kolorektalen Karzinom).
- Tumormarker können im Follow-up von Patienten zur **Verlaufsbeobachtung** und insbesondere zum **Erkennen eines Rezidivs** bzw. zur **Kontrolle adjuvanter Therapiekonzepte** dienen (Beispiel: CA 12–5 beim Ovarialkarzinom).

Im folgenden Kapitel wird dargestellt, inwiefern **Tumormarker** eine oder mehrere dieser Funktionen bei Patienten mit Plattenepithelkarzinom des Ösophagus, Adenokarzinom des gastroösophagealen Übergangs und Adenokarzinom des Magens erfüllen können.

11.2 Plattenepithelkarzinom des Ösophagus

11.2.1 Früherkennung durch Tumormarker im Serum

Für das Plattenepithelkarzinom des Ösophagus liegen Untersuchungen zu folgenden **Tumormarkern im Serum** vor:

- „Carcinoembryogenic antigen" (CEA; Brockmann et al. 2000; Kawaguchi et al. 2000),
- Squamos-cell-carcinoma-Antigen (SCC; Yamamoto et al. 1997; Brockmann et al. 2000),
- CA 72-4 (Brockmann et al. 2000),
- im Serum nachweisbare Fragmente von Zytokeratin 19 (CYFRA 21-1; Yamamoto et al. 1997; Brockmann et al. 2000; Kawaguchi et al. 2000).

Der Tumormarker mit der *höchsten Sensitivität* für das Plattenepithelkarzinom der Speiseröhre scheint nach den vorliegenden Studien an kleinen Patientenzahlen CYFRA 21-1 mit etwa 50 % zu sein (Yamamoto et al. 1997; Brockmann et al. 2000; Kawaguchi et al. 2000).

Die **Sensitivität** für CEA wird mit <20 % angegeben, für SCC mit knapp 30 % (Kawaguchi et al. 2000). Die **Spezifität** von CYFRA 21-1 beträgt etwa 90 % (Yamamoto et al. 1997; Brockmann et al. 2000).

Cave

Trotz dieser hohen Spezifität lässt die niedrige Sensitivität den Einsatz von CYFRA 21-1 als **Screeninguntersuchung** zum Nachweis von Plattenepithelkarzinomen bei Risikogruppen nicht sinnvoll erscheinen – die Hälfte aller Karzinome würden übersehen werden.

Zusätzlich ist kritisch anzumerken, dass CYFRA 21-1, wie die anderen Serumtumormarker auch, besonders in fortgeschrittenen Stadien der Erkrankung nachweisbar ist. Somit liegt die zu erwartende **Sensitivität in frühen Tumorstadien** – und nur eine Detektion in diesen Stadien würde ja ein Screening sinnvoll erscheinen lassen – wahrscheinlich noch deutlich niedriger als die oben angegebenen 50 %.

Cave

Zusammenfassend muss festgehalten werden, dass keiner der bis heute untersuchten Serumtumormarker ein sinnvolles Instrument zur **Früherkennung von Plattenepithelkarzinomen der Speiseröhre** darstellt.

11.2.2 Prognostische Bedeutung von Tumormarkern im Serum

Auch in Hinblick auf die prognostische Aussagekraft scheint **CYFRA 21-1** der vielversprechendste Serumtumormarker für Plattenepithelkarzinome des Ösophagus zu sein (Yamamoto et al. 1997; Brockmann et al. 2000; Kawaguchi et al. 2000). Zwei Arbeitsgruppen konnten bei 48 bzw. 41 Patienten in der univariaten Analyse eine Korrelation mit fortgeschrittenen Tumorstadien nachweisen (Yamamoto et al. 1997; Kawaguchi et al. 2000). Ein dritte Arbeitsgruppe fand diesen Zusammenhang bei 50 Patienten nicht (Brockmann et al. 2000).

Cave

Für **CEA, SCC und CA 72-4** konnte bisher keine Korrelation mit der Progression des Plattenepithelkarzinoms der Speiseröhre nachgewiesen werden (Yamamoto et al. 1997; Brockmann et al. 2000; Kawaguchi et al. 2000).

Einschränkend muss angemerkt werden, dass bis heute auch für **CYFRA 21-1** in keiner Arbeit eine unabhängige prognostische Relevanz in Form einer multivariaten Analyse belegt werden konnte.

Neben den bereits erwähnten Markern wurden für diese Entität in letzter Zeit auch der im Serum nachweisbare **Interleukin-2-Rezeptor** (sIl-2R; Oka et al. 1999) und der **„vascular endothelial growth factor"** (VEGF; Shimada et al. 2001) analysiert.

Die Serumkonzentrationen von **sIL-2R** waren bei 51 Patienten mit Plattenepithelkarzinom signifikant höher als bei 18 Kontrollen (Oka et al. 1999).

> Die multivariate Analyse zeigte, dass ein *hoher sIl-2R-Spiegel im Serum* eine Korrelation mit Lymphknotenbefall und Fernmetastasen, nicht aber mit der T-Klassifikation, dem Grading oder der Resektabilität aufweist (Oka et al. 1999).

Ein unabhängiger **prognostischer Wert** konnte für diesen Marker ebenfalls nicht belegt werden (Oka et al. 1999).

> *Hohe VEGF-Konzentrationen* im Serum finden sich bei Patienten mit Plattenepithelkarzinom des Ösophagus häufiger als bei Kontrollen (Shimada et al. 2001).

Dieser Marker korrelliert gut mit allen bekannten **prognostischen Parametern** der TNM-Klassifikation, und an 96 Patienten konnte ein unabhängiger negativer prognostischer Wert für einen VEGF-Spiegel von >450 pg/ml im Serum belegt werden (Shimada et al. 2001). Bisher ist also nur die Bestimmung dieses Tumormarkers zu empfehlen. VEGF könnte somit auch bei Patienten mit Plattenpithelkarzinom der Speiseröhre ein interessantes molekulares Target für gezielte neue Therapieansätze sein, z. B. medikamentöse Inhibition.

11.2.3 Tumormarker in der Nachsorge

> Auch unter dem Aspekt der Nachsorge kommt potenziell nur *CYFRA 21-1 und VEGF* Bedeutung zu.

Für **CYFRA 21-1** konnten 2 Arbeitsgruppen zeigen, dass eine Erhöhung des Serumspiegels während der Nachsorge operierter Patienten mit Plattenepithelkarzinom der Speiseröhre häufig der erste Indikator für ein Rezidiv ist (Brockmann et al. 2000; Kawaguchi et al. 2000). Die Erhöhung der CYFRA-21-1-Werte ging dabei den etablierten bildgebenden oder histologischen Nachweismöglichkeiten des Rezidivs 1–13 Monate voraus (Kawaguchi et al. 2000), im Durchschnitt 3,5 Monate (Brockmann et al. 2000). Die entscheidende Frage, ob diese frühe Detektion eines Rezidivs den weiteren Verlauf in Hinblick auf das Gesamtüberleben positiv beeinflusst, hat bisher keine Arbeit untersucht.

> Die Bestimmung von CYFRA 21-1 scheint bei den etwa 50 % derjenigen Patienten, bei denen dieser Tumormarker präoperativ nachweisbar ist, im Rahmen der Nachsorge ein hilfreiches Instrument zur *Erkennung eines Rezidivs* zu sein (Brockmann et al. 2000; Kawaguchi et al. 2000).

Man weiß seit einiger Zeit, dass die **neoadjuvante Radio-/Chemotherapie** ein zweischneidiges Schwert für Patienten mit Platteneptihelkarzinom des Ösophagus ist: Responder profitieren vom multimodalen Therapiekonzept, Nonresponder schneiden schlechter ab als primär operierte Patienten (Ott et al. 2001).

Besonders wünschenswert wäre daher ein Serummarker, der die **Effektivität einer neoadjuvanten Radio-/Chemotherapie** voraussagen könnte. Hier liegen vorläufige Daten zu **VEGF** im Serum vor. Von 35 Patienten, die neoadjuvant behandelt wurden, zeigten die Responder einen signifkant niedrigeren VEGF-Wert im Serum als die Nonresponder (Shimada et al. 2001). Allerdings reicht die Erfahrung an dieser kleinen Patientengruppe nicht aus, um verlässliche Cut-off-Werte für VEGF angeben zu können, die diesen Marker als verlässlichen Parameter zur Überwachung einer neoadjuvanten Radio-/Chemotherapie empfehlen würden. VEGF scheint aber ein vielversprechender Kandidat als Responsemarker zu sein und sollte in aussagekräftigen Studien überprüft werden.

11.3 Adenokarzinom des gastroösophagealen Übergangs

Es liegen bis heute keine publizierten Daten vor, die die **Wertigkeit von Serumtumormarkern** für die Entität der Adenokarzinome des gastroösophagealen Überganges isoliert analysiert hätten. In einigen Arbeiten wird diese Gruppe mit den Adenokarzinomen des Magens subsummiert (Kim et al. 1995). Es ist fraglich, ob diese Vorgehensweise sinnvoll ist, da heute doch von unterschiedlichen molekularen Entstehungsmechanismen ausgegangen wird (s. Kap. 44).

11.3.1 Früherkennung durch Tumormarker im Serum

Es gibt sicherlich keinen Serumtumormarker, der für die **Früherkennung von Adenokarzinomen des gastroösophagealen Übergangs** empfohlen werden kann. Dies liegt, wie bereits erwähnt, weniger an negativen Ergebnissen von durchgeführten Untersuchungen als vielmehr an der Tatsache, dass solche Untersuchungen nicht vorliegen.

11.3.2 Prognostische Bedeutung von Tumormarkern im Serum

Auch die prognostische Wertigkeit von Tumormarkern für diese Patientengruppe kann wegen mangelhafter Datenlage nicht beurteilt werden. Bei etwa jedem 5. Patient liegt ein **erhöhter CEA-Wert** vor, und in diesen Fällen korreliert ein hoher Wert mit dem Vorhandensein von Fernmetastasen (Kim et al. 1995). Ob hier analog zum Adenokarzinom des Magens CA 72-4 ein hilfreicher Marker im Spiel sein könnte, muss in Studien, die gezielt diese Tumorentität analysieren, überprüft werden.

11.3.3 Tumormarker in der Nachsorge

Zu diesem Aspekt liegt eine ältere Untersuchung vor, die sowohl für Adenokarzinome des Magens als auch für solche der Speiseröhre die **Wertigkeit von CEA im Serum** untersucht hat. Nur etwa 20 % dieser Tumoren zeigten erhöhte CEA-Werte (Kim et al. 1995).

> Bei dieser Untergruppe von Patienten ist der *Abfall des CEA-Wertes unter neoadjuvanter Chemotherapie* ein guter Indikator für das Ansprechen im Sinne einer Tumorverkleinerung.

Trotzdem konnte in dieser Studie kein Zusammenhang zwischen dem absoluten CEA-Wert oder dem CEA-Verlauf unter neoadjuvanter Chemotherapie und der **Resektabilität** oder dem **Gesamtüberleben** nachgewiesen werden (Kim et al. 1995).

11.4 Adenokarzinom des Magens

11.4.1 Früherkennung durch Tumormarker im Serum

Es existieren für das Adenokarzinom des Magens **3 etablierte Tumormarker im Serum:**
- CA 72-4,
- CA 9-9,
- CEA.

Die **Nachweishäufigkeit** für Patienten mit Magenkarzinom wird für **CEA** mit knapp 20 % angegeben (Duraker u. Celik 2001; Ishigami et al. 2001), für **CA 19-9** mit 20–30 % (Duraker u. Celik 2001; Ishigami et al. 2001) und für **CA 72-4** mit etwa 35 % (Spila et al. 1996; Gaspar et al. 2001). Alle 3 Tumormarker lassen sich häufiger bei fortgeschrittenen Tumoren nachweisen und sind in frühen Erkrankungsstadien deutlich seltener im Serum zu finden.

Cave

Somit kommt keiner dieser 3 etablierten Marker – ebensowenig wie neuere Marker, wie z. B. E-Cadherin im Serum – als sinnvolles Instrument zu **Früherkennung bzw. Screnning** von Magenkarzinomen infrage.

11.4.2 Prognostische Bedeutung von Tumormarkern im Serum

CEA

In vielen retrospektiven Beobachtungsstudien konnte gezeigt werden, dass sich ein **erhöhter CEA-Wert im Serum** bei Patienten mit Magenkarzinom häufiger findet bei (Duraker u. Celik 2001; Ishigami et al. 2001; Kim et al. 2000; Reiter et al. 1997):

- T4-Tumoren,
- befallenen lokoregionären Lymphknoten,
- Fernmetastasen.

Die Daten sind nicht gut vergleichbar, da in unterschiedlichen Studien **unterschiedliche Cut-off-Werte** verwendet wurden: 4 ng/ml (Reiter et al. 1997), 5 ng/ml (Ishigami et al. 2001) oder 10 ng/ml (Kim et al. 2000).

In univariaten Analysen konnte gezeigt werden, dass *erhöhte CEA-Werte* mit einer höheren Rate an metachronen Fernmetastasen und palliativen Tumorresektionen sowie einer Verschlechterung des Gesamtüberlebens einhergehen (Ishigami et al. 2001; Kim et al. 2000; Reiter et al. 1997; Marrelli et al. 2001).

Auch bei der Analyse einzelner Tumorstadien konnte gezeigt werden, dass Patienten mit einem pathologisch hohen CEA-Wert nach kurativer Resektion im Stadium I und II nur eine **2-Jahres-Überlebenswahrscheinlichkeit** von 50 % aufweisen – im Gegensatz zu Patienten im selben Tumorstadium ohne CEA-Werterhöhung mit 83 % (Reiter et al. 1997). In multivariaten Analysen ergab sich bei pathologischem CEA-Wert im Serum eine Erhöhung des relativen Risikos, am Tumor zu versterben, auf etwa 2 (Ishigami et al. 2001; Reiter et al. 1997). Andere Autoren konnten keine unabhängige prognostische Relevanz eines erhöhten CEA-Wertes für Patienten mit Magenkarzinom finden (Duraker u. Celik 2001; Marrelli et al. 2001).

CA 19-9

Sehr vergleichbar zum CEA fand sich auch für CA 19-9 in vielen Untersuchungen ein erhöhter Serumwert bei fortgeschrittenem Karzinomleiden (Duraker u. Celik 2001; Ishigami et al. 2001; Gaspar et al. 2001; Reiter et al. 1997; Marrelli et al. 2001). Auch für diesen Tumormarker wurden unterschiedliche Cut-off-Werte angewandt, die von 37 U/l (Duraker u. Celik 2001) bis 60 U/l (Reiter et al. 1997) schwanken. Univariate Berechnungen zeigten auch für CA 19-9 **prognostische Relevanz** in Hinblick auf kurative Resektion, metachrone Fernmetastasen und Gesamtüberleben (Ishigami et al. 2001; Reiter et al. 1997; Marrelli et al. 2001). In einer multivariaten Analyse fand sich bei einem präoperativen CA-19-9-Wert >60 U/l ein relatives Risiko, am Tumor zu versterben, von 2,8 (Reiter et al. 1997). In anderen Analysen ergab sich keine unabhängige prognostische Relevanz für diesen Serumtumormarker (Duraker u. Celik 2001).

CA 72-4

CA 72-4 ist ein Muzin mit hohem Molekulargewicht und scheint für das Magenkarzinom sensitiver zu sein als CEA bzw. CA 19-9 (Spila et al. 1996; Gaspar et al. 2001; Marrelli et al. 2001). Entsprechend den beiden anderen Tumormarkern findet sich ein erhöhter CA-72-4-Wert häufiger in **fortgeschrittenem UICC-Stadium** (Gaspar et al. 2001; Marrelli et al. 2001).

In univariaten Analysen wurde gezeigt, dass Patienten mit hohen CA-72-4-Werten häufiger **metachrone Fernmetastasen** entwickeln und ein **schlechteres Gesamtüberleben** aufweisen (Gaspar et al. 2001; Marrelli et al. 2001). In multivariaten Analysen wies eine Arbeitsgruppe ein relatives Risiko von 4 für das Auftreten von metachronen Fernmetastasen nach (Marrelli et al. 2001), eine andere ein relatives Risiko von 4,2, am Tumor zu versterben (Gaspar et al. 2001) – jeweils verglichen mit Patienten ohne CA-72-4-Werterhöhung im Serum.

E-Cadherin

Auf die Bedeutung von E-Cadherin bei der Entstehung von Magenkarzinomen wird an anderer Stelle (s. Kap. 44) eingegangen. Es gibt Hinweise, dass auch die Bestimmung von löslichem E-Cadherin im Serum als Tumormarker für Patienten mit Magenkarzinom Bedeutung haben könnte. An einem Kollektiv von 116 Patienten wurde gezeigt, dass ein deutlich erhöhter E-Cadherinwert im Serum das relative Risiko für ein **pT4-Karzinom** auf 1,34 erhöht und dass das relative Risiko einer nur **palliativen Therapieoption** bei diesen Patienten auf 1,7 steigt (Chan et al. 2001).

11.4.3 Tumormarker in der Nachsorge

Auf die Effektivität und den Sinn einer standardisierten Tumornachsorge bei Patienten mit Magenkarzinom nach Tumorresektion kann hier nicht erschöpfend eingegangen werden. Es gibt nur sehr wenig Angaben über die **Wertigkeit von Tumormarkern** in diesem Zusammenhang.

> Es konnte gezeigt werden, dass die Serumwerte *CEA und CA 19-9* nach R1- und R2-Resektion höher sind als nach R0-Resektion und dass bei Patienten, bei denen nach R0-Resektion eines Magenkarzinoms eine adjuvante Radio-/Chemotherapie durchgeführt wurde, eine Persistenz bzw. ein Anstieg dieser beiden Tumormarker mit einer höheren Rate an Rezidiven einherging (Pectasides et al. 1997).

Das **Gesamtüberleben** stand allerdings in keinem Zusammenhang mit den im postoperativen Verlauf bestimmten Tumormarkern CEA und CA 19-9 (Pectasides et al. 1997).

In einer anderen Studie wurde gezeigt, dass der **Abfall des CA-72-4-Wertes im Serum** mit einer Verlängerung des rezidivfreien Intervalls nach R0-Resektion einhergeht (Spila et al. 1996).

Cave

Es liegt bis heute keine Studie für Patienten mit Magenkarzinom vor, die gezeigt hätte, dass die Bestimmung von Tumormarkern im Rahmen der Nachsorge die Wahrscheinlichkeit einer erneuten **R0-Resektion** bzw. das **Gesamtüberleben** beeinflusst hätte.

11.5 Zusammenfassung

Eine Übersicht der angesprochenen **Tumormarker und deren Relevanz** ist Tabelle 11.1 zu entnehmen.

Tumormarker im Serum spielen bei Patienten mit Karzinom der Speiseröhre und des Magens eine weit weniger wichtige Rolle als bei anderen Karzinomen, wie z. B. dem Ovarial-, dem Prostata- oder auch dem kolorektalen Karzinom. Dies liegt hauptsächlich an der **niedrigen Sensitivität und Spezifität** der bisher untersuchten Marker.

Cave

Bis heute existiert sicherlich kein Serummarker, den man zur Früherkennung dieser Tumoren als **Screening** einsetzen könnte.

Prognostische Aussagekraft könnte für das Plattenepithelkarzinom des Ösophagus am ehesten VEGF erlangen, für das Adenokarzinom des Magens CA 72-4.

In der **Tumornachsorge** gelingt es, durch Bestimmung von CYFRA 21-1 Rezidive von Plattenepithelkarzinomen der Speiseröhre früher zu detektieren. Ob dies ein Vorteil für die Patienten darstellt, ist noch unklar. Eventuell könnte die Bestimmung von VEGF im Serum das **Ansprechen auf eine neoadjavante Radio-/Chemotherapie** vorhersagen, hier sind aussagekräftige Studien abzuwarten.

Die wenigen **Adenokarzinome des gastroösophagealen Übergangs und des Magens**, die CEA-positiv sind, können im postoperativen Verlauf durch die Bestimmung dieses Makers überwacht werden. Dies gilt auch für das Ansprechen auf eine neoadjuvante Therapie – jedoch wiederum nur für die etwa 20 % der Fälle, die initial für diesen Marker im Serum positiv sind.

Tabelle 11.1. Tumormarker bei Karzinomen des Ösophagus und des Magens und ihre potenzielle klinische Relevanz

Marker	Sensitivität [%]	Früherkennung	Prognostische Relevanz	Nachsorge
Plattenepithelkarzinom des Ösophagus				
CYFRA 21-1	50	–	(+)	(+)
VEGF	<50	–	+	(+)
SCC	<30	–	–	–
CEA	<20	–	–	–
Adenokarzinom des gastroösophagealen Übergangs				
CEA	<20	–	–	(+)
Adenokarzinom des Magens				
CA 72-4	35	–	+	(+)
CA 19-9	<30	–	(+)	–
CEA	<20	–	(+)	–
E-Cadherin	30	–	?	?

–: keine Aussagekraft; (+): fragliche Aussagekraft; +: aussagekräftig.

Cave

Eine routinemäßige **Bestimmung von Tumormarkern** außerhalb von Studien ist somit bei den hier vorgestellten Karzinomen nicht sinnvoll und sollte unterlassen werden.

Literatur

Brockmann JG, Nottberg H, Glodny B, Heinecke A, Senninger NJ (2000) CYFRA 21-1 serum analysis in patients with esophageal cancer. Clin Cancer Res 6: 4249–4252

Chan AO, Lam SK, Chu KM et al. (2001) Soluble E-cadherin is a valid prognostic marker in gastric carcinoma. Gut 48: 808–811

Duraker N, Celik AN (2001) The prognostic significance of preoperative serum CA 19-9 in patients with resectable gastric carcinoma: comparison with CEA. J Surg Oncol 76: 266–271

Gaspar MJ, Arribas I, Coca MC, Diez-Alonso M (2001) Prognostic value of CEA, CA 19-9 and CA 72-4 in gastric carcinoma. Tumour Biol 22: 318–322

Ishigami S, Natsugoe S, Hokita S et al. (2001) Clinical importance of preoperative CEA and CA 19-9 levels in gastric cancer. J Clin Gastroenterol 32: 41–44

Kawaguchi H, Ohno S, Miyazaki M et al. (2000) CYFRA 21-1 determination in patients with esophageal squamous cell carcinoma: clinical utility for detection of recurrences. Cancer 89: 1413–1417

Kim YH, Ajani JA, Ota DM, Lynch P, Roth JA (1995) Value of serial CEA levels in patients with resectable adenocarcinoma of the esophagus and stomach. Cancer 75: 451–456

Kim DY, Kim HR, Shim JH, Park CS, Kim SK, Kim YJ (2000) Significance of serum and tissue CEA for the prognosis of gastric carcinoma patients. J Surg Oncol 74: 185–192

Marrelli D, Pinto E, DeStefano A et al. (2001) Preoperative positivity of serum tumor markers is a strong predictor of hematogenous recurrence of gastric carcinoma. J Surg Oncol 78: 253–258

Oka M, Hazam S, Takahashi M et al. (1999) Relationship between serum levels of soluble interleukin-2 receptor and various disease parameters in patients with squamous cell carcinoma of the esophagus. Hepatogastroenterology 46: 2254–2249

Ott K, Weber WA, Fink U, Schwaiger M, Siewert JR (2001) Responseevaluation durch PET im Rahmen der neoadjuvanten Therapie. Chirurg 72: 1003–1010

Pectasides D, Mylonakis A, Kostopoulou M et al. (1997) CEA, CA 19-9 and CA 50 in monitoring gastric carcinoma. Am J Clin Oncol 20: 348–353

Reiter W, Stieber P, Reuter C et al. (1997) Prognostic value of preoperative serum levels of CEA, CA 19-9 and CA 72-4 on gastric carcinoma. Anticancer Res 17: 2903–2906

Shimada H, Takeda A, Nabeya Y et al. (2001) Clinical significance of serum vascular endothelial growth facto in esophageal squamous cell carcinoma. Cancer 92: 663–669

Spila A, Roselli M, Cosimelli M et al. (1996) Clinical utility of CA 72-4 serum marker in the staging and immediate post-surgical management of gastric cancer patients. Anticancer Res 16: 2241–2247

Yamamoto K, Oka M, Hayashi H et al. (1997) CYFRA 21-1 is a useful marker for esophageal squamous cell carcinoma. Cancer 79: 1647–1655

Chirurgische Therapie

Ösophaguskarzinom

Magenkarzinom und nichtepitheliale Tumoren

Ösophaguskarzinom

Geschichte der Chirurgie des Ösophaguskarzinoms

H.-R. Zachert

12.1 Einleitung

„The history of oesophageal surgery is the tale of men repeatedly loosing to a stronger adversary yet persisting in this unequal struggle until the nature of the problems became apparent and the war was won.“ (R.G. Elmslie, 1988)

Bis weit in das 19. Jahrhundert hinein wird über die **chirurgische Behandlung von Ösophaguserkrankungen** nur sehr sporadisch berichtet. Die wenigen existierenden Fallbeschreibungen zeugen von großem Respekt, wenn nicht gar Mutlosigkeit vor operativen Maßnahmen an der Speiseröhre, insbesondere bei Vorliegen von Verletzungen.

Neben der unzugänglichen Lage im hinteren Mediastinum in enger Nachbarschaft zu lebenswichtigen Strukturen und der Unkenntnis über die funktionellen Abläufe ist v. a. die *äußerst schlechte Heilungstendenz* von Ösophaguswunden als Ursache für diese erkennbare Resignation zu nennen.

12.2 Erste operative Eingriffe am Ösophagus

Eine erste **Naht an der Speiseröhre** geht auf Viga im 15. Jahrhundert zurück; die erste geplante **Ösophagotomie** wurde 1738 von Goursauld durchgeführt, gefolgt von Dolbeau und Trélat in Frankreich und Cheever 1867 in Boston/USA, wobei der Verschluss der Speiseröhrenwunde unterschiedlich gehandhabt wurde.

Erste Überlegungen zur **Resektion eines Ösophagussegments bei Vorliegen eines Karzinoms** stellte Theodor Billroth in Wien an. Es waren seine Assistenten Menzel und Czerny, die 1870 tierexperimentell an einem Hund die Resektion eines 1,5 Zoll langen Ösophagussegments erfolgreich durchführten. Als Ergebnis fasste Billroth 1871 zusammen:

„Ich würde mich hiernach für berechtigt erachten, auch beim Menschen in einem betreffenden Falle die Resektion des Ösophagus vorzunehmen.“

Es war jedoch wiederum seinem Schüler Czerny vorbehalten, 1877 in Heidelberg erstmalig die Resektion eines 6 cm langen tumortragenden Ösophagussegments im Halsbereich durchzuführen. Der Defekt wurde durch eine Hautplastik überbrückt.

Cave

Die **Weiterentwicklung operativer Eingriffe am Ösophagus** wäre jedoch ohne die allgemeinen Entdeckungen und Fortschritte im Bereich der Chirurgie, der allgemeinen Medizin und der Technik undenkbar gewesen.

Neue diagnostische Möglichkeiten ergaben sich durch die Entdeckung der Röntgenstrahlen im Jahre 1895. Röntgenuntersuchungen zur **Magenmotilität** und zur **Ösophagusperistaltik** folgten 1898 durch Cannon und 1899 durch Meltzer, die erste Darstellung der **Ösophaguspassage** mit Kontrastmittel (Wismutsubnitrat) erfolgte 1904 durch Rieder.

Daneben sollte sich die Entwicklung der **Endoskopie** noch als bahnbrechend für die weitere Diagnostik und Behandlung in der Ösophaguschirurgie erweisen. Nach der ersten Demonstration einer Gastroskopie durch Kussmaul 1868 ist v. a. Johann von Mikulicz-Radecki in diesem Zusammenhang zu nennen, auf den die Methodenbeschreibung der Ösophagogastroskopie, zusammen mit J. Leiter in Wien aus dem Jahre 1881, zurückgeführt wird. Die Zeit der Endoskopie mit starrem Instrumentarium wurde erst nach 1958 durch das von Hirschowitz entwickelte vollflexible Fibergastroskop abgelöst.

Weitere wichtige Schritte für die Fortentwicklung der Chirurgie – wie die Einführung der **Antisepsis** durch Lister im Jahre 1867 sowie des Tragens von **Mundschutz** und **sterilen Handschuhen** bei Operationen durch Mikulicz-Radecki im Jahre 1897, die Entdeckung des **Penicillins** durch Fleming im Jahre 1928 und die nachfolgende Entwicklung der **Antibiotika** – seien hier nur am Rande erwähnt.

Nicht zu vergessen und in ihrer Bedeutung für die Chirurgie allgemein auf keinen Fall zu unterschätzen ist auch der lange Weg in der Entwicklung der modernen **Anästhesie**, die in der ersten Äthernarkose 1846, der erstmaligen Durchführung einer positiven Druckbeatmung 1909 durch Auer, Kuhn und Meltzer sowie die Einführung des geblockten endotrachealen Tubus 1928 durch Magill ihre Grundsteinlegung erfuhr.

12.3 Entwicklung resezierender Verfahren

Nach den Billroth, Czerny und von Mikulicz-Radecki zuzuschreibenden Anfängen konnte nun zu Beginn des 20. Jahrhunderts das Zeitalter der Pioniere in der Chirurgie des Ösophaguskarzinoms beginnen. Unter für heutige Verhältnisse nicht mehr vorstellbaren Bedingungen wurden die **Resektionsmethoden an der Speiseröhre** und hier v. a. am thorakalen Abschnitt entwickelt. Respekt vor diesen Leistungen gebührt dabei nicht nur allein dem Mut bei einer anfänglichen **Letalität** von 80–100 %.

Nach dem 1904 von Sauerbruch entwickelten **Druckdifferenzverfahren** wurde erstmalig auch der intrathorakal gelegene Anteil der Speiseröhre einem direkten chirurgischen Zugriff zugänglich. Von den von Mikulicz-Radecki und Sauerbruch unter Anwendung des Druckdifferenzverfahrens operierten Patienten überlebte jedoch zunächst keiner den Eingriff, ebenso wie zuvor bei den von Nasiloff, Rehn und Enderlen durchgeführten Operationen, welche den thorakalen Ösophagus extrapleural von dorsal angingen.

> Die erste erfolgreiche *transpleurale Resektion eines Ösophaguskarzinoms* im thorakalen Abschnitt erfolgte durch Franz Torek im German Hospital in New York im Jahre 1913.

Dies geschah ohne Anwendung des Druckdifferenzverfahrens und mit einem gewebten Seidenschlauch als Tubus, über den 100 ml Äther für die **Anästhesie** eingegeben wurden. Die unmittelbar **postoperative Ernährung** bestand aus der rektalen Applikation von Whisky und Zucker, später überbrückte ein äußerer Gummischlauch den Defekt. Eine Passagerekonstruktion erfolgte nie, dennoch soll die Patientin 13 Jahre überlebt haben.

Einzelne weitere Berichte zur Resektion des thorakalen Ösophagus bei Karzinom folgten. Ein besonderes Augenmerk verdient hierbei George Grey Turner, der im Jahre 1933 auch über die **erfolgreiche Resektion eines Ösophaguskarzinoms im thorakalen Abschnitt** berichtete. Im Gegensatz zu Torek mobilisierte Turner, in Anlehnung an ein von Denk 1913 vorgestelltes Verfahren, den Ösophagus stumpf vom Hals und von der Bauchhöhle her und entfernte ihn nach oraler und aboraler Durchtrennung über die Laparatomie. Eine Rekonstruktion der Passage erfolgte Monate später antethorakal durch Bildung eines Hautschlauchs nach Rovsing im oberen Anteil und eine isolierte Dünndarmschlinge in einer von Tavel beschriebenen Technik im unteren Anteil.

Zunächst wenig Beachtung in der westlichen Welt erfuhr die Arbeit von Ohsawa in Japan, der ebenfalls im Jahre 1933 nicht nur über die erfolgreiche Ösophagusresektion, sondern auch über die einzeitige Wiederherstellung der Kontinuität über eine **Ösophagogastrostomie** berichtete. In den nachfolgenden Jahren mehrten sich die Berichte über Ösophagusresektionen bei Vorliegen eines Karzinoms, wobei sowohl die transthorakale Vorgehensweise als auch die stumpfe Dissektion zur Anwendung kamen.

12.4 Entwicklung rekonstruierender Verfahren

Nach diesen ersten Erfolgen in der Resektion bei Ösophaguskarzinom traten nun Fragen zu den unterschiedlichen **Zugangswegen** und insbesondere zu den **Passagerekonstruktionsverfahren** in den Vordergrund. Dabei konnte im Wesentlichen auf zuvor schon gewonnene Erfahrungen zurückgegriffen werden, die bei den operativen Methoden zur Überbrückung oder Umgehung der Speiseröhre bei gutartigen und bösartigen Strikturen und Stenosen ohne Ösophagusresektion gesammelt worden waren.

Erste Arbeiten zur Überbrückung eines Speiseröhrendefekts gehen auf von Hacker zurück, der nach Tierversuchen unter Bildung eines Hautschlauchs 1887 erstmalig die sog. **Dermatoösophagoplastik** bei einem Patienten durchführte. Bircher versuchte 1894 vergeblich eine extrathorakale antesternale Hautplastik, berichtete dann aber 1907 über deren erfolgreiche Durchführung.

> In Form der *Wookey-Plastik* wurde der antethorakale Hautschlauch bis in die 1970er Jahre zur Speiseröhrenüberbrückung im Halsbereich angewandt.

Parallel zur Entwicklung der Hautplastiken wurden auch andere Ideen und Wege zur **Speiseröhrenüberbrückung** weiter verfolgt:

- Von Wullstein stammt aus dem Jahre 1904 die Empfehlung, ein gestieltes, subkutan verlagertes **Jejunuminterponat** mit dem zervikalen Ösophagus zu verbinden.
- Roux in Lausanne beschrieb 1907 erste Versuche einer antethorakalen, subkutanen und antekolischen **Ösophagojejunogastrostomie.**
- Herzen modifizierte diese Methode 1907 in Moskau, u. a. durch die **retrokolische Dünndarmverlagerung.**
- Tavel in Bern beschrieb ebenfalls 1907 die **Interposition einer ausgeschalteten Dünndarmschlinge** zwischen Bauchwand und Magen anstelle einer einfachen Gastrostomie zur Ernährung der Patienten.
- Lexer führte 1908 ein **Kombinationsverfahren** der Operation von Tavel mit der antethorakalen Hautschlauchbildung nach Bircher ein.
- Yudin in Moskau berichtete 1944 über 80 Eingriffe zur Konstruktion eines künstlichen Ösophagus, wobei sowohl reine **Ösophagusplastiken aus Dünndarm** als auch **Kombinationsverfahren** zur Anwendung kamen.
- Seidenberg gelang es 1957 als Erstem, die zervikale Speiseröhre nach Resektion durch ein **freies, tubuläres Jejunumtransplantat** zu ersetzen. Das freie Jejunumtransplantat hat in der Folgezeit mit der Entwicklung der Mikrogefäßchirurgie eine gewisse Bedeutung für den Ersatz der zervikalen Speiseröhre erlangt.
- Es wurde auch der Weg verfolgt, anstelle des Jejunums **Dickdarmabschnitte zum Ösophagusersatz** heranzuziehen:
  - Im Jahre 1911 beschrieben Kelling den isoperistaltischen und Vulliet den anisoperistaltischen Einsatz des Colon transversum als **antethorakale Ösophagokologastrostomie.**
  - Der Totalersatz des Ösophagus nach Resektion durch ein **Koloninterponat** wurde subkutan antethorakal erstmals 1950 von Orsoni und Toupet und intrathorakal 1951 von Orsoni und Camara-Lopes durchgeführt.
  - Sowohl der Ersatz durch das **linke Hemikolon** (Zenker u. Borst 1965) als auch durch das **rechte Hemikolon** fand über lange Zeit eine sehr weite Verbreitung.
- Auch der **Magen** wurde als Ösophagusersatz verwendet:
  - Hirsch und Jianu bezogen im Jahre 1911 als erste den Magen in die Konstruktion eines künstlichen Ösophagus mit ein. Sie bildeten aus Anteilen der großkurvaturseitigen Vorderwand einen **Magenschlauch** und verbanden diesen mit einer Hautplastik nach Bircher.
  - Fink interponierte 1913 den Magen **anisoperistaltisch** nach distaler Durchtrennung zwischen dem Hautschlauch nach Bircher und dem Jejunum.
  - Kirschner legte 1920 durch seine Beschreibung des Ösophagusersatzes durch eine einzeitige antethorakale Verlagerung des gesamten Magens in **isoperistaltischer Richtung** den Grundstein für die heute üblichen Rekonstruktionsverfahren unter Verwendung des Magens.
  - Eine **schlauchartige Umformung des Magens als Ösophagoplastik** aus der großen Kurvatur wurde von Rutkowsky 1923 und Lortat-Jacob 1949 beschrieben.

> Insbesondere auf die Arbeiten von Ong aus dem Jahre 1971 und Akiyama et al. (1976) aus Japan zur *Magenschlauchbildung* ist es zurückzuführen, dass sich dieses Verfahren zum Totalersatz des Ösophagus bis heute zur Methode der Wahl entwickelt hat.

12.5 Entwicklung palliativer Verfahren

Erwähnung in der Behandlung des Ösophaguskarzinoms müssen auch die palliativen Maßnahmen finden, die zur **Aufrechterhaltung der Nahrungsaufnahme** bei fehlender Möglichkeit der Resektion oder chirurgischen Passagerekonstruktion bis heute ihren berechtigten Stellenwert haben.

Trendelenburg beschrieb 1878 als Erster die Ermöglichung einer Ernährung bei Speiseröhrenverschluss durch **Anlage einer Gastrostomie**. Durch die Verfahren nach Witzel und Kader aus den Jahren 1891 und 1896 erwies sich die Gastrostomie als einfache und sichere Operation.

Die Techniken, den erkrankten Ösophagus durch **alloplastisches Material** zu überbrücken, gehen auf von Mikulicz-Radecki zurück, der 1886 zwischen den proximalen und distalen Ösophagusstumpf ein Kautschukrohr interponierte. Sir H. Souttar entwickelte 1930 eine **Silberspirale**, die entweder endoskopisch oder operativ transpleural in den Ösophagus implantiert wurde.

Mit Weiterentwicklung der **endoskopischen Tubusapplikation** in Verbindung mit flexiblen Endoskopen wurde die operative Tubuseinlage weitestgehend ersetzt. Verschiedene Endotuben aus Metall- und Kunststoffmaterialien (Latex, Silikon, Tygon, Dacron) zur endoskopischen Tubuslegung kamen zur Anwendung. In letzter Zeit findet die endoskopische Überbrückung von Ösophagusdefekten durch die Entwicklung neuartiger Stents aus unterschiedlichen Materialien, teilweise selbstexpandierend und innen beschichtet, wieder verstärkt Beachtung.

Cave

Versuche mit **autogenen und allogenen Materialien zum Speiseröhrenersatz** wurden v. a. tierexperimentell unternommen, eine äußerst hohe Komplikationsrate ließ aber eine Überführung in die klinische Praxis nicht zu, und diese Ansätze werden bisher als gescheitert angesehen.

12.6 Prognose, Ausblick

Nach Beschreibung und zunehmender Durchführung der unterschiedlichen Resektionsverfahren und Rekonstruktionsmöglichkeiten konnte die **chirurgische Behandlung des Ösophaguskarzinoms** bezüglich technischer Probleme, Zugangswege, Nahtsicherung und Methoden des Speiseröhrenersatzes zunehmend systematisiert werden.

> Aber trotz aller Fortschritte in der Therapie von Seiten der Operationstaktik und -technik, des perioperativen Managements und der Intensivmedizin blieb die Spätprognose der Patienten konstant ungünstig, mit postresektionellen *5-Jahres-Überlebensraten* zwischen 10 und 20 %.

Optimismus und Resignation in der chirurgischen Welt blieben bei keinem anderen Organ über viele Jahre hinweg so dicht und so lange gepaart wie beim Ösophaguskarzinom. Einige auch direkt **chirurgisch beeinflussbare Faktoren** – wie die perioperative Letalität, die onkologische Radikalität des chirurgischen Eingriffs und die erreichbare Resektionsrate – spielten hierbei eine wichtige Rolle.

Ein Vergleich der Resektionsergebnisse des Speiseröhrenkarzinoms in den Jahren 1940–1980 zeigte eine im europäischen Raum deutlich erhöhte **Klinikletalität** von 31 % gegenüber japanischen Autoren. Durch gemeinsame Anstrengungen konnte dann im Verlauf der Jahre 1980–1991 die Klinikletalität in Europa auf 11 % gesenkt werden (Müller et al. 1992).

Als ein weiterer entscheidender Faktor für die Prognose bei Vorliegen eines Ösophaguskarzinoms stellte sich die **onkologische Radikalität** des resezierenden Eingriffs dar.

> Das Erreichen der sog. *Residualtumorfreiheit* unter Entfernung des Primärtumors in allen 3 Dimensionen mit adäquatem Sicherheitsabstand wurde als wichtigstes Operationsziel herausgearbeitet.

Erste Arbeiten zur Umsetzung dieses onkologisch-chirurgischen Therapieprinzips gehen auf Logan aus dem Jahre 1963 und Skinner (1983) mit der Beschreibung der **En-bloc-Ösophagektomie** zurück.

Daneben wurde und wird der Stellenwert einer **Mitentfernung der Lymphabflusswege** im Rahmen der chirurgischen Radikalität kontrovers diskutiert, obwohl sich mittlerweile der Tumorbefall von Lymphknoten als eigenständiger relevanter Prognosefaktor herausgestellt hat.

Das **Prinzip der Lymphadenektomie** in der Tumorchirurgie wurde von Halsted 1894 eingeführt und durch Miles 1910 für die Tumoren des unteren Gastrointestinaltrakts eindrucksvoll belegt. Für den oberen Gastrointestinaltrakt sind entsprechende Untersuchungen erst 1981 durch die Japanese Research Society for Gastric Cancer vorgelegt worden. Wertvolle Impulse für eine weitere Standardisierung und Systematisierung der onkologischen Chirurgie wurden durch die von der UICC 1978 vorgelegte und 1997 novellierte Einteilung in Tumorstadien nach der **TNM-Klassifikation** gegeben.

Bei einem hohen Anteil der in der westlichen Welt an einem Ösophaguskarzinom erkrankten Patienten ist wegen des bei Diagnosestellung schon lokal fortgeschrittenen Tumorleidens eine onkologisch radikale Resektion (**R0-Resektion**) nicht sicher möglich. Bemühungen, aus diesem Grund das Ösophaguskarzinom nicht nur chirurgisch, sondern auch strahlen- und/oder chemotherapeutisch zu behandeln, sind seit den 1960er Jahren wiederholt unternommen worden. Sowohl unter palliativer als auch unter kurativer Zielsetzung kamen die alleinige **Strahlen- oder Chemotherapie** bzw. ein kombiniertes Vorgehen mit unterschiedlichen Modalitäten zur Anwendung.

Analog zu anderen Organsystemen führte die interdisziplinäre Zusammenarbeit zwischen Gastroenterologen, Onkologen, Strahlentherapeuten und Chirurgen zu verschiedenen **multimodalen Therapieansätzen** auch in der Behandlung des Ösophaguskarzinoms (Fink et al. 1998; Lehnert 1999).

> Aus den bisher veröffentlichen Studiendaten scheint sich eine *Prognoseverbesserung* für diejenigen Patienten mit einem lokal fortgeschrittenen Ösophaguskarzinom anzudeuten, die nach Durchführung einer präoperativen Radio-/Chemotherapie einer radikalen chirurgischen Resektion zugeführt werden können.

In den 1996 publizierten **Leitlinien zur chirurgischen Therapie des Ösophaguskarzinoms** der Deutschen Gesellschaft für Chirurgie finden diese neuesten Entwicklungen aus den letzten 10 Jahren ihren Niederschlag.

> Trotz der erzielten Fortschritte in der Behandlung des Ösophaguskarzinoms seit Czernys Ösophagussegmentresektion im Jahre 1877 ist ein Ende der Entwicklung noch lange nicht erreicht. Es gilt unverändert, in umfassender Zusammenarbeit zwischen allen beteiligten Fachrichtungen, *Diagnostik und Therapie* weiterzuentwickeln und zu optimieren – im Sinne unserer Patienten.

Literatur

Akiyama H, Hiyama M, Hashimoto C (1976) Resection and reconstruction for carcinoma of the thoracic oesophagus. Br J Surg 63/3: 206–209

Billroth T (1872) Über die Resection des Oesophagus. Arch Klin Chir 13: 69

Collis JL (1982) The history of British oesophageal surgery. Thorax 37: 795

Durst J (1981) Die operative Behandlung des Speiseröhrenkarzinoms. Med Welt 48: 2

Elmslie RG (1988) Perspectives in the development of oesophageal surgery. In: Jamieson GG (ed) Surgery of the oesophagus. Churchill Livingstone, Edinburgh

Fink U, Stein HJ, Siewert JR (1998) Multimodale Therapie bei Tumoren des oberen Gastrointestinaltrakts. Chirurg 69: 349

Lehnert T (1999) Multimodal therapy for squamous carcinoma of the oesophagus. Br J Surg 86: 727

Lindner F (1986) Einige historische Aspekte zur Oesophaguschirurgie. Chir Praxis 35: 371

Müller JM, Jacobi C, Zieren U, Adili F, Kaspers A (1992) Die chirurgische Behandlung des Speiseröhrenkarzinoms: Teil I. Zentralbl Chir 117: 311

Pichlmaier H (1972) Derzeitiger Stand der chirurgischen Behandlung des Ösophaguskarzinoms. Chirurg 43: 497

Skinner DB (1983) En bloc resection for neoplasma of the esophagus and cardia. J Thorac Cardiovasc Surg 85: 59

Turner GG (1933) Excision of the thoracic oesophagus for carcinoma with construction of an extra-thoracic gullet. Lancet II: 1315

Yudin S (1944) The surgical construction of 80 cases of artificial esophagus. Surg Gynecol Obstet 78: 561

Zenker R, Borst HG (1965) Die Chirurgie des Oesophagus- und Cardiakarzinoms. Langenbecks Arch klin Chir 313: 320

Zillig D, Reding R (1990) Zur Geschichte der Ösophaguschirurgie. In: Langhans P, Schreiber HW, Häring R et al. (Hrsg) Aktuelle Therapie des Ösophaguskarzinoms. Springer, Berlin Heidelberg New York Tokio

Lokale endoskopische Behandlung von Adeno- und Plattenepithelfrühkarzinomen

O. Pech, A. May, L. Gossner und C. Ell

13.1 Einleitung

Obwohl die **radikale Ösophagusresektion** mit einer hohen Morbidität und Letalität behaftet ist, stellt sie noch den Goldstandard bei frühen ösophagealen Malignomen dar. Da das Risiko von Lymphknotenmetastasen bei Dysplasien und mukosalen Karzinomen im Barrett-Ösophagus und von auf die Mukosa limitierten Plattenepithelfrühkarzinomen gegen Null tendiert (Hölscher et al. 1997; Tajima et al. 2000), erscheint der Trend zu minimalinvasiven Therapieverfahren durchaus sinnvoll und wünschenswert.

Vor allem die Inzidenz des **Barrett-Ösophagus** und des mit ihm assoziierten Adenokarzinoms hat in den letzten Jahren eine drastische Zunahme erfahren, die zum einen durch die Verbesserung der Endoskoptechnologie hin zum hochauflösenden Videoendoskop, zum anderen durch die bessere Schulung der Endoskopiker bedingt scheint. Eine weitere wichtige Rolle am „Barrett-Boom" spielen darüber hinaus epidemiologische Faktoren wie Übergewicht sowie Alkohol- und Nikotinkonsum der „Wohlstandsgesellschaft" der westlichen Länder.

13.2 Diagnostik von Dysplasien und Frühkarzinomen

Neben der gezielten Biopsie von makroskopisch sichtbaren Veränderungen ist im Falle eines Barrett-Ösophagus die Quadrantenbiopsie zum „mapping" des Barrett-Segments obligat. Hier bringt die hochauflösende **Videoendoskopie** entscheidende Vorteile und sollte als Standard in der Ösophagusdiagnostik angesehen werden.

Da die obligatorische **„Random-Biopsie"** nicht immer repräsentativ ist, gewinnen neue endoskopische Methoden im Sinne einer speziellen optisch geführten Diagnostik zunehmend an Bedeutung. Vielversprechende Verfahren zur Detektion von frühen ösophagealen Malignomen sind:

- Chromoendoskopie,
- Fluoreszenzdiagnostik,
- Vergrößerungsendoskopie und
- hochauflösende Minisondenendosonographie.

13.2.1 Chromoendoskopie

Für die Diagnostik von Barrett- oder Plattenepithelfrühkarzinomen werden unterschiedliche Farbstoffe eingesetzt. Der für die Charakterisierung des spezialisierten Zylinderepithels im Barrett-Ösophagus eingesetzte Farbstoff ist **Methylenblau**, der mittels Sprühkatheter auf die Schleimhaut aufgebracht wird. Der Farbstoff färbt aktiv v. a. die intestinale Mukosa mit Becherzellen. Dysplastische oder karzinomatöse Areale im Barrett-Ösophagus färben sich geringer oder inhomogen, sodass dieses Verfahren die gezielte Biopsie deutlich erleichtert. Die Sensitivität dieses diagnostischen Verfahrens liegt in erfahrenen Händen bei etwa 90 %.

Zur Diagnostik von frühen plattenepithelialen Neoplasien wird die **Lugol-Färbung** angewandt. Lugol-Lösung färbt den intrazellulären Glykogengehalt, der bei prämalignen oder malignen Zellen vermindert ist. Daher färben sich dysplastische oder tumortragende Schleimhautabschnitte nicht braun. Die Lugol-Färbung ermöglicht eine sichere Abgrenzung des Plattenepithels von metaplastischem Zylinderepithel und eine Differenzierung dysplastischer Strukturen.

> Erst mit diesem Verfahren können in vielen Fällen erst die tatsächliche *Ausdehnung des Karzinoms* abgeschätzt oder makroskopisch unauffällige metachrone Karzinome in der Umbebung detektiert werden.

13.2.2 Fluoreszenzdiagnostik

Die Fluoreszenzdetektion wird ausschließlich in der Diagnostik des Barrett-Ösophagus eingesetzt. Das Prinzip der photodynamische Diagnostik beruht auf der selektiven Anreicherung von **Protoporphyrin IX** in dysplastischer oder karzinomatöser Schleimhaut nach exogener Gabe von 5-Aminolävulinsäure. Dieser endogene Farbstoff wird anschließend durch die Bestrahlung mit einer nichtkohärenten Lichtquelle (Xenondampflampe) im blauen Bereich angeregt. Bei Dysplasien oder Karzinomen wird typischerweise eine ausgeprägte Rotfluoreszenz im Sinne einer Porphyrinfluoreszenz beobachtet.

> Die genannten Verfahren ergänzen die üblichen *Quadrantenbiopsien* beim „mapping" des Barrett-Ösophagus sinnvoll und effektiv. Gerade makroskopisch nicht detektierbare intraepitheliale Neoplasien oder kleine Frühkarzinome können durch diese Verfahren frühzeitig erkannt und einer Lokaltherapie zugeführt werden.

13.2.3 Minisondenendosonographie

Der Vorteil der Minisondenendosonographie gegenüber der obligaten Computeromographie beim Staging von ösophagealen Malignomen ist die hohe Auflösung der einzelnen Wandschichten und der angrenzenden Lymphknoten. Durch dieses Verfahren kann die **lokale Tumorausbreitung** exakt beschrieben und das Staging dem TNM-Schema angepasst werden.

Für die **Lymphknotendiagnostik** werden v. a. Sonden mit einer Frequenz zwischen 7,5 und 12 MHz mit einer Tiefenpenetration bis 10 cm verwendet. Für die Feindiagnostik im Mukosa- und Submukosabereich sind kleine 15- bis 20-MHz-Sonden mit hoher Feinauflösung Standard. Diese Sonden können prograd in den Arbeitskanal der Endoskope eingeführt werden und ermöglichen bei der Beurteilung von Frühkarzinomen eine Unterscheidung in Mukosa- (T1m) oder Submukosainvasion (T1sm) in 90 % der Fälle. Die Treffsicherheit für den Lymphknotenstatus wird mit bis zu 80 % angegeben.

Cave

Probleme in der korrekten Beurteilung stellen Karzinome mit beginnender **Submukosainfiltration** (T1sm1) dar. Allerdings scheint in diesen Fällen bei Barrettkarzinomen keine erhöhte Lymphknotenmetastasierungsrate vorzuliegen, sodass sich das therapeutische Konzept hinsichtlich einer lokalen Therapie nicht ändert (Hölscher et al. 1997; Nigro et al. 1999; Tajima et al. 2000).

Erfahrungen zeigen außerdem, dass das Risiko eines **„overstaging"** mit etwa 20 % deutlich höher liegt als das des **„understaging"** mit weniger als 5 %.

13.2.4 „High-resolution-Endoskopie" und Vergrößerungsendoskopie

Das rasche Fortschreiten der Endoskoptechnologie ermöglicht eine immer genauere Beurteilung der Mukosa des Ösophagus und somit eine Detektion von diskreten mukosalen Läsionen bei nur geringfügigen Oberflächenveränderungen. Im **Barrett-Ösophagus** sind z. B. kleine Erhabenheiten und Mulden, Dyskolorationen und feingranulierte Oberflächen (Orangenschalencharakter) typisch für „High-grade"-Dysplasien und Frühkarzinome und verleihen dem Barrett-Segment v. a. bei multifokalem Auftreten ein landkartenartiges Muster.

Die Weiterentwicklung der Videoendoskopietechnik mit Breitwandbild und 140°-Optik (**„High-resolution-Endoskopie"**) ermöglicht eine detaillierte Aufsicht, sog. Magnifikationsendoskope erlauben nach Färbung mit Indigokarmin oder Essigsäure eine bis zu 35fache Vergrößerung und damit eine ganz erheblich verbesserte Epithelaufsicht. Dysplastische Bezirke könnten daher zukünftig einer endoskopischen Diagnostik zugänglich gemacht werden.

13.3 Endoskopische Lokaltherapie

Neben den weit verbreiteten Thermokoagulationsverfahren (Argon-Plasma-Koagulation, KTP- und Nd:YAG-Laserkoagulation, multi- oder monopolare Elektrokoagulation) stehen inzwischen vielversprechendere Verfahren zur **endoluminären Therapie** von ösophagealen Malignomen, wie die endoskopische Mukosaresektion und die photodynamische Therapie, zur Verfügung.

13.3.1 Endoskopische Mukosaresektion

Das lokale Therapieverfahren der ersten Wahl bei hochgradigen Dysplasien oder mukosalen Karzinomen ist zweifelsohne die endoskopische Mukosaresektion (EMR).

> Nur mit diesem Verfahren ist eine *pathologisch-histologische Überprüfung* der prätherapeutisch erhobenen Befunde bezüglich der Tiefeninfiltration möglich.

Im Falle des Vorliegens einer fortgeschrittenen Submukosainfiltration (T1sm2, T1sm3) eines Barrett- oder Plattenepithelkarzinoms, bei der mit einem **Lymphknotenbefall** in 20–25 % bzw. 40 % der Fälle gerechnet werden muss, kann der Patient noch immer der chirurgischen Therapie zugeführt werden.

Die konventionelle Schlingenresektion, mit oder ohne Unterspritzung der Zielläsion, ist die einfachste Variante der EMR. Die **„Suck-and-cut-Technik"** mit oder ohne vorangegangene Ligatur macht eine großflächige Abtragung unter Mitnahme der Submukosa auch unter schwierigen Verhältnissen im Ösophagus möglich. Die Technik der Saugmukosektomie wird entweder mit Ligatur oder mit Hilfe einer am proximalen Ende des Endoskops aufgesetzten Kappe durchgeführt.

Erfahrungen zeigen, dass die EMR von intraepithelialen Neoplasien oder auf die Mukosa beschränkten Barrett-Karzinomen ein sehr effektives und, in erfahrenen Händen, sicheres Therapieverfahren darstellt, mit dem eine komplette **Remission** in 97 % bzw. 59 % der Fälle in Abhängigkeit folgender Parameter erzielt werden kann (Ell et al. 2000; May et al. 2002):

- Differenzierungsgrad,
- makroskopischer Typ,
- Größe der Läsion sowie
- Tiefeninfiltration.

Komplikationen

Als Komplikation dieses Verfahrens sind v. a. Sickerblutungen im Bereich der Abtragungsstelle zu nennen, schwere Blutungen oder Perforationen treten bei in dieser Methode erfahrenen interventionellen Endoskopikern äußerst selten auf.

Die geringe **Morbidität und Letalität** betonen im Vergleich zu den chirurgischen Verfahren den minimalinvasiven Charakter dieser Methode, die derzeit jedoch erfahrenen Zentren mit allen diagnostischen und therapeutischen Möglichkeiten vorbehalten bleiben sollte. Eine abschließende Bewertung im Vergleich zur Ösophagusresektion kann allerdings erst bei Vorliegen von Langzeitergebnissen getroffen werden.

13.3.2 Photodynamische Therapie

Definition

Die photodynamische Therapie (PDT) ist ein endoskopisch kontrolliertes, athermisches, minimalinvasives Therapieverfahren, das in den letzten Jahren fortlaufend weiterentwickelt wurde und erfolgreich bei intraepithelialen Neoplasien und Frühkarzinomen des Ösophagus eingesetzt wird.

Für die PDT stehen eine Vielzahl von **Photosensibilisatoren** zur Verfügung. Die am häufigsten eingesetzten sind jedoch:

- Dihämatoporphyrin (DHE), ein Photosensibilisator der ersten Generation,
- meta-Tetra-(Hydroxyphenyl)-Chlorin (mTHPC) und
- das durch 5-Aminolävulinsäure induzierte Protoporophyrin IX (ALA-PpIX).

> Das Prinzip der photodynamischen Therapie beruht auf der selektiven *Photosensibilisierung der Zielläsion* durch einen intravenös oder oral verabreichten Photosensibilisator und dessen anschließende Aktivierung durch endoskopisch appliziertes Licht einer spezifischen Wellenlänge. Die dadurch entstehenden Sauerstoffradikale führen zu einer Destruktion des behandelten Gewebes.

Die PDT wird mittlerweile von vielen Zentren auf der ganzen Welt zur Therapie von **Frühkarzinomen und dysplastischen Veränderungen** des Ösophagus erfolgreich eingesetzt. Das Verfahren hat bei multilokulären, großflächigen oder nicht scharf abzugrenzenden Läsionen Vorteile gegenüber der EMR und findet v. a. in diesen Fällen seine Anwendung.

Trotz der höheren Potenz der Photosensibilisatoren der ersten und zweiten Generation wird zunehmend **ALA-PpIX** für die photodynamische Therapie eingesetzt (Gossner et al. 1998a, 1998b und 1999). Neben der Möglichkeit der oralen Verabreichung weist 5-

Aminolävulinsäure eine höhere Mukosa- und Tumorspezifität sowie eine deutlich schnellere Abbaukinetik auf, sodass phototoxische Nebenwirkungen der Haut äußerst selten auftreten.

Das Fehlen von **Komplikationen** wird durch eine verminderte Tiefenwirkung und damit unzureichende Effektivität bei Karzinomen mit einer Dicke >2 mm erkauft.

Bei Dysplasien kann mit Verwendung von ALA-PpIX eine komplette **Remission** in 100 % der Fälle ohne eine wesentliche methodenbedingte Morbidität und Letalität erzielt werden. Bei Frühkarzinomen ist in Abhängigkeit von der Dicke eine komplette Remission in 50–80 % der Fälle möglich (Gossner et al. 1998a). In diesen Fällen können mit Photosensibilisatoren der ersten und zweiten Generation, wie z. B. DHE und mTHPC, bessere Ergebnisse erzielt werden, deren Verwendung allerdings eine hohe Komplikationsrate bedingt (Overholt et al. 1999).

! Komplikationen

Als Komplikationen sind v. a. posttherapeutische Stenosen, eine begleitende Mediastinitis oder Pleuraergüsse zu nennen.

Die grundsätzlichen Nachteile der PDT liegen in der eingeschränkten Verfügbarkeit des Verfahrens, seinen hohen Kosten und noch nicht vollständig gelösten methodischen Problemen. Diese betreffen die Dosimetrie, die verschiedenen in Erprobung befindlichen Photosensibilisatoren und die homogene Lichtapplikation. Durch die **Destruktion der Zielläsion** ist eine histologische Aufarbeitung nicht möglich.

13.4 Thermische Verfahren

Thermische Verfahren spielen in der Therapie von ösophagealen Dysplasien oder Karzinomen eine untergeordnete Rolle. Bislang existieren für die KTP-Lasertherapie und die Argon-Plasma-Koagulation (APC) nur einzelne kasuistische Mitteilungen oder Publikationen mit geringen Patientenzahlen (Gossner et al. 1999; May et al. 1999). Ein wichtiger Nachteil der thermischen Verfahren ist die **Destruktion der Zielläsion** ohne die Möglichkeit einer histologischen Untersuchung des betroffenen Gewebes. Ihren Haupteinsatz finden diese Techniken bei der Ablation von nichtdysplastischer Barrett-Schleimhaut und werden in diesen Fällen erfolgreich angewandt.

In der Therapie von **Frühkarzinomen** werden die beiden Verfahren nur ergänzend zur EMR oder PDT eingesetzt. An den Resektionsrändern nach EMR verbleibende Karzinomreste können auf diese Weise gut koaguliert werden.

13.5 Zusammenfassung

Zusammenfassend kann man konstatieren, dass die **endoskopische Lokaltherapie** in den letzten Jahren mehr und mehr in den Vordergrund gerückt ist und bei strenger Indikationsstellung und enger Anbindung der Patienten an hochspezialisierte Zentren und den betreuenden heimatnahen Gastroenterologen der radikalen Ösophagusresektion, bei deutlich niedrigere Mortalität und Letalität, gleichwertig zu sein scheint. Eine abschließende Bewertung kann allerdings erst bei Vorliegen von Langzeitergebnissen getroffen werden.

Literatur

Ell C, May A, Gossner L et al. (2000) Endoscopic mucosal resection of early cancer and high grade dysplasia in Barrett's esophagus. Gastroenterology 118: 670–677

Gossner L, May A, Stolte M et al. (1999) KTP laser destruction of dysplasia and early cancer in columnar-lined Barrett's esophagus. Gastrointest Endosc 49/1: 8–12

Gossner L, May A, Sroka R et al. (1999) Photodynamic destruction of high grade dysplasia and early carcinoma of the esophagus after the oral administration of 5-aminolevulinic acid. Cancer 86: 1921–1928

Gossner L, Stolte M, Sroka R et al. (1998a) Photodynamic ablation of high-grade dysplasia by means of 5-aminolevulinic acid. Gastroenterology 114: 448–455

Gossner L, Stolte M, Sroka R et al. (1998b) Photodynamische Therapie von Plattenepithelfrühkarzinomen und schweren plattenepithelialen Dysplasien der Speiseröhre mit 5-Aminolaevulinsäure. Z Gastroenterol 36: 19–26

Hölscher AH, Bollschweiler E, Schneider PM, Siewert JR (1997) Early adenocarcinoma in Barrett's oesophagus. Br J Surg 224: 66–71

May A, Gossner L, Günter E, Stolte M, Ell C (1999) Local treatment of early cancer in Short Barrett's esophagus by means of argon plasma coagulation: initial experience. Endoscopy 31: 497–500

May A, Gossner L, Pech O, Stolte M, Ell C (2002) Intraepithelial high grade neoplasia and early adenocarcinoma in short-segment Barrett's esophagus (SSBE): Curative treatment using local endoscopic treatment technqiues. Endoscopy (in press)

Nigro JJ, Hagen JA, DeMeester TR et al. (1999) Occult esophageal adenocarcinoma: extent of disease and implications for effective therapy. Ann Surg 230: 433–438

Overholt BF, Panjepour M, Haydek JM (1999) Photodynamic therapy for Barrett's esophagus: follow-up in 100 patients. Gastrointest Endosc 49: 1–7

Tajima Y, Nakanishi Y, Ochiai A et al. (2000) Histopathologic findings predicting lymph node metastasis and prognosis of patients with superficial esophageal carcinoma: analysis of 240 surgically resected tumors. Cancer 88: 1285–1293

Therapie des Plattenepithelkarzinoms

T. Junginger, W. Kneist und P. Dutkowski

14.1 Einleitung

Unterschiede bezüglich Risikofaktoren, Tumorbiologie und -ausbreitung sowie Prognose lassen es gerechtfertigt erscheinen, das **Plattenepithelkarzinom** und das **Adenokarzinom** der Speiseröhre als 2 unterschiedliche Krankheitsentitäten zu betrachten (Siewert et al. 2001).

> Unter therapeutischem Aspekt gilt für beide Erkrankungen, dass nur eine vollständige Tumorentfernung (*R0-Resektion*) eine Heilungschance beinhaltet.

Die unterschiedliche Lokalisation und die möglicherweise differente Lymphknotenmetastasierung bedingen abweichende operative Vorgehensweisen. Dabei wird insbesondere das **Ausmaß der Lymphknotendissektion** kontrovers diskutiert.

Während in Japan die sog. **3-Feld-Dissektion** als Standard angesehen wird (Fujita et al. 1995; Osugi et al. 2002) und Prognoseverbesserungen nach ausgedehntem, radikalem chirurgischen Vorgehen (En-bloc-Resektion; Altorki u. Skinner 2001; Skinner 1983) für eine Erweiterung des operativen Vorgehens sprechen, messen andere Autoren – ausgehend von der Annahme, dass mit eingetretener lymphatischer Metastasierung eine systemische Erkrankung vorliegt – der Lymphknotendissektion keine entscheidende Bedeutung für das Behandlungsergebnis bei (Orringer et al. 1999). Ausgehend von der lokalen und lymphogenen Tumorausbreitung soll im Folgenden zu Indikation, operativer Therapie und Prognose von **Plattenepithelkarzinomen der Speiseröhre** Stellung genommen werden.

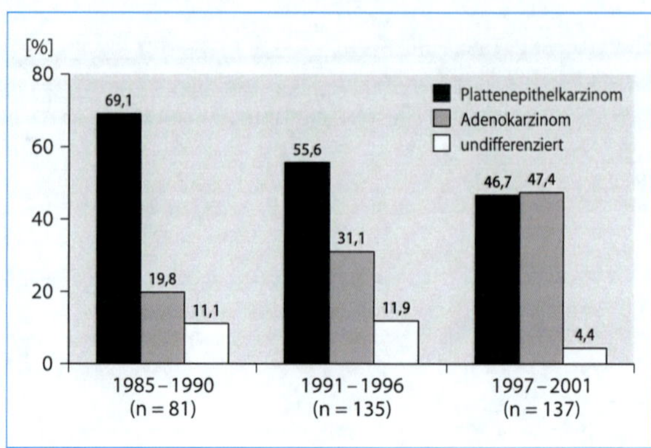

Abb. 14.1. Ösophagusresektionen im Zeitraum 1985–11/2001 (n=353) – Verteilung des histologischen Tumortyps. (Klinik und Poliklinik für Allgemein- und Abdominalchirurgie der Johannes-Gutenberg-Universität, Mainz)

14.2 Häufigkeit und Risikofaktoren

Bedingt durch die Zunahme der **Adenokarzinominzidenz** in den westlichen Ländern hat die **Häufigkeit des Plattenepithelkarzinoms** unter den resezierten Patienten abgenommen (Abb. 14.1). In den asiatischen Ländern gehört das Plattenepithelkarzinom des mittleren und unteren Ösophagusdrittels unverändert zu den häufigsten Karzinomen.

Während die Adenokarzinome der Speiseröhre in der Mehrzahl als Folgeerkrankung eines lange andauernden **gastroösophagealen Refluxes** mit entsprechender Schleimhautumwandlung anzusehen sind, wird das Plattenepithelkarzinom mit einem erhöhten **Alkohol- und Nikotinabusus** in Zusammenhang gebracht (Bollschweiler et al. 2000; Tabelle 14.1).

Tabelle 14.1. Plattenepithelkarzinom des Ösophagus – Patientencharakteristika

n	196
Männlich (%)	157 (80,1)
Weiblich (%)	39 (19,9)
Alter [Jahre] (Spanne)	56 (29–84)
Nikotinabusus (%)	145 (74,0)
Alkoholabusus (%)	133 (67,9)
Nikotin- und Alkoholabusus (%)	110 (56,1)
Präoperative Risikoeinschätzung (ASA-Klassifikation)	
I (%)	1 (0,5)
II (%)	63 (32,1)
II (%)	124 (63,1)
IV (%)	8 (4,3)

Cave

Aus dieser Konstellation ergibt sich eine höhere Komorbidität infolge Lungen- und Leberfunktionsstörungen der Patienten mit Plattenepithelkarzinom, was in einer höheren **Komplikationsrate** nach operativer Therapie zum Ausdruck kommt (Law et al. 1998).

Seltene **Risikoerkrankungen** für das Auftreten eines Plattenepithelkarzinoms sind:

- Achalasie,
- Plummer-Vinson-Syndrom,
- Verätzungen der Speiseröhre.

Vereinzelt werden **Karzinome** auch in **Ösophagusdivertikeln** beschrieben (Eckardt 1995).

Lokalisation. Plattenepithelkarzinome treten am häufigsten im mittleren Drittel auf, gefolgt vom unteren und oberen Drittel (Tabelle 14.2). Die Annahme, Tumoren des oberen Drittels hätten eine ungünstigere **Prognose** als die des mittleren und unteren Drittels, bestätigten sich nicht (Horstmann et al. 1995).

14.3 Indikationen und Kontra-indikationen zur Operation

> Nur die *vollständige Tumorentfernung* eröffnet dem Patienten eine Heilungschance.

Davon ausgehend besteht bei jedem Patienten mit potenziell R0-resektablem Tumor die **Indikation zur Resektion**, sofern das Risiko des Eingriffs vertretbar ist. Die bisherigen Ergebnisse der neoadjuvanten Therapie bei Patienten mit resektablem Plattenepithelkarzinom berechtigen nur innerhalb von Studien zur Anwendung multimodaler Therapiemaßnahmen (Entwistle u. Goldberg 2002).

> Kontraindikation zur Operation ist das Vorliegen *hämatogener Fernmetastasen.*

Lymphogene Fernmetastasen am Truncus coeliacus oder zervikal stellen keine absolute Kontraindikation zur Operation dar, sofern eine Entfernung und damit eine R0-Situation möglich wird:

- Hiele et al. (1997) beobachteten, dass von 10 Patienten mit Plattenepithel- oder Adenokarzinom mit histologischem Befall der Lymphknoten am Truncus coeliacus, nachgewiesen durch endosonographisch gesteuerte Punktion, keiner 3 Monate überlebte. Allerdings erfolgte nur bei einem Patienten eine R0-Resektion.
- Demgegenüber beobachteten Hulscher et al. (2001) nach Entfernung dieser (präoperativ unverdächtigen) Lymphknoten eine ähnliche Prognose wie bei Betroffenen mit N1-Befall. Insgesamt 4 von 16 Patienten blieben zwischen 3 und 4 Jahre postoperativ rezidivfrei.

Tabelle 14.2. Lokalisation der resezierten Plattenepithelkarzinome des Ösophagus

Autoren	Jahr	n	Oberes Drittel (%)	Mittleres Drittel (%)	Unteres Drittel (%)
Law et al.	1992	375	24 (6)	211 (56)	124 (33)
Akiyama et al.	1994	290	41 (14)	168 (58)	81 (8)
Orringer et al.	1999	225	28 (12)	121 (54)	76 (34)
Whooley et al.	2001	699	44 (6)	434 (62)	221 (32)
Ergebnisse der Autoren	2001	194	29 (15)	102 (52)	63 (32)

- Igaki et al. (2001) berichteten nach 3-Feld-Lymphknotendissektion bei Befall der Lymphknoten am Truncus coeliacus eine 5-Jahres-Überlebensrate von 35 %.

Auch der **Befall zervikaler Lymphknoten** schließt nach operativer Resektion ein langes rezidivfreies Überleben nicht aus (5-Jahres-Überlebensrate: 25 %; Igaki et al. 2001), sodass Metastasen in diesen Lymphknoten nach Möglichkeit mitentfernt werden sollten. **Intraabdominelle paraaortale Lymphknotenmetastasen** stellen dagegen eine Kontraindikation für ein Vorgehen mit kurativem Ziel dar (Osugi et al. 2002).

> Der Befall von Nachbarstrukturen (*T4-Tumoren*) stellt in der Regel eine Kontraindikation für ein primär operatives Vorgehen dar.

Das häufig hohe Risiko wird durch die zu erwartende Prognose nicht gerechtfertigt (Müller et al. 1990; Abb. 14.2). Das Problem besteht in der Unsicherheit der präoperativen Diagnostik. Insbesondere der **Befall von Lunge und Perikard** kann undiagnostiziert bleiben, andererseits ist es möglich, dass sich die radiologische Tumorinfiltration pathohistologisch nicht bestätigt. Im Krankengut von Matsubara et al. (2001) bestätigte sich die radiologisch nachgewiesene T4-Situation nur in 51 % der Fälle.

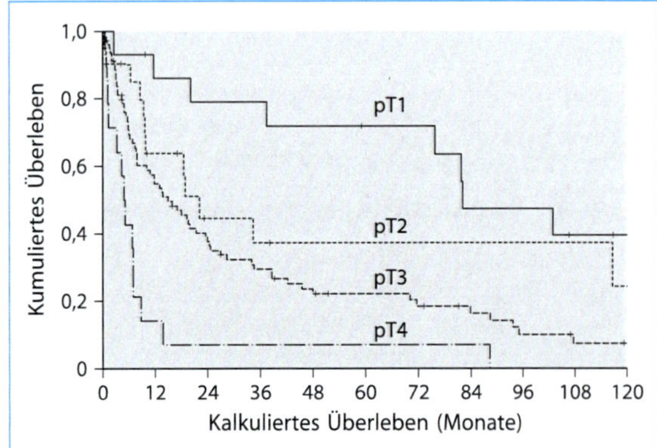

Abb. 14.2. Überleben nach transthorakaler Ösophagusresektion bei Plattenepithelkarzinom der Speiseröhre in Abhängigkeit von der T-Kategorie (n=136, 1985–2001). (Klinik und Poliklinik für Allgemein- und Abdominalchirurgie der Johannes-Gutenberg-Universität, Mainz)

Auch intraoperativ kann die **Beurteilung der Ro-Resektabilität** bei fortgeschrittenem Tumor Unsicherheiten aufweisen. Klinisch ergeben sich damit für die therapeutische Strategie verschiedene Situationen:

- Ist der Tumorbefall benachbarter Strukturen eindeutig nachgewiesen (z. B. in Trachea und Bronchien), besteht keine Indikation für ein operatives Vorgehen mit kurativer Zielsetzung.
- Besteht präoperativ der Verdacht einer T4-Situation, ist die neoadjuvante oder alleinige Radio-/Chemotherapie zu diskutieren.
- Ergibt sich erst intraoperativ eine T4-Situation, wird man eine Tumorresektion anstreben, sofern dies vom Allgemeinzustand her vertretbar ist.

Allgemeine Faktoren, die gegen ein operatives Vorgehen bei Ösophaguskarzinom sprechen

- Erheblich eingeschränkte Lungenfunktion (FEV_1 < 1,5 l; Lerut et al. 1992)
- Leberzirrhose der Stadien B und C nach Child
- Therapierefraktäre Herzinsuffizienz
- Unkontrollierter Alkoholabusus.

Inwieweit ein Fortbestehen des **Nikotinabusus** als Ausschlusskriterium zu sehen ist, wird unterschiedlich beurteilt. In Anbetracht des erhöhten Operationsrisikos beim Raucher (Griffin et al. 2002) empfiehlt es sich, das von Orringer propagierte präoperative Rauchverbot mit vermehrter körperlicher Aktivität und Atemgymnastik zu kombinieren.

> Wie immer ergibt sich die *Indikation zur Operation* aus der individuellen Gesamtbeurteilung, die das Tumorstadium, die Belastbarkeit und die Motivation des Patienten einbezieht.

14.4 Endoskopische Therapie

Die Verbesserungen in der Endoskopie, kombiniert mit den Möglichkeiten der **Chromoendoskopie**, führten in Japan zunehmend zum Nachweis früher Stadien des Ösophaguskarzinoms (Pathirana u. Poston 2001).

> Bei Plattenepithelkarzinomen der oberen 2/3 der Mukosa (*Stadien Tm1 und Tm2*) sind Lymphknotenmetastasen nicht zu erwarten (Fujita et al. 1995), sodass diese Tumoren für endoskopische Therapiemaßnahmen geeignet sind.

Bei Tumoren, die bis zur Hälfte der Zirkumferenz einnehmen, steht wegen der Möglichkeit, am Präparat die Tumorinfiltration zu bestimmen, die **endoskopische Mukosektomie** im Vordergrund. Die präoperative Diagnostik stützt sich auf den makroskopischen Befund und die Endosonographie, wesentlich ist die exakte histologische Aufarbeitung des Präparats.

> Findet sich ein Submukosakarzinom oder hat das Tumorwachstum den tiefen Resektionsrand erreicht, ist insbesondere bei Patienten in gutem Allgemeinzustand die *operative Therapie* indiziert.

Nach japanischen Untersuchungen sind nach endoskopischer Mukosaresektion beim **Mukosakarzinom** des Ösophagus zu erwarten (Pathirana u. Poston 2001):

- komplette Resektion in 72–90 % der Fälle,
- Rezidiv bei 8 % der Patienten (nach unvollständiger Resektion),
- 5-Jahres-Überlebensrate von 95 %.

Umfangreiche Untersuchungen, die diese Zahlen bestätigen, stehen aus. Unabhängig davon stellen **Tumoren der Submukosa** wegen des hohen Rezidivrisikos von Lymphknotenmetastasen keine Indikation für ein lokal chirurgisches Vorgehen dar.

14.5 Operative Therapie

14.5.1 Tumorresektion

> Für das *Resektionsausmaß* sind neben der Tumorgröße das Vorliegen weiterer Tumorherde sowie das intraepitheliale und submuköse Wachstum bedeutsam.

Multiple Tumorherde sind bei Plattenepithelkarzinomen des Ösophagus in 5,6–28 % (Tsutsui et al. 1995; Nishimaki et al. 1993) zu erwarten und wurden in 3 % bis zu 10,5 cm vom Primärtumor entfernt gefunden (Miller 1962). Klinische Untersuchungen stellten ein **Anastomosenrezidiv** fest (Law et al. 1998) bei einem am frischen Resektat gemessenen Sicherheitsabstand von

- <2 cm in 13 % der Fälle,
- 2–4 cm in 7 %,
- 4–6 cm in 3,8 %,
- >8 cm in keinem Fall.

Praxis konkret

Earlam et al. (1980) empfehlen einen 12 cm langen **Sicherheitsabstand** in situ. Nach Resektion und Fixation entsprechen diese 12 cm noch 4 cm.

Pathohistologische Untersuchungen zum intraepithelialen und submukösen Tumorwachstum am resezierten Präparat haben gezeigt, dass bei Karzinomen der Submukosa und der Muscularis propria ein **Sicherheitsabstand** von 1 cm und bei tiefer infiltrierenden Tumoren von 3 cm am entnommenen Ösophagus ausreichend ist (Tsutsui et al. 1995). Das Risiko eines positiven Schnittrands beträgt unter dieser Voraussetzung <5 %. Während nach distal durch Mitentfernung einer kranialen Magenmanschette die Tumorentfernung im Gesunden fast immer möglich ist, sind der Einhaltung eines ausreichenden Sicherheitsabstands nach proximal hin Grenzen gesetzt.

Praxis konkret

Durch **zervikale Anastomosierung** lässt sich gegenüber der intrathorakalen Anastomose ein Längengewinn von 2–3 cm erzielen (Chasseray et al. 1989).

Insgesamt besteht damit die Tumorresektion beim Plattenepithelkarzinom der Speiseröhre unter der Zielsetzung der vollständigen Tumorentfernung immer in einer **subtotalen Ösophagusresektion**, wobei die Anastomosierung zwischen verbleibender restlicher Speiseröhre und dem Ösophagusersatzorgan abhängig vom einzuhaltenden Sicherheitsabstand intrathorakal oder zervikal erfolgt.

14.5.2 Lymphabflussgebiet und Lymphknotenmetastasierung

Das **Lymphabflussgebiet** der Speiseröhre ist weit verzweigt. Die Lymphgefäße verlaufen in der Submukosa und Adventitia in Längsrichtung und drainieren in die mediastinalen und die angrenzenden extramediastinalen (zervikalen und abdominellen) Lymphknoten (Sannhoe et al. 1981).

> Ein Charakeristikum lymphogener Metastasierung bei Speiseröhrenkarzinomen ist der Befall extramediastinaler Lymphknoten bei freien tumornahen Noduli (*„saltatorischer Lymphknotenbefall", „jumping metastases"*).

Die **Häufigkeit des Lymphknotenbefalls** ist abhängig von der Tumorinfiltration. Während bei intraepithelialen Karzinomen und bei solchen, die sich auf die oberen 2/3 der Mukosa beschränken (Stadien Tm1 und Tm2), das Risiko der lymphogenen Metastasierung minimal ist (Fujita et al. 1995), steigt bei Befall der Submukosa die Häufigkeit auf bis zu 41 % (Yoshinaka et al. 1991) bzw. 54 % (Akiyama et al. 1994) an. Mit weiterer Tumorinfiltration erhöht sich die Wahrscheinlichkeit auf 69,7 % (Muscularis propria; Akiyama et al. 1994) bzw. 81,4 % (Adventitia; Akiyama et al. 1994).

Der **Befall einzelner Lymphknotenregionen** ist schwer vorhersehbar. Einen gewissen Anhalt liefert die Tumorlokalisation:

- Tumoren des **oberen Ösophagus** bevorzugen die mediastinalen und zervikalen Lymphknoten.
- Karzinome des **unteren Ösophagus** befallen vornehmlich die mediastinalen und abdominellen Bereiche.
- Malignome des **mittleren Ösophagus** können alle 3 Regionen betreffen.

Auch der **Befall mehrerer Lymphknotenregionen** ist abhängig von der Tumorinfiltrationstiefe: Während bei intramuralen Tumoren in 44,9 % der Fälle nur eine und wesentlich seltener 2 Regionen befallen sind, findet sich bei fortgeschrittenen Karzinomen in 33,3 % der Befall einer, in 30,1 % die Infiltration zweier und in 9,7 % die Besiedlung aller 3 Abflussgebiete (Nishimaki et al. 1998).

Ein **extramediastinaler Lymphknotenbefall** bei freien tumornahen Lymphknoten fand sich bei 10 von 58 Patienten (17,7 %) mit Submukosakarzinom bzw. 10 von 36 Patienten (27,8 %) mit thorakalem Ösophaguskarzinom, unabhängig von der Tumorinfiltration (Sannhoe et al. 1981; Abb. 14.3 und 14.4).

> Von Interesse für das operative Vorgehen ist der Lymphknotenbefall bei *distalen Plattenepithelkarzinomen.*

Ein **Vergleich des abdominellen und mediastinalen Lymphknotenbefalls** bei distalem Plattenepithelkarzinom der Speiseröhre und Adenokarzinom des gastroösophagealen Übergangs (Kardia) ergab für die Plattenepithelkarzinome bei einem Lymphknotenbefall von insgesamt 70 % eine Infiltration der perigastrischen und mediastinalen Lymphknoten in 54 % bzw. 43 % der Fälle. Bei Patienten mit Karzinomen des gastroösophagealen Übergangs waren die Lymphknoten insgesamt häufiger befallen (82 %), bevorzugt wurden die perigastrischen Noduli und diejenigen am Truncus coeliacus. In den hinteren mediastinalen Lymphknoten fanden sich in nur 19 % Metastasen.

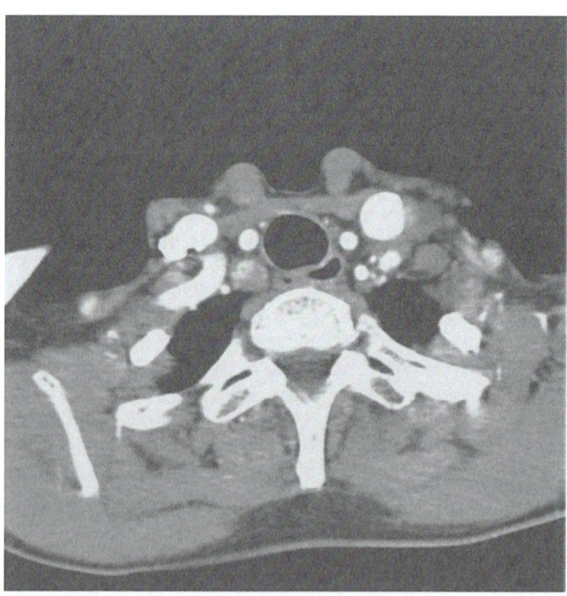

Abb. 14.3. Patientin E.K., Alter: 56 Jahre, Diagnose: Plattenepithelkarzinom der Speiseröhre im mittleren Drittel. Computertomographie des Halses: Lymphknotenvergrößerung rechts zervikal; intraoperativer Befund: Metastase am rechten N. recurrens

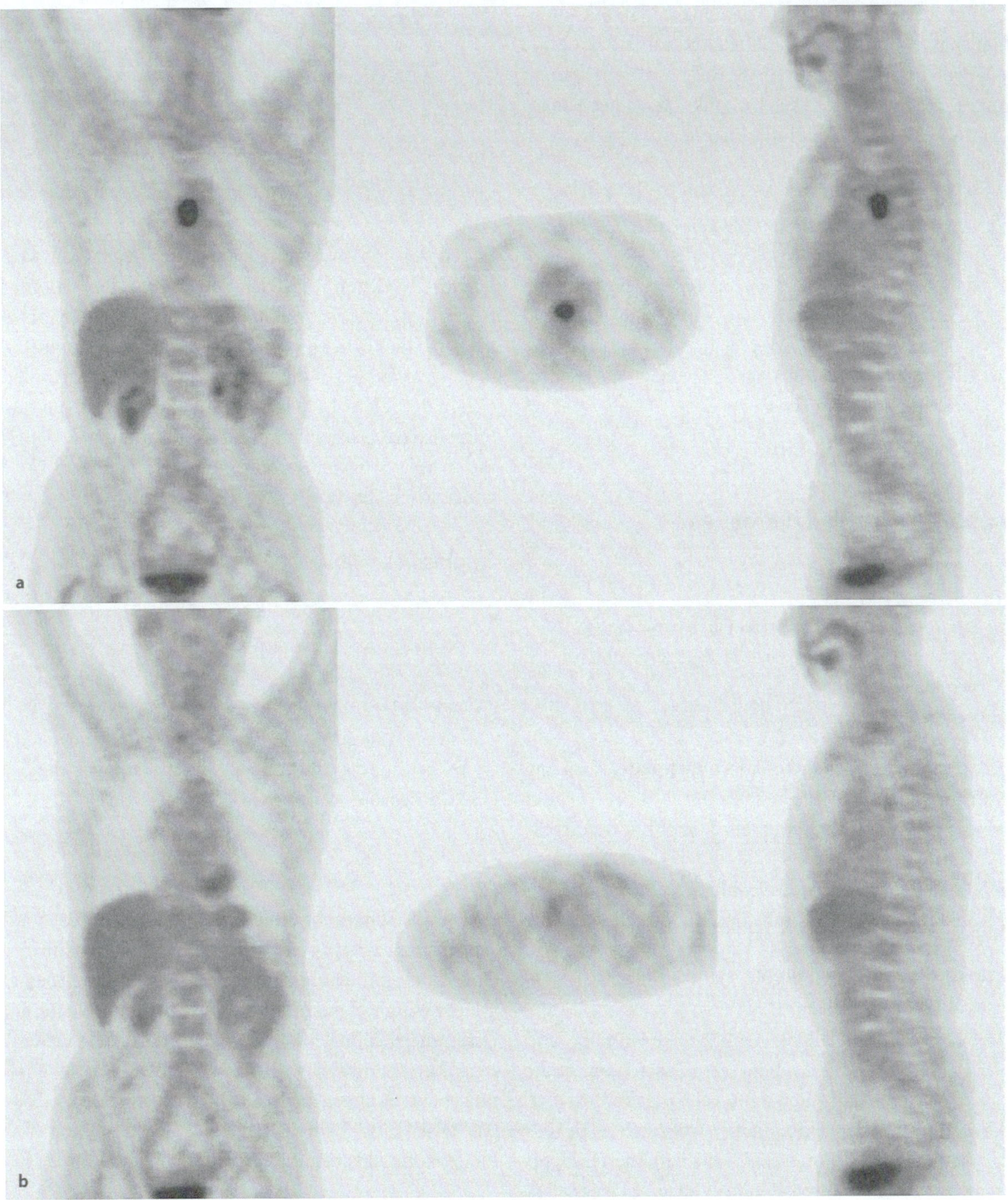

Abb. 14.4. Patientin E.K., Alter: 56 Jahre, Diagnose: Plattenepithelkarzinom der Speiseröhre im mittleren Drittel. Positronenemissionstomographie: vermehrte Speicherung des Primärtumors und rechts zervikal

Für Patienten mit mediastinalen Lymphknotenmetastasen eines Plattenepithelkarzinoms betrug die **3-Jahres-Überlebensrate** 27 %, während kein Patient mit mediastinal betroffenen Lymphknoten eines Adenokarzinoms diesen Zeitpunkt erlebte (Tachimori et al. 1996).

> Diese Untersuchungen sprechen für einen unterschiedlichen Lymphausbreitungsweg der distalen Plattenepithelkarzinome und der Tumoren des gastroösophagealen Übergangs und begründen ein *transthorakales Vorgehen* bei Ersteren, während der therapeutisches Gewinn dieser Methode bei Patienten mit Tumoren des gastroösophagealen Übergangs fraglich ist (Tachimori et al. 1996).

14.5.3 Operatives Vorgehen

Definition

Das operative Vorgehen besteht in der onkologisch adäquaten **Tumorresektion** und der **Rekonstruktion des Speisewegs**.

Im Hinblick auf das **onkologisch adäquate Vorgehen** sind vor allem 3 Aspekte bedeutsam:

- das notwendige Ausmaß der Lymphknotendissektion,
- die Bedeutung der sog. En-bloc-Resektion und
- die Frage nach dem transhiatalen Vorgehen.

Transthorakales Vorgehen: 2- und 3-Feld-Dissektion

Der potenzielle Befall zervikaler, mediastinaler und abdomineller Lymphknoten veranlasst japanische Chirurgen regelhaft, die sog. **3-Feld-Dissektion**, d. h. die Entfernung der abdominellen, mediastinalen und zervikalen Lymphknoten (beidseits entlang des N. recurrens), durchzuführen (Fujita et al. 1995; Osugi et al. 2002). Nach 3-Feld-Dissektion wurden teilweise günstigere Ergebnisse als nach 2-Feld-Dissektion gesehen (▫ Tabelle 14.3), wobei nur eine vergleichende Studie zu dieser Problematik aus Japan vorliegt (Kato et al. 1991).

Cave

Trotz 3-Feld-Dissektion bestehen in den einzelnen japanischen Studien jedoch erhebliche Unterschiede in den **Behandlungsergebnissen** der einzelnen Stadien, sodass der Wert der 3-Feld-Dissektion derzeit nicht abschließend beurteilbar ist (▫ Tabelle 14.4).

In den westlichen Ländern erfolgt vorwiegend die sog. **2-Feld-Dissektion**, d. h. die Entfernung der abdominellen und mediastinalen rechtsthorakalen Lymphknoten. Die Zurückhaltung gegenüber der grundsätzlichen zervikalen Lymphknotenresektion begründet sich in der relativ hohen Rate einer postoperativen **Rekurrensparese** mit entsprechender Erhöhung des Operationsrisikos (Isono et al. 1991) bei fraglichem prognostischen Gewinn.

En-bloc-Resektion

Definition

Die En-bloc-Resektion hat die Entfernung des Ösophagustumors mit einem Block gesunden Gewebes in allen 3 Ebenen zum Ziel, wobei benachbarte Strukturen nicht prinzipiell, sondern bedarfsweise mitentfernt werden und die notwendigen **Sicherheitszonen** sich situationsabhängig ergeben.

In der beschriebenen Form wird die En-bloc-Resektion eher selten durchgeführt (▫ Tabelle 14.5) und schließt eine 2- bzw. 3-Feld-Lymphknotendissektion ein (Altorki u. Skinner 2001). Skinner (1983) ermittelte eine **5-Jahres-Überlebensrate** von 18 %. In einer späteren Zusammenstellung von 111 Patienten, davon 30 mit Plattenepithelkarzinom, wird eine 5-Jahres-Überlebensrate von 40 % angegeben (Altorki u. Skinner 2001), Collard et al. (2000) beobachteten nach R0-Resektion von Plattenepithelkarzinomen (n=102) eine Rate von 49 %.

> Neben diesen vergleichsweise günstigen 5-Jahres-Überlebensraten ist ein weiterer Vorteil dieses Vorgehens die relativ *niedrige Rate intrathorakaler Rezidive* (5–10 %; Collard et al. 2000), die den Angaben nach neoadjuvanter Radiotherapie entspricht (Geh et al. 2001).

▪ Tabelle 14.3. Vergleich von 2- und 3-Feld-Lymphknotendissektion bei Ösophaguskarzinom

Autoren	Zeitraum	Art der Dissektion	n	Morbidität [%]	Rekurrensparese [%]	Mortalität [%]	5-Jahres-Überlebensrate [%]	Folgerung der Autoren
Kato et al. 1991	1985–1989	2-Feld	73	76	15	12,3	34	Prognoseverbesserung in den Stadien III und IV
		3-Feld	77	63	11	2,6	49	
Isono et al. 1991	1983–1989	2-Feld	2799	55	14	4,6	27	Kein Gewinn im Stadium N0 und Tumor im unteren Drittel
		3-Feld	1791	54	20	38,0	34	
Akiyama et al. 1994	1973–1993	2-Feld	277	k.A.	k.A.	k.A.	38	Prognoseverbesserung in den Stadien III und IV, kein Gewinn bei <7 Lymphknotenmetastasen
		3-Feld	271	k.A.	k.A.	k.A.	55	
Baba et al. 1994	1982–1990	3-Feld	106	65	42	10,4	31	Prognoseverbesserung bei Tumoren im mittleren und oberen Drittel
Fujita et al. 1995	1986–1991	2-Feld	65	k.A.	48[a], 32[b]	3,0	36	Prognoseverbesserung bei Tumoren im mittleren und oberen Drittel, kein Gewinn bei Tumoren im unteren Drittel oder fehlenden Lymphknotenmetastasen
		3-Feld	63	k.A.	70[a], 27[b]	2,0	40	
Nishimati et al. 1998	1982–1996	3-Feld	190	58	45	4,7	42	Indikationen zur 3-Feld-Lymphknotendissektion: bei bis zu 4 Lymphknotenmetastasen, Befall von 1 oder 2 Kompartimenten, Tumoren im oberen und mittleren Ösophagus
Igaki et al. 2001[c]	1986–1991	3-Feld	96	62	7	3,0	59	Ungünstige Prognose: T3N1 + intramurale Metastasierung

k.A.: keine Angabe; [a] temporäre Rekurrensparese; [b] permanente Rekurrensparese; [c] unteres Drittel.

Die Ergebnisse nach 2- bzw. 3-Feld-Dissektion, bei der die Lymphknotenentfernung nicht en bloc, sondern separat erfolgt, sind ähnlich, die Ergebnisse des **transhiatalen Vorgehens** jedoch ungünstiger (5-Jahres-Überlebensrate: 0–17 %; Vigneswaran et al. 1993; Orringer et al. 1999). Dies bestätigte sich auch im Krankengut der Autoren (▪ Tabellen 14.6 und 14.7): Die 5-Jahres-Überlebensraten bei Plattenepithelkarzinom nach R0-Resektion betrugen nach transthorakalem Vorgehen und 2-Feld-Dissektion 35,6 % und nach transhiatalem Vorgehen 0,3 % (▪ Abb. 14.5).

Tabelle 14.4. Vergleich der 5-Jahres-Überlebensraten nach 3-Feld-Dissektion bei Ösophaguskarzinom

Stadium	Akiyama et al. 1994		Baba et al. 1994		Nishimaki et al. 1998		Igaki et al. 2001	
	n	5-Jahres-Überlebensrate [%]	n	5-Jahres-Überlebensrate [%]	n	5-Jahres-Überlebensrate [%]	n	5-Jahres-Überlebensrate [%]
I	35	94,1	8	60	18	91,7	15	71
IIa	39	82,5	32	25	39	65,8	18	83
IIb	27	57,3			27	43,8	18	73
III	69	55,8	22	23	74	30,2	30	36
IV	99	28,0	44	10	32	12,7	8	25

Tabelle 14.5. Vergleich der 5-Jahres-Überlebensraten nach En-bloc-Resektion der Speiseröhre bei Ösophaguskarzinom

Autoren	Jahr	n	Morbidität [%]	Letalität [%]	5-Jahres-Überlebensrate [%]
Skinner	1983	80	52	11 (30 Tage)	18
Siewert et al.	1988	121	23[b], 11[c]	6,6 (30 Tage)	12,4
Collard et al.	2000	118	k.A.	5,0	49
Altorki u. Skinner	2001	111[a]	49	5,4	40

[a] Plattenepithel- (n=30) und Adenokarzinom (n=81); [b] chirurgische Komplikationsrate; [c] allgemeine Komplikationsrate; *k.A.*: keine Angaben.

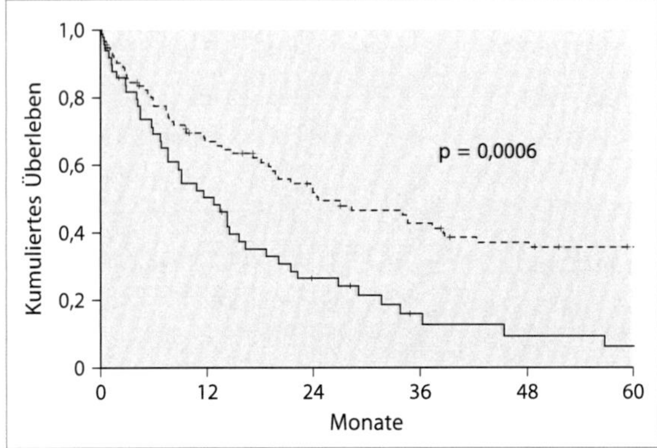

Abb. 14.5. Überleben nach transthorakaler (*gestrichelte Linie*) und transhiataler (*durchgehende Linie*) Ösophagusresektion bei Plattenepithelkarzinom (n=196, 1985–2001, alle Lokalisationen, p<0,05). (Klinik und Poliklinik für Allgemein- und Abdominalchirurgie der Johannes-Gutenberg-Universität, Mainz)

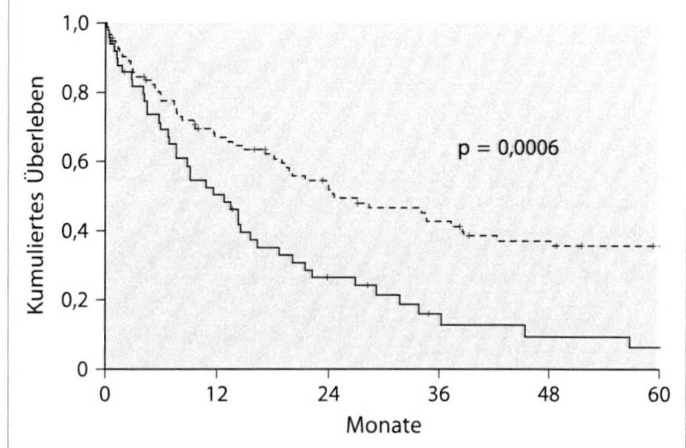

Abb. 14.6. Überleben nach transthorakaler (*gestrichelte Linie*) und transhiataler (*durchgehende Linie*) Ösophagusresektion bei distalem Plattenepithelkarzinom (n=63, 1985–2001, p<0,05). (Klinik und Poliklinik für Allgemein- und Abdominalchirurgie der Johannes-Gutenberg-Universität, Mainz)

Tabelle 14.6. Ösophagusresektion bei Plattenepithelkarzinom – Operationsstatistik

Anzahl pro Jahr, Median (Minimum–Maximum)		11 (2–22)
Transmediastinale Resektion (%)		60 (30,6)
Transthorakale Resektion (%)		136 (69,4)
Transthorakale Resektion mit primärer Thorakotomie (%)		32 (23,5)
Ösophagusersatz	Magen (%)	172 (87,8)
	Kolon (%)	15 (7,7)
	Dünndarm (%)	3 (1,5)
Lage des Ersatzorgans	Bett des Ösophagus (%)	165 (84,2)
	Retrosternal (%)	25 (12,8)
Anastomose	Intrathorakal (%)	75 (38,3)
	Zervikal (%)	114 (58,2)
Begleiteingriffe	Gesamt (%)	37 (18,9)
	Splenektomie (%)	18 (9,1)
	Cholezystektomie (%)	7 (3,6)
	Lungenteilresektion (%)	6 (3,1)
	Andere (%)	6 (3,1)

Tabelle 14.7. Ösophagusresektion bei Plattenepithelkarzinom – perioperative Ergebnisse

Operationsdauer [min] (Spanne)	Transmediastinal	270 (180–360)
	Transthorakal	330 (180–520)
Intraoperative Blutgabe [Konserven (Median, Minimum–Maximum)]		1 (0–15)
Chirurgische Komplikationen	Gesamt (%)	70 (35,7)
	Anastomoseninsuffizienz (%)	37 (18,9)
	Rekurrensparese einseitig (%)	20 (10,2)
	Rekurrensparese beidseitig (%)	10 (5,1)
	Nekrose des Interponats (%)	9 (4,6)
	Trachealverletzung (%)	5 (2,6)
	Chylothorax (%)	2 (1,0)
	Blutung (%)	4 (2,1)
Internistische Komplikationen	Gesamt (%)	78 (39,8)
	Pneumonie (%)	72 (37,2)
	Delir (%)	58 (29,6)
	Andere (%)	12 (6,1)
Morbidität (%)		135 (68,9)
30-Tages-Letalität (%)		9 (4,6)

Diese Unterschiede zeigten sich auch für das **distale Plattenepithelkarzinom** (Abb. 14.6) und sprechen dafür, dass durch die operative Therapie Einfluss auf den Krankheitsverlauf genommen werden kann.

Aus onkologischer Sicht stellt das *transthorakale Vorgehen*, zumindest mit 2-Feld-Dissektion, bzw. die *En-bloc-Resektion* das Regelvorgehen dar, sofern dies von Seiten der bestehenden Komorbidität vertretbar ist.

Transhiatale Resektion

Definition

Beim transhiatalen Vorgehen sind nur die intraabdominellen Lymphknoten und diejenigen im hinteren unteren Mediastinum entfernbar, sofern überhaupt eine **Lymphknotendissektion** erfolgt.

Dem Nachteil der eingeschränkten Radikalität steht der **Verzicht auf eine Thorakotomie** und damit ein geringeres operatives Risiko als möglicher Vorteil gegenüber.

! Komplikationen

In einer prospektiv randomisierten Studie bei Adenokarzinomen fanden sich nach transthorakalem Vorgehen eine höhere Rate an ***Rekurrensparesen*** und mehr ***pulmonale Komplikationen***, jedoch kein signifikanter Unterschied in der Mortalität.

Transthorakal wurden signifikant mehr Lymphknoten (80 % vs. 21 %, >20 Lymphknoten) entfernt, wobei bislang offen ist, ob sich dies in einer unterschiedlichen **Prognose** niederschlägt.

Zwei prospektiv randomisierte Studien bei **Plattenepithelkarzinomen** der Speiseröhre haben das transhiatale mit dem transthorakalen Vorgehen verglichen, wobei in der ersten Studie (Goldminc et al. 1993) vorwiegend frühe Tumorstadien und in der zweiten (Chu et al. 1997) nur distale Karzinome eingeschlossen wurden. Signifikante Unterschiede ergaben sich nicht, allerdings waren die Fallzahlen klein, und Angaben zur Lymphknotendissektion fehlen, sodass offen ist, ob die Vorteile des transthorakalen Vorgehens auch ausgeschöpft wurden.

Zusammenfassende Analysen (Hulscher et al. 2001; Rindani et al. 1999) werden durch fehlende Angaben zu Indikationsstellung, histologischem Befund, Ausmaß der Lymphknotendissektion sowie fehlende getrennte Analysen nach histologischem Typ eingeschränkt. Unter diesen Einschränkungen fanden Rindani et al. (1999), abgesehen von einer höheren Rate an Rekurrensparesen und Nahtinsuffizienz nach transthorakalem Vorgehen, **keinen Unterschied der postoperativen Komplikations- und 5-Jahres-Überlebensrate.**

Cave

Hulscher et al. (2001) stellten für das transthorakale Vorgehen eine höhere Komplikationsrate und Letalität fest. Die **5-Jahres-Überlebensraten** waren nur in den vergleichenden Studien nach transthorakalem Vorgehen besser, bezogen auf alle Patienten ergaben sich keine wesentlichen Unterschiede zwischen beiden Operationsverfahren.

Ausgehend von der Lokalisation der Plattenepithelkarzinome mit Bevorzugung des mittleren Ösophagusdrittels und der meist vorliegenden fortgeschrittenen Infiltration mit potenziellem Befall mehrerer Lymphknotenstationen kommt dem **transhiatalen Vorgehen** nur in der Ausnahmesituation eines hohen operativen Risikos und eines transhiatal vollständig entfernbaren distalen Karzinoms eine gewisse Bedeutung zu.

14.5.4 Ösophagusersatz

Als Ösophagusersatz kommt bevorzugt (88 %; Fürst et al. 2001) der über die rechte A. gastroepiploica und die A. gastrica dextra versorgte **Magen** zur Anwendung, wobei mehrere Modifikationen zur Verfügung stehen.

> Entscheidend ist die Sicherstellung einer *ausreichenden Durchblutung* nach spannungsfreier intrathorakaler oder zervikaler Verlagerung.

Die Autoren belassen das **große Netz** an der großen Kurvatur des Magens, um keine Durchblutungsstörung zu induzieren, allerdings wurde bei einem sehr adipösen Patienten eine Nekrose des Magens beobachtet, vermutlich aufgrund einer Kompression des Schlauchmagens durch das voluminöse große Netz.

Die Frage, ob eine **Pyloroplastik** notwendig ist, wird unterschiedlich beantwortet. In einer prospektiv randomisierten Studie fanden Fok et al. (1991) bei Verzicht auf eine Pyloroplastik signifikant mehr **Magenentleerungsstörungen.** Andere nichtrandomisierte Studien bestätigten dies nicht (Wang et al. 1992).

Cave

Hill et al. (1993) konnten nachweisen, dass die postoperative Gabe von **Erythromycin** wirksamer ist als eine Pyloroplastik.

In Sondersituationen – beispielsweise nach vorangegangener Magenresektion, bei notwendiger Mitentfernung des Magens oder nach Nekrose des hochgezogenen Magens (3,4 %; Fürst et al. 2001) – steht als **Ösophagusersatz das rechte oder linke Kolon** zur Verfügung. Für das linke Kolon sprechen (Fürst et al. 2001; Kelsen et al. 1998):
- geringerer Durchmesser,
- bessere Durchblutung,
- immer ausreichende Länge,
- bessere propulsive Peristaltik,
- geringeres Nekroserisiko (4,6 % vs. 10,8 %).

Die Autoren bevorzugen das an der A. colica sinistra gestielte **Colon transversum und descendens** nach

Durchtrennung der A. colica media und der A. colica dextra.

14.5.5 Rekonstruktionsweg

Für den **Weg des Ersatzorgans** sind möglich:
- anatomisch vorgegebener prävertebraler Weg (Abb. 14.7),
- extraanatomischer retrosternaler Weg, der ein 1,8 cm längeres Transplantat benötigt (Lanschot et al. 1999; Abb. 14.8).

Der **subkutane Weg** wird nur noch vereinzelt angewendet (Nozoe et al. 2001).

In einer prospektiven Studie nach transhiataler Resektion ergaben sich für den retrosternalen Weg eine deutlich höhere **Morbidität und Mortalität** (Bartels et al. 1993), was jedoch in einer späteren randomisierten Untersuchung nicht bestätigt wurde (Lanschot et al. 1999), ebensowenig wie die hohe **Insuffizienzrate** nach retrosternalem Magenhochzug (Orringer et al. 1999). Funktionsuntersuchungen des nach kranial verlagerten Magens ergaben für die beiden Rekonstruktionswege unterschiedliche Angaben.

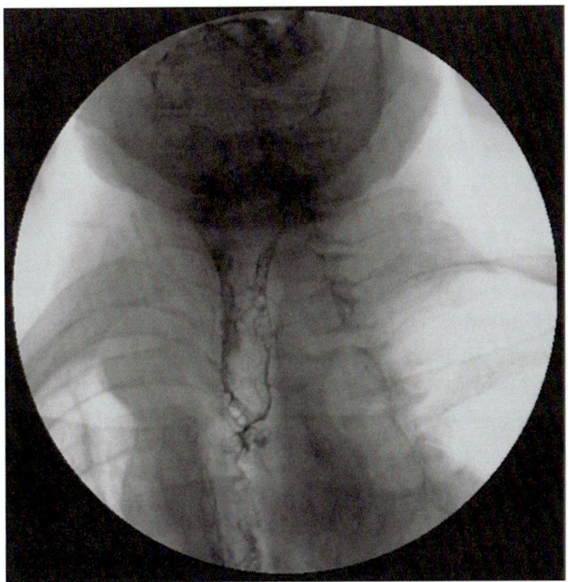

Abb. 14.7. Intrathorakale Ösophagogastrostomie

Während Barbera et al. (1994) nach beiden Methoden (ohne Pyloroplastik) eine **verzögerte Magenentleerung** fanden, stellten Gawad et al. (2001) diese nur bei retrosternal gelegenem Magen (ebenfalls ohne Pyloroplastik) fest. Für die Wahl des Rekonstruktionswegs sind damit v. a. operationsstrategische Gesichtspunkte bedeutsam:

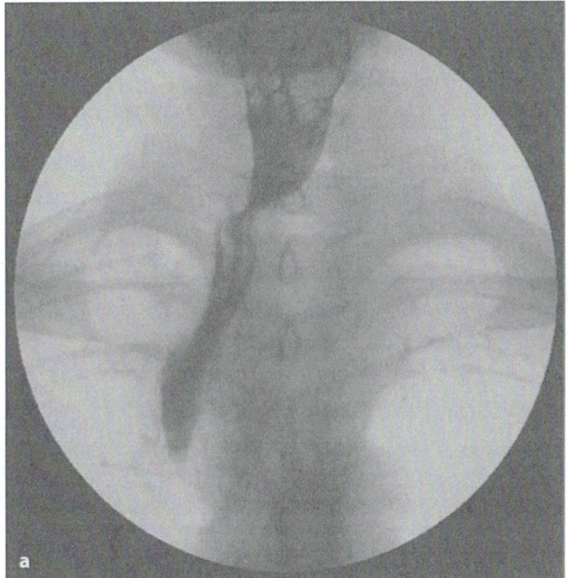

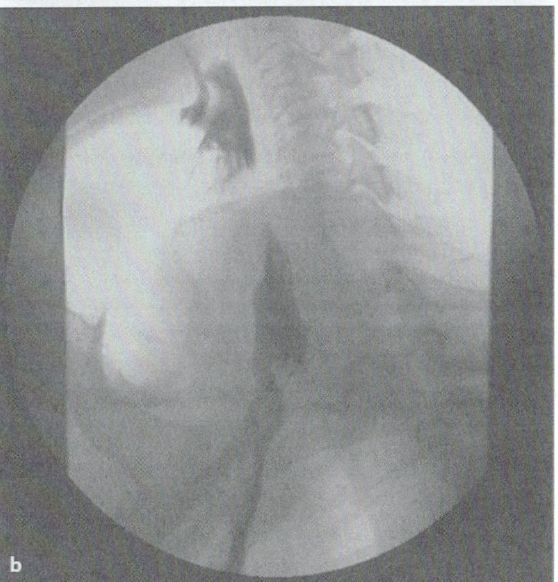

Abb. 14.8. Zervikale Ösophagogastrostomie mit retrosternal hochgeführtem Schlauchmagen

- Nach transhiataler Resektion bietet sich die Verlagerung im Bett der Speiseröhre an, ebenso nach transthorakalem Vorgehen und intrathorakaler Anastomose.
- Bei fraglicher Radikalität und hohem lokoregionären Rezidivrisiko sind der retrosternale Weg und die zervikale Anastomosierung zu bevorzugen (Lanschot et al. 1999).

14.5.6 Anastomosierung

Während nach **transmediastinaler Resektion** die Anastomosierung meist linkszervikal erfolgt, ist nach **transthorakalem Vorgehen** sowohl die intrathorakale als auch die zervikale Anastomosierung möglich.

Komplikationen

Zervikale Anastomosen sind mit einer ***Insuffizienz- und Stenoserate*** von bis zu 40 % bzw. 50 % belastet, die ***Mortalität*** ist vergleichsweise gering (5 % oder weniger; Whooley u. Wong 2000). Die Insuffizienzrate intrathorakaler Anastomosen ist demgegenüber geringer (12 %; Müller et al. 1990), die Mortalität in einzelnen Studien höher (60 %; Giuli u. Gignoux 1980) als bei zervikaler Anastomosierung.

Die meisten Angaben beziehen sich auf die **Ösophagogastrostomie.** Nach Ersatz der Speiseröhre durch **Kolon** besteht nach Bardini et al. (1994) keine höhere Insuffizienzrate. Mit entsprechender Erfahrung sind sowohl die zervikale (Heitmiller et al. 1999; Orringer et al. 1999) als auch die intrathorakale Anastomose (Whooley u. Wong 2000) mit geringer Insuffizienzrate durchführbar.

Voraussetzung einer komplikationslosen Anastomosierung sind v. a. die *ausreichende Durchblutung* des als Ösophagusersatz verwendeten Organs und eine *spannungsfreie Anastomose.*

Unter den **Anastomosierungstechniken** ist besonders die Frage nach der handgenähten oder der mit Hilfe eines Klammernahtgeräts hergestellten Verbindung von Interesse. Während **zervikale Anastomosen** überwiegend von Hand hergestellt werden und nur wenige Erfahrungen mit dem Klammernahtgerät vorliegen (Orringer et al. 1999; Singh et al. 2001), haben prospektiv randomisierte Studien für die **intrathorakale Anastomosierung** bei ähnlicher Insuffizienzrate (8 % und 9 %) eine höhere Mortalität nach Staplertechnik (10 % vs. 3 %, p<0,08) und eine höhere Strikturrate nachgewiesen (27 % vs. 18 %; Beitler u. Urschel 1998). In den nichtrandomisierten Studien fand sich eine höhere Insuffizienzrate nach Handnaht (11 % und 6 %) und damit übereinstimmend eine höhere Mortalität (17 % vs. 8 %). Bestätigt hat sich auch in den nichtrandomisierten Studien die höhere Stenoserate nach Klammernaht (31 % vs. 16 %; Beilter u. Urschel 1998).

Praxis konkret

Zu bevorzugen ist bei der zervikalen Anastomosierung die **2-reihige Handnaht** und bei intrathorakaler Verbindung die technisch einfachere **Klammeranastomose** (meist 21 mm; ▫ Abb. 14.7).

Die Wahl zwischen zervikaler und intrathorakaler Anastomosierung richtet sich nach dem einzuhaltenden **kranialen Sicherheitsabstand** (s. oben). Die zervikale Anastomosierung erbringt einen Längengewinn von 2–3 cm (Chasseray et al. 1989), ohne dass dies Einfluss auf die Prognose hat. Ist nach transthorakaler Resektion ein Sicherheitsabstand von 3 cm nach kranial möglich, kann eine intrathorakale Anastomosierung in Höhe der Thoraxkuppe erfolgen, ansonsten wird die Kontinuität nach Verschluss des Thorax durch zervikale Anastomosierung hergestellt.

14.5.7 Operative Strategie

Die operative Strategie richtet sich nach der **vorliegenden individuellen Situation:**

- Bei eindeutig gegebener **Resektabilität** und ausreichendem kranialen Sicherheitsabstand erfolgen zunächst die Laparotomie mit abdomineller Lymphknotendissektion und die Vorbereitung des Schlauchmagens als Ersatzorgan. Daran schließen sich, nach Thorakotomie, die intrathorakale Lymphknotendissektion sowie die Rekonstruktion des Speisewegs an:

  - Nach Ablösung des großen Netzes, etwa ab der Mitte des Querkolons, und Durchtrennung der Aa. gastroepiploica sinistra und gastricae breves erfolgt die **Freipräparation des gastroösophagealen Übergangs.**
  - Es schließt sich die **Durchtrennung des kleinen Netzes** nahe der Leber **sowie von A. und V. gastrica sinistra** an.
  - Nach Entfernung der perikardialen Lymphknoten wird der distale Ösophagus oberhalb des Magens mit dem Klammernahtgerät durchtrennt, wodurch dann der Magen aus dem Bett herausgehoben werden kann. Nach Resektion der kleinen Kurvatur zur Entfernung der Lymphknoten im kleinen Netz ist ein ausreichend langer **Schlauchmagen** entstanden.
  - Es folgt die **Lymphknotendissektion** um den Truncus coeliacus bis zum Lig. hepatoduodenale und entlang der A. lienalis.
  - Nach **Fixation des Schlauchmagens** an der distalen Speiseröhre wird die Bauchhöhle verschlossen.
  - Anschließend wird die rechtsseitige Thorakotomie im Bett der 5. Rippe vorgenommen sowie die **Resektion der Speiseröhre und der periösophagealen Lymphknoten** bis zur Thoraxkuppe. Hier wird die Speiseröhre erneut mit dem Klammernahtgerät durchtrennt.
  - Es folgt die Entfernung der rechts mediastinalen, paratrachealen und bifurkalen Lymphknoten. Die **Lymphknotendissektion** endet in Höhe der A. subclavia nach Darstellung des N. recurrens, sofern hier keine weiteren Lymphknotenmetastaen vorhanden sind.
  - Nach Verlagerung des Magens in den Thorax erfolgt die **intrathorakale Ösophagogastrostomie** mit Hilfe des Klammernahtgeräts End-zu-Seit.
- Bei **fraglich resektablem Tumor** erfolgt zunächst nach rechtsseitiger Thorakotomie die Überprüfung der Resektabilität und ggf. die Tumor- und Lymphknotenentfernung. Daran schließt sich die Laparotomie mit abdomineller Lymphknotendissektion und Schlauchmagenbildung an. Dieser wird dann retrosternal geführt und mit dem restlichen Ösophagus zervikal anastomosiert.

Ähnlich ist das **Vorgehen bei hochsitzenden Karzinomen.** Ist der kraniale Sicherheitsabstand fraglich einzuhalten, erfolgt zunächst die Freilegung der zervikalen Speiseröhre von einem Schnitt entlang des linken M. sternocleidomastoideus aus. Bei ausreichendem Sicherheitsabstand schließt sich die transthorakale Resektion an und nach Verschluss der Thorakotomie die Laparotomie mit anschließendem retrosternalem Magenhochzug und zervikaler Anastomosierung.

> Bei hohem allgemeinen Risiko, aber resektablem, distal gelegenen Karzinom hat das *transhiatale Vorgehen* mit hinterer mediastinaler und abdomineller Lymphknotendissektion, Schlauchmagenbildung und zervikaler Ösophagogastrostomie eine Berechtigung.

Kann der Tumor vom Abdomen her nicht vollständig umfahren und freipräpariert werden, empfehlen sich nach abdomineller Lymphknotendissektion und Schlauchmagenvorbereitung die **transthorakale Resektion und intrathorakale Ösophagogastrostomie,** sofern bei hohem Risiko der Eingriff nicht als Probelaparotomie, ggf. nach Einlage eines Tubus, beendet wird.

! Komplikationen
Trotz Senkung der Letalität der Ösophagusresektion in den letzten Jahren ist die ***Morbidität*** noch immer hoch. Eine Zusammenstellung von 1100 Eingriffen in den USA ergab in 46 % der Fälle größere Komplikationen (Daly 2001).

Durch Einhaltung der Grundsätze des schonenden Operierens sowie durch ein intensives perioperatives Management kann Einfluss auf das **perioperative Risiko** genommen werden.

> Ungünstig für den postoperativen Verlauf sind eine *Rekurrensparese* (Hulscher et al. 1999) sowie die *Splenektomie* (Kyriazanos et al. 2002).

Auch empfiehlt es sich, mit möglichst **geringem Blutverlust** zu operieren. Die Gabe von weniger als 1000 ml Blut intraoperativ korreliert mit einer geringeren postoperativen Letalität (Whooley et al. 2001), andererseits stellt die Gabe von mehr als 4 Blutkonserven perioperativ einen unabhängigen ungünstigen Faktor für die Langzeitprognose dar (Dresner et al. 2000).

Wesentlich im **perioperativen Management** zur Senkung der Komplikationsrate sind auch (Whooley et al. 2001):

- Periduralanästhesie zur Schmerztherapie, v. a. nach transthorakalem Vorgehen,
- frühzeitige Extubation,
- häufige bronchoskopische Absaugung.

14.5.8 Perioperatives Risiko und Prognose

Das perioperative Risiko ist abhängig von:

- aufgrund vorhandener Komorbidität bestehender **Risikofaktoren,**
- **Tumorstadium,**
- **operativem Eingriff.**

Cave

Patienten mit **Plattenepithelkarziom** haben ein höheres Operationrisiko als solche mit **Adenokarzinom** (Bollschweiler et al. 2000; Law et al. 1992).

Unter den allgemeinen Komplikationen stehen **pulmonale Erkrankungen** (25–45 %; Rindani et al. 1999; Griffin et al. 2002), unter den chirurgischen Komplikationen die **Nahtinsuffizienz** im Vordergrund.

Komplikationsrate und Letalität sind von der Patientenselektion und der Erfahrung des Chirurgen abhängig. In einer Studie von 23 Krankenhäusern Süd- und Westenglands (Juli 1996–Juni 1997) konnte gezeigt werden, dass bei einer durchschnittlichen 30-Tages-Letalität von 11 % mit Zunahme operierter Patienten von jeweils 10 pro Jahr beim einzelnen Operateur die 30-Tages-Letalität um 40 % sank und sich damit die Überlebensrate um jeweils 8 % verbesserte (Bachmann et al. 2002). Dies bestätigt die Beobachtungen, wonach in speziell erfahrenen Zentren in den letzten Jahren ein Rückgang der Operationsletalität auf mittlerweile etwa 5 % erzielt werden konnte.

Die **Prognose** von Patienten mit Ösophaguskarzinom wird zum einen von der **Tumorinfiltration** und zum anderen dem Vorhandensein von **Lymphknotenmetastasen** (Abb. 14.9) bestimmt. Unter den therapiebedingten Faktoren steht die vollständige Tumorresektion (**R0-Resektion**) im Vordergrund (Abb. 14.10), wobei in den letzten Jahren eine Zunahme der Rate an R0-Resektionen erzielt werden konnte.

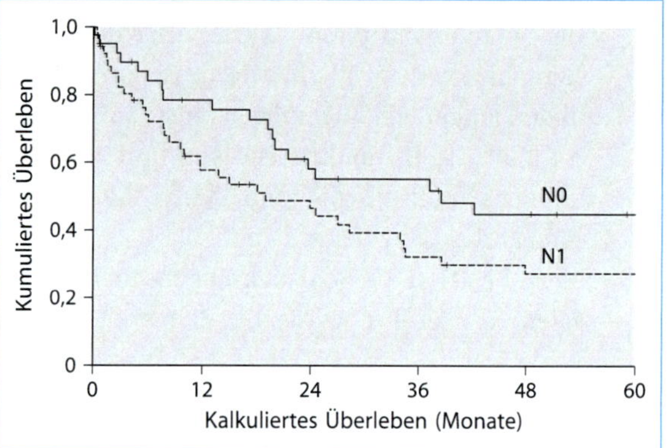

Abb. 14.9. Überleben nach transthorakaler Ösophagusresektion (R0) bei Plattenepithelkarzinom mit (*gestrichelte Linie*) und ohne (*durchgehende Linie*) Lymphknotenbefall (n=136, 1985–2001). (Klinik und Poliklinik für Allgemein- und Abdominalchirurgie der Johannes-Gutenberg-Universität, Mainz)

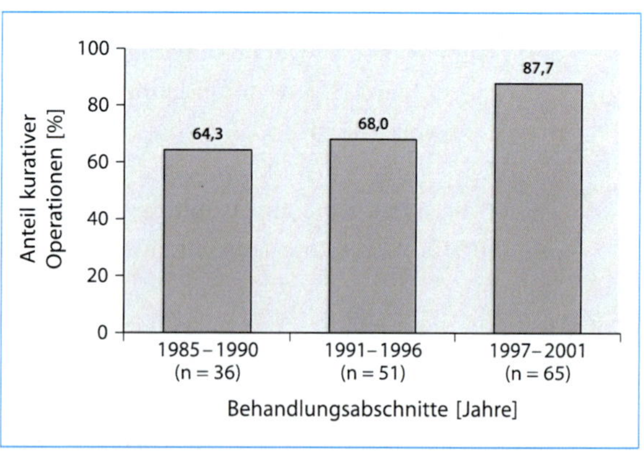

Abb. 14.10. Ösophagusresektion bei Plattenepithelkarzinom, Anteil kurativer Resektionen (R0; 1985–2001). (Klinik und Poliklinik für Allgemein- und Abdominalchirurgie der Johannes-Gutenberg-Universität, Mainz)

> Die Daten nach 2- und 3-Feld-Dissektion bzw. En-bloc-Resektion belegen, dass nach vollständiger Entfernung des Tumorgewebes das *lokoregionäre Rezidivrisiko* geringer ist und die *Prognose* verbessert werden kann. Mit *Befall der Lymphknoten* verschlechtert sich die Überlebensrate unabhängig von der Tiefeninfiltration, wobei die Grenze, ab der bei Nachweis von Lymphknotenmetastasen auch ausgedehnte lokoregionäre Maßnahmen ohne Einfluss auf den Krankheitsverlauf sind, offen bleibt.

Ob bei adäquater onkologischer Therapie Patienten mit **Plattenepithelkarzinom** eine ungünstigere Prognose haben als solche mit **Adenokarzinomen** wird unterschiedlich bewertet. Möglicherweise verschlechtert sich bei Erkrankten mit Plattenepithelkarzinom durch das vermehrte Auftreten von Zweitmalignomen als Folge des Nikotinabusus die Prognose, wofür Verlaufsbeobachtungen bei Mukosa- und Submukosakarzinom sprechen (Hölscher et al. 1995).

Literatur

Akiyama H, Tsurumaru M, Udagawa H, Kajiyama Y (1994) Radical lymph node dissection for cancer of the thoracic esophagus. Ann Surg 232: 364–373

Altorki N, Skinner D (2001) Should en bloc esophagectomy be the standard of care for esophageal carcinoma? Ann Surg 234: 581–587

Ando N, Ozawa S, Kitagawa Y, Shinozawa Y, Kitajima M (2000) Improvement in the results of surgical treatment of advanced squamous esophageal carcinoma during 15 consecutive years. Ann Surg 2: 225–232

Baba M, Aikou T, Yoshinaka H et al. (1994) Long-term results of subtotal esophagectomy with three-field lymphadenectomy for carcinoma of the thoracic-esophagus. Ann Surg 219: 310–316

Bachmann MO, Alderson D, Edwards D et al. (2002) Cohort study in South and West England of the influence of specialization on the management and outcome of patients with oesophageal and gastric cancers. Br J Surg 89: 914–922

Barbera L, Kemen M, Wegener M, Jergas M, Zumtobel V (1994) Einfluss von Lage und Weite des Mageninterponats nach Ösophagusresektion auf die Entleerungsfunktion. Zentralbl Chir 119: 240–244

Bardini R, Asolati M, Ruol A et al. (1994) Anastomosis. World J Surg 18: 373–378

Bartels H, Thorban S, Siewert JR (1993) Anterior vs. posterior reconstruction after transhiatal oesophagectomy: a randomized controlled trial. Br J Surg 80: 1141–1144

Beitler AL, Urschel JD (1998) Comparison of Stapled and Hand-sewn Esophagogastric Anastomoses. Am J Surg 175: 337–340

Bollschweiler E, Schröder W, Hölscher AH, Siewert JR (2000) Preoperative risk analysis in patients with adenocarcinoma or squamous cell carcinoma of the oesophagus. Br J Surg 87: 1106–1110

Chasseray VM, Kiroff GK, Buard JL, Launois B (1989) Cervical or thoracic anastomosis for esophagectomy for carcinoma. Surg Gynecol Obstet 169: 55–62

Chu KM, Law SYK, Foltz M et al. (1997) A prospective randomized comparison of transhiatal and transthoracal resection for lower third esophageal carcinoma. Ann J Surg 174: 320–324

Collard JM, Otte JB, Flasse R et al. (2000) Skeletonizing en bloc esophagectomy for cancer. Ann Surg 234: 25–32

Daly JM (2001) Esophageal cancer: results of an American College of Surgeons Patient Care Evaluation Study. J Am Coll Surg 190: 562–572

Dresner SM, Lamb PJ, Shenfine J, Hayes N, Griffin SM (2000) Prognostic significance of peri-operative blood transfusion following radical resection for oesophageal carcinoma. Eur J Surg Oncol 26: 492–497

Earlam R, Cunha-Melo JR (1980) Oesophageal squamous cell carcinoma: I. A critical review of surgery. Br J Surg 67: 381–390

Eckardt VF (1995) The oesophagus. In: Whitehead R (ed) Gastrointestinal and oesophageal pathology. Churchill Livingstone, Edinburgh, p 353

Entwistle JWC, Goldberg M (2002) Multimodality therapy for resectable cancer of the thoracic esophagus. Ann Thorac Surg 73: 1009–1015

Finley RJ, Lamy A, Clifton J et al. (1995) Gastrointestinal function following esophagectomy for malignancy. Am J Surg 169: 471–475

Fok M, Cheng SWK, Wong J (1991) Pyloroplasty versus no drainage in gastric replacement of the esophagus. Am J Surg 162: 447–452

Fujita M, Kakegawa T et al. (1995) Mortality and morbidity rates, postoperative course, quality of life, and prognosis. After extended radical lymphadenectomy for esophageal cancer. Ann Surg 222: 654–662

Fujita H, Sueyoshi S, Yamana H et al. (2001) Optimum treatment strategy for superficial esophageal cancer: Endoscopic mucosal resection vs. radical esophagectomy. World J Surg 25: 424–431

Fürst H, Hüttl TP, Löhe F, Schildberg FW (2001) German experience with colon interposition grafting as an esophageal substitute. Dis Esophagus 14: 131–134

Gawald KA, Busch C, Izbicki JR (2001) Die Rekonstruktionsroute nach Ösophagektomie. Zentralbl Chir 126: 2–8

Geh JI, Crelling AM, Glynne-Jones R (2001) Preoperative (neoadjuvant) chemoradiotherapy in oesophageal cancer. Br J Surg 88: 338–356

Giuli R, Gignoux M (1980) Treatment of carcinoma of the esophagus. Ann Surg 192: 44–52

Goldminc M, Madden G, Prise EL et al. (1993) Oesophagectomy by a transhiatal approach or thoracotomy: a prospective randomized trial. Br J Surg 80: 370

Goseki N, Koike M, Yoshida M (1992) Histopathologic characteristics of early stage esophageal carcinoma. Cancer 69: 1088–1093

Griffin SM, Shaw IH, Dresner SM (2002) Early complications after ivor lewis subtotal esophagectomy with two-field lymphadenectomy: Risk factors and management. J Am Coll Surg 194: 285–297

Heitmiller RF, Fischer A, Liddicoat JR (1999) Cervical esophagogastric anastomosis: results following esophagectomy for carcinoma. Dis Esophagus 12: 264–269

Hiele M, de Leyn P, Schurmanns P et al. (1997) Relation between endoscopic ultrasound findings and outcome of patients with tumors of the esophagus or esophagogastric junction. Gastrointest Endosc 45: 381–386

Hill ADK, Walsh TN, Hamilton D et al. (1993) Erythromycin improves emptying of the denovated stomach, after oesophagectomy. Br J Surg 80: 879–881

Hölscher AH, Bollschweiler E, Schneider PM, Siewert JR (1995) Prognosis of early esophageal cancer. Cancer 76: 178–86

Horstmann O, Verreet PR, Becker H, Ohmann C, Röher HD (1995) Transhiatal oesophagectomy compared with transthoracic resection and systematic lymphadenectomy for the treatment of oesophageal cancer. Eur J Surg 161: 557–567

Hulscher JBF, Buskens CJ, Bergmann JJGHM et al. (2001) Positive peritruncal nodes for esophageal carcinoma. Dig Surg 18: 98–101

Hulscher JBF, Tijssen JGP, Obertop H, van Lanschot JJB (2001) Transthoracic versus transhiatal resection for carcinoma of the esophagus: a meta-analysis. Ann Thorac Surg 72: 306–113

Hulscher JBF, van Sandick JW, Devriese PP, van Lanschot JJB, Obertop H (1999) Vocal cord paralysis after subtotal oesophagectomy. Br J Surg 86: 1583–1587

Igaki H, Kato H, Tachimori Y et al. (2001) Prognostic evaluation for squamous cell carcinomas of the lower thoracic esophagus treated with three-field lymph node dissection. Eur J Cardio Thoracic Surg 19: 887–893

Isono K, Sato H, Nakayama K (1991) Results of a nationwide study on the three-field lymph node dissection of esophageal cancer. Oncology 48: 410–411

Kato H, Watanabe H, Taxhimori Y, Iizuka T (1991) Evaluation of neck lymph node dissection for thoracic esophageal carcinoma. Ann Thorac Surg 51: 931–935

Kelsen DP, Ginsberg R, Pajak TF et al. (1998) Chemotherapy followed by surgery compared with surgery alone for localized esophageal cancer. N Engl J Med 339: 1979–1984

Kohl P, Honore P, Degauque C et al. (2000) Early stage results after oesophageal resection for malignancy – colon interposition vs. gastric pull-up. Eur J Cardio Thorac Surg 18: 293–300

Kyriazanos ID, Tachibana M, Yoshimura H et al. (2002) Impact of splenectomy on the early outcome after oesophagectomy for squamous cell carcinoma of the oesophagus. Eur J Surg Oncol 28: 113–119

Lanschot JJB, van Blankenstein M, Oei HY, Tilanus HW (1999) Randomized comparison of prevertebral and retrosternal gastric tube reconstruction after resection of oesophageal carcinoma. Br J Surg 86: 102–108

Law S, Arcilla C, Chu KM, Wong J (1998) The significance of histologically infiltrated resection margin after esophagectomy for esophageal cancer. Am J Surg 176: 286–290

Law SYK, Fok M, Cheng SWK, Wong J (1992) A comparison of outcome after resection for squamous cell carcinomas and adenocarcinomas of the esophagus and cardia. Surg Gynecol Obstet 175: 107–112

Lerut T, de Leyn P, Coosemans W et al. (1992) Surgical strategies in esophageal carcinoma with emphasis on radical lymphadenectomy. Ann Surg 216: 583–590

Matsubara T, Ueda M, Kokudo N et al. (2001) Role of esophagectomy in treatment of esophageal carcinoma with clinical evidence of adjacent organ invasion. World J Surg 25: 279–284

Miller C (1962) Carcinoma of the thoracic esophagus and cardia. A review of 405 cases. Br J Surg 49: 507–522

Müller JM, Erasin A, Stelzner M, Zieren, Pichlmaier H (1990) Surgical therapy of oesophageal carcinoma. Br J Surg 77: 845–857

Nishimaki T, Suzuki T, Suzuki S et al. (1998) Outcomes of extended radical esophagectomy for thoracic esophageal cancer. J Am Coll Surg 17: 306–312

Nishimaki T, Tanaka O, Suzuki T et al. (1993) Tumor spread in superficial esophageal cancer: histopathologic basis for rational surgical treatment. World J Surg 17: 766–772

Nishimaki T, Tanaka O, Suzuki T et al. (1994) Patterns of lymphatic spread in thoracic esophageal cancer. Cancer 186: 4–11

Nozoe T, Saeki H, Ohga T, Sugimachi K (2001) Clinicopathologic characteristics of esophageal squamous cell carcinoma in younger patients. Ann Thorac Surg 72: 1914–1917

Orringer MB, Marshall B, Iannettoni MD (1999) Transhiatal esophagectomy: clinical experience and refinements. Ann Surg 230: 392–403

Osugi H, Takemura M, Takada N et al. (2002) Prognostic factors after oesophagectomy and extended lymphadenectomy for squamous oesophageal cancer. Br J Surg 89: 909–913

Pathirana A, Poston GJ (2001) Lessons from Japan – endoscopic management of early gastric and oesophageal cancer. Eur Surg Oncol 27: 9–16

Rindani R, Martin CJ, Cox MR (1999) Transhiatal versus ivor-lewis oesophagectomy: Is there a difference? Aust N Z J Surg 69: 187–194

Sannhoe Y, Hiratsuka R, Doki K (1981) Lymph node metastases in cancer of the thoracic esophagus. Am J Surg 141: 216–218

Siewert JR, Hölscher H, Roder J, Bartels H (1988) En-bloc Resektion der Speiseröhre beim Oesophaguskarzinom. Langenbecks Arch Chir 373: 367–376

Siewert JR, Stein HJ, Feith M, Bruecher B, Bartels H, Fink U (2001) Histologic tumor type is an independent prognostic parameter in esophageal cancer: Lessons from more than 1,000 consecutive resections at a single center in the Western World. Ann Surg 234: 360–369

Singh D, Maley RH, Santucci T et al. (2001) Experience and technique of stapled mechanical cervical esophagogastric anastomosis. Ann Thorac Surg 71: 419–424

Skinner DB (1983) En bloc resection for neoplasms of the esophagus and cardia. J Thorac Cardiovasc Surg 85: 59–71

Tachimori Y, Kato H, Watanabe H et al. (1996) Difference between carcinoma of the lower esophagus and the cardia. World J Surg 20: 507–511

Tsutsui, Kuwano H et al. (1995) Resection margin for squamous cell carcinoma of the esophagus. Ann Surg 222: 193–202

Vigneswaran WT, Tratsek VF, Pairolero PC et al. (1993) Transhiatal esophagectomy for carcinoma of the esophagus. Ann Thorac Surg 56: 838–846

Wang LS, Huang MH et al. (1992) Gastric substitution for resectable carcinoma of the esophagus: An analysis of 368 cases. Ann Thorac Surg 53: 289–294

Watson A, Allen PR (1994) Influence of thoracic epidural analgesia on outcome after resection for esophageal cancer. Surgery 115: 429–432

Whooley BP, Law S, Murthy SC, Alexandrou A, Wong J (2001) Analysis of reduced death and complication rates after esophageal resection. Ann Surg 233: 338–344

Whooley BP, Wong J (2000) Intrathoracic oesophageal anastomosis: Is it worth the risk? Aust N Z J Surg 70: 677–680

Yoshinaka H, Shimazu H, Fukumoto T, Baba M (1991) Superficial esophageal carcinoma: A clinicopathological review of 59 cases. Am J Gastroenterol 10: 1413–1418

Lymphadenektomie

W. F. A. Hiller

15.1 Generelle Bedeutung der Lymphadenektomie

Die systematische Entfernung allen lymphatischen Gewebes der Region um den Primärtumor ist integraler Bestandteil der modernen onkologischen Chirurgie. Sie erlaubt ein **exaktes Staging** und führt somit insbesondere bei Tumoren, bei denen multimodale Therapieformen zur Anwendung gelangen, zu einem adäquaten stadienadaptierten Behandlungskonzept für den betroffenen Patienten.

> Durch die Exzision des Tumors und seiner regionalen Lymphabflussbahnen en bloc wird eine regionale dreidimensionale Resektion im Gesunden angestrebt. Sie führt bei vielen Tumorentitäten durch Reduktion lokoregionärer Rezidiverkrankungen zu einer signifikanten *Prognoseverbesserung*.

Über 60 % der Patienten mit einem Ösophaguskarzinom weisen bei Diagnosestellung bereits eine **lymphatische Metastasierung** auf (Lerut et al. 1992; Watson 1994). Dennoch steht der überzeugende Nachweis einer therapeutischen Effektivität der systematischen Lymphadenektomie im Behandlungskonzept des Ösophaguskarzinoms aus. Die Empfehlung zur Durchführung einer systematischen Lymphadenektomie beruht neben theoretischen Überlegungen lediglich auf indirekten Vergleichen. Hierbei haben solche Zentren, welche die Lymphadenektomie in ihre Behandlungsstrategie mit einbeziehen, bessere Ergebnisse als solche, die darauf verzichten.

Das adäquate Ausmaß der Lymphadenektomie und der damit verbundene prognostische Vorteil sind jedoch umstritten (Akiyama et al. 1994b; Baba et al. 1994; Siewert u. Stein 1999a und 1999b): Da die Ausdehnung des Eingriffs um eine erweiterte Lymphadenektomie mit einer Erhöhung der **Morbidität** und möglicherweise auch der **Letalität** einhergeht und die Mehrzahl der Patienten selbst durch ausgedehnte Chirurgie nicht geheilt werden können (Wong 1993; Ide et al. 1994; Lanschot et al. 1994), stellt sich die Frage nach dem Ausmaß der Lymphadenektomie für den individuellen Patienten – insbesondere, da die Ösophaguschirurgie trotz sinkender Letalität auch heute noch eine hohe Morbidität aufweist.

15.2 Ausmaß der Lymphadenektomie als 2- oder 3-Feld-Lymphadenektomie

Im Jahre 1994 erfolgte im Rahmen einer Konsensuskonferenz eine verbindliche **Einteilung der Lymphabflussbahnen** des Ösophagus in 3 Felder (Bumm u. Wong 1994):
- abdominell,
- thorakal und
- zervikal.

Das **abdominelle Feld** (I) wird durch den Pankreasoberrand nach kaudal und den Hiatus nach kranial begrenzt. Den rechten Rand bilden das Lig. hepatoduodenale und der Abgang der A. hepatica dextra. Links wird das Feld durch den Milzhilus begrenzt. Nach dorsal reicht es bis zu Aorta, linker Nebenniere und Zwerchfellschenkel. Die Definition ähnelt derjenigen des Komparments II beim Magenkarzinom.

Das **thorakale Feld** (II) umfasst die mediastinalen Lymphbahnen, deren Ausräumung in unterschiedlichen Ausmaßen durchgeführt werden kann. Es erfolgt daher eine Abgrenzung der Lymphadenektomie in Feld II als Standard-, erweiterte oder totale Lymphadenektomie (Abb. 15.1). Die thorakale Standardlymphadenektomie beinhaltet neben dem Ösophagus und den paraösophagealen Lymphknoten oberhalb des Zwerchfells die Bahnen entlang der V. cava inferior bis zum Eintritt in das Perikard und die Lymphknoten entlang der Trachealbifurkation. Die erweiterte thorakale Lymphadenektomie umfasst zudem das Gewebe im Bereich der rechten Thoraxapertur, entlang des rechten N. laryngeus recurrens und rechts paratracheal. Die totale thorakale Lymphadenektomie erweitert den Eingriff um die links paratrachealen und apikalen Lymphknoten sowie die Bahnen entlang des linken N. laryngeus recurrens.

Das **zervikale Feld** (III) beinhaltet die beiderseitigen zervikozentralen Lymphbahnen (Kompartment I in der Chirurgie des Schilddrüsenkarzinoms), wobei

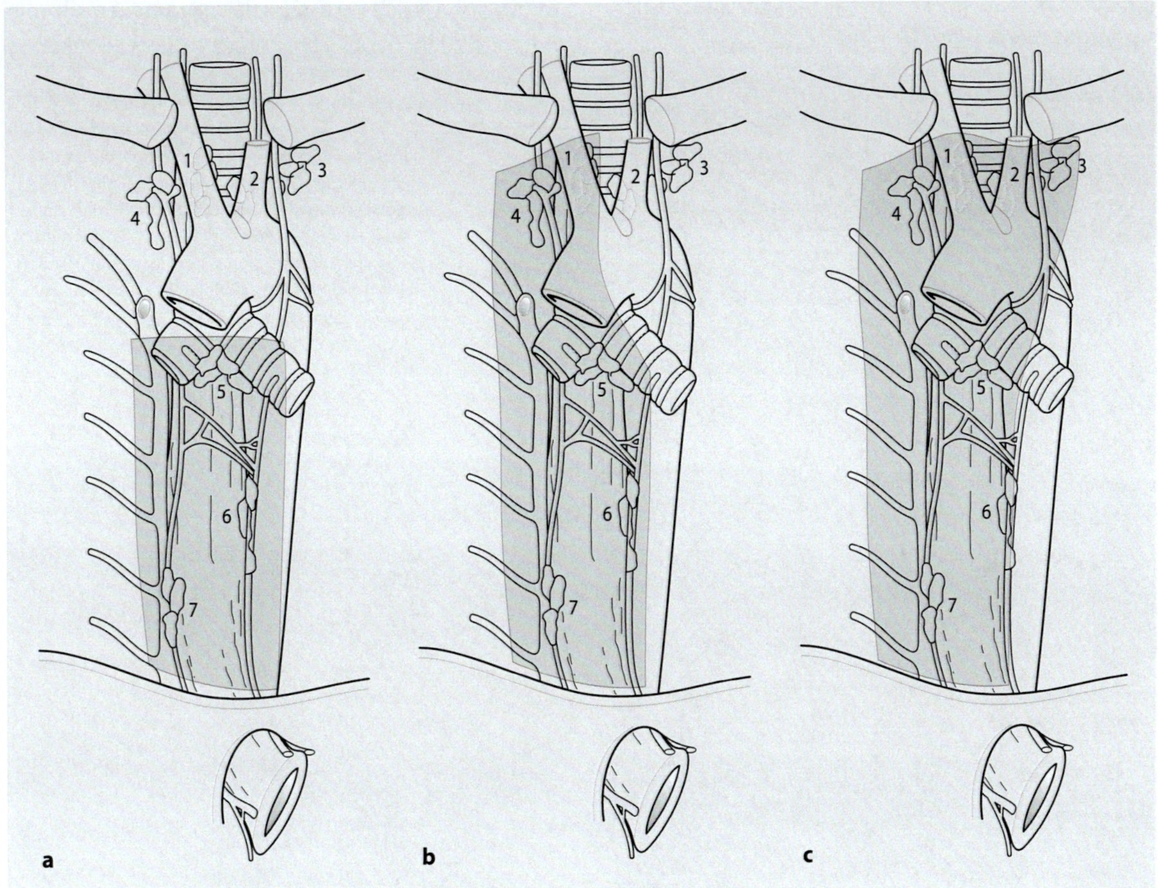

Abb. 15.1. Ausdehnung der mediastinalen Lymphadenektomie in der Behandlung des Ösophaguskarzinoms. (a) Standardlymphadenektomie; (b) erweiterte Lymphadenektomie; (c) totale mediastinale Lymphadenektomie. (Nach Siewert u. Stein 1999a und 1999b; Bumm u. Wong 1994)

die Grenzen nach lateral nur vage definiert wurden, wohl aber die Gefäß-Nerven-Scheide bis zur V. jugularis interna einschließen.

Praxis konkret

Während die **En-bloc-Entfernung** der Pleura visceralis integraler Bestandteil der thorakalen Lymphadenektomie ist, können Ductus thoracicus und V. azygos wahlweise belassen werden (Fumagalli u. Panel of Experts 1996). Die gezielte Resektion des Ductus thoracicus hat sich zur Vermeidung von Lymphfisteln bewährt. Auch erleichtert die routinemäßige Resektion der V. azygos die sichere Entfernung aller relevanten mediastinalen Lymphbahnen en bloc.

Entsprechend der umfangreichen Untersuchungen zum Metastasierungsmuster von Magenkarzinomen durch die Japanische Gesellschaft zum Studium des Magenkarzinoms erfolgte parallel hierzu anhand von klinisch-pathologischen Studien eine **Kompartmenteinteilung der Lymphabflussbahnen** des Ösophagus in Abhängigkeit von der Lage des Primärtumors (Fujita et al. 1994; Abb. 15.2).

In der chirurgischen Praxis hat diese Kompartmenteinteilung nur bedingt zu therapeutischen Konsequenzen geführt. So ist bei hohen intrathorakalen Tumoren die **abdominelle Lymphadenektomie** prinzipiell verzichtbar, sie erfolgt aber ohne wesentlichen Mehraufwand bzw. zusätzliche Morbidität ohnehin bereits im Rahmen der Magenschlauchbildung zur Rekonstruktion der Passage. In der Diskussion ist daher nur das erforderliche Ausmaß der Lymphadenektomie im Bereich der oberen Thoraxapertur und zervikal.

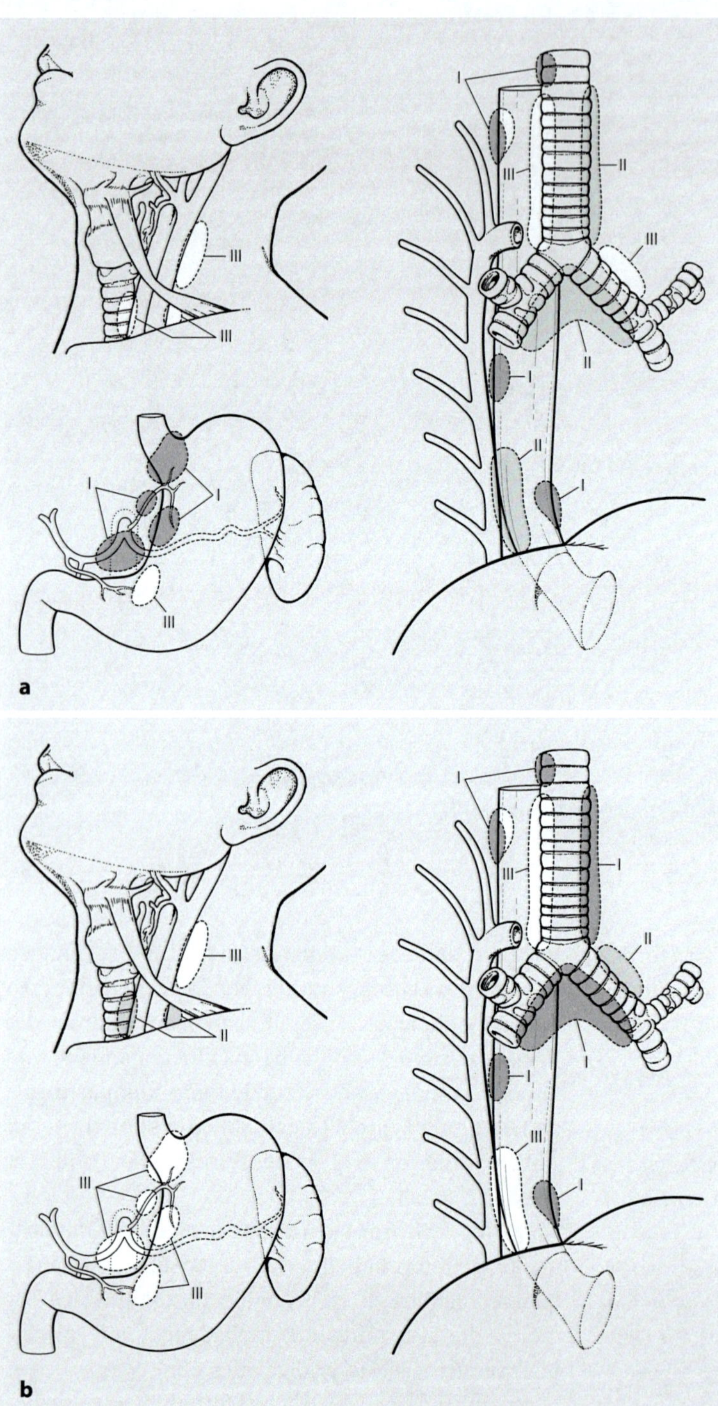

Abb. 15.2. Lymphknotenkompartimente des Ösophaguskarzinoms in Abhängigkeit von der Lokalisation des Primärtumors. (a) Primärtumor kaudal der Trachealbifurkation; (b) Primärtumor in Höhe von oder kranial der Trachealbifurkation. (Nach Siewert et al. 1996; Fujita et al. 1994)

Es haben sich somit folgende Verfahren etabliert:
- **Standard-2-Feld-Lymphadenektomie (Feld I und II),**
- **erweiterte 2-Feld-Lymphadenektomie (Feld I und II, dabei Feld II erweitert oder total) und**
- **3-Feld-Lymphadenektomie (Feld I, II und III, dabei Feld II erweitert oder total).**

15.3 Ergebnisse prospektiver Studien

Während eine Vielzahl von retrospektiven Verlaufsstudien zu den verschiedenen Formen der Lymphadenektomie beim Ösophaguskarzinom publiziert sind, existieren nur wenige prospektive oder gar randomisierte Studien. In einer aktuellen **Metaanalyse** der englischsprachigen Literatur identifizierten Hulscher et al. (2001) nur 3 prospektiv randomisierte Studien, in die zusammen nur 138 Patienten eingingen (Goldminc et al. 1993; Chu et al. 1997; Jacobi et al. 1997). Drei weitere prospektiv nicht randomisierte vergleichende Studien betrafen weitere 294 Patienten (Junginger u. Dutkowski 1996; Horstmann et al. 1995; Svanes et al. 1995). Die Ursachen für die vage Datenlage sind vielschichtig.

Die Chirurgie des Ösophaguskarzinoms geht per se mit einer hohen **Morbidität** einher, zu der mutmaßlich auch die Lymphadenektomie, insbesondere die 3-Feld-Lymphadenektomie, erheblich beiträgt. Daher wird in vielen Zentren eine individuelle Therapie gewählt, welche vom Risikoprofil des Patienten, der Lage des Tumors und vom prospektiven Tumorstadium abhängt. Hierzu gehören auch die multimodalen Therapieformen, die sowohl auf die Langzeitprognose als auch auf das perioperative Morbiditäts- und Letalitätsrisiko Einfluss nehmen. Dies hat dazu geführt, dass prospektiv randomisierte Studien zur Lymphadenektomie beim Ösophaguskarzinom trotz der vagen Datenlage sogar als unethisch angesehen wurden (Akiyama et al. 1994a).

Cave

Da **Morbidität und Letalität** wesentlich von der Erfahrung des Operateurs und vom perioperativen Management abhängen, was allein durch die jüngst erzielte Reduktion der perioperativen Letalität in einzelnen Zentren eindrucksvoll belegt ist (Siewert et al. 2001), sind bereits zeitlich versetzte vergleichende Studien innerhalb eines Zentrums in ihrer Aussagefähigkeit erheblich eingeschränkt.

Die Vergleichbarkeit der vorliegenden Daten wird weiterhin dadurch erschwert, dass nicht alle Studien die unterschiedliche Tumorbiologie von **Plattenepithel- und Adenokarzinom** berücksichtigen. Auch sind japanische Studien nicht unmittelbar mit denen aus westlichen Ländern vergleichbar.

Schließlich nimmt auch die Qualität der Lymphadenektomie Einfluss auf die Ergebnisse. Durch eine unzureichende Lymphadenektomie findet ein **„Stagemigration-Effekt"** statt (Feinstein et al. 1985): Eine fortgeschrittene lymphatische Metastasierung bleibt unerkannt, der Patient wird einem niedrigeren Tumorstadium zugeordnet. Die im Vergleich zum Patienten, der nach systematischer Lymphadenektomie in das gleiche Tumorstadium klassifiziert wird, schlechtere Prognose beruht somit nicht notwendigerweise auf einem therapeutischen Effekt der Lymphadenektomie.

Die **5-Jahres-Überlebensaten** nach Operation des Ösophaguskarzinoms haben sich trotz verstärkten Einsatzes multimodaler Therapiekonzepte und systematischer Lymphadenektomie in der vergangenen Dekade nicht wesentlich erhöht (Hulscher et al. 2001).

Cave

Insgesamt führt die Lymphadenektomie zu keiner signifikanten **Prognoseverbesserung** der Gesamtpopulation.

Hingegen gibt es Hinweise, dass Untergruppen – insbesondere Tumoren im Stadium T1b, welche relativ häufig mit einer limitierten lymphatischen Metastasierung einhergehen – von der Lymphadenektomie profitieren (Bonavina 1995). Auch zeigen die vergleichenden Studien prognostische Vorteile für die **systematische Lymphknotendissektion** (Hulscher et al. 2001) mit 5-Jahres-Überlebensaten von 35 %, wobei in diesen Studien auch nach transhiataler Resektion ohne mediastinale Lymphadenektomie mit Überlebensraten von 25 % überdurchschnittliche Ergebnisse erzielt wurden.

Verschieden Studien haben sich mit dem Einfluss der Lymphadenektomie per se auf **Morbidität und Letalität** der Ösophagektomie beschäftigt. Die Ösophagektomie ohne Lymphadenektomie kann transhiatal ohne Eröffnung des Thorax erfolgen. Es wurde daher postuliert, dass der Verzicht auf eine Lymphadenektomie durch Reduktion der mechanischen Lungenschäden und der Operationszeit mit einer Reduktion der Morbidität einhergehen müsste. Die zu diesem Thema vorliegenden Studien haben dies jedoch nicht klar belegen können.

> In einer prospektiven Studie fanden Goldminc et al. (1993) keine Unterschiede in der *Komplikationsrate* nach transhiataler gegenüber transthorakaler Ösophagektomie.

Auch andere Arbeitsgruppen erreichten vergleichbare **Komplikationsraten** für beide Verfahren (Putnam et al. 1994; Horstmann et al. 1995). Jedoch sind in beiden Arbeiten die Gruppen nicht vollständig vergleichbar, da bei Risikopatienten tendenziell eine Thorakotomie vermieden wurde. Im Gegensatz zu diesen Studien fand sich bei Hankins et al. (1989) eine höhere Rate an pulmonalen Komplikationen, wenn transthorakal operiert wurde, eine andere Arbeitsgruppe beobachtete bei transthorakaler Operation eine erhöhte Letalität bei vergleichbarer Rate an pulmonalen Komplikationen.

Die Inzidenz der **Anastomoseninsuffizienz** reicht in den vorliegenden Studien von 3 % bis 50 %. In der Mehrzahl der Arbeiten ergibt sich diesbezüglich ein Vorteil für die transthorakale Operation. Dies dürfte jedoch weniger an der Lymphadanektomie sondern an der Lokalisation der Anastomose liegen, die hierbei seltener zervikal angelegt wird.

> *Zervikale Anastomosen* tragen ein erheblich höheres Risiko der Insuffizienz, ohne jedoch zur lebensbedrohlichen Mediastinitis zu führen wie eine insuffiziente intrathorakale Anastomose. Dennoch besteht durch konsekutive Strikturen eine erhebliche Morbidität durch die insuffiziente zervikale Rekonstruktion.

Rekurrensparesen werden nach transhiataler Ösophagektomie häufiger beobachtet als nach transthorakaler Operation, Operationszeit und Blutverlust sind hingegen durch die Lymphadenektomie und den transthorakalen Zugang erhöht.

Praxis konkret

Wenngleich also die Datenlage nicht ausreichend gesichert ist, so besteht die Tendenz, eine Thorakotomie bei Risikopatienten zu vermeiden und damit auf eine ausreichende Lymphadenektomie zu verzichten, ebenso wie in den seltenen Situationen, in denen eine rein **palliative Ösophagektomie** indiziert erscheint.

Es ist ebenfalls davon auszugehen, dass das **Ausmaß der Lymphknotendissektion**, ob als 2- oder 3-Feld-Lymphadenektomie, die Morbidität der Operation beeinflusst, wenngleich nur wenige gesicherte Daten existieren. So muss derzeit offen bleiben, inwieweit die Durchführung einer 3-Feld-Lymphadenektomie das operative Risiko gegenüber einer weniger radikalen Lymphknotendissektion erhöht bzw. die Langzeitprognose verbessert (Siewert u. Stein 1999a, b; Nishihira et al. 1998).

Japanische Zentren haben besondere Erfahrung in der Erweiterung der Lymphknotendissektion zur 3-Feld-Lymphadenektomie gesammelt. Hiermit wurden Verbesserungen im **Langzeitüberleben** gegenüber einer weniger radikalen Lymphadenektomie erreicht (Akiyama et al. 1994b; Isono et al. 1991). Erwartungsgemäß profitierten am ehesten Patienten mit proximalen Tumoren und begrenzter lymphatischer Meastasierung (weniger als 5 befallene Lymphknoten).

Cave

Die **3-Feld-Lymphadenektomie** führt in den meisten Studien zu einer deutlichen Zunahme der Morbidität, insbesondere zur Tracheotomiepflichtigkeit aufgrund von Rekurrensparesen.

In erfahrenen Zentren kann jedoch auch die Rate dieser Komplikation auf ein Niveau reduziert werden, wie es bei der 2-Feld-Lymphadenektomie erreicht wird. Eine mit der 3-Feld-Lymphadenektomie verbundene Erhöhung der operativen **Letalität** ist nicht nachweisbar.

Die vorliegenden Studien basieren jedoch auf wenigen Patienten einzelner japanischer Zentren, sodass die Daten über den **therapeutischen Gewinn der 3-Feld-Lymphadenektomie** ebenfalls nicht als gesichert gelten können. Da die meisten Daten aus nicht randomisierten Studien gewonnen wurden, ist eine gewisse Patientenselektion wahrscheinlich – derart, dass nur Patienten mit niedrigem operativen Risiko einer 3-Feld-Lymphadenektomie zugeführt wurden. Noch wichtiger dürfte die Erfahrung des Operations-Teams sein, da eine 3-Feld-Lymphadenektomie zumeist nur von besonders erfahrenen Ösophaguschirurgen durchgeführt wird.

In westlichen Ländern, anders als in Ostasien, werden diejenigen Patienten, die am ehesten von einer 3-Feld-Lymphadenektomie profitieren, zunehmend einer **multimodalen Therapie** zugeführt.

Cave

Eine **neoadjuvante Radio-/Chemotherapie** führt jedoch zu einer deutlichen Erhöhung des operativen Risikos.

Es ist zu vermuten, dass operative Morbidität und Letalität präoperativ radio-/chemotherapierter Patienten durch eine 3-Feld-Lymphadenektomie noch steigen. Gesicherte Daten liegen hierzu nicht vor. Bei der zunehmenden Senkung der operativen Letalität in den vergangenen Jahren stellt sich somit für Patienten mit Plattenepithelkarzinom des oberen intrathorakalen Ösophagus die Frage nach dem geeignetsten Vorgehen. Insbesondere für Patienten mit geringer lymphatischer Metastasierung stellt die **3-Feld-Lymphadenektomie** eine Alternative zur neoadjuvanten Radio-/Chemotherapie mit nachfolgender 2-Feld-Lymphadenektomie dar. Die Entscheidung hierzu kann aufgrund der unzureichenden Datenlage allerdings nur individuell getroffen werden.

Zusammenfassend lässt sich feststellen, dass die Datenlage über die *Rolle der Lymphadenektomie* anhand prospektiver Studien sehr vage ist. Die Ergebnisse sind in besonderem Maße von persönlichen Erfahrungen und Präferenzen einzelner Zentren im Behandlungskonzept des Ösophaguskarzinoms geprägt. Es besteht daher großer Bedarf an weiteren prospektiven Studien mit größeren Fallzahlen.

15.4 Strategie zur Lymphadenektomie beim Ösophaguskarzinom

Das Ausmaß der Lymphadenektomie im Fall einer Operation mit kurativer Intention ist fast ausschließlich von der **Tumorlokalisation** abhängig. Bedingt durch die unterschiedliche Tumorbiologie von Plattenepithel- und Adenokarzinom können jedoch in bestimmten Situationen auch histologischer Befund und Tumorstadium Einfluss auf den Umfang der Lymphadenektomie nehmen. Dabei sind Patienten mit einer beginnenden lymphatischen Tumoraussaat diejenigen, die am ehesten von der Lymphadenektomie profitieren.

Plattenepithelkarzinome metastasieren bereits bei Ausdehnung in die Submukosa (pT1b) zu einem hohen Prozentsatz in die umgebenden Lymphbahnen (Akiyama et al. 1994a). Da das Plattenepithelkarzinom in westlichen Ländern fast nie im Stadium pT1a diagnostiziert wird, erscheint eine systematische Lymphadenektomie stets angezeigt.

Da auch die intramuralen, submukösen Lymphabflussbahnen häufig von der Lymphangiosis betroffen sind, ist ebenso stets eine **subtotale Ösophagektomie** indiziert.

Während bei distalen Plattenepithelkarzinomen nahe des ösophagogastralen Übergangs eine Standard-2-Feld-Lymphadenektomie ausreichend erscheint, wird bei den häufigeren **intrathorakalen Karzinomen** unterhalb der Trachealbifurkation eine erweiterte 2-Feld-Lymphadenektomie durchgeführt. Diese muss in jedem Fall bei Tumoren in Höhe oder kranial der Karina erfolgen.

Umstritten ist weiterhin das adäquate Vorgehen bei **Tumoren nahe der oberen Thoraxapertur.** Da die 3-Feld-Lymphadenektomie als das theoretisch adäquate Vorgehen mutmaßlich mit einer erheblichen Morbidität bei fraglichem therapeutischen Gewinn einhergeht, ist hier insbesondere ein multimodales Vorgehen unter Einbeziehung einer erweiterten 2-Feld-Lymphadenektomie als Alternative zu prüfen.

Das **Adenokarzinom** wird im mittleren bzw. oberen Drittel des Ösophagus in gleicher Weise operiert wie das entsprechend lokalisierte Plattenepithelkarzinom.

Praxis konkret

Distale Adenokarzinome können entweder durch transthorakale Ösophagofundektomie mit Standard-2-Feld-Lymphadenektomie oder aber durch transmediastinale Ösophagofundektomie mit zervikaler Anastomose und einer eingeschränkten 3-Feld-Lymphadenektomie behandelt werden. Dabei ist die Lymphadenektomie transhiatal bis etwa zur Höhe der Trachealbifurkation durchführbar, weiter kranial gelegene Lymphbahnen werden nicht erreicht.

Da Lymphknotenmetastasen beim Adenokarzinom des Ösophagus nur in weit fortgeschrittenen Tumorstadien beobachtet werden, die durch chirurgische Maßnahmen allein ohnehin nicht zu heilen sind, ist für das Ausmaß der Lymphadenektomie im thorakalen Feld beim **Barrett-Karzinom** die jeweils bevorzugte Anastomosenlokalisation, ob zervikal oder mediastinal, und nicht so sehr der Tumor selbst in Lokalisation und Ausdehnung ausschlaggebend.

Eine Sondersituation nehmen die **Frühstadien des Barrett-Karzinoms** ein, welche nur selten eine lymphatische Beteiligung aufweisen. Dies führt zur Möglichkeit einer stadienadaptierten, limitierten operativen Therapie als partielle Resektion des distalen Ösophagus und proximalen Magens unter Interposition eines Jejunumsegments (Stein et al. 2000). Die Lymphadenektomie kann auch bei diesem Verfahren adäquat, wie oben beschrieben, erfolgen.

15.5 Aktueller Stand nach Leitlinien bzw. Konsensuskonferenz

Die **R0-Resektion** (radikale Entfernung des Tumors mit regionalem Lymphabflussgebiet) ist in den Leitlinien (Arbeitsgemeinschaft der wissenschaftlichen medizinischen Fachgesellschaften 2000) als die wesentliche Voraussetzung für einen kurativen Behandlungserfolg definiert. Während die Operationsindikation bzw. die Indikation zu einer neoadjuvanten oder einer rein palliativen Therapie von Tumorstadium und Allgemeinzustand des Patienten definiert wird, ist das **Ausmaß der durchzuführenden Lymphadenektomie** von der Lokalisation des Tumors abhängig:

- Das **infrabifurkale Ösophaguskarzinom** wird mittels subtotaler Ösophagusresektion mit abdominaler und mediastinaler Lymphadenektomie (2-Feld-Dissektion) therapiert. Auch im fortgeschrittenen Tumorstadium kann dieses Vorgehen erfolgen, allerdings ist bei T4-Tumoren mit einem erhöhten Operationsrisiko und ungünstiger Langzeitprognose zu rechnen.
- Für **suprabifurkale Ösophaguskarzinome** besteht Konsens, dass ebenfalls eine subtotale Ösophagektomie mit abdominaler und mediastinaler Lymphadenektomie indiziert ist. Der Einschluss des zervikalen Kompartiments in die Lymphadenektomie als 3-Feld-Lymphadenektomie wird bevorzugt, in den derzeitigen Leitlinien jedoch nicht als notwendiger Bestandteil der Operation aufgeführt. Die Tatsache, dass fortgeschrittene Tumoren (T3/T4) in Anbetracht ihres frühen Bezugs zum Tracheobronchialsystem häufig lokoregional nicht R0-resektabel sind, hat auf das Ausmaß der Lymphadenektomie keinen Einfluss, sondern bedingt die Indikation zu neoadjuvanten Therapiekonzepten.
- Bezüglich des therapeutischen Vorgehens beim **zervikalen Ösophaguskarzinom** besteht kein Konsens. Hier sind weitere Studien wünschenswert.
- Die transmediastinale (stumpfe) Dissektion der Speiseröhre erfüllt beim **thorakalen Plattenepithelkarzinom** nicht die Ansprüche an einen adäquaten chirurgisch-onkologischen Eingriff, kann jedoch im Einzelfall unter besonderen Bedingun-

gen indiziert sein (z. B. schwere Dysplasie, Verdacht auf Mukosakarzinom, hohes Risiko bei transthorakalem Vorgehen u. a.).

- **Distale Adenokarzinome** (Barrett-Karzinome) können sowohl transthorakal als auch durch die radikale transhiatale 2-Feld-Lymphadenektomie mit ausreichender Radikalität behandelt werden. Die Lymphadenektomie im unteren hinteren Mediastinum ist notwendig und kann transhiatal erfolgen. Die abdominelle Lymphadenektomie entspricht dem Vorgehen beim intrathorakalen Plattenepithelkarzinom.

Literatur

Akiyama H, Tsurumaru M, Udagawa H, Kajiyama Y (1994a) Radical lymph node dissection for esophageal cancer – effective or not? Dis Esoph 7:2–13

Akiyama H, Tsurumaru M, Udagawa H, Kajiyama Y (1994b): Radical lymph node dissection for cancer of the thoracic esophagus. Ann Surg 220:364–373

Arbeitsgemeinschaft der wissenschaftlichen medizinischen Fachgesellschaften (AWMF) (2000) Kurzgefasste interdisziplinäre Leitlinien. B3:107. http://www.uni-duesseldorf.de/AWMF/ll/cho-oesk.htm

Baba M, Aikou T, Yoshinaka H et al. (1994) Long-term results of subtotal esophagectomy with three-field lymphadenectomy for carcinoma of the thoracic esophagus. Ann Surg 219:310–316

Bonavina L (1995) Early oesophageal cancer: Results of a European multicentric survey. Br J Surg 82:98–101

Bumm R, Wong J (1994) More or less surgery for esophageal cancer: Extent of lymphadenectomy in esophagectomy for squamous cell esophageal carcinoma: How much is necessary? Dis Esoph 7: 151–155

Chu KM, Law SY, Fok M, Wong J (1997) A prospective randomized comparison of transhiatal and transthoracic resection for lower third esophageal carcinoma. Am J Surg 174:320–324

Feinstein AR, Daniel MD, Sosni M, Wells CK (1985) The Will Rogers phenomenon: Stage migration and new diagnostic techniques as a source of misleading statistics for survival in cancer. N Engl J Med 312:1604–1608

Fujita H, Kakegawa T, Yamana H, Shima I (1994) Lymph node compartments as guidelines for lympadenectomy for esophageal carcinoma. Dis Esoph 7:169–178

Fumagalli U, Panel of Experts (1996) Resective surgery for cancer of the thoracic esophagus. Results of a consensus conference. Dis Esoph 9:9–13

Goldminc M, Maddern G, LePrise E et al. (1993) Oesophagectomy by a transiatal approach or thoracotomy; a prospective randomized trial. Br J Surg 80:367–370

Hankins JR, Attar S, Coughlin TR Jr et al. (1989) Carcinoma of the esophagus: A comparision of the results of transhiatal versus transthoracic resection. Ann Thorac Surg 47:700–705

Horstmann O, Verreet PR, Becker H, Ohmann C, Röher H-D (1995) Transhiatal oesophagectomy compared with transthoracic resection and systematic lymphadenectomy for the treatment of oesophageal cancer. Eur J Surg 161:557–567

Hulscher JFB, Tijssen JPG, Obertop H, van Lanschot JJB (2001) Transthoracic versus transhiatal resection for carcinoma of the esophagus: A meta-analysis. Ann Thorac Surg 72:306–13

Ide H, Nakamura T, Hayashi K et al. (1994) Esophageal squamous cell carcinoma: pathology and prognosis. World J Surg 18:321–330

Isono K, Sato H, Nakayama K (1991) Results of a nationwide study on the three-field lymph node dissection of esophageal cancer. Oncology 38:411–420

Jacobi CA, Zieren HU, Müller M, Pichlmaier H (1997) Surgical therapy of esophageal carcinoma: the influence of surgical approach and esophageal resection on cardiopulmonary function. Eur J Cardiothorac Surg 11:32–37

Junginger T, Dutkowski P (1996) Selective approach to the treatment of oesophageal cancer. Br J Surg 83:1473–1477

Lanschot JJB, Tilanus HW, Voormolen MHJ, Deelen RAJ (1994) Recurrence pattern of oesophageal carcinoma after limited resection does not support wide local excision with extensive lymph node dissection. Br J Surg ;81:1320–1323

Lerut T, DeLeyn P, Coosemans W et al. (1992) Surgical strategies in esophageal carcinoma with emphasis on radical lymphadenectomy. Ann Surg 216:583–590

Nishihira T, Hirayama K, Mori S (1998) A prospective randomized trial of extended cervical and superior mediastinal lymphadenectomy for carcinoma of th thoracic esophagus. Am J Surg 175:47–51

Putnam JB, Suell DM, McMurtrey JM (1994) Comparison of three techniques of esophagectomy within a residency training program. Ann Thorac Surg 57:319–325

Siewert JR, Sendler A, Fink U (2001) Ösophaguskarzinom. In: Siewert JR (Hrsg) Praxis der Viszeralchirurgie: onkologische Chirurgie. Springer, Berlin Heidelberg New York Tokio, S 407–437

Siewert JR, Stein HJ (1999a) Lymph-node dissection in squamous cell esophageal cancer – who benefits? Langenbecks Arch Surg 384: 141–148

Siewert JR, Stein HJ (1999b) Lymphadenectomy for esophageal cancer. Langenbecks Arch Surg 384:141–148

Siewert JR, Stein HJ, Böttcher K (1996) Lymphadenektomie bei Tumoren des oberen Gastrointestinaltraktes. Chirurg 67:877–888

Stein HJ, Feith M, Müller J, Werner M, Siewert JR (2000) Limited resection for early Barrett's cancer. Ann Surg 232:733–742

Svanes K, Stangeland L, Viste A et al. (1995) Morbidity, ability to swallow, and survival, after oesophagectomy for cancer of the oesophagus and cardia. Eur J Surg 161:669–675

Watson A (1994) Operable esophageal cancer: current results from the West. World J Surg 18:361–366

Wong J (1993): Surgery in esophageal cancer: How radical should it be? Dig Surg 10:164–166

Möglichkeiten laparoskopischer Operationsverfahren

T. Benhidjeb und E. Bärlehner

16.1 Einleitung

Durch Standardisierung der Resektions- und Rekonstruktionstechniken, Fortschritte im perioperativen Management und sorgfältige Patientenselektion lässt sich heute eine **En-bloc-Ösophagusresektion** mit systematischer 2-Feld-Lymphadenektomie an erfahrenen Zentren mit einer Letalität von <5 % durchführen (Siewert et al. 2001). Ein Hauptproblem stellt jedoch weiterhin die hohe postoperative Morbidität als Folge des jahrelangen Nikotin- und Alkoholabusus bei >70 % der Patienten mit einem Plattenepithelkarzinom des Ösophagus dar (Benhidjeb u. Hohenberger 2002).

> Respiratorische und kardiale Komplikationen sind mit bis zu 70 % Hauptursache für den postoperativ letalen Verlauf bei dieser Patientengruppe.

Versuche, mittels verschiedener Globalscores das Operationsrisiko einer Ösophagusresektion abzuschätzen, haben sich als schwierig erwiesen und konnten sich nicht durchsetzen (Bartels et al. 1998). Mit dem Ziel, eine Thorakotomie zu vermeiden und damit die postoperative Morbidität zu senken, wurde die **transmediastinale stumpfe Ösophagusdissektion** von verschiedenen Autoren propagiert. In 3 prospektiv randomisierten Studien konnte jedoch diesbezüglich kein signifikanter Unterschied zwischen dem transhiatalen und dem transthorakalen Vorgehen hinsichtlich Komplikationen, Bluttransfusionsbedarf, Anastomoseninsuffizienz und Anastomosenstenose nachgewiesen werden (Chu et al. 1997; Goldminc et al. 1993; Hulscher et al. 2002). Sowohl die transhiatale als auch die transthorakale Ösophagektomie verändern die Lungenfunktion des Patienten nachhaltig.

Auf der anderen Seite hat die **minimal-invasive Chirurgie** in den vergangenen 10 Jahren einen entscheidenden Beitrag zur Verbesserung der operativen Therapieergebnisse in der Viszeralchirurgie geleistet (Bärlehner et al. 2003). In zahlreichen prospektiv randomisierten Studien konnte insbesondere die Reduktion der postoperativen Schmerzsymptomatik und der Beeinträchtigung der Lungenfunktion eindrucksvoll belegt werden. Mit dem Ziel, das Operationstrauma zu reduzieren und damit die Ergebnisse nach radikaler Ösophagusresektion zu verbessern, wurde das Konzept der minimal-invasiven Chirurgie eingeführt.

16.2 Minimal-invasive Verfahren

Zahlreiche Methoden werden in der Literatur beschrieben, wobei je nach Autor der abdominelle und/oder der thorakale Abschnitt des Eingriffs minimal-invasiv ausgeführt wird. Die Anastomose wird entweder intrathorakal oder zervikal angelegt. Es handelt sich im Einzelnen um folgende **Kombinationsverfahren** (Law u. Wong 2002):

- thorakoskopische Ösophagusresektion und Magenmobilisierung via Laparotomie mit intrathorakaler bzw. zervikaler Anastomose,
- thorakoskopische Ösophagusresektion und laparoskopische Magenmobilisierung mit zervikaler Anastomose,
- laparoskopische transmediastinale Ösophagektomie mit zervikaler Anastomose,
- handassistierte laparoskopische Magenmobilisierung und thorakoskopische Ösophagusresektion mit intrathorakaler Anastomose,
- laparoskopische Magenmobilisierung und Ösophagusresektion per Thorakotomie mit intrathorakaler Anastomose,
- Magenmobilisierung über Laparotomie und transmediastinale Ösophagektomie unter Sicht (0°-Optik),
- transmediastinale endoskopische Ösophagusdissektion (TED).

Sämtliche Daten zu diesen Verfahren stammen aus retrospektiven bzw. prospektiven nichtkontrollierten Studien mit meist kleineren Patientengruppen und kurzen Nachbeobachtungszeiträumen. Die Interpretation der einzelnen Arbeiten sollte daher entsprechend kritisch erfolgen. ◻ Tabelle 16.1 gibt einen zusammenfassenden **Überblick über die Ergebnisse** der verschiedenen Verfahren.

Tabelle 16.1. Ergebnisse minimal-invasiver Verfahren

Methode	Autoren (n)	Patienten (n)	Komplikationen [%]			Letalität [%]	entnommene Lymphknoten (n)
			Heiserkeit	Pulmonal	Anastomoseninsuffizienz		
Thorakoskopische Ösophagusresektion, Magenmobilisierung via Laparotomie	15	424	0–33	9–100	0–27	0–13	6–51
Thorakoskopische Ösophagusresektion, laparoskopische Magenmobilisierung	1	222	3,6	22,6	11,7	1,4	k.A.
Laparoskopische transmediastinale Ösophagektomie	3	27	0	25	0–25	0–17	6–11
Handassistierte laparoskopische Magenmobilisierung, thorakoskopische Ösophagusresektion	1	2	0	0	0	0	k.A.
Laparoskopische Magenmobilisierung und Ösophagusresektion per Thorakotomie	1	9	0	0	0	0	5–13
Magenmobilisierung über Laparotomie, transmediastinale Ösophagusresektion unter Sicht (0°-Optik)	1	11	0	0	9	0	k.A.
Transmediastinale endoskopische Ösophagusdissektion (TED)	2	67	7–18	13–19	19	7–10	k.A.

k.A. keine Angaben.

16.2.1 Thorakoskopische Ösophagusresektion und Magenmobilisierung via Laparotomie

Diese Methode stellt das am häufigsten angewandte Verfahren dar. Die **Ösophagusmobilisierung** erfolgt vollständig thorakoskopisch und die **Magenschlauchbildung** konventionell über eine Laparotomie. Die Anastomose wird hierbei zervikal angelegt.

Insgesamt 424 Patienten wurden von insgesamt 15 verschiedenen Autoren nach diesem Vorgehen operiert. Die Patientenzahl pro Institution liegt je nach Autor zwischen 5 und 160. Die **Konversionsrate** (Thorakotomie) betrug 0–40 %. Als Grund für den Umstieg wurden am häufigsten ein lokal fortgeschrittenes Tumorstadium, schlechte Sichtverhältnisse, Blutung sowie Verletzung von Aorta und Bronchialbaum angegeben. Die postoperative **Letalität** lag zwischen 0 und 13 %. Pulmonale Komplikationen traten bei 9–100 % der Patienten auf. Die Anastomoseninsuffizienzrate lag zwischen 0 und 27 %; 0–33 % der Patienten hatten eine Rekurrensparese. Die Operationsdauer lag je nach Autor zwischen 280 und 448 min. In der größeren repräsentativen Serie von Smithers et al. (2001; n=160) betrug die Konversionsrate 12,5 %, die pulmonale Komplikationsrate 27 % und die postoperative Letalität 5 %. Die **Überlebensrate** betrug nach einer durchschnittlichen Beobachtungsdauer von 29 Monaten:

- 70 % nach 1 Jahr,
- 57 % nach 2 Jahren,
- 40 % nach 5 Jahren.

> Zur Vermeidung der postoperativ häufig auftretenden Rekurrensparese haben einige Autoren auf den zervikalen Abschnitt verzichtet und die Anastomose thorakoskopisch intrathorakal angelegt.

In einer Serie mit 17 Patienten betrug die Konversionsrate 29 %, die pulmonale Komplikationsrate ebenfalls 29 %, die Anastomoseninsuffizienzrate 18 % und die postoperative Letalität 12 % (Robertson et al. 1996).

16.2.2 Thorakoskopische Ösophagusresektion, laparoskopische Magenmobilisierung und zervikale Anastomose

Bei diesem Verfahren wird zuerst der **thorakoskopische Abschnitt** in 4-Trokar-Technik ausgeführt, wobei der gesamte intrathorakale Anteil des Ösophagus von der Thoraxapertur bis zum Zwerchfell mobilisiert wird. Die umgebenden Lymphknoten und das periösophageale Fettgewebe werden bis zu 2 cm oberhalb der Karina ausgeräumt. Anschließend wird über 5 Trokare der Magen laparoskopisch mobilisiert und tubuliert sowie eine **Pyloroplastik** durchgeführt. Schließlich erfolgen von einer 6 cm langen Halsinzision nach Kocher die Extraktion des ösophagogastralen Resektats und die Durchtrennung des zervikalen Ösophagus 1–2 cm unterhalb des M. cricopharyngeus. Die Kontinuität wird mittels eines 25 mm messenden EEA-Staplers wiederhergestellt. Bei diesem Manöver wird unter laparoskopischer Sicht durch kontrollierten Zug am Pylorus die **Anastomose** spannungsfrei angelegt und der Magenschlauch an das Zwerchfell fixiert.

Luketich et al. (2003) aus den USA berichteten über ihre Erfahrungen mit der bisher größten Serie mit 222 Patienten aus einer einzelnen Einrichtung. Von den 222 Patienten hatten 79 % ein Karzinom und 21 % eine „High-grade"-Dysplasie. Eine Konversion war in 7,2 % der Fälle erforderlich (5,4 % Thorakotomie und 1,8 % Laparotomie). Die 30-Tages-Letalität betrug 1,4 % (n=3). Pulmonale Komplikationen traten bei 22,6 % der Patienten auf. Die Anastomoseninsuffizienzrate lag bei 11,7 %; 3,6 % der Patienten hatten eine Rekurrensparese. Die mediane Aufenthaltsdauer auf der Intensivstation betrug 1 Tag (1–30 Tage) und die Krankenhausverweildauer 7 Tage (3–75 Tage). Nach einer durchschnittlichen Beobachtungsdauer von 19 Monaten betrug die **Überlebensrate** nach 40 Monaten 70 % für das Stadium I, 28 % für das Stadium III und 20 % für das Stadium II. Dies entspricht den Überlebensraten nach konventioneller Ösophagusresektion. Luketich et al. (2003) planen eine nichtrandomisierte Multicenterstudie, an der sich 5 Zentren mit insgesamt 125 Patienten beteiligen werden (ECOG 2202).

16.2.3 Laparoskopische transmediastinale Ösophagektomie

Diese Methode war der erste ösophagusresezierende Eingriff, der minimal-invasiv durchgeführt wurde. Der erste Bericht dazu stammt aus dem Jahre 1995 von DePaula et al. aus Brasilien. Es handelte sich um insgesamt 12 Patienten, von denen nur 2 ein Plattenepithelkarzinom hatten (je einmal in den Stadien I und III). Die übrigen Fälle hatten eine Achalasie (n=9) und eine benigne Ösophagusstriktur. Die Operation erfolgte in 6-Trokar-Technik. Die Operation dauerte 210–370 min bei einer Konversionsrate von 8 %. Pulmonale Komplikationen traten bei 25 % der Patienten auf. Die Anastomoseninsuffizienzrate betrug 8 %. Die Krankenhausverweildauer lag bei 7,6 Tagen (4–15 Tage). In 2 weiteren Serien mit 9 bzw. 6 Patienten mit einem Ösophaguskarzinom fielen die perioperativen Ergebnisse ähnlich aus (Swanstrom et al. 1997; Yahata et al. 1997).

16.2.4 Handassistierte laparoskopische Magenmobilisierung und thorakoskopische Ösophagusresektion

Dieses von Watson et al. (1999) aus Australien beschriebene Verfahren wird in 4-Trokar-Technik und mit einer 8 cm langen Querinzision für den Handport im rechten Mittelbauch durchgeführt. Es wird eine 45°-Optik verwendet. Die Magentubulierung erfolgt wie beim offenen Vorgehen. Es schließt sich der thorakale Abschnitt in 3-Trokar-Technik an. Der Ösophagus wird hierbei mindestens bis zu 10 cm proximal der Tumorgrenze durchtrennt und das Resektat zunächst im Thoraxraum abgelegt. Die Anastomose wird End-zu-Seit per Hand genäht. Anschließend wird das Resektat durch den Hiatus oesophageus in das Abdomen geführt und von dort aus extrahiert. Diese Methode wurde bei 2 Patienten mit einem Adenokarzinom des Ösophagus angewandt. Die Operationsdauer betrug 210 bzw. 300 min. Es gab keine Komplikationen. Beide Patienten wurden am 10. postoperativen Tag nach Hause entlassen.

16.2.5 Laparoskopische Magenmobilisierung und Ösophagusresektion per Thorakotomie

Durch die Vermeidung einer Laparotomie soll die postoperative Lungenfunktion verbessert werden, und durch die Thorakotomie können die mediastinale Lymphadenektomie sowie die intrathorakale Anastomose besser gestaltet werden. Diese von einem Team aus Frankreich postulierte Hypothese und erarbeitete Methode wurde an 9 Patienten angewandt (Jagot et al. 1996). Die Operationsdauer betrug 511 min. Es gab keine postoperativen Komplikationen.

16.2.6 Magenmobilisierung über Laparotomie und transmediastinale Ösophagektomie unter Sicht (0°-Optik)

Bei diesem Verfahren wird der Magen über eine Laparotomie mobilisiert und die transhiatale Präparation zunächst konventionell durchgeführt. Später wird mittels einer 0°-Optik die sonst „blind" stattfindende hintere mediastinale Ösophagusdissektion unter Sicht fortgesetzt. Die intrathorakale Anastomose wird von transhiatal maschinell angelegt. Insgesamt 11 Patienten wurden von einer Gruppe aus den USA nach dieser Methode operiert. Die Operationsdauer betrug 120–300 min. Eine Anastomoseninsuffizienz trat bei einem Patienten auf. Diese wurde mittels Stenteinlage behandelt (Sutton et al. 2002).

16.2.7 Transmediastinale endoskopische Ösophagusdissektion (TED)

Von einer zervikalen Inzision aus wird ein speziell entwickeltes Mediastinoskop direkt entlang der Ösophaguswand in das Mediastinum eingeführt. Das **modifizierte Mediastinoskop** enthält mehrere Arbeitskanäle, über die verschiedene Instrumente – wie z. B. Mikroschere, Spül- und Saugvorrichtung – eingeführt werden können. Auf diese Weise kann eine komplette Dissektion der oralen Hälfte der Speiseröhre unter Sicht erfolgen. Der Eingriff wird von 2 Operationsteams (Laparotomie/Mediastinoskopie) simultan durchgeführt.

Buess et al. (1997) führten diesen Eingriff bei 37 Patienten mit einem Ösophaguskarzinom durch. Die Ergebnisse dieses Verfahrens wurden mit denen einer Patientengruppe (n=48), die im selben Zeitraum einer **abdominothorakalen Ösophagektomie** unterzogen wurde, verglichen. Die Rate pulmonaler Komplikationen war in der TED-Gruppe deutlich geringer (19 % vs. 29 %); die Rate an Rekurrensparesen war dagegen höher (18 % vs. 12 %). Die Anastomoseninsuffizienzrate war in beiden Vergleichsgruppen gleich hoch (19 % vs. 20 %), mit jeweils zu 5 % letalem Ausgang. Die postoperative Letalität betrug 10 % nach TED und 14 % nach abdominothorakaler Ösophagusresektion. Die 1-Jahres-Überlebensrate war in beiden Gruppen gleich niedrig (33 % vs. 40 %).

Bumm et al. (1993) führten ebenfalls eine **Endodissektion des Ösophagus** bei 30 Patienten mit einem Adenokarzinom des Ösophagus durch und verglichen die Ergebnisse mit denen einer historischen Patientengruppe (n=30), bei denen eine abdominothorakale Ösophagusresektion vorgenommen wurde. Die Raten an pulmonalen Komplikationen und Rekurrensparesen waren in der TED-Gruppe geringer (13 % vs. 30 % und 7 % vs. 13 %). Die postoperative Letalität betrug 7 % nach TED und 10 % nach abdominothorakaler Ösophagusresektion.

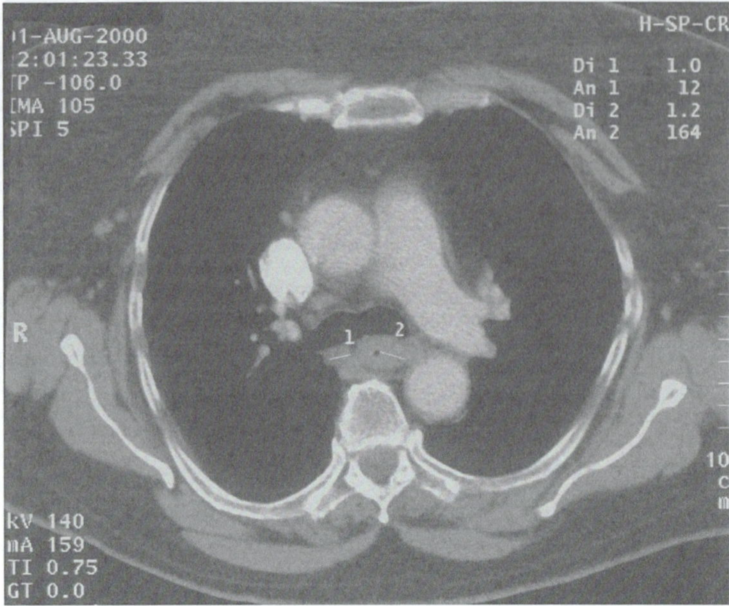

Abb. 16.1. Computertomogramm einer 70-jährigen Patientin mit stenosierendem, exulzeriertem, nichtverhornendem Plattenepithelkarzinom in 25–30 cm Höhe (Bifurkationshöhe)

16.2.8 Erfahrungen der Autoren

Die Erfahrungen beschränken sich auf eine 70-jährige Patienten mit einem stenosierenden, mäßig differenzierten, exulzerierten, nichtverhornenden **Plattenepithelkarzinom** in 25–30 cm Höhe (Bifurkationshöhe; Abb. 16.1). An Komorbidität lagen eine Adipositas per magna (BMI: 50), eine chronisch-obstruktive Lungenerkrankung sowie eine chronisch-ischämische Herzkrankheit (ASA-Score: 3–4) vor. Endosonographisch wurde der Tumor als uT3N1 eingestuft. Das Staging ergab keinen Anhalt für Fernmetastasen.

Die Patientin erhielt zunächst eine **neoadjuvante Radio-/Chemotherapie** (Cisplatin und 5-Fluorouracil sowie 39,6 Gy auf 29 Tage verteilt). Im Restaging zeigte sich ein Downstaging des Tumors auf uT2N0.

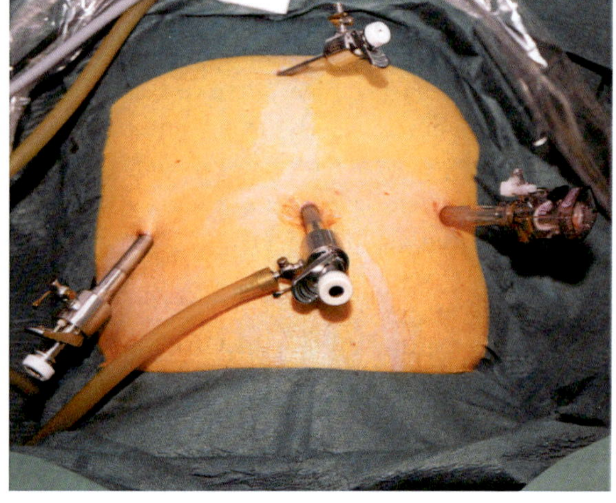

Abb. 16.2. Trokarposition für den laparoskopischen Teil der Operation

Die **Operation** wurde 5 Wochen nach Abschluss der Radio-/Chemotherapie durchgeführt (Abb. 16.2). Es erfolgte zuerst der laparoskopische Teil mit Mobilisierung und Tubulierung des Magens. Der Ösophagus wurde transhiatal bis in Höhe des Aortenbogens präpariert. Es folgte der zervikale Abschnitt mit Umfahrung des zervikalen Ösophagus und dessen teils stumpfe, teils endoskopisch assistierte Dissektion nach distal. Das Resektat wurde anschließend durch eine mit Ringfolie geschützte Minilaparotomie extrahiert. Schließlich wurde der Magenschlauch nach zervikal geführt und dort im Sinne einer terminoterminalen Ösophagogastrostomie anastomosiert. Die Operationszeit betrug 380 min, der Blutverlust <200 ml.

Der **postoperative Verlauf** gestaltete sich ohne Komplikationen. Die Patientin lag insgesamt 8 Tage auf der Intensivstation. Eine radiologische Anastomosenkontrolle am 6. postoperativen Tag zeigte eine unauffällige Anastomosenregion (Abb. 16.3). Die histopatho-

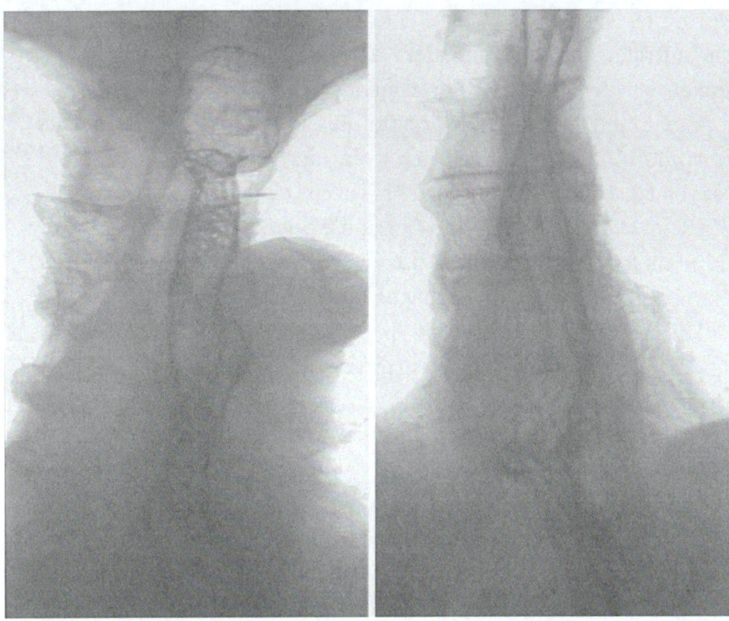

Abb. 16.3. Radiologische Anastomosenkontrolle am 6. postoperativen Tag

logische Aufarbeitung des Präparats ergab folgende Tumorformel: ypT2N0(0/9)cM0L0V0R0G2 (Stadium IIA). Die Entlassung der Patientin erfolgte am 14. postoperativen Tag. Nach einem Follow-up von 2 Jahren war die Patientin rezidiv- und metastasenfrei (Abb. 16.4).

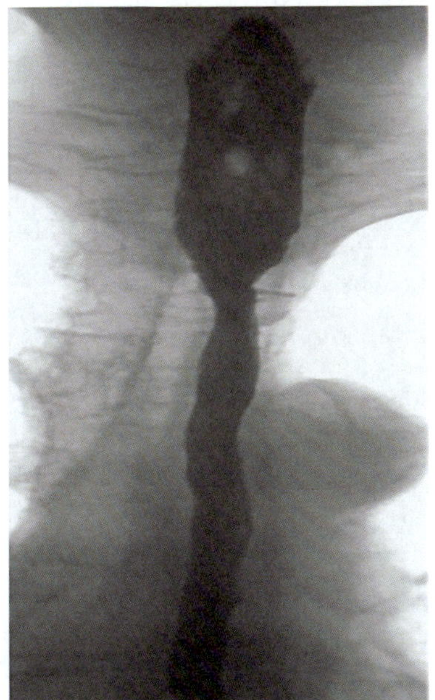

Abb. 16.4. Röntgenuntersuchung der Ösophaguspassage 2 Jahre postoperativ

16.3 Diskussion

Alle vorgestellten Studien haben die **„feasibility"** der minimal-invasiven Ösophagusresektion beim Karzinom belegt. Voraussetzungen dafür sind jedoch ausreichende operative Erfahrungen mit der konventionellen Ösophaguschirurgie sowie die entsprechende Expertise auf dem Gebiet der minimal-invasiven Chirurgie. Die **„efficacy"** dieser Verfahren, d. h. der Nachweis der Wirksamkeit mit Vorteilen, steht aber weiterhin aus.

Cave

Obwohl die Sichtverhältnisse durch Thorakoskopie und Laparoskopie besser sind, kann es aufgrund der komplexen Anatomie des hinteren Mediastinums, v. a. bei suprakarinaler Tumorlokalisation, zu schwerwiegenden intraoperativen Komplikationen, wie Verletzungen der Aorta und des Tracheobronchialbaums, kommen, auch wenn manche Autoren diese Folgen der sog. „Lernkurve" zuordnen.

Trotz des begrenzten Evidenzlevels der vorgestellten Studien kann man dennoch feststellen, dass das angestrebte Ziel, mit Hilfe minimal-invasiver Verfahren die

Morbidität nach Ösophagusresektion – insbesondere das Auftreten **kardiopulmonaler Komplikationen** – zu senken, von den meisten Autoren nicht erreicht werden konnte. Eine Ursache dafür könnte die lange Operationszeit mit stundenlang nicht ventilierter Lunge während des thorakoskopischen Abschnitts der Operation sein. Dieser Zustand wird durch die hohe kardiopulmonale Komorbidität bei Patienten mit einem Plattenepithelkarzinom des Ösophagus potenziert.

Die Frage, ob minimal-invasive Verfahren beim Ösophaguskarzinom **onkochirurgische Radikalitätsprinzipien** erfüllen, kann nicht beantwortet werden, da selbst bei den konventionellen Verfahren nach wie vor weltweit kein Konsens darüber herrscht, inwieweit eine abdominothorakale Ösophagusresektion mit 2-Feld-Lymphadenektomie onkochirurgisch adäquater ist als eine transhiatale stumpfe Ösophagusdissektion mit limitierter Lymphadenektomie. Eine 2-Feld-Lymphadenektomie ist aber unter laparoskopisch-thorakoskopischen Gesichtspunkten technisch prinzipiell möglich. Über „Port-site"-Metastasen nach thorakoskopischer Ösophagusresektion wurde berichtet (Law et al. 1997).

16.4 Fazit

Die minimal-invasive Chirurgie des Ösophaguskarzinoms ist weiterhin experimentell und kann außerhalb von Studien und Zentren nicht empfohlen werden.

Literatur

Bärlehner E, Roske K, Anders S, Benhidjeb T (2003) Laparoskopische Rektumkarzinom-Resektion im hohen Alter. Chir Gastroenterol 19: 150–155

Bartels H, Stein HJ, Siewert JR (1998) Preoperative risk analysis and postoperative mortality of oesophagectomy for resectable oesophageal cancer. Br J Surg 85: 840–844

Benhidjeb T, Hohenberger P (2002) Oesophageal cancer. In: Souhami RL, Tannock I, Hohenberger P, Horiot JC (eds) Oxford Textbook of Oncology, 2nd edn. Oxford University Press, vol 2, pp 1483–1515

Buess G, Kaiser J, Manncke K, Walter DH, Bessell JR, Becker HD (1997) Endoscopic microsurgical dissection of the esophagus (EMDE). Int Surg 82: 109–112

Bumm R, Hölscher AH, Feussner H, Tachibana M, Bartels H, Siewert JR (1993) Endodissection of the thoracic esophagus. Ann Surg 218: 97–104

Chu KM, Law SYK, Fok M, Wong J (1997) A prospective randomized comparison of transhiatal and transthoracic resection for lower-third esophageal carcinoma. Am J Surg 174: 320–304

DePaula AL, Hashiba K, Ferreira EAB, Anania de Paula R, Grecco E (1995) Laparoscopic transhiatal oesophagectomy with esophagogastroplasty. Surg Lap Endosc 5: 1–5

Goldminc M, Maddern G, Le Prise E, Meunier B, Campion JP, Launois B (1993) Oesophagectomy by a transhiatal approach or thoracotomy: a prospective randomized trial. Br J Surg 80: 367–370

Hulscher JBF, van Sandick JW, de Boer AGEM et al. (2002) Extended transthoracic resection compared with limited transhiatal resection for adenocarcinoma of the esophagus. N Engl J Med 347: 1662–1669

Jagot P, Sauvanet A, Berthoux L, Belghiti J (1996) Laparoscopic mobilization of the stomach for oesophageal replacement. Br J Surg 83: 540–542

Law S, Fok M, Chu KM, Wong J (1997) Thoracoscopic esophagectomy for esophageal cancer. Surgery 122: 8–14

Law S, Wong J (2002) Use of minimally invasive oesophagectomy for cancer of the oesophagus. Lancet Oncol 3: 215–222

Luketich JD, Alvelo-Rivera M, Buenaventura PO et al. (2003) Minimally invasive esophagectomy. Outcomes in 222 patients. Ann Surg 238: 486–495

Robertson GSM, Lloyd DM, Wicks A, Veitch PS (1996) No obvious advantages for thoracoscopic two-stage oesophagectomy. Br J Surg 83: 675–678

Siewert JR, Stein HJ, Sendler A, Fink U (2001) Ösophaguskarzinom. In: Siewert JR, Harder F, Rothmund M (Hrsg) Praxis der Viszeralchirurgie. Onkologische Chirurgie. Springer, Berlin Heidelberg New York Tokio, S 428–429

Smithers BM, Gotley DC, McEwan D, Martin I, Bessell J, Doyle L (2001) Thoracoscopic mobilization of the esophagus. A 6 year experience. Surg Endosc 15: 176–182

Sutton CD, White SA, Marshall LJ, Berry DP, Veitch PS (2002) Endoscopic-assisted intrathoracic oesophagogastrostomy without thoracotomy for tumours of the lower oesophagus and cardia. EJSO 28: 46–48

Swanstrom LL, Hansen P (1997) Laparoscopic total esophagectomy. Arch Surg 132: 943–949

Watson DI, Davies N, Jamieson GG (1999) Totally endoscopic Ivor Lewis esophagectomy. Surg Endosc 13: 293–297

Yahata H, Sugino K, Takiguchi T et al. (1997) Laparoscopic transhiatal oesophagectomy for advanced thoracic esophageal cancer. Surg Lap Endosc 7: 13–16

Rekonstruktionsverfahren nach Ösophagusresektion: Rekonstruktionsorgane, Techniken der Magenschlauchbildung, Lage der Anastomose, Transpositionswege

W. Uhl, O. Strobel und M. W. Büchler

17.1 Einleitung

Die *Inzidenz* des Ösophaguskarzinoms in der westlichen Welt ist in den letzten 20 Jahren stark angestiegen, v. a. bedingt durch die Zunahme des Adenokarzinoms des distalen Ösophagus und des ösophagogastralen Übergangs (Pera et al. 1993).

Die **Ösophagusresektion** bietet innerhalb eines multimodalen Therapiekonzepts die beste Möglichkeit zur Heilung und Palliation von Patienten mit Ösophaguskarzinom (Walsh et al. 1996). Allerdings ist sie trotz intensiver Bemühungen in der Weiterentwicklung sowohl der chirurgischen Technik als auch des perioperativen Managements noch immer mit einer hohen Morbidität und Mortalität belastet, wozu chirurgische und internistische Komplikationen zu etwa gleichen Anteilen beitragen.

Komplikationen

Bei den ***internistischen Komplikationen*** stehen die Entwicklung eines ARDS („adult respiratory distress syndrome") und kardiale Komplikationen im Vordergrund. Bei der Senkung der internistischen Komplikationsrate spielen, neben einem sorgfältigen perioperativen Management entsprechend moderner Richtlinien, v. a. die Wahl des operativen Zugangs und das Resektionsausmaß eine entscheidende Rolle.

Die ***chirurgischen Komplikationen*** nach Ösophagusresektion werden hingegen v. a. durch die Wahl des geeigneten Rekonstruktionsverfahrens bestimmt, das in diesem Kapitel diskutiert werden soll. Das Hauptproblem, das die früh postoperative chirurgische Morbidität und Mortalität nach Ösophagusresektion bestimmt, ist die Anastomoseninsuffizienz, die meist durch eine unzureichende Blutversorgung des kranialen Anteils des „Neoösophagus" oder durch eine unter Spannung stehende Anastomose bedingt ist (Uhl et al. 2001).

Zur **Rekonstruktion** des Ösophagus stehen grundsätzlich zur Verfügung:
- der Magenhochzug,
- das Koloninterponat und
- das Jejunuminterponat.

17.2 Wahl des Rekonstruktionsorgans

Der *Magenhochzug* ist die technisch einfachste Rekonstruktionsform und stellt daher die Methode der ersten Wahl zum Ösophagusersatz dar (Müller et al. 1990; Büchler et al. 1996).

Steht der Magen allerdings nicht mehr für die Rekonstruktion zur Verfügung, ist die **Koloninterposition** Methode der Wahl. Dies ist v. a. bei Revisionseingriffen nach Magenhochzug (Anastomoseninsuffizienz, Karzinomrezidiv), aber auch bei Karzinomen des ösophagogastralen Übergangs oder bei Zustand nach Gastrektomie der Fall. Die Koloninterposition ist technisch anspruchsvoller und aufwändiger als der Magenhochzug, erlaubt jedoch bei sorgfältiger Präparation eine ausreichende Mobilisation zur spannungsfreien und sicheren Anastomose.

Cave

Im Gegensatz dazu erlaubt die Anatomie der Gefäßversorgung meist keine genügende Mobilisation des **Jejunums**, das deshalb meist als freies Transplantat verwendet wird. Diese Methode ist sehr anspruchsvoll und erfordert eine mikrochirurgische Gefäßanastomosierung.

Die Indikation für das **Jejunuminterponat** ist fast ausschließlich beim partiellen Ösophagusersatz gegeben, v. a. hochzervikal und pharyngeal, oder beim isolierten Ersatz des distalen Ösophagus mit oder ohne Gastrektomie. Für den Gesamtersatz spielt die Jejunuminterposition praktisch keine Rolle. Nach Laryngopharyngoösophagektomie bei hochzervikaler Tumorlokalisation steht mit der Fundusrotationsgastroplastik eine gute und sichere Alternative zur Verfügung (Schilling et al. 1997b).

Praxis konkret

Bei der Diskussion der Wahl des geeigneten Organs und der zu bevorzugenden Methode zur **Rekonstruktion des Ösophagus** ist zu beachten, dass eine endgültige Entscheidung oft erst intraoperativ erfolgen kann. Erst dann können Tumorlokalisation und -ausdehnung einerseits und die vaskuläre Anatomie der zur Rekonstruktion infrage kommenden Organe andererseits definitiv beurteilt werden.

17.3 Techniken der Rekonstruktion

17.3.1 Variationen der Gastroplastik

Die Erstbeschreibung des Magenhochzugs zum Ösophagusersatz erfolgte bereits 1920 (Kirschner 1920). Auch heute noch stellt als weiterentwickelte Form die Magenschlauchbildung (**Gastroplastik**) die Methode der ersten Wahl zum Ösophagusersatz dar. Im Gegensatz zur Darminterposition ist beim Magenhochzug nur eine Anastomose erforderlich. Die Mobilisation des Magens ist technisch einfacher als die Mobilisation des Kolons. Je nach gewählter Technik muss zum Magenhochzug allerdings auch das Duodenum mobilisiert werden.

Komplikationen

Die *Anastomoseninsuffizienz* als im Vordergrund stehende schwerwiegendste chirurgische Komplikation wird bedingt durch direkte Kompromittierung der Gefäßversorgung bei der Mobilisation und Magenschlauchbildung und indirekt durch Spannung bei zu kurzem Magenschlauch.

Die Blutversorgung des kranialen Anteils des Magenschlauchs stand deshalb seit der Erstbeschreibung im Mittelpunkt des chirurgischen Interesses. Dies führte zur Entwicklung verschiedener **Techniken zur Magenschlauchbildung**, darunter

- die immer noch weltweit von den meisten Chirurgen ausgeführte konventionelle Gastroplastik (Akiyama et al. 1976; ◘ Abb. 17.1),
- die umgekehrte Gastroplastik (O'Connor 1983; ◘ Abb. 17.2) und
- die in Bern entwickelte Fundusrotationsgastroplastik (Büchler et al. 1996; ◘ Abb. 17.3).

Konventionelle Gastroplastik

Definition

Bei der konventionellen Gastroplastik (Akiyama et al. 1976) wird durch Resektion der kleinen Kurvatur ein Magenschlauch gebildet. Die Resektionslinie läuft dabei vom Magenfundus parallel zur großen Kurvatur nach distal und mündet präpylorisch an der kleinen Kurvatur.

Bei dieser Technik wird zur Magenschlauchbildung und Mobilisation die A. gastroepiploica sinistra disseziert. Außerdem wird mit der kleinen Kurvatur auch die **Gefäßarkade** mit der gesamten A. gastrica sinistra und dem lymphatischen Gewebe der kleinen Kurvatur reseziert.

Die Resektionslinie und der resultierende Magenschlauch sind in ◘ Abb. 17.1 dargestellt. Es ergibt sich ein **Magenschlauch** der Länge der großen Kurvatur, der durch einen Teil der A. gastrica dextra und die A. gastroepiploica dextra versorgt wird. Ein Magenreservoir bleibt nicht erhalten. Der Pylorus muss bis in den Hiatus oesophageus geführt werden können, was eine sorgfältige Mobilisation des Duodenums erforderlich macht.

Umgekehrte Gastroplastik

Definition

Bei der umgekehrten Gastroplastik (O'Connor 1983) wird der Magenschlauch ohne Resektion von Magenvolumen gebildet, indem eine Staplerlinie, beginnend vom tiefsten Punkt der großen Kurvatur, bis in den Fundus geführt und der großkurvaturseitig entstandene Schlauch nach kranial geklappt wird.

Dabei werden die **Arkade** der großen Kurvatur sowie die A. gastroepiploica sinistra disseziert. Die Arkade der kleinen Kurvatur bleibt erhalten. Das lymphatische Gewebe muss sorgfältig disseziert werden.

Der Verlauf der Staplerlinie und der resultierende Magenschlauch sind in ◘ Abb. 17.2 dargestellt. Es ergibt sich ein Zugewinn eines Magenschlauchs der Länge der Resektionslinie. Der Restmagen behält eine **Reservoirfunktion** und bleibt durch die A. gastroepiploica dextra und die Arkade der kleinen Kurvatur perfundiert. Es gibt allerdings nur wenige Zentren, die mit dieser Operationsmethode Erfahrung haben.

Fundusrotationsgastroplastik

Definition

Bei der Fundusrotationsgastroplastik (Büchler et al. 1996) erfolgt die Bildung des Magenschlauchs durch eine horizontale Inzision an der kleinen Kurvatur, etwa 2 cm unterhalb der Kardia, mit Hilfe eines linearen Staplers. Die Staplerdissektion wird dann schrittweise entlang des Fundus und der großen Kurvatur nach distal bis in die Fundus-Korpus-Region geführt und von dort auf die kleine Kurvatur, etwa 2 cm unterhalb des Startpunkts, gerichtet.

Bei dieser Technik muss nur die A. gastrica sinistra abgesetzt werden. Sowohl die **Gefäßarkade** der kleinen Kurvatur als auch diejenige der großen Kurvatur bleiben so perfundiert. Zur onkologischen Sicherheit werden das lymphatische und Fettgewebe der kleinen Kurvatur sorgfältig disseziert. Bei Patienten mit Tumoren des ösophagogastralen Übergangs wird ein Sicherheitsabstand von 2 cm eingehalten.

Zum Nachweis der *Resektion im Gesunden* werden vor Beginn der Magenschlauchbildung Schnellschnittpräparate des kranialen Schnittrands am Magen und des Lymphgewebes entnommen.

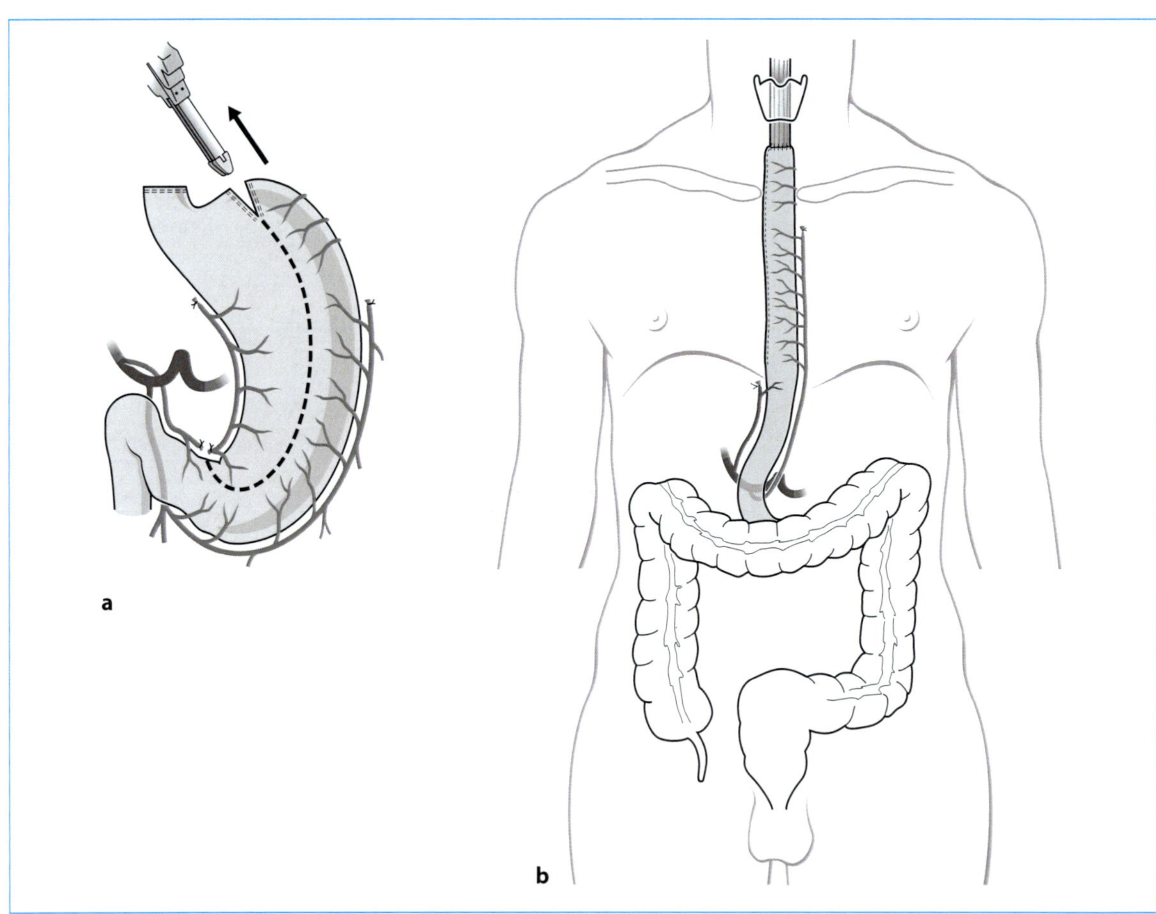

Abb. 17.1. a Resektionslinie (links) und entstehender Magenschlauch (rechts) bei der konventionellen Gastroplastik, Dissektion der A. gastroepiploica sinistra und der Arkade der kleinen Kurvatur; b der entstehende Magenschlauch hat maximal die Länge der großen Kurvatur

Der Verlauf der Staplerlinie und der resultierende Magenschlauch sind in ◘ Abb. 17.3 dargestellt. Es ergibt sich ein Zugewinn eines Magenschlauchs in variabler Länge, der auch Anastomosen auf Pharynxhöhe erlaubt. Der Restmagen behält eine **Reservoirfunktion** und bleibt durch die Arkaden der kleinen und großen Kurvatur perfundiert. Eine Pyloroplastik soll durchgeführt werden. ◘ Abbildung 17.4 zeigt den Operationssitus der Fundusrotationsgastroplastik nach der Magenschlauchbildung und vor dem Hochzug.

Vergleich der Techniken der Gastroplastik

Die konventionelle Gastroplastik ist die weltweit am häufigsten durchgeführte Technik. Im Gegensatz zur geringen Inzidenz der **Anastomoseninsuffizienz** um 5 % an asiatischen Zentren (Choi et al. 1998) müssen auch spezialisierte Zentren in westlichen Ländern eine Inzidenz von bis zu 30 % verzeichnen (Bumm et al. 1997). Der Grund wird im bei Asiaten günstigeren Verhältnis von Magenlänge zur Thoraxlänge gesehen (Goldsmith u. Akiyama 1979).

Dies führte zur Entwicklung weiterer Techniken der Gastroplastik mit einem Längenzugewinn des resultierenden Magenschlauchs und der Möglichkeit zur **spannungsfreien Anastomose**. Sowohl die umgekehrte Gastroplastik als auch die Fundusrotationsgastroplastik resultieren in einem signifikanten Längengewinn des Magenschlauchs im Vergleich zur konventionellen Gastroplastik (Schilling et al. 1997a).

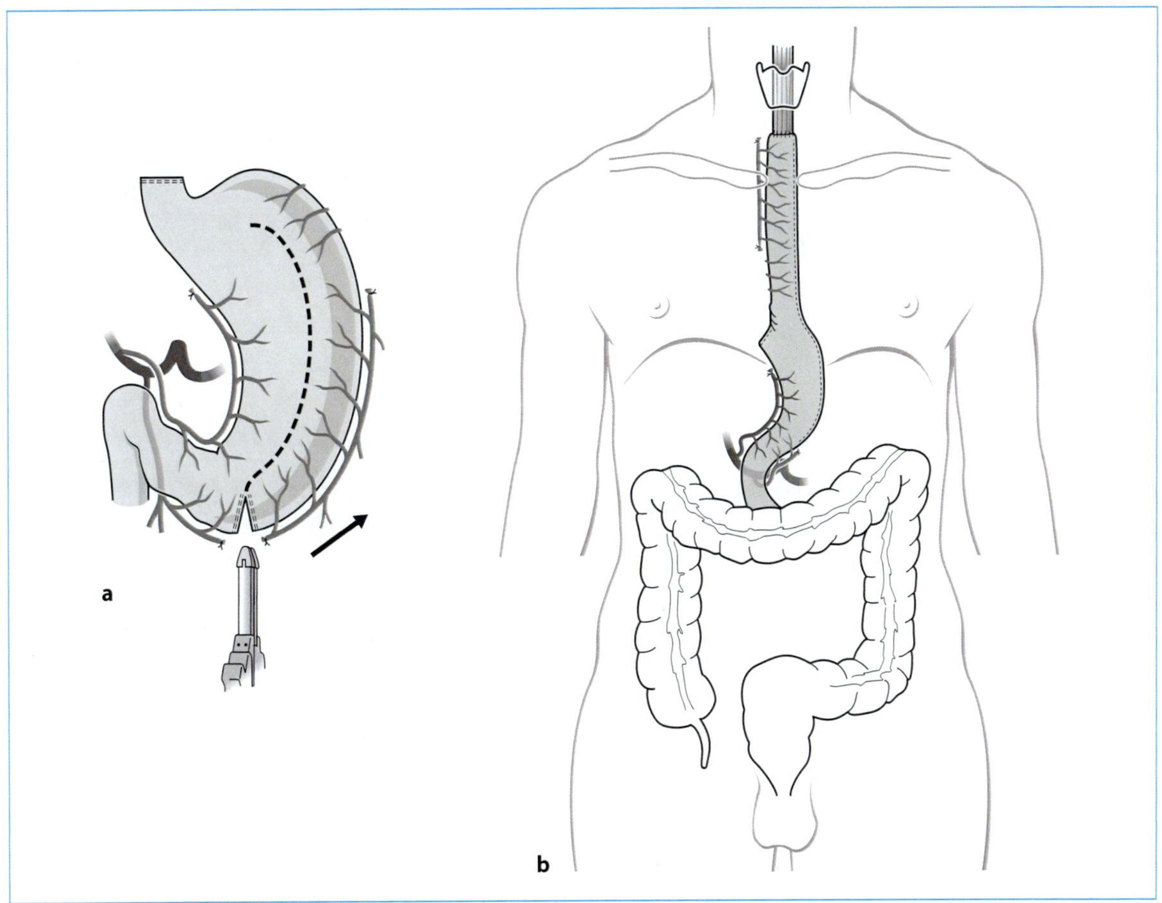

◘ Abb. 17.2. Resektionslinie (*links*) und entstehender Magenschlauch (*rechts*) bei der umgekehrten Gastroplastik, Durchtrennung der Arkade der großen Kurvatur; die Arkade der kleinen Kurvatur bleibt erhalten, Zugewinn eines Schlauchs von der Länge der Resektionslinie

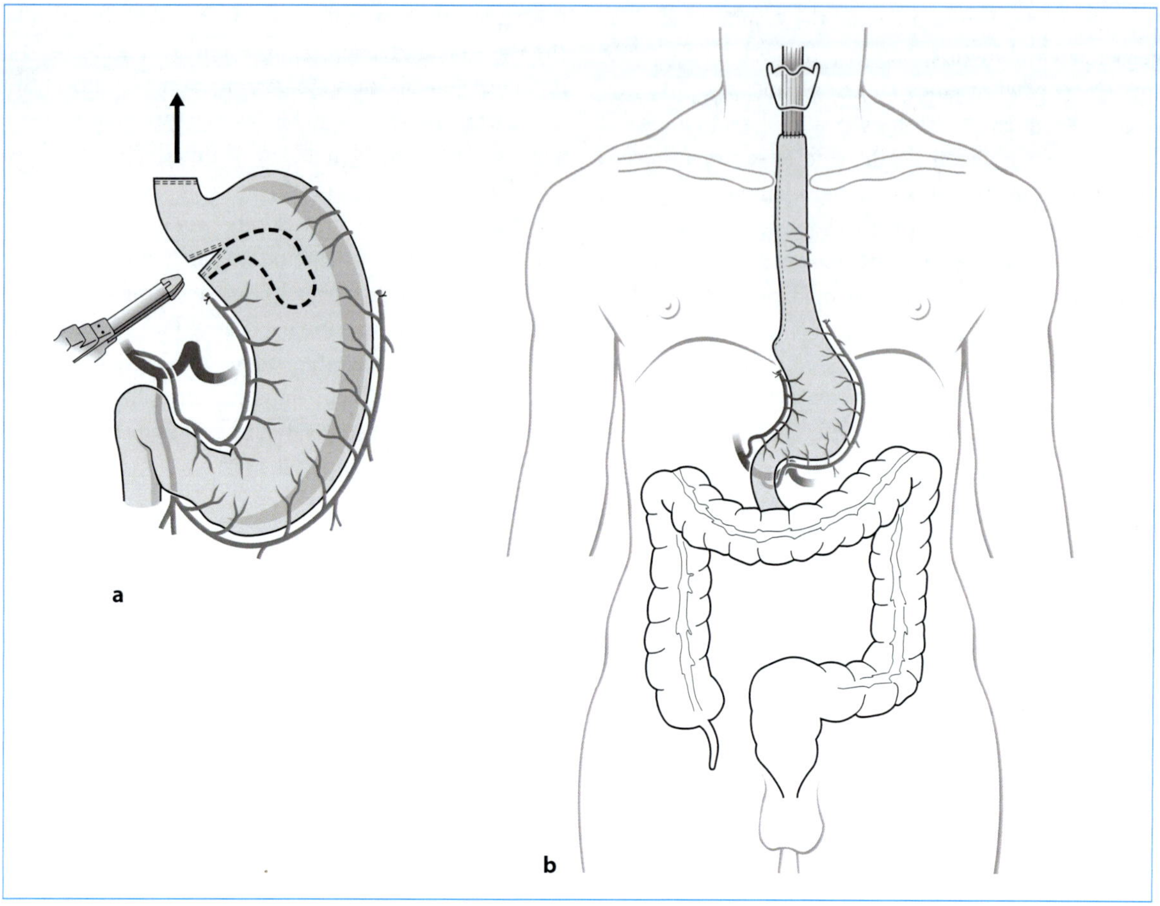

a

b

Abb. 17.3. Resektionslinie (*links*) und entstehender Magenschlauch (*rechts*) bei der Fundusrotationsgastroplastik; die Arkaden der kleinen und der großen Kurvatur bleiben erhalten, Zugewinn eines Schlauchs variabler Länge, je nach Resektion

> Da die *Blutversorgung des Magens* einerseits erheblichen Variationen unterliegt (Yamato et al. 1979) und andererseits ein wichtiger Anteil der Gesamtperfusion des Magens durch die Arkade der kleinen Kurvatur gewährleistet wird (Lindecken u. Vogel 1993), erscheint die Erhaltung sowohl der Arkade der kleinen als auch der großen Kurvatur als erstrebenswert.

Dies wird durch die in Bern entwickelte **Fundusrotationsgastroplastik** ermöglicht, für die in einer experimentellen Studie im Vergleich zur konventionellen und zur umgekehrten Gastroplastik ein signifikant höherer Blutfluss im Anastomosenbereich demonstriert werden konnte (Schilling et al. 1997a), und spiegelt sich in der niedrigen Inzidenz der Anastomoseninsuffizienz von etwa 9 % in einer Serie von 119 Fundusrotationsgastroplastiken wider (Uhl et al. 2001). Tabelle 17.1 zeigt das postoperative Outcome der 119 Patienten, bei denen in Bern zwischen 1994 und 2000 eine Ösophagusresektion mit nachfolgender Fundusrotationsgastroplastik durchgeführt wurde.

Unter **onkologischen Gesichtspunkten** ist die Fundusrotationsgastroplastik ebenso sicher durchzuführen wie die konventionelle Gastroplastik, erfordert jedoch eine sorgfältige Präparation und ist technisch aufwändiger. Sie ist auch für Tumoren des gastroösophagealen Übergangs geeignet, da sie den Nachweis eines tumorfreien distalen Schnittrands beinhaltet und selbst bei hohen zervikalen Anastomosen meist eine großzügige Nachresektion des Magenschlauchs

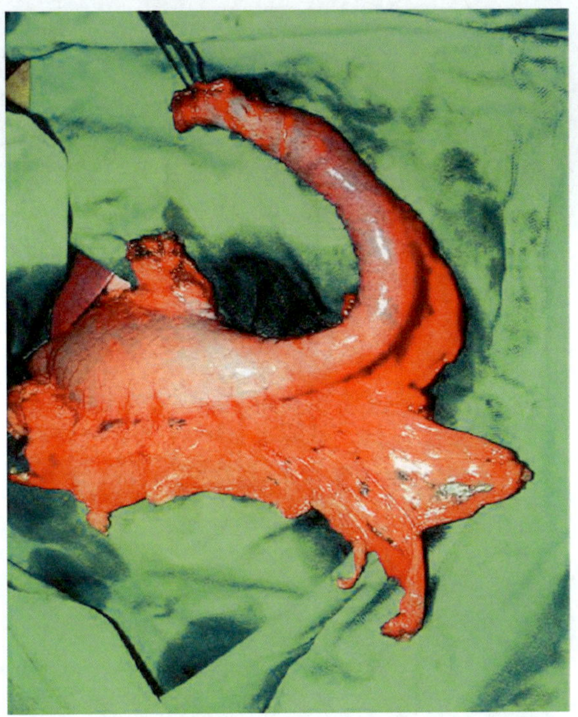

Abb. 17.4. Intraoperativer Situs nach Fundusrotationsgastroplastik; man sieht den langen proximalen Magenschlauch und den erhaltenen Restmagen mit Reservoirfunktion und erhaltener Gefäßversorgung

möglich ist. Klinische Vergleichsstudien werden belegen müssen, ob die Fundusrotationsgastroplastik den anderen Techniken der Gastroplastik überlegen ist.

17.3.2 Koloninterponat

Zur Koloninterposition oder Koloplastik können verschiedene Anteile des Kolons genutzt werden. Bei sorgfältiger Präparation und Mobilisation ist die Verwendung des Kolons als **gefäßgestieltes Interponat** daher trotz erheblicher Variationen der Gefäßanatomie praktisch immer möglich.

Praxis konkret

Zur Operationsplanung sollte eine Darstellung der Gefäße mittels **Zöliakomesenterikographie** durchgeführt werden. Außerdem gehören, wenn zum Ösophagusersatz eine Koloplastik erwogen wird, zur Operationsvorbereitung eine **Koloskopie** (Tumorausschluss) und der Beginn der selektiven **Darmdekontamination** (perioperativ über 10 Tage).

Die bevorzugte Technik besteht in der **isoperistaltischen Interposition** des Colon ascendens und Colon transversum, gestielt an der A. colica sinistra (Abb. 17.5). Die Durchblutung des Kolons ist von der Ausprägung der Randarkade abhängig.

Praxis konkret

Die Stärke der Randarkade und die Existenz einer Riolan-Anastomose sollten zur Wahl der geeigneten Technik per **Diaphanie** untersucht werden.

Tabelle 17.1. Komplikationen der 119 in Bern zwischen 1994 und 2000 durchgeführten Ösophagektomien mit Rekonstruktion mittels Fundusrotationsgastroplastik. (Mod. nach Uhl et al. 2001)

	Morbidität	n (%)	Mortalität	n (%)
Chirurgisch	Anastomoseninsuffizienz	11 (9,2)	Anastomoseninsuffizienz	1 (0,8)
	Chylothorax	5 (4,2)	Bronchusleck	1 (0,8)
	Rekurrensparese	12 (10,1)	Magenschlauchnekrose	1 (0,8)
	Revisionseingriff	7 (5,9)	Kolonperforation	1 (0,8)
Internistisch	ARDS	18 (15,1)	ARDS	3 (2,5)
	Kardiale Komplikationen	38 (31,9)	Myokardinfarkt	2 (1,7)

ARDS: „adult respiratory disstress syndrome".

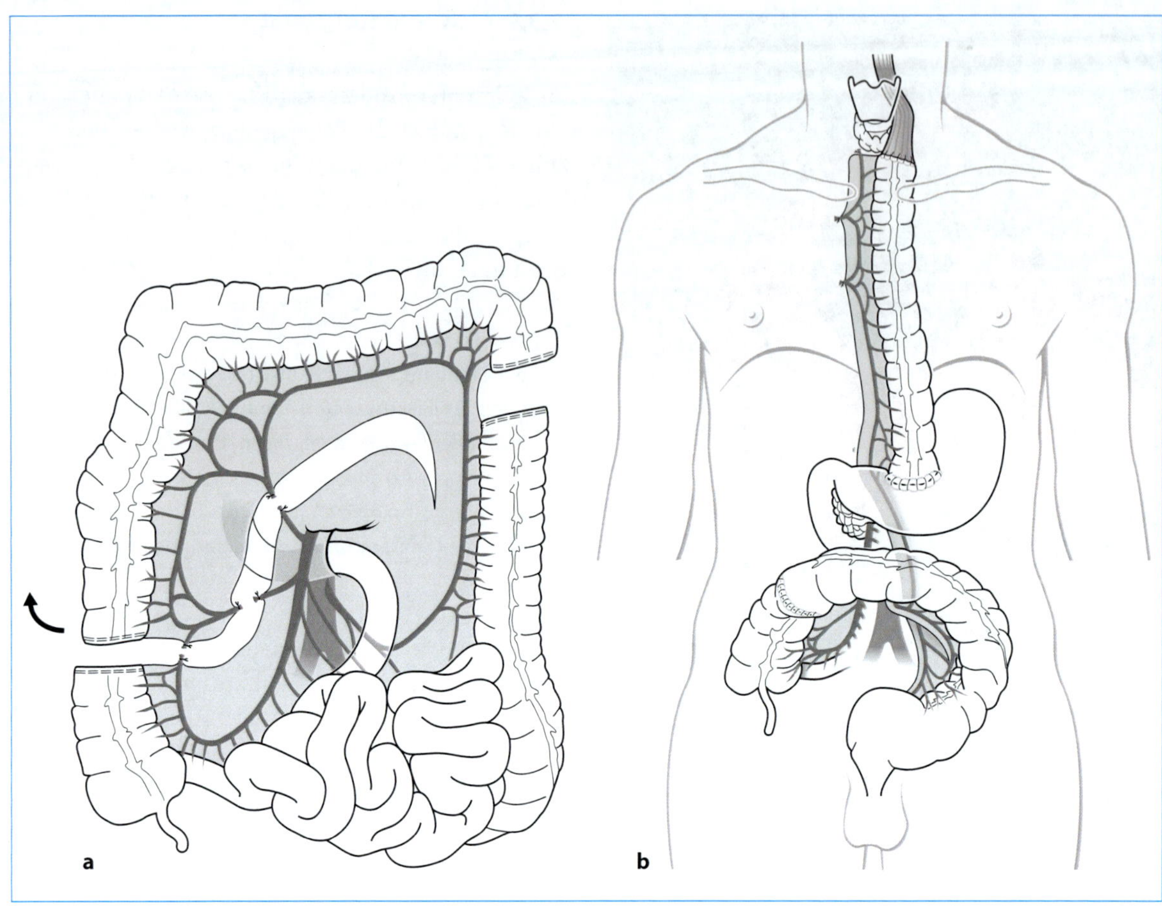

Abb. 17.5. Technik der Koloplastik mit Verwendung des an der A. colica sinistra gestielten Colon ascendens und Colon transversum (*links*) als isoperistaltisches Interponat (*rechts*)

Die Gefäßanatomie kann zur Wahl einer anderen Technik zwingen. Zur Verfügung stehen

- die **isoperistaltische Interposition** des Colon ascendens mit Bauhini-Klappe und terminalem Ileum, gestielt an der A. colica media, sowie
- die **anisoperistaltische Interposition** des Colon transversum mit rechter Flexur, gestielt an der A. colica media.

In Ausnahmefällen kann die Interposition des Kolons als **freies Transplantat** mit mikrochirurgischer Gefäßanastomose an die Halsgefäße erforderlich werden.

Cave

Die **Koloplastik** ist technisch aufwändiger als die Gastroplastik und erfordert zusätzlich zur Anastomose zwischen proximalem Ösophagus und Interponat 2 weitere Anastomosen (Kologastrostomie und Kolokolostomie). Die Koloplastik ist daher mit einem höheren Risiko behaftet als die Gastroplastik und kommt deshalb v. a. dann zum Einsatz, wenn eine Gastroplastik nicht mehr möglich ist.

Der Vorteil der Koloplastik liegt in der Möglichkeit der sicheren Anastomose, die nach sorgfältiger Mobilisation spannungsfrei angelegt werden kann und gut durchblutet ist. Gute Ergebnisse nach Koloplastik (De-

Meesters et al. 1988; Cheng et al. 2000) legen nahe, dass die **primäre Koloplastik**, durchgeführt durch einen spezialisierten Chirurgen, ebenso sicher und effektiv ist wie die Gastroplastik. Die Durchführung randomisierter kontrollierter Studien zum Vergleich der Koloplastik mit der Gastroplastik zum Ösophagusersatz ist deshalb gefordert.

17.3.3 Jejuniminterponat

> Die Anatomie der Gefäßversorgung lässt die Bildung eines zum Gesamtersatz des Ösophagus ausreichend langen Jejunumsegments nur in seltenen Fällen zu. Wie bereits erläutert, hat die *Jejunuminterposition* deshalb nur beim partiellen Ösophagusersatz eine Bedeutung.

Eine **Indikation zum Jejunuminterponat** besteht im kurzstreckigen Ersatz des Pharynx und hochzervikalen Ösophagus. Das Jejunuminterponat wird in diesen Fällen mit guten Ergebnissen als freies Transplantat mittels mikrochirurgischer Anastomose an die Halsgefäße angeschlossen (Kato et al. 1987; Chen u. Tang 2000; ◘ Abb. 17.6).

Wie bei der Koloninterposition handelt es sich um eine aufwändige Operation mit 3 Darm- und zusätzlichen Gefäßanastomosen. Langzeitergebnisse der Jejunuminterposition müssen abgewartet werden. Pro-

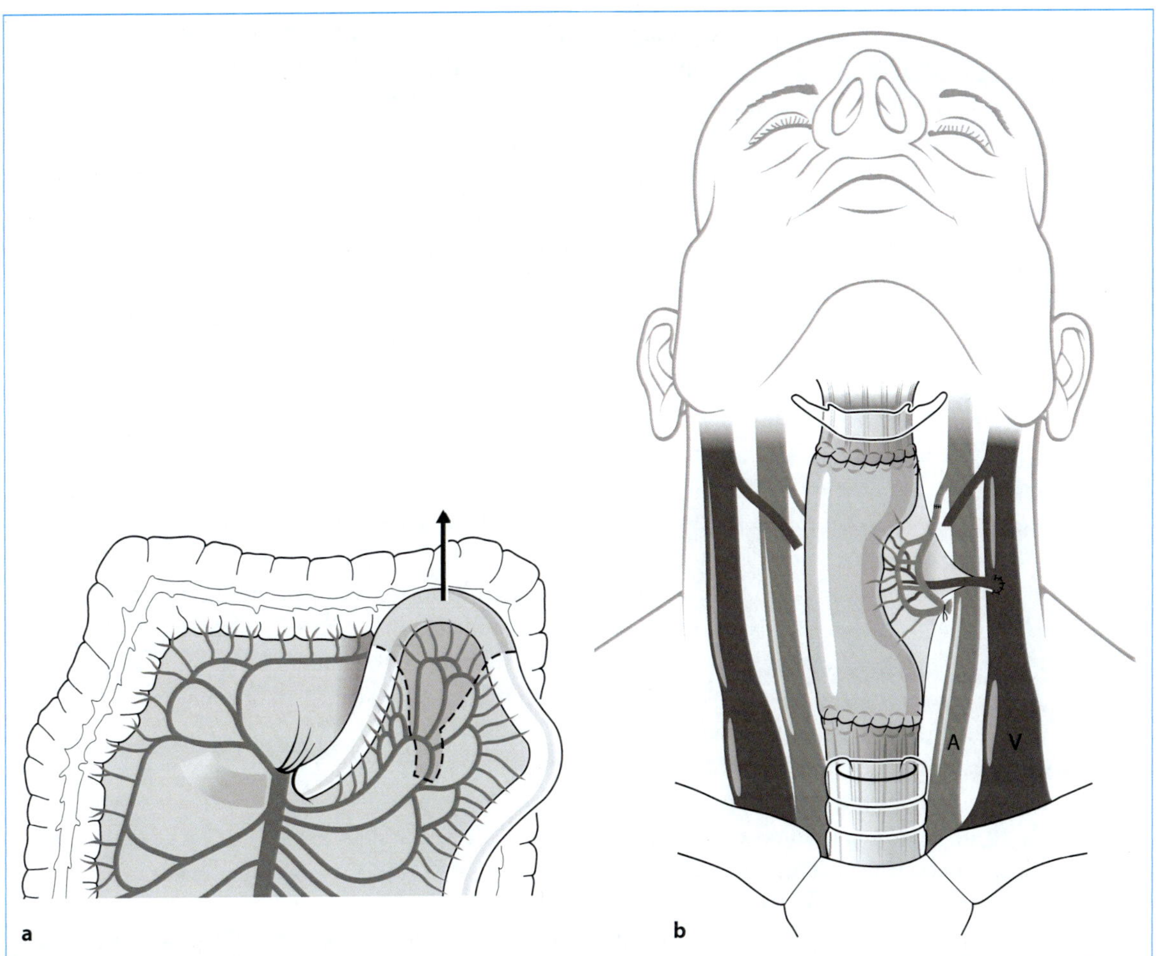

◘ Abb. 17.6. Technik der Jejunuminterpostition (*links*) zum partiellen Ersatz des zervikalen Ösophagus mit mikrovaskulärer Anastomose an die Halsgefäße (*rechts*)

bleme könnten in der **Stenoseentwicklung** des Interponatschlauchs selbst und der anastomosierten Gefäße liegen.

> Es sei an dieser Stelle betont, dass durch die dargestellten Vorteile die *Fundusrotationsgastroplastik* auch auf pharyngealer Ebene eine sichere und spannungsfreie Anastomose ermöglicht (Schilling et al. 1997b, Schilling et al. 2002).

Eine weitere Indikation zum Jejunuminterponat besteht beim Ersatz des distalen Ösophagus nach Resektion eines Karzinoms des ösophagogastralen Übergangs mit distaler Ösophagektomie und proximaler oder totaler Gastrektomie (Müller et al. 1990). In diesem Fall ist die Verwendung eines **gefäßgestielten Interponats** möglich (Siewert et al. 1999). Die Wiederherstellung der Darmkontinuität erfolgt bei teilweisem Erhalt des Magens wie für das Koloninterponat beschrieben. Nach Gastrektomie kann die Kontinuität durch Y-förmige End-zu-Seit-Enteroanastomose wiederhergestellt werden.

17.3.4 Technikunabhängige Gesichtspunkte

> Sowohl die *Lage der Anastomose* als auch der *Transpositionsweg* des „Neoösophagus" können, mit Ausnahme des Jejunuminterponats, unabhängig von der Art der Rekonstruktion gewählt werden. Außerdem können die Wahl des Rekonstruktionsorgans und der Technik der Rekonstruktion (mit Ausnahme der freien Transplantation), anders als die Lage der Anastomose, unabhängig vom gewählten operativen Zugang erfolgen.

Die Rekonstruktion nach **elektiver Ösophagektomie** kann mit gleicher Morbidität und Mortalität primär oder in einem zweiten Eingriff durchgeführt werden (Siewert et al. 1990). Größere randomisierte klinische Studien zu dieser Frage stehen allerdings aus.

Die Durchführung einer **Pyloroplastik** wird kontrovers diskutiert. Obwohl diese sinnvoll erscheint, da nach einer Ösophagektomie von einer trunkulären Vagotomie ausgegangen werden muss, konnte in einer randomisierten Studie gezeigt werden, dass die Magenentleerung nach Ösophagektomie durch eine Pyloroplastik nicht verbessert wird (Cheung et al. 1987). Zur Vermeidung einer postoperativen akalkulären Cholezystitis ist im geschilderten Konzept immer die Cholezystektomie integriert.

> **Komplikationen**
> Bei allen Techniken der Rekonstruktion bleibt die *Anastomoseninsuffizienz* die häufigste und schwerwiegendste chirurgische Komplikation. Eine Kontrastmittelpassagedarstellung am 5. postoperativen Tag zur Überprüfung der Anastomose vor Beginn des oralen Kostaufbaus wird deshalb dringend empfohlen.

17.4 Lage und Technik der Anastomose

Grundsätzlich können eine zervikale und eine thorakale Anastomose durchgeführt werden. Die Lage der Anastomose wird in erster Linie von **onkologischen Überlegungen** beeinflusst:

- Bei Tumoren des proximalen und mittleren Drittels des Ösophagus muss eine zervikale Anastomose angelegt werden.
- Bei den in der Inzidenz steigenden Karzinomen des distalen Ösophagus und des ösophagogastralen Übergangs bietet sich, je nach Resektionsausmaß und Umfang der Lymphadenektomie, auch die Möglichkeit zur thorakalen Anastomose.

Die den operativen Zugang bestimmende onkologische **Radikalität** beinhaltet, je nach Tumorlokalisation und -stadium, eine Lymphadenektomie en bloc oder separat als 2- und 3-Feld-Lymphadenektomie.

> Der *Allgemeinzustand* und das *kardiopulmonale Risiko* des Patienten müssen bei der Wahl des operativen Zugangs berücksichtigt werden und haben deshalb ebenfalls Einfluss auf die Lage der Anastomose.

Bei ausreichender Länge des Magenschlauchs oder Interponats hat sich die **zervikale Anastomose** bewährt. Die Inzidenz einer Insuffizienz wird zwar von den meisten Autoren als höher beschrieben als bei thorakaler Anastomose, allerdings sind die Folgen weniger schwerwiegend als bei thorakaler Insuffizienz. Die zervikale Anastomose nach Fundusrotationsgastroplastik wird als ebenso sicher wie die thorakale Anastomose beschrieben (Schilling et al. 2001).

Cave

Während eine Insuffizienz bei zervikaler Anastomose meist zu einer Fistel führt, die unter konservativer Therapie abheilt, führt ein thorakales Leck i. d. R. zu der mit hoher Morbidität und Mortalität belasteten **Mediastinitis** (Letalität etwa 50 %) und erfordert ein schnelles chirurgisches Einschreiten mit Diskontinuitätsresektion und Ausbau des „Neoösophagus". Der Erfolg weniger radikaler Maßnahmen – wie Deckung des Lecks mit einem Pleurapatch, Drainageeinlage oder konservative Therapie mit Stenteinlage – wird in Fallberichten beschrieben, ist jedoch risikoreich.

Außer der Lage ist auch die **Technik der Anastomosenbildung** wichtig. Die Autoren verwenden für die Anastomosen monofiles, absorbierbares Nahtmaterial und nähen die Anastomose zweireihig und von Hand. In einer randomisierten Studie konnte gezeigt werden, dass eine mechanische Stapleranastomose keine Vorteile gegenüber der handgenähten Anastomose hat (Valverde et al. 1996).

17.5 Wahl des Transpositionswegs

Prinzipiell ist die Wahl des **Transpositionswegs** unabhängig von der Wahl des Rekonstruktionsorgans und der verwendeten -technik. Es stehen 3 Transpositionswege zur Verfügung: Der „Neoösophagus" kann

- **orthotop** (anatomisch), d. h. im hinteren Mediastinum im Bett des resezierten Ösophagus,
- **heterotop** (extraanatomisch), d. h. retrosternal im vorderen Mediastinum, oder
- **prästernal-subkutan**

verlegt werden. Während die beiden ersten Möglichkeiten häufig Anwendung finden, besteht für die heterotope prästernal-subkutane Lage nur noch sehr selten eine Indikation.

> Obwohl es bezüglich des funktionellen Outcome widersprüchliche Ergebnisse randomisierter Studien gibt (Gawad et al. 1999; Lanschot et al. 1999), besteht Übereinkunft, dass die *retrosternale Lage* eine sichere Alternative zur orthotopen Verlegung des „Neoösophagus" darstellt.

Die **retrosternale Verlegung** ist in Fällen hoher Rezidivgefahr und geplanter adjuvanter Radiotherapie nach R1- und R2-Resektion zu bevorzugen, um einerseits das Wiederauftreten einer malignen Dysphagie durch Invasion des Interponats zu verhindern und den „Neoösophagus" andererseits aus dem Strahlenfeld zu nehmen. Hohe Rezidivgefahr besteht sicherlich bei R1- und R2-Resektion mit sichtbarem Resttumor. Einige Autoren proklamieren eine retrosternale Verlegung des Interponates ab einem Tumorstadium T3 oder N1. Allerdings muss dies angesichts neuer multimodaler Therapiekonzepte mit präoperativem Downstaging durch Radio-/Chemotherapie neu diskutiert werden.

Bei Rekonstruktion mit **Gastroplastik** gilt in allen anderen Fällen der anatomische Transpositionsweg als Methode der ersten Wahl zur Verlegung des „Neoösophagus". Bei Rekonstruktion mittels **Koloplastik** wird von den meisten Autoren die retrosternale Lage bevorzugt. Bei Revisionseingriff (Tumorrezidiv, Zustand nach Mediastinitis) sollte immer ein heterotoper Transpositionsweg gewählt werden.

17.6 Zusammenfassung und Schlussfolgerungen

Die Ösophagusresektion bietet im Rahmen eines multimodalen Therapiekonzepts die beste Möglichkeit zur Heilung und Palliation von Patienten mit Ösophaguskarzinom. Die hohe **Morbidität und Mortalität** nach Ösophagusresektion wurden in den letzten 20 Jahren wesentlich verringert und können weiter gesenkt werden durch:

- sorgfältiges Screening und perioperatives Management (z. B. Prophylaxe des ARDS mit Ketoconazol),

- Auswahl des adäquaten chirurgische Zugangs und Resektionsausmaßes,
- Wahl des geeigneten Organs und der geeigneten Technik zur Rekonstruktion sowie
- überlegte Wahl der Höhe der Anastomose und des Transpositionswegs.

Steht der Magen zur Verfügung, so ist er aktuell das Rekonstruktionsorgan der ersten Wahl. Mit der **Fundusrotationsgastroplastik** steht eine sichere Technik der Magenschlauchbildung zur Verfügung, die eine gute Durchblutung im Anastomosenbereich gewährleistet und sichere Anastomosen selbst auf hochzervikaler und pharyngealer Ebene erlaubt. Ein Vorteil der Fundusrotationsgastroplastik gegenüber der noch immer am weitesten verbreiteten konventionellen Gastroplastik muss in klinischen Vergleichsstudien nachgewiesen werden.

Die **Koloninterposition** ist technisch aufwändiger als die Gastroplastik und kommt deshalb v. a. dann zur Anwendung, wenn eine Gastroplastik nicht möglich ist. Gute Ergebnisse in spezialisierten Zentren kennzeichnen die Koloplastik jedoch ebenfalls als sichere Technik, sodass ihr in Zukunft möglicherweise mehr Bedeutung zukommt.

Die **Jejunuminterposition** spielt nur beim partiellen zervikalen Ösophagusersatz eine Rolle und sollte nur an entsprechend spezialisierten Zentren durchgeführt werden. Mit der Fundusrotationsgastroplastik steht ein gutes Verfahren zur Verfügung, das auch auf zervikaler Ebene eine sichere und spannungsfreie Anastomose erlaubt. Die Anastomose auf zervikaler Ebene ist bei Spannungsfreiheit und guter Perfusion der thorakalen Anastomose zu bevorzugen.

Die anatomische Verlegung des Ersatzes im hinteren Mediastinum ist der **Transpositionsweg** der ersten Wahl. Bei hoher Rezidivgefahr und Mediastinitis sollte auf die ebenfalls sichere und funktionell gute retrosternale Lage als Transpositionsweg ausgewichen werden.

Literatur

Akiyama H, Hiyama M, Hashimoto C (1976) Resection and reconstruction for carcinoma of the thoracic oesophagus. Br J Surg 63: 206–209

Büchler MW, Baer HU, Seiler C, Schilling M (1996) A technique for gastroplasty as a substitute for the esophagus: fundus rotation gastroplasty. J Am Coll Surg 182: 241–245

Bumm R, Feussner H, Bartels H, Stein H, Dittler HJ, Höfler H, Siewert JR (1997) Radical transhiatal esophagectomy with two-field lymphadenectomy and endodissection for distal esophageal adenocarcinoma. World J Surg 21: 822–831

Cheng B, Chen K, Gao S, Tu Z (2000) Colon interposition. Recent Results Cancer Res 155: 151–160

Chen HC, Tang YB (2000) Microsurgical reconstruction of the esophagus. Semin Surg Oncol 19: 235–245

Cheung HC, Diu KF, Wong J (1987) Is pyloroplasty necessary in esophageal replacement by stomach? A prospective, randomized controlled trial. Surgery 102: 19–24

Choi HK, Law S, Chu KM, Wong J (1998) The value of neck drain in esophageal surgery: a randomized trial. Dis Esophagus 11: 40–46

DeMeester TR, Johansson KE, Franze I, Eypasch E, Lu CT, McGill JE, Zaninotto G (1988) Indications, surgical technique, and long-term functional results of colon interposition or bypass. Ann Surg 208: 460–474

Gawad KA, Hosch SB, Bumann D et al. (1999) How important is the route of reconstruction after esophagectomy: a prospective randomized study. Am J Gastroenterol 94: 1490–1496

Goldsmith HS, Akiyama H (1979) A comparative study of Japanese and American gastric dimensions. Ann Surg 190: 690–695

Kato H, Watanabe H, Iizuka T, Ebihara S, Ono I, Terui S, Harii K (1987) Primary esophageal reconstruction after resection of the cancer in the hypopharynx or cervical esophagus: comparison of free forearm skin tube flap, free jejunal transplantation and pull-through esophagectomy. Jpn J Clin Oncol 17: 255–261

Kirschner M (1920) Ein neues Verfahren der Oesophagusplastik. Arch Klin Chir 114: 604–608

Lanschot JJB, van Blankenstein M, Oei HY, Tilanus HW (1999) Randomized comparison of prevertebral and retrosternal gastric tube reconstruction after resection of oesophageal carcinoma. Br J Surg 86: 102–108

Lindecken KD, Vogel J (1993) Die arterielle Durchblutung des Schlauchmagens beim Oesophagusersatz. Chir Gastroenterologie 9: 51–55

Müller JM, Erasmi H, Stelzner M, Zieren U, Pichlmaier H (1990) Surgical therapy of oesophageal carcinoma. Br J Surg 77: 845–857

O'Connor TW (1983) A historical review of reversed gastric tube esophagoplasty. Surg Gynecol Obstet 156: 371–374

Pera M, Cameron AJ, Trastek VF, Carpenter HA, Zinsmeister AR (1993) Increasing incidence of adenocarcinoma of the esophagus and esophagogastric junction. Gastroenterology 2: 510–513

Schilling MK, Eichenberger M, Maurer CA, Greiner R, Zbären P, Büchler MW (2002) Long-term survival of patients with stage IV hypopharyngeal cancer-impact of fundus rotation gastroplasty. World J Surg 26: 561–565

Schilling MK, Eichenberger M, Wagener V, Stoupis Ch, Büchler MW (2001) Impact of fundus rotation gastroplasty on anastomotic complications after cervical and thoracic oesophagogastrostomies: a prospective non-randomized study. Eur J Surg 167: 110–114

Schilling MK, Mettler D, Redaelli C, Büchler MW (1997a) Circulatory and anatomic differences among experimental gastric tubes as esophageal replacement. World J Surg 21: 992–997

Schilling M, Redaelli C, Zbären P, Baer HU, Seiler C, Friess H, Büchler MW (1997b) First clinical experience with fundus rotation gastroplasty as a substitute for the oesophagus. Br J Surg 84: 126–128

Siewert JR, Bartels H, Lange J, Roder JD, Hölscher AH (1990) En bloc esophagectomy-when should the digestive tract be reconstructed? Langenbecks Arch Chir 375: 166–170

Siewert JR, Stein HJ, Sendler A, Fink U (1999) Surgical resection for cancer of the cardia. Semin Surg Oncol 17: 125–131

Uhl W, Strobel O, Friess H, Schilling M, Büchler MW (2002) Fundus-Rotation Gastroplasty – Rationale, Technique and Results. Dis Esophagus 15/2: 101–105

Valverde A, Hay JM, Fingerhut A, Elhadad A (1996) Manual versus mechanical esophagogastric anastomosis after resection for carcinoma: a controlled trial. Surgery 120: 476–483

Walsh TN, Noonan N, Hollywood D et al. (1996) A comparison of multimodal therapy and surgery for esophageal adenocarcinoma. N Engl J Med 335: 462–467

Yamato T, Hamanaka Y, Hirata S, Sakai K (1979) Esophagoplasty with an autogenous tube gastric flap. Am J Surg 137: 597–602

Chirurgische Komplikationen

V. Schumpelick, B. Dreuw, N. Ponschek und S. N. Truong

18.1 Einleitung

Die wesentlichen **Eckdaten der Ösophaguskarzinomchirurgie** sind:
- onkologische Überlebensrate,
- operationsbedingte Mortalität,
- Komplikationsrate.

Für das **Plattenepithelkarzinom** des Ösophagus betragen:
- unselektionierte 5-Jahres-Überlebensrate nach chirurgischer Therapie etwa 20 %,
- Mortalität 5–15 %,
- Komplikationsrate 30–40 %.

Fortschritte in der chirurgischen Technik sowie in der Anästhesie und Intensivmedizin haben die **Letalität** von Ösophagusresektionen und Speisewegsrekonstruktionen mit verschiedenen Ersatzorganen (Magen, Kolon, Jejunum) gesenkt. Trotz einer damit verbundenen erweiterten Indikationsstellung und höheren Resektionsquote ist die Häufigkeit chirurgischer Komplikationen ebenfalls rückläufig. Die Komplikationen der Ösophagusresektion lassen sich in **allgemeine und spezielle chirurgische Komplikationen** unterteilen. Diese treten mit einer Gesamthäufigkeit von etwa 35 % auf.

Allgemeine Komplikationen

- Pulmonal
  - Ateminsuffizienz
  - Pneumonie
  - Punktionswürdiger Pleuraerguss
  - Ausgedehnte Atelektase
  - Eitrige Tracheobronchitis
- Kardial
  - Myokardinfarkt
  - Dekompensation
  - Rhythmusstörungen
- Hepatogen
  - Gerinnungsstörungen
  - Transaminasenanstieg
- Renal
  - Niereninsuffizienz
- Neurologisch
  - Durchgangssyndrom
  - Apoplex
- Septisch
  - Wundinfekt
  - Kathetersepsis
  - Intrathorakaler oder intraabdomineller Abszess
- Kombinationen als sog. Multiorganversagen
- Thrombose
- Knochenmarkdepression (z. B. nach präoperativer Radio-/Chemotherapie)

Spezielle chirurgische Komplikationen

- Intraoperativ
  - Ungenügende Interponatlänge oder -durchblutung
  - Tracheaverletzung
  - Milzverletzung
  - Mediastinale Blutung
  - Pneumothorax
  - Pankreasverletzung
- Postoperativ
  - Mortalität
  - Nachblutung
  - Nekrose des Ösophagusersatzorgans
  - Anastomoseninsuffizienz
  - Anastomositis
  - Funktionelle Störungen mit Aspiration oder Dysphagie
  - „Ösophago"-tracheale Fistel
  - Pleuraempyem
  - Mediastinitis
  - Peritonitis
  - Rekurrensparese
  - Ileus
  - Pankreatitis
  - Milzinfarkt
  - Anastomosenstenose
  - Tumorrezidiv

> Entscheidend für das Management von Komplikationen in der Ösophaguschirurgie sind die *frühzeitige Diagnose* und die an die jeweilige Situation *angepasste Therapie.*

18.2 Allgemeine Komplikationen

18.2.1 Pulmonale Komplikationen

Ateminsuffizienz

Definition

Bei **primärem Lungenversagen** (gestörter Gasaustausch) ist zunächst der arterielle Sauerstoffpartialdruck erniedrigt bei noch normalem Kohlendioxidpartialdruck, da CO_2 eine etwa 20-mal höhere Diffusionskapazität besitzt als O_2. Bei einem **Versagen der Ventilation** (gestörte Gaszu- und -abfuhr) sind gleichzeitig der arterielle O_2-Partialdruck erniedrigt und der CO_2-Partialdruck erhöht.

Ursächlich zu einer **respiratorischen Insuffizienz** führen können alle Zustände, die die Ventilation und damit das Atemminutenvolumen oder den Gasaustausch auf Alveolenebene beeinflussen. Eine respiratorische Insuffizienz tritt bei etwa 15 % aller Ösophagusresektionen auf. Intermittierend marginale Blutgaswerte findet man sogar bei bis zu 25 % der Patienten in den ersten postoperativen Tagen.

Risikofaktoren für die Ausbildung einer respiratorischen Insuffizienz

- Alter >75 Jahre
- Kardiopulmonale Vorerkrankungen
- Ausgeprägte Adipositas
- Protrahierte Darmatonie
- Enterale Sondenernährung
- Durchgangssyndrom
- Funktionelle Schluckstörungen

Diagnose. Die Diagnose einer respiratorischen Insuffizienz kann nur mit der **arteriellen Blutgasanalyse (BGA)** zuverlässig gestellt werden. Insbesondere ein Anstieg der CO_2-Werte ist bei alleiniger Überwachung der peripheren Sättigung leicht zu übersehen. Erste Anzeichen einer beginnenden respiratorischen Insuffizienz können Verwirrtheitszustände sein, die leicht als allgemeines Durchgangssyndrom fehlinterpretiert werden.

Therapie. Die beste Therapie der respiratorischen Insuffizienz ist die Prophylaxe! Zur Prävention ist es wichtig, die Risikofaktoren für die Entstehung zu beachten.

Unmittelbar postoperative präventive Maßnahmen zur Prophylaxe einer respiratorischen Insuffizienz bei noch intubiertem Patient auf der Intensivstation

- Auskultation der Lunge bei Übergabe des Patienten (Lunge beidseits über allen Abschnitten belüftet?)
- Thoraxröntgenaufnahme (Ausschluss von Atelektasen, insbesondere nach Doppellumentubusbeatmung bei Thorakotomie, Kontrolle der Thoraxdrainagen und der Tubuslage, Ausschluss von nicht drainierten Hämatomen u. a.)
- Bronchoskopisches Absaugen wenn nötig, z. B. bei Atelektase noch vor Extubation des Patienten
- Sonographische Kontrolle des Thorax und Punktion von Pleuraergüssen >300 ml
- Einstellen eines Atemzeitverhältnisses von 1:1 bei Patienten >65 Jahre
- Kürzen des Tubus bei Anstieg der CO_2-Werte wegen erhöhtem Totraumvolumen bei Spontanatmung über den Tubus vor geplanter Extubation
- Extubation erst, wenn der Patient ausreichend wach und warm ist
- Restriktive Flüssigkeitszufuhr mit angestrebter Bilanz von maximal +500 ml

Postoperative präventive Maßnahmen zur Prophylaxe einer respiratorischen Insuffizienz bei extubiertem Patient

- Kontrolle der peripheren Sättigung mit einem Pulsoxymeter (angestrebter Wert ist eine Sättigung >95 %)
- O_2-Gabe von 2–6 l über Nasensonde
- Atemtherapie mit Hilfe einer Bülau-Flasche, mindestens 6-mal täglich
- Abklopfen und Vibraxmassage, mindestens 2-mal täglich
- Minibird-Atemtherapie, mindestens 2-mal täglich
- Vernebler zur Befeuchtung der Atemwege und Prophylaxe einer Borkenbildung im Rachen
- Mobilisation im Sessel ab dem 1. postoperativen Tag
- Tägliche klinische Untersuchung des Thorax mit Auskultation und Perkussion
- Bei Fieber und Leukozytose Röntgenkontrolle des Thorax zur Pneumoniediagnostik und gezielte bronchoskopische Sekretgewinnung zur mikrobiologischen Untersuchung vor Beginn einer Antibiotikatherapie
- Magensonde bei Sekretmengen >200 ml belassen, jedoch frühzeitiges Entfernen bei geringer oder fehlender Fördermenge

Postoperative präventive Maßnahmen zur Prophylaxe einer respiratorischen Insuffizienz bei Verschlechterung der pulmonalen Situation und beginnender Dekompensation

- Laryngoskopie zum Ausschluss und zur Entfernung von Borken
- Vernebler mit Gelomyrtol
- CPAP-Atmung mit Maske
- Endotracheales Absaugen unter bronchoskopischer Sicht
- Ausreichend Ruhephasen und Analgetika

Die **Indikation zur (Re)intubation** ist gegeben, wenn präventive und therapeutische Maßnahmen keinen Erfolg haben. Ein p_aO_2<55 mmHg, der länger als 2 h trotz intensiver medikomechanischer Behandlung des Patienten besteht, sollte nicht toleriert werden

Weitere pulmonale/thorakale Komplikationen

Im Krankengut der Autoren mit 509 Ösophagusresektionen wegen Karzinom zwischen 11/1985 und 4/2001 wurden folgende **weitere Komplikationen** beobachtet (die Werte in Klammern geben die ungefähre Häufigkeit an):

- pneumonische Infiltrate (16,2 %),
- Pleuraergüsse (5,4 %),
- Tracheobronchitis (2,7 %),
- ausgedehnte Atelektasen (0,8 %),
- Mediastinitis (1,8 %),
- Mediastinalabszesse (0,8 %),
- Pleuraempyem (1,5 %),
- Pneumothorax (0,8 %),
- Hämatothorax (0,4 %),
- punktionswürdiges Oberlappenhämatom (0,4 %),
- Tracheomalazie (0,4 %),
- Thoraxwandhämatom (0,4 %),
- Thoraxwandabszess (0,4 %),
- ausgedehntes Thoraxwandemphysem (0,4 %).

> Insgesamt sind *pulmonale Komplikationen* bei bis zu 1/3 aller Patienten nach Ösophagusresektion zu erwarten.

Diagnose. Zur rechtzeitigen Erkennung thorakaler Komplikationen nach Ösophagusresektion sind eine regelmäßige **klinische Untersuchung** mit Perkussion und Auskultation, ergänzt durch die **Sonographie** der Pleura, eine **Röntgenuntersuchung des Thorax** in den ersten postoperativen Tagen sowie eine **Computertomographie (CT)** bei Verdacht auf mediastinale Abszessbildung angezeigt.

Therapie. Die Therapie richtet sich nach dem zugrunde liegenden Problem:

- Eine **Pneumonie oder Tracheobronchitis** wird nach Sekretgewinnung zur mikrobiologischen Austestung mit Breitbandantibiose und intensiver medikomechanischer und physiotherapeutischer Behandlung therapiert.

- **Pleuraergüsse** werden unter sonographischer Kontrolle bei geschätztem Volumen von 300 ml oder mehr abpunktiert, ggf. auch mehrmals, oder bei rezidivierenden Ergüssen eine Thoraxdrainage angelegt.
- **Atelektasen** werden durch bronchoskopisches Absaugen mit Bronchiallavage und ebenfalls intensiver medikomechanischer und physiotherapeutischer Behandlung therapiert. Zur Prophylaxe und Therapie zäher Schleimbildung sind schleimlösende Medikamente (z. B. Azetylzystein-Präparate) indiziert.
- Ein **Pleuraempyem, Pneumothorax, Hämatothorax oder ausgeprägtes Thoraxwandemphysem** erfordert die Einlage einer oder, bei gekammerten Befunden, evtl. auch mehrerer Thoraxdrainagen.
- Ein **Hämatothorax** in den ersten beiden postoperativen Tagen, der sich durch die Thoraxdrainagen nicht entleert, erfordert die Rethorakotomie und Hämatomausräumung.
- **Mediastinale Abszesse** werden durch computertomographisch gesteuerte Punktion beurteilt und drainiert. In Ausnahmefällen oder bei ursächlicher Anastomoseninsuffizienz ist die chirurgische Revision mit Sanierung der Abszessursache, in aller Regel durch eine Diskontinuitätsresektion, erforderlich.

18.2.2 Kardiale Komplikationen

Bei etwa jedem 5. Patienten ist postoperativ mit **kardialen Problemen** zu rechnen. Im Einzelnen sind folgende Komplikationen (in Klammern relative Häufigkeiten im Krankengut der Autoren) beschrieben:
- Herzrhythmusstörungen (9,2 %),
- temporäre oder permanente Schrittmacherindikation (1,2 %),
- kardiale Dekompensation (4,2 %),
- Myokardischämie (0,8 %),
- Perikarderguss (0,4 %).

Diagnose. Eine kontinuierliche Monitorüberwachung des EKG sowie des arteriellen Blutdrucks erlaubt es, kardiale Probleme schnell zu erkennen. Bei höhergradigen **Rhythmusstörungen** ist die Dokumentation durch ein EKG mit Rhythmusstreifen erforderlich. Ein **Perikarderguss** kann fast immer auch durch einen normalen 7,5-MHz-Sektorscanner vom Epigastrium aus erkannt oder ausgeschlossen werden, ohne eine komplette Echokardiographie durchführen zu müssen. Bei Verdacht auf eine **myokardiale Ischämie** sind neben dem 12-Kanal-EKG laborchemisch die Kreatinkinase (CK), die myokardspezifische Kreatinkinase (CK-MB), das Troponin sowie die Transaminasen und die Laktatdehydrogenase (LDH) zu bestimmen.

Therapie. Es empfiehlt sich folgendes Vorgehen:
- Die medikamentöse Einstellung von **Rhythmusstörungen** sowie die Indikation zur Schrittmacheranlage orientieren sich an Schwere und Ursache derselben, ohne EKG-Kosmetik zu betreiben. Kardial wirksame Medikamente sollten langsam i.v., möglichst als Monotherapie, über kleinkalibrige Zugänge unter EKG- und Blutdruckkontrolle appliziert werden. β-Blocker sind zu vermeiden, da durch ihre bronchokonstriktorische Wirkung die pulmonale Situation, insbesondere bei vorbestehender COPD, verschlechtert werden kann.
- Eine **Sinustachykardie** nach Ösophagusresektion ist meist durch Schmerzen, Volumenmangel oder Hypoxie bedingt, die entsprechend symptomatisch behandelt werden müssen. Bei kritischer Frequenz >170–180/min kann nach erfolglosem Karotissinusdruckversuch ggf. die wiederholte Gabe von 3 mg Adrekar peripher als i.v. Bolus versucht werden. Jüngere Patienten ohne vorbestehende COPD können β-Blocker (z. B. 0,2 mg Visken) langsam i.v. erhalten. Bei älteren Patienten hat sich eine schnelle Aufdigitalisierung mit 3 × 0,4 mg Digoxin über 8 h bewährt.
- Bei **bradykarden Rhythmusstörungen** mit Frequenzen <40/min ist zunächst die Gabe von 0,5–1 mg Atropinsulfat i.v. oder 1–5 μg/min Orciprenalin i.v. als Perfusor angezeigt. Bei Persistenz ist eine Schrittmacherindikation zu überprüfen.
- Höhergradige **ventrikuläre Extrasystolen** (Stadium Lown IIIa oder höher) sowie hämodynamische Auswirkungen werden initial mit 50–100 mg Lidocain behandelt, bei Erfolg als Lidocain-Perfu-

sor mit 1–1,5 g/Tag. Bei Erfolglosigkeit ist eine Stufentherapie mit Antiarrhythmika erforderlich.

- Bei Verdacht auf **myokardiale Ischämie** sind eine adäquate Analgesie sowie Sedierung und Gabe von Nitroglyzerin über Perfusor (2–4 mg/h) bei ausreichendem Blutdruck erforderlich, gefolgt von einer Vollheparinisierung mit 10.000 IE Heparin als Bolus und danach 1000 IE/h über Perfusor mit Verlängerung der PTT auf das 1,5- bis 2fache. Bei ausgedehntem Infarkt und instabiler Kreislaufsituation ist die Indikation zur Notfallherzkatheteruntersuchung mit therapeutischer Intervention mit den Internisten oder Kardiologen zu klären.

18.2.3 Neurologische Komplikationen

Echte neurologische Komplikationen sind insgesamt selten. Sie treten bei etwa 2,7 % der Patienten auf, darunter Insulte (1,2 %), Subarachnoidalblutung (0,4 %) und lagerungsbedingte periphere Nervenläsionen (0,8 %). Darüber hinaus sind **Durchgangssyndrome** mit etwa 15 %, z. B. im Rahmen eines Alkoholentzugsdelirs, oder andere **Verwirrtheitszustände** häufig.

Diagnose. Die sorgfältige Erhebung des neurologischen Status erbringt die Verdachtsdiagnose, die dann mit Hilfe einer **kraniellen Computertomographie** gesichert werden muss. Bei peripheren Nervenläsionen sind die Durchführung einer **Elektromyographie (EMG)** und einer **Nervenleitfähigkeitsmessung** zur Diagnosesicherung notwendig.

Therapie. Bei **zerebralem Infarkt** besteht die Therapie in der Verbesserung der rheologischen Situation sowie einer Vollheparinisierung unter engmaschiger Kontrolle der Gerinnung. Zur Therapie des **Durchgangssyndroms** bewährt hat sich die Gabe von 0,2–1,8 mg Catapresan/Tag als Perfusor unter EKG- und Blutdruckmonitoring, ggf. ergänzt durch einen Mischperfusor mit jeweils 4 Amp. Haldol und Atosil.

18.2.4 Renale Komplikationen: Niereninsuffizienz

Eine postoperative (passagere) dialysepflichtige Niereninsuffizienz, insbesondere bei präoperativ vorbestehender kompensierter Niereninsuffizienz, kann bei bis zu 3,8 % der Operierten auftreten. Häufiger ist eine **postoperative kompensierte Retention** in bis zu 6,5 % der Fälle, v. a. bei restriktiver Flüssigkeitsgabe in den ersten postoperativen Tagen zur Vermeidung pulmonaler Komplikationen.

Praxis konkret

Engmaschige Kontrollen der Elektrolyte und harnpflichtigen Substanzen, die moderate Gabe von Schleifendiuretika und eine sorgfältige Bilanzierung können eine **Hämofiltration oder Dialyse** meist verhindern.

Diagnose. Die Messung der **Urinausscheidung** sowie die Kontrolle der **Elektrolyte** und der **harnpflichtigen Substanzen** sichern die Diagnose der postoperativen Niereninsuffizienz.

Therapie. Es empfiehlt sich die Gabe von **Schleifendiuretika** mit forcierter Diurese unter Beachtung einer Gesamtbilanz von nicht mehr als +500 ml/Tag sowie von kaliumfreien Lösungen und nierengängigen Aminosäuren als symptomatische Maßnahmen.

> Bei einem Anstieg der Werte von Harnstoff (>40 mmol/l bzw. 250 mg/dl) und Kreatinin (>250 µmol/l bzw. 2,5 mg/dl) oder einer Ausscheidung von weniger als 20 ml/h ist die Indikation zur *Nierenersatztherapie* mit Hämofiltration oder Diurese zu stellen.

18.2.5 Septische Komplikationen

Eine Temperaturerhöhung >38,5 °C im postoperativen Verlauf tritt bei 2/5 aller Patienten auf. Die Kathetersepsis sowie Harnwegsinfekte stellen neben pneumonischen Infiltraten die häufigsten Ursachen für **postoperatives Fieber** dar.

Diagnose. Diagnostisch müssen zunächst **chirurgisch bedingte septische Komplikationen** bedacht und ausgeschlossen werden (s. unten). Ein **Harnwegsinfekt** kann meist durch sofort verfügbare Schnelltests nachgewiesen werden. Bei mehrere Tage liegendem zentralem **Venenkatheter** und plötzlich ansteigendem Fieber ist eine spezifische Diagnose nicht praktikabel. Hier ist die Entfernung des Katheters Diagnose und Therapie zugleich.

Therapie. Die Therapie richtet sich nach der zugrunde liegenden Ursache. Bei liegendem zentralem **Venenkatheter** ist dieser unverzüglich zu entfernen und die Spitze zur mikrobiologischen Untersuchung einzusenden. Eine weitere Therapie ist oft nicht erforderlich.

18.2.6 Multiorganversagen

> Bei einem Multiorganversagen sind als Ursachen in erster Linie eine ausgeprägte *Anastomoseninsuffizienz* oder eine *Nekrose des Ersatzorgans* auszuschließen. Wenn diese vorliegen, ist die sofortige chirurgische Sanierung durch Diskontinuitätsresektion zur Rettung des Patienten notwendig.

Andernfalls ist die gesamte Palette der modernen **Intensivmedizin** mit differenzierter Katecholamintherapie, Langzeitbeatmung, Lagerungsbehandlung, frühzeitiger Tracheotomie, Nierenersatztherapie usw. gefordert, neben differenzierter Diagnostik zur Eruierung der Ursache.

18.2.7 Thrombose

Thrombotische Ereignisse nach Ösophagusresektion sind meist Einzelfälle. Es sind ein **Paget-v.-Schrötter-Syndrom**, tiefe **Beinvenenthrombosen** mit und ohne Notwendigkeit der Implantation eines V.-cava-Schirms sowie **septische Thrombosen der V. brachialis** beschrieben.

Diagnose. Die Diagnose kann häufig durch **farbkodierte Duplexsonographie** gestellt werden. Zum Ausschluss einer Unterschenkel- oder Beckenvenenthrombose ist eine **Phlebographie** weiterhin sinnvoll. Septische Thrombosen mit oberer Einflussstauung lassen sich am besten mit einer **Angiocomputertomographie (Angio-CT)** darstellen.

Therapie. Die Therapie der Wahl bei nachgewiesener Thrombose besteht in der **Vollheparinisierung** mit einer Ziel-PTT von ungefähr 60 s.

> **Cave**
>
> Die Indikation zur **Lysetherapie** ist nur bei vitaler Indikation nach ausgeprägter Lungenembolie gegeben, wenn diese nicht chirurgisch angegangen werden soll.

18.2.8 Sonstige Komplikationen

An weiteren Komplikationen sind zu nennen:
- Milzinfarkt (0,4 %),
- hämorrhagischer Schock bei akuter unterer gastrointestinaler Blutung (0,4 %),
- Pankreatitis (1,2 %),
- Dekubitus (0,8 %),
- Harnwegsinfekt (2,3 %),
- Harnverhalt (1,2 %),
- Herpes Zoster (0,4 %),

18.3 Intraoperative Komplikationen

18.3.1 Ungenügende Interponatlänge oder -durchblutung

> Die Feststellung einer unzureichenden Länge, mangelhaften Durchblutung oder Verletzung der versorgenden Gefäßarkade beim Ösophagusersatz gehört zu den schwerwiegendsten intraoperativen Komplikationen.

Diagnose. Das Interponat muss spannungsfrei an den Restösophagus herangeführt werden können. Es darf nach dem Durchzug nicht zurückschlüpfen, wenn der Zug nachgelassen wird. Weiterhin sollte es an der **Anastomosenregion** von rosiger Farbe sein und aus der

Schleimhaut nicht nur dunkel venös bluten. Bedingt durch die **physiologischen Engen** im Thorax ist das hochgezogene Ersatzorgan häufig jedoch leicht gestaut und bis zu einem gewissen Grade zyanotisch, ohne dass dies zu einer Nekrose führen muss.

Cave

Durchblutungsmessungen mit **Laserdopplerflowgeräten** sind zwar heutzutage erhältlich, haben sich im Routinebetrieb aber noch nicht durchgesetzt. So bleibt die Beurteilung der ausreichenden Interponatdurchblutung der klinischen Erfahrung des Operateurs vorbehalten.

Therapie. Keinesfalls darf eine Anastomose unter Zug erzwungen werden, da dies unweigerlich zu einer **Anastomoseninsuffizienz** mit abgehängter Anastomose und konsekutivem septischem Verlauf führt. Bei vorgesehenem **Magenschlauchtransponat** muss dieses bei unzureichender Länge aufgegeben und die Entscheidung für eine Dickdarminterposition getroffen werden. Diese sollte, wenn mit vertretbarem Risiko möglich, einzeitig erfolgen. Bei initial bereits geplanter **Koloninterposition** ist die fehlende Länge oder Durchblutung des präparierten Koloninterponats für den Patienten mit einer Speichelfistel und einer Jejunostomie verbunden.

Cave

Die Ausschaltung eines anderen Dickdarmabschnitts in gleicher Sitzung sollte vermieden werden, da eine **Ösophagogastrektomie** und funktionelle subtotale **Kolektomie** das Risiko des Eingriffs nochmals erheblich vermehren. Je nach initial ausgeschaltetem Segment kann zweizeitig die Kontinuitätswiederherstellung angegangen werden.

18.3.2 Tracheaverletzung

Die intraoperative Verletzung der Trachea, meist der Pars membranacea, bei großen Tumoren oder die Infiltration der Trachea sind bei stumpfer transmediastinaler Dissektion ein ernstes Problem und erfordern die **Thorakotomie**. Bei primär thorakaler Mobilisation der Speiseröhre kann der Defekt durch direkte Naht und Aufsteppen eines **Pleurapatch** oder, falls das Ösophagusersatzorgan bereits präpariert war, nach Hochzug desselben und Aufsteppen auf den Defekt verschlossen werden.

18.3.3 Milzverletzung

Eine Milzverletzung kann bei Mobilisation der großen Magenkurvatur auftreten. Kleine oberflächliche Verletzungen können mit dem **Argonbeamer** und **Kompression** durch Bauchtücher oder Streifen gestillt, bei stärkerer Blutung der Versuch einer Packung der Milz mit einem **Vicrylnetz** unternommen werden. Falls dies nicht gelingt oder nicht sicher erscheint, ist die **Splenektomie** erforderlich

18.3.4 Mediastinale Blutung

Eine massive mediastinale Blutung bei transhiataler stumpfer Dissektion ist selten. Wenn sie durch Erweiterung des Hiatus und Einsatz von langen Wundhaken nicht lokalisiert und gestillt werden kann, ist zunächst die **Tamponade des Mediastinums** mit Bauchtüchern und Streifen sinnvoll. Führt dies nicht zum Erfolg, ist die Umlagerung des Patienten mit nachfolgender **Thorakotomie** erforderlich.

18.3.5 Pankreasverletzung

Eine intraoperativ festgestellte Pankreasverletzung bei Mobilisation des Magens sollte übernäht und anschließend ausgiebig drainiert werden, um einer drohenden **Pankreasfistel** vorzubeugen. Sollte diese dennoch entstehen, kann der Versuch einer ausreichend langen **Nahrungskarenz** und Fisteltherapie mit **Somatostatin** unternommen werden. In aller Regel kommt es darunter zu einem Spontanverschluss.

18.4 Postoperative Komplikationen

18.4.1 Mortalität

Da es sich bei der Mehrzahl der karzinombedingten Ösophagusresektionen um **palliative Eingriffe** mit dem Ziel der Wiederherstellung der Nahrungspassage handelt, ist eine möglichst niedrige Mortalität anzustreben. Auch in ausgewiesenen Zentren beträgt diese jedoch bis zu 15,5 %. In neueren Publikationen und bei entsprechender Patientenselektion liegt sie meist deutlich unter 10 %, zum Teil unter 5 %.

> Fortgeschrittenes Lebensalter, begleitende irreversible internistische Grunderkrankungen und insbesondere eine schlechte präoperative Lungenfunktion sowie ein fortgeschrittenes Tumorstadium sind bedeutsame *Determinanten für eine hohe Mortalitätsrate.*

Das **Risiko der Ösophagektomie** wird wesentlicher durch die Begleitkrankheiten des Patienten als durch den Eingriff selbst bestimmt. Es liegt bei fehlenden Risikofaktoren bei 3–5 % und steigt auf über 20 % bei Patienten mit hohem präoperativem Risiko. Dabei bestimmen die patientenbedingten Begleitfaktoren ebenso wie ein differenziertes Konzept zur Behandlung von Komplikationen den Verlauf und damit auch die **Mortalitätsrate.**

> Die *häufigste Todesursache* sind pulmonale Komplikationen.

18.4.2 Intraoperative Blutung, Nachblutung, spätere Hämorrhagien

Häufigkeit. Eine massive intraoperative Blutung ist mit einer Häufigkeit von 0,4 % selten. Eine Nachblutung als **Primärkomplikation** kann in 3,1 % der Fälle auftreten und erfordert die sofortige Revision.

> Etwa 80–90 % der chirurgischen Nachblutungen treten innerhalb der ersten 24–48 h auf.

Weitere Blutungen können als **Sekundärkomplikation** auftreten, z. B. aus der A. thyreoidea inferior bei Abszess im Bereich der kollaren Anastomose, bei massiver Blutung aus dem Mund oder bei nekrotisierender Pankreatis mit Gefäßarrosion. Ein besonderes Problem stellen seltene intestinale Nachblutungen aus den Anastomosen dar.

Diagnose. Die Diagnose der Nachblutung erfordert ein **kontinuierliches Monitoring** von Puls und Blutdruck sowie eine Kontrolle der Ausscheidung, der Drainagen sowie des Hämoglobinwerts. Die Drainagen geben jedoch häufig falsche Sicherheit. Auch der Hämoglobinwert hinkt bei einer massiven Blutung dem tatsächlichen Blutverlust hinterher. Als erstes Zeichen sistiert nicht selten die Urinausscheidung. Es folgen Tachykardie, Hypotension und positiver Schockindex, wobei diese Parameter bereits einen Verlust von mehr als 20 % des zirkulierenden Blutvolumens anzeigen.

> **Praxis konkret**
> Bei klinischem Verdacht sind eine **Sonographie** und eine **Thoraxröntgenaufnahme** erforderlich. Dabei ist zu bedenken, dass frische Blutkoagel sonographisch echoreich erscheinen können, was die Diagnose frühpostoperativ erschwert.

Therapie. Ein Substitutionsbedarf von mehr als 4 Erythrozytenkonzentraten über 12 h erfordert die **chirurgische Reintervention.** Bei ausgedehntem Hämatothorax, der sich nicht über die Thoraxdrainagen entleert, ist in jedem Fall die Hämatomausräumung indiziert.

> **Praxis konkret**
> Bei der **Anastomosenblutung** hat sich die endoskopische Unterspritzung bewährt, ohne zu einer problematischen Traumatisierung des Interponats zu führen. Hilfreich ist die Endoskopie auf jeden Fall, um die Lokalisation der Blutung zu identifizieren.

18.4.3 Nekrose des Ösophagusersatzorgans

Die komplette oder partielle Transponatnekrose kommt mit einer Häufigkeit von 1,2–2,3 % der Operationen vor und endet meist letal in einer **massiven Sepsis.** Sie ereignet sich meist zwischen dem 2. und 5. postoperativen Tag und ist Folge einer ungenügenden Blutzufuhr oder einer kompletten venösen Stauung.

> Bei rechtzeitiger Erkennung ist die sofortige *Explantation des Transponats* mit Anlage einer Ösophagusfistel sowie einer Gastro- oder Jejunostomie erforderlich.

Diagnose. Die frühzeitige **Endoskopie** durch einen erfahrenen Untersucher ist bei geringstem klinischen Verdacht erforderlich. Verdächtig sind:
- Foetor ex ore,
- dunkel-blutige Sekretion über die Magensonde,
- unklares Fieber,
- unklarer Leukozytenanstieg,
- Verschlechterung der klinischen Situation ohne erklärbaren Grund.

Alternativ kann eine **Röntgenkontrastuntersuchung** mit wasserlöslichem Kontrastmittel zum Ausschluss einer Leckage erfolgen.

Therapie. Bei Leckagen und kurzstreckigen partiellen Nekrosen der Schleimhaut (1–2 cm) ist die **endoskopische Einlage einer Ernährungssonde** Therapie der Wahl. Bei ausgedehnter oder totaler Nekrose des Ösophagusersatzorgans kann nur die **sofortige Resektion des Interponats** mit Diskontinuitätsresektion, Anlage einer Speichelfistel und Ausleitung des distalen Intestinalabschnitts als Fistel in die Bauchdecke das Leben des Patienten retten. Bei Überstehen der akuten septischen Phase kann dann im Intervall die Kontinuitätswiederherstellung mit einem Koloninterponat erfolgen.

18.4.4 Anastomoseninsuffizienz

Die Anastomoseninsuffizienz stellt ein wesentliches Problem der Ösophagusersatzchirurgie dar. Sie ist in hohem Maße für die **postoperative Morbidität und Letalität** verantwortlich und beeinflusst auch die Langzeitergebnisse. Zusammen mit einer respiratorischen Insuffizienz macht sie die Mehrzahl der postoperativen chirurgischen Komplikationen aus und ist für die überwiegende Zahl der letalen Verläufe verantwortlich. Sie tritt in bis zu 30 % aller Operationen, überwiegend an der ösophagogastrischen Anastomose auf. Es wird, je nach Lokalisation der Anastomose, eine Letalität von bis zu 80 % beschrieben. Eine Magenschlauchinsuffizienz mit Leckage im Mediastinum geht oft mit einem Mediastinalabszess oder einem Pleuraempyem einher.

Definition

Man unterscheidet:
- asymptomatische, nur mit radiologischen Methoden nachweisbare, geringgradige („**minor**") **Anastomoseninsuffizienz;**
- mäßige („**moderate**") **Anastomoseninsuffizienz,** die mit Fieber, Leukozytose und radiologischem Extraintestinat einhergeht und zwischen dem 5. und 7. postoperativen Tag symptomatisch wird;
- signifikante („**significant**") **Anastomoseninsuffizienz,** bei der eine Anastomosendehiszenz mit Symptomatik zwischen dem 2. und 4. postoperativen Tag auftritt.

Darüber hinaus werden **partielle oder totale Transponatnekrosen** mit kompletten Anastomosendehiszenzen genannt, die einer inadäquaten Blutversorgung des Ersatzorgans angelastet werden könnten.

Häufigkeit

Abgesehen vom Ersatzorgan spielt die **Lokalisation der Anastomose** für die Entstehung und den Verlauf der Anastomoseninsuffizienz eine wichtige Rolle:
- Bei **intrathorakaler Lage** treten Insuffizienzen seltener auf als zervikal, gehen aber mit einer signifikant höheren Letalität – meist durch Mediastinitis und Sepsis – einher.

- Demgegenüber wird nach Anlage **zervikaler Anastomosen** der Eintritt in das Mediastinum durch das Ersatzorgan selbst und durch Verklebungen der mediastinalen Wundflächen gegen weiter kranial auftretende Leckagen weitgehend abgeschirmt.

Zervikale Anastomoseninsuffizienzen verlaufen häufig klinisch inapparent oder werden von vergleichsweise harmlosen Problemen, wie temporären Speichelfisteln, begleitet.

Cave

Insbesondere bei frühzeitiger Leckage (1.–5. postoperativer Tag) zervikaler Anastomosen bzw. des Ersatzorgans können aber auch **schwere insuffizienzbedingte Komplikationen** (z. B. Pleuritis, Mediastinitis, „ösophago"-tracheale Fistel, Arrosionsblutung) mit potenziell letalem Ausgang vorkommen.

Darüber hinaus sind zervikale Anastomosen häufiger mit **funktionellen Schluckstörungen und Rekurrensparesen** vergesellschaftet.

Nach Anastomoseninsuffizienz entwickeln sich gehäuft und signifikant früher postoperativ **narbige Stenosen** im Anastomosenbereich. Diese reduzieren die Lebensqualität der Patienten erheblich und erfordern z. T. langwierige Bougierungsbehandlungen. Das Wiederauftreten der quälenden Dysphagie macht ein wichtiges Operationsziel zunichte und gefährdet die Patienten zusätzlich durch rezidivierende Aspirationen und beeinträchtigte Nahrungszufuhr.

Ursachen

Die Ursachen der Anastomoseninsuffizienz sind noch nicht befriedigend gesichert. Unbestritten gilt eine **inadäquate Durchblutung des Ersatzorgans** als wesentlicher Grund. Außer technischen Fehlern – wie Torquierung oder Kompression – sind aber Faktoren, welche eine Ischämie bzw. Hypoxie oder venöse Abflussbehinderung auslösen, im Einzelnen unzureichend validiert, z. B.:

- intra- und postoperativer Blutdruckabfall,
- intra- und postoperative Gewebe-O_2-Spannung bzw. arterielle O_2-Sättigung,
- portale Hyperpension,
- Breite des Magenschlauchs.

Dies gilt teilweise auch für Faktoren, denen beim Auftreten von Anastomoseninsuffizienzen eine **ätiologische Rolle** zugeschrieben wird, z. B.:

- Devaskularisation des Ösophagustumpfs,
- Vorerkrankungen und Ernährungsstatus,
- Hypoproteinämie,
- Hypalbuminämie,
- präoperative Nutrition,
- Alter,
- Infektionen,
- Antibiotikaeinnahme,
- Magensonde und Pyloroplastik,
- Erfahrung des Operateurs,
- Anastomosennahttechniken.

Als weitere Gründe für Insuffizienzen werden u. a. die dem (Rest)ösophagus **fehlende Serosa und ösophageale Längsmuskulatur** genannt, aus der die Nähte leichter ausreißen. Schleimhautulzerationen können durch auf die Mukosa wirkende **Zugspannung** ausgelöst werden und zu Insuffizienzen oder Stenosen führen.

Praxis konkret

Eine sparsame Verwendung des Nahtmaterials wird empfohlen, um **Fremdkörperreaktionen** zu minimieren.

Zur Verminderung dieser Probleme wurden zahlreiche **Modifikationen der Nahttechnik** sowie verschiedene **Nahtmaterialien** angewandt. Staplernähte werden vorwiegend für thorakale Anastomosen verwendet, zervikale Anastomosen dagegen meistens als Handnaht angelegt.

Um die auf die Anastomose wirkenden **Zugkräfte** abzufangen bzw. zu verteilen, wurden neben der prävertebralen Fixierung mehrreihige sowie fortlaufende Nahttechniken entwickelt, die auch kombiniert werden (innere fortlaufende Naht, äußere Einzelknopfnaht). Dem Ausgleich der fehlenden Serosa sollen zweireihige **End-zu-End-Anastomosen** und auch die **End-zu-Seit-Technik** dienen, bei denen die Anastomose muffenartig oder zumindest semizirkulär von der Magenwand gedeckt wird. Ein protektiver Effekt auf die Anastomose soll auch von der Pleura ausgehen, was als möglicher Grund für die niedrigere Inzidenz thorakaler vs. zervikaler Anastomoseninsuffizienzen angesehen wird. Die verbesserte Qualität moderner Nahtmaterialien wird für eine sinkende Inzidenz der Anastomoseninsuffizienz mitverantwortlich gemacht.

Cave

Die genannten Techniken weisen aber auch Nachteile auf. Im Zusammenhang mit der inzwischen obsoleten Fixierung des Magenschlauchs an der prävertebralen Faszie wurden schwere zervikale **Osteomyelitiden** mit Tetraplegien gesehen. Die mehrreihige Naht könnte möglicherweise durch größere Knotendichte eine **lokale Ischämie** verursachen.

Obwohl die Anastomoseninsuffizienz ein wichtiger prognostischer Faktor für die Ausbildung fibrotischer Strikturen im Anastomosenbereich ist, werden diese beiden Komplikationen von **Nahttechnik** und **Nahtmaterial** offenbar unterschiedlich beeinflusst.

> Die sorgfältigste Ausführung der jeweils angewandten Nahttechnik scheint für die *Anastomosenintegrität* entscheidender zu sein als die Nahttechnik selbst.

Diagnose

Das Vorliegen einer Anastomoseninsuffizienz kann **klinisch, radiologisch und/oder endoskopisch** erfasst werden.

Definition

Als **asymptomatische Anastomoseninsuffizienz** gilt das in der fakultativ durchzuführenden postoperativen Solutrastschluckuntersuchung nachweisbare gedeckte oder freie Extraintestinat oder die endoskopisch sichtbare Leckage im Anastomosenbereich ohne begleitende klinische Symptome bzw. subklinische Verläufe, bei denen der verzögert begonnene oder bereits initial unterbrochene Kostaufbau ohne Intervention später problemlos fortgesetzt werden kann.

Als **klinisch relevante Anastomoseninsuffizienz** wird jede mit klinischen Symptomen einhergehende Leckage im Anastomosenbereich oder im Magenschlauch gewertet, unabhängig vom Ausmaß der Insuffizienz und der Symptomatik. Dazu können auch die partiellen oder kompletten Transponatnekrosen gezählt werden.

Die radiologische Abklärung mittels **Solutrastschluckuntersuchung** erlaubt Aussagen über das Vorliegen und das Ausmaß sowie die Richtung eines Extraintestinats im Bereich der Anastomose, des Magenschlauchs und ggf. der Pyloroplastik. Auch gedeckte Insuffizienzen sowie Einengungen oder Fisteln – z. B. zur Trachea – lassen sich darstellen.

In zweifelhaften Fällen erfolgt die weitere **endoskopische Abklärung**, wobei außer zur Anastomoseninsuffizienz differenzierte Aussagen über den Zustand der Transponatschleimhaut (Ödem, Ischämie, Nekrose, Anastomositis) möglich sind. Bei komplizierten Verläufen mit längerer Beatmungsdauer kann die **klinische Beurteilung** einer möglichen Anastomoseninsuffizienz erschwert sein. In diesen Fällen ist der klinische Verlauf mit unklaren Sepsiszeichen für die Beurteilung einer möglichen Anastomoseninsuffizienz entscheidend. Bewährt hat sich dabei die möglichst frühzeitige Endoskopie durch einen erfahrenen Untersucher.

Verschiedene Autoren berichten über obligat am 7. bzw. 10. postoperativen Tag vor Beginn des Kostaufbaus durchgeführte radiologische Kontrollen der Anastomosen und werten einen Kontrastmittelaustritt in der **Gastrografinschluckuntersuchung** als Anastomoseninsuffizienz. Es wird die Notwendigkeit einer Anpassung dieses Untersuchungszeitpunkts an den klinischen Verlauf betont: Die zervikale Ösophagogastrostomie wird nicht selten erst nach dem 7. postoperativen Tag insuffizient, weshalb die Gastrografinschluckuntersuchung u. U. falsch-negative Ergebnisse liefert.

Cave

Die nicht erkannte Anastomoseninsuffizienz kann auch erst zwischen dem 10. und 15. postoperativen Tag auftreten oder gar erst nach 7–8 Wochen symptomatisch werden. Außerdem kann eine Aspiration bei der Gastrografinschluckuntersuchung zu ernsten **respiratorischen Komplikationen** führen, weshalb diese Diagnostik nicht obligat durchgeführt wird.

Die obligatorischen Röntgenkontrollen können zu Irritationen führen, weil sich öfter kleine zipfelige Ausziehungen im Anastomosenbereich zeigen, die eine Insuffizienz vortäuschen. Wenn der standardisierte Kostaufbau problemlos und zeitgerecht verläuft, ist damit eine Anastomoseninsuffizienz praktisch ausgeschlossen und damit keine weitere Diagnostik erforderlich. Allerdings sollten beim geringsten **klinischen Hinweis auf eine Anastomoseninsuffizienz** (z. B. Schluckstörungen) der Kostaufbau unterbrochen und dieser Verdacht radiologisch oder endoskopisch überprüft werden.

Therapie

Zervikale Anastomose. Die Therapie der Wahl bei asymptomatischen und auch klinisch relevanten, aber unkomplizierten Anastomoseninsuffizienzen besteht in der **endoskopischen Einlage einer Ernährungssonde**, die möglichst tief distal des Pylorus oder beim Koloninterponat aboral der distalen Anastomose platziert werden sollte, um einen Reflux der über diese Sonde applizierten Kost zu vermeiden. Eine endoskopische Kontrolle im Wochenabstand überprüft den Heilungserfolg und entscheidet über die Entfernung der Sonde und den Beginn des oralen Kostaufbaus. Bei begleitender Entzündungssymptomatik mit Fieber und Leukozytose ist die intravenöse Gabe eines **Breitbandantibiotikums** in Kombination mit einem gegen Anaerobier wirksamen Präparat sinnvoll.

Große Anastomosenleckage mit Nekrosehöhle. Auch bei großen Anastomoseninsuffizienzen ist die **Einlage einer überbrückenden Ernährungssonde** Mittel der ersten Wahl. Zusätzlich kann die Höhle endoskopisch gespült und mit Fibrinkleber aufgefüllt werden. Bei Entwicklung eines mediastinalen Abszesses kann perkutan unter computertomographischer Kontrolle eine Drainage eingebracht werden. Hat die Insuffizienzhöhle Anschluss an die Pleurahöhle, ist die Anlage einer oder evtl. mehrerer **Thoraxdrainagen** zur Spülung erforderlich. Wird die Anastomoseninsuffizienz frühzeitig in den ersten Tagen durch Endoskopie erkannt, können eine **Nachresektion und Neuanlage** durch Eröffnung der kollaren Wunde sinnvoll sein.

Intrathorakale Anastomose. Bei einer intrathorakalen Anastomoseninsuffizienz ist eine Drainage der Insuffizienzhöhle nach außen durch die Wunde nicht möglich. Hier ist beim Nachweis der Insuffizienz meist die **sofortige Resektion des Interponats** mit Diskontinuitätsresektion und Anlage einer Speichelfistel erforderlich. Selten sind im Frühstadium, neben der endoskopischen Einlage einer schienenden Ernährungssonde, die Rethorakotomie und ausgiebige Drainage des Mediastinums ausreichend.

18.4.5 Refluxösophagitis

Eine Refluxösophagitis tritt v. a. nach **intrathorakaler Anastomose** bei bis zu 30 % der Patienten mit intrathorakalem Schlauchmagen auf. Bei **kollarer Anastomose** ist sie dagegen selten.

Diagnose. Die anamnestische Angabe von **Sodbrennen** führt zur endoskopischen Sicherung der Diagnose.

Therapie. Die Initialtherapie besteht in der Empfehlung, nur aufrecht sitzend Nahrung oder Getränke aufzunehmen und sich postprandial mindestens eine Stunde lang nicht hinzulegen. Eine moderne **medikamentöse Therapie** mit Protonenpumpenblockern, Antazida und Schleimhautprotektoren führt in den meisten Fällen zu subjektiver Beschwerdefreiheit.

18.4.6 Funktionelle Störungen mit Aspiration oder Dysphagie

Aspiration. Nach Ösophagusresektion kann es auch ohne Stenose, Insuffizienz oder „ösophago"-tracheale Fistel zu einer Kontrastmittelaspiration kommen, z. B.

bei **Stimmbanddysfunktion.** Die Diagnose wird durch die postoperative **Solutrast-/Gastrografinschluckuntersuchung** gestellt. Die Therapie besteht in logopädischer **Schluckschulung** und evtl. der passageren Anlage einer **Ernährungssonde.**

Dysphagie. Eine Dysphagie ohne Nachweis einer **Anastomoseninsuffizienz oder -stenose** kann bei bis zu 3,5 % der Operierten beobachtet werden.

18.4.7 Chylothorax

Mit einem Chylothorax ist in etwa 0,8 % der Fälle zu rechnen. Typisch ist eine gewisse Latenz von einigen Tagen mit zunehmender **Sekretion von Flüssigkeit** über die Thoraxdrainagen oder Entwicklung eines **sekundären Pleuraergusses**, wenn das initiale Chylom Anschluss an die Pleurahöhle gewonnen hat. Erst mit Beginn der oralen Ernährung nimmt die Sekretmenge deutlich zu und erhält die typisch milchig-trübe Farbe.

> **Cave**
>
> Ein exzessiver Verlust von Flüssigkeit, Proteinen, Fett und Elektrolyten kann bei Persistenz der Chylussekretion zur **metabolischen Entgleisung** führen.

Diagnose. In den ersten postoperativen Tagen ist die Diagnose kaum möglich. Diese wird gesichert, wenn die Sekretmenge nach oraler Flüssigkeitsaufnahme steigt und nach Beginn der oralen Nahrungsaufnahme die typisch milchig-trübe Farbe annimmt. Eine **Lymphographie** ist meist nicht sehr aussagefähig.

Therapie. Die Therapie der Wahl besteht in oraler Nahrungskarenz mit kompletter **parenteraler Ernährung.** Der exzessive Flüssigkeitsverlust muss durch sorgfältige Bilanzierung ausgeglichen, Elektrolyt- und Proteinverluste substituiert werden. Bei Versagen der konservativen Therapie oder Progredienz der Sekretion über mehr als 7 Tage ist die **chirurgische Intervention** zu erwägen. Diese erfordert eine Thorakotomie rechts, außer bei primär linksseitigem Chylothorax. Gewöhnlich kann der Ductus thoracicus in Höhe des 6.–9. Brustwirbels zwischen V. azygos und Aorta aufgefunden werden. Das ganze Gewebe zwischen V. azygos und supradiaphragmaler Aorta muss komplett ligiert werden.

18.4.8 Pleuraempyem

Ein Pleuraempyem steht meist in direktem Zusammenhang mit einer **Nahtinsuffizienz.** Die Diagnose ergibt sich aus der **Punktion** von putrider Flüssigkeit aus dem Pleuraraum. Die Therapie besteht in der konsequenten Behandlung der zugrunde liegenden Ursache und der **Drainage** des Empyems durch eine oder auch mehrere Thoraxdrainagen, unterstützt durch eine **Breitbandantibiose.**

18.4.9 Mediastinitis

Auch eine Mediastinitis steht meist in Zusammenhang mit einer **Nahtinsuffizienz, Nekrose oder Leckage** im Bereich des Interponats. Sie erfordert eine sofortige **chirurgische Intervention** mit Sanierung der zugrunde liegenden Ursache, ausgiebiger Drainage des Mediastinums und konsequenter Intensivtherapie. Dennoch nimmt sie zu einem hohen Prozentsatz einen letalen Verlauf.

18.4.10 Peritonitis

Eine Peritonitis entwickelt sich meist bei **Insuffizienz** einer distalen intraabdominellen Anastomose nach Koloninterponat oder selten bei **Leckage** aus einer evtl. durchgeführten Pyloroplastik. Die Diagnose wird klinisch durch das Bild eines akutes Abdomens gestellt, gestützt durch Laborparameter, die Qualität der Drainageflüssigkeiten und eine Abdomensonographie. Die Therapie richtet sich nach der zugrunde liegenden Ursache und dem Ausmaß der Peritonitis.

18.4.11 Andere septische Komplikationen

Wundinfekt. Ein Wundinfekt nach Ösophagusresektion tritt in etwa 8 % der Fälle auf und betrifft oft die **kollare Anastomose bzw. Wunde.**

Intrathorakaler Abszess. Ein intrathorakaler Abszess nach Ösophagusresektion ist selten. Wenn dieses Krankheitsbild auftritt, steht es meist in Zusammenhang mit einer **Anastomoseninsuffizienz oder Transponatnekrose.** Andere Ursachen sind die Infektion eines intrathorakalen Hämatoms oder eine Verletzung des Ductus thoracicus.

Intraabdomineller Abszess. Intraabdominelle Abszesse nach Ösophagusresektion sind ebenfalls selten. Sie sind häufiger nach **Koloninterponat** als nach **Magentransposition** zum Ösophagusersatz.

Diagnose. Bei unklarer **Temperaturerhöhung** sind als Routinediagnostik erforderlich:
- klinische Untersuchung mit Auskultation und Perkussion der Lunge,
- Inspektion aller Operationswunden und Drainageschläuche,
- Notfalllabordiagnostik mit Blutbild, CRP, Elektrolyten, Pankreasserologie, Gerinnung und Blutkulturen,
- Urinuntersuchung,
- Thoraxröntgenaufnahme,
- Sonographie des Abdomen, der Pleura und der Operationswunden, insbesondere kollar, wenn möglich mit Probepunktion darstellbarer Flüssigkeiten.

Bei weiterhin unklarer Ursache und Persistenz oder Progredienz der erhöhten Temperatur sind eine **Endoskopie** des Ösophagusersatzorgans sowie ein **Computertomogramm** des Abdomens und des Thorax zum Abszessausschluss sinnvoll.

Therapie. Die Therapie richtet sich nach der zugrundeliegenden Ursache. Alleiniges Fieber ohne erkennbaren Auslöser und ohne weitere objektivierbare Entzündungsparameter rechtfertigt noch keine antibiotische Therapie. Wenn bei Persistenz einer Leukozytose blind antibiotisch behandelt werden soll, ist die **Gabe eines Breitbandantibiotikums** mit Wirksamkeit im Gastrointestinal-, Tracheobronchial- und Urogenitaltrakt, zusammen mit einem Präparat gegen Anaerobier, sinnvoll. Bei Verdacht auf einen **Wundinfekt** ist die Wunde auch bei negativem sonographischen Befund zu eröffnen. Intrathorakale oder intraabdominelle **Abszessbildungen** werden, wenn möglich, computertomographisch gesteuert punktiert und drainiert.

18.4.12 Parese des N. recurrens

Eine meist passagere Rekurrensparese kann bei bis zu 20 % der Operierten auftreten. Es wird ein Zusammenhang zwischen Rekurrensparesen und **Störungen der pharyngoösophagealen Schluckfunktion**, gefolgt von Aspirationen und pulmonalen Komplikationen, diskutiert.

> Das Risiko einer Rekurrensparese ist bei Anlage *kollarer Anastomosen* im Vergleich zu *thorakalen Anastomosen* erhöht.

Der kollare Zugang ist jedoch nicht per se als risikoreich anzusehen. Durch Vermeidung von Hakenzug an der tracheoösophagealen Grube konnte die **Rate der Rekurrensparesen** von 31 auf 3 % gesenkt werden.

18.4.13 Ileus

Ein postoperativer mechanischer Ileus nach **Ösophagusersatz durch Magenschlauchtransposition** ist selten. Die Diagnose wird gestellt durch:
- klinische Untersuchung des Abdomens,
- Auskultation der Peristaltik,
- Abdomenübersichtsaufnahme,
- Abdomensonographie,
- evtl. Magen-Darm-Passage mit wasserlöslichem Kontrastmittel.

Bei Nachweis eines kompletten mechanischen Ileus wird die **Indikation zur Relaparotomie** innerhalb der nächsten 12 h gestellt.

18.4.14 Notwendigkeit der Reintervention

Eine Reintervention kann bei bis zu 8 % der Operierten erforderlich werden. **Ursachen** sind:

- Interponatnekrosen (Therapie: Koloninterposition),
- frühzeitige Leckage (Therapie: Anastomosenrevision),
- Chylothorax,
- Nachblutung (Therapie: Hämatomausräumung),
- Pleuraempyem (Therapie: Abszessausräumung).

Bei **Überlänge eines Koloninterponats** kann die syphonartige Schleifenbildung zu einer mechanischen Passagebehinderung führen und den erneuten Eingriff mit Kürzung des Interponats und Neuanlage der distalen Anastomose indizieren. Eine **Lobektomie** wegen Bronchialleckage nach Fistelverödung kann in Einzelfällen notwendig sein.

18.4.15 Tumorrezidiv

Nach palliativer Ösophagektomie, insbesondere lokal fortgeschrittener oder ausgedehnt lymphatisch metastasierter Karzinome, ist das lokale Tumorrezidiv mit Stenosierung der Anastomose oder Kompression des Ösophagusersatzorgans häufig. Es ist in der Regel mit chirurgisch resezierenden Mitteln nicht mehr therapierbar. Hier ist die Frage der **palliativen Radio-/Chemotherapie** zu klären. Die Nahrungspassage kann heutzutage in vielen Fällen durch die endoskopische Einlage von beschichteten **Stents** aufrechterhalten werden.

18.4.16 Anastomosenstenose

Definition

Eine Stenose im oberen Gastrointestinaltrakt ist durch **klinische, radiologische und endoskopische Parameter** definiert:

- **Klinisch** äußert sich die Stenose durch
  - subjektiv empfundene Dysphagie,
  - Schwierigkeit, feste, trockene, faserige Nahrung zu sich zu nehmen,
  - Obstruktion durch einen Speisebolus.
- **Radiologisch** ist eine Stenose durch Lumeneinengung und ggf. prästenotische Dilatation gekennzeichnet.
- **Endoskopisch** liegt eine Stenosierung des oberen Gastrointestinaltrakts vor, wenn eine Engstelle mit einem 9-mm-Gastroskop nicht mehr passiert werden kann.

Häufigkeit

Die **Inzidenz** von Stenosen nach Ösophagogastrostomie liegt nach Sammelstatistiken bei etwa 8,7 %.

> Bei Verwendung von *Klammernahtgeräten* ist sie mit 13,5 % deutlich höher als nach *Handnaht* (5,1 %). Auch nach *Verwendung eines Koloninterponats* ist die Stenoserate mit 18,1 % deutlich erhöht.

Ursachen

Als Hauptursache für die Entstehung einer postoperativen Anastomosenstenose wird die **Anastomoseninsuffizienz** angesehen. Andere Faktoren sind:

- verlängerte Drainage,
- Bestrahlung,
- fehlende Mukosaadaptation bei Verwendung von Klammernahtgeräten,
- Refluxösophagitis bei intrathorakalen Anastomosen.

Zeitpunkt des Auftretens

Narbige Anastomosenstenosen nach Ösophagusresektion werden vom 2. postoperativen Monat bis zu Jahrzehnten nach der Operation beschrieben. Gehäuft treten sie in den ersten postoperativen Monaten auf.

Diagnose

Wegweisend ist die **Anamnese** mit postoperativ erneut einsetzender, häufig progredienter Dysphagie, zunächst für feste und faserreiche Kost.

Verifiziert wird das Ausmaß der Stenose durch die orale Gabe eines wasserlöslichen Kontrastmittels unter **Durchleuchtungskontrolle**. Dadurch können die genaue Lokalisation und das Ausmaß der Stenose mit Länge und Durchmesser bestimmt werden.

Cave

Endoskopisch muss, insbesondere bei kollarer Anastomose, behutsam vorgegangen werden, da bei hochgradiger Enge und blindem Vorschieben des Endoskops leicht eine Perforation hervorgerufen werden kann.

Hochgradige Stenosen können mit dem normalen **Gastroskop** häufig nicht passiert werden. Narbige Anastomosenstenosen zeichnen sich durch eine glatte, weißliche, runde Begrenzung zum Restlumen hin aus.

Therapie

Bei der überwiegenden Mehrzahl der Patienten ist die narbige, benigne Anastomosenstenose endoskopisch durch zum Teil wiederholte **Bougierung bzw. Dilatation** behandelbar. Seltener sind zusätzliche Maßnahmen, wie Laserbehandlung oder Inzision, erforderlich.

Prinzipiell werden **3 verschieden Verfahren zur Bougierung** verwendet, wobei für jedes Verfahren verschiedene Instrumentarien zur Verfügung stehen:

- blinde Bougierung,
- Bougierung unter endoskopischer Sicht,
- Bougierung unter kombinierter radiologischer und endoskopischer Kontrolle.

Cave

Die **blinde Bougierung** wird heutzutage wegen erhöhter Perforationsgefahr nicht mehr angewandt.

Bei der **Bougierung unter endoskopischer Sicht** wird entweder ein spezielles Bougierungsendoskop mit dünner und flexibler Spitze und allmählicher Zunahme des Kalibers und der Steifigkeit am Schaft verwendet oder es werden auf das Endoskop aufschiebbare, flexible Plastikhülsen mit mehrstufigem Kaliber (z. B. ESKA-Bueß-Mehrstufenbougie) eingesetzt. Alternativ kann ein Ballondilatator durch den Arbeitskanal des Endoskops unter Sicht in die Stenose vorgeschoben werden. Dieses Verfahren setzt ein gewisses Restlumen der Stenose voraus. Bei hochgradigen und hartnäckigen Stenosen hat sich eine endoskopische Elektroinzision mit anschließender hydraulischer Ballondilatation bewährt (Abb. 18.1).

Bei der **Bougierung unter kombinierter radiologischer und endoskopischer Kontrolle** wird die Stenose mit dem Endoskop lokalisiert und dann ein Führungsdraht unter radiologischer Kontrolle über die Stenose vorgeschoben. Die Bougierung erfolgt dann unter Röntgendurchleuchtung mit Bougies zunehmender Größe (z. B. dem Savary-Bougie) über den liegenden Führungsdraht.

Die globale **Komplikationsrate der Bougierungsbehandlung** liegt bei 0,5–8 %. Die häufigste Komplikation ist die Perforation, gefolgt von der Blutung. Die Erfolgsrate liegt bei über 90 %, wobei häufig mehrere Bougierungen im Abstand von Wochen bis Monaten notwendig sind.

Bei (seltener) Erfolglosigkeit der endoskopischen Therapie ist eine **operative Nachresektion** erforderlich, bei der jedoch eine Morbidität von bis zu 50 % und eine Letalität von bis zu 31,5 % beschrieben sind. Im Krankengut der Autoren war eine Nachresektion der Anastomose allein wegen narbiger Stenose und Erfolglosigkeit der endoskopischen Bougierungsbehandlung bisher nicht erforderlich.

Eine Stenose der distalen Anastomose ist selten und fast immer durch technische Fehler der Anastomosenanlage bedingt. Hier hat ein endoskopischer Dehnungsversuch meist keinen Erfolg. Eine operative Revision mit Längsspaltung und Quervernähung oder besser **Neuanlage der Anastomose** ist dann erforderlich.

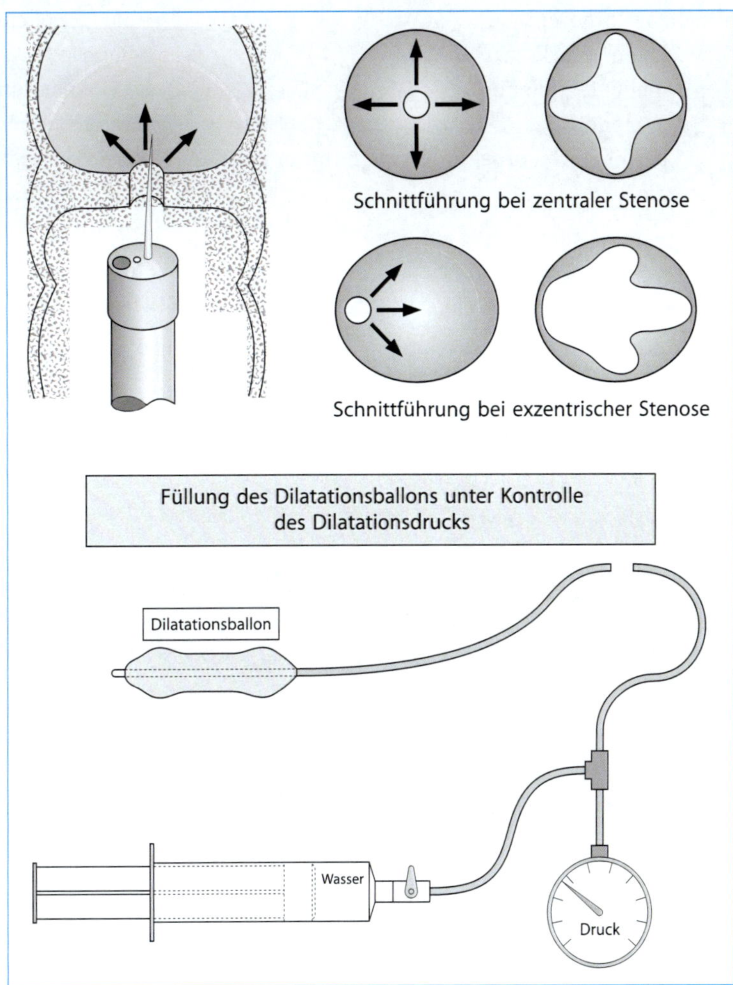

Abb. 18.1. Technik der endoskopischen Elektroinzision. Nach erfolgreicher Inzision der Stenose wird diese anschließend mit einem hydraulischen Ballon mit definiertem Durchmesser, der durch den Arbeitskanal des Endoskops unter Sicht vorgeschoben wird, aufbougiert

18.5 Komplikationen nach präoperativer Radio-/Chemotherapie

> Die präoperative Radio-/Chemotherapie stellt einen eigenständigen Risikofaktor für die Ausbildung von Komplikationen und letalen Verläufen dar.

Dabei sind **Häufigkeit und Art der Komplikationen** identisch mit denen nicht vorbehandelter Patienten, die Verläufe aber wesentlich schwieriger und mit einer höheren Letalität verbunden. In der Literatur wird kein signifikanter Einfluss einer präoperativen Radiatio auf die **Anastomoseninsuffizienzrate** von Ösophagogastrostomien angegeben . Tierexperimentell wirkte sich eine Bestrahlung (des unteren Linkskolons von Ratten) nicht negativ auf die (Kolon)anastomosenheilung aus.

18.6 Erfahrungen der Autoren

Patientencharakteristika. Unter 509 Patienten, die im Zeitraum von 11/1985–4/2001 behandelt wurden, waren Frauen und Männer im Verhältnis 1: 3,6 im Alter zwischen 33 und 84 (60,7±9,9) Jahren vertreten. Zugrunde liegende Krankheiten waren:

- Adenokarzinome der Kardia,
- Plattenepithelkarzinome des Ösophagus,

- seltene Tumoren:
  - Leiomyosarkom,
  - malignes Melanom,
  - Lymphom,
  - peripherer neuroektodermaler Tumor der Kardia.

Eine Übersicht der beobachteten Komplikationen gibt ▫ Tabelle 18.1. Insgesamt erlitten 16,5 % der Patienten eine **Anastomoseninsuffizienz**, davon waren 11,8 % klinisch relevant. Die **Klinikletalität** betrug 7,7 % und war in der Hälfte der Fälle durch ausgedehnte Anastomoseninsuffizienzen oder Transponatnekrosen be-

▫ Tabelle 18.1. Komplikationen nach chirurgischer Therapie des Ösophaguskarzinoms

Art der Komplikationen	Ergebnisse der Autoren 2001 n=509 Häufigkeit [%]	Whooley et al. (2001) n=710 Häufigkeit [%]	Law et al. (1994) n=523 Häufigkeit [%]
Allgemeine Komplikationen			
Pulmonal	32,3	32,0	23,0
Kardiovaskulär	18,5	25,9	–
Hepatogen	0,4	0,8	2,0
Renal	6,5	1,7	2,0
Neurologisch	2,7	0,3	–
Septisch	3,5	–	–
Multiorganversagen	3,5	–	–
Thrombose	1,5	–	–
Knochenmarkdepression (nach Radio-/Chemotherapie)	0,0	–	–
Intraoperative Komplikationen			
Ungenügende Interponatlänge oder -durchblutung	0,0	–	–
Tracheaverletzung	0,4	–	–
Milzverletzung	3,5	–	–
Mediastinale Blutung	0,4	–	–
Pneumothorax	0,8	–	–
Pankreasverletzung	0,8	–	–
Postoperative Komplikationen			
Mortalität	7,7	11,0	15,5
Nachblutung	3,1	2,2	–
Nekrose des Ösophagusersatzorgans	1,2	0,8	1,0
Anastomoseninsuffizienz	16,5	3,5	4,0
Funktionelle Störungen mit Aspiration oder Dysphagie	3,5	–	–
Chylothorax	0,8	1,7	1,0
Pleuraempyem	1,5	–	–
Mediastinitis	1,8	–	–
Peritonitis	1,2	–	–
Rekurrensparese	1,2	–	–
Ileus	0,4	–	–
Pankreatitis	1,2	–	–
Milzinfarkt	0,4	–	–
Anastomosenstenose	10,8	–	–
Magenausgangsstenose	0,8	3,0	4,0

dingt. In 3,1 % des Gesamtkollektivs war die Anastomoseninsuffizienz alleinige oder hauptsächliche Ursache des letalen Verlaufs. In den übrigen Fällen führten in 1/3 chirurgische (Chylothorax, intraoperative und postoperative Blutung) sowie 2/3 medizinische Komplikationen zum Tode.

> Seit 8/1989 wurde auf *kollare Drainagen* verzichtet, womit die Rate der Anastomoseninsuffizienzen insgesamt hochsignifikant (p=0,00308) von 41,7 auf 17,5 % gesenkt werden konnte.

Die Lokalisation von Tumoren, deren Resektion eine **Pharynxbeteiligung** bedingte, führte signifikant (p=0,014) häufiger zu einer klinisch relevanten Anastomoseninsuffizienz als bei den anderen Lokalisationen zusammen (57,1:14,7).

Keinen signifikanten Einfluss auf die **Ausbildung einer Anastomoseninsuffizienz** hatten alle anderen überprüften Faktoren:

- Alter,
- Geschlecht,
- Body-mass-Index,
- pulmonale/kardiale/hepatische Vorerkrankungen,
- portale Hypertension,
- arterielle Hypertonie,
- Diabetes mellitus,
- Gastritisaktivitätsgrad,
- Tumorstenose,
- übrige Tumorlokalisationen inkl. Differenzierung nach Siewert,
- histologischer Befund,
- Grading,
- Laurén-Typ,
- Residualtumoren,
- prä-/intraoperative Radio- und/oder Chemotherapie,
- Splenektomie,
- Resektionsweg (transhiatal vs. rechts thorakoabdominal),
- Rekonstruktionsweg (orthotop vs. retrosternal),
- Anastomosennahttechniken,
- Erfahrung des Operateurs,
- intra-/postoperativer Schockindex >1,
- arterielle O_2-Sättigung <90 %,
- Blutverlust/-ersatz,
- H_2-Blocker-Gabe,
- Zeitpunkt der Magensondenentfernung.

Literatur

Ando N, Ozawa S, Kitagawa Y, Shinozawa Y, Kitajima M (2000) Improvement in the results of surgical treatment of advanced squamous esophageal carcinoma during 15 consecutive years. Ann Surg 232/2: 225–232

Earlam R, Cunha Melo JR (1980) Ösophageal squamous cell carcinoma: I. A critical review of surgery. Br J Surg 67/6: 381–390

Iannettoni MD, Whyte RI, Orringer MB (1995) Catastrophic complications of the cervical esophagogastric anastomosis. J Thorac Cardiovasc Surg 110/5: 1493–1500

Karl RC, Schreiber R, Boulware D, Baker S, Coppola D (2000) Factors affecting morbidity, mortality, and survival in patients undergoing Ivor Lewis esophagogastrectomy. Ann Surg 231/5: 635–643

Kimose HH, Lund O, Hasenkam JM, Aagaard MT, Erlandsen M (1990) Independent predictors of operative mortality and postoperative complications in surgically treated carcinomas of the oesophagus and cardia – is the aggressive surgical approach worthwhile? Acta Chir Scand 156/5: 373–382

Lam TC, Fok M, Cheng SW, Wong J (1992) Anastomotic complications after esophagectomy for cancer. A comparison of neck and chest anastomoses. J Thorac Cardiovasc Surg 104/2: 395–400

Law SY, Fok M, Wong J (1994) Risk analysis in resection of squamous cell carcinoma of the esophagus. World J Surg 18/3: 339–346

Lerut T, Coosemans W, De Leyn P et al.(1999) Is there a role for radical esophagectomy? Eur J Cardiothorac Surg 16 (Suppl 1): S44–S47

Mueller JM, Erasmi H, Stelzner M, Zieren U, Pichlmaier H (1990) Surgical therapy of esophageal carcinoma. Br J Surg 77/8: 845–857

Pichlmaier H, Muller JM, Zieren U (1992) Squamous cell cancer of the esophagus. Treatment concept at the Cologne University surgical clinic. Chirurg 63/9: 701–708

Schumpelick V, Dreuw B, Ophoff K, Fass J (1995) Esophageal replacement – indications, technique, results. Leber Magen Darm 25/1: 21–26

Siewert JR, Bartels H, Bollschweiler E et al. (1992) Squamous cell cancer of the esophagus. Treatment concept at the surgical clinic of the Munich Technical University. Plattenepithelkarzinom des Ösophagus. Behandlungskonzept der Chirurgischen Klinik der Technischen Universität München. Chirurg 63/9: 693–700

Tabira Y, Okuma T, Kondo K et al. (1999) Does neoadjuvant chemotherapy for carcinoma in the thoracic esophagus increase postoperative morbidity? Jpn J Thorac Cardiovasc Surg 47/8: 361–367

Whooley BP, Law S, Murthy SC, Alexandrou A, Wong J (2001) Analysis of reduced death and complication rates after esophageal resection. Ann Surg 233/3: 338–344

Xu LT, Sun ZF, Li ZJ, Wu LH (1983) Surgical treatment of carcinoma of the esophagus and cardiac portion of the stomach in 850 patients. Abstract. Ann Thorac Surg 35/5: 542–547

Perioperative Maßnahmen

H. R. Nürnberger und D. Löhlein

19.1 Einleitung

Bei der operativen Behandlung des Ösophaguskarzinoms müssen verschiedene Aspekte berücksichtigt werden, die ganz wesentlich die **Prognose** und den perioperativen Verlauf bestimmen können. Insofern hat die Koordinierung der perioperativen Maßnahmen zentrale Bedeutung.

Ösophagusresektionen gehören zu den anspruchsvollsten Eingriffen in der Viszeralchirurgie. Die Ausdehnung über 2 Körperhöhlen – evtl. mit zervikaler Anastomosierung –, die Problematik der Rekonstruktion und die differenzierte postoperative Intensivtherapie müssen hierbei besonders berücksichtigt werden. Die Senkung der **Krankenhausletalität** unter 10 % ist nur durch eine sehr verantwortungsvolle Indikationsstellung und durch standardisierte, gewebeschonende Operationstechniken möglich.

Cave

Die **postoperative Morbidität** ist mit 50–70 % hoch, und nur bei 30 % der Patienten ist der Verlauf völlig komplikationsfrei (Löhlein 1999).

Patienten mit **Plattenepithelkarzinom** des Ösophagus werden erst bei fortgeschrittenem Tumorwachstum symptomatisch, sodass frühe Tumorstadien mit guter Prognose und Patienten in einem guten Allgemeinzustand nur in einem geringen Prozentsatz zur Behandlung kommen. Im Krankengut der Autoren beträgt der Anteil von Plattenepithelkarzinomen im Stadium pT1–2 lediglich 30 %.

Im Gegensatz dazu sind besonders Patienten mit einem **Barrett-Karzinom** oft schon seit längerem in engmaschiger endoskopischer Überwachung. Hier darf der richtige Zeitpunkt zur Stellung der Operationsindikation nicht verpasst werden. Immerhin wurden im Krankengut der Autoren 61 % der Adenokarzinome im Tumorstadium pT1–2 erfasst. Ein besonderes Problem ist der Zeitverlust von einem Viertel- bis zu einem halben Jahr zwischen den ersten Symptomen und der Einleitung der Behandlung (Rothwell et al. 1997).

> Die ärztliche Zeitverzögerung, die allein etwa zwei Drittel des gesamten Zeitverlusts ausmacht, muss besonders kritisch beurteilt werden. Dieser Aspekt kann nur durch eine gezielte, stringente Diagnostik und frühe Weiterleitung an spezialisierte Abteilungen verbessert werden.

Immer mehr Patienten mit fortgeschrittenen Tumoren werden mittels multimodaler präoperativer Therapieschemata behandelt, sodass sich die Einschätzung des perioperativen Risikos zusätzlich mit den Problemen der unerwünschten Nebenwirkungen und Komplikationen dieser meist aggressiven Therapiekonzepte (Radio-/Chemotherapie) beschäftigen muss (Nürnberger et al. 1993).

Schwierigkeiten bereitet weiterhin, dass aus den präoperativen **Restaginguntersuchungen** bis heute keine verlässlichen Informationen über den tatsächlichen lokalen Tumorbefund zu erhalten sind, die eine Änderung der Indikationsstellung ergeben würden.

> Die *Indikation* zur Operation und die *operative Taktik* werden deshalb vom Tumorstatus vor Beginn der neoadjuvanten Therapie bestimmt. Allein ein Progress im Sinne einer systemischen Metastasierung führt zum Ausschluss von einer operativen Behandlung.

Nach Abschluss der Lokalisationsdiagnostik werden alle fortgeschrittenen Tumoren mit Beziehung zum Tracheobronchialsystem neoadjuvant mit einer **Radio-/Chemotherapie** vorbehandelt, alle distalen Karzinome primär der Operation zugeführt (Tabelle 19.1). Eine Kontraindikationen zur Operation ist bei Fernmetastasierung und High-risk-Patienten gegeben.

19.2 Präoperative Maßnahmen

19.2.1 Allgemeine Maßnahmen und Probleme

Zur Abschätzung des operativen Risikos wurden unterschiedliche **Scoringsysteme** untersucht, die oft nicht den speziellen Problemen der Ösophaguschirurgie gerecht werden. Ein von Bartels et al. (1998) evaluierter spezieller Score schließt diese Lücke (Tabelle 19.2).

Tabelle 19.1. Therapeutisches Vorgehen beim Ösophaguskarzinom, abhängig von der Lokalisation

Lokalisation	Therapeutisches Vorgehen
Zervikal (15–18 cm)	Resektabilität primär nicht gegeben Primäre (neoadjuvante) Vorbehandlung obligat Kombinierte Radio-/Chemotherapie
Thorakal, obere Hälfte (18–28 cm)	Resektabilität häufig nicht gegeben Meist Vorbehandlung (s. oben) notwendig (ab T3-Tumor)
Thorakal, untere Hälfte (29–38 cm)	Häufig primäre Resektion möglich Beim fortgeschrittenen Plattenepithelkarzinom evtl. Vorbehandlung
Abdominal (–40 cm)	Meist primäre Resektion Beim fortgeschrittenen Adenokarzinom evtl. Vorbehandlung (kombinierte Chemotherapie)

Tabelle 19.2. Risikoscore für Patienten mit Ösophaguskarzinom. (Nach Bartels et al. 1998)

Pulmonale Funktion (×2)	
1) Normal	VC>90 % und p_aO_2>70 mmHg
2) Beeinträchtigt	VC<90 % und p_aO_2>70 mmHg
3) Schwer beeinträchtigt	VC<90 % und p_aO_2<70 mmHg
Leberfunktion (×2)	
1) Normal	ABT>0,4
2) Beeinträchtigt	ABT<0,4, keine Zirrhose
3) Schwer beeinträchtigt	Zirrhose
Kardiale Funktion nach kardiologischem Konsil (×3)	
1) Normal	Normales Risiko
2) Beeinträchtigt	Erhöhtes Risiko
3) Schwer beeinträchtigt	High-risk-Patient
Allgemeinzustand (×4)	
1) Normal	Karnofski-Index >80 % und gute Kooperation
2) Beeinträchtigt	Karnofski-Index <80 % oder schlechte Kooperation
3) Schwer beeinträchtigt	Karnofski-Index <80 % und schlechte Kooperation

VC: Vitalkapazität; *ABT:* Aminopyrin-Atemtest.

Low-risk-Patienten (Scorewert 11–15) wiesen eine postoperative **30-Tages-Letalität** von 2,1 %, Moderate-risk-Patienten (Scorewert 16–21) von 5,4 % und High-risk-Patienten (Scorewert 22–33) von 25 % auf. Dieser Score ist klinisch einfach zu erheben und unterstreicht insbesondere die Bedeutung des Allgemeinzustands. Patienten mit mittlerem Risiko profitieren von einer intensiven Vorbehandlung mit Risikominderung in ein Low-risk-Stadium, High-risk-Patienten sollten dagegen nur in Ausnahmefällen nach ausführlicher Aufklärung über alternative Behandlungsmodalitäten (z. B. Radio-/Chemotherapie) und bei ausdrücklichem Wunsch einer operativen Behandlung zugeführt werden.

> Ein wesentlicher Faktor zur Vermeidung von Komplikationen ist die Kooperativität des Patienten.

Eine genaue Anamnese zum **Alkohol- und Nikotinkonsum** muss erhoben werden, um ein halluzinatorisch-delirantes Psychosyndrom in der postoperativen Phase vorhersehen und möglichst vermeiden zu können (O'Connor u. Schottenfeld 1998; Castellsague et al. 1999). Laborchemisch stellt in Ergänzung dazu die **Bestimmung des CDT** („carbohydrate-deficient transferrin") einen sehr spezifischen Marker dar, der auch ein postoperatives Entzugssyndrom mit ausreichender Sicherheit vorhersagen kann (Schröder et al. 1998).

Aufgrund der verlängerten mittleren Lebenszeit der Gesamtbevölkerung werden immer häufiger ältere Patienten zur Abklärung vorgestellt. In der Literatur wird dazu einheitlich festgestellt, dass das **Alter** allein kein Ausschluss zu einer auch ausgedehnten Operation ist (Zenilman u. Roslyn 1994; Alexiou et al. 1998). Es ist jedoch zu beachten, dass ältere Patienten signifikant mehr **Komorbiditäten** aufweisen und über deutlich geringere Kompensationsmöglichkeiten verfügen. Dies ist der Grund dafür, warum postoperativ in dieser Gruppe wesentlich häufiger kardiovaskuläre und pulmonale Probleme bis hin zum Multiorgandysfunktionssyndrom (MODS) auftreten. Hingegen besteht keine signifikant erhöhte chirurgische Komplikationsrate, und ebenso unterscheidet sich das Langzeitüberleben nicht von dem jüngerer Patienten (Poon et al. 1998).

19.2.2 Spezielle Maßnahmen und diagnostisch-therapeutisches Vorgehen

Diese Maßnahmen dienen zur Erkennung eines fortgeschrittenen Tumorwachstums und der Abklärung von Begleiterkrankungen. Die **Rekurrensfunktion** ist präoperativ unbedingt durch eine fachärztliche HNO-Kontrolle zu überprüfen, um einerseits den Verdacht eines fortgeschrittenen Tumorwachstums mit Paralyse rechtzeitig zu erkennen und andererseits einen objektiven Vergleich bei postoperativer Funktionsstörung zu haben. Darüber hinaus sollte immer ein Zweittumor im HNO-Bereich (in etwa 5–10 % der Fälle) ausgeschlossen werden.

Eine **Bronchoskopie** sollte bei allen Tumoren mit Beziehung zum Tracheobronchialsystem (bis 28 cm aboral) durchgeführt werden, um eine Tumorinfiltration auszuschließen.

> Nebenbefundlich ist die Diagnostik einer *Tracheobronchitis* äußerst wichtig, um eine gezielte antibiotische Therapie nach Antibiogramm und Resistenzbestimmung der aus der Bronchiallavage nachgewiesenen Erreger einleiten zu können. Erst nach Kontrolle des Befunds und Ausheilung der Infektion kann die Operation geplant werden.

Obligat zur präoperativen Diagnostik gehört die Durchführung einer differenzierten **Lungenfunktionsprüfung.** Bei grenzwertiger Obstruktion (Tiffenau-Quotient oder FEV_1<70 %) im Rahmen einer chronisch obstruktiven Lungenerkrankung sollte unbedingt eine ausreichend lange inhalative Vorbehandlung mit β_2-Mimetika, Mukolytika und evtl. topischen Steroiden erfolgen.

Eine kurzfristige präoperative **Nikotinabstinenz** scheint wegen der z. T. massiven reaktiven Schleimproduktion nicht sinnvoll zu sein. Besser ist die supportive Gabe eines Nikotinpflasters zur Behandlung der subjektiven Entzugssymptome und zum Erhalt der Kooperativität (längere Wirkdauer im Vergleich zum Kaugummi).

Desgleichen kann die exzessive sympathische Überregulation besonders bei schwerem **Alkoholismus** schon präoperativ durch die Gabe von Clonidin (α_2-Agonist zur Hemmung der vegetativen Hyperaktivität, Beginn der Behandlung mit 2 × 150 µg/Tag) therapiert werden.

Cave

Die Gabe von **Distraneurin** oder die Substitution mit Alkohol ist heutzutage weitgehend abzulehnen und entbehrlich.

Eine zusätzliche **Anxiolyse** mit einem kurzwirksamen Benzodiazepin ist dagegen oft sehr hilfreich.

Die Feststellung einer **Mangelernährung** ist ein signifikanter Risikofaktor für das Auftreten postoperativer Komplikationen. Wichtige Hinweise sind ein ungewollter präoperativer Gewichtsverlust von mehr als 5 kg (bzw. 5–10 % des Körpergewichts) im vorangegangenen Vierteljahr, eine Ernährung nur noch durch flüssige Kost sowie ein Serumalbuminwert von <28 g/l. Trotz der bestehenden Dysphagie konnten die objektiven Kriterien einer Malnutrition nur in einem geringen Prozentsatz nachgewiesen werden (Brandmair et al. 1989; Nürnberger u. Löhlein 1990).

Dennoch erscheint es sinnvoll, eine präoperative **Ernährungstherapie** zur Auffüllung der Glykogenspeicher und zur Vermeidung weiterer Verluste von Funktionsproteinen einzuleiten (**Cave:** z. T. längere Hungerphasen durch notwendige Diagnostik). Wenn möglich, sollte diese so lange wie möglich enteral mittels einer nährstoffdefinierten Sondennahrung durchgeführt werden. Zusätzlich ist eine ausreichende Hydration durch periphervenöse Infusionen notwendig. Kann nur eine parenterale Ernährung erfolgen, so muss diese über einen zentralvenösen Katheter und mindestens über 2 Wochen erfolgen, bevor metabolisch messbare Effekte eintreten.

Zur klinischen Abschätzung der körperlichen Belastbarkeit kann der **Muskelstatus** einfach über die objektive Erhebung des Kraftstatus erfolgen (◻ Tabelle 19.3).

Praxis konkret

Eine weitere unkomplizierte Untersuchung ist die **kontrollierte Beobachtung des Treppensteigens**. Es müssen dabei mindestens 2 Treppenstockwerke ohne Luftnot und Erreichen der submaximalen Herzfrequenz (200 – Alter = 85%-ige Ausbelastung) bewältigt werden, damit man von einer ausreichenden kardiopulmonalen und muskulären Reserve sprechen kann. Patienten, die dieser Anforderung nicht gerecht werden, sind als High-risk-Patienten einzustufen.

Bei geplantem Kolonhochzug sollte eine **Koloskopie** durchgeführt werden. Dies erfolgt zum Ausschluss einer bis dahin unbekannten Kolonerkrankung (z. B. Divertikulose, Adenome, Karzinom).

◻ Tabelle 19.3. Kraftstatus nach British Medical Research Council

Kraftgrad	Bewertung
0	Fehlen einer Muskelkontraktion = völlige Lähmung
1	Eben sicht- oder fühlbare Muskelkontraktion
2	Aktive Bewegung nach Ausgleich der Schwerkraft durch Unterstützung
3	Aktive Bewegung oder Haltung eben gegen Schwerkraft ohne Unterstützung
4	Aktive Bewegung oder Haltung gegen Schwerkraft und leichten Widerstand
5	Aktive Bewegung oder Haltung gegen Widerstand
6	Regelrechte Muskelkraft

Zusätzlich verhindert eine präoperative orthograde **Darmlavage**, dass man beim Eingriff ein ungereinigtes, hochinfektiöses Interponat in den Thorax platziert und eine riskante Anastomose anlegt. Darüber hinaus hat die orthograde Darmtrinklavage den Vorteil einer Dekontamination und Dekompression des Gastrointestinaltrakts. Eine Kontraindikation stellt eine subtotale Stenose mit der Möglichkeit des Erbrechens und damit einhergehender Aspirationsgefahr dar. In diesem Fall sollte das Kolon zumindest durch Hebe-Senk-Einläufe gereinigt werden (◻ Tabelle 19.4).

19.3 Intraoperative Maßnahmen

Entscheidende Voraussetzungen zur Erzielung guter Ergebnisse sind nicht nur die persönlichen Erfahrungen des Operateurs, sondern auch die *interdisziplinäre Kompetenzverteilung* unter Einbeziehung der Anästhesisten so-

◻ Tabelle 19.4. Päoperative Konditionierung des Patienten vor Ösophagusresektion

Körperliches Training	Treppensteigen, Fahradfahren, Physiotherapie usw.
Parenterale Ernährung	Auffüllung der Glykogenspeicher, Elektrolytausgleich *Kurzfristig* (1–2 Tage) zur Auffüllung der Glykogenspeicher, Elektrolytausgleich *Längerfristig* (>2 Wochen) bei Mangelernährung normokalorisch, ZVK-Anlage
Enterale Ernährung	Oral mit Sondennahrung (Immunonutrition?) oder über Dünndarmsonde/Jejunalkatheter
Medikamentöse Einstellung	Pulmonal, kardial, Hypertonus
Orthograde Darmlavage	Dekontamination, Dekompression des Gastrointestinaltrakts Bei geplanter Koloninterposition zur Reinigung (Gefahr der bakteriellen Translokation, Anastomoseninsuffizienz)

wie die Kenntnis der zu erwartenden Komplikationen und Schwierigkeiten während der langen Operationsphase.

Eine gute Hilfe zur sicheren Stabilisation des Patienten stellt die Verwendung einer **Vakuummatratze** dar. Nach erfolgter Lagerung, wobei die Anästhesisten die Verantwortung über die korrekte Lagerung der Arme übernehmen, können dann das Vakuum aufgebaut und die Matratze anmodelliert werden. Neben der festen Stabilisation des Patienten scheint die Vakuummatratze einen besonders guten Schutz vor Wärmeentzug zu bieten. Empfehlenswert ist die zusätzliche externe Warmluftzufuhr, um eine Unterkühlung zu vermeiden und eine frühzeitige Extubation zu ermöglichen.

Ein wesentlicher Faktor, der die immunologische Reaktionslage und die Komplikationsrate der Patienten nach Ösophagektomie bestimmt, ist die Gabe von **Bluttransfusionen** (Craig et al. 1998). Gerade bei ausgedehnten Präparationen und Lymphadenektomie kommt es häufig zu transfusionspflichtigen Blutverlusten.

> Es ist in besonderem Maße auf eine *atraumatische Technik* mit sorgfältiger Blutstillung zu achten, und es sind alle Maßnahmen zur Vermeidung von unnötigen Transfusionen zu ergreifen.

In mehr als 90 % kann zur Rekonstruktion der Nahrungspassage ein tubulierter Magenschlauch verwendet werden. Eine obligate **Pyloroplastik** ist nicht erforderlich. Sie kann allerdings notwendig werden, wenn der Pylorus narbig und stenotisch verändert ist (z. B. durch rezidivierende Ulzera) oder von einer gestörten antroduodenalen Passage auszugehen ist.

19.4 Postoperative Maßnahmen

Die oft empfohlene **Frühextubation** (Wahl et al. 1999), evtl. sogar noch im Operationsaal, lässt sich sicher nur unter bestimmten Voraussetzungen und eher nach transmediastinalem Vorgehen durchführen (Bartels 1999).

Kriterien zur Frühextubation

- Keine Hypothermie
- Keine Hypovolämie
- Keine kardiale Insuffizienz/Dekompensation
- Hb>10 g/dl

Die Frühextubation setzt die kombinierte Analgesie mittels eines thorakalen Epiduralkatheters (Beyer et al. 2000), eine systemische **Analgosedierung** und eine konsequente supportive Atemtherapie (Masken-CPAP und Physiotherapie) voraus.

Eine weitere entscheidende Voraussetzung für ein **kontrolliertes Weaning** ist ein kooperativer Patient. Daher empfiehlt es sich, bei Aufnahme des Patienten auf die Intensivstation mit der prophylaktischen Gabe von Clonidin zur Reduzierung der sympathischen Überregulation zu beginnen, um beim wachen und orientierten Patienten mit ausreichenden Schutzreflexen die Extubation planen zu können (Verner et al. 1990; Tabelle 19.5).

Neben dem möglichen Vorteil einer Pneumonieprophylaxe durch frühzeitige Extubation erscheint die **optimale Sauerstoffversorgung** des Interponats gerade in der frühpostoperativen Phase zur Vermeidung einer lokalen Ischämie, insbesondere an der kritischen ösophagoenteralen Anastomose (Kusano et al. 1997), besonders wichtig zu sein. Dazu ist einerseits ein optimales Sauerstoffangebot notwendig, das durch eine kurzzeitige postoperative Beatmungstherapie (geplante Extubation spätestens nach 12 h) sichergestellt wird, andererseits muss durch ein ausreichendes Perfusionsvolumen und Vermeidung einer Vasokonstriktion eine Minimierung der Diffusionswege erreicht werden. Dieses Konzept setzt zur sicheren Steuerung ein invasives Monitoring mittels **Pulmonaliskatheter** voraus, um kardiale Insuffizienzen bzw. Dekompensationen zu verhindern. Dieser wird am besten bereits bei Einleitung der Anästhesie in Narkose platziert und so das Therapiekonzept intraoperativ begonnen.

Tabelle 19.5. Mit Clonidin supplementierte Analgosedierung zur Delirprophylaxe

1) Thorakaler Epiduralkatheter	
Perfusor	5–10 mg Morphin, 25 ml Bupivacain 0,25 % auf 50 ml NaCl
	Geschwindigkeit: 5 ml/h
2) Clonidin	
Perfusor	4 × 0,15 µg auf 50 ml NaCl
Beginn	6–8 ml/h (=0,072–0,096 mg/h)
Steigerung	Nach klinischem Bild, evtl. zusätzliche Bolusgaben i.v.
Ziele	Herzfrequenz unter 100/min Ansprechbarer, nicht deliranter Patient
3) Systemische Analgesie	
Perfusor	2,5 mg Fentanyl auf 50 ml NaCl
Beginn	6–8 ml/h (=0,3–0,4 mg/h)
4) Bei Bedarf oder vor invasiven Maßnahmen (z. B. Bronchoskopie)	
Midazolam	5–10 mg i. v. als Bolus
Oder Propofol	50 mg i. v. als Bolus und Titrierung nach klinischem Bild

Unmittelbar postoperativ empfiehlt sich die Durchführung einer **Bronchoskopie**, um das Tracheobronchialsystem zu inspizieren, Sekretverhalte abzusaugen und das Sekret mikrobiologisch untersuchen zu lassen.

Cave

Eine routinemäßige therapeutische Gabe von Antibiotika über die übliche perioperative **Double-shot-Prophylaxe** hinaus wird nur bei Risikopatienten befürwortet.

Bei den täglichen Thoraxröntgenkontrollen ist bei rechtsthorakalem Vorgehen auf einen **Pleuraerguss** linksthorakal zu achten. Häufig kommt es intraoperativ unbemerkt zur Eröffnung der linken Pleurahöhle, die durch die Thoraxdrainagen rechts nicht ausreichend entlastet wird. Bei erkannter, weiter Eröffnung der Pleura braucht diese im Allgemeinen nicht verschlossen zu werden, da sich der Erguss nach rechts über die Drainagen entlasten kann. Die Platzierung einer zusätzlichen Thoraxdrainage ist aber zu empfehlen.

Praxis konkret

Pleuraergüsse sollten frühzeitig drainiert werden, bevor sie zum Ausgangspunkt von Infektionen werden oder zur Beeinträchtigung der Atemmechanik führen können.

Eine postoperative **Rekurrensparese** wird bei systematischer laryngoskopischer Untersuchung wesentlich häufiger diagnostiziert als klinisch vermutet (in etwa 30 %). Sie führt in gut untersuchten Kollektiven in 53 % zu Aspirationen beim Schlucken, in 45 % zu Aspirationspneumonien und erfordert in 25 % Tracheotomien wegen anhaltender Aspirationen (Hirano et al. 1993).

Besonders bei *beidseitiger Rekurrensparese* muss die frühzeitige Anlage eines Tracheostomas zur Aspirationspneumonieprophylaxe erfolgen. Heute wird dazu überwiegend die Punktionstracheotomie bevorzugt, weil diese auf der Intensivstation unter bronchoskopischer Kontrolle sicher durchgeführt werden kann.

Eine postoperative **Dysphagie** muss nach neueren Untersuchungen unter verschiedenen Gesichtspunkten betrachtet werden. Die funktionelle Dysphagie durch Mobilisation des Hypopharynx ist eine transiente Komplikation, die innerhalb von wenigen Wochen rückläufig ist.

Passagestörungen scheinen zum einen von der Motilität und der Länge des Restösophagus abzuhängen, andererseits spielt die Wahl des Interponats eine wichtige Rolle:

- Der kurze Ösophagusstumpf nach **zervikaler Anastomose** weist in klinischen Untersuchungen keine konstante Motilität auf, während ein längerer proximaler Ösophagus zwar zunächst peristaltische Kontraktionen aufweist, die aber im weiteren Verlauf rückläufig sind. Diese Ergebnisse führten zusammenfassend zum Konzept des ösophagealen Ileus

(Mathew et al. 1999). Weitere Untersuchungen konnten klinisch ebenfalls eine erhöhte Rate an frühfunktionellen Schluckstörungen bei zervikaler Anastomose nachweisen (Nürnberger u. Löhlein 1994).

- Das **Koloninterponat** verfügt weitgehend über keine propulsive Peristaltik, während ein tubuläres **Mageninterponat** in Abhängigkeit von seinem Umfang eine Spontanaktivität besitzt, obwohl es de facto trunkulär vagotomiert ist (Gutschow et al. 1998). Die entscheidenden Magenschrittmacher (Dehnungsrezeptoren) liegen distal an der großen Kurvatur, sodass diese bei einem schlanken Magenschlauch frühzeitig aktiviert werden. Dadurch werden die Peristaltik angeregt und die Steuerung des Pylorus vorgenommen.

Praxis konkret

Um die Phase der unkoordinierten und verlangsamten Passage zu verkürzen und die drohenden **Gefahren der Aspiration** zu verhindern, sollte das Interponat immer durch eine belüftete Magensonde dekomprimiert, auf eine strenge 30°-Oberkörperhochlagerung geachtet und der frühzeitige Einsatz von Prokinetika bedacht werden. Üblicherweise kann hierfür Metoclopramid eingesetzt werden, neuerdings stellt aber Erythromyzin eine Alternative dar. Es wirkt als stärkster antroduodenaler Motilinrezeptoragonist und kann sowohl systemisch als auch später oral gegeben werden (Burt et al. 1996).

Eine frühe postoperative enterale **Ernährungstherapie** über eine Feinnadelkatheterjejunostomie wird verschiedentlich befürwortet (Beier-Holgersen u. Boesby 1996), aber aus unserer Sicht für riskant gehalten. Peristaltik und Resorptionsleistung des Dünndarms sind zweifellos ausreichend und würden für eine jejunale Ernährung sprechen, aber mit Beginn der Nährstoffbelastung kommt es zu einer physiologischen maximalen Stimmulierung der Chylusproduktion (bis zu 30 l/d). Bei reseziertem Ductus thoracicus und somit Unterbrechung des Abflusses führt dies zu einer erheblichen Drucksteigerung im System, solange bis ausreichende Kollateralkreisläufe ausgebildet sind.

Aufgrund der erhöhten Gefahr einer **Chylusfistel** halten wir die Indikation zur frühen enteralen Ernährungstherapie speziell in diesem Fall für nicht gegeben. In der späteren Phase oder bei Auftreten von Interponatkomplikationen, die eine orale Belastung ausschließen, erscheint diese allerdings als ergänzende Maßnahme sehr hilfreich. Als Zugang kann in derartigen Situationen eine endoskopisch platzierte nasojejunale Sonde dienen.

Cave

Eine routinemäßige postoperative **Röntgenkontrolle der Passage** sollte nicht mehr durchgeführt werden, weil die Verwendung der hyperosmotischen Kontrastmittel bei Aspiration zu schweren Pneumonien führen kann.

Nur bei klinischem Verdacht einer **Leckage** sollte diese durch eine Kontrastmitteldarstellung verifiziert oder aber ausgeschlossen werden. Ansonsten wird zunächst die Schluckfunktion durch Gabe von Tee kontrolliert und bei auftretenden Problemen eine HNO-Kontrolle zur Überprüfung der Stimmbandfunktion durchgeführt. Erst danach wird der Kostaufbau gesteigert.

Bei den täglichen **Wundkontrollen** ist besonders der dorsale Anteil der Thorakotomiewunde zu beachten, der im Liegen den tiefsten Punkt paravertebral darstellt und Beziehung zum Pleuraraum hat. Hier treten am häufigsten Serome oder Hämatome auf, die i. d. R. abpunktiert werden können. Zur Prophylaxe hat es sich jedoch bewährt, unter die Muskulatur eine großkalibrige Redon-Drainage zu platzieren, die nach Verkleben des Interkostalspalts und Trockenlegung sofort gezogen werden kann.

Literatur

Alexiou C, Beggs D, Salama FD, Brackenbury ET, Morgan WE (1998) Surgery for esophageal cancer in elderly patients: the view from Nottingham. J Thorac Cardiovasc Surg 116: 545–553

Bartels H (1999) Bedeutung der postoperativen Überwachung für die chirurgisch-klinische Forschung. Langenbecks Arch Chir, Kongressband: 711–715

Bartels H, Stein HJ, Siewert JR (1998) Preoperative risk analysis and postoperative mortality of oesophagectomy for resectable oesophageal cancer. Br J Surg 85: 840–844

Beier-Holgersen R, Boesby S (1996) Influence of postoperative enteral nutrition on postsurgical infections. Gut 36: 833–835

Beyer A, Angster R, Striebel M (2000) In: Was gibt es Neues in der Chirurgie. Ecomed, Erlangen, S 17–35

Brandmair W, Lehr L, Sierwert JR (1989) Ernährungsstatus beim Ösophaguscarcinom: Erfassung und Bedeutung für eine präoperative Risikoabschätzung. Langenbecks Arch Chir 374: 25–31

Burt M, Scott A, Williard WC et al. (1996) Erythromycin stimulates gastric emptying after esophagectomy with gastric replacement: a randomized clinical trial. J Thorac Cardiovasc Surg 111: 649–654

Castellsague X, Munoz N, De Stefani E et al. (1999) Independent and joint effects of tabacco smoking and alkohol drinking on the risk of esophageal cancer in men and women. Int J Cancer 27: 657–664

Craig SR, Adam DJ, Yap PL et al. (1998) Effect of blood transfusion on survival after esophagogastrectomy for carcinoma. Ann Thor Surg 66: 356–361

Gutschow C, Schröder W, Hölscher AH (1998) Funktion des Ersatzorgans nach Ösophagektomie. Chir Gastroenterol 14: 300–306

HiranoM, Fujita M, Tanaka S, Fujita H (1993) Vocal cord paralysis caused by esophageal cancer surgery. Ann Otol Rhinol Laryngol 102: 182–185

Kusano C, Baba M, Takao S et al. (1997) Oxygen delivery as a factor in the development of fatal postoperative complications after oesophagectomy. Br J Surg 84: 252–257

Löhlein D (1999) Ösophaguskarzinom: chirurgisches Behandlungskonzept; Zugänge und Resektionsausmass. Schweiz Med Wochenschr 129: 1211–1216

Mathew G, Myers JC, Watson DI, Devitt PG, Jamieson GG (1999) Motility across esophageal anastomoses after esophagectomy or gastrectomy. Dis Esophagus 12: 276–282

Nürnberger HR, Löffler Th, Hausamen TU, Theophil B, Löhlein D (1993) Ergebnisse der neoadjuvanten Radio-Chemotherapie beim lokal fortgeschrittenen Plattenepithelcarcinom des Ösophagus. Chirurg 64: 701–707

Nürnberger HR, Löhlein D (1990) Malnutrition in cancer patients. Infusionstherapie 17: 59–62

Nürnberger HR, Löhlein D (1994) Erfahrungen zur Sicherheit und Komplikationsrate bei kollarer oder thorakaler Anastomosierung nach subtotaler Ösophagektomie. Zentralabl Chir 119: 233–239

O'Connor PG, Schottenfeld RS (1998) Patients with alcoholic problems. N Engl J Med 338:592–602

Poon RT, Law SY, Chu KM, Branicki FJ, Wong J (1998) Esophagectomy for carcinoma of the esophagus in the elderly: results of current surgical management. Ann Surg 227: 357–364

Rothwell JF, Feehan E, Reid I, Walsh TN, Hennessy TPI (1997) Delay in treatment for oesophageal cancer. Br J Surg 84: 690–693

Schröder W, Vogelsang H, Bartels H, Luppa P, Busch R, Hölscher AH (1998) Kohlenhydratdefizientes Transferrin (CDT) als präoperativer Alkohol Marker bei chirurgischen Risikopatienten. Chirurg 69: 72–76

Verner LJ, Hartmann M, Seitz W (1990) Clonidinsupplementierte Analgosedierung zur postoperativen Delirprophylaxe. Anästh Intensivther Notfallmed 25: 274–280

Wahl W, Probst C, Schlick T, Dutkowski Ph, Junginger T (1999) Pulmonale Komplikationen nach Ösophagusresektion. Zentralbl Chir 142: 483–488

Zenilman ME, Roslyn JJ (1994) Surgery in the elderly patient. Surg Clin North Am 74/1, 74/2

Magenkarzinom und nichtepitheliale Tumoren

Geschichte der Chirurgie des Magenkarzinoms

J. Fass

20.1 Einleitung

In der Geschichte des Magenkarzinoms (Literaturzusammenstellung in Schumpelick et al. 1976) galt noch in der zweiten Hälfte des 19. Jahrhunderts, dass die Diagnose dieses Tumors automatisch mit einem **letalen Ausgang** verbunden war. Ursachen dieser Situation waren:

- fehlende Aufklärung der Patienten,
- schwierige Diagnostik und
- die aus diesen beiden Tatsachen resultierende „fatale Pause".

Vor allem aber auch die in Medizinerkreisen weit verbreitete Lehrmeinung, die Entfernung von größeren Teilen des Magens sei mit dem Leben nicht vereinbar, führte zu einem therapeutischen Nihilismus. Konsequenterweise befasste man sich daher überwiegend mit **palliativen Therapieansätzen.** Man stellte die Passage durch eine Gastroenterostomie wieder her oder platzierte Ernährungssonden durch Gastrotomie oder perkutane Punktion.

> Erst in den 80er- und 90er-Jahren des 19. Jahrhunderts entwickelte sich parallel zur Ulkuschirurgie ein *kurativer Therapieansatz*, der zunehmend die radikale Resektion des Magenkarzinoms ins Auge fasste.

In dieser Pionierphase formulierten Billroth u. Winiwarter 1882 ihre **Postulate für die Chirurgie des Magenkrebses**, die noch heute uneingeschränkte Gültigkeit haben:

- Belehrung der Bevölkerung,
- Aufklärung der Patienten,
- operative Vorbereitung,
- Entfernung des gesunden Gewebes mit dem Neoplasma,
- Festlegung der Sicherheitsgrenzen,
- Entfernung aller gastralen und weiteren Lymphknoten, ob verändert oder nicht, die „erfahrungsgemäß vom Tumor infiziert werden",
- langfristige postoperative Kontrolle,
- Dokumentation aller Befunde.

Auf der Basis dieser **Prämissen** entwickelte sich die gesamte Chirurgie des Magenkarzinoms bis zu dem Stand unserer Tage.

20.2 Resektion

Basierend auf den Tierversuchen von Merrem im Jahre 1810, Torelli 1865 sowie Gussenbauer und Winiwarter 1874/76 führte Péan in Paris im April 1879 die erste **Pylorusresektion** am Menschen durch. Die Rekonstruktion erfolgte durch eine End-zu-End-Gastroduodenostomie. Der Patient überlebte den Eingriff 5 Tage.

Ein Jahr später resezierte Rydigier in Kulm ein großes Pyloruskarzinom; dieser Patient verstarb 12 Stunden nach dem Eingriff. Der erste anhaltende Erfolg mit einer Überlebenszeit von 4 Monaten bei Resektion eines Pyloruskarzinoms mit **termino-terminaler Gastrojejunostomie** gelang Billroth am 29.01.1881. Dies ist der erste Bericht über die erfolgreiche Resektion eines Magenkarzinoms und führte zur vorsichtigen Verbreitung des Eingriffs in einigen Zentren.

> Trotz dieser Anfangserfolge blieb die *Pylorusresektion* beim Karzinom ein Eingriff mit unzumutbar hohem Risiko, dessen Letalität nach einer Analyse von Kramer aus dem Jahre 1882 bei 27 Fällen 77 % betrug.

Im Jahre 1885 wurde das Repertoire der Magenkarzinomchirurgie durch die erste **Billroth-II-Resektion** durch Theodor Billroth bei einem distalen Magenkarzinom erweitert.

Eine Bilanz der ersten Phase der Karzinomchirurgie des Magens 1889 analysierte mittlerweile 173 resezierte Patienten. Dabei konnte die **Operationssterblichkeit** von anfänglich 56 % auf 21 % in den letzten Jahren gesenkt werden. Von den Operierten erreichten 14 % das 2. und 4 % das 5. postoperative Jahr.

Aufgrund der damaligen Annahme, eine totale Gastrektomie sei nicht mit dem Leben vereinbar, blieb die chirurgische Therapie des Magenkarzinoms auf Tumoren im Antrum beschränkt. Diese Limitierung konnte erst durch die Einführung der totalen **Gastrektomie** beseitigt werden. Ihre Geschichte beginnt mit den tierexperimentellen Versuchen von Kaiser aus

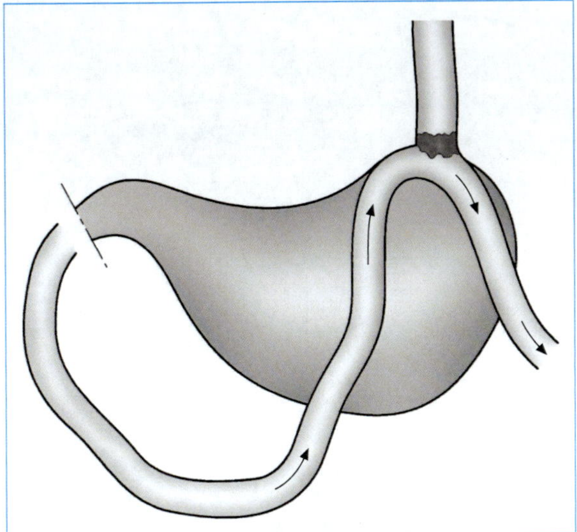

Abb. 20.1. Originalskizze des Resektionsausmaßes und der Rekonstruktion von Schlatters erster Gastrektomie 1897

dem Jahre 1876, Monari/Philippi 1892 und Bachon/Carvallho 1893. Bei den Versuchsreihen wurde jedoch im Nachhinein festgestellt, dass bei allen Tieren ein kleiner proximaler Magenrest verblieben war. Auch die Patienten von Langenbuch und Schuchardt 1894/95 wiesen noch kleine Restmägen auf. Die erste sichere Gastrektomie unternahm 1883 Conner in Cincinatti an einer 50-jährigen Frau. Die Patientin verstarb noch auf dem Operationstisch.

Oberarzt Dr. Carl Schlatter gelang 14 Jahre später, am 06.09.1897, an der Universität Zürich in Abwesenheit seines Chefs die erste erfolgreiche **totale Gastrektomie** beim Menschen (Abb. 20.1). Bezeichnenderweise standen bei seiner Puplikation über diese Pioniertat nicht technische, sondern ernährungsphysiologische Überlegungen ganz im Vordergrund. Auch in den folgenden Jahren stand man diesem Eingriff sehr reserviert gegenüber, und er wurde ledglich selten mit noch schlechten Ergebnissen durchgeführt. Im Jahre 1906 berichtete Paterson über 27 Gastrektomien, 10 Fälle waren tödlich verlaufen.

> Gestützt auf die von dem Pathologen Borrmann beschriebenen Grundttypen des Magenkarzinoms definierte Mikulicz 1901 die einzuhaltenden *Sicherheitsabstände zum makroskopischen Tumor* und forderte, wie auch schon früher Billroth und Winiwarter, die Entfernung der Lymphknoten im Abflussgebiet.

Die dieser Zeit des Aufbruchs folgenden Jahrzehnte waren reich an vielfältigen Fortschritten, wie der Verbesserung der Operationstechnik und -sicherheit sowie einer pathophysiologischen Ausrichtung der Reparation. Abgesehen von der Einführung erweiterter Resektionen 1907 von Groves und 1912 von Finsterer stagnierte jedoch das **onkologische Konzept**. In einer ganzen Reihe von Analysen größerer Patientenkollektive aus den 40er- und 50er-Jahren des 20. Jahrhunderts werden die Mortalität der totalen Gastrektomie immer noch auf 20–30 % und die 5-Jahres-Überlebensrate auf 10–15 % beziffert.

Wesentliche neue Impulse für die Verbesserung dieser Situation entstanden in der 2. Hälfte des 20. Jahrhunderts durch das vertiefte Verständnis der pathologischen Zusammenhänge und daraus resultierenden **onkologischen Konzepte** sowie Weiterentwicklungen in der anästhesiologischen und chirurgischen Technik.

> Ganz wesentliche Beiträge wurden von Lauren 1965 geleistet, der die 2 unterschiedlichen *Wachstumstypen* des Magenkarzinoms definierte, und von der UICC, die 1974 mit der Einführung des *TNM-Systems* und der Residualtumorklassifikation ganz wesentliche Beiträge für die standardisierte Therapie der Malignome leistete.

Im Jahre 1950 publizierte Kajitani in Japanisch seine Regeln zur klinischen **Klassifikation des Magenkarzinoms** und folgerte daraus die Prinzipien der standardisierten Lymphadenektomie. Diese Erkenntnisse mündeten in der Publikation der Klassifikation des Magenkarzinoms der Japanese Research Society for Gastric Cancer (1981). Nun lag das Handwerkszeug vor, um international chirurgische Konzepte in wissenschaftlich aussagefähigen Studien zu vergleichen. So stellte sich schnell heraus, dass der generelle Einsatz ultraradikaler Verfahren (Nakayama 1956) keinen Vorteil für das Gesamtkollektiv hatte. Auch die Forderung nach einer generellen totalen Gastrektomie (Pichlmayr u. Meyer 1979) konnte sich nicht durchsetzen.

Die Einführung ausgedehnter **Lymphadenektomien**, z. T. mit Pankreaslinksresektion, und die generelle Splenektomie zeigten in randomisierten Multicenterstudien keinen signifikanten Prognoseeffekt. Resultante dieser intensiven Forschungsarbeit war ein differenziertes multimodales **Therapiekonzept**, das sich nach

- histologischen Kriterien,
- dem Tumorstadium,
- dem individuellen Risiko des Patienten und
- den Möglichkeiten einer additiven Chemo- oder Strahlentherapie

richtete und bis um heutigen Tage Gültigkeit hat.

20.3 Rekonstruktion

Nachdem die prinzipielle Durchführbarkeit der totalen Gastrektomie durch Schlatter 1897 bewiesen worden war, begannen auch andere Chirurgen, sich Gedanken über die **Optimierung der postoperativen Funktion** zu machen. Dabei standen von vornherein die Fragen der Duodenalpassage, des Ersatzmagenreservoirs und seiner Entleerung sowie die des enteroösophagealen Refluxes im Mittelpunkt. In diesem Zusammenhang wurden bis heute mehr als 60 verschiedene Ersatzmagenformen vorgeschlagen, von denen sich nur wenige durchsetzen konnten. Die Verwendung des Kolons (Lee 1951) wurde wegen ihrer Komplikationsträchtigkeit und schlechten funktionellen Ergebnissen sehr schnell wieder verlassen.

20.3.1 Ersatzmagenbildung ohne Duodenalpassage

Die erste entscheidende Weiterentwicklung des Schlatter-Verfahrens bestand in der Anwendung der von Roux 1897 schon für die subtotale Resektion beschriebenen Rekonstruktion auf die totale Gastrektomie im Jahre 1907. Durch dieses Verfahren konnte der zuvor obligate **alkalische Reflux** deutlich reduziert werden.

Die von Hoffmann 1922 beschriebene Modifikation des Schlatter-Verfahrens mit einer langen Enteroanastomose zwischen zu- und abführendem Schenkel stellt die erste Reservoirvergrößerung des Ersatzmagens durch eine **Pouchbildung** dar (Abb. 20.2). Das Bestreben, eine Pouchbildung mit dem Y-Roux-Prinzip zu kombinieren, führte zur Entwicklung des von Hunt 1952, Lawrence 1962 und Rodino 1952 angegebenen Verfahrens. Hunt weist in seiner Arbeit jedoch auch schon auf die Möglichkeit der Pouchinterposition hin.

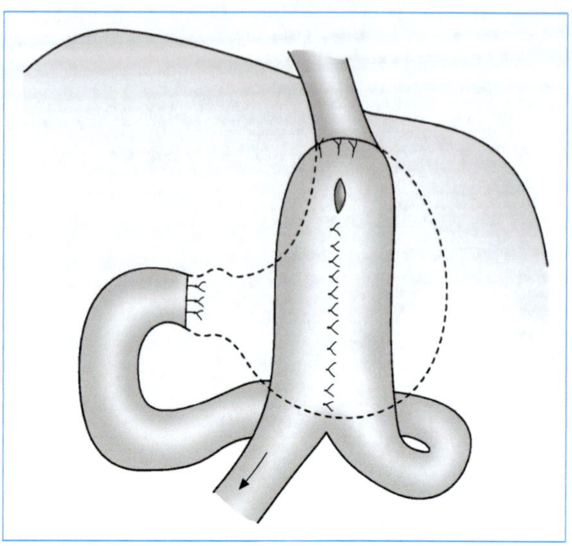

Abb. 20.2. Operationsskizze der ersten Pouchbildung von Hoffmann 1922

Herfarth ergänzte 1979 diese Methode mit einer **Jejunoplikatio**. Die von Siewert u. Peiper 1972 angegebene Pouchbildung mit Jejunoplikatio stellt eine Erweiterung der Rekonstruktion nach Graham dar. Alle diese Verfahren haben das Ziel der Vergrößerung des Nahrungsreservoirs in Kombination mit einer Verhütung des enteroösophagealen Refluxes.

Ravitch führte 1972 die **Staplertechnik** in die Rekonstruktion nach totaler Gastrektomie ein.

20.3.2 Ersatzmagenbildung mit Duodenalpassage

Die Erhaltung der **orthograden Duodenalpassage** erschien den Chirurgen schon früh aus physiologischen Gründen erstrebenswert. So wundert es nicht, dass Brigham bereits 1898 und Harvie 1900 dieses Prinzip durch die Ösophagoduodenostomie verwirklichten.

> **Die Rekonstruktionsform der *Ösophagoduodenostomie* wurde bis in die 2. Hälfte des 20. Jahrhunderts, v. a. in Japan, noch angewendet, ist aber mittlerweile wegen hoher Insuffizienzraten, häufigem Dumping, Refluxsymptomatik und mitunter auftretender technischer Schwierigkeiten verlassen worden.**

Um diese Probleme zu beseitigen, führte Seo 1941 als Erster die **isoperistaltische Jejunuminterposition** ein. Die interponierte Schlinge war bei ihm noch sehr kurz und die orale Anastomose wurde End-zu-Seit durchgeführt. Longmire erreichte 1952 verbesserte funktionelle Ergebnisse durch die Interposition einer mindestens 35 cm langen Schlinge.

Schrader u. Koslowski versuchten 1972, durch die Zwischenschaltung einer 10 cm langen **anisoperistaltischen Jejunumschlinge** eine Passageverzögerung zu erreichen. Maki hoffte 1969 denselben Effekt mit Herstellung einer artifiziellen Stenose durch einstülpende Nahttechnik zu bewirken. Eine weitere Vergrößerung des Ersatzmagenreservoirs strebte Soupault 1953 mit einer jejunalen Pouchinterposition an. Zur Sicherung der oralen Anastomose und zur Verhinderung eines enteroösophagealen Refluxes führte Schreiber 1975 die Jejunoplikatio bei der normalen Interposition ein.

Literatur

Borrmann R (1926) Geschwülste des Magens. In: Henke FU, Lubarsch O (Hrsg) Handbuch der speziellen Pathologischen Anatomie und Histologie, Bd IV/Teil1. Springer, Berlin, S 864

Brigham CB (1898) Case of removal of the entire stomach for carcinoma – successful oesophagus-duodenostomy; recovery. Boston Med Surg J 138:415

Hoffmann V (1922) Eine Methode des „plastischen Magenersatzes". Zentralbl Chir 49:1477

Hunt JC (1952) Construction of food pouch from segment of jejunum as substitute for stomach in total gastrectomy. Arch Surg 64:601

Japanese Research Society for Gastric Cancer (1981) The general rules for the gastric cancer study in surgery and pathology. Jap J Surg 11: 127–139

Kajitani T (1950) Clinical classification of gastric cancer and it's significance. Gann 41:76

Lauren P (1965) The two histological main types of gastric carcinoma – diffuse and so-called intestinal type carcinoma. Acta Pathol Microbiol Scand 64:31–42

Lee CM Jr (1951) Transposition of a colon segment as a gastric reservoir after total gastrectomy. Surg Gynecol Obstet 92:456

Nakayama K (1956) Evaluation of the various operative methods for total gastrectomy. Surgery 40/3:488–502

Pichlmayr R, Meyer H-J (1979) Value of the gastrectomy „de principe". In: Herfarth C, Schlag P (eds) Gastric cancer. Springer, Berlin Heidelberg New York

Roux C (1897) De la gastro-enterostomie. Etude basée sur les opérations practiquées du 21 Juin 1888 au 1er Septembre 1896. Rév Gynécol Chir Abdom 1:67–122

Schlatter C (1897) Ueber Ernährung und Verdauung nach vollständiger Entfernung des Magens – Oesophagoenterostomie beim Menschen. Beitr Klin Chir 19:757–776

Schumpelick V, Farthmann E, Schreiber HW (1976) Chirurgie des Magens – Historisches und Entwicklungstendenzen. Med Welt 27/50: 2440–2451

Seo S (1941) Stomachresection transplantating jejunum. J Jap Clin Surg Soc 42:1004

Chirurgie des Adenokarzinoms des gastroösophagealen Übergangs

H. J. Stein, J. Zacherl, M. Feith und J. R. Siewert

21.1 Einleitung und Definition

Das **Adenokarzinom des gastroösophagealen Übergangs** wurde in der Vergangenheit vielfach entweder als Ösophagus- oder als Magenkarzinom verstanden und entsprechend therapiert.

> Diese Karzinome, in Kurzform auch als „*AEG*" bezeichnet, zeigen jedoch deutliche Unterschiede sowohl zum klassischen Plattenepithelkarzinom des Ösophagus als auch zum Magenkarzinom (Siewert et al. 1987 und 2001; Siewert u. Stein 1996 und 1998).

Epidemiologische Untersuchungen, die eine kontinuierliche **Zunahme der AEG-Inzidenz** zeigen (DeMeester u. DeMeester 2000; Devesa et al. 1998), lassen Gemeinsamkeiten in der Onkogenese von Tumoren dieser Lokalisation vermuten (DeMeester u. DeMeester 2000; Wayman et al. 1999). Dennoch scheint der Begriff „AEG" bei allen Gemeinsamkeiten verschiedene Tumorsubgruppen zu umfassen, die tumorbiologisch und auch prognostisch zu unterscheiden sind.

> Um international vergleichbare Daten zu gewährleisten und um adäquate therapeutische Konsequenzen ziehen zu können, ist eine *Subklassifikation der AEG* notwendig.

Definition

Alle Adenokarzinome im Bereich des gastroösophagealen Übergangs, d. h. zwischen 5 cm oral und 5 cm aboral der anatomischen Kardia, werden unter dem **Begriff des AEG** zusammengefasst (Siewert u. Stein 1996, 1998). Die **Kardia** ist in der Anatomie gut beschrieben und meint den Übergang der 2-schichtigen Ösophagusmuskelwand zur 3-schichtigen Muskulatur der Magenwand (Siewert et al. 1987; Siewert u. Stein 1996).

Die **Kardia** ist klinisch jedoch schwierig zu lokalisieren. Am einfachsten gestaltet sich die intraoperative Identifikation: Das orale Ende des serosabedeckten Magens bzw. der Beginn der tubulären, nichtserosabedeckten Speiseröhre darf aus chirurgischer Sicht als Kardia definiert werden. Endoskopisch bietet die orale Begrenzung der typischen Magenschleimhautfalten den besten Anhaltspunkt.

Cave

Die **Ora-serrata- oder Z-Linie**, die lediglich die Grenze zwischen Platten- und Zylinderepithel wiedergibt, kann im Verhältnis zur Kardia deutlich verschoben sein und ist daher kein geeigneter Indikator für die Lokalisation der Kardia (Siewert et al. 1987; Siewert u. Stein 1996).

21.2 Anatomisch-topographische Klassifikation

Eine anatomisch-topographische Klassifikation wurde bereits 1987 (Siewert et al. 1987) vorgeschlagen und 1998 auf einer Konsensuskonferenz allgemein anerkannt (Abb. 21.1; Siewert et al. 1987; Siewert u. Stein 1996, 1998).

Anatomisch-topographische Klassifikation der Adenokarzinome des gastroösophagealen Übergangs (AEG)

- **AEG Typ I:** Das Tumorzentrum ist zwischen 5 cm und 1 cm oral der Kardia lokalisiert. Diese Tumoren entwickeln sich in der Regel auf dem Boden einer refluxinduzierten, spezialisierten intestinalen Metaplasie im distalen Ösophagus (dem sog. Barrett-Ösophagus oder Endobrachyösophagus) und stellen das klassische Adenokarzinom des distalen Ösophagus (oder **Barrett-Karzinom**) dar. Häufig infiltrieren diese Tumoren die Kardia von oral.
- **AEG Typ II:** Hierzu gehören Tumoren, deren Zentrum direkt in Höhe der anatomischen Kardia gelegen ist (oral: <1 cm, aboral: <2 cm). Sie werden auch als **„echte Kardiakarzinome"** bezeichnet.
- **AEG Typ III:** Bei eindeutig unterhalb (>2 cm und <5 cm) des oralen Endes der typischen Magenschleimhautfalten lokalisiertem Tumorzentrum wird vom AEG Typ III gesprochen. Es handelt sich um **subkardiale Magenkarzinome,** welche die Kardia von aboral infiltrieren.

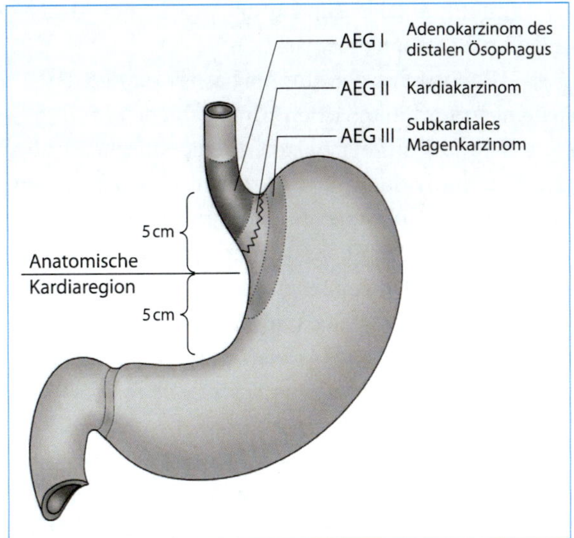

Abb. 21.1. Klassifikation der Adenokarzinome des gastroösophagealen Übergangs (AEG) anhand der anatomischen Lokalisation

21.3 Epidemiologische und tumorbiologische Charakteristika der AEG-Untergruppen

Eine wichtige Frage in Hinblick auf therapeutische Konsequenzen ist, ob die 3 Tumorentitäten Unterschiede in ihrer Tumorbiologie aufweisen. Folglich werden die AEG-Untergruppen bezüglich der bedeutendsten **epidemiologischen und tumorbiologischen Aspekte** gegenübergestellt:

- Das **Überwiegen männlicher Patienten** nimmt von Typ I (9:1) zu Typ III (2:1) kontinuierlich ab.
- Dem pathologischen **gastroösophagealen Reflux** kommt nur beim Typ I pathogenetische bzw. onkogenetische Bedeutung zu (Lagergren et al. 1999). Patienten mit AEG Typ I weisen im Gegensatz zu den Typen II und III zumeist eine lange Refluxanamnese und eine Hiatushernie auf.
- Eine **intestinale Metaplasie** im distalen Ösophagus (im engl. Sprachraum als „specialized intestinal metaplasia“ oder „Barrett esophagus“ bezeichnet) findet sich praktisch immer beim Tumortyp I, nur gelegentlich (in etwa 10–20 % der Fälle) beim Typ II und praktisch nie beim Typ III (DeMeester u. DeMeester 2000; Siewert u. Stein 1996).
- Bei den Typen II und III steht eine intestinale Metaplasie der Magenschleimhaut streng mit dem Nachweis von **Helicobacter pylori** in Verbindung. Das spezialisierte Barrett-Epithel beim AEG Typ I ist refluxassoziiert (Chalasani et al. 1997) und zeigt keinen Zusammenhang mit einer H.-pylori-Kolonisation. Vielmehr scheint diese geradezu vor einem AEG Typ I zu schützen.
- Das **Tumorgrading** ist beim Typ I günstiger (G3/G4 in etwa 25 % der Fälle) als bei den Typen II und III (G3/G4 in 75 % bzw. 50 %; Siewert u. Stein 1996; Siewert et al. 2000).
- Der **Tumorwachstumstyp nach Laurén** ist bei etwa 80 % der Patienten mit AEG Typ I intestinal. Diese Beobachtung unterscheidet sich deutlich von der Verteilung der Laurén-Wachstumstypen bei AEG der Typen II und III (Siewert u. Stein 1996; Siewert et al. 2000).
- Der **p53-Mutationsstatus** weist beim Typ I besonders häufig Deletionen auf (Ireland et al. 2000).
- Die Phänomene des **Lymphknotenmicroinvolvement** und der **Lymphknotenmikrometastasierung** erscheinen beim Typ I verzögert aufzutreten, dieser unterscheidet sich in Hinblick auf das Metastasierungsverhalten eindeutig von den Tumortypen II und III (Mueller et al. 2000).
- Das **Lymphknotenmetastasierungsmuster** innerhalb der AEG-Untergruppen bestätigt lymphographische Studien, die zeigen, dass die Lymphdrainage des distalen Ösophagus in Richtung Mediastinum und entlang der Zöliakusachse erfolgt, während der Abfluss aus der Kardia- und subkardialen Region einerseits in Richtung Truncus coeliacus und andererseits auch in Richtung Milzhilus und in die paraaortale Region verläuft (Siewert u. Stein 1998).

Man kann diese Charakteristika dahingehend interpretieren, dass dem **Typ I**, d. h. in der Regel dem Barrett-Karzinom, eine Sonderstellung im Rahmen der Adenokarzinome des gastroösophagealen Übergangs zukommt. Der **Typ II** weist dagegen eher Gemeinsamkeiten mit dem **Typ III** auf, d. h. er verhält sich tumorbiologisch eher wie ein Magenkarzinom. Diese Erkenntnisse haben natürlich besonderen Einfluss auf die chirurgische Strategie.

21.4 UICC-Klassifikation

Praxis konkret

Eine eigene UICC-Klassifikation für Adenokarzinome des gastroösophagealen Übergangs liegt bislang nicht vor. Praktischerweise erfolgt deshalb derzeit das Staging des AEG Typ I nach den **TNM-Kriterien** des Ösophaguskarzinoms, beim AEG Typ III wird das TNM-Staging des Magenkarzinoms herangezogen.

Für das **Staging des eigentlichen Kardiakarzinoms** (AEG Typ II) wurden die Klassifikationssysteme für Magen- und Ösophaguskarzinome verglichen. Bezüglich der **T-Kategorie** zeigt die Auswertung der Überlebenskurven eine treffendere prognostische Voraussage, wenn die Ösophaguskarzinomklassifikation verwendet wird. Teilt man die **Lymphknotenmetastasen** gemäß dem Ösophaguskarzinom ein, entsprächen befallene Lymphknoten im unteren hinteren Mediastinum und parakardial einer N1-Kategorie, während solche am Truncus coeliacus und entlang der großen und kleinen Kurvatur als $M1_{lymph}$ einzuordnen wären. Bei einer Klassifikation des Lymphknotenbefalls analog dem Magenkarzinom wäre die Anzahl der befallenen Lymphknoten entscheidend. Unter diesem Gesichtspunkt erscheinen die UICC-/AJCC-Kriterien des Magenkarzinoms für das Lymphknotenstaging geeigneter.

21.5 Chirurgisch-therapeutische Konsequenzen

In den operativen Zentren, die mit der Behandlung der AEG größere Erfahrung haben, bestehen durchaus unterschiedliche Therapiekonzepte. Vertreter der sog. **„Belsey-Schule“** verstehen die AEG als eine Tumoreinheit ohne wesentliche Unterschiede (Clark et al. 1994; DeMeester u. DeMeester 2000; Ellis et al. 1998; Steup et al. 1996). Damit kommt hier auch nur ein einheitliches Therapiekonzept zur Anwendung (links oder rechts abdominothorakaler Zugang mit proximaler Magen- und distaler Ösophagusresektion).

Die Philosophie der Autoren basiert auf den dargestellten tumorbiologischen Unterschieden und bemüht sich um differenziertere therapeutische Strategien. Das individualisierte Vorgehen beinhaltet beim AEG Typ I die **subtotale Ösophagektomie**, wobei diese transmediastinal mit zervikaler Anastomose oder auch transthorakal von rechts mit hoher intrathorakaler oder zervikaler Anastomose ausgeführt werden kann (Bumm et al. 1997; Siewert u. Stein 1996; Siewert et al. 2000; Stein et al. 2000; Wayman et al. 1999). Die Analyse des entsprechenden Krankenguts zeigte im nichtrandomisierten Vergleich mit dem transmediastinalen Vorgehen keinen **Überlebensvorteil** bei transthorakaler En-bloc-Ösophagektomie (Abb. 21.2). Allerdings ist bei letzterer das **Operationsrisiko** erhöht (Siewert et al. 2000).

Für die Tumortypen II und III dagegen erscheint die **transhiatal erweiterte totale Gastrektomie** mit Resektion onkologisch notwendiger Anteile des distalen Ösophagus und Rekonstruktion durch Ösophagojejunostomie adäquat (Tabelle 21.1; Bumm et al. 1997; Harrison et al. 1997; Papachristou u. Fortner 1980; Siewert u. Stein 1996; Siewert et al. 2000; Wayman et al. 1999).

Cave

Nur bei ausgeprägter Tumorinfiltration in den Ösophagus ist bei Aussicht auf potenziell kurative Resektion

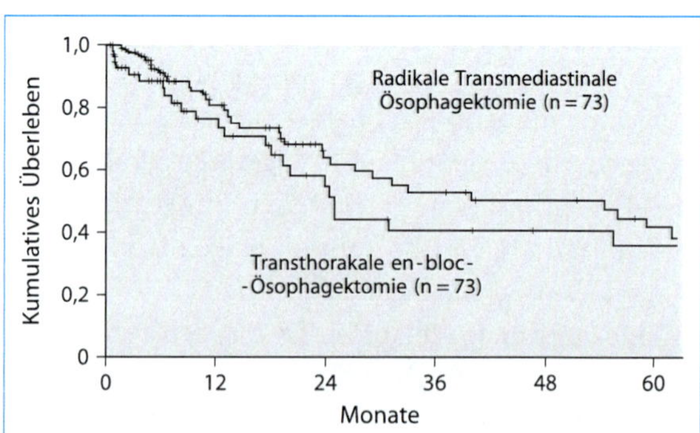

Abb. 21.2. Überleben nach R0-Resektion bei AEG Typ I in Abhängigkeit von der operativen Strategie (transmediastinal vs. transthorakal)

Tabelle 21.1. Übersicht über die verwendeten chirurgischen Resektionstechniken und der postoperativen Mortalität bei 1002 konsekutiv resezierten Adenokarzinomen des gastroösophagealen Übergangs (AEG) der TU München; 1982–1999

	AEG I (n=361)	AEG II (n=271)	AEG III (n=370)	Gesamt
Ösophagektomie	332 (91,9 %)	48 (17,7 %)	7 (1,9 %)	387
Transhiatal erweiterte Gastrektomie	15 (4,1 %)	216 (79,7 %)	362 (97,8 %)	593
Limitierte Resektion	14 (4 %)	7 (2,6 %)	1 (0,3 %)	22
30-Tages-Mortalität	20 (5,5 %)	9 (3,3 %)	9 (2,4 %)	38 (3,8 %)

eine **Ösophagogastrektomie** indiziert. Die Rekonstruktion erfolgt dann durch Koloninterposition.

Bei der **transhiatal erweiterten Gastrektomie** können dem Patienten ohne Beeinträchtigung der Prognose die Thorakotomie und die subtotale Ösophagektomie erspart werden (Abb. 21.3). Operationsmorbidität und -letalität sind damit geringer als bei der uniformen Strategie, die Lebensqualität höher (Goldfaden et al. 1986; Siewert et al. 2000).

Bei Frühbefunden (**hochgradige Dysplasie, Frühkarzinom**) wird die Notwendigkeit der totalen Gastrektomie bzw. subtotalen Ösophagektomie, v. a. bei den AEG Typ I und II, infrage gestellt und aus onkologischer Sicht die proximale Gastrektomie und distale Ösophagusresektion diskutiert. Um Reflux aus dem Restmagen zu verhindern, erfolgt dabei die Rekonstruktion mit einem isoperistaltisch interponierten Jejunumsegment (Abb. 21.4; Stein et al. 2000).

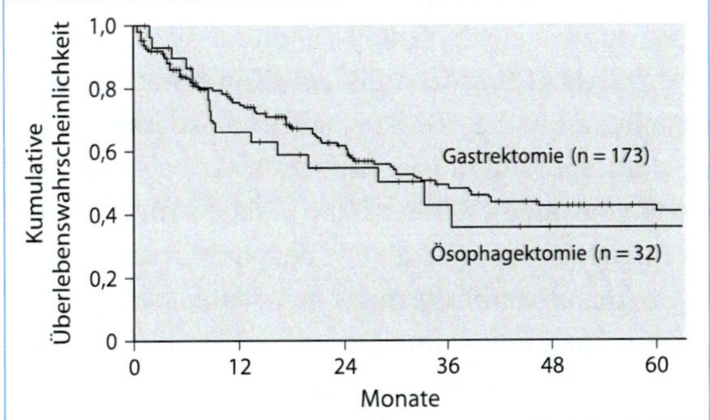

Abb. 21.3. 5-Jahres-Überlebensraten der R0-resezierten Kardiakarzinome (AEG II, n=205), nach Operationstechnik unterschieden: Gastrektomie (n=173) vs. Ösophagektomie (n=32)

Cave

Aufgrund endoskopischer Screeninguntersuchungen werden **Barrett-Karzinome** zunehmend in Frühstadien diagnostiziert, die einer limitierten Resektion zugänglich sind. Da bei diesen Frühbefunden bei bis zu 60 % Multizentrizität besteht, erscheint die **endoskopische Mukosektomie** jedoch als nicht ausreichende Therapiemaßnahme.

Trotz des Fehlens positiver Daten aus randomisierten Studien ist die Notwendigkeit der **regionalen Lymphadenektomie** aufgrund der Ergebnisse prospektiver Beobachtungsstudien weitgehend akzeptiert (Ellis et al. 1998; Steup et al. 1996; Yonemura et al. 1995).

Praxis konkret

Die systematische Lymphadenektomie des hinteren unteren Mediastinums, kombiniert mit einer abdominellen D2-Lymphadenektomie, gilt als Standard.

Pankreasschwanz und Milz werden bei fehlender Tumorinfiltration generell erhalten, um die mit einer Entfernung assoziierte Morbidität zu vermeiden.

Auch beim AEG Typ I ist die **transhiatale mediastinale Lymphadenektomie** zumeist ausreichend. Nur wenn beim Barrett-Karzinom mehr als 6 regionale

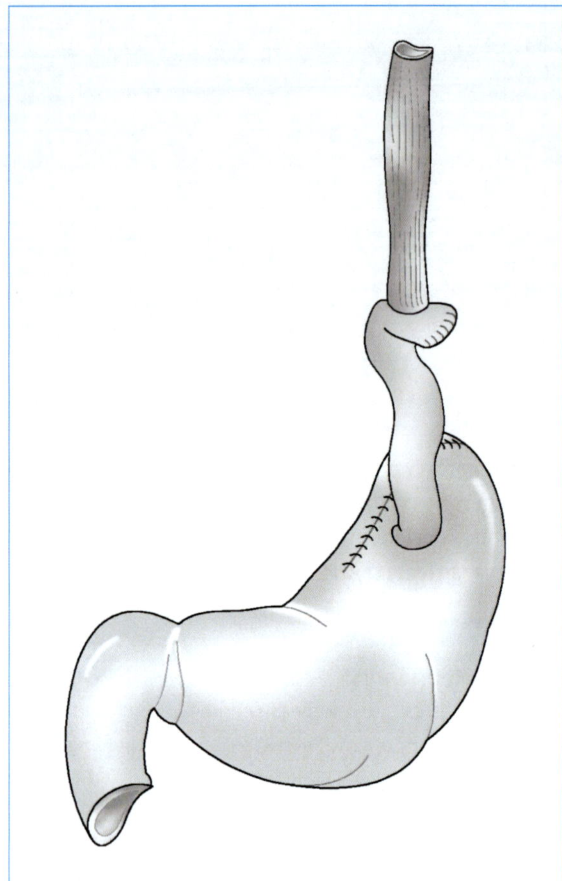

Abb. 21.4. Schematische Darstellung der Rekonstruktion nach limitierter Resektion am gastroösophagealen Übergang

Lymphknoten (hinteres unteres Mediastinum bzw. perikardial) tumorbefallen sind, ist mit einer nennenswerten Inzidenz eines subkarinalen oder oberen mediastinalen Lymphknotenbefalles zu rechnen. Bei diesen Patienten ist die Prognose mit alleiniger chirurgischer Therapie auch nach ausgedehnter oberer mediastinaler Lymphadenektomie desolat, sodass hier multimodale Therapiekonzepte zum Einsatz kommen.

21.6 Multimodale Therapiekonzepte

> Bei lokal fortgeschrittenen Tumoren mit ausgedehnter Lymphknotenmetastasierung ist eine *Heilung* durch alleinige chirurgische Resektion in der Regel nicht mehr möglich.

Zur **Verbesserung der Prognose** dieser Patienten werden zunehmend multimodale Therapiekonzepte eingesetzt. Hierbei sind lokoregional wirksame Modalitäten, wie Strahlentherapie und chirurgische Behandlung, von der systemisch wirksamen Chemotherapie zu unterscheiden. Die Schwierigkeit in der Interpretation bisher verfügbarer prospektiver Studien liegt in der unterschiedlichen Kombination der genannten Therapiemodalitäten sowie in divergierenden Einschlusskriterien, Definitionen und Therapiestandards.

Bezüglich der **neoadjuvanten Chemotherapie** mit Cisplatin und 5-Fluorouracil liegen 2 randomisierte westliche Studien (neoadjuvante Chemotherapie und Resektion vs. Resektion) mit kontroversem Ergebnis vor (Clark et al. 2001; Kelsen et al. 1998). Diese Form der Vorbehandlung ist bei geeigneter Selektion gut verträglich und das Operationsrisiko nicht erhöht, zudem scheint die Kontrolle von Fernmetastasen durch die neoadjuvante Chemotherapie im Verlauf erfolgreicher. Allerdings wird die lokoregionale Tumorkontrolle nicht nachhaltig beeinflusst.

Eine einzige randomisierte Studie existiert bisher zur Bedeutung der **neoadjuvanten Radiotherapie** beim Kardiakarzinom (Zhang et al. 1998). Diese chinesische Arbeit weist einen signifikanten Überlebensvorteil der neoadjuvanten Radiatio bei AEG Typ II nach, allerdings ist das Ergebnis der Kontrollgruppe (nur Operation) im Vergleich zu den Angaben anderer Zentren schlecht.

Da die präoperative Strahlentherapie zwar die Lokalrezidivrate, nicht aber die Fernmetastasierung günstig beeinflusst (Zhang et al. 1998) und ein umgekehrter Effekt der neoadjuvanten Chemotherapie beobachtet wurde, liegt eine **neoadjuvante Kombination** dieser Modalitäten nahe. Diesbezüglich existieren bisher 2 vielzitierte randomisierte Studien (Urba et al. 1997; Walsh et al. 1996). Während die irische Arbeitsgruppe bei Adenokarzinomen des Ösophagus eine signifikante Überlebensverbesserung nach neoadjuvanter Radio-/Chemotherapie und Operation feststellte (Walsh et al. 1996), konnte die amerikanische Gruppe (Plattenepithelkarzinome eingeschlossen) keinen Überlebensvorteil nachweisen (Urba et al. 1997). Allerdings sprechen bis zu 25 % der Patienten sehr gut auf die Vor-

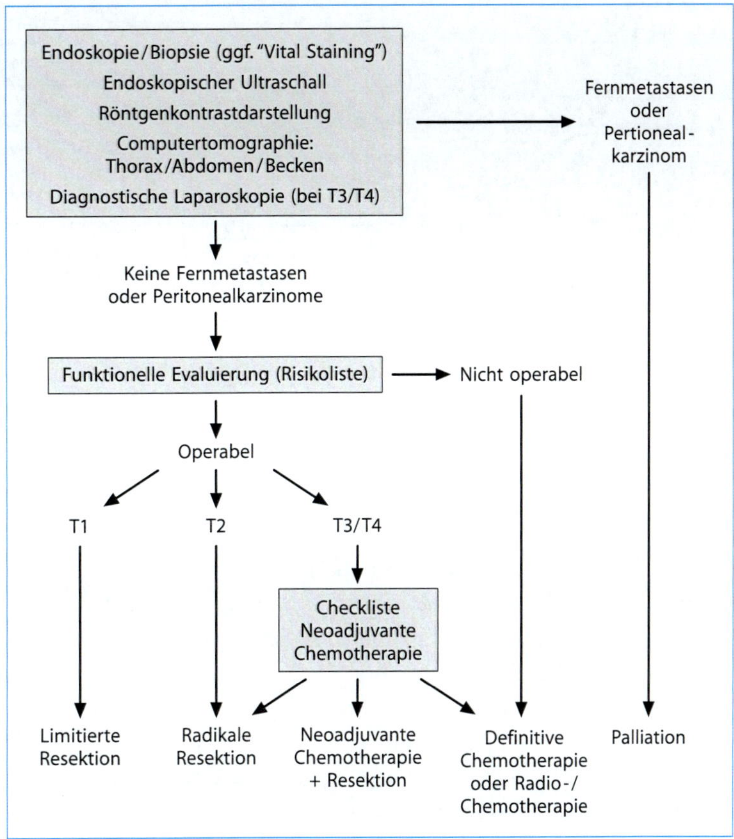

Abb. 21.5. Algorithmus der Diagnostik und maßgeschneiderten Strategie bei Adenokarzinomen des gastroösophagealen Übergangs (AEG)

behandlung an und profitieren möglicherweise von einem prognostischen Benefit.

Cave

Allerdings sind bei den mit Strahlentherapie vorbehandelten Patienten eine erhöhte **Morbidität und Operationsletalität** festzustellen.

Um eine stadienadaptierte, maßgeschneiderte Therapiestrategie zu ermöglichen, ist eine treffsichere Diagnostik notwendig. In Abb. 21.5 ist ein in der Klinik der Autoren verwendeter **diagnostisch-therapeutischer Algorithmus** für Adenokarzinome des gastroösophagealen Übergangs dargestellt.

21.7 Prognose

Die Prognose der AEG wird v. a. durch die Radikalität des Eingriffs beeinflusst (Abb. 21.6). Deswegen ist die *R0-Resektion* auch entscheidendes Therapieziel.

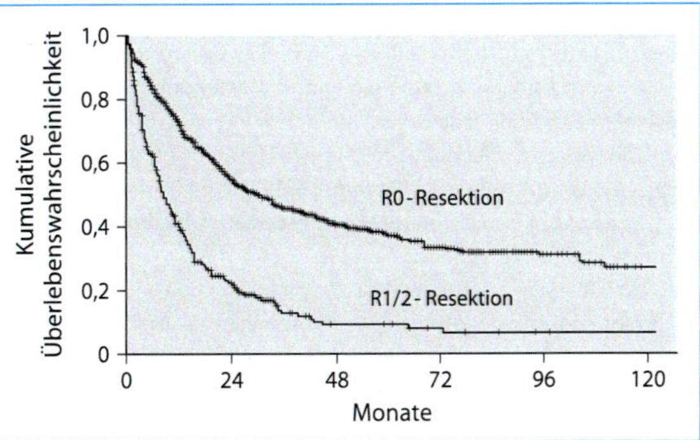

Abb. 21.6. 10-Jahres-Überlebensraten bei 1002 resezierten Adenokarzinomen des gastroösophagealen Übergangs (AEG) der TU München, Einfluss der R-Kategorie

Abb. 21.7. 10-Jahres-Überlebensraten bei 1002 resezierten Adenokarzinomen des gastroösophagealen Übergangs (AEG) der TU München, unterschieden nach der Tumorlokalisation

Im Übrigen ist die Prognose stadienabhängig, wobei insbesondere der **Lymphknotenstatus** wesentlichen Einfluss nimmt (Ellis et al. 1998; Siewert u. Stein 1996; Siewert et al. 2000; Steup et al. 1996). Bei separater Betrachtung der 3 AEG-Subtypen (Abb. 21.7) wird klar, dass die Typen I und II im Vergleich zum Typ III eine signifikant bessere Prognose aufweisen (Siewert u. Stein 1996; Siewert et al. 2000). Dies ist auf die deutlich ungünstigere Stadienverteilung – häufigerer Lymphknotenbefall, höherer Anteil fortgeschrittener Primärtumoren – und auf die größere Anzahl schlecht differenzierter Karzinome beim AEG Typ III zurückzuführen. Außerdem herrscht bei diesem Malignom histologisch der diffuse Typ nach Laurén vor.

Literatur

Bumm R, Feussner H, Bartels H et al. (1997) Radical transhiatal esophagectomy with two-field lymphadenectomy and endodissection for distal esophageal adenocarcinoma. World J Surg 21: 822–831

Chalasani N, Wo JM, Hunter JG, Waring JP (1997) Significance of intestinal metaplasia in different areas of esophagus including esophagogastric junction. Dig Dis Sci 42: 603–607

Clark P, MRC Clinical Trials Unit (2001) Surgical resection with or without pre-operative chemotherapy in oesophageal cancer: an updated analysis of a randomised controlled clinical trial conducted by the UK Medical Research Council upper GI tract cancer Group. Proc Am Soc Clin Oncol 20: 502(A)

Clark GW, Smyrk TC, Burdiles P et al. (1994) Is Barrett's metaplasia the source of adenocarcinomas of the cardia? Arch Surg 129: 609–614

DeMeester SR, DeMeester TR (2000) Columnar mucosa and intestinal metaplasia of the esophagus. Fifty years of controversy. Ann Surg 231: 303–321

Devesa SS, Blot WJ, Fraumeni JF Jr (1998) Changing patterns in the incidence of esophageal and gastric carcinoma in the United States. Cancer 83: 2049–2053

Ellis FH Jr, Heatley GJ, Krasna MJ, Williamson WA, Balogh K (1998) Esophagogastrectomy for carcinoma of the esophagus and cardia. A comparsion of findings and results after standard resection in three consecutive eight-year intervals with improved staging criteria. J Thorac Cardiovasc Surg 113: 836–846

Fein M, Fuchs KH, Ritter MP et al. (1998) Application of the new classification for cancer of the cardia. Surgery 124: 707–713

Goldfaden D, Orringer MB, Appelman HD, Kalish R (1986) Adenocarcinoma of the distal esophagus and gastric cardia. Comparsion of results of transhiatal esophagectomy and thoracoabdominal esophagogastrectomy. J Thorac Cardiovasc Surg 91: 242–247

Harrison LE, Karpeh MS, Brennan MF (1997) Proximal gastric cancers resected via a transabdominal-only approach. Results and comparisons to distal adenocarcinoma of the stomach. Ann Surg 225: 678–883

Ireland AP, Shibata DK, Chandrasoma P, Lord RV, Peters JH, DeMeester TR (2000) Clinical significance of p53 mutations in adenocarcinoma of the esophagus and cardia. Ann Surg 231: 179–187

Kelsen DP, Ginsberg R, Pajak TF et al. (1998) Chemotherapy followed by surgery compared with surgery alone for localised esophageal cancer. N Engl J Med 339: 1979–1984

Lagergren J, Bergström R, Lindgren A, Nyren O (1999) Symptomatic gastroesophageal reflux as a risk factor for esophageal adenocarcinoma. N Engl J Med 340: 825–831

Mueller J, Stein HJ, Ouyang T, Natsugoe S, Feith M, Werner M, Siewert JR (2000) Frequency and clinical impact of lymph node micrometastases and tumor cell microinvolvement in adenocarcinoma of the esophagogastric junction. Cancer 89: 1874–1882

Ott K, Dittler HJ, Helmberger H et al. (2000) Preoperative chemotherapy of high-dose 5-FU + folinic acid + weekly cisplatin without or with paclitaxel in patients with locally advanced adenocarcinoma of the esophagus. Proc Am Soc Clin Oncol 19: 287A

Papachristou DN, Fortner JG (1980) Adenocarcinoma of the gastric cardia. The choice of gastrectomy. Ann Surg 192: 58–64

Siewert JR, Feith M, Werner M, Stein HJ (2000) Adenocarcinoma of the esophago-gastric Junction: Results of Surgical Therapy Based on Anatomic-Topographic Classification in 1002 Consecutive Patients. Ann Surg 232: 353–361

Siewert JR, Hölscher AH, Becker K, Gössner W (1987) Kardiakarzinom: Versuch einer therapeutisch relevanten Klassifikation. Chirurg 58: 25–34

Siewert JR, Stein HJ (1996) Adenocarcinoma of the gastroesophageal junction: Classification, pathology and extent of resection. Dis Esophagus 9: 173–182

Siewert JR, Stein HJ (1998) Classification of carcinoma of the oesophagogastric junction. Br J Surg 85: 1457–1459

Siewert JR, Stein HJ, Feith M, Bruecher BLDM, Bartels H, Fink U (2001) Histologic tumor type is an independent prognostic parameter in esophageal cancer: lessons from more than 1.000 consecutive resections at a single center in the Western world. Ann Surg 234: 360–367

Stein HJ, Feith M, Mueller J, Werner M, Siewert JR (2000) Limited resection for early adenocarcinoma of the Barrett's esophagus. Ann Surg 232: 733–742

Steup WH, De Leyn P, Deneffe G et al. (1996) Tumors of the esophagogastric junction. Long-term survival in relation to the pattern of lymph node metastasis and a critical analysis of the accuracy or inaccuracy of the pTNM classification. J Thorac Cardiovasc Surg 111: 85–94

Urba S, Orringer M, Turrisi A, Whyte R, Iannettoni M, Forastiere A (1997) A randomized trial comparing surgery to preoperative concomitant chemoradiation plus surgery in patients with resectable esophageal cancer: updated analysis. Proc Am Soc Clin Oncol 16: 983(A)

Walsh TN, Noonan N, Hollywood D, Kelly A, Keeling N, Hennesy TPJ (1996) A comparison of multimodal therapy and surgery for esophageal adenocarcinoma. N Engl J Med 335: 462–467

Wayman J, Dresner SM, Raimes SA, Griffin SM (1999) Transhiatal approach to total gastrectomy for adenocarcinoma of the gastric cardia. Br J Surg 86: 536–540

Wijnhoven BP, Siersema PD, Hop WC, van Dekken H, Tilanus HW (1999) Adenocarcinomas of the distal oesophagus and gastric cardia are one clinical entity. Rotterdam Oesophageal Tumour Study Group. Br J Surg 86: 529–535

Yonemura Y, Tsugawa K, Fonseca L et al. (1995) Lymph node metastasis and surgical management of gastric cancer invading the esophagus. Hepatogastroenterology 42: 37–42

Zacherl J, Sendler A, Stein HJ et al. (2002) Current status of neoadjuvant therapy for adenocarcinoma of the distal esophagus. World J Surg (in print)

Zhang ZX, Gu XZ, Yin WB, Huang GJ, Zhang DW, Zhang RG (1998) Randomized clinical trial on the combination of preoperative irradiation and surgery in the treatment of adenocarcinoma of gastric cardia (AGC) – Report on 370 patients. Int J Radiation Oncology Biol Phys 42: 929–934

Chirurgie des Magenkarzinoms

C.T. Germer

22.1 Einleitung

> Der wichtigste Prognosefaktor beim operierten Magenkarzinom ist die komplette intra- und extraluminäre Tumorresektion (R0-Resektion). Dabei muss zwischen dem luminalen und dem extraluminalen Resektionsausmaß unterschieden werden.

Während sich das **luminale Resektionsausmaß** allein auf den tumortragenden Magen bezieht, betrifft das **extraluminale Resektionsausmaß** die dem Organ anhängenden Strukturen, insbesondere die Lymphabflusswege. Im Folgenden wird ausschließlich auf das luminale Resektionsausmaß eingegangen. Hinsichtlich des extraluminalen Resektionsausmaßes sei auf Kap. 22 verwiesen. Darüber hinaus beschränken sich die Ausführungen auf die chirurgische Therapie des fortgeschrittenen Magenkarzinoms (UICC-Stadien IB, II, IIIA, IIIB und IV). Hinsichtlich der limitierten Behandlung des Magenfrühkarzinoms (UICC-Stadium IA) sei ebenfalls auf das entsprechende Kapitel verwiesen.

22.2 Operationsverfahren

Prinzipiell stehen als onkologisch radikale Verfahren, welche in **kurativer Intention** beim Magenkarzinom zur Anwendung kommen, folgende Operationsmethoden zur Verfügung:

- subtotale Magenresektion (4/5-Resektion),
- Gastrektomie,
- erweiterte Gastrektomie.

22.2.1 Subtotale Magenresektion

Das **Resektionsausmaß** bei der subtotalen Magenresektion umfasst etwa 80 % des gesamten Magens. Kleinkurvaturseitig erfolgt die Resektion unter Mitnahme des kleinen Netzes und des Stammes der A. gastrica sinister bis 2 cm unterhalb der anatomischen Kardia. Großkurvaturseitig erfolgt die Resektion unter Mitnahme der rechten wie auch der linken gastroepiploischen Gefäßarkade und einer kompletten Omentektomie inklusive des vorderen Blattes des Mesocolon transversum und der vorderen Pankreaskapsel. Der verbleibende Fundusrest wird allein über die Aa. gastricae breves des Milzhilus versorgt.

> Der aborale Resektionsrand sollte bis in das extraperitoneale Duodenum, d. h. bis hinter die Grenze der A. gastroduodenalis reichen.

22.2.2 Gastrektomie

Die Gastrektomie ist die **kurative Regeloperation** beim Magenkarzinom. Bei der Gastrektomie erfolgt die vollständige Entfernung des gesamten Magens inklusive des kleinen Netzes und einer Omentektomie des großen Netzes unter Mitnahme des vorderen Blattes des Mesocolon transversum und der vorderen Pankreaskapsel im Sinne einer Bursektomie, wobei die orale Resektionsebene in der Regel im Bereich des abdominellen Ösophagus 2 cm oberhalb der Kardia liegt.

> Die aborale Resektion entspricht derjenigen bei subtotaler Magenresektion und sollte bis in das extraperitoneale Duodenum, d. h. bis hinter die Grenze der A. gastroduodenalis reichen.

22.2.3 Erweiterte Gastrektomie

Prinzipiell kann eine Erweiterung bei der Gastrektomie in 3 **unterschiedlichen Formen** erfolgen:

- Bei der **oral erweiterten Gastrektomie** wird das Resektionsausmaß in Richtung des distalen Ösophagus inklusive des umgebenden Lymph- und Fettgewebes und der periösohagealen Lymphknoten ausgedehnt. Die Festlegung des oralen Resektionsrandes im Bereich des Ösophagus erfolgt in der Regel durch eine intraoperative Schnellschnittuntersuchung. In Abhängigkeit vom notwendigen Resektionsausmaß des Ösophagus kann eine orale Erweiterung entweder transhiatal nach Erweiterung des Hiatus oesophageus oder aber im Rahmen eines Zweihöhleneingriffs nach Thorakotomie erfolgen.

- Unter einer **links erweiterten Gastrektomie** wird eine über die totale Magenentfernung hinausgehende Mitresektion des Pankreasschwanzes sowie der Milz verstanden. Aufgrund der Komplikationsträchtigkeit hinsichtlich der postoperativen Entwicklung von Pankreasfisteln und Pankreasabszessen ist dieses Vorgehen nur bei direkter Tumorinfiltration indiziert. In allen anderen Fällen, in denen die Indikation zur Splenektomie gegeben ist, sollten eine pankreaserhaltende Splenektomie und Lymphadenektomie durchgeführt werden (s. Kap. 22). Die Extremform der linksseitig erweiterten Gastrektomie ist die sog. **„left upper abdominal evisceration"**. Diese Operation entspricht der beschriebenen links erweiterten Gastrektomie inklusive linksseitiger Pankreasresektion sowie der Resektion der linken Kolonflexur und einer linksseitigen Adrenalektomie. Eine Erweiterung dieses Ausmaßes wird dann vertretbar, wenn eine vollständige R0-Resektion erzielt werden kann.
- Die dritte Möglichkeit der Erweiterung einer Gastrektomie besteht in der **rechtsseitig erweiterten Gastrektomie** mit einer Resektion des Pankreaskopfes. Das technische Vorgehen entspricht dem einer partiellen Duodenopankreatektomie nach Kausch-Whipple.

22.3 Indikation zur Operation

> Die Indikation zur primären chirurgischen Therapie ist beim Magenkarzinom in den UICC-Stadien IB, II, IIIA und IIIB grundsätzlich gegeben, es sei denn der Patient ist aufgrund seines Allgemeinzustandes oder wegen Einschränkungen der kardiopulmonalen Leistungsfähigkeit allgemein inoperabel.

Auch im Stadium IV ist die Indikation zur primären chirurgischen Therapie gegeben, wenn nicht anhand der präoperativen Bildgebung das Erzielen einer **R0-Resektion** primär unmöglich erscheint. Bei Vorliegen von nichtresektablen Fernmetastasen und/oder einer Peritonealkarzinose besteht keine Indikation zur operativen Therapie unter potenziell kurativer Intention. Bei Vorliegen von Komplikationen, z. B. in Form eines Passagehindernisses oder gastrointestinaler Blutungen, kann es jedoch im Einzelfall durchaus gerechtfertigt sein, auch in dieser Situation unter palliativer Intention eine Resektion vorzunehmen.

22.4 Histologie-, stadien- und lokalisationsgerechte chirurgische Therapie

Das Ziel jeder operativen Therapie des Magenkarzinoms besteht in einer möglichst vollständigen Entfernung sämtlichen Tumorgewebes. Dies entspricht der **R0-Resektion** der UICC, welche durch die Einhaltung adäquater Sicherheitsabstände erreicht werden sollte. Andererseits ist es gleichzeitig Ziel moderner Tumorchirurgie, bei Minimierung perioperativer Komplikations- und Letalitätsraten eine möglichst **hohe postoperative Lebensqualität** zu erhalten und eine Übertherapie zu vermeiden.

Durch die weitestgehende Angleichung der verschiedenen Operationsverfahren in Bezug auf unmittelbar postoperative Komplikationsrate und Letalität werden als Hauptkriterien für deren Differenzialindikation **onkologische Gesichtspunkte** herangezogen. Dabei wird das Ausmaß der Resektion des tumortragenden Organs vom histologischen Tumortyp, vom Tumorstadium und von der Tumorlokalisation bestimmt. Die genannten Faktoren bilden die Grundlage der sog. histologie-, stadien- und lokalisationsgerechten chirurgischen Therapie des Magenkarzinoms. Ein besonderes Problem besteht dabei darin, dass der Chirurg in der Regel allein anhand des intraoperativen Befundes nicht in der Lage ist, mit Sicherheit zu entscheiden, wo die tatsächlichen Tumorgrenzen liegen bzw. ob und wenn ja welche Lymphknoten befallen sind.

> Voraussetzung für die richtige operative Verfahrenswahl ist daher die möglichst exakte präoperative Kenntnis der genannten Faktoren.

22.4.1 Histologischer Befund

Bei der histologischen Klassifikation ist die **Typeneinteilung nach Laurén**, welche Bestandteil der gültigen WHO-Klassifikation ist, für die chirurgische Entscheidungsfindung von großer Bedeutung (Laurén 1965). Entsprechend den histologischen Kriterien werden ein diffuser und ein Intestinaltyp unterschieden, wobei dieses Schema ignoriert, dass die glanduläre Differenzierung nicht immer intestinaler Genese sein muss, sondern häufiger partiell oder komplett gastraler Histogenese sein kann.

Aus klinisch-chirurgischer Sicht ist v. a. das **unterschiedliche Wachstumsverhalten am makroskopischen Tumorrand** von Bedeutung. Während beim sog. Intestinaltyp ein Wachstum jenseits des makroskopischen Tumorrandes nur auf wenigen Millimetern beobachtet wird, findet sich beim diffusen Typ eine nur histologisch nachweisbare Tumorausbreitung in die makroskopisch normale Magenwand, zum Teil über mehrere Zentimeter. Diese Ausbreitung erfolgt sowohl vorwiegend in oraler Richtung kontinuierlich als auch in diskontinuierlicher Form zumeist in der Submukosa und Subserosa und kann bei entsprechend proximal gelegenem Tumor bis in den Ösophagus reichen.

Cave

Problematisch ist dabei, dass sich insbesondere die diskontinuierliche Tumorausbreitung einer intraoperativen Schnellschnittuntersuchung entziehen kann.

Entsprechend dem unterschiedlichen Wachstumsverhalten von Intestinal- und diffusem Typ sind unterschiedliche **orale Sicherheitsabstände** bei der operativen Therapie des Magenkarzinoms in Abhängigkeit vom histologischen Typ erforderlich. In den Richtlinien der „Deutschen Gesellschaft für Chirurgie" wird daher bei Vorliegen eines intestinalen Typs ein oraler Sicherheitsabstand von 5 cm (gemessen in situ), bei Vorliegen eines diffusen Typs ein solcher von 10 cm gefordert („Magenkarzinom – Kurzgefasste interdisziplinäre Leitlinien 2000"). Eine Tumorausbreitung in aboraler Richtung über den makroskopisch erkennbaren Tumorrand hinaus ist seltener und überschreitet in der Regel nicht eine Strecke von 3 cm in situ.

22.4.2 Tumorstadium

Mit zunehmender **Tiefeninfiltration** des Primärtumors steigt die Wahrscheinlichkeit einer nur histologisch nachweisbaren Tumorausbreitung in die makroskopisch normale Magenwand. So ist die Wahrscheinlichkeit einer solchen Tumorinfiltration insbesondere bei Tumoren, welche die Serosa (T3) durchbrochen haben, im Vergleich zu solchen, die auf die Magenwand (T1A–T2) beschränkt sind, signifikant erhöht (Bozzetti et al. 1982).

Darüber hinaus kommt es mit zunehmender Tiefeninfiltration des Primärtumors auch zu einer erhöhten Wahrscheinlichkeit der lymphogenen Metastasierung (Yoo et al. 1999), sodass bei der Planung des extraluminalen Resektionsausmaßes evtl. befallene Lymphknoten einen weiteren zu bedenkenden Faktor darstellen. Entsprechend erfordern fortgeschrittene Magenkarzinome die Einhaltung eines größeren Sicherheitsabstands als die früheren Tumorstadien.

22.4.3 Tumorlokalisation

Aus chirurgisch-praktischen Erwägungen wird der Magen, basierend auf den Empfehlungen der UICC und der „Japanese Research Society for Gastric Cancer", topographisch dreigeteilt, wobei ein proximales, ein mittleres und ein distales Drittel unterschieden werden. Dabei entspricht das **proximale Drittel** der Magenkardia und der Fundusregion, wobei Kardia und Fundushinterwand retroperitoneal liegen. Das **mittlere Drittel** entspricht dem Magenkorpus und das **distale Drittel** der Antrumregion. Die Grenzen zwischen den einzelnen Dritteln des Magens sind nicht exakt definiert, jedoch findet diese Unterscheidung bei Festlegung der luminalen Resektionsgrenzen Anwendung.

Aufgrund der oben beschriebenen Tatsache, dass die histologisch nachweisbare Tumorausbreitung in die makroskopisch normale Magenwand vorwiegend in oraler Richtung stattfindet, ist in aller Regel das luminale Resektionsausmaß umso ausgedehnter festzulegen, je weiter proximal der Tumor lokalisiert ist.

22.5 Operative Verfahrenswahl

Unter Berücksichtigung der aufgeführten Faktoren hinsichtlich **histologischem Tumortyp, -stadium und -lokalisation** gilt die im Folgenden dargestellte operative Verfahrenswahl in Bezug auf das luminale Resektionsausmaß beim Magenkarzinom.

22.5.1 Magenkarzinome des proximalen Drittels

Unabhängig vom histologischen Tumortyp nach Laurén erfordern alle Magenkarzinome des proximalen Drittels, welche eine T-Kategorie >T1B aufweisen, eine **nach oral erweiterte Gastrektomie** unter Mitnahme des distalen Ösophagus.

Praxis konkret
Die Tumorfreiheit der oralen Resektionsebene sollte dabei durch eine intraoperative Schnellschnittuntersuchung bestätigt werden.

22.5.2 Magenkarzinome des mittleren Drittels

Onkologischer Regeleingriff für Magenkarzinome des mittleren Drittels mit einer T-Kategorie >T1B ist, unabhängig vom histologischen Tumortyp nach Laurén, die **Gastrektomie** unter Mitnahme des kleinen und großen Netzes und des vorderen Blattes des Mesocolon transversum und der vorderen Pankreaskapsel.

22.5.3 Magenkarzinome des distalen Drittels

Bei Magenkarzinomen des distalen Drittels mit einer T-Kategorie >T1B und <T3 ist eine **subtotale Magenresektion** onkologisch dann durchführbar, wenn ein oraler Sicherheitsabstand von 8 cm in situ bei Vorliegen eines diffusen Tumortyps nach Laurén bzw. von 5 cm in situ bei Vorliegen eines intestinalen Tumortyps nach Laurén eingehalten werden kann. In allen anderen Fällen muss ein **Gastrektomie** erfolgen. Bei Beachtung dieser onkologischen Prinzipien sind durchschnittlich 15–20 % aller operablen Patienten mit einem Magenkarzinom Kandidaten für eine subtotale distale Magenresektion.

22.6 Ergebnisse

22.6.1 Postoperative Letalität und Morbidität

Trotz einer Annäherung der Komplikations- und Sterblichkeitsraten zwischen den verschiedenen Operationsverfahren gilt grundsätzlich, dass eine Ausweitung des luminalen Resektionsausmaßes mit einer Erhöhung von Letalität und Morbidität einhergeht (Böttcher et al. 1994; Bozzetti et al. 1997; Davies et al. 1998).

Praxis konkret
Es ist daher sinnvoll, unter Berücksichtigung der onkologischen Situation bei gegebener Indikation das luminale Resektionsausmaß zu beschränken und eher ein organerhaltendes Verfahren anzuwenden.

22.6.2 Lebensqualität

Die Daten zur postoperativen Lebensqualität in Abhängigkeit vom **Resektionsausmaß** bzw. der gewählten **Rekonstruktionsform nach Gastrektomie** sind zum Teil divergierend und widersprüchlich (s. Kap. 29; Jentschura et al. 1997; Meyer 1999; Roder 1996). Mehrheitlich zeigt sich jedoch in der frühen postoperativen Phase ein geringerer Gewichtsverlust bei Erhalt eines proximalen Magenrestes (Meyer 1999). Auch weitere postoperative Syndrome – wie Dumping, Diarrhöen oder fehlendes Hungergefühl – finden sich in geringerem Ausmaß nach subtotaler Magenresektion im Vergleich zur Gastrektomie (Meyer 1999; Svedlund et al. 1997). Andere Autoren berichten jedoch auch über das vermehrte Auftreten postprandialer Beschwerden nach distaler Magenresektion (Roder 1996).

Praxis konkret

Trotz dieser zum Teil widersprüchlichen Ergebnisse erscheint es auch unter dem Aspekt der postoperativen Lebensqualität gerechtfertigt, der subtotalen Magenresektion den Vorzug zu geben, sofern diese onkologisch angezeigt ist.

22.6.3 Onkologische Ergebnisse

Im Hinblick auf die onkologischen Ergebnisse in Abhängigkeit vom luminären Resektionsausmaß existieren ein Vielzahl von retrospektiven sowie 2 prospektiv randomisierte Studien (Bozzetti et al. 1997; Gouzi et al. 1989). Beide prospektiv randomisierten Studien kommen übereinstimmend zu dem Ergebnis, dass bei **Einhaltung eines intraoperativen oralen Sicherheitsabstands** von mindestens 6 cm die subtotale Magenresektion und die Gastrektomie die gleiche onkologische Radikalität und damit die gleichen Überlebensraten erzielen. Auf der Basis dieser Daten kann die oben (s. Kap. 22.5) gegebene Empfehlung zur operativen Verfahrenswahl beim Magenkarzinom gegeben werden.

Literatur

Böttcher K et al. (1994) Risk of surgical therapy of stomach cancer in Germany. Results of the German 1992 Stomach Cancer Study. German Stomach Cancer Study Group ('92). Chirurg 65: 298–306

Bozzetti F et al. (1982) Adequacy of margins of resection in gastrectomy for cancer. Ann Surg 196: 685–690

Bozzetti F et al. (1997) Total vs. subtotal gastrectomy: surgical morbidity and mortality rates in a multicenter Italian randomized trial. The Italian Gastrointestinal Tumor Study Group. Ann Surg 226: 613–620

Bozzetti F et al. (1999) Subtotal vs. total gastrectomy for gastric cancer: Five-year survival rates in a multicenter randomized Italian trial. Italian Gastrointestinal Tumor Study Group. Ann Surg 230: 170–178

Davies J et al. (1998) Total or subtotal gastrectomy for gastric carcinoma? A study of quality of life. World J Surg 22/10: 1048–1055

Gouzi JL et al. (1989) Total vs. subtotal gastrectomy for adenocarcinoma of the gastric antrum. A French prospective controlled study. Ann Surg 209: 162–166

Jentschura D et al. (1997) Quality-of-life after curative surgery for gastric cancer: a comparison between total gastrectomy and subtotal gastric resection. Hepatogastroenterology 44: 1137–1142

Laurén F (1965) The two histological main types of gastric carcinoma: diffuse and so-called intestinal-type carcinoma. Acta Pathol Microbiol Scand 64: 31–40

Magenkarzinom – Kurzgefasste interdisziplinäre Leitlinien B4: 116 (2000)

Meyer HJ (1999) Magenkarzinom. Optimierung durch Rekonstruktion eines Magenersatzes oder subtotale Resektion? Zentralbl Chir 124: 381–386

Roder JD (1996) Comparison of the quality of life after subtotal and total gastrectomy for stomach carcinoma. Med Wochenschr 121/17: 543–549

Svedlund J et al. (1997) Quality of life after gastrectomy for gastric carcinoma: Controlled study of reconstructive procedures. World J Surg 21/4: 422–433

Yoo CH et al. (1999) Comparison of prognostic significance of nodal staging between old (4th edn) and new (5th edn) UICC TNM classification for gastric carcinoma. International Union Against Cancer. World J Surg 23: 492–498

Lymphadenektomie

H.-J. Meyer

23.1 Einleitung

> Das Magenkarzinom stellt trotz weltweit abnehmender Inzidenz weiterhin eine der häufigsten malignombedingten Todesursachen dar.

In der westlichen Welt konnte in den letzten Jahren auch bei Verbesserung des perioperativen Managements und Einsatz multimodaler Therapiekonzepte insgesamt keine wesentliche Steigerung der **5-Jahres-Überlebensraten** (insgesamt etwa 20 %) erreicht werden. In Asien hingegen, besonders in Japan, weist das Magenkarzinom eine entscheidend bessere Prognose auf: Zum einen ist dies durch einen hohen Anteil von Magenfrühkarzinomen mit mehr als 50 % zum Zeitpunkt der Diagnosestellung zu erklären, zum anderen wird besonders der prognostisch günstige Einfluss der systematischen Lymphadenektomie als Argument angeführt.

Die erzielten Ergebnisse stützen sich bei fehlenden kontrollierten randomisierten Studien in aller Regel nur auf retrospektive, oft unizentrische Analysen. Trotz dieses geringen Evidenzlevels der Untersuchungen werden in Japan randomisierte Studien zum **Vergleich zwischen eingeschränkter und systematischer Lymphknotendissektion** weiterhin abgelehnt, allerdings wird aktuell eine randomisierte Studie zur Wertigkeit der systematischen vs. der erweiterten Lymphadenektomie durchgeführt.

> Unabhängig von der Diskussion um die prinzipielle Bedeutung randomisierter Studien gehört eine exakte und systematische Lymphknotendissektion nicht nur aufgrund theoretischer Überlegungen, sondern vielmehr begründet durch die klinische Relevanz zum entscheidenden Konzept der onkologischen Chirurgie mit kompletter Resektion aller Ebenen der Tumorausbreitung.

Das angestrebte Ziel einer solchen R0-Resektion, so auch beim Magenkarzinom, bezieht sich dann sowohl auf das intra- als auch das extraluminäre Resektionsausmaß. Die **R0-Resektion** stellt somit den entscheidenden therapieabhängigen Prognosefaktor dar (Adachi u. Kitano 2001; Hermanek 1996; Jähne 2002; Meyer et al. 1993 und 2000; Roder et al. 1993; Sasako 2000; Sendler et al. 2002; van de Velde 2002a).

Die lange Zeit geführte Diskussion um die intraluminäre Radikalität, also v. a. subtotale distale Resektion oder Gastrektomie bzw. Gastrektomie „de principe", hat in den letzten Jahren durch die generelle Akzeptanz des sog. **histologieorientierten Vorgehens** weitgehend an Bedeutung verloren. Bei Berücksichtigung des Risikoprofils des Patienten, der Tumorlokalisation und des histomorphologischen Karzinomtyps nach Laurén mit Beachtung von entsprechenden oralen Sicherheitsabständen stellen nunmehr Resektion oder Gastrektomie keine konkurrierenden, sondern sich ergänzende Resektionsverfahren dar – umso mehr, da bei Erhalt des proximalen Magenrests in aller Regel funktionell bessere Langzeitergebnisse zu erwarten sind (Hermanek 1996; Meyer et al. 1993; Nakajima 2002; Sendler et al. 2002).

Während für das intraluminäre Resektionsausmaß also weitgehend anerkannte Kriterien definiert werden können, steht die Frage nach dem Ausmaß und der Bedeutung v. a. der **systematischen (D2-)Lymphadenektomie** als sog. chirurgisches Dogma immer wieder in der Diskussion. Allerdings wurde und wird dieses Therapieprinzip, besonders von den in der Magenkarzinomchirurgie erfahrenen Institutionen in der westlichen Welt, weiterhin als eines der Fundamente des chirurgischen Vorgehens gefordert – auch durch die Erfahrung, dass in gewissen Subgruppen des Magenkarzinoms bei gerade stattgehabter lymphogener Metastasierung durch die systematische Ausräumung der Lymphknotenstationen in den Kompartimenten I oder II eine Prognoseverbesserung erreicht werden konnte.

Cave

Bei ausgedehnter lymphogener Metastasierung kann durch eine systematische Lymphadenektomie lediglich die lokoregionäre Rezidivrate ohne Verbesserung der Gesamtüberlebenszeit gesenkt werden.

Die Ergebnisse retrospektiver Analysen zeigten dabei keine signifikante Steigerung der postoperativen **Komplikations- bzw. Letalitätsraten** nach systematischer

Lymphadenektomie im Vergleich zur eingeschränkten Lymphknotenausräumung. Mitte der 1990er Jahre wiesen dann hingegen die Auswertungen zweier randomisierter Studien aus England und Holland mit ausreichenden Patientenzahlen eine hochsignifikante Steigerung der Komplikations- und Letalitätsraten auf, ohne dass dabei die 5-Jahres-Überlebensrate verbessert werden konnte. Eine neue Ära „Pro und Kontra systematische Lymphadenektomie" wurde also eingeleitet (Bonekamp et al. 1999; Cuschieri et al. 1999; Hiller et al. 1997; Jaehne et al. 1992; Meyer u. Jähne 1994; Miwa et al. 1995; Sendler et al. 2002; Siewert et al. 1996; van de Velde 2002a).

Allerdings war in diesen Studien, ausgehend von den Empfehlungen der Japanese Research Society for the Study of Gastric Cancer (JRSGC) aus dem Jahre 1962, zur Steigerung der Radikalität der erweiterten Lymphadenektomie bei vielen Patienten eine Splenektomie mit/ohne Pankreaslinksresektion durchgeführt worden. Derzeit wird hingegen die **Indikation zur Splenektomie bzw. Pankreasresektion**, besonders auch im Rahmen einer erweiterten Lymphadenektomie mit Ausräumung der Lymphknoten entlang der A. lienalis sowie im Milzhilus, sehr viel zurückhaltender gestellt.

> Die Durchführung einer prinzipiellen Splenektomie ist sicherlich nicht mehr gerechtfertigt, zumal es sich gerade in der randomisierten holländischen Studie gezeigt hat, dass die Splenektomie den wichtigsten Risikofaktor darstellt (Adachi u. Kitano 2001; Furukawa et al. 2000; Hermanek 1996; Meyer u. Jähne 1994; Mönig et al. 2001; Sasako 1997; Sendler et al. 2002).

23.2 Definitionen und Klassifizierungen

Die **anatomische Einteilung der Lymphknotenstationen des Magens und ihrer Abflussgebiete** werden ebenso wie das Ausmaß der Lymphknotendissektion entsprechend den Angaben der Japanese Gastric Cancer Association vorgenommen (Japanese classification of gastric carcinoma – 2nd edn 1998). Die verschiedenen regionären Lymphknoten werden nach ihrer Lokalisation anatomiegerecht zugeordnet und fortlaufend als Nr. 1–20 bzw. 110–112 definiert. Insgesamt können die Lymphknotenstationen dann in **3 verschiedene Kompartimente** unterteilt werden:

- *Kompartiment I:* perigastrische Lymphknoten an der großen und kleinen Magenkurvatur als Nr. 1–6;
- *Kompartiment II:* Lymphknoten lokalisiert entlang der Gefäße am Pankreasoberrand und um den Truncus coeliacus als Nr. 7–11, teilweise werden dabei auch die Lymphknotenstationen im Lig. hepatoduodenale (Nr. 12) mitberücksichtigt;
- *Kompartiment III:* Lymphknoten auf dem Pankreaskopf bzw. am Unterrand des Pankreas oder retroperitoneal bis infradiaphragmal bzw. am Hiatus oesophagei als Nr. 13–20, zudem Nr. 110–112 als paraösophageale Lymphknoten im distalen Ösophagusdrittel, supradiaphragmal bzw. im hinteren Mediastinum.

> Bei der japanischen Klassifikation wird das Ausmaß der Lymphknotenmetastasierung abhängig von der Lokalisation des Primärtumors als Kategorie pN1–pN3 eingestuft, während die TNM-Klassifikation der UICC hingegen für die pN-Kategorie die Lokalisation der Lymphknotenmetastasen nicht berücksichtigt, sondern sich als pN1- bis pN3-Kategorie aus der Anzahl der befallenen Lymphknoten, die pathohistologisch am Resektat nachgewiesen werden können, ergibt.

Als Minimalanforderung zur **Definition der Situation pN0** sollten mindestens 15 Lymphknoten pathohistologisch aufgearbeitet worden sein. Der Zustand pN1 liegt bei 1–6 metastatischen Lymphknoten vor, pN2 bei 7–15 tumorbefallenen Lymphknoten, und in der Kategorie pN3 lassen sich mehr als 15 Lymphknotenmetastasen histologisch nachweisen. Der isolierte Befall von Lymphknoten durch einzelne Tumorzellen findet bei dieser Klassifizierung noch keine Berücksichtigung, kann aber entsprechend immunhistochemisch untersucht und dokumentiert werden.

Das **Ausmaß der Lymphknotenausräumung** wird prinzipiell als D-Kategorie („lymph node dissection") angegeben:

- *D0-Kategorie:* keine/inkomplette Dissektion der Lymphknoten im Kompartiment I;

- *D1-Kategorie:* komplette Entfernung der Lymphabflussstationen im Kompartiment I;
- *D2-Kategorie:* komplette Ausräumung der Kompartimente I und II;
- *D3-Kategorie:* zusätzliche Lymphknotendissektion im Kompartiment III.

Eine Ausräumung der Lymphknoten im Kompartiment I wird als **D1-Lymphadenektomie bzw. Standard- oder eingeschränkte Lymphknotendissektion** bezeichnet, während bei einer **systematischen, erweiterten Lymphadenektomie** in aller Regel neben den Lymphknoten im Kompartiment I auch solche im Kompartiment II entfernt werden. Abhängig von der Tumorlokalisation am gastroösophagelaen Übergang bzw. im distalen Magen ist bei Berücksichtigung der anatomischen Lymphabflussgebiete eine Erweiterung der Lymphknotenausräumung von verschiedenen Abflussstationen im Kompartiment III angezeigt (Hermanek 1996; Hiller et al. 1997; Japanese classification of gastric carcinoma – 2nd edn 1998; Meyer et al. 2000; Nakajima 2002).

23.3 Operatives Vorgehen bei Lymphadenektomie und Splenektomie

Die **Lymphknotendissektion bei angestrebter D2-Lymphadenektomie** kann mit Separation der verschiedenen Lymphabflussstationen, besser vielleicht als En-bloc-Technik, erfolgen. Die Lymphknoten im Kompartiment I verbleiben in aller Regel direkt an der großen und kleinen Magenkurvatur. Auch bei subtotaler distaler Resektion kann die Lymphabflussstation I parakardial rechts ohne Durchblutungsstörungen des proximalen Magenrests ausgeräumt werden. In situ verbleiben dann nur die Lymphknoten der Stationen II und IVA.

Bei der **Gastrektomie** kann nach Absetzen des großen Netzes vom Querkolon und unter Eröffnung der Bursa omentalis die Lymphadenektomie auch retrogastral erfolgen, alternativ wird die Lymphadenektomie mit Ausräumung der Lymphknoten über dem Lig. hepatoduodenale bzw. medial des Abgangs der A. gastroduodenalis über der A. hepatica communis begonnen. Die rechte A. gastrica sinistra wird nach Abheben der Lymphknoten über und vor der Pfortader freipräpariert und abgangsnah abgesetzt. Nach Ausräumung der infrapylorischen Lymphknotengruppen werden die rechten gastroepiploischen Gefäße freigelegt, sodass sie nach zentraler Ligatur an der A. gastroduodenalis bzw. V. mesenterica superior durchtrennt werden können.

Nach **Lymphadenektomie am Pankreasoberrand** über der A. hepatica communis wird das lymphatische und Fettgewebe paraaortal zum Truncus coeliacus vom Retroperitoneum abgehoben, wobei die meist rechts der A. gastrica sinistra gelegene linke V. gastrica zentral durchtrennt wird. Nach Darstellung der A. gastrica sinistra wird diese radikulär am Truncus coeliacus abgesetzt.

> Der Stamm dieser Arterie wird bei Vorliegen einer akzessorischen oder aberrierenden A. hepatica sinistra erhalten: Die akzessorische linke Leberarterie wird im kleinen Netz freipräpariert, und lediglich die von der A. gastrica sinistra direkt zum Magen ziehenden Äste werden ligiert und durchtrennt, sodass die linke Leberarterie ohne Einschränkung des Ausmaßes der Lymphadenektomie sicher geschont werden kann.

Die Lymphadenektomie wird nach oralwärts entlang der Aortenvorderwand zu den rechten parakardialen Lymphknoten fortgesetzt. Danach erfolgt die **weitere Dissektion des lymphatischen Gewebes** am Pankreasoberrand entlang der A. lienalis zum Milzhilus.

Bei notwendiger **Splenektomie** kann ein ventraler Zugang zum Milzhilus gewählt werden. Das lymphatische und Fettgewebe am Pankreasschwanz wird von ventral in Richtung Milzhilus abgehoben. Nachfolgend können die A. und V. lienalis gezielt ohne Verletzung des Pankreasschwanzes ligiert und durchtrennt werden. Erst dann wird die Milz aus ihrem Bett hervorluxiert. Alternativ kann die A. lienalis knapp distal des Abgangs aus dem Truncus coeliacus abgesetzt und dann vom Pankreasoberrand isoliert werden.

Der Pankreasschwanz wird nach zentral und ventral mobilisiert, um dann eine **retropankreatische Lymphadenektomie** mit zentralem Absetzen der V. lie-

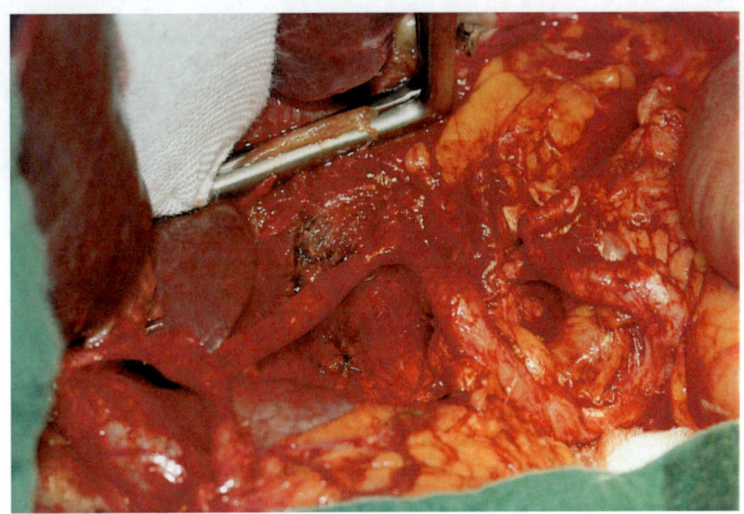

Abb. 23.1. Operationssitus nach Gastrektomie und systematischer D2-/D3-Lymphadenektomie

nalis vorzunehmen. Abschließend werden die retrogastralen und linken parakardialen Lymphknoten, u. U. unter Mitnahme der Lymphabflussgebiete entlang der linken V. renalis bis zum Nierenhilus, ausgeräumt (Abb. 23.1). Bei diesem operativen Vorgehen verbleiben alle Lymphknoten der Kompartimente I und II direkt am Magen und werden zur Orientierung bei nachfolgender pathohistologischer Aufarbeitung entsprechend mit Fäden markiert.

Das gesamte Resektionspräparat wird anschließend direkt zur **pathohistologischen Untersuchung** abgegeben oder kann zur Inspektion des Präparats an der großen Magenkurvatur eröffnet werden, um dann im aufgespannten Zustand an den Pathologen weitergeleitet zu werden (Hermanek 1996; Hiller et al. 1997; Jaehne et al. 1992; Meyer u. Jähne 1994 und 1999).

23.4 Ergebnisse

Die **Beurteilung zur Bedeutung der Lymphadenektomie** steht, gerade auch unter Beachtung der Grundprinzipien der sog. „evidence based medicine", mehr in der Diskussion als zuvor.

> Trotz einer solchen Kontroverse wird allerdings in den aktuell vorliegenden Leitlinien der Arbeitsgemeinschaft der wissenschaftlichen medizinischen Fachgesellschaften die systematische Lymphadenektomie mit Ausräumung der Lymphknoten in den Kompartimenten I und II angeraten.

Bei einer solchen Empfehlung müssen auch entsprechende **Vorgaben zur Qualitätssicherung der durchgeführten Lymphadenektomie** definiert werden, d. h. es muss z. B. die Anzahl der entfernten und metastatisch befallenen Lymphknoten als sog. Lymphknotenratio exakt dokumentiert werden. Weiterhin ist für die Analyse der Ergebnisse nach eingeschränkter oder erweiterter Lymphadenektomie in verschiedenen Studienansätzen die Darstellung der postoperativen Morbidität und Letalität ebenso wie die der erreichten Überlebenszeiten im Langzeitverlauf insgesamt bzw. bei verschiedenen Subgruppen notwendig (Hermanek 1996; Meyer et al. 2000).

23.5 Qualitätssicherung der Lymphadenektomie

> In der 6. Auflage der UICC-TNM-Klassifikation wird beim Magenkarzinom zur pathohistologischen Beschreibung der pN0-Kategorie erneut gefordert, dass nach Magenresektion oder Gastrektomie mindestens 15 Lymphknoten exstirpiert und pathohistologisch untersucht werden.

Auch wenn nun die **Anzahl der Lymphknoten in den verschiedenen Kompartimenten** individuell variieren kann, lassen sich, unabhängig von der Präparationstechnik der pathohistologischen Aufarbeitung, in verschiedenen Untersuchungen durchschnittlich 16 bis >55 resezierte Lymphknoten am Resektat nachweisen. In einer prospektiven Studie des Autors aus den Jahren 1986–1994 konnten nach 362 Gastrektomien und 62 subtotalen distalen Magenresektionen durchschnittlich 32 Lymphknoten pro Präparat gefunden werden. Nach R0-Resektion betrug dabei die Anzahl der metastatisch befallenen Lymphknoten im Durchschnitt 8,6. Nach Gastrektomie lag die mediane Zahl der entfernten Lymphknoten bei 38±11 gegenüber 24±12 Lymphknoten nach subtotaler distaler Resektion. Somit kann generell nach resezierenden Verfahren oder Gastrektomie das Minimum von 15 zu untersuchenden Lymphknoten eindeutig übertroffen werden (Hiller et al. 1997; Meyer et al. 2000).

Cave

Eine Steigerung der Anzahl exstirpierter Lymphknoten ist auch notwendig, um dem Argument des einwirkenden statistischen Effekts der „stage migration" als sog. Will-Rogers-Phänomen mit entsprechender Stadienverschiebung und resultierender Prognoseverbesserung in Subpopulationen entgegenwirken zu können.

Sicherlich kann die Beschreibung des jeweiligen pathohistologischen Tumorstadiums bei subtiler Ausräumung der regionalen Lymphknoten außerordentlich exakt erfolgen und dann zu entsprechenden Stadienverschiebungen im Vergleich zur eingeschränkten Lymphadenektomie führen. Allerdings haben die Ergebnisse der Deutschen Magenkarzinomstudie, als Beobachtungsstudie prospektiv durchgeführt, gezeigt, dass bei einer Dissektion von mehr als 25 Lymphknoten das **Phänomen der „stage migration"** weitgehend vernachlässigt werden kann (Sendler et al. 2002).

23.6 Postoperative Morbidität und Letalität, Langzeitergebnisse

Bei Darstellung der postoperativen Komplikationen sollte stets angestrebt werden, zwischen operations- bzw. verfahrensspezifischen Komplikationen der Lymphadenektomie oder zusätzlichen Splenektomie mit/ohne Pankreasresektion und anderen chirurgischen oder allgemeinen Störungen zu unterscheiden.

Typische **Komplikationen nach ausgedehnter Lymphknotendissektion** sind v. a.:
- peripankreatische Flüssigkeitsretentionen durch Lymph- bzw. Pankreasfisteln,
- extraluminäre Blutungen,
- intraabdominelle Infekte oder Abszesse (v. a. nach synchron durchgeführter Splenektomie oder Pankreaslinksresektion).

Die **Häufigkeit von spezifischen Komplikationen nach systematischer Lymphadenektomie** beträgt in erfahrenen Zentren <10 %, zudem können sie heute in aller Regel durch interventionelle Maßnahmen therapiert und beherrscht werden.

Zur **Beurteilung der Wertigkeit der Lymphadenektomie** müssen neben den frühen postoperativen Störungen und ihrem Verlauf besonders die Langzeitergebnisse, also die 5- oder 10-Jahres-Überlebensraten, ggf. auch mit Definition der Rezidivraten, angegeben werden. Die Auswertungen sollten für das gesamte Krankengut wie auch für die verschiedenen Tumorstadien bzw. Subgruppen von Patienten vorgenommen werden (Meyer et al. 2000).

23.7 Verzicht auf oder Minimierung der Lymphadenektomie

Bei endosonographischer Darstellung eines Magenfrühkarzinoms vom Mukosatyp muss mit einer **Lymphknotenmetastasierungsrate** von insgesamt 3–6 % gerechnet werden. Bei gewissen Tumorkonstellationen unter Berücksichtigung der makroskopischen Wachstumsform, histomorphologischen Klassifizierung, Differenzierungsgrad und bei fehlender Lymphgefäß- oder Gefäßinvasion kann mit hoher Wahrscheinlichkeit davon ausgegangen werden, dass eine Lymphknotenmetastasierung nicht vorliegt, wie verschiedene, v. a. japanische Untersuchungen zeigen konnten.

> Unter diesen Voraussetzungen ist die Durchführung von lokal kurativen Eingriffen, z. B. als endoskopische Mukosaresektion, berechtigt.

In der westlichen Welt mit der bekannt niedrigen Inzidenz an Magenfrühkarzinomen ist ein solches Vorgehen insgesamt in <10 % aller zu operierenden Magenkarzinome zutreffend (Adachi u. Kitano 2001; Gotoda et al. 2000; Hermanek 1996; Meyer et al. 2000; Miwa et al. 1995; Nakajima 2002). Weiterhin erscheint bei notwendiger palliativer Resektion aufgrund relevanter Tumorkomplikationen, v. a. auch bei Patienten mit individuell erhöhtem Risikoprofil, eine **Einschränkung der Lymphknotenausräumung** indiziert. Lediglich einige japanische Untersuchungen haben kurzfristig einen Vorteil der systematischen Lymphadenektomie auch bei einem primär palliativen Ansatz in fortgeschrittenen Tumorstadien aufzeigen können (Hanazaki et al. 1997).

23.8 Eingeschränkte (D1-) im Vergleich zur systematischen (D2-/3-)Resektion

23.8.1 Nichtrandomisierte Studien

Die äußerst geringen Komplikationsraten japanischer Untersuchungen mit einer postoperativen Kliniketalität zwischen 0,5 und 3 % können in der westlichen Welt bisher in aller Regel nicht erreicht werden. Auch bei Verbesserung der perioperativen Maßnahmen mit genereller **Reduktion der allgemeinen und spezifischen postoperativen Komplikationsraten** nach Resektion oder Gastrektomie einschließlich Lymphadenektomie betragen weiterhin, auch in entsprechend ausgewiesenen Institutionen, zwischen 18 und 45 %.

Signifikante Unterschiede bezüglich des **Ausmaßes der Lymphadenektomie** konnten dabei nicht beobachtet werden, was auch für die postoperative Letalität zutrifft. Nach D1- bzw. D2-Lymphadenektomie weisen verschiedene Untersuchungen Letalitäten zwischen 0 und 13 % bzw. 2 und 9 % auf. Dies konnte auch in der Deutschen Magenkarzinomstudie mit insgesamt 1654 resezierenden Verfahren nachgewiesen werden. Bei 558 Patienten wurde eine D1-Lymphadenektomie mit einer medianen Zahl resezierter Lymphknoten von 16 durchgeführt, bei 1096 Patienten wurde eine D2-Lymphadenektomie mit einer medianen Anzahl entfernter Lymphknoten von 41 vorgenommen.

> Die postoperative Morbidität betrug nach D1-Lymphadenektomie 29 %, nach D2-Lymphadenektomie 31 % mit einer 30-Tages-Letalität von 5,2 % gegenüber 5,0 %. Statistisch signifikante Unterschiede konnten nicht nachgewiesen werden.

Eine deutliche **Verbesserung der Langzeitergebnisse nach erweiterter Lymphadenektomie** im Vergleich zum eingeschränkten Vorgehen zeigen wiederum v. a. japanische Untersuchungen: Die 5-Jahres-Überlebensraten konnten nach systematischer Lymphadenektomie in aller Regel hochsignifikant gesteigert werden. Auch in der westlichen Welt weisen die meisten nichtrandomisierten Studien einen Benefit der D2-Lymphadenektomie mit teilweise signifikant erhöhten Überlebenszeiten auf.

> Während nach D1-Lymphadenektomie 5-Jahres-Überlebensraten zwischen 25 und 50 % angegeben werden, betragen diese nach D2-Lymphknotenausräumung bis zu >60 % (Adachi u. Kitano 2001; Jähne 2002; Meyer et al. 2000; Sendler et al. 2002; ◘ Tabelle 23.1).

Bei der Analyse der Deutschen Magenkarzinomstudie konnte ein **therapeutischer Effekt der systematischen Lymphadenektomie** besonders in verschiedenen Subpopulationen aufgezeigt werden: Die 10-Jahres-Überlebensrate betrug nach R0-Resektion insgesamt 36,1±1,6 %. Während sich im Gesamtpatientenkollektiv keine Unterschiede der Überlebensraten nach unterschiedlichem Lymphadenektomieausmaß nachweisen

Tabelle 23.1. Ergebnisse nach D1- vs. D2-Lymphadenektomie (nichtrandomisierte oder Beobachtungsstudien). (Nach Meyer et al. 2000)

Autoren	Patienten (insgesamt)		Postoperative Komplikationen [%]		Postoperative Letalität [%]		5-Jahres-Überlebensrate [%]	
	D1	D2	D1	D2	D1	D2	D1	D2
Gall 1993	383	162	32	31	6,8	9,3	39	61a, b
Pacelli 1993	163	157	22	28	7,4	3,8	50	65[b]
Siewert 1993	558	1096	29	31	5,2	5,0	25	55[a,b]
Viste 1994	78	105	37	30	13	4	31	47[b]
de Manzoni 1996	65	59	18	24	6	3	28	63[c]
Bösing 2000	104	81	39	38	6	6	47	53
Lewis 2002	50	72	36	28	12	8,3	11	56[c]

[a] UICC-TNM-Stadium II; [b] p<0,05; [c] p<0,001.

ließen, zeigte sich z. B. im UICC-Stadium II eine hochsignifikante Steigerung der Überlebensrate von 19,9 % nach D1- auf 49,2 % nach D2-Lymphadenektomie. In gleicher Weise konnte die mittlere Überlebenszeit von 25 auf 91 Monate gesteigert werden. In diesem Stadium ist also das Ausmaß der Lymphadenektomie ein signifikanter unabhängiger Prognosefaktor (Roder et al. 1993; Sendler et al. 2002; Siewert et al. 1998; Tabellen 23.2 und 23.3).

23.8.2 Randomisierte Studien

Derzeit liegen die Ergebnisse von 4 randomisierten Studien zum Vergleich der eingeschränkten gegenüber der erweiterten Lymphadenektomie vor, die zwischen 1982 und 1993 durchgeführt worden sind. In einer ersten randomisierten Studie aus Südafrika wurde bei 22 bzw. 21 Patienten eine D1- bzw. D2-Lymphadenektomie durchgeführt. Die **postoperative Komplikationsrate** nach erweiterter Lymphknotenausräumung betrug 30 % im Vergleich zu 15 % nach eingeschränktem Vorgehen. Postoperativ verstarb kein Patient. Eine weitere Untersuchung aus Hongkong verglich das Ausmaß der Lymphadenektomie bei 55 Patienten mit einem distalen Magenkarzinom, die einer subtotal-distalen Magenresektion sowie einer D1-Lymphadenektomie bzw. einer Gastrektomie einschließlich Splenektomie, distaler Pankreasresektion und D3-Lymphadenektomie unterzogen wurden.

Tabelle 23.2. Ergebnisse (1) nach D1- vs. D2-Lymphadenektomie (Deutsche Magenkarzinomstudie). (Nach Siewert et al. 1998)

n gesamt	1654
R0-Resektion	71,5 %
D1-Lymphadenektomie	558 (33,7 %)
Mediane Anzahl der Lymphknoten	15,4
D2-Lymphadenektomie	1096 (66,3 %)
Mediane Anzahl der Lymphknoten	41,0
10-Jahres-Überlebensrate	
Alle Patienten	26,3±4,7 %
R0-Resektion	36,1±1,6 %

Tabelle 23.3. Ergebnisse (2) nach D1- vs. D2-Lymphadenektomie (Deutsche Magenkarzinomstudie). (Nach Siewert et al. 1998)

UICC-Stadium		Patienten (n)	Überlebensraten			Signifikanz (p)
			5 Jahre [%]	10 Jahre [%]	Median [Monate]	
II	D1	76	29,2±5,2	19,9±5,6	25,6	<0,001
	D2	129	56,7±4,5	49,2±4,8	91,0	
IIIA	D1	66	24,3±5,5	17,0±5,3	13,9	<0,05
	D2	145	32,1±4,0	17,4±4,5	28,3	

Nach den erweiterten Resektionen war eine erhöhte postoperative Morbidität, v. a. mit Auftreten von subphrenischen Abszessen, zu verzeichnen, wobei nur ein Patient nach dem erweiterten operativen Vorgehen verstarb (Dent et al. 1988; Robertson et al. 1994).

Die aktuell in England und Holland durchgeführten randomisierten Studien bei ausreichend großen Patientenzahlen in beiden Untersuchungsarmen zeigten übereinstimmend eine **signifikante Erhöhung der postoperativen Morbidität und Letalität nach erweiterter Lymphknotenausräumung.** In der holländischen Untersuchung betrug die postoperative Komplikationsrate nach eingeschränkter Lymphadenektomie 25 % im Vergleich zu 43 % nach erweiterter Lymphadenektomie, resultierend in einer postoperativen Letalität von 4 % bzw. 10 %. Ähnliche Ergebnisse wurden auch in der englischen Studie mit einer signifikant höheren Komplikations- und Letalitätsrate nach D2- gegenüber D1-Lymphadenektomie mit 46 % gegenüber 28 % bzw. 13 % gegenüber 6,5 % beobachtet. In beiden Studien war die Häufigkeit der synchron durchgeführten Splenektomie mit/ohne Pankreaslinksresektion deutlich bei der erweiterten Lymphadenektomie erhöht und betrug in der holländischen bzw. englischen Studie 32 % bzw. 56,5 % gegenüber 3 % bzw. 4 % bei eingeschränkter Lymphknotenausräumung (Bonekamp et al. 1999; Cuschieri et al. 1999; Sasako 2000; van de Velde 2002a).

Cave

Die Langzeitergebnisse dieser randomisierten Studien zeigten dann generell keine signifikant verbesserten Überlebenszeiten nach Erweiterung der Lymphknotenausräumung.

Die südafrikanische Untersuchung erbrachte eine **5-Jahres-Überlebensrate** von 69 % nach D1-Lymphadenektomie gegenüber 67 % nach systematischer Lymphknotenausräumung. Die Hongkong-Studie zeigte einen Überlebensgewinn nach D1-Lymphadenektomie von 49,7 Monaten gegenüber 30,3 Monaten nach D3-Dissektion. In der englischen Untersuchung betrugen die Überlebensraten nach 5 Jahren 35 % nach D1- und 33 % nach D2-Lymphadenektomie. In der holländischen Studie lagen diese Langzeitergebnisse bei 45 % bzw. 47 % (Bonekamp et al. 1999; Cuschieri et al. 1999; Dent et al. 1988; Robertson et al. 1994; van den Velde 2002a; Tabelle 23.4).

Eine Subgruppenanalyse zeigte dann **nach R0-Resektion** im Patientenkollektiv ohne Splenektomie keine signifikanten Unterschiede bezüglich der Letalität nach D1- gegenüber D2-Dissektion. Das mittlere Überleben betrug in dieser Patientenpopulation nach erweiterter Lymphknotenausräumung 6,7 Jahre gegenüber 5,7 Jahre nach eingeschränkter Lymphadenektomie. Ferner zeigte sich, dass bei einer 10-Jahres-Nachbeobachtungszeit alle pN2-Patienten in der D1-Lymphadenektomiegruppe ein Rezidiv erlitten hatten, während 22 % der Patienten nach systematischer Lymphknotenausräumung rezidivfrei waren (van den Velde 2002b).

Tabelle 23.4. Ergebnisse nach D1- vs. D2-Lymphadenektomie (randomisierte Studien)

Studie	Zeitraum	Patienten (n)		Postoperative Komplikationen [%]	Postoperative Letalität [%]	5-Jahres-Überlebensrate [%]
Südafrika 1993 (Dent et al. 1988)	1982–1986	D1	22	15	0	69
		D2	21	30	0	67
Hong Kong 1994 (Robertson et al. 1994)	1987–1991	D1/ST	25	0	0	(49,7 Monate)
		D3/TG	30	47	3	(30,3 Monate)
Holland 1999/2002 (van de Velde 2002a)	1989–1993	D1	380	25	4	45
		D2	331	43[b]	10[a]	47
England 1996/1999 (Cuschieri et al. 1999)	1986–1993	D1	200	28	6,5	35
		D2	200	46[b]	13[a]	33

ST subtotale distale Resektion; *TG* Gastrektomie; [a] p<0,05; [b] p<0,001.

23.9 Erweiterte Lymphadenektomie

Eine Erweiterung der Lymphknotendissektion in das Kompartiment III sollte bei gewissen Tumorlokalisationen, so bei Tumoren des distalen Magens, sowie den Adenokarzinomen des gastroösophagealen Übergangs der Typen II und III unter Berücksichtigung der möglichen retroperitonealen Lymphknotenmetastasierungswege vorgenommen werden.

Bei letzteren Tumorentitäten werden auch die retroperitonealen paraaortalen Lymphknoten links entlang der Nierenvene bis zum Nierenhilus exstirpiert, zusammen mit einer pankreaserhaltenden Spenektomie. Bei Vorliegen von Magentumoren im distalen Drittel sollten nach Kocher-Manöver auch die Lymphknotenstation 13, also retropankreatisch, sowie die interaortokavalen Lymphknoten der Station 16 mitentfernt werden, ohne dass mit einer Steigerung der postoperativen Morbidität oder Letalität zu rechnen ist. Generell ist aber der **Wert einer erweiterten Lymphknotenausräumung** in das Kompartiment III hinein nicht gesichert, zumal auch eine Lymphknotenmetastasierung in diesem Kompartiment identisch ist mit einer M1-Kategorie. Die Ergebnisse einer japanischen Studie zum Vergleich der D2- gegenüber der D3-Lymphadenektomie liegen derzeit noch nicht vor (Meyer et al. 2000; Sendler et al. 2002).

23.10 Splenektomie und Pankreaslinksresektion

Nach ursprünglich durchgeführter obligater Splenektomie mit/ohne Pankreasschwanzresektion zur exakteren Ausräumung der Lymphknoten an der A. lienalis und im Milzhilus haben nun neuere Untersuchungen gezeigt, dass die **Häufigkeit der Lymphknotenmetastasierung** in diese Lymphknotengruppen X und XI v. a. von der Tumorlokalisation bzw. dem vorliegenden Tumorstadium bestimmt wird. Unter Berücksichtigung der retroperitonealen lymphogenen Metastasierungswege beim hochsitzenden Magenkarzinom, besonders großkurvaturseitig oder bei Befall des gesamten Magens, fanden sich Lymphknotenmetastasen in dieser Region mit einer Inzidenz zwischen 10 und 20 %.

Zudem war nach obligater oder liberaler Indikation zur Splenektomie, auch in der holländischen Studie, die postoperative Morbidität, teilweise auch Letalität, deutlich erhöht im Vergleich zum milzerhaltenden Vorgehen. Generell ist dabei auch ein negativer Effekt auf die Immunantwort nach Splenektomie anzunehmen. Die 5-Jahres-Überlebensraten waren zudem in aller Regel nach Splenektomie insgesamt oder in verschiedenen Tumorstadien verringert.

Nach aktuellem Wissensstand sollte eine Splenektomie oder Pankreaslinksresektion nur bei **direkter Tumorinfiltration bzw. -ausbreitung auf Pankreas oder Milz** erfolgen, ferner bei metastasensuspekten Lymphknoten im Milzhilusbereich, besonders bei hochsitzenden oder lokal fortgeschrittenen Tumoren. Bei isolierter Splenektomie sollte stets ein pankreaserhaltendes Vorgehen gewählt werden (Adachi u. Kitano 2001; Furukawa et al. 2000; Meyer et al. 2000; Noguchi et al. 2002; Sendler et al. 2002).

23.11 Spezielle Gesichtspunkte und Ansätze zur selektionierten individuellen Lymphadenektomie

Unabhängig von der prinzipiell zu führenden Diskussion zur Wertigkeit unterschiedlicher Ausmaße der Lymphadenektomie sollte möglichst ein individuelles stadiengerechtes Vorgehen in der onkologischen Chirurgie angestrebt werden.

Für die **Lymphadenektomie des Magenkarzinoms** stellt sich dabei allerdings aufgrund des komplexen Lymphabflussgebiets und der schwierigen präoperativen Voraussage einer Lymphknotenmetastasierung die Frage, welche Lymphknotenstationen u. U. selektioniert ausgeräumt werden sollen bzw. wann sich eine systematische Lymphadenektomie bei Untersuchung eines sog. „sentinel lymph node" erübrigen kann.

23.12 „Microinvolvement" der Lymphknoten

Untersuchungen zum Nachweis eines Lymphknotenbefalls durch einzelne Tumorzellen haben sich dadurch begründet, dass auch bei Patienten mit einem Magenfrühkarzinom oder bei pN0-Kategorie nach konventioneller pathohistologischer Untersuchung **lokoregionäre Rezidive** aufgetreten sind.

Zudem war bemerkenswert, dass auch oder gerade Patienten mit einer vermeintlichen pN0-Kategorie durch eine erweiterte Lymphadenektomie profitieren konnten. Die Erklärung fand sich im immunhistologischen Nachweis einzelner Tumorzellen in scheinbar metastasenfreien Lymphknoten bei konventioneller pathohistologischer Untersuchungstechnik.

Klinische Untersuchungen, v. a. in Japan, haben zeigen können, dass abhängig vom Tumorstadium in bis zu 25 % ein **Lymphknotenbefall durch einzelne zytokeratinpositive Zellen** nachzuweisen war. Dieses Phänomen, welches sich der prä- und intraoperativen Diagnostik entziehen muss, wurde sowohl beim Magenfrühkarzinom als auch bei fortgeschrittenen Tumoren gefunden, wobei solche metastatischen Lymphknoten oftmals auch im Kompartiment III lokalisiert waren (Jähne 2002; Kell et al. 2000; Meyer et al. 2000; Natsugoe et al. 1999; Sendler et al. 2002; Siewert et al. 1996).

23.13 Selektionierte Lymphadenektomie

Ausgehend von den Erfahrungen und Untersuchungen zur **Bedeutung des „sentinel lymph node"** (sog. Wächterlymphknoten), besonders beim malignen Melanom bzw. Mammakarzinom, wurden diese Prinzipien auch auf das Magenkarzinom übertragen. In verschiedenen Studien wurden nun zur Identifizierung des Grenzlymphknotens endoskopisch Farbstoffinjektionen vorgenommen oder radioaktive Marker eingesetzt (Meyer u. Jähne 1999; Kitagawa et al. 2002; Maruyama et al. 1999; Sendler et al. 2002; Siewert u. Sendler 2000). Dabei konnte bei diesen Techniken in 95 % bzw. 99 % der oder die Sentinel-Lymphknoten dargestellt werden. Dies gelang allerdings nur bei Tumoren niedriger T-Kategorie mit hoher Sensitivität bzw. Spezifität, wobei auch mehrere (bis zu 8) Wächterlymphknoten exstirpiert werden mussten. Zudem war die Darstellung des Sentinel-Lymphknotens nach vorausgegangenen Operationen bzw. vorgeschalteter Chemotherapie weiter erschwert.

> Trotz der derzeitigen Situation zum Einsatz dieser Verfahren sollte ein solcher Ansatz, v. a. nach Verfügbarkeit spezifischer radioaktiv markierter Antikörper, weiter untersucht werden – besonders in niedrigen Tumorstadien, um durch eine selektionierte Lymphknotenausräumung individuell die postoperative Morbiditäts- und Letalitätsrate weiter senken zu können (Siewert u. Sendler 2000).

Bei Nutzung des sog. **Maruyama-Computerprogramms** (Maruyama et al. 1999; Meyer et al. 2000) kann u. U. bereits präoperativ eine selektionierte Lymphadenektomie geplant werden. Dieses Programm zur Prädiktion einer möglichen Lymphknotenmetastasierung basiert auf einer exakten und kontinuierlichen Sammlung pathohistologischer Daten und kann die mögliche Metastasierungsrate in den verschiedenen Lymphabflussregionen unter Berücksichtigung der präoperativ erhobenen Charakteristika des Magenkarzinoms, v. a. unter Beachtung der Lokalisation und der Infiltrationstiefe des Tumors, voraussagen. Allerdings kann ein mögliches „Microinvolvement" der Lymphknoten ebenso wenig wie u. U. mögliche Lymphknotenmetastasensprünge vorhergesagt werden. Dies gilt in gleicher Weise für die Untersuchung eines „sentinel lymph node", sodass beide Verfahren bisher noch nicht Eingang in die klinische Routine gefunden haben.

23.14 Schlussfolgerungen und Ausblick

In der Behandlung des Magenkarzinoms stellt die **Chirurgie** – auch bei Einsatz verschiedener alternativer Therapiemodalitäten, wie einer präoperativen Radio-/Chemotherapie beim lokal fortgeschrittenen Magenkarzinom mit dem Ziel einer kompletten Tumorresektion – weiterhin die **Therapie der ersten Wahl** dar.

Cave

Während das Ausmaß der intraluminären Radikalität in aller Regel klar definiert werden kann, steht das extraluminäre Resektionsausmaß weiterhin in der Diskussion, obwohl eine systematische Lymphadenektomie vom logischen Ansatz her als fester Bestandteil in das operative Vorgehen mit Erreichen einer R0-Resektion integriert werden muss.

Das Magenkarzinom metastasiert ebenso wie andere maligne solide Tumoren in aller Regel zuerst schrittweise in die regionären Lymphknoten, bevor es zu einer systematischen Erkrankung kommt. Bereits in einer pT2-Kategorie kann die **Inzidenz regionärer Lymphknotenmetastasen** bis zu 50 % betragen, wobei der exakte prä- oder intraoperative Nachweis der befallenen Lymphknoten bisher nicht möglich ist.

Basierend auf den Ergebnissen randomisierter Studien zum unterschiedlichen Ausmaß der Lymphknotendissektion mit entsprechend hohem Evidenzlevel wird weiterhin die Frage diskutiert, ob die **systematische Lymphadenektomie** wirklich einen direkten therapeutischen Effekt nach sich zieht und nicht nur zu einer besseren Beschreibung der jeweiligen Tumorstadien führt. Weiter stellt sich dabei die Frage, ob entsprechende Patientensubgruppen von einer erweiterten Lymphknotenausräumung profitieren können, dies auch unter dem Preis einer möglicherweise erhöhten postoperativen Morbidität und Letalität. Und letztlich stellt sich die Frage, in welchen Fällen die Lymphknotenausräumung nicht notwendig ist bzw. selektioniert oder erweitert durchgeführt werden sollte (Bonekamp et al. 1999; Cuschieri et al. 1999; Hanazaki et al. 1999; Hermanek 1996; Jaehne et al. 1992; Meyer u. Jähne 1999; Miwa et al. 1995; Roder et al. 1993; Sasako 1997; van de Velde 2002a).

> Bei Untersuchungen zur Stadienwanderung („stage migration"), abhängig vom Ausmaß der Lymphadenektomie, haben japanische Untersuchungen sowie die Deutsche Magenkarzinomstudie gezeigt, dass der Effekt der Stadienwanderung nicht mehr zum Tragen kommt, wenn 25 oder mehr Lymphknoten mit dem tumortragenden Organ reseziert werden (Meyer et al. 2000; Sendler et al. 2002).

Auch wenn die in den japanischen Untersuchungen mitgeteilten Zahlen zur **postoperativen Komplikations- und Letalitätsrate** von <2 % in der westlichen Welt in den meisten Untersuchungen nicht erreicht werden konnten, zeigte sich, dass in entsprechend erfahrenen Zentren auch bei systematischer oder sogar erweiterter Lymphadenektomie in das Kompartiment III Hospitalletalitäten zwischen 3 und 5 % zu verzeichnen sind. Weiter fand sich dann in den verschiedenen retro- und prospektiven Studien eine generelle Prognoseverbesserung nach D2-Lymphadenektomie im Vergleich zur D1-Lymphknotenausräumung, in einigen Studien mit hoher Signifikanz in verschiedenen Tumoruntergruppen.

Gerade nun diese Ergebnisse konnten in den beiden relevanten prospektiv randomisierten Studien aus Holland und England nicht nachgewiesen werden. Im Gegenteil, es wurden signifikante Steigerungen der postoperativen Morbidität und Letalität nach D2-Resektionen mit einer Kliniksterblichkeit von 10,5 % bzw. 13 % beobachtet. Zudem wiesen diese Untersuchungen bezüglich der erreichten **Langzeitergebnisse** keinen Vorteil zugunsten der systematischen Lymphadenektomie auf. Obwohl prospektiv randomisiert durchgeführte Studien sicherlich als „golden standard" mit wissenschaftlichem Beweis eingestuft werden müssen, erscheint es notwendig, ohne einseitig das „Dogma" einer systematischen Lymphadenektomie verteidigen zu wollen, verschiedene Kritikpunkte an diesen Studien anzuführen:

- Analysiert man die Qualitätskontrolle mit Entnahme von mehr als 25 Lymphknoten am Resektat, konnte z. B. dieses Ziel in der englischen Studie bei Durchführung einer D2-Lymphadenektomie lediglich in 23 % der Fälle erreicht werden.
- Eine zusammenfassende Auswertung der Daten der holländischen Studie zeigte, dass letztendlich nur in 49 % der Resektionen eine D2-Lymphadenektomie durchgeführt worden war. Im Gegensatz dazu hatte die prospektiv geplante Deutsche Magenkarzinomstudie eine Rate an D2-Dissektionen von 56 % erreicht. Generell ist allerdings zu berücksichtigen, dass außerhalb von Studienbedingungen sicherlich die Qualität der Lymphadenektomie hinsichtlich der Mindestzahl resezierter Lymphknoten weiter eingeschränkt wird (Bonekamp et al. 1999; Cuschieri et al. 1999; Sendler et al. 2002).
- Die in der holländischen und englischen Magenkarzinomstudie beobachtete signifikante Zunahme der postoperativen Komplikationen und der Letalität ist sicherlich im Wesentlichen auf die mit der Lymphadenektomie durchgeführte Splenektomie einschließlich Pankreasresektion zurückzuführen. Bei der D2-Lymphadenektomie wurde ein solches Vorgehen nämlich in einem Drittel bzw. in mehr als 50 % der Fälle entsprechend dem ursprünglichen japanischen Konzept zur Lymphadenektomie gewählt. Beide aktuellen prospektiven Studien haben dann gezeigt, dass sowohl die Splenektomie als auch die Pankreaslinksresektion als relevanter negativer Prognosefaktor eingestuft werden müssen (Hiller et al. 1997; Meyer et al. 2000; Mönig et al. 2001; Noguchi et al. 2002; Sasako 1997). In Subgruppenanalysen, allerdings mit kleinen Fallzahlen, zeigte sich, dass die alleinige D2-Lymphadenektomie ohne zusätzliche Milzentfernung oder Pankreasresektion nicht zu einer Zunahme der postoperativen Störungen führen muss. Ferner zeigte sich in der holländischen Studie in dieser Patientengruppe ein mittleres Überleben von 6,7 Jahren nach D2-Lymphadenektomie im Vergleich zu 5,7 Jahren nach D1-Resektion (van de Velde 2002b).
- Bei einer Subgruppenanalyse für das Stadium III betrug die 5-Jahres-Überlebensrate 11 % nach D1- und 28 % nach D2-Resektion (Sasako 2000). Ähnliche positive Auswirkungen haben sich in der Deutschen Magenkarzinomstudie ergeben, in der im Stadium II die Langzeitergebnisse nach systematischer Lymphadenektomie hochsignifikant im Vergleich zur eingeschränkten Lymphknotenausräumung verbessert werden konnten.
- Unterschiede ergaben sich bei Auswertung der Rezidivraten. Die holländische Studie zeigte, dass in der pN2-Gruppe nach eingeschränkter Lymphadenektomie bei einer Nachsorgezeit von 10 Jahren alle Patienten ein Tumorrezidiv entwickelt hatten, nach D2-Lymphadenektomie waren allerdings 22 % der Patienten rezidivfrei. Ähnliche Ergebnisse werden auch für die englische Studie, allerdings bei sehr kleiner Patientenzahl in den verschiedenen Subgruppen, angegeben (Sendler et al. 2002; van de Velde 2002b).
- Entsprechend der Bedeutung und des Einflusses der Fallvolumina auf die Behandlungsqualität verschiedener Tumorentitäten muss dieser Aspekt besonders auch auf die beiden prospektiven Studien aus Holland und England übertragen werden: In

der englischen Studie wurde in den verschiedenen beteiligten Zentren eine systematische Lymphadenektomie teilweise nur einmal im Jahr durchgeführt, was sich negativ auf das Behandlungsergebnis auswirken muss. Lag zwar die Fallzahl in der holländischen Studie deutlich höher, muss hier angemerkt werden, dass nach unter entsprechender Anleitung durchgeführter Operation das postoperative Management in den Händen der lokalen Chirurgen lag. Aber gerade die Erfahrung in der Behandlung von postoperativen Komplikationen wirkt sich entscheidend auf die resultierende Letalitätsrate aus (Meyer et al. 2000; Sendler et al. 2002; Siewert et al. 1998).

Obwohl die Empfehlung zu einer **systematischen Lymphadenektomie** im Widerspruch zum Vorliegen eines sog. wissenschaftlichen Beweises steht, wird die systematische Lymphadenektomie, teilweise erweitert in das Kompartiment III, in der westlichen Welt in den entsprechend erfahrenen Zentren weiter praktiziert – nicht zuletzt auch deshalb, da sicherlich gewisse Tumoruntergruppen des Magenkarzinoms, d. h. gerade die Tumorstadien II und IIIA, von einer Lymphadenektomie prognostisch profitieren können. Bei fortgeschrittenem Lymphknotenbefall ist der therapeutische Effekt allein in einer möglichen Verringerung der lokoregionären Rezidivrate zu sehen.

> Der geplante Verzicht oder die eingeschränkte Lymphadenektomie ist sicherlich weiterhin bei Patienten mit erhöhtem Operationsrisiko bzw. bei palliativem Therapieansatz gerechtfertigt.

Bei bestimmten Tumorkonstellationen des Magenfrühkarzinoms kann bei Anwendung von lokalen endoskopischen Operationsverfahren die mögliche **Gefahr einer lymphogenen Metastasierung** weitgehend vernachlässigt werden. Bei hoher Inzidenz von Magenfrühkarzinomen ist ein solches Vorgehen sicherlich zu vertreten, in der westlichen Welt muss dies aber sehr individuell abgewogen werden, um die mögliche Heilungschance durch klassische Operationsverfahren nicht einzuschränken (Gotoda et al. 2000; Meyer et al. 2000; Miwa et al. 1995; Nakajima 2002).

Eine selektionierte oder regional begrenzte Lymphadenektomie könnte sich zukünftig unter **Berücksichtigung des Sentinel-Lymphknotens**, besonders in frühen Tumorstadien, abzeichnen. Dabei sind allerdings die Entwicklung und Untersuchung von Antikörpern mit hoher Spezifität erforderlich (Maruyama et al. 1999; Sendler et al. 2002; Siewert u. Sendler 2000).

Die Frage nach einer **optimalen Therapie des Magenkarzinoms**, besonders bezüglich des Ausmaßes der Lymphadenektomie, ist also letztendlich noch nicht geklärt. Basierend auf dem Grundsatz der sog. „evidence-based medicine" müssen somit zukünftig die verschiedenen, auch hier aufgezeigten Fragestellungen unter randomisierten Studienbedingungen in Zentren mit hohem Patientenaufkommen in multidisziplinärer Zusammenarbeit initiiert werden.

Literatur

Adachi Y, Kitano S (2001) Surgery for gastric cancer: 10-year experience worldwide. Gastric Cancer 4: 166–174

Bonekamp JJ, Hermans J, Sasako M, van de Velde CJH (1999) Extended lymph-node dissection for gastric cancer. N Engl J Med 340: 908–914

Cuschieri A, Weeden S, Fielding J et al. (1999) Patient survival after D1 and D2 resections for gastric cancer: long-term results of the MRC-randomized surgical trial. Br J Cancer 79: 1522–1530

Dent DM, Madden MV, Price SK (1988) Randomized comparison of R1- and R2-gastrectomy for gastric carcinoma. Br J Surg 75: 110–112

Furukawa H, Hiratsuka M, Ishikawa O et al. (2000) Total gastrectomy with dissection of lymph nodes along the splenic artery: a pancreas-preserving method. Ann Surg 7: 669–673

Gotoda T, Yanagisawa A, Sasako M et al. (2000) Incidence of lymph node metastasis from early gastric cancer: estimation with a large number of cases at two large centers. Gastric Cancer 3: 219–225

Hanazaki K, Sodeyama H, Mochizuki Y et al. (1999) Efficacy of extended lymphadenectomy in the noncurative gastrectomy for advanced gastric cancer. Hepatogatroenterology 46: 2677–2682

Hermanek P (1996) Differenziertes chirurgisches Vorgehen bei der kurativen Therapie des Magenkarzinoms. Leber Magen Darm 26: 64–72

Hiller WFA, Jähne J, Meyer HJ (1997) Impact of D2 lymphadenectomy on morbidity and long-term survival in patients with gastric cancer. Onkologie 20: 145–150

Hirasuka M, Miyashiro I, Ishikawa O et al. (2001) Application of sentinel node biopsy to gastric cancer surgery. Surgery 129: 335–340

Jähne J (2002) Lymphadenektomie. Zentralbl Chir 127: 550–553

Jaehne J, Meyer HJ, Maschek H, Bruns E, Pichlmayr R (1992) Lymphadenectomy in gastric carcinoma – a prospective and prognostic study. Arch Surg 127: 290–294

Japanese classification of gastric carcinoma – 2nd Engl edn (1998) Japanese Gastric Cancer Association. Gastric Cancer 1: 10–24

Kell MR, Winter DC, O'Sullivon GC, Shanahan F, Redmond HP (2000) Biological behaviour and clinical implications of micrometastases. Br J Surg 87: 1629–1639

Kitagawa Y, Fujii H, Mukai M, Kubota T, Otani Y, Kitajima M (2002) Radioguided sentinel node detection for gastric cancer. Br J Surg 89: 604–608

Maruyama K, Sasako M, Kinoshita T, Sano T, Katai H (1999) Can sentinel node biopsy indicate rational extent of lymphadenectomy in gastric cancer surgery? Langenbeck's Arch Surg 384: 149–157

Meyer HJ, Jähne J (1994) Rationale and technique of systematic lymph node dissection in gastric carcinoma. Dig Surg 11: 72–77

Meyer HJ, Jähne J (1999) Lymph node dissection for gastric cancer. Semin Surg Oncol 17: 117–124

Meyer HJ, Jähne J, Wilke H (1993) Perspectives of surgery and multimodality treatment in gastric carcinoma. J Cancer Res Clin Oncol 119: 384–394

Meyer HJ, Zachert HR, Jähne J (2000) Magenkarzinom: Stellenwert der Lymphknotendissektion. Visceralchirurgie 35: 257–264

Miwa K, Miyazaki I, Sahara H et al. (1995) Rationale for extensive lymphadenectomy in early gastric carcinoma. Br J Cancer 72: 1518–1523

Mönig SP, Collet PH, Baldus SE et al. (2001) Splenectomy in proximal gastric cancer: Frequency of lymph node metastasis to the splenic hilus. J Surg Oncol 76: 89–92

Nakajima T (2002) Gastric cancer treatment guidelines in Japan. Gastric Cancer 5: 1–5

Natsugoe S, Nakashima S, Matsumoto M et al. (1999) Paraaortic lymph node micrometastasis and tumor cell microinvolvement in advanced gastric carcinoma. Gastric Cancer 2: 179–185

Noguchi Y, Yamamoto Y, Morinaga S et al. (2002) Does pancreaticosplenectomy contribute to better survical? Hepatogastroenterology 49: 1436–1440

Robertson CS, Chung SCS, Woods SDS et al. (1994) A prospective randomized trial comparing R1 subtotal gastrectomy with R3 total gastrectomy for antral cancer. Ann Surg 220: 176–182

Roder JD, Böttcher K, Siewert JR, Busch R, Meyer HJ (1993) Prognostic factors in gastric carcinoma. Cancer 72: 2089–2097

Sasako M (1997) Risk factors for surgical treatment in the Dutch gastric cancer trial. Br J Surg 84: 1567–1571

Sasako M (2000) What is reasonable treatment for gastric adenocarcinoma? J Gastroenterol 35: 116–120

Sendler A, Etter M, Böttcher K, Siewert JR (2002) Resektionsausmaß in der Chirurgie des Magenkarzinoms. Chirurg 73: 316–324

Siewert JR, Böttcher K, Stein HJ, Roder JD (1998) Relevant prognostic factors in gastric cancer – ten-year results of the German Gastric Cancer Study. Ann Surg 228: 449–461

Siewert JR, Kestlmeier R, Busch R et al. (1996) Benefits of D2 lymph node dissection for patients with gastric cancer and pN0 and pN1 lymph node metastases. Br J Surg 83: 1144–1147

Siewert JR, Sendler A (2000) Potential and futility of sentinel node detection for gastric cancer. Recent Results Cancer Res 157: 259–269

van de Velde CJH (2002a) Is there any need for D2-lymphadenectomy? Results of European studies on D2-lymphadenectomy in gastric cancer. Tumori 2: 47–49

van de Velde CJH (2002b): (Persönliche Mitteilungen)

Lokale Behandlung von Magenfrühkarzinomen

D. Werk, A. May, C. Ell und H. Feussner

24.1 Endoskopische Verfahren

D. Werk, A. May und C. Ell

24.1.1 Einleitung

Die Diagnose eines Magenfrühkarzinoms ist durch den Einsatz von **Chromoendoskopie** und **hochauflösenden Videoendoskopen** erleichtert und verbessert worden. Die Therapie der Wahl ist in der westlichen Hemisphäre immer noch die chirurgische Intervention – je nach Lokalisation des Tumors im Sinne einer radikalen **Gastrektomie** oder **Zweidrittel- bis Vierfünftelresektion** mit Lymphadenektomie.

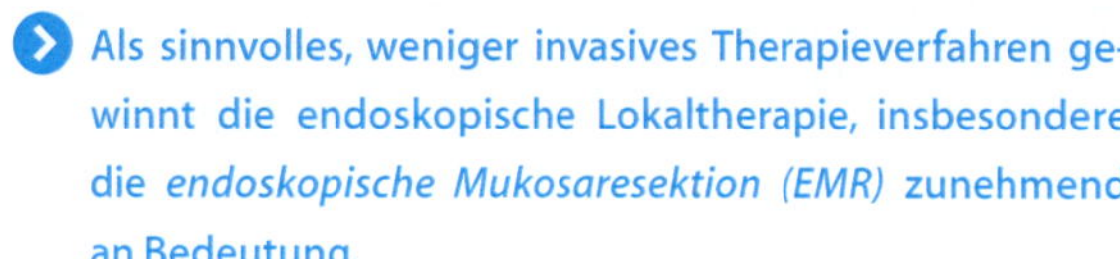
Als sinnvolles, weniger invasives Therapieverfahren gewinnt die endoskopische Lokaltherapie, insbesondere die *endoskopische Mukosaresektion (EMR)* zunehmend an Bedeutung.

Die weltweit größte Erfahrung hinsichtlich der **EMR** besteht in Japan. Aus diesem Grund stammen auch fast alle Publikationen, v. a. mit großer Patientenzahl und Langzeitbeobachtung, aus dem asiatischen Raum, insbesondere aus Japan.

Cave

Intramukosal gelegene Tumoren unter Berücksichtigung der Größe (maximal 20 mm), des Differenzierungsgrads (G1–G2) und der makroskopischen Klassifikation (Typ I, II) haben ein geringes **Lymphknotenmetastasierungsrisiko** (0–4 %). Dies gilt es im Vergleich zur Morbidität und Letalität der Operation abzuwägen (die Operationssterblichkeit beträgt auch in erfahrenen Zentren immer noch bis zu 5 %).

24.1.2 Diagnostik von intraepithelialen Neoplasien und Magenfrühkarzinomen

Die **Chromoendoskopie** und der Gebrauch von **hochauflösenden Videoendoskopen** verbessern entscheidend die Detektierbarkeit und makroskopische Beurteilbarkeit v. a. kleiner, flacher Läsionen und erleichtern die gezielte Biopsie bei Verdacht auf eine intraepitheliale Neoplasie oder ein Magenfrühkarzinom.

Cave

Zu berücksichtigen ist, dass immer nach Zweit- oder Mehrfachläsionen gesucht werden muss, da bei bis zu 10 % aller Patienten mit Frühkarzinomen des Magens mit synchronen oder metachronen **Neoplasien** zu rechnen ist.

Für die Diagnostik von Magenfrühkarzinomen und intraepithelialen Neoplasien wird hauptsächlich **Indigokarmin** (0,1–0,5 %) eingesetzt. Hierbei handelt es sich um eine Kontrastfärbung und nicht, wie bei der Chromoendoskopie im Ösophagus mit Lugol-Lösung oder Methylenblau, um eine echte Vitalfärbung. Indigokarmin wird mittels Sprühkatheter auf die Magenschleimhaut appliziert und verstärkt den Kontrast, sodass Schleimhautirregularitäten besser visualisiert werden können. Somit können die Ausdehnung besser bestimmt und makroskopisch nicht sichtbare Läsionen zu einem höheren Prozentsatz detektiert werden.

Die endosonographische Diagnostik kommt bei frühen Neoplasien dann infrage, wenn eine Lokaltherapie diskutiert wird. Standard ist dabei die sog. **Miniendosonographie** mit Radioscannersonden und einer Frequenz von 20–30 MHz. Diese Sonden mit einem Durchmesser von etwa 2 mm können über den Instrumentierkanal eines Endoskops eingebracht werden. Unter endoskopischer direkter Kontrolle erfolgt dann vor Ort die Sonographie, die als Ziel die Bestimmung der exakten Tiefenausdehnung hat. Am effektivsten ist die Miniendosonographie mittels „2-Kanal-Endoskopen“ durchzuführen, da über den 2. Instrumentierkanal die nötige Wassermenge als Vorlaufstrecke eingebracht werden kann.

Durch Kombination der endoskopischen Beurteilung und des endosonographischen Befunds lässt sich eine Treffsicherheit von mehr als 90 % hinsichtlich der Eindringtiefe und insbesondere der Differenzierung zwischen *mukosalem Befall* und *Submukosainfiltration* erreichen. Voraussetzung ist hier allerdings auch, dass eine ausreichende Erfahrung mit Frühkarzinomen und den entsprechenden Methoden besteht.

24.1.3 Endoskopische Lokaltherapie

Endoskopische Mukosaresektion

Bei allen lokalisierbaren *intraepithelialen Neoplasien* oder *Frühkarzinomen* ist die endoskopische Abtragung mittels Mukosaresektion (EMR) als Verfahren der Wahl anzusehen.

Aufgrund der Erfahrungen an großen Patientenzahlen wurden von japanischen Gastroenterologen sog. **Low-risk-Kriterien** für das Magenfrühkarziom definiert, bei denen eine lokale endoskopische Therapie adäquat und ausreichend ist.

Low-risk-Kriterien für das Magenfrühkarzinom

- Der Tumor hat maximal eine Größe von 20–30 mm
- Er ist auf die Mukosa (T1m) begrenzt
- Es handelt sich um einen intestinalen Zelltyp
- Histologisch liegt eine gute bis mäßiggradige Differenzierung (G1–G2) vor
- Die makroskopische Klassifizierung zeigt einen polypoiden (Typ I) oder flachen Tumor (Typ IIa, IIb, IIc)

Praxis konkret

Ist eines dieser Kriterien nicht erfüllt, so muss von einem höheren **Lympknotenmetastasierungsrisiko** ausgegangen werden, das in Relation zum Operationsrisiko gesetzt werden muss. Eine endoskopische Lokaltherapie sollte dann nur bei inoperablen Patienten oder solchen mit deutlich erhöhtem Operationsrisiko aufgrund von Alter und/oder anderen Begleiterkrankungen erfolgen.

Der Vorteil in der lokalen Resektion des Tumors im Vergleich zu endoskopischen, thermischen oder chemisch-toxischen destruktiveren Verfahren (Argonplasmakoagulation, Laser, photodynamische Therapie) besteht in der Gewinnung eines Präparats zur **histologisch-pathologischen Aufarbeitung.** Hierbei kann neben der Beurteilung der Tiefenausdehnung (Mukosa und Submukosainfiltration) auch Auskunft über Lymphgefäß- und Veneneinbrüche gegeben werden. Somit besteht beim operablen Patienten die Möglichkeit, bei Infiltration der Submukosa oder Nachweis von Lymphgefäßeinbrüchen eine chirurgische Therapie anzuschließen.

Bei Durchführung der EMR sind mehrere Variationen möglich. Geläufig ist seit Jahren schon die konventionelle **Schlingenabtragung** mit großen adaptierten Polypektomieschlingen, ggf. auch in mehreren Schritten (sog. **„Piece-meal-Resektion"**). Eine großflächige Abtragung unter Mitnahme der Submukosa mittels **„Suck-and-cut-Technik"** kann mit Ligatur oder einer am proximalen Ende des Endoskops aufgesetzten Kappe durchgeführt werden. Eine vorherige Unterspritzung mit einem Kochsalz-Suprarenin-Gemisch zur Senkung des Blutungs- und Perforationsrisikos ist sinnvoll.

In mehreren größeren japanischen, z. T. auch multizentrischen Studien konnte gezeigt werden, dass für Patienten, die einer Niedrigrisikogruppe angehörten, mittels endoskopischer Mukosaresektion eine **5-Jahres-Überlebensrate** von über 90 % erreicht werden konnte.

Komplikationen

Als wesentliche Komplikationen der Mukosaresektion sind die Perforation und die Blutung nach Abtragung zu nennen, die in Händen eines erfahrenen Endoskopikers selten auftreten (<5 %).

Aufgrund der geringen bis fehlenden methodenspezifischen Mortalität und Morbidität bei gleichzeitigem Organerhalt im Vergleich zu den chirurgischen Verfahren muss der **minimalinvasive Charakter** dieser Methode hervorgehoben werden.

Photodynamische Therapie

Bei der photodynamischen Therapie (PDT) handelt es sich um ein **minimalinvasives Verfahren** zur Behandlung von intraepithelialen Neoplasien und Frühkarzinomen. Dieses Verfahren wurde insbesondere in der Anwendung von intraepithelialen Neoplasien und Frühkarzinomen des Ösophagus, aber auch anderer Organe (Lunge, Blase) in den letzten Jahren vermehrt eingesetzt.

Cave

Größere randomisierte Studien sind jedoch nicht bekannt, sodass die PDT zur Behandlung von **Magenfrühkarzinomen** z. Z. noch als rein experimentelles Verfahren angesehen werden muss.

Die **Indikation zur PDT** ist bei allen der EMR aus anatomisch-technischen Gründen nicht zuführbaren oder nicht genau lokalisierbaren Läsionen des Magens gegeben.

Das **Prinzip der PDT** beruht auf einer chemisch-toxischen Gewebedestruktion durch semiselektive Photosensibilisierung der Zielläsion mittels eines oral oder intravenös verabreichten Photosensibilisators und endoskopischer Lichtapplikation einer bestimmten Wellenlänge.

Im Gegensatz zur EMR besteht der Nachteil bei diesem Verfahren darin, dass man das destruierte Gewebe nicht **histopathologisch** aufarbeiten lassen kann. Andererseits ermöglicht die PDT die Abtragung großflächigerer und endoskopisch schwer zugänglicher Tumoren (z. B. im Bereich der kleinen Kurvatur) des Magens.

Auch lokale endoskopische Komplikationen in Form von **Perforationen und Blutungen** sind beim Einsatz von Photosensibilisatoren der 2. Generation gering oder fehlen.

Praxis konkret

Es muss berücksichtigt werden, dass durch die Anreicherung des Photosensibilators in der Haut für einen gewissen Zeitraum eine **Lichtprotektion** (z. B. bei Aminolävulinsäure (ALA) für 36 h und bei meso-tetra-Hydroxyphenylchlorin (mTHPC) für etwa 4 Wochen) einzuhalten ist, da bei Lichtexposition **phototoxische Nebenwirkungen** in Form von Verbrennungen (Sonnenbrand) auftreten können. Weitere Begleiterscheinungen sind Übelkeit, lokaler Wundschmerz und Erbrechen, die mit Antiemetika und Analgetika symptomatisch gut zu therapieren sind.

Abgesehen von einigen preliminären Arbeiten aus Japan liegt zur PDT des Magenfrühkarzinoms bisher nur eine größere Studie vor. Hierbei konnte nach Durchführung einer PDT mit mTHPC in 73 % der Fälle eine **komplette Remission** erreicht werden. Bei Anwendung der Low-risk-Kriterien lag die komplette Remissionsrate bei über 90 %.

Thermische Verfahren

Definition

Bei den thermischen Verfahren handelt es sich um die bekannten **Lasersysteme** (Nd:YAG und Potassiumtetanylphosphat, KTP) und die **Argonplasmakoagulation**.

Bei der **Argonplasmakoagulation** wird Hochfrequenzstrom über einen flexiblen, teflonbeschichteten Katheter durch ionisiertes Argongas auf das Gewebe appliziert und dort eine thermische Koagulation und Desikkation bewirkt. Eine Vaporisation des Gewebes, wie bei Lasersystemen, tritt nicht auf. Wegen des physikalischen Prinzips ist die Eindringtiefe des thermischen Effekts begrenzt, sodass tieferliegende Gewebeschichten nicht miterfasst werden. Die begrenzte Eindringtiefe verringert das Perforationsrisiko, schließt es aber nicht aus.

Bei den **Festkörperlasersystemen** müssen KTP- und Nd:YAG-Laser unterschieden werden. Der Nd:YAG-Laser ist aus der palliativen endoskopischen Tumortherapie gut bekannt. Das System arbeitet mit einer Wellenlänge von 1064 nm, und es können hohe Energiedichten von 40–100 Watt appliziert werden.

Beim **KTP(Potassiumtetanylphosphat)-Laser** liegt die Wellenlänge bei 532 nm, die Energiedichte bei maximal 20 W, was zu einer begrenzten Eindringtiefe mit konsekutiv vermindertem Perforationsrisiko führt.

Cave

Ein großer Nachteil dieser Verfahren, wie auch bei der PDT, liegt darin, dass eine **histologische Aufarbeitung** der thermisch destruierten Zellen nicht erfolgen kann.

Durch die punktförmige Applikation müssen meist im Gegensatz zur PDT mehrere Therapiesitzungen durchgeführt werden. Dennoch liegen zur Lokaltherapie inzwischen aus Japan zahlreiche Studien mit guten **Langzeitergebnissen** (Überlebensraten von mehr als 90 % in 5 Jahren) bei minimaler Morbidität und Nachletalität vor.

Praxis konkret

Insbesondere bei hochbetagten, multimorbiden Patienten, bei denen eine chirurgische Therapie und auch eine etwas risikoreichere EMR vermieden werden sollen, stellt die **Nd:YAG-Lasertherapie** eine gute alternative Therapie dar.

Bei inkompletter Abtragung mittels EMR oder PDT können die lateralen Resektionsränder zwecks Therapieoptimierung gut mittels KTP-Laser oder Argonplasmakoagulationstherapie nachbehandelt werden, um eine gezielte **Destruktion verbleibender Karzinomreste** zu erreichen.

24.1.4 Zusammenfassung

Die **endoskopische Mukosaresektion (EMR)** stellt in erfahrenden Händen eine sichere, komplikationsarme und effektive minimalinvasive Methode in der Behandlung des Magenfrühkarzinoms dar. Sie ist der chirurgischen Therapie vorzuziehen, wenn die sog. Low-risk-Kriterien erfüllt sind.

Die **photodynamische Therapie (PDT)** ist eine experimentelle Alternative, wenn die chirurgische Resektion nicht möglich oder erwünscht und eine EMR technisch nicht durchführbar ist.

Die **thermischen Verfahren**, insbesondere die transmurale Nd:YAG-Lasertherapie, sollen generell als primäre Verfahren mit kurativem Ansatz nicht eingesetzt werden, sondern als ergänzende Verfahren nach EMR bzw. mit palliativer Intention bei Hochrisiko- oder inoperablen Patienten, falls eine EMR nicht möglich ist.

> In Anbetracht der differenzierten Diagnostik vor lokaler Therapie, der insgesamt doch geringen Fallzahlen in den europäischen Ländern und der in den westlichen Ländern nur begrenzten Erfahrung sollen lokale Therapien nur in erfahrenen Endoskopieeinheiten im Rahmen von *prospektiven Studien* erfolgen.

24.2 Laparoskopische und kombinierte Verfahren

H. Feussner

24.2.1 Einleitung

> Auch bei der Behandlung des *Magenkarzinoms* gelten die Grundsätze „primum nil nocere" und „so radikal als nötig und so schonend als möglich".

Ebenso wie die Erweiterung der Radikalität in fortgeschrittenen Fällen von Magenkarzinomen zur Prognoseverbesserung angezeigt sein kann, sollte andererseits auch angestrebt werden, das **Invasivitätsausmaß** in den Fällen zu reduzieren, in denen eine Standardgastrektomie oder partielle Magenresektion nicht zwingend erforderlich ist. Insofern geht es um die Einordnung des individuellen Befunds in ein therapeutisches Spektrum, das von der endoskopischen Mukosaresektion auf der einen Seite bis hin zur erweiterten Gastrektomie auf der anderen Seite reicht.

Die **lokale Exzision** eines malignen Tumors ist dann statthaft, wenn

- eine R0-Resektion erreicht wird,
- ein intaktes Resektionspräparat zu gewinnen ist, das auch eine adäquate histopathologische Aufarbeitung gestattet, und
- der Befall von Lymphknoten ausgeschlossen werden kann.

Somit kommt dem **prätherapeutischen Staging** eine Schlüsselrolle zu. Durch die Einführung der endoluminalen Sonographie ist heute eine verlässliche Basis für die Einschätzung der Infiltrationstiefe (T-Kategorie) geschaffen.

Die **Wahrscheinlichkeit eines Lymphknotenbefalls** in Abhängigkeit vom Tumorstadium kann heute recht zuverlässig abgeschätzt werden (Maruyama et al. 1987). Die Mehrzahl dieser Untersuchungen stammen aus dem fernöstlichen Raum, insbesondere Japan. Es gibt keinen Zweifel daran, dass diese Daten auch auf die europäische und amerikanische Population übertragbar sind (Bollschweiler et al. 1992). Näherungsweise ist mit befallenen Lymphknoten beim T1-Mukosakarzinom in etwa 3 % der Fälle zu rechnen, während beim T1-Submukosakarzinom die Häufigkeit bereits 18 % beträgt. In Abhängigkeit vom makroskopischen Aspekt des Tumors und dem histologischen Grading kann die Wahrscheinlichkeit eines Lymphknotenbefalls noch weiter präzisiert werden.

> Zusammenfassend erscheint das Risiko, u. U. doch befallene Lymphknoten zurückzulassen, für das *T1-Mukosakarzinom* vertretbar gering und damit eine lokale Exzision zulässig, insbesondere wenn es sich um einen G1-Tumor handelt.

24.2.2 Operationstechnik, kombinierte Verfahren

Der Begriff **„Kombinationsverfahren"** wurde gewählt, weil die hier thematisch zusammengefassten Vorgehensweisen auf einer Kombination von endoluminalem und intrakavitärem Vorgehen beruhen. Im Gegensatz zur ausschließlich endoluminalen (endoskopischen) Mukosaresektion (EMR) und der rein laparoskopischen (partiellen) Magenresektion erfordert die chirurgische Lokalexzision das simultane Zusammenwirken von Endoskopeur und laparoskopischem Chirurg.

Laparoskopisch assistierte endoskopische Resektion

Definition

Bei der laparoskopisch assistierten endoskopischen Resektion (LAER) steht die **endoskopische (endoluminale) Resektion** im Vordergrund. Im Unterschied zur EMR wird die endoluminale Resektion jedoch laparoskopisch unterstützt durchgeführt.

Diese Unterstützung ist bei der Exposition des Befunds wichtig, aber ebenso für die Sicherung der u. U. perforierten oder zur Perforation neigenden Abtragungsstelle. Nach der **endoskopischen Abtragung** wird die Magenwand auf der Serosaseite sorgfältig laparoskopisch inspiziert und ggf. übernäht (Abb. 24.1a). Die Bergung des Präparats erfolgt endoluminal.

Endoskopisch assistierte laparoskopische Tangentialresektion

Definition

Bei der endoskopisch assistierten laparoskopischen Tangentialresektion (EATR), auch als **„Wedgeresektion"** bezeichnet, wird der zu exzidierende Befund unter Berücksichtigung eines entsprechenden Sicherheitsabstands mit Hilfe des Klammernahtapparats abgesetzt (Abb. 24.1b).

Der endoskopische Beitrag betrifft hier vor allen Dingen die exakte **Lokalisation des Befunds** und die Mithilfe bei der Abschätzung der erforderlichen Resektionslinien.

> Entscheidend ist, eine entsprechende Gewebefalte schaffen zu können, die mit dem *Linearstapler* gut zu fassen ist. Dementsprechend eignen sich für die tangentiale Resektion insbesondere Befunde im Bereich der Magenvorderwand und entlang der großen Kurvatur.

Aus technischer Sicht ist das Verfahren verhältnismäßig einfach, sodass auch in den Details der Durchführung keine wesentlichen **Variationen** durch die unterschiedlichen Arbeitsgruppen angegeben werden.

Durchführung. Die Erstbeschreiber (Ohgami et al. 1999) verwenden zur Elevation des zu exzidierenden Wandbereichs spezielle transkutane Retraktionsinstrumente (T-Lifter), mit denen die Läsion anpunktiert und angehoben wird (**„lesion lifting method"**). Da dieses Ziel ebenso durch 2 transkutane Haltenähte unter- und oberhalb der Läsion zu erreichen ist, kann auch diese geringfügige Modifikation der Originaltechnik bevorzugt werden, um eine Alteration des Magenwandprozesses in jedem Fall zu vermeiden. Eine Übernähung der Klammernahtreihe ist nicht zwingend erforderlich. Wichtig ist allerdings die Kontrolle auf Bluttrockenheit, da vereinzelt Nachblutungen aus der Staplerreihe angegeben wurden.

Endoskopisch assistierte transgastrale Resektion

Läsionen, die nicht für eine Wedgeresektion zugänglich sind, können durch die sog. endoskopisch assistierte transgastrale Resektion (EATGR) exzidiert werden. Dabei handelt es sich v. a. um Prozesse der Magenhinterwand und entlang der kleinen Kurvatur. Durch die Magenvorderwand wird entweder eine Mukosa- (Hiki et al. 2000; Ohgami et al. 1999) oder eine Vollwandresektion (Feussner et al. 2001) vorgenommen. In der ursprünglichen Technik werden dazu mindestens 3 transgastrale **Ballontrokare** in den Magen eingebracht und über diese dann die endoskopische Mukosaresektion vorgenommen.

Die transgastrale Resektion über eine kleine Gastrostomie der Magenvorderwand ist weniger aufwändig und gestattet zudem eine größere Flexibilität bei den intragastralen Maßnahmen, sodass in der Regel auch an der Magenhinterwand stets eine **Vollwandexzision** vorgenommen wird (▫ Abb. 24.1c). Eine Ausnahme stellen nur die seltenen flächigen Befunde dar, bei denen eine alleinige Mukosaresektion u. U. technisch einfacher ist.

Nach Gastrostomie an geeigneter Stelle wird das die Läsion tragende Areal der Magenwand angehoben und mit entsprechendem Sicherheitsabstand durch Applikation des **Linearstaplers** ausgeklammert.

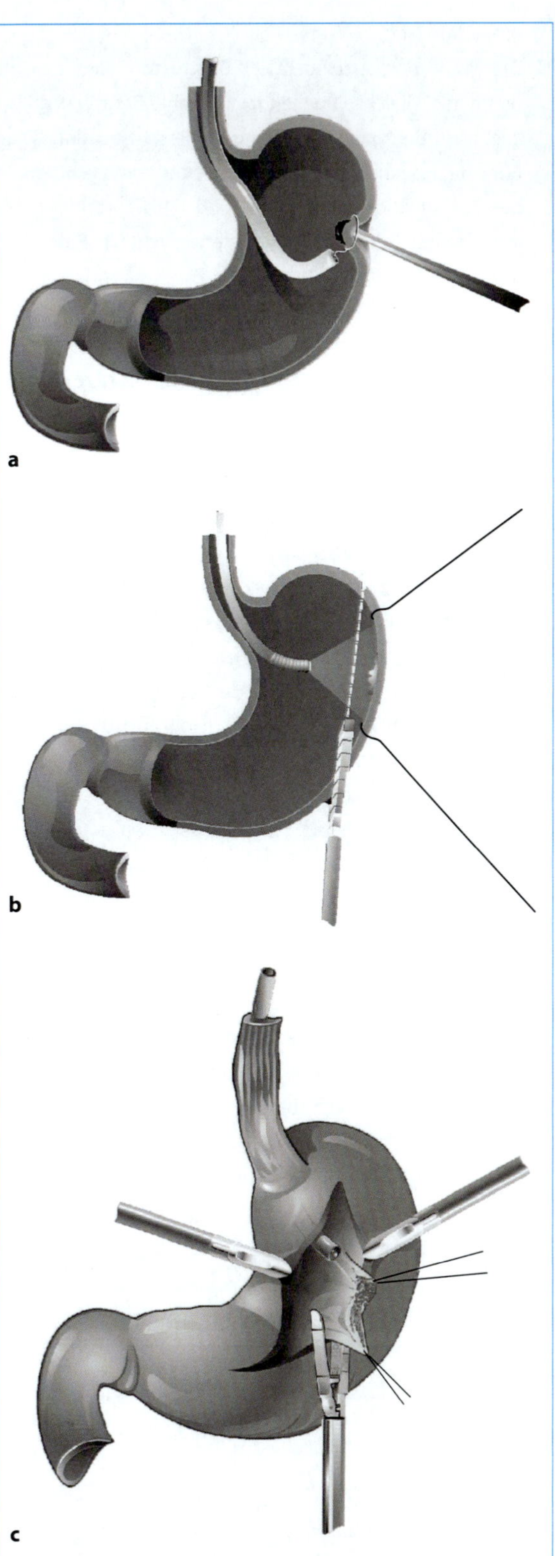

▫ Abb. 24.1a–c. a Laparoskopisch gestützte endoskopische Resektion. Die zu resezierende Läsion wird „von außen", d. h. laparoskopisch so exponiert, dass sie von endoluminal bequem und vollständig exzidiert werden kann. Die Abtragungsstelle wird dann mit durchgreifenden Nähten von außen gesichert. b Endoskopisch gestützte laparoskopische Tangentialresektion. Entscheidend ist hier, die zu exzidierende Läsion in einer gut zugänglichen Falte der Magenwand zu positionieren. Im Bereich der Magenvorderwand und der großen Kurvatur ist dies durch geschickte Platzierung von Haltenähten fast immer möglich. Die Resektion ist dann mit dem Linearstapler technisch einfach durchführbar. c Endoskopisch gestützte transgastrale Resektion. Über transgastral eingebrachte Ballonkatheter oder – wie hier dargestellt – eine Gastrostomie der Magenvorderwand können auch Läsionen der Magenhinterwand im Sinne einer Vollwandresektion entfernt werden.

24

Praxis konkret

Die Wahl der anzulegenden **Gastrostomiestelle** wird durch die gleichzeitige endoskopische Beurteilung erleichtert, ebenso die Festlegung der **Resektionslinie**. Darüber hinaus sind die Vermeidung einer evtl. resultierenden Deformation des Magens und die Beurteilung der intraluminalen Klammernahtreihe hinsichtlich Suffizienz und Bluttrockenheit wichtig.

Die **Gastrostomie** wird abschließend entweder übernäht oder ebenfalls mit einer Klammernahtreihe geschlossen.

Laparoskopische Resektionsverfahren

Segmentale **Magenresektionen** (z. B. Billroth II) oder die totale **Gastrektomie** können rein laparoskopisch, d. h. ohne gleichzeitige endoskopische Unterstützung, durchgeführt werden, da die exakte Lokalisation des Befunds als Voraussetzung für eine möglichst sparsame Exzision nicht unbedingt erforderlich ist.

In aller Regel kann laparoskopisch zumindest eine **D1-Lymphadenektomie** erreicht werden (Shiraishi et al. 1999), sodass auch Submukosakarzinome auf diese Weise zu behandeln sind. Für die Diskussion sind hier v. a. Frühkarzinome des distalen Magens von Bedeutung, da sie nach den allerersten Erfahrungen vorteilhaft laparoskopisch mit einer partiellen distalen Magenresektion behandelt werden können (Adachi et al. 1999; Shimizu et al. 2000).

Bei hochsitzenden Frühbefunden wären eine limitierte laparoskopische Resektion des proximalen Magens und insbesondere die Rekonstruktion außerordentlich schwierig, sodass hier eher die totale **Gastrektomie** in Betracht käme (Goh et al. 1997).

24.2.3 Vorläufige Ergebnisse

Minimalinvasive Kombinationseingriffe weisen hinsichtlich der *Operationszeit* und der *postoperativen Rekonvaleszenz* deutliche Vorteile gegenüber dem konventionellen offenen Vorgehen auf.

Am deutlichsten wird dies bei der laparoskopisch assistierten endoskopischen Resektion (LAER). Auch bei der endoskopisch assistierten laparoskopischen Tangentialresektion (EATR) und der endoskopisch assistierten transgastralen Resektion (EATGR) ist die Überlegenheit zumindest tendenziell erkennbar, sodass ein breiterer Einsatz zu empfehlen wäre. Dies setzt jedoch den Nachweis voraus, dass diese Eingriffe auch aus onkologischer Sicht unbedenklich sind, da jede Beeinträchtigung der insgesamt sehr günstigen **Heilungsaussichten** bei Frühkarzinomen die etwaigen Vorteile bezüglich des Behandlungskomforts relativieren würden

Da die Methodik insgesamt noch relativ jung ist, sind die Angaben über **Langzeitergebnisse** derzeit noch spärlich und stammen v. a. aus japanischen Arbeiten (Tabelle 24.1). In einer Gruppe von 61 Patienten, die bis zu 65 Monate nachuntersucht wurden, fanden sich 2 Fälle lokaler Rezidivierung, die erfolgreich durch totale Gastrektomie bzw. lokale Laserablation behandelt werden konnten. In einer anderen Gruppe von 28 Patienten wurde über die gesamte Nachbeobachtungszeit von maximal 5 Jahren kein Rezidiv gefunden.

Im Krankengut der Autoren von bisher 41 Patienten mit kombinierten laparoskopisch-endoskopischen Magenwandresektionen wurden nur 3 Patienten we-

Tabelle 24.1. Ergebnisse der laparoskopisch-endoskopischen Wandexzision bei Magenfrühkarzinom

Autoren	Jahr	EATR	EATGR	Nachbeobachtungszeit [Monate]	Anzahl Rezidive
Ohgami et al.	1999	44	17	60	2
Hiki et al.	2000	16	13	60	0
Unveröffentlichte Daten der Autoren	2000	1	2	28	0

EATR: endoskopisch assistierte tangentiale Resektion; *EATGR:* endoskopisch assistierte transgastrale Resektion.

gen eines Magenfrühkarzinoms behandelt. In einem Fall ergab die postoperative histopathologische Aufarbeitung dann doch das Vorliegen eines T1sm-Karzinoms, sodass eine offene **Nachresektion** angeschlossen wurde. In keinem Fall wurde bisher ein Rezidiv der Erkrankung nachgewiesen.

> Somit dürfte auch aus onkologischer Sicht bei Beachtung der engen *Indikationsstellung* und einer sorgfältigen Aufarbeitung des gewonnenen histologischen Präparats (mit der Konsequenz, ggf. nachzuresezieren) kein Einwand gegen die Aufnahme der lokalen Resektionsmaßnahmen in das therapeutische Spektrum zur erheben sein.

24.2.4 Einordnung der limitierten laparoskopisch-endoskopischen Kombinationseingriffe in die therapeutische Stratifizierung

Der Stellenwert der sog. kombinierten Verfahren zur Behandlung des **Frühkarzinoms** muss einerseits gegenüber der endoskopischen Mukosaresektion und andererseits gegenüber dem rein laparoskopischen bzw. offen konventionellen Vorgehen abgegrenzt werden.

Die endoskopische Mukosaresektion (EMR) und kombinierte Verfahren unterscheiden sich nicht prinzipiell bezüglich der **Indikation.** Infrage kommen Befunde, die

- nach endosonographischen Kriterien auf die Mukosa beschränkt sind,
- vom makroskopischen Aspekt her erhaben sind,
- einen maximalen Durchmesser von 20 mm nicht überschreiten und
- keine Ulzerationen aufweisen.

> Darüber hinaus ist auch das *histologische Grading* einzubeziehen, da lediglich gut differenzierte Karzinome für die lokale Behandlung in Betracht kommen.

Nur in diesen Fällen ist die laparoskopisch-endoskopische Chirurgie indiziert, sofern die komplette Resektion mittels EMR als technisch zu schwierig eingeschätzt wird oder eine R0-Resektion fraglich erscheint. Dabei ist klar, dass die EMR i. Allg. mit weniger Aufwand verbunden ist. Demgegenüber erlauben die Kombinationsverfahren jedoch eine **Vollwandresektion** und können auch für Läsionen eingesetzt werden, die mit dem Endoskop immer noch schwierig behandelbar sind (z. B. bei Lokalisation im Fornix oder im Bereich der Angulusfalte). Von der weiteren Perfektionierung der rein endoskopischen Verfahren und der technischen Verbesserung der Kombinationsverfahren wird die künftige Aufteilung des Marktes abhängen.

Klarer ist die Abgrenzung der Kombinationsverfahren zur lokalen Exzision gegenüber der rein laparoskopischen (partiellen) Magenresektion. Wenn es sich nach der präoperativen Diagnostik mit großer Wahrscheinlichkeit um ein **Mukosakarzinom** handelt, das bestimmten Voraussetzungen entspricht, wird sicherlich die lokale Magenwandexzision vorzuziehen sein, da sie weniger aufwändig und schonender für den Patienten ist.

Kriterien für die lokale Exzidierbarkeit von malignen Läsionen der Magenwand

- Läsion auf die Mukosa beschränkt, Durchmesser ≤ 25 mm
- Ausschluss einer (zentralen) Ulzeration
- Gut differenzierter Tumor (G1)
- Endosonographischer Ausschluss perifokaler Lymphknotenvergrößerungen

Auf die Frage der laparoskopisch-resektiven Behandlung des **Submukosakarzinoms** soll hier nicht detailliert eingegangen werden, da dieses für die lokale Exzision i. Allg. nicht mehr infrage kommt und die laparoskopische Magenresektion gesondert behandelt wird. Allerdings sei der Vollständigkeit halber abschließend darauf hingewiesen, dass nach den Ergebnissen sehr subtiler neuerer Untersuchungen auch bestimmte frühe Formen des Submukosakarzinoms offensichtlich auch noch für eine limitierte Form der Behandlung geeignet scheinen (Tsujitani et al. 1999).

> Von größter Bedeutung für die Diskussion lokaler Verfahrensweisen ist die Tatsache, dass die *Inzidenz von Frühkarzinomen,* die bereits in diesen Stadien zur Behandlung kommen, in Europa und den USA im Gegensatz zu den Verhältnissen in Japan immer noch viel zu gering ist.

Unter diesen Umständen werden **lokale Exzisionsverfahren** in absehbarer Zeit weiterhin nur eine Nebenrolle spielen. Dennoch müssen sie zumindest von spezialisierten Zentren angeboten werden, um ein umfassendes und stadiengerechtes **Therapiekonzept** auch für die Frühformen des Magenkarzinoms gewährleisten zu können. Auf lange Sicht könnte auf diese Weise auch breiteren Bevölkerungsschichten die Bedeutung der Früherkennung besser vermittelt werden, da heute berechtigterweise argumentiert werden kann, dass bei früherer Diagnose auch ein weniger invasives Behandlungsverfahren ausreichend ist.

Literatur

Acosta M et al. (1998) Chromoendoscopy – where is it useful? J Clin Gastroenterol 27/1: 13–20

Adachi Y, Suematsu T, Shiraishi N et al. (1999) Quality of life after laparoscopy-assisted Billroth I gastrectomy. Ann Surg 229: 49–54

Axon A (1997) Review – Early gastric cancer in Europe. Gut 41: 142–150

Bollschweiler E, Böttcher K, Hölscher H et al. (1992) Preoperative assessment of lymph node metastases in patients with gastric cancer: Evaluation of the Maruyama computer programme. Br J Surg 79: 156–160

Bourke MJ et al. (1996) Laser palliation of inoperable malignant dysphagia: initial and at death. Gastrointest Endosc 43: 29–32

Canto M (1999) Staining in gastrointestinal endoscopy: The basics. Review. Endoscopy 31/6: 479–486

Ell C, Gossner L, May A et al. (1998) Photodynamic ablation of early cancer of the stomach by means of mTHPC and laser irridation: preliminary clinical experience. Gut 43: 345–349

Feussner H, Frimberger E, Classen M (2001) Laparoscopic investigation and combinded laparoscopic and endoscopic procedures. In: Classen/Lightdale/Tytgat: Endoscopy – textbook and atlas. Thieme, Stuttgart

Goh PMY, Alponat A, Mak K, Kum CK (1997) Early international results of laparoscopic gastrectomies. Surg Endosc 11: 650–652

Gossner L, Ell C (2000) Photodynamic therapy of gastric cancer. Gastrointestinal Endosc Clin N Am 10/3: 461–480

Hiki Y, Sakuramoto S, Katada N, Shimao H (2000) Kombiniertes laparoskopisch-endoskopisches Vorgehen beim Magenkarzinom. Chirurg 71: 1193–1201

Inoue H (1998) Endoscopic mucosal resection for oesophageal and gastric mucosal resection. Can J Gastroenterol 12/5: 355–359

Kazunori I et al. (2000) A prospective study on endoscopic treatment for early gastric cancer in Japan: An interim report. Digest Endosc 12: 19–24

Maruyama K, Okabayashi K, Kinoshita T (1987) Progress in gastric cancer surgery in Japan and its limits of radicality. World J Surg 11: 418–425

Miyata M et al. (2000) What are the appropriate indications for endoscopic mucosal resection for early gastric cancer? Analysis of 256 endoscopically resected lesions. Endoscopy 323/10: 773–778

Ohgami M, Otani Y, Kumai K, Kubota T, Kim YI, Kitajima M (1999) Curative laparoscopic surgery for early gastric cancer: Five years experience. Wold J Surg 23: 187–193

Ono H et al. (2001) Endoscopic mucosal resection for treatment of early gastric cancer. Gut 48: 225–229

Shimizu S, Uchiyama A, Mizumoto K et al. (2000) Laparoscopically assisted distal gastrectomy for early gastric cancer. Surg Endosc 14: 27–31

Shiraishi N, Adachi Y, Kitano S, Bandoh T, Katsuta T, Morimoto A (1999) Indication for and outcome of laparoscopy-assisted Billroth I gastrectomy. Br J Surg 86: 541–544

Stepp H et al. (1998) Fluorescence endoscopy of gastrointestinal disease: basic principles, techniques, and clinical experience. Endoscopy 30: 379–386

Takeshita K, Tani M et al. (1997a) Endoscopic treatment of early oesophageal or gastric cancer. Gut 40/1: 123–127

Takeshita K, Tani M et al. (1997b) A new method of endoscopic mucosal resection of neoplastic lesions in the stomach: its technical features and result. Hepatogastroenterology 44/18: 1602–1611

Tsujitani S, Oka S, Saito H et al. (1999) Less invasive surgery for early gastric cancer based on the low probability of lymph node metastasis. Surgery 125/2: 148–154

Werk D, Gossner L, May A, Mayer G, Ell C (2002) Endoskopische Mukosaresektion bei Magenadenom und Frühkarzinom (eingereicht)

Möglichkeiten laparoskopischer Operationsverfahren

E. Bärlehner

25.1 Einleitung

Gegenwärtig nehmen **laparoskopische Operationsverfahren beim Magenkarzinom** einen bescheidenen Stellenwert ein. Mit wachsender Akzeptanz der laparoskopischen Operationsweise, neuen onkochirurgischen Erkenntnissen und technischen Fortschritten werden minimalinvasive Mageneingriffe jedoch absehbar an Bedeutung gewinnen.

Im Vergleich zu anderen in klinischer Evaluation befindlichen laparoskopischen Operationen sind mehrere Gründe für die derzeitige Zurückhaltung in der **resektiven Magenchirurgie** verantwortlich:

- extremer Schwierigkeitsgrad des laparoskopischen Vorgehens,
- Rückgang an Magenresektionen bei gutartigen Erkrankungen,
- ungeklärter Einfluss laparoskopischer Interventionen beim Krebsleiden,
- fehlende Evaluationen durch Studien.

Zusätzlich komplizieren therapeutische Trends – lokale Tumorexzision bis zur D3-Lymphadenektomie – und die Vielfalt etablierter konventioneller Resektions- und Rekonstruktionsverfahren ein **standardisiertes laparoskopisches Vorgehen.**

Die laparoskopische Magenchirurgie wurde 1992 durch Goh (Goh et al. 1997) mit einer **laparoskopischen Teilresektion des** Magens und Rekonstruktion nach Billroth II eingeleitet. Die erste **total laparoskopische Billroth-I-Resektion** wurde 1993 durchgeführt (Bährlehner et al. 1994). Bereits 1993 erfolgte durch Azagra (Azagra et al. 1999) die wohl weltweit erste **Gastrektomie bei Karzinom,** und Kitano et al. (1995) therapierten die ersten **Magenfrühkarzinome** mit einem kombinierten laparoskopisch/offenen Billroth-I-Verfahren.

In den letzten Jahren wurde wiederholt über **erfolgreiche laparoskopische Magenresektionen und Gastrektomien** bei Karzinomen berichtet (Azagra et al. 1999; Ballesta-Lopez et al. 1996; Goh u. So 1999; Melotti 1998; Bärlehner 1999).

> Danach sind laparoskopische Magenoperationen, einschließlich D2-Lymphadenektomie, beim Karzinom mit identischer Sicherheit bezüglich *Komplikationsrate* und *onkologischer Radikalität* gegenüber einem offenen Eingriff durchführbar.

Als **Benefit** bestehen in der Frühphase:

- rasche Rekonvaleszenz,
- weniger Schmerz,
- besseres kosmetisches Ergebnis.

Generelle Vorteile sind durch die **geringere Immunsuppression** zu erwarten, wenn auch bezüglich laparoskopischer Magenresektion keine validen Daten vorliegen.

25.2 Methode

Zur **Bewertung laparoskopischer Operationsmethoden am Magen** wurden die Erfahrungen des Autors mit 20 laparoskopischen Magenresektionen, darunter 12 Gastrektomien bei Magenkarzinom, herangezogen. Die Literaturrecherche umfasst Berichte über insgesamt 219 Patienten, darunter 32 (13,4 %) Gastrektomien.

25.3 Operationsindikation und laparoskopische Methoden

Laparoskopische Operationsverfahren beim Magenkarzinom können in **kurativer und palliativer Intention** zum Einsatz kommen. Von den malignen Erkrankungen des Magens wurden kurativ bisher der laparoskopischen Operation zugeführt:

- Non-Hodgkin-Lymphome,
- Leiomyosarkome,
- Frühkarzinome,
- die Serosa nicht überschreitende Karzinome (T2-Tumoren).

> Ganz überwiegend wird die laparoskopische Magenresektion beim *„early cancer"* favorisiert, wobei hauptsächlich die Lokalisation im unteren Korpusbereich und Antrum vorausgesetzt wird.

Wesentliche Impulse der minimierten Resektionen kamen aus Japan bei bekannt hohem Anteil (60 %) von Frühkarzinomen. Nach „eastern view" werden hochdifferenzierte Frühkarzinome <1 cm der **endoskopischen Mukosaresektion** zugeführt. Die Subtypen IIa („elevated") und IIc („depressed") mit einem Durchmesser von 1–2,5 cm werden durch **laparoskopische Resektion** therapiert (Keilresektion, partielle distale Resektion).

Die laparoskopische Vorgehensweise wurde im vorangehenden Kapitel dargestellt. Tumoren >2,5 cm bzw. geringdifferenzierte Karzinome werden offen operiert. Nach „western view" werden auch Tumoren höherer Stadien nach UICC-Klassifikation (Ia–IIIa) der laparoskopischen Resektion (**D1- oder D2-Gastrektomie**) zugeführt. Die limitierte minimalinvasive Resektion bei T1-G1-Tumoren hat sich in der westlichen Welt nicht vergleichsweise etablieren können (Jatzko et al. 1999).

Prinzipiell kommen, außer einem Eingriff beim Frühkarzinom vom Mukosatyp, folgende **laparoskopische Operationsverfahren** in Betracht:

- subtotale Magenresektion mit D1- oder D2-Lymphadenektomie,
- totale Gastrektomie mit D2-Lymphadenektomie.

Die Operationsverfahren sind der offenen Technik angeglichen und stellen für die Laparoskopie eine große Herausforderung dar. Die operationstechnischen Schwierigkeiten bei der **En-bloc-Resektion** lassen eine Standardisierung in den bisherigen Fallberichten noch nicht erkennen.

> *Onkochirurgische Aspekte* erfordern eine besondere Würdigung hinsichtlich Tumorzelldissemination, Portmetastasen und kritischer pathohistologischer Begutachtung.

Neuere Studienergebnisse aus England und Holland stellen eine generelle **D2-Lymphadenektomie beim Magenkarzinom** infrage. Hieraus könnten sich neue Aspekte für die laparoskopische Magenchirurgie ergeben.

Die **palliative laparoskopische Magenchirurgie** gewinnt beim inkurablen Magenkarzinom zunehmend an Bedeutung. Bevorzugte Operationsverfahren sind:

- Gastroenterostomie ohne Fußpunktanastomose in antekolischer Variante,
- distale Resektionen nach dem Billroth-II-Prinzip.

25.4 Nomenklatur laparoskopischer Operationsmethoden

Speziell in der laparoskopischen Magenchirurgie werden Kombinationen offener und laparoskopischer Methoden eingebracht, die einen Vergleich problematisch machen. Vor allem **Komplikationen und Konversionen** können methodenspezifisch nur ungenau zugeordnet werden. Unter 121 diesbezüglich analysierten Magenresektionen wurden 67 (57 %) offen assistiert (Teilskelettierungen, Gefäßversorgung, Anastomosierung).

Natürlich können über die Miniinzisionen auch **Komplikationen** (Blutungen, Organverletzungen, Anastomosenundichtigkeit) beherrscht werden und stehen damit einer Konversion nahe. Danach empfiehlt sich folgende Einteilung.

Einteilung laparoskopischer Operationsmethoden

- **Komplett laparoskopische Magenoperation:** alle operativen Schritte werden intrakorporal ausgeführt, eine Minilaparotomie oder Erweiterung eines Trokarkanals erfolgt lediglich zur Bergung des Resektats
- **Laparoskopisch assistierte Magenoperation:** einzelne Operationsschritte werden extrakorporal durchgeführt, z. B. die Ausschaltung einer Y-Roux-Schlinge, es findet aber keine intraperitoneale Assistenz über die Bauchwandinzision statt
- **Kombiniert laparoskopisch-offene Operationsverfahren:** laparoskopische Operationen werden offen assistiert und umgekehrt

Beispielsweise gehören die Billroth-I-Resektionen von **Kitano** zur oben genannten 3. Gruppe. Er führt die Ligatur der A. gastrica sininstra und die Gastroduodenostomie über eine Minilaparotomie durch. Gleicherweise assistiert **Azagra** seine D2-laparoskopische totale Gastrektomie durch eine 8 cm lange subxiphoidale Inzision zur Komplettierung der Resektion und Anastomosierung. Diese Verfahrensweise weist einen nur graduellen Unterschied zur Konversion auf.

25.5 Technik der laparoskopisch partiellen und totalen Magenresektion nach Azagra, Ablassmeier und Bärlehner

Der Patient wird in **modifizierter Steinschnittlage** auf dem Operationstisch gelagert. Die Beinstützen werden mit einem Querbrett verbunden, worauf der Patient sich sitzend abstützt, wobei eine 45°-Neigung des Tisches möglich ist. Diese Haltung gestattet den optimalen Zugang zum proximalen Magen. Der Operateur steht zwischen den Beinen, rechts wird ein Assistent postiert. Rechts und links kopfseitig aufgestellte Monitore ermöglichen eine optimale Mitarbeit aller Beteiligten.

An technischer Spezialausstattung erscheinen neben dem Zusatzmonitor ein **Hochflussinsufflator** und das **Ultraschallschnittgerät** zwingend erforderlich.

> Der Operateur sollte solide Kenntnisse und Fertigkeiten in der gesamten Magenchirurgie besitzen und die *konventionelle Technik* perfekt beherrschen.

Der **operative Schwierigkeitsgrad** ist deutlich über der laparoskopischen Kolon-Rektum-Chirurgie anzusiedeln. Daraus resultieren als Forderung überdurchschnittliche Fertigkeiten in der laparoskopischen Technik.

Es wird in **4-Trokartechnik** operiert. Der Eingriff beginnt mit der Platzierung der **Veress-Nadel** im oberen Nabelbereich. Durch diese Inzision wird ein 10 mm messender **Optiktrokar** eingebracht. Als optisches System benutzt der Autor eine 30°-Winkeloptik (Storz, Tuttlingen). In gleicher Höhe werden rechts und links handbreit lateral **2 weitere Trokare** platziert – rechts 10 mm messend, links 12 mm. Ein 5-mm-Trokar im epigastrischen Winkel führt den **Retraktionsstab**. In Abhängigkeit vom Resektionsausmaß wird der 5-mm-Trokar (Billroth I) oder der 12-mm-Trokar (Gastrektomie) durch einen 33er-Trokar (Stapler) ersetzt (Abb. 25.1).

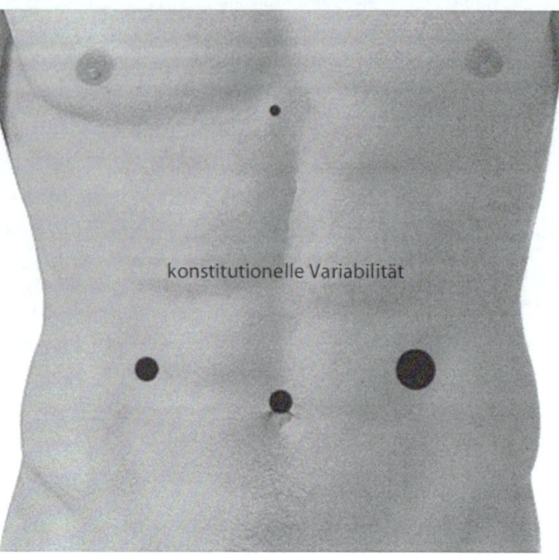

Abb. 25.1. Trokarplatzierungen zur resektiven laparoskopischen Operation bei Magenkarzinom

25.6 Operatives Vorgehen

> Das operative Vorgehen beim Karzinom ist grundsätzlich *onkochirurgischen Gesetzen* unterworfen.

Der Eingriff beginnt mit der **Ablösung des Omentum majus** vom Querkolon. Unter Milzerhaltung wird das Lig. gastrolienale mit trunkulärer Absetzung der A. gastroepiploica sinistra durchtrennt. Durch Zug am Pylorus spannen sich die A. und V. gastroduodenalis infrapylorisch an. Unter Mitnahme der hier regelhaft erkennbaren Lymphknoten werden beide Gefäße zwischen Clips abgesetzt.

Die **Dissektion des Lig. hepatoduodenale** stellt den Ducuts choledochus, die A. hepatica und die Pfortader dar. Die A. gastrica dextra wird zwischen Clips durchtrennt. Mit der **Lymphadenektomie** entlang der freizulegenden A. hepatica communis gelangt man zum Truncus coeliacus. Mit der Isolierung von A. gastrica sinistra und A. lienalis ist die **zoeliakale Lymphadenektomie** verbunden. Die A. gastrica sinistra wird vom Autor mit einem Absolok-Plus-Clip (Ethicon, Norderstedt) verschlossen und trunkulär abgesetzt

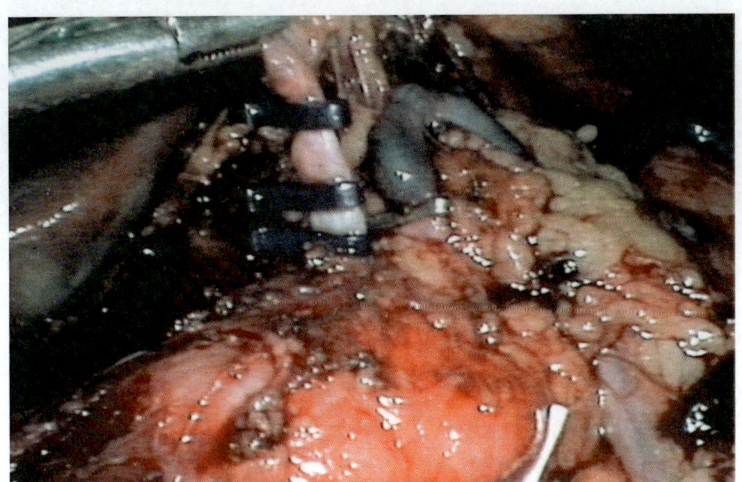

■ Abb. 25.2. Trunkuläre Versorgung der A. gastrica sinistra und V. coronaria ventriculi

(■ Abb. 25.2). Die hier in unmittelbarer Nachbarschaft verlaufende V. coronaria ventriculi wird zwischen Metallclips durchtrennt.

Die **komplette Abtrennung des Omentum minus** an der Leber führt zum Hiatus oesophagei. Mit Freilegung beider Hiatusschenkel werden der Ösophagus isoliert und beide Vagusstämme durchtrennt. Letztlich ist das **En-bloc-Präparat** nur noch am Duodenum und Ösophagus fixiert. Postpylorisch wird mit einem Linearcutter (35 oder 30 mm; Auto Suture, Tönisvorst) das Duodenum abgesetzt. Proximal erfolgt in Abhängigkeit von Tumorlokalisation und -entität die **Absetzung im Ösophagus oder als subtotale Resektion.** Das Präparat wird in einen Bergebeutel verbracht.

Nach Resektion der Klammernahtreihe am Ösophagus oder im Magenwandanteil wird eine **Tabaksbeutelnaht** mit monophilem Faden und Nadelhalter angelegt. Nach Austausch des 12-mm-Trokars am linken Rippenbogen gegen einen 33er-Trokar wird der gasdichte 25er-Zirkularstapler (ILC; Ethicon, Norderstedt) eingeführt. Die Andruckplatten werden distanziert und der Kopf in den Ösophagus oder die Magenmanschette gebracht, die Tabaksbeutelnaht intrakorporal geknüpft. Danach werden der Stapler dekonnektiert und der Schaft entfernt. Nun werden die proximale Jejunumschlinge aufgesucht und die Flexura duodenojejunalis zweifelsfrei identifiziert. Die vorgesehene Schlinge wird in ihrer Länge zur Anastomose getestet, die vorgesehene Stelle der **Enteroanastomose** markiert und an einer Klemme fixiert.

Weitere Arbeitsgänge sind:

- Entfernung des 33er-Trokars und Sicherung des Trokarkanals mit einer Ringfolie,
- Hervorluxierung des Bergebeutels und Entfernung des Resektats.

Jetzt wird die Darmklemme mit dem Jejunum zur Minilaparotomie geführt und der Darm nach außen geleitet. Es erfolgen die typische **offene Durchtrennung** und **Anlage der Y-Roux-Anastomose** in einreihiger extramuköser Nahttechnik unter Ausschaltung eines 40–45 cm langen Roux-Schenkels. Der Staplerschaft wird jetzt durch den 33er-Trokar gefädelt und dann in den offenen Roux-Schenkel verbracht. Damit der Darm nicht abgleiten kann, wird er mit dicker Ligatur am Schaft fixiert. Danach erfolgt die Reposition des Darmes und des Staplers durch die Minilaparotomie, und mit dem Nachschieben des 33er-Trokars wird wieder eine gasdichte Situation hergestellt.

Unter Laparoskopiebedingungen erfolgten die **Perforation des Darmes** mit dem Zentraldorn („Krückstockanastomose") und die **Konnektierung** mit der Andruckplatte.

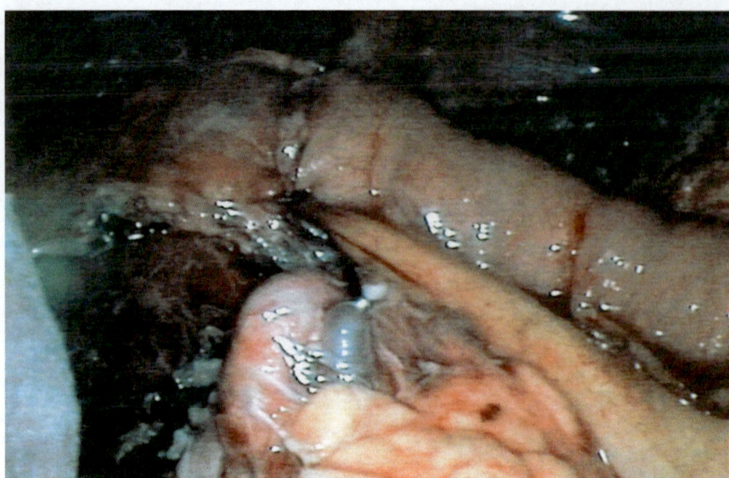

Abb. 25.3. Abschlusssitus nach laparoskopischer Gastrektomie mit D2-Lymphadenektomie und Y-Roux-Ösophagojejunostomie

> Die *Anastomosierung* findet unter optimaler Sichtkontrolle statt.

Nach Durchtrennung des Haltefadens am Staplerschaft werden das Gerät entfernt und die **Anastomosenringe** kontrolliert. Mit dem Linearcutter erfolgen das Absetzen und der Verschluss des „Krückstockendes". Die **Platzierung einer Ernährungssonde** in den unteren Roux-Abschnitt ist gut zu kontrollieren. Mit dem Einlegen der Drainagen des subhepatischen Raumes und des kleinen Beckens wird der Eingriff beendet. Der laparoskopische Abschlusssitus ist in Abb. 25.3 dargestellt.

Bei 3 Patienten wurde vom Autor nach partieller distaler Resektion die **Rekonstruktion nach Billroth I** vorgenommen. Hierbei wird der 33er-Port im epigastrischen Winkel platziert. Nach Resektion der Klammernahtreihe am Duodenalstumpf werden eine Tabaksbeutelnaht gelegt und der 25er-Staplerkopf eingebracht. Über eine anteriore Gastrotomie im Magenrest lässt sich der Staplerschaft in den Magenstumpf einbringen. Der Zentraldorn perforiert diese am Übergang der abschließenden Klammernahtreihe zur großen Kurvatur. Mit der Konnektierung erfolgt die Anlage einer terminoterminalen Gastroduodenostomia oralis partialis caudalis. Der **Gastrotomieverschluss** kann mit einem Linearstapler oder mit Einzelknopfnähten erfolgen.

> Die *Anastomosendichtigkeit* wird bei allen Verfahren mit Methylenblau geprüft.

25.7 Komplikationen

In Anbetracht der vergleichsweise wenigen laparoskopischen Magenresektionen und der Tatsache, dass sie vorerst nur von wenigen Enthusiasten durchgeführt werden, sind Angaben zu Komplikationen selten. Bei 18 Patienten des Autors mit laparoskopischer subtotaler bzw. totaler Gastrektomie und D2-Lymphadenektomie sowie einer Metaanaylse von 19 Publikationen mit insgesamt 239 Patienten bei allerdings nur 32 Gastrektomien wurden in 3,5 % der Fälle **intraoperative Komplikationen** registriert. Nach Häufigkeit waren dies:

- Blutungen,
- Nichtidentifikation von Pylorus oder Tumorläsion,
- A.-hepatica-Verletzung,
- Staplerversagen.

In 7 Fällen musste konvertiert werden, was einer **Konversionsrate** von 3 % entspricht. Einschränkend ist anzumerken, dass 91 Patienten (38 %) kombiniert laparoskopisch offen operiert wurden. Risikobehaftete Operationsschritte werden hierbei in offener Vorgehensweise absolviert (Gefäßversorgung, Anastomosierung). Andererseits können über diese Inzisionen auch relativ leicht Komplikationen beherrscht werden.

Tabelle 25.1. Postoperative Komplikationen

	n	Häufigkeit [%]
Anastomoseninsuffizienz	4	1,7
Duodenalstumpfinsuffizienz	3	1,3
Anastomosenstenose	6	2,5
Sepsis	2	0,8
Magenatonie	1	0,4
Dekompensierte Leberzirrhose	1	0,4
Pneumonie und Wundruptur	1	0,4
Blutungen	2	0,8
Pankreasfistel	2	0,8
Gesamt	22	9,1

Postoperative Komplikationen wurden nach Angaben von Goh et al. (1997) und der Literaturrecherche des Autors in 9–13 % der Fälle angegeben (Tabelle 25.1).

Onkochirurgische Komplikationen, wie Tumorinzisionen oder Fragmentierung, sind nicht publiziert.

> Bisher gibt es keine Mitteilungen über laparoskopisch induzierte Disseminationen von Tumorzellen, Metastasen oder Port-site-Metastasen. Einschränkend muss auf die kleinen Fallserien hingewiesen werden.

25.8 Ergebnisse

Unter kurativer Intention wurde bei allen Autoren eine **lokale R0-Resektion** erreicht. Die durchschnittlichen Lymphknotenzahlen liegen nahezu identisch bei 30. Dies ist bemerkenswerterweise auch in der Dutch-Studie mit 30 Lymphknoten bei D2-Lymphadenektomie angegeben.

> *Onkochirurgische Defizite* scheinen demnach bei laparoskopischen Operationen nicht gegeben.

Bei einem Follow-up zwischen 1,5 und 2 Jahren wurden **Überlebensraten** von über 80 % erreicht, wobei etwa 70 % der Patienten tumorfrei waren (Tabelle 25.2).

Wenn dies auch nur Trendorientierungen sein können, ergeben sich absehbar wohl auch in den **Langzeitresultaten** keine Nachteile. Operationstechnisch bestechen eine gute Übersicht und die Möglichkeit zur Mikrodissektion bei optischer Vergrößerung.

Die wiederholt beschriebenen Vorteile – wie Senkung des Blutverlusts, geringes Peritonealtrauma und Minimierung des Bauchwandtraumas – sind regelmäßig reproduzierbar. Inwieweit ein positiver Effekt hinsichtlich der **Immunsituation** erzielbar und für den Patienten relevant ist, muss vorerst offen bleiben.

Die **Vorteile des laparoskopischen Operierens in der Frühphase** sind subjektiv überzeugend:
- frühe Mobilität,
- minimales Postaggressionssyndrom,
- schnelle Wiederaufnahme der Darmfunktion,
- selten pulmonale Komplikationen,
- weniger Schmerz,
- besseres kosmetisches Ergebnis,
- seltene Wundheilungsproblematik.

Cave

Nachteilig sind zweifelsfrei der enorme technische Aufwand, die langen Operationszeiten zwischen 240 und 340 min und die hohen Kosten.

In kritischer Analyse der Verfahren bleibt somit offen, ob die frühpostoperativen Vorteile die Nachteile aufwiegen, insbesondere unter dem Aspekt **nichtevaluierter onkochirurgischer Langzeitresultate**.

25.9 Schlussfolgerungen

Die laparoskopische Magenresektion und Gastrektomie beim Karzinom sind weltweit selten durchgeführte Operationen. Einzelfalldarstellungen oder kleine Operationsserien sind als Pionierleistungen zu bewerten und erkennbar dem Erfolg verpflichtet. Kritische Analysen zu Komplikationen und onkochirurgischen

Tabelle 25.2. Literaturvergleich zur Gastrektomie

Autoren	Azagra et al. (1999)	Melotti (1998)	Bärlehner (1999)	Ballesta-Lopez et al. (1996)	Choi et al. (1996)
n	13	15	18	10	6
Methode	9-mal D1-Gastrektomie	D2-Gastrektomie	3-mal partielle D1-Gastrektomie	Partielle D2-Gastrektomie	Subtotale D2-Gastrektomie
	3-mal D2-Gastrektomie		Gastrektomie	Gastrektomie	Gastrektomie
	1-mal distale Gastrektomie		15-mal D2-Gastrektomie		
Tumorstadium	T1 N0 M0	T1 N0 M0	T1 N0 M0	T1 N0 M0	T1 N0 M0
	T3 N2 M1	T4 N2 M1	T3 N0 M1	T2 N1 M0	T2 N0 M0
Komplikationen: n (%)	1 (7,7)	k.A.	3 (16,6)	1 (10)	1 (16)
Konversion: n (%)	0	k.A.	1 (1,5)	0	0
Letalität: n (%)	1 (7,7)	k.A.	0	0	0
Lokale R0-Resektion: n (%)	13 (100)	k.A.	18 (100)	10 (100)	6 (100)
Lymphknotenzahl	31	k.A.	30	30	22,5
Follow-up [Monate]	27,5	8–36	19,2	9 (4–52)	k.A.
Überleben [%]	84,6	80	83,4	k.A.	k.A.
Tumorfreiheit [%]	69,2	71	77,7	100	k.A.
Operationszeit [min]	240	255	280	250	340

k.A.: keine Angaben.

Ergebnissen lässt die Literatur weitestgehend vermissen. Daraus ergeben sich Forderungen nach Standardisierung, klinischer Evaluierung und kontrollierten Studien zur **definitiven Bewertung laparoskopischer Operationsmethoden** beim Magenkarzinom.

Literatur

Azagra JS, Goergen M, De Simone P, Ibanez-Aguirre J (1999) Minimally invasive surgery for gastric cancer. Surg Endosc 13: 351–357

Bärlehner E (1999) Aktueller Stand der laparoskopischen Chirurgie des Magenkarzinoms. Chir Gastroenterol 15: 260–264

Bärlehner E, Schwetling R, Anders S, Mau H (1994) Laparoskopische Magenresektion nach Billroth I. Min Invas Chir 1: 7–9

Ballesta-Lopez C, Bastida-Vila C, Catarci M, Mato R, Ruggiero R (1996) Laparoscopic Billroth II distal subtotal gastrectomy with gastric stump suspension for gastric malignancies. Am J Surg 17: 1289–1292

Choi SH, Yoon DS, Chi HS, Min JS (1996) Laparoscopy-assisted radical subtotal gastrectomy for early gastric carcinoma. Yonsei Med J 37: 174–180

Goh PM, Alponat A, Mak K, Kum CK (1997) Early international results of laparoscopic gastrectomies. Surg Endosc 1: 650–652

Goh PM, So JB (1999) Role of Laparoscopy in the Management of Stomach cancer. Semin Surg Oncol 16: 321–326

Jatzko G, Pertl A, Jagoditsch M (1999) Chirurgische Therapie und Ergebnisse beim Magenfrühkarzinom. Chir Gastroenterol 15: 223–226

Kitano S, Shimoda K, Miyahara M et al. (1995) Laparoscopic approaches in the management of patients with early gastric carcinomas. Surg Laparosc Endosc 5/5: 359–362

Melotti G (1998) Proceedings of the 6th World Congress of Endoscopic Surgery. May, 31–June, 6. Rome, Italy

Multiviszerale Resektion bei lokal fortgeschrittenen Magentumoren

C. H. Gebhardt

26.1 Einleitung

Multiviszerale Resektionen beim Magenkarzinom betreffen lokal fortgeschrittene Tumoren, die in Nachbarorgane eingewachsen und nur durch Mitresektion des Nachbarorgans vollständig entfernbar sind. Es handelt sich also um **T4-Tumoren**, entsprechend der aktuell gültigen TNM-Klassifikation der UICC von 1997.

Als **Nachbarstrukturen** gelten:

- Milz,
- Colon transversum,
- Leber,
- Zwerchfell,
- Pankreas,
- Bauchwand,
- Nebennieren,
- Nieren,
- Dünndarm,
- Retroperitoneum.

Cave

Eine intramurale Ausbreitung in den **Ösophagus** oder das **Duodenum** entspricht nicht einem T4-Stadium.

Unter **multiviszeraler Resektion** im engeren Sinne versteht man nicht die gleichzeitig mit der Magenresektion/Gastrektomie durchgeführte **Splenektomie**, wenn diese ohne nachweisbare Tumorinfiltration nur aus Gründen einer radikaleren Lymphdissektion bei Karzinomen im oberen Magendrittel durchgeführt wird. Gleiches gilt auch für die in einigen – besonders japanischen – Kliniken ebenfalls aus Radikalitätsgründen durchgeführte **Pankreatikosplenektomie.** Die simultane Entfernung anderer Organe aus eigenständigen Gründen, z. B. die Cholezystektomie wegen Lithiasis, entspricht auch nicht der hier zugrundegelegten Definition einer multiviszeralen Resektion.

26.2 Häufigkeit und Organbefall

Der **Anteil multiviszeraler Resektionen** im Gesamtkollektiv resezierter Magenkarzinome wird in der Literatur in einer Variationsbreite von 0–40 % angegeben. Dieses Phänomen kann dadurch erklärt werden, dass einerseits immer noch viele Kliniken die Infiltration von Nachbarorganen als Inoperabilitätskriterium werten und andererseits in vielen Bereichen nicht die obige Definition zugrundegelegt wird und daher auch routinemäßige Splenektomien oder Erweiterungen in den Ösophagus oder das Duodenum miterfasst werden, woraus zu hohe Werte resultieren (Ott 1999).

Schließlich ist die **Entscheidung zur multiviszeralen Resektion** auch in direktem Zusammenhang mit dem Ausbildungsstand bzw. der Erfahrung des jeweiligen Operateurs zu sehen. In großen Statistiken findet sich eine Häufigkeit multiviszeraler Resektionen zwischen 6 und 18 %:

- Kodama et al. 1997: 77/1333=5,8 %;
- Shchepotin et al. 1998: 353/1964=18 %;
- Böttcher et al. 1994: 220/1654=13,3 %.

> Die am häufigsten multiviszeral mitresezierten Organe sind *Pankreas, Kolon bzw. Mesokolon und Leber* (Gebhardt u. Schultheis 1993).

Bezogen auf diese 3 Organe findet sich in japanischen Sammelstatistiken bei 4233 Erweiterungen für die **Bauchspeicheldrüse** ein Anteil von 67 %, für das **Kolon** von 23 % und für die **Leber** von 10 % (Kishimoto u. Koga 1979; Korenaga et al. 1988). Kodama et al. (1997) beobachteten eine vergleichbare Verteilung – nämlich 56 % (Pankreas), 34,5 % (Kolon) und 10 % (Leber). Auch das große Krankengut von Shchepotin et al. (1998) lässt eine ähnliche **Häufigkeitsverteilung** erkennen (41,8 %, 35,6 % und 22,6 %).

Seltenere Zusatzeingriffe sind **Zwerchfellresektionen** sowie **Nieren- und Nebennierenentfernungen.**

> Im Gegensatz hierzu ist eine T4-Situation im Sinne einer *direkten Tumorinfiltration des Retroperitoneums* in der Regel als inoperabel einzustufen.

In über 2/3 der mitgeteilten **multiviszeralen Resektionen** ist nur ein Nachbarorgan tumorinfiltriert, in etwa 20 % handelt es sich um 2 Organe, während eine Mitresektion von 3 oder mehr infiltrierten Nachbarstrukturen weniger als 10 % der Fälle ausmacht (Gebhardt u.

Schultheis 1993; Kishimoto u. Koga 1979; Korenaga et al. 1988).

26.3 Operationsindikation

> Eine eindeutige Indikation zu einem multiviszeralen Vorgehen besteht, wenn hierdurch eine *R0-Situation* erreicht werden kann. Nur die vollständige Tumorentfernung bietet eine Chance auf Heilung.

Habu et al. (1990) vertreten die Meinung, dass Chirurgen aggressiv bezüglich der En-bloc-Entfernung infiltrierter Nachbarorgane sein sollten, wenn sich der Tumor in einem potenziell kurativen Stadium befindet (keine Peritonealkarzinose, keine Lebermetastasen, N 0–3), da unter diesen Bedingungen eine **5-Jahres-Überlebensrate von 20 %** erreicht werden kann. Die beste Indikation findet sich, wenn nur ein Nachbarorgan infiltriert ist und dieses kurativ mitentfernt wird, da sich die Prognose bei Infiltration von 2 und mehr Organen trotz kurativer Operation signifikant verschlechtert (Kodama et al. 1997).

Nach Häring et al. (1992) ist auch ein palliativer Ansatz zur Beseitigung von Tumorkomplikationen vertretbar, wobei die Indikation individuell gestellt und der evtl. Vorteil gegenüber dem Operationsrisiko abgewogen werden muss. Durch die **erweiterte palliative Gastrektomie** im Sinne eines „Ultima-Ratio-Eingriffs" können Tumorkomplikationen – wie Blutungen, Kolonfisteln, Stenosen und Schmerzen – beseitigt und vermieden werden.

Cave

Eine Erweiterung bei **Peritonealkarzinose** oder **hämatogenen Fernmetastasen** sei jedoch sinnlos, weil unter diesen Umständen weder eine Lebensverlängerung noch eine Verbesserung der Lebensqualität erreicht werden kann.

Auch Habu et al. (1990) vertreten die Meinung, dass eine palliative Resektion wegen eines gewissen Überlebensvorteils vertretbar sei, jedoch bei **Peritonealkarzinose** als ineffektiv anzusehen ist. Haugstvedt et al. (1989) sehen eine Indikation zur Resektion des inkurablen Magenkarzinoms auch unter Mitentfernung von Nachbarorganen, da eine verbesserte Überlebenszeit erreicht werden kann und andererseits die postoperativen Komplikations- und Letalitätsraten nicht höher seien als nach kurativer Resektion.

26.4 Operationstaktik und Operationstechnik

> Die multiviszerale Resektion des Magenkarzinoms muss *en bloc* erfolgen, da es bei isolierter Resektion infiltrierter Nachbarorgane zwangsläufig zu einer *Tumoreröffnung bzw. -durchtrennung* kommt.

Die resultierende **Tumorzelldissemination** in die Bauchhöhle führt zu einer signifikanten Verschlechterung der Prognose entsprechend einer palliativen Operation. Diese Regel muss berücksichtigt werden, obwohl makroskopisch nicht immer eindeutig zu beurteilen ist, ob eine echte Infiltration im Sinne eines T4-Stadiums vorliegt oder ob der Tumor nur mit den Nachbarorganen entzündlich verbacken ist (T3).

So waren im Krankengut von Bozzetti et al. (1990) nur bei 28 (39 %) von 72 onkologisch indizierten Erweiterungen echte Tumorinfiltrationen der Nachbarorgane nachweisbar. Ein entsprechendes Konzept ist jedoch nur bei einer nicht oder nur gering erhöhten postoperativen **Morbidität und Letalität** vertretbar.

Bei einer multiviszeralen Resektion mit kurativem Ansatz entspricht die Operationstaktik den üblichen Regeln der radikalen Chirurgie des Magenkarzinoms. Das bedeutet, dass – abgesehen von präpylorisch lokalisierten Karzinomen vom intestinalen Typ nach Laurén – die **Gastrektomie** der Regeleingriff ist. Bei Kardiakarzinomen mit Ausbreitung in den Ösophagus kann eine transhiatale Resektion oder eine Erweiterung im Sinne einer abdominolinksthorakalen Gastrektomie mit Durchtrennung des Rippenbogens und des Zwerchfells erforderlich werden.

Die *D2-Lymphadenektomie* ist regelhaft Bestandteil des radikalen Vorgehens. Bei einer sicher palliativen Resektion kann auf die Lymphdissektion verzichtet werden.

Die **Karzinominfiltration des Pankreas** bedingt eine simultane partielle/subtotale Duodenopankreatektomie oder die linksseitige Pankreatikosplenektomie.

Cave

Eine **milzerhaltende Pankreaslinksresektion** ist aus Radikalitätsgründen nicht vertretbar.

In seltenen Fällen findet sich nur eine **oberflächliche Infiltration der Pankreaskapsel.** Hier kann versucht werden, den Tumor tangential aus dem Pankreas zu exzidieren, was jedoch die Gefahr einer postoperativen Pankreasfistel birgt.

Die **Durchführung einer simultanen Pankreatikosplenektomie** beginnt mit dem Ablösen des Omentum majus vom Querkolon unter Abpräparation auch des oberen Blattes des Mesocolon transversum bis zum Pankreasunterrand. Dieses Vorgehen ist Inhalt der D2-Dissektion. Nach Freidissektion des Truncus coeliacus und der Milzarterie wird diese etwa 2 cm rechts der Tumorinfiltration durchtrennt. In gleicher Höhe kann nach Hochklappen des Pankreas auch die Milzvene an der dorsalen Pankreasfläche isoliert und versorgt werden. Danach kann die Bauchspeicheldrüse in diesem Bereich mit der Diathermie durchtrennt und der linksseitige Anteil vollständig mobilisiert werden.

Bei ausgedehnter oder weiter rechts lokalisierter Tumorinfiltration wird die Bauchspeicheldrüse wie bei der **Duodenopankreatektomie** primär über der Pfortader abgesetzt und danach die Milzvene an ihrer Einmündung in die V. portae und die Milzarterie direkt am Truncus coeliacus durchtrennt. Die weiteren Operationsschritte entsprechen am Magen den Regeln der nichterweiterten Resektion.

Die Infiltration des Pankreaskopfs bedingt eine klassische **Whipple-Operation**, bei der in der Regel wegen des Tumorsitzes im Pylorusbereich eine subtotale Magenresektion unter Milzerhalt vertretbar ist.

Nach dem Pankreas sind **Kolon und Mesokolon** zweithäufigster Infiltrationsort des Magenkarzinoms. Ist nur das Mesokolon betroffen, so muss die Tumorinfiltration von der Unterseite des Mesokolon ausgehend mit einem Sicherheitsabstand von 1–2 cm umschnitten werden. Dieser Bereich verbleibt am Operationspräparat.

Cave

Ist dabei die **Randarkade des Querkolons** zu durchtrennen, so kann es bei unzureichenden Anastomosen über die Riolan-Arkade zu einer segmentären Minderdurchblutung des Kolons kommen, die eine Querkolonsegmentresektion nach sich ziehen würde.

Findet sich ein **direktes Einwachsen des Karzinoms in das Colon transversum**, ist das Kolon etwa 2 cm proximal und distal der Infiltration zu durchtrennen und anschließend End-zu-End wieder zu anastomosieren. Eine Mitresektion des Mesokolon ist – soweit es nicht auch betroffen ist – nicht erforderlich. Der weitere Fortgang der Operation mit Abpräparation des Omentum majus und des oberen Blattes des Mesokolon transversum entspricht dem Standardvorgehen.

Die **Tumorinfiltration der Leber** mit der Möglichkeit einer kurativen En-bloc-Resektion wird seltener beobachtet. Eine anatomische Leberresektion ist in diesen Fällen in der Regel nicht möglich oder nötig. Es ist ausreichend, den Infiltrationsort mit einem Sicherheitsabstand von etwa 1 cm pragmatisch aus der Leber zu exzidieren.

26.5 Postoperative Komplikationen und Letalität

Cave

Multiviszerale Resektionen sind nur vertretbar, wenn **Komplikationsraten** und die **postoperative Sterblichkeit** nicht deutlich über denen der nichterweiterten Resektion liegen.

Während Kodama et al. (1997) nach multiviszeraler Resektion mit 41,5 % gegenüber 36,1 % eine **geringe Erhöhung der postoperativen Morbiditätsraten** sahen, beobachteten Gebhardt u. Schultheis (1993) nach nichterweiterter bzw. multiviszeraler Resektion mit 27 % bzw. 26 % eine **vergleichbare Morbidität.** Gleiches galt mit 5,2 bzw. 3,3 % für die **30-Tages-Letalität.** Auch Meyer et al. (1992) berichten in ihrem Krankengut keine durch die multiviszerale Resektion bedingte **Letalitätserhöhung**, während Bozzetti et al. (1990) einen geringen Anstieg von 15 auf 18 % beobachteten. Auch Köckerling et al. (1995) publizieren einen **postoperativen Sterblichkeitsanstieg** von 6 auf 12 %.

> Erhöhte Komplikationsraten treten *nach simultaner Pankreasresektion* auf (Gall u. Hermanek 1988; Siewert et al. 1995).

Kitamura et al. (1999) sahen nach **multiviszeraler Pankreatikosplenektomie** zwar keine erhöhte Letalität, aber eine mit 52 % gegenüber 17 % signifikant erhöhte Morbidität. Besonders Pankreasfisteln und subphrenische Abszesse sind für diese hohen Komplikationsraten verantwortlich (Gall u. Hermanek 1988; Kitamura et al. 1999; Shchepotin et al. 1998).

Auch die **simultane Duodenopankreatektomie** ist sehr risikoreich, wobei hier Insuffizienzen bzw. Fisteln der Pankreatikojejunostomie ganz im Vordergrund stehen. Ohashi et al. (1985) berichten nach 145 entsprechenden Eingriffen eine postoperative Komplikationsrate von 52 %.

> Im Gegensatz zum Pankreas lassen sich auf das *Kolon bzw. Mesokolon* und die *Leber* bezogene Erweiterungen ohne größere Komplikationsraten vornehmen.

26.6 Langzeitüberleben

Die globalen **5-Jahres-Überlebensraten** nach multiviszeraler Resektion werden sowohl in westlichen als auch in japanischen Berichten zwischen 17 und 29 % angegeben (Bozzetti et al. 1990; Gebhardt u. Schultheis 1993; Kodama et al. 1997; Köckerling et al. 1995; Korenaga et al. 1988; Shchepotin et al. 1998).

> Kodama et al. (1997) weisen darauf hin, dass die Prognose neben der Frage der Radikalität ganz wesentlich davon abhängt, ob nur *ein oder mehrere Organe tumorbefallen* sind und en bloc mitentfernt werden müssen: War nur eine Nachbarstruktur betroffen, so betrug die 5-Jahres-Überlebensrate 29 % gegenüber 0 % bei Befall von 2 oder mehr Organen.

Korenaga et al. (1988) sahen bei Infiltration eines Nachbarorgans eine **5-Jahres-Überlebensrate** von 17,1 %, bei 2 Organen von 4,7 % und bei einem Tumoreinbruch in mehr als 2 Nachbarorgane von 0 %.

Unterschiedliche Überlebensraten werden auch bezüglich der Art der mitentfernten Organe mitgeteilt. So beobachtete Tagaki (1975) **organbezogene 5-Jahres-Überlebensraten**, die nach radikaler Resektion für den Pankreaskopf 4,7 %, für das Kolon 31,1 % und für die Leber 36,7 % betrugen. Nach simultaner Pankreatikosplenektomie berichten Shchepotin et al. (1998) eine 5-Jahres-Überlebensrate von 30 %.

Kontrovers diskutiert wird die beim lokal fortgeschrittenen Antrumkarzinom durchzuführende **Duodenopankreatektomie**, da zusätzlich zu dem erhöhten Operationsrisiko nur niedrige Überlebensraten erreicht werden könnten (Tagaki 1975: 4,7 %; Ohashi et al. 1985: 6 %). Andererseits sahen Shchepotin et al. (1998) bei 37 als **Pankreaskopfresektion** erweiterten Eingriffen eine 5-Jahres-Überlebensrate von 17 %. Einen noch höheren Wert von sogar 34 % berichten Yonemura et al. (1986).

> Diese Daten erlauben es, in Kliniken mit Erfahrung in der Pankreaschirurgie *simultane Duodenopankreatektomien* in kurativer Absicht durchzuführen.

Von prognostischer Bedeutung ist auch die Frage der **lymphogenen Metastasierung.** So wurden für pT4-pN0-Stadien Werte von 37 % gegenüber einer 5-Jahres-Überlebensrate von 15 % im Stadium pT4 pN+ angegeben (Shchepotin et al. 1998).

> Von entscheidender Bedeutung ist die Beobachtung, dass – eine kurative Resektion und gleicher Lymphknotenstatus vorausgesetzt – die *Spätergebnisse* bei T3- und T4-Tumoren gleich sind (Gebhardt u. Schultheis 1993;

26

Shchepotin et al. 1998). Dies bedeutet, dass organüberschreitende und Nachbarorgane infiltrierende Tumoren bei einer radikalen Resektion prognostisch genauso günstig sind wie auf den Magen beschränkte T3-Karzinome.

Bozzetti et al. (1990) sahen keinen signifikanten prognostischen Unterschied zwischen pT3-pN0- und pT4-pN0-Tumoren einerseits und pT3-pN+- und pT4-pN+-Tumoren andererseits. Ebenso stellten Baba et al. (1989) bei einer radikalen Resektion von pT3- bzw. pT4-Tumoren gleiche **5-Jahres-Überlebensraten** fest, nämlich 33,8 gegenüber 31,8 %.

Aufgrund dieser Beobachtung folgerten sie, dass die komplette radikale Entfernung von infiltrierten Nachbarorganen die *Überlebenszeit* auf das gleiche Niveau hebt wie bei alleiniger Serosainfiltration.

Nach einer palliativen multiviszeralen Resektion des Magenkarzinoms ist eine Heilung nicht zu erwarten. Trotzdem lassen sich bei etwa gleich hohem Operationsrisiko **verlängerte Überlebenszeiten** beobachten (Ott 1999). Gebhardt u. Schultheis (1993) berichten nach palliativer erweiterter Resektion zwar keine 5-Jahres-Überlebende, aber eine mediane Überlebenszeit von 260 Tagen gegenüber nur 80 Tagen nach nichtresezierenden Palliativeingriffen.

Cave

Keine Lebensverlängerung kann durch die Resektion erzielt werden, wenn schon eine **diffuse peritoneale Metastasierung** vorliegt (Habu et al. 1990), während eine **lokale peritumoröse Karzinose** nach Resektion zwar auch keine Heilung, aber ein deutlich längeres Überleben erwarten lässt (Kishimoto u. Koga 1979).

26.7 Chemotherapie

Bezüglich näherer Details einer präoperativen, adjuvanten oder palliativen Chemotherapie wird auf die entsprechenden Kapitel verwiesen. Während die Bedeutung einer **adjuvanten Chemotherapie** nach R0-Resektion nicht abschließend beurteilt werden kann, ist zumindest die **neoadjuvante Therapie** bei primär lokal nicht resezierbaren Tumoren zu diskutieren, um mit Hilfe einer wirksamen Chemotherapie zunächst eine klinisch relevante Tumorregression zu induzieren. Wilke et al. (1989) berichteten, dass 40–50 % der Patienten, deren Karzinom bei der Laparotomie irresektabel erschien, im Falle des Ansprechens auf die Chemotherapie komplett reseziert werden konnten.

Im Gegensatz zur Radio-/Chemotherapie des Ösophaguskarzinoms wird durch die neoadjuvante Chemotherapie *keine erhöhte postoperative Morbidität oder Letalität* induziert (Kelsen et al. 1996).

Trotz des logischen Therapieansatzes gibt es bisher keine prospektiven Studien, die die **Effektivität der neoadjuvanten Chemotherapie** bindend beweisen, da alle mitgeteilten Kollektive zu inhomogen sind, um allgemeingültige Empfehlungen aussprechen zu können.

26.8 Zusammenfassende Beurteilung

Lokal fortgeschrittene Magenkarzinome zeigen im T4-Stadium am häufigsten eine Infiltration von Pankreas, Kolon/Mesokolon oder Leber. Die **En-bloc-Entfernung** dieser Tumoren unter Einschluss der infiltrierten Nachbarorgane ist absolut indiziert, da die multiviszerale Resektion gegenüber der nichterweiterten Resektion mit einer nur gering höheren Morbidität und Letalität durchgeführt werden kann.

Die **5-Jahres-Überlebensraten** nach kurativer Resektion liegen zwischen 20 und 30 %, wobei es sich gezeigt hat, dass die Entfernung von T4-Tumoren im gleichen N-Stadium die gleichen Ergebnisse wie die Resektion von T3-Tumoren ergibt.

Auch die **palliative En-bloc-Resektion** kann indiziert sein, da hierdurch im Sinne einer „Ultima-Ratio“-Resektion nicht nur Symptome des fortgeschrittenen Tumorleidens beseitigt werden können, sondern gegenüber nichtresezierenden Maßnahmen auch eine Lebensverlängerung erzielt werden kann.

Eine **neoadjuvante Chemotherapie** bei primärer Irresektabilität sollte diskutiert werden. Eine erhöhte postoperative Morbidität oder Letalität wird hierdurch nicht induziert.

Literatur

Baba H, Korenaga D, Okamura T, Saito A, Sugimachi K (1989) Prognostic factors in gastric cancer with serosa invasion. Arch Surg 124: 1061–1064

Böttcher K, Siewert JR, Roder JD, Busch R, Hermanek P, Meyer HJ (1994) Risiko der chirurgischen Therapie des Magenkarzinoms in Deutschland.

Chirurg 65: 298–306

Bozzetti F, Regalia E, Bonfanti G, Doci R, Ballarini D, Gennary L (1990) Early and late results of extended surgery for cancer of the stomach.

Br J Surg 77: 53–56

Gall FP, Hermanek P (1988) Die erweiterte Lymphknotendissektion beim Magen- und colorectalen Karzinom – Nutzen und Risiken. Chirurg 59: 202–210

Gebhardt C, Schultheis K-H (1993) Die multiviszerale Resektion des fortgeschrittenen Magenkarzinoms. Langenbecks Arch Chir 378: 68–72

Habu H, Saito N, Sato Y, Takeshita K, Sunagawa M, Endo M (1990) Results of surgery in patients with gastric cancer extending to the adjacent organs. Hepatogastroenterology 37: 417–420

Häring R, Germer C-T, Diermann J (1992) Multiviszerale und erweiterte Resektionen in der Tumorchirurgie: Magenkarzinom. Langenbecks Arch Chir (Suppl) (Kongressbericht): 55–60

Haugstvedt T, Viste A, Eide GE, Söreide O (1989) The survival benefit of resection in patients with advanced stomach cancer: the Norwegian multicenter Experience. World J Surg 13: 617–622

Kelsen D, Karpeh M, Schwartz G et al. (1996) Neoadjuvant therapy of high-risk gastric cancer: A phase II trial of preoperative FAMTX and postoperative intraperitoneal Fluorouracil-Cisplatin plus intravenous Fluorouracil. J Clin Oncol 14: 1818–1828

Kishimoto H, Koga S (1979) Evaluation of gastrectomy combined with the resection of other organs in the treatment of gastric cancer. Jpn J Surg 9: 173–179

Kitamura K, Nishida S, Ichikawa D et al. (1999) No survival benefit from combined pancreaticosplenectomy and total gastrectomy for gastric cancer. Br J Surg 86: 119–122

Kodama I, Takamiya H, Mizutani K et al. (1997) Gastrectomy with combined resection of other organs for carcinoma of the stomach with invasion to adjacent organs: clinical efficacy in a retrospective study. J Amer Coll Surg 184: 16–22

Köckerling F, Reck T, Gall FP (1995) Extended gastrectomy: who benefits ? World J Surg 19: 541–545

Korenaga D, Okamura T, Baba H, Saito A, Sugimachi K.(1988) Results of resection of gastric cancer extending to adjacent organs. Br J Surg 75: 12–15

Meyer HJ, Jähne J, Ringe B, Pichlmayr R (1992) Primäre multiviszerale Resektionen beim organüberschreitenden Magenkarzinom und ihre Bedeutung im multimodalen Behandlungskonzept. 109. Kongress der Deutschen Gesellschaft für Chirurgie, 21.–25.4.1992, München

Ohashi J, Takahashi T, Ota H, Tagaki K, Nishi M, Kagitani T (1985) Combined resection of adjacent organs for advanced cancer of the stomach. Surg Ther: 173–180

Ott O (1999) Ergebnisse nach kurativer Resektion bei Magenkarzinom am Städtischen Klinikum Nürnberg Nord in den Jahren 1991–1995. Med. Dissertation, Erlangen

Shchepotin JB, Chorny VA, Nauta RJ, Shabahang M, Buras RR, Evans SRT (1998) Extended surgical resection in T4 gastric cancer. Am J Surg 175: 123–126

Siewert JR, Böttcher K, Stein HJ, Roder JD, Busch R (1995) Problems of proximal third gastric carcinoma. World J Surg 19: 523–531

Tagaki K (1975) Gastric-cancer (post-operative long-term survivals after extended radical operation). Jpn J Cancer Clin 21: 1136–1143

Wilke H, Preusser P, Fink U et al. (1989) Preoperative chemotherapy in locally advanced and nonresectable gastric cancer: A phase II study with etoposide, doxorubicin and cisplatin. J Clin Oncol 7: 1318–1326

Yonemura ., Katayama K, Sawa T et al. (1986) Clinical evaluation of pancreaticoduodenectomy in advanced gastric cancer. Jpn J Gastroenterol Surg 19: 1915–1919

Chirurgie des Karzinoms im operierten Magen

A. Schmid und B. Kremer

27.1 Einleitung

Definition

Das **Magenstumpfkarzinom** wird als ein Tumor im Restmagen definiert, welcher frühestens 5 Jahre nach vorausgegangener Magenresektion wegen einer gutartigen Grunderkrankung auftritt. Es wurde erstmals 1922 von Balfour aus der Mayo-Klinik beschrieben.

Vom Magenstumpfkarzinom sind die meist mit kürzerer Latenz entstehenden gastralen **Tumorrezidive** nach subtotaler Gastrektomie wegen eines distalen Magenkarzinoms abzugrenzen, da sie sich pathogenetisch wie primäre Magenkarzinome verhalten und sich diesbezüglich vom eigentlichen Magenstumpfkarzinom unterscheiden.

27.2 Risikoprofil

> Mit dem Auftreten von Magenstumpfkarzinomen, welche in Europa und dort insbesondere in den skandinavischen Ländern häufiger auftreten als in Japan oder den USA, muss in 1,4–7,9 % der magenresezierten Patienten gerechnet werden (Greene 1996; Luukonen et al. 1990; Thorban et al. 2000; Yonemura et al. 1994a).

Das **Durchschnittsalter der Patienten**, welche mit einer mittleren Latenz von 20–25 Jahren nach Magenresektion erkranken, entspricht dem von Patienten mit einem primären Magenkarzinom und liegt zwischen dem 60. und dem 65. Lebensjahr.

Cave

Nach einer Metaanalyse von Tersmette et al. (1990), die auf der Basis von 827 Magenstumpfkarzinomen erstellt wurde, ist das Risiko der gesamten magenteilresezierten Bevölkerungsgruppe, an einem **Magenkarzinom** zu erkranken, um den Faktor 1,66 erhöht, wobei sich dieses Risiko erst nach einem Intervall von mehr als 15 Jahren entwickelt.

Während das **Karzinomrisiko** bis 14 Jahre nach einer Magenteilresektion eher geringer als das der Gesamtbevölkerung ist und somit die Tatsache widerspiegelt, dass die Oberfläche der Magenschleimhaut als Entstehungsort der Adenokarzinome um 40–70 % reduziert wurde, steigt es 25 Jahre postoperativ auf mehr als das 4fache an. Dabei sind folgende Aspekte zu beachten:

- Männer sind bis zu 9-mal häufiger betroffen als Frauen (Thorban et al. 2000).
- Je jünger die Patienten zum Zeitpunkt der Erstresektion waren, um so länger ist im Mittel die Latenz bis zum Auftreten des Stumpfkarzinoms.
- Bestand die Indikation zur Magenresektion in einem Ulcus ventriculi, so ist das Magenstumpfkarzinomrisiko 2,5-mal höher als für Patienten, die wegen Ulcera duodeni reseziert wurden.
- Das relative Karzinomrisiko ist nach einer Billroth-II-Resektion im Vergleich zur Billroth-I-Resektionen während der ersten 15 postoperativen Jahre gleich, um nach mehr als 20 Jahren auf das 4fache anzusteigen (Miwa et al. 1995).
- Auch der Denervierung des Magens im Sinne einer Vagotomie wird im Tierversuch eine karzinomfördernde Potenz zugeschrieben (Kaminishi et al. 1995). Bis 1994 wurden nach Kaminishi et al. (1995) beim Menschen 45 Magenkarzinome nach Vagotomie beschrieben, wobei 90 % der 30 Karzinompatienten, bei denen der Tumor unmittelbar im vagotomierten Magenabschnitt aufgetreten war, zusätzlich mit einer Pyloroplastik oder einer Gastroenterostomie behandelt worden waren.

27.3 Pathogenese

Als auslösende Ursachen für die Entstehung von **Magenstumpfkarzinomen** werden aggressive Faktoren diskutiert (Baas et al. 1998; Greene 1996), wie

- duodeno- bzw. intestinogastraler Gallereflux (Kaminishi et al. 1995; Miwa et al. 1995; Takeda et al. 1992) mit
  - konsekutiver bakterieller (Helicobacter pylori) oder viraler (Epstein-Barr-Virus) Infektion des Restmagens,

- einem Anstieg der intragastralen Nitrosaminkonzentration und
- Alterationen von Tumorsupressorgenen (p53, p21-Waf1/Cip1),

sowie

- eine Beeinträchtigung der für die Magenschleimhaut protektiven Faktoren durch eine Dysregulation der magenwirksamen Enterohormone (Gastrin, Substanz P, Somatostatin, VIP u. a.) mit Beeinflussung
  - des gastralen Blutflusses,
  - des Zellumsatzes und
  - der Mukusproduktion.

27.3.1 Duodeno- bzw. intestinogastraler Reflux

Bis zu 70 % der Magenstumpfkarzinome sind im Bereich der **Anastomose** lokalisiert (Thorban et al. 2000). Diese ist im besonderen Maße einem Reflux von Galle- und Pankreassekret ausgesetzt.

> Der *alkalische Reflux von Gallesalzen* ist nach Billroth-II-Resektionen, v. a. wenn sie ohne Fußpunktanastomose angelegt wurden, deutlich ausgeprägter als nach Billroth-I-Resektionen.

Gallesalze beeinträchtigen die Schutzfunktion der Magenmukosa und ermöglichen dadurch eine Rückdiffusion von H^+-Ionen zu den mukosalen Stammzellen, an denen sie dann eine karzinogene Wirkung entfalten können (Miwa et al. 1995).

Das Ausmaß des gastralen Gallesalzrefluxes korreliert mit einer zunehmenden glandulären Atrophie und intestinalen Metaplasie. Die hieraus resultierende **atrophische Gastritis** stellt für sich eine Präkanzerose dar. Dies erklärt den Umstand, dass ehemalige Duodenalulkuskranke ein geringeres Stumpfkarzinomrisiko haben als ehemalige Magenulkuskranke, bei denen zum Zeitpunkt der Ulkusoperation bereits ein höherer Anteil an einer atrophischen Gastritis erkrankt war.

Im Tierversuch konnte durch einen alleinigen, auf operativem Wege erzwungenen transpylorischen Gallereflux innerhalb von einem Jahr bei 41 % der Ratten ein Antrumkarzinom erzeugt werden (Miwa et al. 1995). Zudem wurde gezeigt, dass dieser karzinogene Effekt bei Ratten sowohl nach Billroth-I- als auch nach Billroth-II-Resektion durch eine zusätzliche **Vagotomie** noch verstärkt wird (Kaminishi et al. 1995).

27.3.2 Bakterielle und virale Infektionen

Das unter physiologischen Bedingungen saure intragastrale Milieu wird durch den intestinogastralen Reflux von alkalischem Pankreassekret und Gallesalzen sowie durch die zunehmende glanduläre Atrophie mit resultierender Achlorhydrie in den neutralen Bereich verschoben. Intragastrale pH-Werte über 4 erlauben die Kolonisation von nitratreduzierenden Bakterien im Magen, wobei nach Konjugation der dadurch entstehenden Nitrite mit Aminen erhöhte Spiegel von **karzinogenen Nitrosaminen** beobachtet werden (Kaminishi et al. 1995; Miwa et al. 1995).

Helicobacter-pylori-Infektionen stellen einen anerkannten Risikofaktor für die Karzinogenese am nicht voroperierten Magen dar. Gallesalze entfalten einen bakteriziden Effekt auf H. pylori, mit dem Ergebnis, dass diese Keime nach Magenresektion zügig aus den anastomosenahen Magenschleimhautregionen verschwinden (Baas et al. 1998).

> Während sich *H.-pylori-Infektionen* in bis zu 70 % der primären Magenkarzinome nachweisen lassen und ihnen ein bis zu 60 %iger Anteil am Magenkarzinomrisiko zugeschrieben wird, hat dieser Keim für die Entstehung von Magenstupfkarzinomen mit einer Nachweisrate von maximal 20 % eine sehr geringe Bedeutung (Baas et al. 1998; Greene 1996).

Seit einigen Jahren werden Assoziationen einer **Epstein-Barr-Virus(EBV)-Infektion** der Magenschleimhaut mit einer malignen Transformation des Epithels diskutiert. Bei Magenstumpfkarzinomen wird eine höhere Infektionsrate (35 %) beschrieben als für primäre Magenkarzinome (Baas et al. 1998; Greene 1996), wobei EBV vorzugsweise Epithelzellen in Anastomosennähe befallen. Es wurden gehäuft monoklonale Proliferate von EBV-infizierten Tumorzellen beschrieben. Die karzinogene Potenz der EBV-Infektion wird u. a. der Tatsache zugeschrieben, dass ein von EBV kodiertes Protein (EBNA-57/EBNA-LP) an p53 bindet und somit diesen Tumorsuppressorpathway zu unterdrücken vermag (Baas et al. 1998; Greene 1996).

27.3.3 Tumorgene und tumorassoziierte Antigene

Bekanntermaßen weisen die meisten humanen Malignome multiple genetische Alterationen auf. In über 60 % der Magenkarzinome lassen sich, ebenso wie bei den Magenstumpfkarzinomen, Mutationen oder Allelverluste am **p53-Tumorsuppressorgen** nachweisen (Baas et al. 1998; Yamashita et al. 1998), welche zur Inaktivierung des Genes führen und somit den hemmenden Einfluss auf den Zellzyklus aufheben. Amplifikationen des **Protoonkogens c-erbB-2** oder Punktmutationen des **K-ras-Onkogens** werden in etwa 40 % der Magenkarzinome beschrieben (Yamashita et al. 1998).

27.4 Diagnostik

Die Symptome und diagnostischen Maßnahmen bei Patienten mit **Magenstumpfkarzinom** unterscheiden sich nicht von denen bei primärem Magenkarzinom.

Cave

Während bei Magenkarzinompatienten in Westeuropa eine mittlere Latenz von 6 Monaten zwischen dem Auftreten erster Symptome und der Diagnose besteht, ist das Intervall bei Stumpfkarzinomen eher länger, da auch neu auftretende Beschwerden bei Magenresezierten häufig im Sinne eines sog. **Postgastrektomiesyndroms** interpretiert werden.

Darüber hinaus ist aus endoskopischen Überwachungsprogrammen bekannt, dass bis zu 61 % der Patienten bei endoskopisch-bioptischer Nachweisbarkeit eines Stumpfkarzinoms asymptomatisch sind (Greene 1996). Demzufolge werden nahezu 50 % der Magenstumpfkarzinome im prognostisch ungünstigen **Stadium IV** nach UICC präsentiert (Yonemura et al. 1994b), was die Notwendigkeit komplikationsträchtigerer multiviszeraler Restgastrektomien oder palliativer Eingriffe bei Inkurabilität bedingt.

Der Anteil prognostisch günstiger Magenfrühkarzinome beträgt bei primären Magenkarzinomen in Japan nahezu 50 %, während aus den USA mit 17 % und Europa (<10 %) eine deutlich geringere Magenfrühkarzinomrate berichtet wird (Thorban et al. 2000). Die höhere Früherkennungsrate in Japan ist v. a. durch engmaschige **Screeningprogramme** bedingt, die dort wegen einer höheren Magenkarzinominzidenz durchgeführt werden.

Dank der bei magenresezierten Patienten ab dem 15. postoperativen Jahr allgemein empfohlenen jährlichen **Kontrollendoskopien** mit gezielten Stufenbiopsien aus allen Abschnitten des Restmagens ist es inzwischen gelungen, den Anteil der Magenfrühkarzinome auch in den westlichen Industrieländern von etwa 10 % auf bis zu 35 % zu steigern (Thorban et al. 2000) und eine Subgruppe von Patienten mit moderater bis schwerer Dysplasie zu definieren, die einem besonderen Entartungsrisiko unterliegen (von Holstein et al. 1993).

Nach einem Bericht von Greene (1996), welcher auf den Daten von 2287 Kontollendoskopien bei Magenresezierten basiert, sind bei etwa 10 % dieser Patienten – oft nur in den Stufenbiopsien erkennbare – *schwere Dysplasien* nachweisbar.

Während sich milde **Schleimhautdysplasien** mit einer gewissen Latenz bei nahezu allen Patienten nach Magenresektion entwickeln und allgemein als Ausdruck entzündlicher sowie regenerativer Veränderungen ohne malignes Potenzial interpretiert werden, muss während eines mittleren Follow-up von 2 Jahren in 40–60 % der Fälle mit schwerer und bei 13 % mit moderater Dysplasie mit dem Auftreten eines Magenstumpfkarzinoms gerechnet werden (Greene 1996; von Holstein et al. 1993).

Praxis konkret

Daher sind bei Nachweis schwerer Dysplasien 3-monatige und bei moderater Dysplasie halbjährliche endoskopisch-bioptische **Kontrollintervalle** angeraten.

Der Nachweis multifokaler Frühkarzinome im Magenstumpf stellt eine absolute Rarität dar. Bis 1998 waren nach Yamashita et al. (1998) erst 7 derartige Fälle publiziert, während bei primären Magenfrühkarzinomen **Multifokalität** in 13 % beschrieben wird (Takeda et al. 1998).

27.5 Metastasierungsverhalten

Das Metastasierungsverhalten von Magenstumpfkarzinomen unterscheidet sich sowohl von demjenigen primärer Magenkarzinome im proximalen Drittel als auch von demjenigen der Residualkarzinome im proximalen Restmagen, die nach subtotaler Gastrektomie mit radikaler Lymphadenektomie zur Therapie eines distalen Magenkarzinoms auftreten. Während primäre Magenkarzinome häufiger eine nodale Metastasierung und peritoneale Aussaat zeigen, weisen Magenstumpfkarzinome eine höhere Rate **hämatogener Metastasen** auf (Kodera et al. 1996).

Das umfangreiche Wissen über das lymphatische Metastasierungsverhalten von Magenkarzinomen beruht v. a. auf der Datenbank der Japanese Gastric Cancer Association, in der über 20.000 Magenkarzinompatienten prospektiv erfasst sind (Aiko et al. 1998). Durch intraoperative Tusche-Injektionen in die Magenwand ließen sich 4 mögliche **lymphatische Drainagewege** nach Magenresektion sichtbar machen (Maruyama et al. 1987; Yonemura et al. 1994a):

- über die kleine Kurvatur in die zöliakale Achse;
- über die große Kurvatur in Richtung Milzhilus und Pankreasgefäße;
- über die gastrojejunale Anastomose zur Mesenterialwurzel;
- über den Ösophagus in das untere Mediastinum.

Im Tierversuch konnten Takeda et al. (1992) im Rahmen von Relaparotomien 3 Monate nach distalen Magenresektionen bei Kaninchen mit Hilfe von Karbonpartikeln zeigen, dass es in über 70 % der Billroth-II-Resektionen durch Neueröffnung von Lymphgefäßen über die Anastomose zu einer Lymphdrainage in die Lymphknoten des Mesojejunums gekommen war. Demzufolge können bei nahezu der Hälfte der Magenstumpfkarzinome nach Billroth-II-Resektion **Metastasen in den Mesenteriallymphknoten** nachgewiesen werden (Ikeguchi et al. 1994; Sasako et al. 1991; Thorban et al. 2000; Yonemura et al. 1994a).

Darüber hinaus drainierten Stumpfkarzinome im Vergleich zu proximalen Magenkarzinomen nach den Daten von Thorban et al. (2000) v. a. entlang der A. gastrica sinistra und über den Milzhilus, während Yonemura et al. (1994a und 1994b) und Ikegushi (1994) bei Überwiegen der Lymphknotenmetastasen in den Gruppen 10 und 11 an der kleinen Kurvatur und der A. gastrica sinistra (Gruppen 3 und 7) signifikant geringere **Metastasierungsraten** ($p<0,05$) fanden (▫ Tabelle 27.1). Dieser Unterschied wird dadurch erklärlich, dass das operative Vorgehen der Japaner im Rahmen der Ulkuschirurgie häufig ein präliminäres Absetzen der A. gastrica sinistra beinhaltetet (Ikeguchi et al. 1994) und somit die hier lokalisierten Lymphbahnen durchtrennt werden.

Zur Bestätigung dieser These lässt sich eine Arbeit von Sasako et al. (1991) aus dem National Cancer Center Hospital in Tokio anführen, der die Verhältnisse bei Karzinomrezidiven im Restmagen nach subtotaler Gastrektomie mit radikaler D2-Lymphadenektomie untersuchte. Hier erfolgte die **Lymphknotenmetastasierung** im Vergleich zu primären Magenkarzinomen signifikant häufiger in die Stationen 4 und 11 bei geringerer kleinkurvaturseitiger Metastasierungsrate, was durch den Umstand erklärt wird, dass die dortigen Lymphabflusswege während des Primäreingriffs ausgeräumt worden waren.

> Die Bedeutung einer vorangegangenen Lymphadenektomie für das Ausmaß einer im weiteren Verlauf auftretenden lymphatischen Metastasierung verdeutlicht auch ein Vergleich zwischen Magenstumpfkarzinomen und Tumorrezidiven im Restmagen nach subtotaler Gastrektomie mit Lymphadenektomie durch Kodera et al. (1996). Hier war die *nodale Metastasierungsrate*, trotz gleicher Tumorstadien nach UICC, bei den Magenstumpfkarzinomen mit 73 % signifikant ($p<0,05$) höher als bei den Tumorrezidiven im Restmagen mit 26 %.

Liegt bei Magenstumpfkarzinomen eine **Infiltration des distalen Ösophagus** vor, metastasieren diese Tu-

Tabelle 27.1. Vergleich des Anteils von Lymphknotenmetastasen bei Magenstumpf- und primären Magenkarzinomen im proximalen Magendrittel. (Nach Aiko et al. 1998; Ikeguchi et al. 1994; Yonemura et al. 1994a und 1994b)

Lymphknotenkompartiment	Lymphknotenstation	Magenstumpfkarzinom n=253	Magenkarzinom, proximales Drittel n=922
D1-Gruppe	1: kardial rechts	63/253 (25 %)	276/922 (30 %)
	2: kardial links	47/248 (19 %)	148/922 (16 %)
	3: kleine Kurvatur	59/253 (23 %)	323/922 (35 %)
	4: große Kurvatur	41/253 (16 %)	97/922 (11 %)
D2-Gruppe	7: A. gastrica sinistra	40/225 (18 %)	185/922 (20 %)
	8: A. hepatica	25/226 (11 %)	65/922 (7 %)
	9: Truncus	28/224 (13 %)	90/922 (10 %)
	10: Milzhilus	49/225 (22 %)	98/922 (11 %)
	11: A. lienalis	52/226 (23 %)	109/922 (12 %)
	12: Lig. hepatoduodenale	3/149 (2 %)	(2,5 %)
D3-Gruppe	13: retropankreatisch	9/125 (7 %)	(2,5 %)
	14: mesenterial	47/194 (24 %)	2/266 (1 %)
	16: paraaortal	11/ 87 (13 %)	(12 %)

moren mit etwa 25 % ungefähr doppelt so häufig in die paraaortalen Lymphknoten und diejenigen des unteren Mediastinums als vergleichbare primäre proximale Magenkarzinome (Yonemura et al. 1994a). Insgesamt wird bei Magenstumpfkarzinomen in bis zu 75 % der Fälle von einer nodalen Metastasierung berichtet, wobei die Wahrscheinlichkeit bei einer Tumorinfiltration über die Submukosa hinaus nahezu 100 % beträgt (Kodera et al. 1996).

27.6 Chirurgische Therapie

Bei Nachweis eines Magenstumpfkarzinoms ohne Anhalt für Fernmetastasen oder eine Peritonealkarzinose besteht die kurative Therapieoption in einer **Restgastrektomie** mit radikaler **En-bloc-D2-Lymphadenektomie.** Differenzierte Modifikationen dieses Konzepts richten sich nach:

- der Art der primären Operation,
- der allgemeinen klinischen Präsentation des Patienten und
- dem Tumorstadium.

> Bei Frühkarzinomen im Magenstumpf besteht keine *Indikation zur subtotalen Re-Resektion,* da hier Rezidivraten von 30 % im Restmagen beschrieben werden (von Holstein et al. 1991).

Aufgrund der veränderten lymphatischen Drainage mit bevorzugter **Metastasierung** über die großkurvaturseitigen Lymphknoten (Gruppe 4) in die Gruppen 10 und 11 entlang der A. lienalis sowie nach Billroth-II-Resektion in die mesenterialen Lymphknoten (Tabelle 27.1) sind eine weite Mitnahme des Mesojejunums mit Lymphadenektomie bis an die Mesenterialwurzel einerseits und die pankreaserhaltende Lymphknotendissektion entlang der A. und V. lienalis bis einschließlich zum Milzhilus (Gruppen 10 und 11) anderseits in jeden Falle essenziell.

Die **Indikation zur Splenektomie** muss nach Maßgabe des Tumorstadiums unter Berücksichtigung der zusätzlichen splenektomieassoziierten Morbidität individuell getroffen werden, wobei sie bei im Schnellschnitt nachweisbaren nodalen Metastasen der Gruppe 10 oder 11 grundsätzlich gegeben ist.

In fortgeschrittenen Tumorstadien muss eine erweiterte regionale Restgastrektomie mit En-bloc-Resektion adhärenter oder infiltrierter Nachbarorgane durchgeführt werden. Die Maximalvariante dieser En-bloc-Resektion wird nach Yonemura et al. (1994b) als **„left upper abdominal evisceration"** bezeichnet und beinhaltet neben der Restgastrektomie:

- Resektion des Colon transversum,
- Entfernung des Pankreasschwanzes mit Splenektomie und der proximalsten Jejunalschlinge sowie
- zusätzlich zur D2-Lymphadenektomie eine Ausräumung der Lymphknoten paraaortal vom Zwerchfellschenkel bis zur A. mesenterica inferior, retropankreatisch, mesenterial (Gruppen 16, 13 und 14) und im linken Nierenhilus.

Die **Rekonstruktionsverfahren** nach Restgastrektomie entsprechen prinzipiell denen nach Gastrektomie, wobei in Abhängigkeit zur Voroperation Modifikationen notwendig sein können. Keinerlei Einschränkungen ergeben sich normalerweise in den Fällen, wo die gastrointestinale Kontinuität nach

- Magenresektion mittels einer Gastroduodenostomie nach Billroth I,
- einer Roux-Y-Anstomose,
- einer antekolischen Gastrojejunostomie nach Billroth II oder
- einer retrokolischen Billroth-II-Resektion mit Braun-Fußpunktanastomose

wiederhergestellt wurde.

Probleme können sich wegen einer sehr kurzen zuführenden Schlinge bei Patienten ergeben, bei denen eine retrokolische **Billroth-II-Resektion** ohne Fußpunktanastomose durchgeführt worden war.

Praxis konkret

Wenn es in derartigen Fällen bei der nach Restgastrektomie meist angewendeten Standardrekonstruktion im Sinne einer **Ösophagojejunostomie** nach Roux absehbar ist, dass die terminolaterale Jejunojejunostomie (Fußpunktanastomose) zu einer Abknickung der Roux-Schlinge mit potenzieller Passagestörung führen würde, empfiehlt es sich, den zuführenden Jejunumschenkel zunächst termino-terminal mit der abführenden Jejunumschlinge zu anastomosieren und die nächste Dünndarmschlinge für die Ösophagojejunostomie hochzuführen.

27.7 Ergebnisse und Prognose

Magenstumpfkarzinome werden häufig mit fortgeschrittenen Tumorstadien, hoher Metastasierungsrate, geringer Resektabilität und konsekutiv schlechter Prognose assoziert dargestellt. Inzwischen ist es durch konsequente **Screeningprogramme**, welche jährliche Gastroskopien ab dem 15. Jahr nach Magenresektion vorsehen, gelungen, die Rate der prognostisch günstigen Magenfrühkarzinome auch bei den Stumpfkarzinomen auf bis zu 35 % zu steigern.

Je nach Tumorstadienverteilung werden **Resektionsraten** bis über 90 % bei Magenstumpfkarzinomen beschrieben (Greene 1996; Ikeguchi et al. 1994; Sasako et al. 1991; Thorban et al. 2000). Die postoperative Morbidität liegt mit 40 % ebenso wie die Kliniketalität mit 1–5 % im Bereich der Daten nach Therapie primärer Magenkarzinome. Für regional erweiterte Restgastrektomien wird von Yonemura et al. (1994b) eine Kliniketalität von 9 % und für die obere linksabdominelle Eviszeration von 12 % angegeben, wobei diese im Stadium IV mit einer 5-Jahres-Überlebensrate von 20 % korrelierte.

Cave

Eine **Ausdehnung der Lymphadenektomie** in den Bereich des III. Kompartiments wird kontrovers diskutiert, da diese Erweiterung mit einer deutlichen Zunahme der Komplikationen verbunden ist und nur eine Subgruppe der Patienten mit fortgeschrittenen Karzinomen im Stadium IV davon profitiert (Kodera et al. 1996; Thorban et al. 2000; Yonemura et al. 1994a und 1994b).

Bei Patienten mit **mediastinalem Lymphknotenbefall** ist durch eine Dissektion der mediastinalen und der hepatoduodenalen/retropankreatischen Lymphknoten (Gruppen 12 und 13) keine Überlebensverlängerung erzielbar, wohingegen eine Dissektion befallener Lymphknoten im jejunalen Mesenterium mit einer 5-Jahres-Überlebensrate von 25 % verbunden sein kann (Yonemura et al. 1994a).

Die wesentlichen **Prognosefaktoren** beim Magenstumpfkarzinom entsprechen denen beim primären

Magenkarzinom (Kodera et al. 1996; Thorban et al. 2000):

- Resektionsstatus (R0 vs. R1/R2),
- Tumorstadium nach UICC, wobei hier v. a. die Infiltration der Serosa und das Vorliegen einer nodalen Metastierung relevant sind, sowie
- Differenzierungsgrad des Karzinoms (G1/2 vs. G3/4).

Nach kurativer Resektion betragen die **5-Jahres-Überlebensraten**, je nach Verteilung der Tumorstadien, 25 %–63 % (Ikeguchi et al. 1994; Kodera et al. 1996; Sasako et al. 1991; Thorban et al. 2000; Yonemura et al. 1994a). Sie betragen

- im Stadium I: 70–100 %,
- im Stadium II: 40–65 %,
- im Stadium III: 23–39 % und
- im Stadium IV: 0–20 %.

Nach Yonemura et al. (1994a) überleben 78 % der Patienten mit Tumoren ohne nodale Metastasierung 5 Jahre und bei fortgeschrittenen Karzinomen ohne Serosainfiltration 65 %. Werden Magenstumpfkarzinome als **Frühkarzinome** diagnostiziert, steigt die 5-Jahres-Überlebensrate auf 85 %.

> Zusammenfassend konnte von vielen Arbeitsgruppen gezeigt werden, dass sich *Magenstumpfkarzinome* hinsichtlich des histologischen Typs, der nodalen Metastasierungsrate, der Resektabilität, der Klinikmortalität und der Langzeitüberlebensrate vom *primären Magenkarzinom* nicht signifikant unterscheiden (Ikeguchi et al. 1994; Thorban et al. 2000).

Hinsichtlich der **klinischen Manifestation von Tumorrezidiven** nach Gastrektomie soll ein signifikanter Unterschied zwischen Japan und den westlichen Industrienationen einerseits sowie zwischen Magenstumpfkarzinom und primärem Magenkarzinom andererseits bestehen. Während sich nach Ikegushi et al. (1994) in Japan Magenkarzinomrezidive in 50–70 % (Europa/USA in 17–30 %) im Sinne einer Peritonealkarzinose präsentieren, stehen im Westen hämatogene Metastasen in Leber, Lunge, Knochenmark und Gehirn ganz im Vordergrund, was auch dem Rezidivverhalten der Magenstumpfkarzinome in 83,3 % der Fälle entspricht. Demgegenüber entwickelten nach Angaben von Kodera et al. (1996) 75 % der Magenstumpfkarzinome mit Infiltration der Serosa eine diffuse Peritonealkarzinose als Tumorrezidiv, sodass Unterschiede im Rezidivverhalten der Magenstumpfkarzinome im Vergleich zu primären Magenkarzinomen bisher nicht abschließend beurteilt werden können.

Literatur

Aiko T, Sasako M for the General Rules' Committee of the Japanese Gastric Cancer Association (1998) The new Japanese classification of gastric carcinoma: Points to be revised. Gastric Cancer 1: 25–30

Baas IO, van Rees PB, Musler A et al. (1998) Helicobacter pylori and Epstein-Barr virus infection and the p53 tumor suppressor pathway in gastric stump cancer compared with carcinoma in the non-operated stomach. J Clin Pathol 51: 662–666

Greene FL (1996) Management of gastric remnant carcinoma based on the results of a 15-year endoscopic screening program. Ann Surg 223/6: 701–708

Ikeguchi M, Kondou A, Shibata S et al. (1994) Clinicopathologic differences between carcinoma in the gastric remnant stump after distal partial gastrectomy for benign gastroduodenal lesions and primary carcinoma in the upper third of the stomach. Cancer 73/1: 15–21

Kaminishi M, Shimizu N, Shiomoyama S et al. (1995) Etiology of gastric remnant cancer with special reference to the effects of denervation of the gastric mucosa. Cancer 75/6: 1490–1496

Kodera Y, Yamamura Y, Torii A et al. (1996) Gastric Remnant Carcinoma after Partial Gastrectomy for Benign and Malignant Gastric Lesions. J Am Coll Surg 182: 1–6

Luukonen P, Kalima T, Kivalaakso E (1990) Decreased risk of gastric stump carcinoma after partial gastrectomy supplemented with bile diversion. Hepato Gastroenterol 37 (Suppl II): 171–173

Maruyama K, Okabayashi K, Kinoshita T (1987) Progress in gastric cancer surgery in Japan and its limits of radicality. World J Surg 11: 418–425

Miwa K, Hattori T, Miyazaki I (1995) Duodenogastric reflux and foregut carcinogenesis. Review. Cancer 75/6 (Suppl): 1426–1432

Sasako M, Maruyama K, Kinoshita T, Okabayashi K (1991) Surgical treatment of carcinoma of the gastric stump. Br J Surg 78: 822–824

Takeda J, Hashimoto K, Koufuji K et al. (1992) Remnant-stump Gastric Cancer following Partial Gastrectomy. Hepato Gastroenterol 39: 27–30

Takeda J, Toyonaga A, Koufuji K et al. (1998) Early Gastric Cancer in the Remnant Stomach. Hepato Gastroenterol 45: 1907–1911

Tersmette AC, Offerhaus GJA, Tersmette KWF et al. (1990) Meta-analysis of the risk of gastric stump cancer: detection of high risk patient subsets for stomach cancer after remote partial gastrectomy for benign conditions. Cancer Res 50: 6486–6489

Thorban S, Böttcher K, Etter M et al. (2000) Prognostic Factors in Gastric Stump Carcinoma. Ann Surg 231/2: 188–194 von Holstein CS, Erikson S, Hammar E (1991) Role of re-resection in early gastric stump carcinoma. Br J Surg 78: 1238–1241

von Holstein CS, Hammar E, Erikson S, Huldt B (1993) Clinical significance of dysplasia in gastric remnant biopsy specimens. Cancer 72/5: 1532–1535

Yamashita Y, Chung YS, Maeda K et al. (1998) Multiple early gastric stump carcinomas after gastrectomy for peptic ulcer. AJG 93/9: 1575–1578

Yonemura Y, Ninomiya I, Tsugawa K et al. (1994a) Lymph node metastases from carcinoma of the gastric stump. Hepato Gastroenterol 41: 248–252

Yonemura Y, Sugiyama K, Fujimura T et al. (1994b) A new surgical technique (left upper abdominal evisceration) for advanced carcinoma of the gastric stump. Hepato Gastroenterol 41: 130–133

Therapie des Non-Hodgkin-Lymphoms

P. R. Verreet

28.1 Einleitung

> Bei 2–5 % aller malignen Magentumoren handelt es sich um *primäre Magenlymphome*.

Nahezu die Hälfte aller Non-Hodgkin-Lymphome des Magens sind sog. **primäre Magenlymphome des MALT** („mucosa associated lymphoid tissue"). Da im Magen primär kein mukosaassoziiertes lymphatisches Gewebe vorliegt, handelt es sich bei MALT-Lymphomen des Magens um ein sekundäres MALT-System, welches durch eine Immunreaktion im Rahmen einer **chronischen Helicobacter-pylori-Gastritis** entsteht und sich durch follikuläre lymphatische Hyperplasien (sog. B-Follikel) der Mukosa äußert. Getriggert durch Faktoren der lokalen mukosalen Immunreaktion, die sich gegen Helicobacter pylori richtet, entwickelt sich das MALT-Lymphom des Magens.

Genetische Alterationen bewirken die Transformation des niedrigmalignen in ein hochmalignes Lymphom mit zunehmender Autonomisierung der Lymphoproliferation, die im hochmalignen Stadium keine Assoziation zu reaktiven Follikeln und mutmaßlich keine Abhängigkeit von der Helicobacter-pylori-Infektion mehr zeigt. Damit wird das Lymphom von den lokalen Wachstumsfaktoren unabhängig und disseminiert in etwa 30 % der Fälle.

28.2 Stadieneinteilung

Während das **Ann-Arbor-Stagingsystem** eine anerkannte prognostische Aussagekraft bei nodalen Lymphomen besitzt, wurde für extranodale Lymphommanifestationen von Musshoff eine modifizierte Stadieneinteilung geschaffen. Unsicherheiten bestanden bei einem Per-continuitatem-Befall angrenzender Organe und multifokaler Manifestation im Organ selbst, sodass auf der Lugano-Konferenz 1994 die von der Wiener Arbeitsgruppe vorgeschlagene Differenzierung in Form der **„Lugano-Klassifikation"** entwickelt wurde (Tabelle 27.1).

28.3 Diagnostik

Im Zuge eines diagnostischen Algorithmus steht die **endoskopisch-bioptische Diagnostik** ganz im Vordergrund. Aufschluss über ein mögliches submuköses Wachstum liefert die **Endosonographie**, ggf. auch die endosonographisch gesteuerte **Feinnadelpunktion**.

> Nur bei weiterhin unklarer Differenzialdiagnose muss im Einzelfall die Diagnose mittels *explorativer Laparoskopie oder Laparotomie* erzwungen werden.

Bei feststehender Diagnose ist der Einsatz weiterer Untersuchungen zur **Erfassung der Lymphomausbreitung** (Stadium) erforderlich:
- zervikale und abdominelle Sonographie,
- Computertomographie des Thorax und des Abdomens,
- Knochenmarkpunktion.

Darüber hinaus ist der bevorzugten **Manifestation der MALT-Lymphome in anderen mukosaassoziierten Organen** (Intestinum, Speicheldrüsen, Waldeyer-Rachenring, Schilddrüse) durch entsprechende Untersuchung Rechnung zu tragen.

28.4 Therapie

In gegenwärtigen interdisziplinären Diskussionen um die Konzeption einer sinnvollen multimodalen Therapie der gastralen MALT-Lymphome wird der **Stellenwert der verschiedenen Behandlungsmodalitäten** nach wie vor kontrovers diskutiert. Die aktuelle Datenlage zum Magenlymphom wirft Fragen nach der Indikation zum chirurgischen Eingriff, dem stadienadaptierten Ausmaß des Eingriffs und der notwendigen Taktik auf.

Der **Stellenwert der Chirurgie** des primären Magenlymphoms ist derzeit ebenso unzulänglich begründet wie die Aufgabe der weiteren in der Therapie konkurrierenden Disziplinen **Strahlentherapie, Gastroenterologie und internistische Onkologie.**

Cave

Trotz steigender Inzidenz des Magenlymphoms existieren nur wenige prospektive klinische Therapiestudien, weshalb sich Informationen über die Bedeutung verschiedener **Prognosefaktoren und Behandlungsstrategien** überwiegend auf retrospektive und teils inhomogene Datenanalysen stützen.

In den letzten Jahren erschienen Publikationen, bei denen sowohl neue prognostische Aspekte – wie das MALT-Konzept –, aber auch neue therapeutische Verfahren – wie die Eradikationstherapie bei koinzidenter Helicobacter-pylori-Infektion – Beachtung fanden. Dabei wurde erstmals der **Stellenwert eines primär nichtoperativen Therapieansatzes** an größeren Patientenkollektiven untersucht. Heute stellt sich daher in erster Linie die Frage, ob und wenn ja welche Patientengruppen von einer ausschließlich chirurgischen Therapie profitieren könnten und wie ausgedehnt diese zu sein hat oder ob sich durch die primäre Strahlen- und/oder Chemotherapie eine langfristige Prognoseverbesserung erzielen lässt. Darüber hinaus ist die primäre Resektion eines Magenlymphoms auch gegenüber den beobachteten histologisch kompletten Lymphomregressionen durch Eradikation assoziierter Helicobacter-pylori-Infekte neu zu werten.

28.4.1 Methodik

Den verfügbaren **6 Beobachtungsstudien** (Bayerdörffer et al. 1995; Roggero et al. 1995; Savio et al. 1996; Stolte 1992; Wotherspoon et al. 1993, 1994) zur Helicobacter-pylori-Eradikation werden neben der Fallzahl die kompletten Regressionsraten des Lymphoms entnommen. Zum Vergleich werden ebenso **Ergebnisse der Multicenterstudie „Gastrointestinale Lymphome I"** herangezogen. Die Merkmale dieser unkontrollierten, einarmigen, prospektiven Therapiestudie sind die Ri-

Tabelle 28.1. Stadieneinteilung primärer Non-Hodgkin-Lymphome des Magens

Lugano-Klassifikation	Magenbefall	Regionärer Lymphknotenbefall	Juxtaregionärer infradiaphragmaler Lymphknotenbefall	Juxtaregionärer subdiaphragmaler Lymphknotenbefall	Kontinuierlicher Befall von Nachbarorganen/-geweben	Diskontinuierlicher disseminierter Befall extragastrointestinaler Organe	Modifizierte Ann-Arbor-Klassifikation
I 1	Mukosa, Submukosa	0	0	0	0	0	EI-1
I 2	M. propria, Subserosa, Serosa	0	0	0	0	0	EI-2
II 1	–	+	0	0	0	0	EII-1
II 2	–	–	+	0	0	0	EII-2
II E	–	0	0	0	+	0	EI-2
II 1 E	–	+	0	0	+	0	EII-2
II 2 E	–	–	+	0	+	0	EII-1
IV	–	–	–	+	–	+	EII-2

–: nicht näher definiert; *0*: nein; +: ja.

sikostratifizierung gemäß der pathologischen Stadien, der Operabilität und des Malignitätsgrads des Lymphoms sowie eine definierte stratumabhängige Therapie.

Eine **Metaanalyse** bislang publizierter prospektiver klinischer Therapiestudien zum primären Magenlymphom wird den präliminären Ergebnissen der prospektiven **multizentrischen Therapiestudie „Gastrointestinale Lymphome I"** gegenübergestellt. Die verfügbaren 11 Therapiestudien (Aviles et al. 1991; Herrera et al. 1984; Koch et al. 1997; Parlier et al. 1985; Ruskone-Fourmestraux et al. 1993; Salles et al. 1991; Sano et al. 1997; Sheridan et al. 1985; Steward et al. 1985; Sonnen et al. 1994; Taal et al. 1993) werden nach Fallzahl, Lokalisation, histologischem Subtyp, klinischem Stadium, angewandter Therapie und der erreichten Überlebensperspektive aufgeschlüsselt.

28.4.2 Analysen der Beobachtungsstudien zur Helicobacter-pylori-Eradikation

In einer Vielzahl der Originalpräparate operierter Patienten mit MALT-Lymphom des Magens konnten eine **Helicobacter-pylori-Infektion** und eine damit **assoziierte Gastritis** nachgewiesen werden. Die ersten Untersuchungen von Stolte (1992), welcher unter der Intention einer beschleunigten Differenzialdiagnose zwischen einer reaktiven H.-pylori-Gastritis assoziierten lymphatischen Infiltration der Mukosa und einem frühen MALT-Lymphom durch therapeutische Beseitigung der reaktiven Infiltrate unterscheiden wollte, ergaben z. T. auch eine langsame Regression bereits manifester MALT-Lymphome nach Beseitigung der H.-pylori-Infektion.

Dieser überraschende Befund konnte schließlich durch weitere Studien bestätigt werden. So berichteten Bayerdörffer et al. (1995) über eine **histologisch komplette Lymphomregression** bei 23 von 33 Patienten (70 %) mit niedrigmalignem MALT-Lymphom des Magens. In 4 weiteren Fällen trat eine partielle Remission ein, kein Patient ließ innerhalb der medianen Beobachtungszeit von 12,5 Monaten ein Lymphomrezidiv erkennen. Bei 4 von 6 Patienten, die initial nicht auf die Eradikationsbehandlung angesprochen hatten, fanden sich im Magenresektat Anteile eines hochmalignen B-Zelllymphoms.

> *Therapieeffekte* wurden teilweise auch nach erheblicher zeitlicher Latenz beobachtet, sodass zu abwartendem Verhalten geraten wird.

Roggero et al. (1995) verzeichneten in ihrer Studie eine **erfolgreiche Eradikation** bei 15 von 25 Patienten (60 %) mit niedrigmalignem Magenlymphom vom MALT-Typ. Hier benötigten 6 der 15 Patienten mehr als 6 Monate bis zur vollständigen Lymphomregression. Die übrigen Patienten zeigten auch nach einem halben Jahr nur eine partielle oder keine Remission. Die Resultate weiterer Studien zur Therapie des MALT-Lymphoms durch eine H.-pylori-Eradikation sind in Tabelle 26.2 dargestellt.

Im Rahmen der prospektiven multizentrischen Therapiestudie „Gastrointestinale Lymphome I" konnten 17 von 20 Patienten (85 %) mit niedrigmalignem MALT-Lymphom des Magens im Stadium EI1 makroskopisch wie auch histologisch **erfolgreich eradiziert** erden. Dieser Behandlungserfolg war bei 15 von 17 Patienten (88 %) auch über ein Intervall von 27 Monaten konstant. Bisher erlitten 2 erfolgreich eradizierte Patienten (12 %) nach 8 Monaten ein **Rezidiv** eines hochmalignen B-Zelllymphoms.

Tabelle 28.2. Beobachtungsstudien zur Therapie des MALT-Lymphoms durch Helicobacter-pylori-Eradikation

Autoren	Jahr	n	Komplette Regression	[%]
Stolte	1992	10	6	60
Wotherspoon	1993	6	5	83
Wotherspoon	1994	8	7	87
Bayerdörffer	1995	33	23	70
Roggero	1995	25	15	60
Savio	1996	14	13	93
Median		16	12	76

28.4.3 Analysen prospektiver Therapiestudien

Die 11 prospektiven Therapiestudien (Aviles et al. 1991; Herrera et al. 1984; Koch et al. 1997; Parlier et al. 1985; Ruskone-Fourmestraux et al. 1993; Salles et al. 1991; Sano et al. 1997; Sheridan et al. 1985; Steward et al. 1985; Sonnen et al. 1994; Taal et al. 1993) konzentrieren sich meist auf die lokalisierten Stadien EI–EII und rekrutieren vornehmlich hochmaligne Lymphome. Die **multimodalen Behandlungsansätze** sind uneinheitlich und finden meist nach initialer Resektion des Lymphoms Anwendung. Die **Einflusskriterien** sind unterschiedlich. Nur in wenigen Studien wurde streng malignitäts- und stadienstratifiziert behandelt. Aufgrund der **Inhomogenität des Patientenguts** sind die Gruppen nur bedingt vergleichbar, Beobachtungszeiten variieren zwischen 2 und 5 Jahren. Bei fehlendem MALT-Konzept und unter **Verwendung unterschiedlicher histologischer Klassifikationssysteme** wurden entweder kleine Patientenzahlen in variablen Therapiearmen behandelt oder aber die intestinalen und gastralen Lymphome gemeinsam therapiert und gewertet (◘ Tabelle 28.3).

Die besten Ergebnisse erzielten Sheridan et al. (1985) mit einer **5-Jahres-Überlebensrate** von 94 % bei 18 von 23 nach Protokoll therapierten, meist hochmalignen Magenlymphomen unterschiedlicher Erkrankungsstadien nach Entfernung des Tumorblocks durch Gastrektomie oder partielle Magenresektion sowie postoperativer Chemotherapie (CVP- und CHOP-Schema). Die **rezidivfreie Überlebensrate** lag unter dieser Therapie nach 5 Jahren bei immerhin 83 %.

◘ Tabelle 28.3. Übersicht der bislang publizierten prospektiven Studien zur Therapie des Magenlymphoms

Autoren, Jahr	n	Lokalisation	Histologischer Befund: niedrigmaligne/hochmaligne	Stadium I–II/III–IV	Therapie	Überleben [%]	Zeit [Jahre]
Herrera 1984	35	MDT	10/25	16/19	OP + CT + RT ± Adriamycin	53	4
Parlier 1985	82	MDT	16/66	19/63	OP + CT; OP + CT + RT	46	5
Sheridan 1985	23	M	2/21	15/8	OP + CVP-Schema (EI-II-1); OP + CHOP-Schema (EII-2–IV)	94	5
Steward 1985	36	MDT	0/36	17/19	OP + CT + RT (EII); OP + CT + RT (EIII–IV)	36	5
Salles 1991	91	MDT	0/91	56/35	OP + CT (EI „bulky disease" + EII–IV)	62	4
Aviles 1991	52	M	0/52	52/0	CT, dann OP + CT	1. CR: 93; 2. CR: 88	k.A.
Fourmestraux 1993	91	MDT	28/63	64/27	OP + CT, dann CT	hochmaligne/niedrigmaligne: 100/81; hochmaligne: 56	5
Taal 1993	119	M	48/71	119/0	RT; OP + RT; multimodal	71; 82; 30	5
Sonnen 1994	57	M	12/45	57/0	OP + CT + RT; OP + RT oder CT; CT + RT/RT	91	5
Sano 1997	50	M	6/44	50/0	OP + CT; OP	86	5

M: Magen; *MDT:* Magen-Darm-Trakt; *OP:* Operation; *CT:* Chemotherapie; *RT:* Radiotherapie; *k.A.:* keine Angaben.

Die schlechtesten Behandlungsergebnisse zeigte im gleichen Jahr die Unersuchung von Steward et al. (1985) mit einer **5-Jahres-Überlebensrate** von nur 36 % bei 36 hochmalignen Lymphomen des Magen-Darm-Trakts. Nach kompletter oder partieller Lymphomentfernung erfolgte eine konsolidierende Chemo- und Radiotherapie in Abhängigkeit vom Erkrankungsstadium.

> Die Überlebensrate in den Stadien EIII und EIV lag bei nur 25 %, was die *eingeschränkte Bedeutung der Chirurgie* in der Patientengruppe fortgeschrittener Lymphome unterstreicht.

Für 17 Patienten im Stadium EII stellte dagegen neben dem Remissionsstatus nach Therapie die komplette Resektion einen wichtigen prognostischen Parameter dar: 20 Patienten (56 %) in kompletter Remission wiesen nach radikaler Lymphomoperation eine **rezidivfreie 5-Jahres-Überlebensrate** von 79 % auf. Nach inkompletter Resektion des Primärtumors verzeichnete man dagegen eine erhöhte Zahl therapieassoziierter Todesfälle durch Blutung und Perforation unter Radio-/Chemotherapie.

Salles et al. (1991) behandelten 91 Patienten mit hochmalignen gastrointestinalen Lymphomen unter Verwendung einer zweiten Generation von Chemotherapeutika (LNH-84-Schema). Sie fanden keine signifikaten Überlebensvorteile nach kompletter (n=27) und inkompletter (n=43) Resektion des Lymphoms und **adjuvanter Chemotherapie** gegenüber Patienten mit **initialer Chemotherapie** ohne Voroperation (n=20). Bei einer Resektionsrate von 78 % (71/91) betrug die R0-Resektionsrate 36 %. Während 96 % (27/28) der Patienten mit kompletter Resektion des Lymphoms nach Chemotherapie eine Remission zeigten, waren es nur 67 % (29/43) der Fälle mit inkompletter Resektionen und 75 % (15/20) mit initialer Chemotherapie. Peri- und postoperative Todesfälle wurden nicht beobachtet, jedoch 9 Todesfälle (10 %) während der Chemotherapie. Aggressivere Chemotherapieregime führten auch ohne vorherige Operation in fortgeschrittenen Stadien zu einer Verbesserung der Therapieergebnisse, allerdings unter Inkaufnahme einer deutlich höheren Komplikationsrate.

> Die Autoren hoben die *geringe Bedeutung des chirurgischen Debulking* bei fortgeschrittenen Magenlymphomen hervor, was jedoch nur mit Vorsicht auf niedrigere Lymphomstadien zu übertragen ist.

Mit 70 % frühen Erkrankungsstadien und einer definierten Operationsradikalität kam die Studiengruppe um Ruskone-Fourmestraux et al. (1993) zu entgegengesetzten Ergebnissen: 24 Patienten mit hochmalignen gastrointestinalen Lymphomen (EI=18) nach R0-Resektion und 9 Zyklen postoperativer Chemotherapie mit dem CHOP-ähnlichen Protokoll (AVMCP-Schema) zeigten eine signifikant bessere **5-Jahres Überlebensrate** (100 %) als 39 Patienten mit alleiniger Chemotherapie (M-BACOP-Schema). Ohne oder lediglich nach Teilresektion des Lymphoms lag die 5-Jahres Überlebensrate in den Stadien EII und EIV bei 56 %. Die R0-Resektionsrate betrug 39 %, der Magen war mit 60 % (n=55) die häufigste Lymphomlokalisation.

> Die beste Prognose wiesen Patienten mit hochmalignen Lymphomen der frühen Stadien EI/EII *nach kompletter Resektion und postoperativer Chemotherapie* auf. Hier fanden sich keine Rezidive und auch keine peri- bzw. postoperativen Todesfälle über den Beobachtungszeitraum von 5 Jahren hinweg.

Die M-BACOP-Therapiegruppe zeigte hingegen in 41 % der Fälle **Nebenwirkungen unterschiedlicher Toxizitätsgrade** nach WHO. Die mit 81 % vergleichsweise niedrige 5-Jahres-Überlebensrate der 28 Patienten mit niedrigmalignem Lymphom war am ehesten auf eine geringe zytoreduktive Potenz des COP-Protokolls zurückzuführen, sodass hier eine Kuration eher durch eine komplette Resektion (16/28) mit adjuvanter Radiotherapie (2/28) erreicht wurde.

Sonnen et al. (1994) veröffentlichten die Ergebnisse einer ersten randomisierten Therapiestudie an 57 Patienten mit primären, meist hochmalignen Magenlymphomen der Stadien EI und EII. Diese wurden nach Operation (n=34) oder primär (n=23) chemo- (CHOP) bzw. strahlentherapiert („extended field"/„involved field"). Eine praktisch identische **5-Jahres-Überlebensrate** von 90 % für die inhomogen operierte und 92 % für die nichtoperierte Patientengruppe zeigte, dass das wohl inhomogene konservative Vorgehen während des Beobachtungszeitraums von 12 Jahren nicht zu erhöhten Rezidivraten führte und damit der postoperativen Therapie nicht unterlegen war. Die hochmalignen Lymphome überwogen in der operativen Therapiegruppe deutlich (88 %) gegenüber der konservativen Gruppe (65 %), was die **Beurteilung der Morbidität des operativen Vorgehens** zusätzlich erschwerte, da in erhöhtem Maße adjuvante Therapien angewandt wurden.

> Es zeigte sich also, dass z. B. bei den hochmalignen Magenlymphomen zum Organerhalt und zur Vermeidung postoperativer Funktionsstörungen im höheren Lebensalter *nichtoperative Therapieverfahren* bei gleich guten Langzeitergebnissen besser geeignet sein können als die initiale Operation.

Zudem waren in der Operationsgruppe die Patienten im Durchschnitt 10 Jahre jünger (Median 55 vs. 65 Jahre), was die therapeutischen Möglichkeiten der alternativen **Radio-/Chemotherapie** wieder stärker in den Vordergrund rückt.

Taal et al. (1993) untersuchten zwischen 1970 und 1991 prospektiv die Möglichkeiten eines **magenerhaltenden Vorgehens**, allerdings ohne Einsatz einer Chemotherapie. Der Verlauf zweier Patientengruppen mit Magenlymphomen der Stadien EI/EII wurde im klinischen Verlauf miteinander verglichen:

- In **Gruppe A** wurden 46 Patienten (39 EI, 7 EII) unabhängig vom histologischen Befund des Lymphoms lediglich strahlentherapeutisch behandelt (abdominelles Bad + „involved field").
- Ihnen standen 28 Patienten der **Gruppe B** gegenüber (21 EI, 7 EII), die nach initialer Tumorreduktion/Gastrektomie/partielle Resektion eine adjuvante Radiotherapie (abdominelles Bad + IF) erhielten.
- Die übrigen 45 Patienten der **Gruppe C** wurden bei einem hohen Anteil von „bulky disease" (42 %) multimodal, hier auch unter Einsatz einer Chemotherapie, behandelt.

Die Ergebnisse der Gruppe A unterschieden sich dabei mit einer **5-Jahres-Überlebensrate** von 71 % nicht signifikant von den Verläufen in der Gruppe B (82 %). Lediglich 30 % der Patienten in der Gruppe C überlebten aber mehr als 5 Jahre.

> Die Autoren favorisierten deshalb die *Radiotherapie* als aussichtsreiche Behandlungsalternative zur Operation bei lokalisierten Magenlymphomen der Stadien EI und EII, insbesondere angesichts des meist höheren Lebensalters der Patienten (Median: 60 Jahre, Spanne: 34–84 Jahre).

Die Operationen wurden allerdings bei nicht klar definierter Radikalität durchgeführt. Bei Wertung der Studienergebnisse ist zudem zu berücksichtigen, dass sich ein Großteil der Patienten (67 %) im Stadium EI befand. Darüber hinaus müssen die Empfehlungen der Arbeitsgruppe angesichts neuer Therapiemöglichkeiten auch bezüglich der **Malignität des Lymphoms** differenzierter betrachtet werden:

- Für die **niedrigmalignen Magenlymphome des Stadiums EI1** lohnt der Versuch einer Eradikationsbehandlung.
- Bei einem **Rezidiv** oder einem **Lymphom der Stadien EI2–EII2** wäre die alleinige Radiotherapie sicherlich eine Behandlungsform für den randomisierten Vergleich zur Operation.
- Für die **hochmalignen Magenlymphome** steht jedoch neben der Strahlentherapie die Chemotherapie zur lokalen Tumorkontrolle und zur Rezidivprophylaxe im Vordergrund.

Cave

Es befanden sich immerhin 13 % der Rezidive im Stadium EI, aber 40 % im Stadium EII außerhalb des Bestrahlungsfelds, was gegen eine **alleinige Radiotherapie** spricht.

Weitere Ergebnisse liegen aus einer randomisierten Therapiestudie von Aviles et al. (1991) vor. Patienten mit hochmalignen Magenlymphomen der Stadien EI–EII-1 wurden entweder allein chemotherapeutisch behandelt (Gruppe 1, n=28) oder mittels Chemotherapie (CHOP-Bleo- oder CMED-Schema) nach Tumorresektion (Gruppe 2, n=24). Die partielle Gastrektomie war dabei mit 71 % (n=17) der häufigste Eingriff. Weder bei der **Induktion einer kompletten Remission** (Gruppe 1: 93 %, Gruppe 2: 88 %) noch im **Gesamt- oder krankheitsfreien Überleben** zeigten sich signifikante Überlebensvorteile für eine der beiden Therapiegruppen. Vier Patienten (8 %) starben an der **Myelosuppression** unter Chemotherapie, davon 2 nach Operation. Ein Patient (4 %) starb nach dem operativen Eingriff aufgrund einer intraabdominellen Sepsis.

> Als Vorteile des konservativen, magenerhaltenden Vorgehens sahen die Autoren dabei v. a. die Verhinderung eines postoperativen *Dumping-* (n=3) oder *Malabsorptionssyndroms* (n=4).

Zur Klärung des **Stellenwerts einer nichtoperativen Behandlung** sollte im Rahmen der „Münsteraner GI-Lymphom-Studie" von Koch et al. (1997) neben der Operation erstmals auch der konservative Therapieansatz an einem großen Patientenkollektiv geprüft werden. Es wurden alle Organe des Gastrointestinaltrakts in die Untersuchung einbezogen, um so das gesamte Spektrum der gastrointestinalen Non-Hodgkin-Lymphome in ihrem klinischen Erscheinungsbild prospektiv zu erfassen.

Zwischen Oktober 1992 und Mai 1996 wurden insgesamt 352 Patienten rekrutiert. Das Durchschnittsalter lag bei 58 Jahren (Spanne: 19–88 Jahre) mit einem Geschlechterverhältnis Männer:Frauen von 1,1:1. Die **klinische Symptomatik** war eher unspezifisch:

- abdominelle Schmerzen (77 %),
- Appetitverlust (48 %),
- Blutung (22 %).

Auswertbar bezüglich des klinischen Erscheinungsbildes waren 279 Patienten, darunter 208 mit **primärem Magenlymphom.** Diese stellten mit 74,6 % das größte Kollektiv der Studie dar, gefolgt von den **Non-Hodgkin-Lymphomen** des Dünndarms mit 8,6 % und der Ileozökalregion mit 6,5 %. Ein Multiorganbefall fand sich bei 6,8 % der Patienten. Insgesamt 81 Magenlymphome (39 %) waren niedrigmaligne und 119 (57 %) primär hochmaligne oder sekundär hochmaligne mit niedrigmalignen Anteilen. Dabei fanden sich 178 (86 %) Lymphome in den Stadien EI und EII, 144 Patienten (69 %) wiesen ein pathologisch gesichertes Stadium EI bzw. EII1 auf und waren damit potenziell durch einen operativen Eingriff heilbar.

Insgesamt konnten bisher die Therapieverläufe von 120 der 208 Patienten ausgewertet werden. Die endoskopisch-bioptische Diagnose eines Magenlymphoms gelang in 80 % der Fälle. Ein primär operatives oder konservatives Vorgehen lag in der Entscheidung des jeweiligen Zentrums und wurde nicht durch das Studienprotokoll vorgeschrieben. Die **Chemo- und/oder Radiotherapie** erfolgte stratifiziert nach Malignität und Erkrankungsstadium. Im Fall einer **Operation** wurden die Resektion des Tumors im Gesunden, ein chirurgisches Staging und die Entfernung der Lymphknotenkompartimente I und II gefordert. Eine **Eradikationstherapie** war in keinem Stadium der Erkrankung vorgesehen.

> Auch wenn die Beobachtungszeit der Studie noch zu kurz ist, um *prognostische Faktoren* beim Magenlymphom zu erkennen, waren aufgrund der ersten Daten weder die Malignität des Lymphoms noch das Erkrankungsstadium oder die R0-Resektion bei Patienten in den Stadien EI–EII1 bedeutende prognostische Parameter.

Patienten mit primärem Magenlymphom und Lymphom der Ileozökalregion hatten bei Beobachtung aller Stadien, unabhängig vom histologischen Befund, gegenüber anderen Lokalisationen die beste Prognose, sowohl bezüglich des ereignisfreien Überlebens als auch des Gesamtüberlebens. In Abhängigkeit vom **histologischen Grading** fanden sich, im Gegensatz zu retrospektiven Analysen, keine signifikanten Unterschiede zwischen den niedrig- und hochmalignen Komponenten. Auch bei gesonderter Analyse in den lokalisierten Stadien EI und EII war im Ergebnis kein Unterschied zu erkennen. Signifikante Abweichungen des ereignisfreien Überlebens und des Gesamtüberlebens zeigten sich lediglich bei Unterscheidung zwischen den streng lokalisierten (EI, EII1) und den fortgeschrittenen (EII2–EIV) Erkrankungsstadien (Überleben: etwa 95 % vs. 74 %).

> Ein Vorteil der unterschiedlichen *Therapiemodalitäten* (Operation bzw. Chemo-/Radiotherapie) auf die Prognose ließ sich ebenfalls nicht feststellen. Dies galt sowohl für die Stadien EI und EII als auch für das Stadium EI.

Selbst ein Vergleich der R0-resezierten Fälle mit nichtoperativ behandelten Magenlymphomen der streng lokalisierten Stadien EI–EII1 erbrachte keinen signifikanten Vorteil für eine der beiden Methoden. Insgesamt gab es 7 **Rezidive**, 3 nach primär operativer und 4 nach primär konservativer Therapie. Es waren 3 therapiebedingte **Todesfälle** zu verzeichnen, 2 nach Operation und 1 Todesfall durch eine Blutung bei primär inoperablem Non-Hodgkin-Lymphom nach 4-maliger Chemotherapie.

Das **operative Vorgehen** unterlag zahlreichen Einflussgrößen und war deshalb sehr uneinheitlich: bei 88 Magenlymphomen kamen 22 verschiedene Operationsverfahren zur Anwendung. Die durchschnittliche R0-Resektionsrate lag lediglich bei 46 %, und nur bei 7 Patienten wurde das vorgesehene chirurgische Staging durchgeführt. Argumente, eine höhere Resektionsrate sei im klinischen Alltag durch die erschwerte Diagnosestellung eines relativ seltenen Krankheitsbildes nicht zu erwarten und deshalb als Therapiegrundlage unrealistisch, stehen im Gegensatz zur 80%igen endoskopischen Diagnoserate in der Studie.

> In der Literatur führte die wiederholte Probeentnahme in über 90 % zur *Diagnosefindung des Magenlymphoms* und bot damit die Möglichkeit zur effektiven Planung einer operativen Therapie.

Die Studie konnte somit den **Stellenwert der chirurgischen Therapie gastrointestinaler Lymphome** nicht in angemessener Weise beurteilen. Sie demonstrierte aber, dass ein **konservatives Behandlungskonzept** mit guten Ergebnissen durchführbar ist. Untersuchungen zur Akut- wie auch zur Spättoxizität der **Radiotherapie**, die zur Kuration der hoch- und niedrigmalignen Lymphome eingesetzt wurde, zeigten insgesamt eine gute Verträglichkeit der adjuvanten Maßnahmen. Als vorläufige Resultate können deshalb im Moment festgehalten werden:

- Ein konservativer Behandlungsansatz ist mit guten Ergebnissen durchführbar. Die Toxizität liegt dabei in akzeptablen Grenzen.
- Postoperative Komplikationen, die zur Therapieverzögerung führen, sind prognostisch ungünstig.
- Bei operierten Patienten sind die nicht R0-resezierten extranodalen Lymphome unter den Rezidiven überrepräsentiert.

Demgegenüber forderte eine aktuelle Studie von Sano et al. (1997), aufgrund ihrer Ergebnisse erneut die **Gastrektomie als initiale Therapiemaßnahme** bei lokalisierten Magenlymphomen der Stadien EI und EII, unabhängig vom histologischen Befund. Die überwiegend hochmalignen Magenlymphome (44/50) wurden neben einer Gastrektomie (R0-Resektionsrate: 96 %) bei positivem Lymphknotenbefall (n=23) oder nach nichtkurativer Resektion (n=2) mit einem postoperativen Chemotherapiezyklus (VEPA-/CHOP-Schema) behandelt. Die **5-Jahres-Überlebensrate** lag ohne operationsbedingte Todesfälle für alle Patienten bei 86 %, im Fall der kurativ resezierten Patienten sogar bei 90 %.

> Sano et al. (1997) konnten bei einer Resektionsrate von 94 % im Lymphknotenkompartiment II zeigen, dass das *Disseminationsmuster der Lymphome* mit denen des Magenkarzinoms vergleichbar ist und damit auch lokal ähnlich aggressiv therapiert werden sollte.

War der Tumor auf die Submukosa beschränkt, fanden sich **Lymphknotenmetastasen** nur in 21 % der Fälle, bei weiterer in 77 %. Multifokale Läsionen oder ein Befall des proximalen Magens traten bei 18 (36 %) bzw. 15 (30 %) Patienten auf, 2/3 des Magens waren sogar in 38 Fällen (76 %) betroffen.

Damit wurde die Forderung nach einer **Gastrektomie als Regeloperation** für das primäre Magenlymphom aufgrund umfassender Untersuchung zu Topik und Ausbreitungsmuster – in dieser Studie besonders für die Frühstadien hochmaligner Lymphome – bestätigt.

Ohne gesicherten Milzbefall kann eine **Splenektomierate** von 72 % (n=36) als Übertherapie angesehen werden, was der positive Lymphknotennachweis in nur 3 Fällen (8 %) unterstreicht.

In einer prospektiven interdisziplinären **Multicentstudie zum gastrointestinalen Lymphom** wurden von 2/1993–6/1995 insgesamt 170 primäre Magenlymphome registriert. Einer stadienorientierten, risikostratifizierten, multimodalen Therapie wurde protokollgerecht eine standardisierte Form einer Resektion und eines abdominellen Stagings vorangestellt. Das im Sampling erfasste Disseminationsmuster des Tumors sollte die Angemessenheit der operativen Intervention klären. Folgende 6 Ziele wurden mit der **operativen Maßnahme** verfolgt:

1. Heilung einer zu definierenden Patientengruppe,
2. Bereitstellung einer präzisen Tumorklassifikation,
3. Ermöglichung eines exakten Tumorstagings,
4. Minderung möglicher tumorassoziierter Komplikationen,
5. Entdeckung koinzidenter Karzinome,
6. Erreichen einer kurativen Resektion.

Neben der standardisierten Form der Bauchraumexploration war ein **histologisches Sampling** zur eindeutigen topographischen Zuordnung gefordert. In Abhängigkeit des lokalen Tumorprozesses wurden die Sicherheitsgrenzen gemäß der Karzinomchirurgie festgelegt: Die proximale Grenze wurde von der Tumorlokalisation im Magen, dem Tumorausmaß sowie der Wuchsform bestimmt. Bei multifokaler Manifestation war der am weitesten kranial gelegene Fokus entscheidend. Das übliche Resektionsausmaß war die **Gastrektomie**, in Abhängigkeit der Tumorposition die 4/5-Resektion, in wenigen lokalisierten Fällen die 2/3-Resektion des Magens. Das Belassen eines Magenstumpfes wurde akzeptiert, wenn das endoskopische und endosonographische „Mapping" der proximalen Magenwand dies rechtfertigte. Die proximalen und distalen Resektionsgrenzen sollten im Schnellschnitt als tumorfrei gesichert werden.

Gemäß der Empfehlung der Japanese Research Society for Gastric Cancer wurden die Lymphknotengruppen 1–11 der Kompartimente I und II entsprechend einer **D2-Dissektion** ausgeräumt. Bei partieller Magenresektion wurde ein zusätzliches Sampling der proximalen paragastralen Lymphknoten gefordert. Die Studienkonditionen sahen **bilobäre Leberbiopsien** vor, eine **Splenektomie** lediglich bei makroskopischer oder computertomographisch sichtbarer morphologischer Veränderung des Organs. Eine Eingriffserweiterung in Form einer multiviszeralen Resektion wurde lediglich toleriert, wenn hierdurch eine R0-Resektion sicher erreicht werden konnte.

28.5 Ergebnisse

Im Zeitraum 2/1993–6/1995 wurden 107 von 170 primären Magenlymphomen nach angegebenem Standard operiert und histologisch untersucht. Das mediane Alter betrug 63 Jahre (Spanne: 19–74 Jahre), das Geschlechterverhältnis m.:w. = 2,5:1. Die **Diagnose „Magenlymphom"** bestand zum Operationszeitpunkt in 85 % der Fälle, in 15 % lediglich die Fehldiagnose eines Karzinoms oder eines peptischen Ulkus.

Insgesamt 61 % der Lymphome waren von niedrigem und 39 % von hohem **Malignitätsgrad**, 21 % befanden sich im Stadium EI1, 28 % im Stadium EI2, 39 % im Stadium EII1 und 12 % im Stadium EII2. In 51 % bestand ein solitärer Magenbefall, 45 % wiesen befallene Lymphknoten im Kompartiment I auf und 15 % im Kompartiment II. In 9 Fällen war das Duodenum, in 2 Fällen das Pankreas und in 4 Fällen weitere Organe befallen. Ein Milzbefall bestand nur bei einem Patienten, ein Leberbefall wurde nicht diagnostiziert.

Eine **Erweiterung des Eingriffs** erfolgte in 5 % der Fälle auf den Ösophagus, in 3 % auf das Kolon, in 10 % auf das Pankreas, die Milz wurde zu 22 % und weitere Organe zu 17 % entfernt. In 88 % der Fälle wurde die Operation als „radikale" R0-Resektion abgeschlossen, in 9 % als R1- und in 3 % als R2-Resektion. Die **postoperative Letalität** betrug 4,6 %. Zwei von 5 Todesfällen ereigneten sich nach elektiven und nichterweiterten Eingriffen, ein Patient verstarb nach einer Notfalloperation im Rahmen einer Blutung und 2 weitere nach Eingriffserweiterungen mit partieller Pankreatektomie.

28.6 Diskussion

Es steht außer Zweifel, dass die **Rolle der Chirurgie** bei gastralen und intestinalen Manifestationen eines Non-Hodgkin-Lymphoms gesondert zu betrachten ist, da die Diagnosesicherheit, die konservativen Therapiemöglichkeiten und das Risiko für eine lokale Komplikation für beide Organmanifestationen deutlich differieren.

> Die Erfahrung einzelner Kliniker lässt kaum eine Empfehlung zur Operationsindikation und Verfahrenswahl sowie zur Eingriffsausdehnung bei *primären gastralen Lymphomen* zu, da geringe Fallzahlen und heterogene Patientengruppen keine rationale Basis für verlässliche Vorgaben bieten.

Darüber hinaus verhindern unterschiedliche Operationsstrategien und -konzepte eine einheitliche Wertung operativer Therapieerfolge. Solange Basisinformationen zur Ätiologie, Biologie und Pathologie sowie zum Verhalten und Disseminationsmuster des MALT-Lymphoms vorliegen, lässt sich für eine **radikale Tumoroperation** allenfalls eine theoretische Operationsstrategie erarbeiten.

Die präliminären Daten der Multicenterstudie rechtfertigen das karzinomübliche Operationskonzept der **Gastrektomie und D2-Lymphknotendissektion**, um eine R0-Resektion in nahezu 90 % der Fälle zu erreichen. Die Empfehlungen chirurgischer Arbeitsgruppen erstrecken sich von der Absicht der Tumormassenreduktion bis zum kurativen Ziel der R0-Resektion. In diesen „Surgery-first"-Gruppen ist die Absicht der lymphatischen Dissektion äußerst uneinheitlich verankert, wenngleich die Gastrektomie mit D2-Dissektion die theoretische Möglichkeit zur radikalen Operation in den klinischen Stadien EI-1 bis EII-1 bietet. So werden bei heterogenen Operationsstrategien R0-Resektionsraten von 36 % (Salles et al. 1991) und 46 % (Koch et al. 1997) erreicht, bei stringenten Operationstaktiken in vorgegebener Form jedoch von 88 % (Verreet et al. 1993, 1995) und 90 % (Sano et al. 1997).

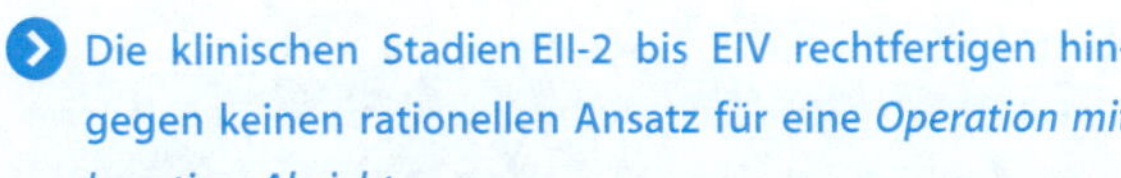

> Die klinischen Stadien EII-2 bis EIV rechtfertigen hingegen keinen rationellen Ansatz für eine *Operation mit kurativer Absicht.*

Liegt nun eine theoretische Heilungsmöglichkeit in den Stadien EI-1 bis EII-1 durch eine standardisierte Operationstaktik vor, so sollte in vergleichenden Studien allenfalls diese Operationsstrategie in einem definierten Ausmaß (Gastrektomie/D2-Dissektion) mit weiteren Therapieoptionen in Vergleich gebracht werden, um über die **Rolle der Chirurgie beim primären Magenlymphom** entscheiden zu können. Randomisierte, vergleichende Untersuchungen mit definierten Qualitätsmerkmalen der einzelnen Therapiemodalitäten liegen jedoch zum gegenwärtigen Zeitpunkt nicht vor, sodass auch in Gegenüberstellung mit der Radio- und Chemotherapie Wertungen nur spekulativ sein können.

In den Stadien EI-1 bis EII-2 weisen **Strahlen- und Chemotherapie** demgegenüber respektable Therapieerfolge auf, darüber hinaus lässt die **antibiotische Therapie bei Helicobacter-pylori-Infektion** im Stadium EI1 auf eine weitere nichtinvasive Therapieoption hoffen. Trotz durchweg positiver Beurteilung in der Literatur dürfen die Möglichkeiten einer antibiotischen Therapie limitierter Stadien eines Helicobacter-pylori-assoziierten Magenlymphoms aber nicht überbewertet werden. Es muss der Eradikationsbehandlung angelastet werden, dass sie bislang noch nicht als unabhängiger prognoserelevanter Faktor herausgestellt werden konnte.

Auch wenn **Helicobacter pylori** in niedrigmalignen MALT-Lymphomen deutlich häufiger (72 %) als bei den hochmalignen (55 %) Lymphomen nachgewiesen wird, existieren doch in der erstgenannten Gruppe bei Untersuchung mittels Western-Blot bis zu 40 % Helicobacter-pylori-negative Lymphome. Dies legt weitere pathogenetische Faktoren für die Entstehung des MALT-Lymphoms des Magens nahe. Ob auch diese Mechanismen durch eine Eradikationstherapie erfasst werden können, ist Gegenstand zahlreicher Untersuchungen.

> Eine erfolgreiche *Lymphomregression* erfordert in jedem Fall eine langfristige Nachbeobachtung zur Beurteilung eines stabilen Behandlungserfolgs oder zur frühzeitigen Erfassung eines Rezidivs.

Mit zunehmender Beobachtungsdauer wird mit einer Häufung von **Lymphomrezidiven** zu rechnen sein. Im Moment bleibt unklar, bis zu welcher Tumorgröße und in welchen Stadien eine **Eradiaktionstherapie** ausreichend erscheint und welcher Patient eine weitergehende Therapie benötigt.

> Grundsätzlich erscheint es aber sinnvoll, neben den konventionellen Therapieverfahren auch bei hochmalignen Magenlymphomen eine Helicobacter-pylori-Eradikation durchzuführen, wenn ein niedrigmaligner Tumoranteil nachgewiesen wird.

Auf diese Weise kann verhindert werden, dass bei nichtoperativer Behandlung erst ein **Rezidiv** oder eine **Progression** der verbliebenen Tumoranteile zu einem weiteren, evtl. nicht mehr kurativen Vorgehen zwingt.

Vor dem Hintergrund der letztendlich noch unbekannten **Pathogenese**, einer **geringen Inzidenz primärer Magenlymphome** gegenüber der hohen Prävalenz erworbenen MALT-Gewebes im Magen und einer hohen Zahl von Therapieversagern bei unbekanntem Therapieeffekt auf molekularer Ebene bleiben deshalb zurzeit noch einige Fragen offen:

- Bedeutung verschiedener Helicobacter-pylori-Stämme für die Pathogenese des MALT-Lymphoms,
- Möglichkeit direkter neoplastischer Effekte von Helicobacter pylori bei der Transformation erworbenen MALT-Gewebes in ein MALT-Lymphom,
- Gründe für eine Regression des MALT-Lymphoms trotz Persistenz von Helicobacter pylori nach Eradikationstherapie.

28.7 Zusammenfassung

Zusammenfassend muss festgestellt werden, dass die Frage nach der **Rolle der Chirurgie im Therapiekonzept der gastralen Lymphome** zum gegenwärtigen Zeitpunkt noch nicht mit letzter Sicherheit beantwortet werden kann. Das 1997 erstellte Konsensuspapier der Arbeitsgemeinschaften der Fachgesellschaften CAO, ARO und AIO fordert in den klinischen Stadien EI-1 bis EII-1 bei niedrigmalignem Lymphom die **chirurgische Therapie mit kurativer Intention.** Bei hochmalignen Lymphomen wird der konservativen Therapie gleicher Wert beigemessen.

Betrachtet man jedoch die **Therapieerfolge „nichtinvasiver" Möglichkeiten** – wie der Eradikations-, Strahlen- und Chemotherapie – gerade auch in den limitierten Stadien EI-1 bis EII-1, so werden mit Recht von Kritikern des „Surgery-first"-Weges Ergebnisse einzelner Studien ohne Vorteile der operativen Behandlung angeführt (Tabelle 28.2). Es sind dies jedoch Studien ohne jegliche Vorgabe operativer Standards und Qualitätsmerkmale (Koch et al. 1997; Salles et al. 1991; Sonnen et al. 1994), wohingegen ein qualitätsorientierter, standardisierter Primäreingriff in den verfügbaren prospektiven Studien als harter bzw. härtester prognoserelevanter Faktor errechnet wurde (Ruskone-Fourmestraux et al. 1993; Sano et al. 1997; Verreet et al. 1995).

Die **Rate chirurgischer Komplikationen** wurde oftmals überbewertet (Taal et al. 1993) und ist an entsprechend geübten Zentren eher gering (Verreet et al. 1993). Weiß der Chirurg den Standardeingriff, der das Resektionsausmaß der Gastrektomie und D2-Dissektion beim MALT-Lymphom nicht überschreiten darf, in seiner Leistungsfähigkeit einzuschätzen und ihn sicher durchzuführen, so steht er in den limitierten Stadien EI-1 bis EII-1 nach wie vor gleichbedeutend den konservativen Verfahren gegenüber, sofern eine Eradikationsbehandlung versagt. Bei therapieassoziierter unstillbarer Blutung und Perforation steht die chirurgische Maßnahme alleine zur Verfügung, sollte jedoch auch hier „lymphomgerecht" durchgeführt werden, sofern der aktuelle Zustand des Patienten dies erlaubt.

Literatur

Aviles A, Diaz-Maqueo JC, de la Torre A, Guzmann R (1991) Is surgery necessary in the treatment of primary gastric non-Hodgkin's lymphoma. Leukemia and lymphoma 5: 365–369

Bayerdörffer E, Neubauer A, Rudolph B et al. (1995) Regression of primary gastric lymphoma of mucosa-associated lymphoid tissue type after cure of Helicobacter pylori infection. Lancet 345: 1591–1594

Burk CG, Hohlbach G, Baretton G, Schildberg FW (1989) Primary gastrointestinal lymphomas. Med Klin 15: 385–388

Cho MJ, Ha CS, Allen PK, Fuller LM, Cabanillas F, Cox JD (1997) Primary non-Hodgkin lymphoma of the large bowel. Radiology 205: 535–539

d'Amore F, Brincker H, Gronbaek K (1994) Non-Hodgkin's lymphoma of the gastrointestinal tract: a population-based analysis of incidence, geographic distribution, clinicopathologic presentation features, and prognosis. Danish Lymphoma Study Group. J Clin Oncol 12: 1673–1684

Ernst M, Stein H, Ludwig D, Boese-Landgraf J, Ritz J, Häring R (1996) Surgical therapy of gastrointestinal non-Hodgkin's lymphomas. Eur J Surg Oncol 22/2: 177–181

Fischbach W (1996) Internistische Aspekte. Akt Onkol 91: 52–59

Griffiths AP, Shepherd NA, Beddall A, Williams JG (1997) Gastrointestinal tumour masses due to multiple myeloma: a pathological mimic of malignant lymphoma. Histopatholgy 31: 318–323

Heise W, Dederke B, Riecken EO (1996) Besonderheiten intestinaler Non-Hodgkin-Lymphome. Akt Onkol 91: 62–71

Herrera A, Solal-Celigny P, Gaulard P (1984) Primary lymphomas of the gastrointestinal tract: results of treatment in a series of 35 cases. Gastroenterol Clin Biol 8: 407-413

Hier E, Wilmanns W (1991) Bedeutung der Chemo- und Radiotherapie bei gastrointestinalen Lymphomen. Chirurg 62: 457–461

Jaser N (1993) Primary gastrointestinal non-Hodgkin's lymphomas. Clinical presentation and results of treatment. Ann Chir Gynaecol 82: 7–16

Koch P (1997) Gastrointestinale Lymphome – Diagnostik und Therapie. Onkologe 3: 530–534

Koch P, Grothaus-Pinke B, Hiddemann W (1997) Primary lymphoma of the stomach: Three-year results of a prospective multicenter study. Ann Oncol 8 (Suppl 1): 85–88

Kramer W, Richter HJ (1994) Malignant lymphoma of the small intestine as a cause of small intestine perforation. Zentralbl Chir 119/12: 900–903

Maor MH, Velasquez WS, Fuller LM, Silvermintz KB (1990) Stomach conservation in stages IE and IIE gastric non-Hodgkin's lymphoma. J Clin Oncol 8: 266–271

Mead GM, Withehouse JM, Thompson J et al. (1987) Clinical features and management of malignant histiocytosis of the intestine. Cancer 60: 2791–2796

Parlier Y, Najman A, Lecomte D, Aegerter P (1985) Results of a cooperative prospective study of treatment of primary digestive localisations of non-Hodgkin's Lymphoma. Gastroenterol Clin Biol 9: 922–928

Radaszkiewicz T, Dragosics B, Bauer P (1992) Gastrointestinal malignant lymphomas of the mucosa-associated lymphoid tissue: factors relevant to prognosis. Gastroenterology 102: 1628–1638

Röher HD, Schmidt WU, Ohmann C, Verreet PR (1997) Chirurgie primärer gastrointestinaler Lymphome. Onkologe 3: 535–538

Roggero E, Zucca E, Pinotti G et al. (1995) Eradication of helicobacter pylori infection in primary low-grade gastric lymphoma of mucosa-associated lymphoid tissue type. Ann Intern Med 122: 767–769

Rohatiner A (1994) Report on a workshop convened to discuss the pathological and staging classifications of gastrointestinal tract lymphoma. Ann Oncol 5: 397–400

Ruskone-Fourmestraux A, Aegerter P, Delmer A et al. (1993) Primary digestive tract lymphoma: A propective multicentric study of 91 patients. Groupe d'Etude des Lymphomes Digestifs. Gastroenterology 105: 1662–1671

Salles G, Herbrecht R, Tilly H (1991) Aggressive primary gastrointestinal lymphomas: Review of 91 patients treated with the LNH-84 regimen. A Study of the Groupe d'Etude des Lymphomes Agressifs. Am J Med 90: 77–84

Sano T, Sasako M, Kinoshita T, Katai H, Maruyama K, Takenaka T (1997) Total gastrectomy for primary gastric lymphoma at stages IE and IIE: A prospective study of fifty cases. Surgery 12: 501–505

Savio A, Franzin G, Wotherspoon AC et al. (1996) Diagnosis and posttreatment follow-up of Helicobacter-pylori-postive gastric lymphoma of mucosa-associated lymphoid tissue: histology, polymerase chain reaction or both. Blood 87: 1255–1260

Schmidt WU, Müller FP, Heise W, Daum S, Verreet PR (1998) Operatives Management beim primären intestinalen Non-Hodgkin-Lymphom. Acta Chir Austriaca 5: 282–285

Schumpelick V, Faß J, Steinau G, Bautzmann J (1991) Chirurgische Behandlung gastrointestinaler Lymphome. Chirurg 62: 451–456

Sheridan WP, Medley G, Brodie GN (1985) Non-Hodgkin's Lymphoma of the Stomach: A prospective pilot study of surgery plus chemotherapy in early and advanced disease. J Clin Oncol 3: 495–500

Sonnen R, Calavrezos A, Grimm HA, Kuse R (1994) Kombinierte konservative Behandlung von lokalisierten Magenlymphomen. Dtsch med Wschr 119: 863–868

Steward WP, Harries M, Wagstaff J (1985) A prospective study of treatment of high-grade histology non-Hodgkin's lymphoma involving the gastrointestinal tract. Eur J Cancer Clin Oncol 21: 1195–1200

Stolte M (1992) Helicobacter pylori and gastric MALT-lymphoma. Lancet 339: 745–746

Taal BG, Burgers JM, van Heerde D, Hart M (1993) The clinical spectrum and treatment of primary non-Hodgkin's lymphoma of the stomach. Ann Oncol 4: 839–846

Tissot E (1996) Role of surgery in gastrointestinal lymphomas. Schwed Med Wochenschr 11: 126, 19, 836–840

Wotherspoon AC, Doglioni C, de Boni M, Spencer J (1994) Antibiotic treatment for low-grade gastric MALT lymphoma. Lancet 343: 1503–1506

Wotherspoon AC, Doglioni C, Diss TC et al. (1993) Regression of primary low-grade B-cell gastric lymphoma of mucosa-associated lymphoid tissue type after eradication of Helicobacter pylori. Lancet 342: 575–577

Verreet PR, Fischbach W, Horstmann O, Röher HD (1995) Zur Operationsindikation und -taktik beim primären Non-Hodgkin-Lymphom des Magens. Akt Chir 30: 287–290

Verreet PR, Fischbach W, Horstmann O, Röher H.D (1996) MALT-Lymphome – Chirurgische Therapie. Schweiz Rundschau Med 85: 1451–1456

Verreet PR, Horstmann O, Ohmann C, Fischbach W, Wilms K, Röher HD (1993) Grenzen der Chirurgie beim primären Non-Hodgkin-Lymphom des Magens. Langenbecks Arch Chir (Suppl): 233–238

Chirurgische Therapie gastrointestinaler Stromatumoren (GIST)

H. Lippert, M. Pross und T. Günther

29.1 Historischer Hintergrund

Definition

Stromatumoren des Gastrointestinaltrakts (GIST) sind seltene, heterogene Neubildungen mit unklarer Histogenese.

Im Gegensatz zu extragastrointestinalen Weichteiltumoren neurogenen Ursprungs, wie z. B. periphere Nervenscheidentumoren, oder myogenen Ursprungs, wie Leiomyome oder Leiyomyosarkome, lassen die nach der konventionellen Histomorphologie ähnlichen Stromatumoren in Bezug auf die **Differenzierung** Fragen offen.

Darüber hinaus stellen sie in Hinblick auf ihr **biologisches Verhalten** sowohl den Pathologen als auch den Chirurgen oft vor Probleme im diagnostischen und therapeutischen Management.

Bereits 1941 beschrieben Golden u. Stout Weichteiltumoren im Magen, deren Ursprung zunächst als glattmuskulär angesehen wurde. Erst nach Einführung der Elektronenmikroskopie und deren Anwendung auf diese Tumoren in den 1960er Jahren offenbarte sich, dass die von Stout (1962) als „Leiomyoblastome" bezeichneten Tumoren keineswegs durchgehend myogen differenziert sind (Welsh u. Meyer 1969). Es fanden sich hingegen auch ultrastrukturelle Merkmale von Schwann-Zellen, die wiederum den Verdacht stützten, dass es sich um **neurogen differenzierte Weichteiltumoren** handelt (Brown et al. 1984).

Die Verbreitung **immunhistologischer Techniken** in der Routinediagnostik ermöglichte einen Erkenntnisgewinn hinsichtlich der Differenzierung dieser Neoplasien. Einerseits konnten typische neurogene Reaktionsmuster, andererseits aber auch die Expression myogener Marker nachgewiesen werden.

> Untersuchungen der Gruppe um Appelmann (Appelmann 1986; Pike et al. 1988) zeigten *unterschiedliche immunhistochemische Reaktionsmuster* der Stromatumoren in Abhängigkeit von der Lokalisation im Gastrointestinaltrakt.

Diese Befunde zeigten die **Heterogenität der Gruppe der Stromatumoren.** Die bis dahin gewonnenen Erkenntnisse ließen die Vermutung zu, dass es sich um undifferenzierte Weichteiltumoren handelt. Eine oft positive immunhistologische Reaktion mit dem CD34-Antikörper wies später auf einen Ursprung von offenbar primitiven mesenchymalen Zellen hin. Neuere Untersuchungen ergaben Hinweise auf die Abstammung der GIST von den interstitiellen Cajal-Zellen.

Am Beispiel der gastrointestinalen Weichteiltumoren lässt sich auf eindrucksvolle Weise belegen, wie im Verlauf von mehr als 5 Jahrzehnten das **Verständnis der Tumorbiologie** von neu entwickelten diagnostischen Methoden beeinflusst wird. Für die GIST jedoch scheint eine abschließende Erklärung noch nicht gefunden, nach wie vor sind weder Histogenese noch Dignität dieser Tumoren eindeutig geklärt.

29.2 Klassifikation

Neben der unklaren Histogenese der Stromatumoren des Gastrointestinaltrakts bestehen weiterhin auch Unsicherheiten in der **Einschätzung des biologischen Verhaltens** dieser Tumoren. Aus diesem Umstand resultieren die Probleme in Diagnostik und Therapie.

Cave

Das diagnostische Dilemma besteht in der Tatsache, dass es nach wie vor keinen Konsens über die **Klassifikation der Stromatumoren** gibt.

Die Vielfalt der Klassifikationsversuche in den letzen Jahren ist zumeist nur durch kleine Fallzahlen unterlegt. Übereinstimmend beinhalten die **pathologisch-anatomischen Klassifizierungen** Parameter wie Tumorgröße, Metastasierungsverhalten und die proliferative bzw. mitotische Aktivität. Die derzeit gebräuchlichste Klassifikation ist die **nach Lewin** (1989; ◻ Tabelle 29.1).

In Abhängigkeit von der Lokalisation der Tumoren gilt zusätzlich die **Mitosezahl** als bedeutsam für die Einschätzung der Dignität. Auch hier liegen mittlerweile zahlreiche Arbeiten vor, die eine sehr unterschiedliche Mitosezahl als „cut-off point" zwischen

Tabelle 29.1. Graduierung und histomorphologische Malignitätskriterien gastrointestinaler Stromatumoren. (Nach Lewin 1989)

Richtlinien zur Einschätzung des malignen Potenzials	
Sichere Faktoren für Malignität	Metastasen, Invasion angrenzender Organe, Infiltration der Muscularis propria
High-risk-Faktoren für Malignität	Tumorgröße (>5,5 cm im Magen, >4 cm im Dünn- und Dickdarm), Tumornekrosen, Kernpleomorphie, hohe Zellularität, Blutgefäßinvasion, epitheloides Wachstumsmuster
Grading	
Maligne GIST	1 sicherer oder 2 High-risk-Faktoren
Unsicheres malignes Potenzial	1 High-risk-Faktor
Benigne GIST	Keine High-risk-Faktoren

benigne und maligne angeben. Es scheint sich hierbei eine Mitosefrequenz von 5 Mitosen auf 50 HPF („high power field") als Grenze zwischen „benigne" und „maligne" durchzusetzen.

In den letzten Jahren immunhistochemische Zusatzuntersuchungen in der Klassifizierung durchgesetzt. S ist inzwischen der Nachweis der Expression von CD117 eine Voraussetzung zur Diagnose GIST geworden (de Silva et al. 2002). Neben CD117 werden durch diese Stromatumoren in 60–70 % das Antigen CD34 expremiert. In aktuellen Studien wurde gezeigt, dass die überwiegende Anzahl der GIST durch eine aktivierende KIT-Mutation gekennzeichnet ist (Mechtersheimer et al. 2003). Eigene molekulargenetische Untersuchungen zeigen, dass die immunhistochemische Expression von p16INK4 ein sehr bedeutender porgnostischer Faktor hinsichtlich der Einschätzung in maligne und benige GIST's ist (Schneider-Stock et al. 2003).

29.3 Symptome

> Die teils exo-, teils endophytisch wachsenden Tumoren zeigen ein *überwiegend langsames Wachstum* und verursachen oft erst bei bereits ausgedehnter Tumorgröße Symptome.

Das Spektrum reicht dabei von **uncharakteristischen Oberbauchbeschwerden** bis hin zu einer **akuten Schmerzsymptomatik** bei ausgedehnter Tumormasse. Zahlreiche Patienten bekommen mit einer gastrointestinalen Blutung bzw. einer konsekutiv ausgebildeten AnämieSymptome. Gastrointestinale Blutungen stellten in dem von den Autoren beobachten Kollektiv die häufigste Primärsymptomatik dar (Pross et al. 1999). Die durchschnittliche Tumorgröße bei Patienten mit Symptomen betrug dabei 13,2 cm (4–30 cm). Weitere Daten sind Tabelle 29.2 zu entnehmen.

29.4 Diagnostik

Aufgrund der uncharakteristischen Symptomatik wird bei den Patienten zumeist ein zunächst breites diagnostischen Programm eingeleitet, an dessen Anfang **endoskopische Verfahren** stehen. Bei in die Darmlichtung vorwachsenden Tumoren lässt sich dabei oft eine noch intakte mukosale Bedeckung (Abb. 29.1) nachweisen, die von der Tumormasse in die Lichtung vorgewölbt wird. Tumoren, die die Mukosa infiltrieren, können zu Ulzerationen führen, die dann als Blutungsquelle nachweisbar sind (Abb. 29.2).

> Zur *Sicherung der Tiefen- und seitlichen Tumorausdehnung* sollten unter dem Verdacht eines primären Tumors der Magen- bzw. Darmwand eine endosonographische Untersuchung sowie eine abdominelle Computertomographie durchgeführt werden.

Tabelle 29.2. Symptomatik der Patienten der Autoren in Abhängigkeit von Tumorgröße und -lokalisation

Lokalisation (n)	Zufallsbefunde (n)	Mittlere Größe bei Diagnose [cm]	Symptomatisch (n)	Mittlere Größe bei Diagnose [cm]	Beschwerdebild (n)
Magen (16)	5	3,4 (0,5–8,1), davon 4 benigne und 1 maligner Befund	11	13,2 (4–30), davon 1 benigner, 10 maligne Befunde	Obere gastrointestinale Blutung (9), abdominelle Beschwerden (2)
Dünndarm (6)	3	3,4 (1,7–5,6), davon 1 benigner, 1 Borderline- und 1 maligner Befund	3	8,6 (8–10), davon kein benigner, 3 maligne Befunde	Abdominelle Beschwerden (3)
Kolon (1)	1	2, davon 1 benigner, kein maligner Befund	–	–	Keine Diagnose bei Routinekoloskopie

Gegebenenfalls lässt sich – oft nur unter Verwendung einer tiefgreifenden Biopsiezange – Material zur **histologischen Untersuchung** gewinnen.

Cave

Der histologische Befund am Biopsiematerial ist jedoch allenfalls dazu geeignet, die mesenchymale Genese des Tumors zu bestimmen und ein Karzinom auszuschließen. Über das **biologische Verhalten** ist nach histomorphologischen Kriterien keine definitive Aussage möglich.

Diese Grundsätze gelten auch für die Beurteilung von Probeexzidaten im Rahmen von **Schnellschnittuntersuchungen.** Auch hier sollte die Diagnostik lediglich auf die Abgrenzung zum Karzinom beschränkt bleiben. Darüber hinaus lassen sich unter Schnellschnittbedingungen die Resektionsränder in Hinblick auf die Tumorausdehnung zumeist sicher beurteilen.

Neben der intraoperativen Beurteilung des Lokalbefunds muss weiterhin auf eine *sorgfältige Inspektion der Leber* hingewiesen werden, da diese als Hauptmetastasierungsort anzusehen ist.

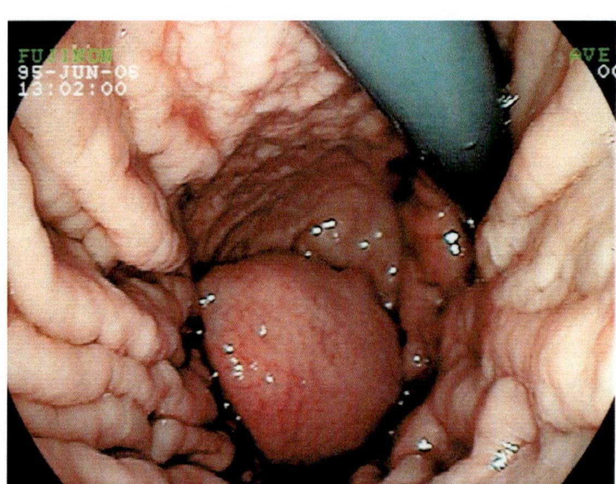

Abb. 29.1. Gastraler Stromatumor – endoskopischer Aspekt mit Vorwölbung der noch intakten Mukosa

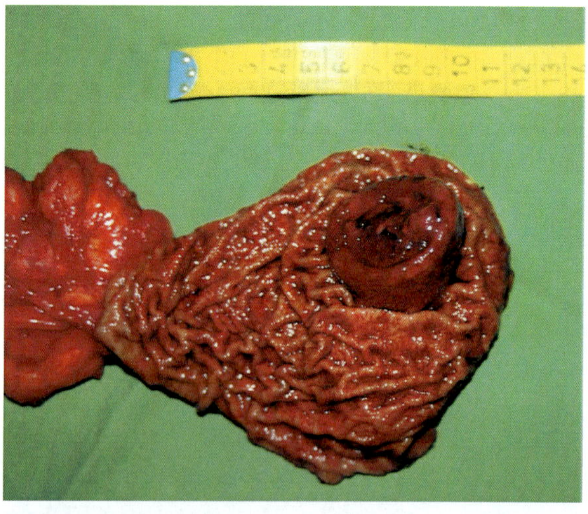

Abb. 29.2. Zentral ausgedehnt ulzerierter gastraler Stromatumor

Lymphknotenmetastasen gelten insgesamt als Rarität. Die in einzelnen Arbeiten aufgeführten höheren Metastasierungsraten in regionale Lymphknoten konnten bei Studien mit größeren Fallzahlen nicht bestätigt werden. Im Untersuchungsgut der Autoren wurden Lymphknotenmetastasen nicht beobachtet (Pross et al. 1999).

> Bemerkenswert ist die Tatsache, dass *hämatogene Metastasen in der Leber* gelegentlich trotz In-sano-Resektion des Primärtumors auch noch nach vielen Jahren auftreten können.

Im Untersuchungsgut der Autoren wurde ein Fall mit einer Spätmetastasierung in die Leber 15 Jahre post operationem eines intestinalen Stromatumors beobachtet. Aus diesem Umstand lässt sich die **Forderung nach einer lebenslangen Dispensairebetreuung** dieser Patienten ableiten.

Wegen der von Evans (1985) als zweithäufigste Lokalisation beschriebenen **Lungenmetastasierung** sollte somit neben sonographischen Kontrolluntersuchungen der Leber eine Röntgenübersichtsaufnahme des Thorax erfolgen. Diese dient gleichzeitig dem Ausschluss der **Carney-Trias**, bei der pulmonale Chondrome mit extraadrenalen Paragangliomen und GIST assoziiert sind (Evans 1985; Hirota et al. 1998).

Die histomorphologisch am vollständigen Resektat vorzunehmende Klassifizierung der Tumoren und die Einschätzung des biologischen Verhaltens durch den Pathologen lassen sich heute unter Verwendung weiterführender **immunhistologischer Untersuchungen** präzisieren. Insbesondere zur Abgrenzung von Weichteiltumoren mit einer sicheren Histogenese (z. B. Leiomyosarkome, Neurofibrome, Karposi-Sarkome) steht dem Pathologen mittlerweile ein Pannel immunhistologischer Marker zur Verfügung, die ein myogenes (z. B. Desmin, SM-Aktin) und neurogenes (z. B. S 100, NSE) Expressionsmuster der Tumoren aufdecken. Für die Diagnose gastrointestinaler Stromatumoren werden heute besonders die **Marker CD 34 und CD 117** (c-kit) favorisiert.

29.5 Therapie

Die zum Teil bestehenden diagnostischen Unsicherheiten setzen sich in der therapeutischen Vorgehensweise fort. Obgleich Evans (1985) in einer Studie an 56 Fällen mit einem Follow-up von mindestens 10 Jahren keine sichere statistische Beziehung zwischen der großzügigen chirurgischen Resektion und dem Überleben fand, scheint die **R0-Resektion** insbesondere im Hinblick auf Tumorrezidive der beste therapeutische Ansatz zu sein (Evans 1985). Diese ist ggf. auch durch eine multiviszerale Resktion zu realisieren (Abb. 29.3).

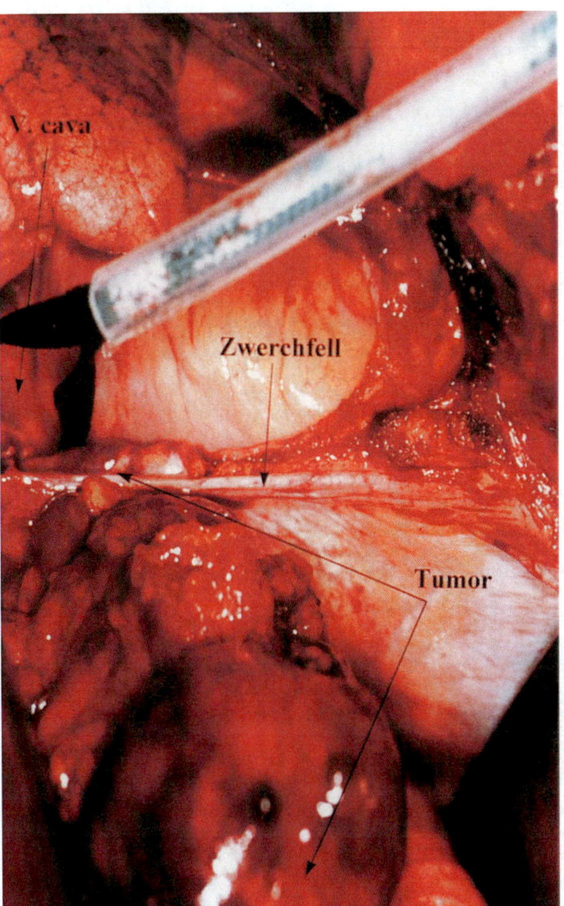

Abb. 29.3. Maligner gastrointestinaler Stromatumor, der vom Magen ausgehend bis in den Thorax reicht – thorakoabdominale En-bloc-Resektion des Tumors

Cave

Laparoskopische Resektionsverfahren sollten kleinen Stromatumoren vorbehalten bleiben (Abb. 29.4).

Die Entscheidung für ein solches Verfahren sollte dabei immer mit dem **Ziel einer vollständigen Tumorresektion** erfolgen. Die Forderung nach einer unbedingten R0-Resektion gründet sich nicht zuletzt darauf, dass erst am vollständigen Operationspräparat die Einschätzung der Dignität unter Hinzuziehung der genannten Kriterien durch den Pathologen ermöglicht werden kann.

Eine **systematische Lymphadenektomie** nach onkologischen Kriterien unter kurativer Intention wurde bei den Patienten der Autoren nicht vorgenommen. Hingegen wurden die tumornahen Lymphknoten entfernt. Nach vollständiger histologischer Aufarbeitung der dem Tumorresektat anhängenden Lymphknoten konnte in keinem Fall eine Tumorabsiedlung gefunden werden (Tabelle 29.1).

> Der derzeitige Erkenntnisstand lässt eine *lymphogene Metastasierung* als eher unwahrscheinlich erscheinen, sodass allenfalls eine tumornahe Lymphadenektomie erfolgen sollte.

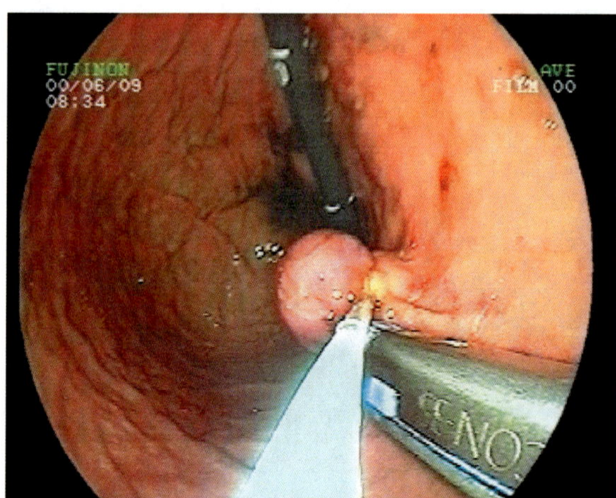

Abb. 29.4. Minimal-invasive Resektion eines kleinen gastralen Stromatumors – intragastrale Resektion mittels laparoskopisch eingeführtem Endostapler unter gastroskopischer Sicht

Die Versuche in den letzten Jahren eine wirksame Mono- oder Polychemotherapie für metastasierende Gastrointestinale Stromatumore zu etablieren, waren alle erfolglos. Gleiches gilt für die Strahlentherapie. Erst die Identifikation des Zusammenhanges der c-kit Mutation mit Gastrointestinalen Stromatumoren war die Grundlage für die Einführung einer neuen erfolgreichen moleklaren Therapie (de Silva et al. 2003, Reichardt et al. 2002). Der Tyrosinkinaseinhibitor Imatinib inhibiert selektiv die Tyrosinkinasen ABL, BCR-ABL, TEL-ABL, PDGFR, TEL-PDGFR, TEL-ARG und KIT mittels Verdrängung des Adenosintriphosphats aus den ATP-Bindungsstellen. Dieses Konzept ist bereits bei Leukämien erfolgreich eingesetzt worden (Mechtersheimer et al. 2003). Die ersten Behandlungsversuche waren sehr erfolgversprechend, so dass multizentrische Studien folgten. Die ersten erfreulichen Ergebnisse wurden auf dem ASCO 2001 vorgestellt. Imatinib war bei über 80 % der Patienten mit einem Gastrointestinalen Stromatumoren wirksam. In einer Studie, die durch die EORTC (European Organisation for Research and Treatment of Cancer) durchgeführt wurde, konnte gezeigt werden, dass in 88 % der behandelten Patienten ein Therapieeffekt nach einer oralen Applikation von Imatinib vorhanden war (von Oosterom et al. 2002). Obwohl mittlerweile kein Zweifel am Erfolg dieser Therapie besteht, sollten Patienten mit einem fortgeschrittenen GIST in die derzeit durchgeführten Multizenterstudien eingeschlossen werden.

Langzeitergebnisse über die Dauer der Remission oder sogar einer dauerhaften Heilung existieren derzeit nicht.

Aussagekräftige Studien über den neoadjuvanten Einsatz von Imatinib sind nicht bekannt. Einzelne Berichte (Bumming et al. 2003) und eigene Erfahrungen lassen den Schluss zu, dass in Einzelfällen, bei denen eine R0-Resektion auf Grund der Tumorausdehnung präoperativ nicht erreichbar erscheint, eine neoadjuvante Imatinib-Therapie möglich ist. Nach wie vor ist die chirurgische Resektion mit einem R0-Tumorentfernung die Therapie der Wahl. Dieses Therapiekonzept ist auch bei resektablen Metastasen anzustreben. Die gezielte Therapie der Tyrosinkinaseinhibition stellt sich derzeit als eine wesentliche Bereicherung im multimodalen Therapiekonzept fortgeschrittener Gastrointestinaler Stromatumoren dar.

Literatur

Akle CA, Wardle DG, Bomanji JB, Talbot I (1997) mIBG diagnosis and therapy in smooth muscle tumours of the small bowel. Eur J Nucl Med 24: 1196–1197

Appelmann HD (1986) Smooth muscle tumors of the gastrointestinal tract. Am J Pathol 10 (Suppl 1): 83–99

Brown EF, Banner BP, Gould VE (1984) Differencial diagnosis of gastrointestinal schwannomas and leiomyomas: A detailed histologic study with electron mikroscopic correlation. Lap Invest 50: 7

Bumming P, Andersson J, Meis-Kindblom JM, Klingenstierna H, Engstrom K, Stierner U, Wangberg B, Jansson S, Ahlman H, Kindblom LG, Nilsson B (2003) Neoadjuvant, adjuvant and palliative treatment of gastrointestinal stromal tumours (GIST) with imatinib: a centre-based study of 17 patients. Br J Cancer 89:460–464

Carney JA (1983) The triad of gastric epitheloid leiomyosarcoma, pulmonary chondroma, and functioning extra-adrenal paraganglioma: A five-year review. Medicine 62: 159–169

de Silva CM, Reid R (2003) Gastrointestinal stromal tumors (GIST): C-kit mutations, CD117 expression, differential diagnosis and targeted cancer therapy with Imatinib. Pathol Oncol Res 9:13–19

Evans HL (1985) Smooth muscle tumors of the gastrointestinal tract. A study of 56 cases followed for a minimum of 10 years. Cancer 56: 2242–2250

Golden T, Stout AP (1941) Smooth muscle tumors of the gastrointestinal tract and retroperitoneal tissue. Surg Gynecol Obstet 73: 784–810

Hirota S, Isozaki K, Moriyama Y, Hashimoto K et al. (1998) Gain-of-function mutations of c-kit in human gastrointestinal stromal tumors. Science 279: 577–580

Lewin KJ (1989) Gastrointestinal pathology and its clinical implication. In: Riddell RH, Weinstein WM (eds) Gastrointestinal Diseases – Pathology. IGAKU-Shoin Medical Publishers, New York Tokyo, p 299

Mechtersheimer G, Lehnert T, Penzel R, Joos S, Egerer G, Otto HF (2003) Gastrointestinal stromal tumors. A morphologic and molecular genetic independent tumor entity with new therapeutic perspectives. Pathologe 24:182–191

Pike AM, Lloyd RV, Appelmann HD (1988) Cell markers in gastrointestinal stromal tumors. Hum Pathol 19: 830–834

Pross M, Manger T, Schulz HU, Lippert H, Roessner A, Günther T (1999) Gastrointestinale Stromatumoren (GIST) Probleme in Diagnostik und Therapie. Chirurg 70: 807–812

Schneider-Stock R, Boltze C, Lasota J, Miettinen M, Peters B, Pross M, Roessner A, Gunther T (2003) High prognostic value of p16INK4 alterations in gastrointestinal stromal tumors. J Clin Oncol 21:1688–1697

Stout AP (1962) Bizarre smooth muscle tumors of the stomach. Cancer 15: 400–409

van Oosterom AT, Judson IR, Verweij J, Stroobants S, Dumez H, Donato DP, Sciot R, Van Glabbeke M, Dimitrijevic S, Nielsen OS (2002) Update of phase I study of imatinib (STI571) in advanced soft tissue sarcomas and gastrointestinal stromal tumors: a report of the EORTC Soft Tissue and Bone Sarcoma Group. Eur J Cancer 38 Suppl 5:S83–7

Welsh RA, Meyer AT (1969) Ultrastructure of gastric leiomyoma. Arch Pathol 87: 71–81

Rekonstruktionen nach Gastrektomie

J.-P. Ritz und H.J. Buhr

30.1 Einleitung

 Die *Gastrektomie* stellt nach wie vor das einzige potenziell kurative Standardverfahren für Patienten mit Magenkarzinom dar, mit Ausnahme der Karzinome im distalen Drittel des Magens.

Vor diesem Hintergrund stellt sich dem Chirurg das Problem der **Rekonstruktion eines Magenersatzes.** Die Wahl des Rekonstruktionsverfahrens richtet sich nach operationstechnischen Anforderungen, onkologischen Kriterien und der postoperativen Lebensqualität der Patienten. Neben dem onkologischen Grundproblem stellt die Wiederherstellung der für die Nahrungsaufnahme und Verdauung obligaten Grundfunktion des Magens eine wichtige chirurgische Aufgabe dar.

30.2 Physiologische Funktion des Magens

Man kann die bestehenden Funktionen des Magens in **mechanische und biochemische Funktionen** unterteilen (Tabelle 30.1). Unter den mechanischen Anforderungen sind v. a. zu betonen:
- Reservoirfunktion,
- Durchmischung und portionierte Entleerung des Mageninhalts,
- Verhinderung eines gastroösophagealen Refluxes.

Die **Speicherung aufgenommener Nahrung** erfolgt zunächst im Magenfundus. Die Fähigkeit der rezeptiven Relaxation dieses Magenanteils ermöglicht eine Speicherung ohne nennenswerten Anstieg des intragastralen Druckes. Im Korpus und Antrum steht dagegen mehr die **Durchmischung der Speise mit dem Magensekret** im Vordergrund.

Tabelle 30.1. Physiologische Funktionen des Magens

Mechanische Funktion	Biochemische Funktion
Reservoirfunktion, Durchmischung, portionierte Entleerung, Refluxverhinderung	Salzsäuresekretion, Pepsinsekretion, Intrinsic-factor-Produktion

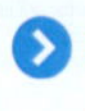 Falls diese Durchmischung unterbleibt, setzt die *Verdauung von Proteinen durch Pepsin* nur unzureichend oder verspätet ein.

Auf der biochemischen Seite sind Funktionen wie **Salzsäure- und Pepsinsekretion** sowie die **Intrinsic-factor-Produktion** zur Verdauung der aufgenommenen Nahrung zu nennen.

Ist eine derartige Fülle von Funktionen nach einer Gastrektomie durch eine operative Maßnahme überhaupt wiederherstellbar? Während biochemische Funktionen nach totaler Magenentfernung nicht ersetzt werden können, muss versucht werden, zumindest die mechanischen Leistungen zu kompensieren. Chirurgisch ersetzbar bleibt in gewissem Umfang die **Reservoirfunktion**, wobei jedoch die hochdifferenzierte Eigenmotilität des Magens durch die wesentlich einfachere Motilität des Magenersatzes (Dünndarm/Dickdarm) ersetzt werden muss. Die Ersatzmagenbildung verfolgt damit das Ziel, **Probleme, die nach einer Gastrektomie auftreten können**, zu vermeiden. Dies betrifft:
- fehlende Reservoirfunktion,
- funktionelle Komplikationen des Refluxes und des Dumping,
- Maldigestion und -assimilation,
- Einschränkung der Lebensqualität.

30.3 Historische Entwicklung

Schon 1878 konnte Kaiser im Tierversuch die klinischen Voraussetzungen für eine Gastrektomie erarbeiten. Dennoch dauerte es aus Angst vor Ernährungsstörungen fast 20 Jahre, bis 1897 die **erste Operation durch Schlotter** beim Menschen durchgeführt wurde. Seit dieser ersten Gastrektomie wurden mehr als **60 verschiedene Formen des Magenersatzes** beschrieben.

Unter der Vielzahl der Methoden setzte sich aufgrund technischer und funktioneller Vorteile die **Verwendung des oberen Jejunums** durch. Historisch gesehen standen die jeweiligen aktuellen physiologischen

Erkenntnisse bei der Konstruktion unterschiedlicher Formen des Ersatzmagens in Vordergrund.

> Heute sind in erster Linie die Reservoirfunktion mit einer portionierten Entleerung in den Dünndarm, die verlässliche Refluxverhütung und die Nahtsicherung der ösophagojejunalen Anastomose als wichtigste *Anforderungen an eine Rekonstruktionsmethode* zu nennen.

30.4 Techniken der Rekonstruktion

Die Vielzahl der zur Verfügung stehenden Modifikationen legt nahe, dass die optimale Technik zur Wiederherstellung der gastralen Funktionen immer noch nicht gefunden wurde. Man kann die **Prinzipien der Rekonstruktion** heutzutage im Wesentlichen auf 2 kontroverse Techniken zurückführen:

- Bildung einer einfachen Ösophagojejunostomie mit Hilfe einer nach Roux-Y ausgeschalteten Jejunalschlinge vs. Anlage eines jejunalen Reservoirs durch Bildung eines Pouch;
- Anschluss der Rekonstruktion durch eine direkte Ösophagojejunostomie vs. Erhalt der duodenalen Passage durch Interposition einer isoperistaltischen Jejunalschlinge.

30.5 Funktionelle Ergebnisse nach Pouchrekonstruktion

Cave

Die **totale Gastrektomie** bedeutet einen erheblichen Eingriff in die Funktion des Gastrointestinaltrakts.

Die Gastrektomie verursacht einen permanenten Verlust von sekretorischen und mechanischen Fähigkeiten des Magens, die in einer **unkontrollierten Entleerung des Chymus in das Duodenum** resultieren. Daher klagen Patienten nach einer Gastrektomie besonders über Symptome wie

- Gewichtsverlust,
- abdominelle Beschwerden,
- Völlegefühl,
- Übelkeit,
- Erbrechen,
- Diarrhö,
- Dumpingsymptome.

Der **jejunale Pouch**, der erstmalig von Hunt 1952 beschrieben wurde, war dafür bestimmt, die Reservoirfunktion des Magens zu substituieren und die geschilderten Symptome zu minimieren. Eine durch Heberer 1988 aufgestellte Übersicht der Literatur, die 62 europäische Zentren einschloss, zeigte, dass zum damaligen Zeitpunkt nach totaler Gastrektomie die **Roux-Y-Ösophagojejunostomie** als Rekonstruktionstyp favorisiert wurde (Abb. 30.1). In 16 % der Kliniken wurde auch die Methode der **Pouchrekonstruktion** gewählt.

Dies hat sich seither jedoch deutlich geändert. Dabei erlangte besonders der **Hunt-Lawrence-Rodino-Pouch**, der erstmalig durch einen amerikanischen und

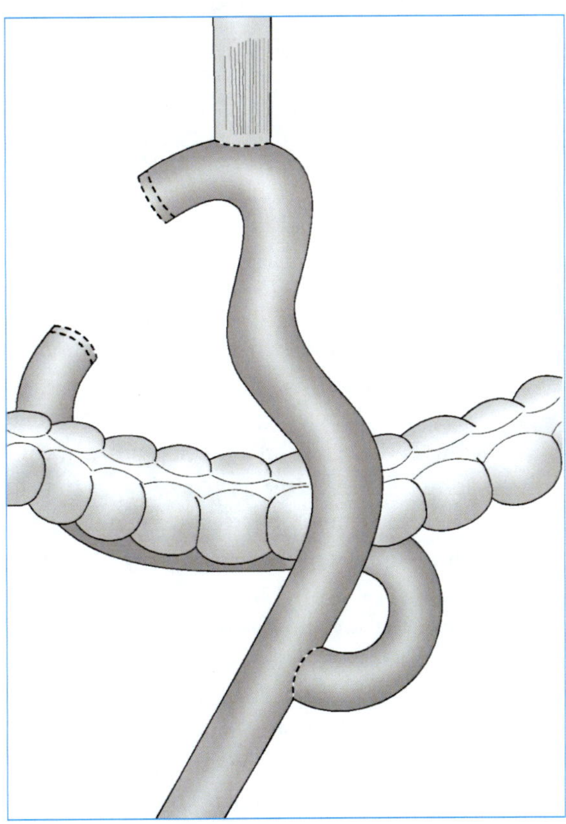

Abb. 30.1. Rekonstruktion des Digestionsweges mit ausgeschalteter Jejunumschlinge nach Roux

Abb. 30.2. Ersatzmagenbildung durch Jejunumpouch mit Plikatur

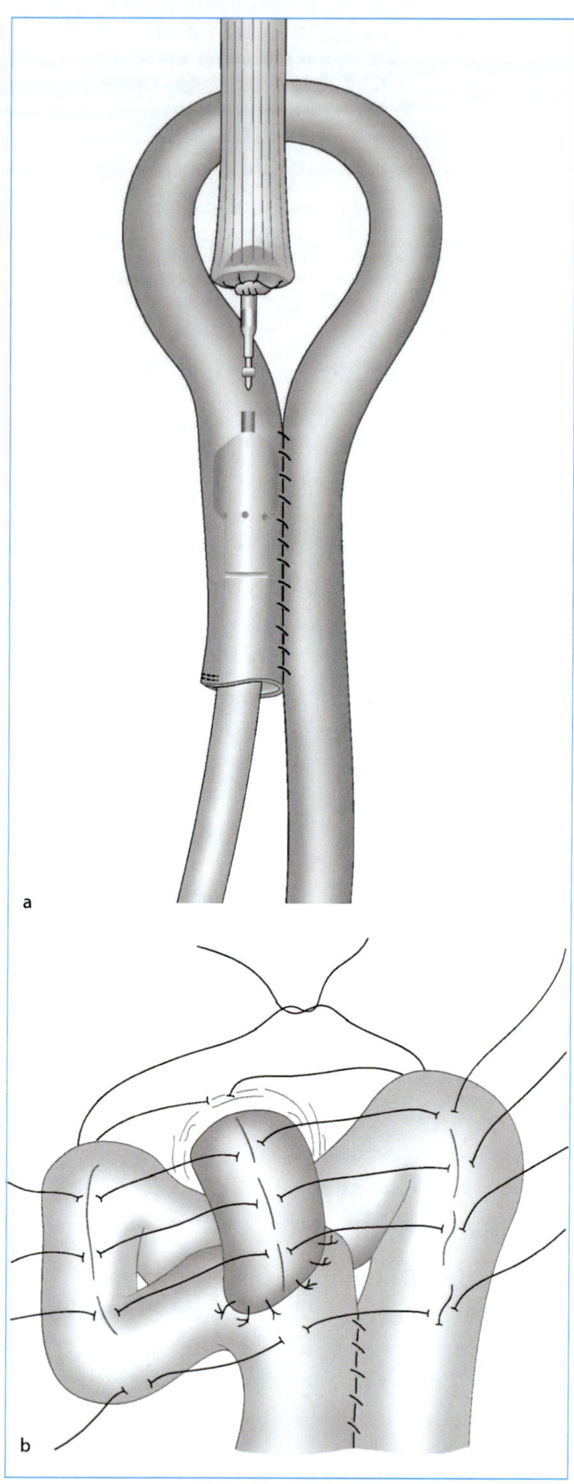

Abb. 30.3a, b. Technik der pouchösophagealen Anastomose mit Zirkularstapler (a); Anlage der Plikatur um die pouchösophageale Anastomose zur Refluxreduktion und Anastomosensicherung (b)

einen französischen Chirurg und nachfolgend modifiziert durch Lawrence beschrieben wurde, Verwendung (Abb. 30.2 und 30.3).

Die Effizienz einer solchen Ersatzmagenbildung kann nur durch den direkten Vergleich mit der einfachsten Form der Passagewiederherstellung, nämlich der **Ösophagojejunostomie,** beurteilt werden. Derartige Vergleiche und Untersuchungen sind allerdings selten und außerdem in Bezug auf ihre Ergebnisse sehr unterschiedlich. Auf der einen Seite stehen die Studien, die einen Benefit des Pouch festgestellt haben:

- Dazu gehören u. a. Troidl et al. (1987), die die erste prospektive randomisierte Studie etwa 90 Jahre nach der ersten Gastrektomie veröffentlichten, bei der die Braun-Rekonstruktion mit dem Hunt-Lawrence-Rodino-Pouch verglichen wurde. Sie konnten verbesserte funktionelle Ergebnisse und eine verbesserte Lebensqualität bei Patienten feststellen, die sich einer Pouchrekonstruktion unterzogen hatten, wenn sie länger als ein Jahr lebten.

- Roder et al. (1992) konnten in einer Nachsorgestudie feststellen, dass Patienten mit einer Pouchrekonstruktion im Vergleich zu Patienten ohne Pouch signifikant weniger Beschwerden haben, außerdem mit dem Leben allgemein sowie bezüglich ihrer Gesundheit und der Funktion des Gastrointestinaltrakts speziell zufriedener sind und psychosoziale Belastungen besser bewältigen.
- Nakane et al. (1995) konnten in einer prospektiven randomisierten Studie nach 3 und 24 Monaten eine signifikante Reduktion der Beschwerdesymptome bei Patienten mit Pouch im Vergleich zur Roux-Y-Rekonstruktion aufzeigen.
- Stier et al. (1994) demonstrierten, dass der Transit eines Jejunumpouch annähernd linear erfolgt und gegenüber der exponenziell abfallenden Jejunoösophagogastrostomiepassage signifkant langsamer ist. Im Vergleich zur physiologischen Magenentleerung bleibt der Transit eines Jejunumpouch jedoch signifikant beschleunigt. Patienten mit Pouch bewerteten ihre Situation deutlich besser als jene ohne Magenersatz; sie wiesen außerdem ein nahezu normales Hunger- und Sättigungsgefühl auf.

> Außerdem konnte durch Thiede et al. (1985) gezeigt werden, dass der Pouch das *Risiko des duodenalen oder jejunalen Sekretionsrefluxes in die Speiseröhre* reduziert.

30.6 Magenentleerung und Motilitätsstudien

Miholic et al. (1989) konnten in einer szintigraphischen Entleerungsstudie von Magenersatzverfahren zeigen, dass bei Patienten mit Roux-Y-Rekonstruktion eine schnellere Entleerung von festen Speisen mit Gefahr des **Dumpingsyndroms** erfolgt als nach Pouchanlage. Eine andere Arbeitsgruppe verwendete szintigraphische Transitstudien, um die Dünndarmmotilität nach totaler Gastrektomie und Roux-Y-Rekonstruktion zu untersuchen. Dabei zeigte sich eine schnelle Verteilung der markierten Speise über ein langes Segment des proximalen Dünndarms.

> Die Ergebnisse der beiden Studien lassen darauf schließen, dass die rasche Entleerung bei Rekonstruktionen auftritt, die keine Form eines *Reservoirs* beinhalten.

Die **schnelle proximale Dünndarmmotilität** wird durch die assoziierte Vagotomie oder die Diskonnektion der jejunalen Schleife vom duodenalen Schrittmacher erklärt. Heimbücher et al. (1994) verglichen die normale jejunale Motilität bei nichtoperierten Kontrollpersonen mit den Pouchmotilitätsmustern bei Patienten ohne Symptome. Bei Letzteren wurde eine Aktivitäts- und Koordinationsreaktion demonstriert.

Bozetti verglich 1996 in einer randomisierten, kontrollierten Studie die Roux-Y-Ösophagojejunostomie und den Hunt-Rodino-Lawrence-Pouch. Dabei evaluierte er Ernährungsstatus, Ernährungsgewohnheiten und Entleerungszeit der jejunalen Schleife. Er fand keinen Unterschied in Hinblick auf postoperative Morbidität und Mortalität, Dauer des Krankenhausaufenthalts, Entleerungszeit oder Körpergewicht. Es zeigten sich häufiger **postprandiale Störungen** bei den Patienten mit Roux-Y-Ösophagojejunostomie. Beide Phänomene können zur Speicherfunktion des Pouch beitragen, indem sie die sofortige Füllung des Jejunums und somit Dumpingsymptome und frühzeitige Sättigungsgefühle verhindern.

> Die Art und Weise, wie der Pouch in den Gastrointestinaltrakt eingeführt wurde – durch Roux-Y- oder jejunale Interposition – zeigten keinen Einfluss auf das *Motilitätsmuster*.

30.7 Verfahrenswahl

Die Studien zur **Rekonstruktion nach Gastrektomie** mittels eines jejunalen Pouch zeigen, dass in den ersten beiden Jahren die Vorteile im Vergleich zur Roux-Y-Rekonstruktion geringer sind. Wie schon angedeutet, sind der Zeitpunkt, die Ausführung und das Ausmaß der Befragung bei der Nachuntersuchung entscheidend für die Ergebnisse und somit auch für einen Vergleich der Methoden.

> *Postoperative Morbidität und Letalität* nach totaler Gastrektomie sind in den letzten Jahren infolge der Fortentwicklung der chirurgischen Technik erheblich gesunken.

Durch die Kombination verschiedener Klammernahtgeräte und einem systematischen Einsatz erscheint die **Forderung nach Standardisierung und Zeitersparnis** bei Pouch- und Roux-Y-Rekonstruktion in hervorragendem Maße realisierbar.

Zwangsläufig hat die Bewertung der **Lebensqualität der gastrektomierten Patienten** erheblich an Bedeutung gewonnen. Mögliche Faktoren zur Beeinflussung der postoperativen Lebensqualität liegen in der Wahl des Rekonstruktionsverfahrens sowie der Herstellung der Intestinalpassage. Es besteht kein Zweifel, dass eine Gegenüberstellung verschiedener Ersatzmagenformen aus Literaturangaben allein aufgrund unterschiedlicher Beurteilungskriterien problematisch ist. Es bleibt festzuhalten, dass hinsichtlich postoperativer Komplikationsraten keine oder nur geringe Unterschiede bestehen.

Zusammenfassung. Die Gastrektomie mit Ersatzmagenbildung ist im Verlauf der letzten Jahre nicht zuletzt wegen des vermehrten und systematischen Einsatzes verschiedener Klammernahtgeräte sicherer und häufiger geworden. Die noch vor einigen Jahren beklagten Nachteile des technischen, finanziellen und zeitlichen Mehraufwands lassen sich heutzutage nicht mehr aufrechterhalten. Durch operative Techniken und Schaffung eines Ersatzmagens können **Partialfunktionen des Magens** wieder ausgeglichen und ein gesundheitlicher und seelischer Zustand erreicht werden, der eine weitgehende Normalisierung der Lebensgewohnheiten ermöglicht. Während des letzten Jahrzehnts gab es eine Vielzahl von Studien, die Roux-Y-Rekonstruktion und Pouchrekonstruktion verglichen.

30.8 Rekonstruktionsverfahren nach Gastrektomie mit und ohne Duodenalpassage

30.8.1 Historische Entwicklung

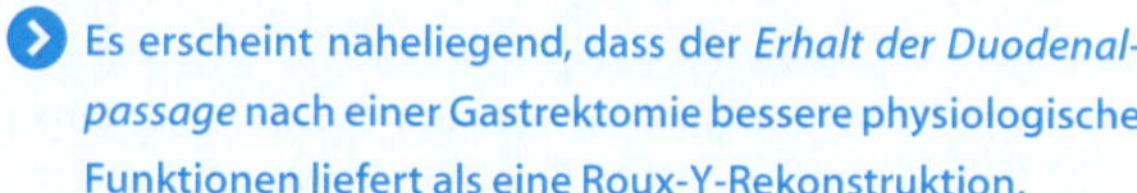

> Es erscheint naheliegend, dass der *Erhalt der Duodenalpassage* nach einer Gastrektomie bessere physiologische Funktionen liefert als eine Roux-Y-Rekonstruktion.

Im Jahre 1942 veröffentliche Seo als Erster eine derartige Operationsmethode durch **Interposition einer ausgeschalteten Jejunumschlinge** mit Gefäßstiel, um die Duodenalpassage aufrechtzuerhalten. Später stellte Longmire sein Verfahren der Ersatzmagenbildung vor (▫ Abb. 30.4). Der größere technische und zeitliche Aufwand dieser Technik stellt dabei an den Operateur höhere Anforderungen als die übliche Roux-Y-Rekonstruktion.

Mittlerweile ist die einfachere **Jejunuminterposition**, z. B. durch Kombination mit Bildung eines Pouch und einer Jejunoplicatio, modifiziert worden (▫ Abb. 30.5). Weitere Abwandlungen erfolgten durch **Zwischenschaltung eines Dickdarminterponats** durch Moroney 1951. Ein Jahr später berichteten Lee u. Hunnicutt über die Möglichkeit eines **ausgeschalteten Ileokolonsegments** als Magenersatz. Vorläufige Mitteilungen von Flüe aus dem Jahre 1997 über 2 Patienten und über eine pyloruserhaltende Technik mit dem gleichen Interponat bei 6 Patienten (Uras et al. 1997) lassen noch keine Wertung zu. Sakomoto berichtete über 47 Patienten, die er mit diesem Interponat behandelte; er fand einen evtl. verminderten Reflux, der möglicherweise durch die Ileozökalklappe verhindert wird.

30.8.2 Pathophysiologie der Interposition

Schon in den 1950er Jahren konnten klinische Studien und Resorptionsanalysen an Patienten und im Tierversuch einen **Vorteil des Erhalts der Duodenalpassage** vermuten lassen.

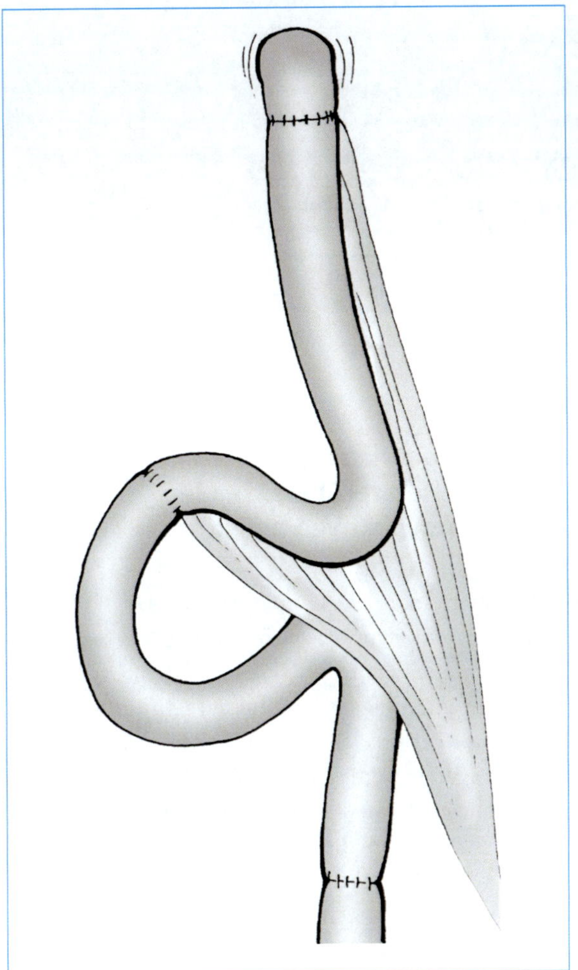

Abb. 30.4. Schematische Darstellung der Longmire-Jejunuminterposition mit Erhalt der Duodenalpassage nach Gastrektomie

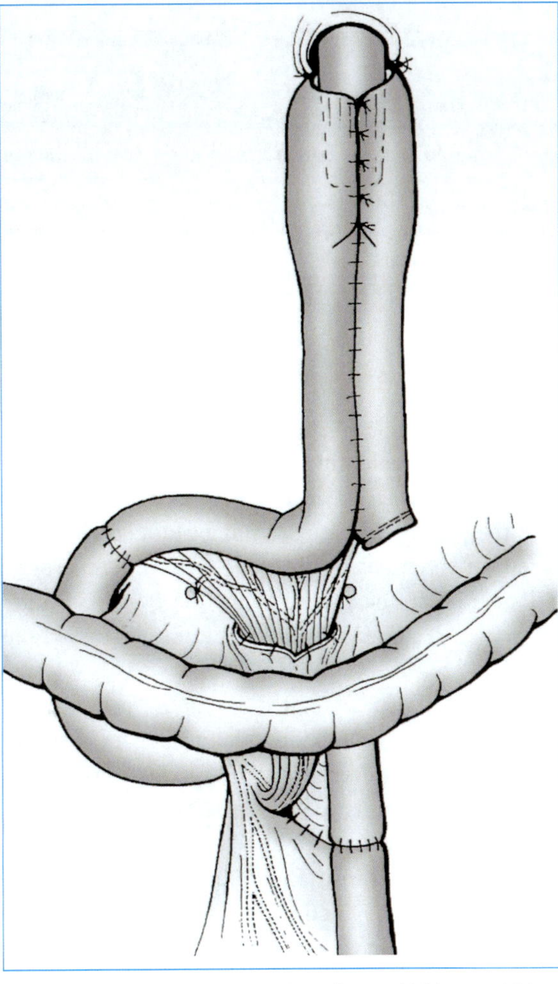

Abb. 30.5. Schematische Darstellung der Pouchbildung und Jejunuminterposition nach Pieper und Siewert

> Wegen der meist fortgeschrittenen Tumorstadien und der kurzen Überlebenszeit der Patienten galt jedoch immer das bis heute erhaltene Prinzip: Je schlechter die *Prognose* in Hinblick auf die Grundkrankheit ist, desto einfacherer und sicherer sollte das *Rekonstruktionsverfahren* sein.

Daher hat sich in den letzten Jahrzehnten die **Roux-Y-Rekonstruktion** weitgehend durchgesetzt. Neuere Zahlen belegen jedoch, dass eine R0-Resektion heutzutage immerhin eine 5-Jahres-Überlebensrate von bis zu 45 % ermöglicht, sodass Überlegungen durchaus gerechtfertigt sind, bei selektionierten Patienten die Duodenalpassage zu erhalten, um die Pathophysiologie der Duodenalumleitung zu vermeiden.

Denkbare Vorteile wären der **Erhalt der physiologischen Duodenalpassage** mit möglicher verminderter Keimbesiedelung und besserer exokriner Pankreasfunktion, ferner eine mögliche verbesserte Motilität mit verminderter Malabsorption, einem geringeren Reflux und einer physiologischeren Digestion (Tabelle 30.2).

> Im Vordergrund steht jedoch die Möglichkeit einer *besseren Lebensqualität* der Patienten.

Tabelle 30.2. Pathophysiologie der Duodenalpassage

Direkte Folgen	Gestörte Funktion	Bedeutung
Verlust an Absorptionskapazität	Eisen-, Kalzium- und Vitaminresorption	Gering, da ersetzbar
Sekretion von Cholezystokinin und Pankreasenzymen	Wasserhaushalt, Bikarbonatsekretion des Pankreas, Gallenblasenkontraktion	Unklar
Desintegration der Galle- und Pankreassekretion mit der Nahrungspassage	Digestion	Unklar

Mögliche Nachteile sind der größere zeitliche und technische Aufwand sowie eine evtl. höhere **Mortalität.** Eine **Jejunuminterposition** ist nicht möglich bei adipösen Patienten, auch nicht nach bestimmten Voroperationen. Beim **Lokalrezidiv** wird die Passage früher gestört; sie ist somit nur bei sicher kurativer Resektion sinnvoll.

Neuere Untersuchungen konnten mittlerweile nachweisen, dass die **Keimbesiedelung** bei der Longmire-Interposition im Vergleich zur Roux-Y-Anastomose deutlich geringerer ist (Tabelle 30.3). Weiterhin fand sich eine weitgehend **normale Pankreassekretion** bei der Longmire-Interposition im Gegensatz zur Roux-Y-Anastomose. Ferner konnte im Tierversuch gezeigt werden, dass das Gewichtsverhalten von nichtgastrektomierten Tieren bei Gabe einer Testmahlzeit gleich blieb, während die gastrektomierten Tiere sowohl mit Jejunuminterposition als auch mit Roux-Y-Anastomosierung anGewicht verloren, wenngleich die Tiere mit Jejunuminterposition besser abschnitten als die Roux-Y-Rekonstruierten. Trotzdem ist bisher unklar, welcher Ursache die Postgastrektomiefolgen sind.

30.8.3 Ergebnisse der Interposition (Literaturübersicht über prospektive Studien)

Recherchiert man die Literatur zu diesem Problem, dann steht man vor der Schwierigkeit, dass in den meisten Untersuchungen kleine Patientengruppen untersucht und in fast allen **Studien** sehr unterschiedliche Scores verwendet wurden. Daher sind die Veröffentlichungen extrem schlecht vergleichbar:

- Miholic et al. (1989) stellten eine retrospektive Studie vor. Sie verglichen Patienten mit Jejunum- und Roux-Y-Interposition und fanden im Wesentlichen einen günstigen Einfluss auf den Ernährungszustand nach Jejunuminterposition.
- Fass (1998) verglich prospektiv Patienten mit Jejunuminterposition (n=40) und Roux-Y-Rekonstruktion (n=28). Er konnte eine verbesserte Motilität des Duodenums und eine geringere Refluxgefährdung nachweisen und fand eine günstigere Gewichtsentwicklung ab dem 3. postoperativen Monat bei Jejunuminterposition.

Tabelle 30.3. Vor- und Nachteile der Duodenalpassage

Vorteile	Nachteile
Erhalt der Duodenalpassage, verminderte Keimbesiedlung, bessere exokrine Pankreasfunktion, bessere intestinale Motilität, verminderte Malabsorption, geringerer Reflux, physiologischere Digestion, bessere Lebensqualität	Größerer zeitlicher und technischer Aufwand, nicht möglich bei adipösem Mesenterium, nicht möglich bei Voroperationen, Passagestörung bei Lokalrezidiv, nur bei kurativer Resektion sinnvoll

- Schmitz et al. (1994) untersuchten Patienten mit Jejuneminterposition (n=18) und Jejuneminterposition mit Pouch (n=20) und fanden zwischen diesen Patienten keinen Unterschied im Gewichtsverhalten. Jeder 2. Patient nach einfacher Jejuneminterposition litt jedoch unter Refluxbeschwerden. Zwei Drittel der Patienten wiesen nach 6 Monaten nur noch 10 % Abweichung vom Idealgewicht auf.
- Almeida verglich in einer prospektiven Studie die Jejuneminterposition ohne Pouch (n=6) und mit Pouch (n=5) und Roux-Y-Rekonstruktion (n=25). Er fand keine statistisch relevanten Unterschiede und empfiehlt die Interposition nicht als Routineoperation. Wegen der geringen Fallzahl ist diese Studie allerdings nur begrenzt aussagefähig.
- Eine relativ große Patientenzahl untersuchten Fuchs et al. (1995). In einer prospektiven Studie über 5 Jahre verglichen sie die Jejuneminterposition mit Pouch (n=53) mit der Roux-Y-Rekonstruktion mit Pouch (n=53). Sie fanden keine Unterschiede zwischen beiden Gruppen, weder in Hinblick auf Komplikationen noch Mortalität oder Operationszeit, die um 10 min schwankte. Nach 3 Jahren waren über die Hälfte der Patienten verstorben. Es konnten noch 20 Patienten mit Jejuneminterposition mit Pouch und 26 Patienten mit Roux-Y-Rekonstruktion mit Pouch nachuntersucht werden, und es fanden sich auch hier weder beim Körpergewicht noch beim Vergleich von Visick-Score und Spitzer-Index als Lebensqualitätsindizes Unterschiede zwischen beiden Gruppen.
- Nakane et al. (1995) verglichen Jejuneminterposition mit Pouch (n=10) und Roux-Y-Rekonstruktion mit Pouch (n=10) und fanden klinisch keine relevanten Unterschiede. Hier ist aber ebenfalls die geringe Fallzahl der Studie zu berücksichtigen.
- Die letzte vorliegende Studie von Schwarz et al. (1996) randomisierte 60 Patienten in 5 Gruppen zu je 12 Patienten. Die untersuchten Verfahren waren Jejuneminterposition mit 10 cm Pouch und mit 20 cm Pouch, Hunt-Rodino-Lawrence-Rekonstruktion mit 10 cm Pouch und 20 cm Pouch sowie Roux-Y-Anastomose. Diese Patienten wurden mit Hilfe eines standardisierten Fragebogens nachuntersucht. Außerdem wurden zusätzlich verschiedene biochemische Parameter gemessen. Die Autoren fanden heraus, dass die Patienten mit Jejuneminterposition und 10 cm Pouch am besten abschnitten. Aufgrund der kleinen Fallzahl und der vielen unterschiedlichen Gruppen erscheint dies zurzeit jedoch nur als Tendenz.

Zusammenfassung. Welchen Wert hat die Duodendalpassage heute? Eine Säureneutralisierung ist nach Gastrektomie nicht nötig. Der osmotische Druck des Speisebreis ist auch durch Jejuneminterposition nicht verändert. Die Duodenalresorption ist gering, und der Passageinhalt wird früher gestört, wenn ein Lokalrezidiv auftritt. Fasst man die Studienergebnisse zusammen, dann lässt sich festhalten, dass der **Erhalt der Duodenalpassage** heutzutage mit verschiedenen Modifikationen der Dünndarm-, Kolon- oder Ileokoloninterposition mit und ohne Pouch möglich ist. Weder die Morbidität noch die Mortalität scheinen bei den verschiedenen Interponaten erhöht zu sein. Verschiedene biochemische Parameter zeigen zwar messbare Vorteile für den Erhalt der Duodenalpassage, v. a. in Hinblick auf die Keimbesiedelung sowie Pankreassekretion und Motilität. Allerdings gibt es bisher keine Studie, die den Vorteil für die Lebensqualität der Patienten eindeutig belegt.

> Der *Wert der Duodenalpassage* bleibt somit weiter umstritten.

Literatur

Barone RM (1979) Reconstruction after total gastrectomy: construction of a Hunt-Lawrence pouch using auto suture staples. Am J Surg 137: 578

Beese G, Fuchs K-H, Thiede A (1998) J-Pouchrekonstruktion nach Gastrektomie – eine experimentelle Untersuchung an Ratten. In: Schumpelick V, Schippers E (Hrsg) Pouch: Grundlagen, Funktion, Technik, Ergebnisse. Springer, Berlin Heidelberg New York Tokio

Böttcher K, Stier A, Roder JD, Etter M, Siewert JR (1998) Ergebnisse der Oesophagojejunoplikatio in Stapler-Technik. In: Schumpelick V, Schippers E (Hrsg) Pouch: Grundlagen, Funktion, Technik, Ergebnisse. Springer, Berlin Heidelberg New York Tokio

Büchin P, Fass J, Dreuw B, Cleuziou J, Schumpelick V (1998) Lebensqualität nach totaler Gastrektomie und Jejuneminterposition mit und ohne Pouch. In: Schumpelick V, Schippers E (Hrsg) Pouch: Grundlagen, Funktion, Technik, Ergebnisse. Springer, Berlin Heidelberg New York Tokio

Buhl K, Lehnert T, Schlag P, Herfarth C (1995) Reconstruction after gastrectomy and quality of life. World J Surg 19: 558

Engel CG (1945) The creation of a gastric pouch following total gastrectomy. Surgery 17: 512

Fass J (1998) Der gastrektomierte Patient. In: Schumpelick V, Schippers E (Hrsg) Pouch: Grundlagen, Funktion, Technik, Ergebnisse. Springer, Berlin Heidelberg New York Tokio

Feussner H, Weisser HF, Liebermann-Meffert D, Siewert JR (1988) Intestino-oesophagealer Reflux nach Gastrektomie. Wirkungsmechanismus und Effektivität der Oesophago-Jejunoplicatio. Chirurg 59: 665

Fuchs K-H, Thiede A, Engemann R, Deltz E et al. (1995) Reconstruction of the food passage after total gastrectomy: randomized trial. World J Surg 19: 698

Heberer G, Teichmann RK, Krämling HJ, Günther B (1988) Results of gastric resection for carcinoma of the stomach, the European experience. World J Surg 12: 374

Heimbücher J, Fuchs KH, Freys SM, Clark WB et al. (1994) Motility in the Hunt-Lawrence pouch after total gastrectomy. Am J Surg 168: 622

Herfarth C, Schlag P, Merkle P, Mattes P, Herfarth C (1979) Jejunal pouch according to Hunt-Lawrence-Rodino with jejunoplication. In: Herfarth C, Schlag P (eds) Gastric cancer. Springer, Berlin Heidelberg New York, p 293

Hoffmann V (1922) Eine Methode des plastischen Magenersatzes. Zentralbl Chir 49: 1477

Houpt KA (1982) Gastrointestinal factors in hunger and satiety. Neuro Biobehav Rev 6: 145

Hunt CJ (1952) Construction of a food pouch from segment of jejunum as substitute for stomach in total gastrectomy. Arch Surg 64: 601

Iivonen MK, Ahola TO, Matikainen MJ (1998) Bacterial overgrowth, intestinal transit, and nutrition after total gastrectomy. Comparison of a jejunal pouch with Roux-en-Y reconstruction in a prospective random study. Scand J Gastroneterol 33: 63

Lee CM Jr (1951) Transposition of a colon segment as a gastric reservoir after total gastrectomy. Surg Gynecol Obstet 92: 456

Longmire WP Jr (1947) Total gastrectomy for cancer of the stomach. Surg Gynecol Obstet 84: 21

McAleese P, Calvert H, Fęrguson WR, Laird J (1993) Evaluation of gastric emptying time in the J Pouch compared with a standard esophagojejunal anastomosis. World J Surg 17: 595

Miholic J, Meyer HJ, Kotzerke J, Balks J et al. (1989) Emptying of the gastric substitute after total gastrectomy. Jejunal interposition vs. Roux-Y esophagojejunostomy. Ann Surg 210: 165

Nakane Y, Akehira K, Okumura S, Okamura S et al. (1997) Emptying of the jejunal pouch as a gastric substitute after total gastrectomy for cancer. Hepatogastroenterology 44: 901

Nakane Y, Okamura S, Akehira K, Okamura S et al. (1995) Jejunal pouch reconstruction after total gastrectomy for cancer: A randomized controlled trial. Ann Surg 1: 27

Niebel G, Beese G, Eggert F, Thiede A (1994) Postoperative behavior of gastrectomized rats in an open field after Roux-Y-reconstruction with and without pouch. Zentralbl Chir 119: 911

Olch PD, Harkins HN (1969) A history of gastric surgery. In: Harkins HN, Nyhus LM (eds) Surgery of the stomach and duodenum, 2nd edn. Churchill, London

Plata-Salaman CR (1995) Cytokines and feeding suppression: an integrative view from neurologic to molecular levels. Nutrition 11: 674

Poth EJ, Smith LB (1966a) Digestion and absorption following gastrectomy using reversed jejunal segments. Ann Surg 163: 957

Poth EJ, Smith LB (1966b) Gastric pouches-their evaluation. Am J Surg 112: 721

Roder JD, Böttcher K, Siewert JR, Busch R et al. (1993) Prognostic factors in gastric carcinoma. Results of the German Gastric Carcinoma Study 1992. Cancer 72: 2089

Roder JD, Herschbach P, Henrich G, Nagel M et al. (1992) Lebensqualität nach totaler Gastrektomie wegen Magenkarzinoms. Oesophagojejunoplicatio mit Pouch vs. Oesophagojejunostomie ohne Pouch. Dtsch Med Wochenschr 117: 241

Saccharow EJ (1958) Zitat in: Dünndarmplastik bei Magenresektion. Zentralbl Chir 83: 1221

Schmitz R, Moser KH, Treckmann J (1994) Lebensqualität nach prograder Jejunuminterposition mit und ohne Pouch. Eine prospektive Studie bei Magenkarzinompatienten zur Frage des Reservoirs als Rekonstruktionsprinzip nach totaler Gastrektomie. Chirurg 65: 326

Schwarz A, Beger H (1998) Gastric substitute after total gastrectomy – clinical relevance for reconstruction techniques. Langenbecks Arch Surg 383: 485

Schwarz A, Büchler M, Usinger K, Rieger H et al. (1996) Importance of the duodenal passage and pouch volume after total gastrectomy and reconstruction with the Ulm-pouch: Prospective randomized clinical study. World J Surg 20: 60

Seo S (1941) Stomach resection transplanting jejunum. J Jpn Clin Surg Soc 42: 1004

Siewert JR, Böttcher K (1992) Oesophagojejunoplikatio in Stapler-Technik. Ergebnisse einer kontrollierten Studie. Langenbecks Arch Chir 377: 186

Siewert JR, Peiper HJ, Jennewein H-M, Waldeck F (1973) Die Oesophago-Jejunoplicatio. Eine Anastomosentechnik zur Refluxverhütung nach totaler Gastrektomie. Chirurg 44: 115

State D, Barcley T, Kelly WD (1951) Total gastrectomy with utilization of a segment of transverse colon to replace the excised stomach. Ann Surg 134: 453

Steinberg ME (1949) A double jejunal lumen gastrojejunal anastomosis. Surg Gynecol Obstet 88: 453

Stier A, Hölscher AH, Schwaiger M, Siewert JR (1994) Jejunumpouch nach totaler Gastrektomie – Klinische und szintigraphische Untersuchungen zu Funktion und Befindlichkeit. Zentralbl Chir 119: 838

Tanaka T, Kusinoko M, Fujiwara Y, Nakagawa K, Utsiunomiya J (1997) Jejunal pouch length influences metabolism after total gastrectomy. Hepatogastroenterology 44: 891

Thiede A, Fuchs K-H, Hamelmann H (1985) Pouch und Roux-Y-Rekonstruktion nach Gastrektomie. Eine zeitsparende Magenersatztechnik durch systematischen Einsatz von Klammernahtgeräten. Chirurg 56: 599

Tittel A, Schumpelick V (1989) History of gastric placement. Hepatogastroenterology 36: 57

Troidl H, Kusche J, Vestweber KH, Eypasch E, Maul U (1987) Pouch vs. esophagojejunostomy after total gastrectomy: a randomized trial. World J Surg 11: 699

Uras C, Yigitbasi R, Erturk S, Hamzaoglu I, Sayman H (1997) Restorative caecogastroplasty reconstruction after pylorus preserving near total gastrectomy: a preliminary study. Br J Surg 84: 406

Valentincic T (1985) Behavioral study of chemoreception in the sea star Marthasterias glacialis: structure-activity relationships of lactic acid, amino acids, and acetylcholine. J Comp Physiol A 157: 537

Von Flüe M, Metzger J, Harder F (1997) Ileocecal interpositional grafts as gastric replacement after total gastrectomy and distal esophagectomy. Arch Surg 132: 1038

Zuckschwerdt L, Farthmann E (1969) Die Entwicklung der Chirurgie des Magenkarzinoms. In: Bartelheimer H, Maurer HJ, Schreiber W (Hrsg) Magenoperation und Magenoperierter. De Gruyter, Berlin

Chirurgische Komplikationen

J. Jähne

31.1 Einleitung

Vor dem Hintergrund einer generell zunehmenden Sicherheit viszeralchirurgischer Eingriffe – zurückzuführen auf verbesserte chirurgische Techniken und auf die Errungenschaften der Intensivmedizin – konnten in den letzten 20 Jahren auch Morbidität und Letalität nach Magenkarzinomoperationen deutlich gesenkt werden. Dies gilt in besonderer Weise für die **resezierenden Verfahren:**
- subtotale distale Magenresektion,
- Gastrektomie.

Cave

Probelaparotomien beinhalten beim Magenkarzinom nach wie vor ein unvertretbar hohes Morbiditäts- und Letalitätsrisiko (Böttcher et al. 1994), sodass diese heute zugunsten der **explorativen Laparoskopie** eigentlich nicht mehr durchgeführt werden sollten.

Dennoch sind auch die resezierenden Eingriffe gerade bei transhiatalem/transmediastinalem oder abdominothorakalem Vorgehen bei Karzinomen des ösophagogastralen Übergangs potenziell komplikationsträchtige Eingriffe, sodass die Kenntnis der **Komplikationsmöglichkeiten** und deren Beherrschung durch operative oder interventionelle Therapiemöglichkeiten eine unabdingbare Voraussetzung für die Durchführung solcher Operationen darstellt.

Prinzipiell kann die **perioperative Morbidität** in intra- und postoperative Komplikationen eingeteilt werden, wobei im Folgenden besonders die postoperativen Probleme angesprochen werden sollen, ohne dass eine explizite Trennung von allgemeinen und eingriffsspezifischen Komplikationen vorgenommen wird (Tabelle 31.1). Bei den **postoperativen Komplikationen** kann zwischen endoluminären und extraluminären Problemen unterschieden werden, wobei erstgenannte primär durch den Eingriff am tumortragenden Organ und letztgenannte besonders durch die anzustrebende extraluminale Radikalität, namentlich die Lymphadenektomie, hervorgerufen werden können.

Tabelle 31.1. Postoperatives Komplikationsspektrum nach Resektion wegen eines Magenkarzinoms

Endoluminär	Extraluminär
Anastomoseninsuffizienz	Wundinfektion
Minderdurchbluteter/ nekrotischer Ersatzmagen	Nachblutung
Blutungen	Lymphfistel
Ileus (paralytisch/mechanisch)	(Chylöser) Aszites
Verzögerte Restmagenentleerung nach subtotaler, distaler Resektion	Subphrenischer Abszess Pankreatitis Peritonitis/Mediastinitis

31.2 Endoluminäre Komplikationen

31.2.1 Anastomoseninsuffizienz

Unter allen möglichen Anastomoseninsuffizienzen, die nach Resektionen wegen eines Magenkarzinoms auftreten können, kommt der **Leckage** der Ösophagojejunostomie die größte Bedeutung zu. Die Letalität dieser Komplikation beträgt auch heute noch bis zu 45 % (Isozaki et al. 1997), obwohl die Insuffizienzrate erfahrungs- und institutionsabhängig im Laufe der letzten Jahrzehnte auf deutlich unter 10 % gesenkt werden konnte (Lang et al. 2000; Pye et al. 2001; Wu et al. 1995).

Wie bei allen Anastomosen am Gastrointestinaltrakt spielt die **Anastomosentechnik** (maschinell vs. manuell) eine untergeordnete Rolle (Nomura et al. 2000), während
- Durchblutungsstörungen durch Fadenzug,
- Devaskularisationen,
- Anastomosenspannung und
- möglicherweise pathogene Mikroorganismen

eine wesentliche Bedeutung für das Auftreten einer Insuffizienz haben (Kashiwagi 1993; Schardey et al. 1997; Shibata u. Shida 1986; Wanninger et al. 1992).

> Diese Pathomechanismen berücksichtigend, stellt somit die exakte intraoperative Anastomosentechnik die Grundvoraussetzung zur *Vermeidung einer Anastomoseninsuffizienz* dar.

Ferner ist auf eine ausreichende Länge der interponierten Dünndarmschlinge (als Roux- oder Longmire-Rekonstruktion) von etwa 50 cm zu achten, um einen **galligen Reflux** zu vermeiden (Butters et al. 1989), der gerade die Behandlung einer Anastomoseninsuffizienz beeinträchtigen kann.

Praxis konkret

Kommt es trotz Beachtung dieser Kautelen zu einer **Anastomoseninsuffizienz der Ösophagojejunostomie** – klinisch vermutet und radiologisch bewiesen –, so orientiert sich das Ausmaß der Behandlung am Zeitpunkt des Auftretens einerseits und an der Größe der Insuffizienz bzw. am klinischen Allgemeinzustand des Patienten andererseits.

Bei Insuffizienzen, die innerhalb der ersten 2 Tage nach dem Eingriff auftreten und z. B. durch auffälliges Drainagesekret erkannt werden, erscheint eine frühzeitige **Reoperation** mit Übernähung der Insuffizienz oder aber Neuanlage der Anastomose indiziert. Im Falle später auftretender Insuffizienzen sollte ein differenziertes, kombiniert endoskopisch-interventionell-chirurgisches Behandlungskonzept durchgeführt werden (Lang et al. 2000; ◻ Tabelle 31.2), wobei vorliegende Klassifikationsmodelle zur Einteilung der Anastomoseninsuffizienzen durchaus hilfreich sein können (Csendes et al. 1990).

Nach **endoluminärer Schienung** der Anastomose unter Durchleuchtung oder endoskopisch tritt in aller Regel bei gleichzeitiger enteraler Ernährung über die eingebrachte Sonde nach 2–4 Wochen eine vollständige Ausheilung der Insuffizienz ein, ggf. können wiederholte Endoskopien durchgeführt werden, um eine endoluminäre Spülung oder Fibrinklebung der Anastomose vorzunehmen. Bei klinisch unauffälligen Patienten mit guter Compliance ist diese Behandlung unter engmaschiger Kontrolle auch ambulant durchführbar.

◻ Tabelle 31.2. Diagnostische und therapeutische Möglichkeiten bei insuffizienter Ösophagojejunostomie

Diagnostik	Therapie
Passagedarstellung mit Gastrografin	Endoluminäre Schienung
Endoskopie	Endoskopische Spülung, Fibrinklebung
Abdominelle Sonographie	Interventionelle Drainage eventueller begleitender subphrenischer Abszesse
Computertomographie/ Magnetresonanztomographie	Enterale Ernährung Reoperation nur bei klinischer Verschlechterung mit Übernähung, Neuanlage oder Auflösung der Anastomose Entlastung interventionell nicht drainierbarer Abszesse

> Eine *operative Revision* sollte dann erfolgen, wenn die lokale Komplikation der Insuffizenz zu septischen Allgemeinreaktionen führt.

Da proximale Nahtinsuffizienzen nicht selten mit **subphrenischen Abszessbildungen** einhergehen, sollte immer eine abdominelle Sonographie, bei ungünstigen Untersuchungsbedingungen ggf. auch eine Computer- oder Magnetresonanztomographie erfolgen.

Praxis konkret

Aufgrund der hohen Morbidität und Letalität operativer Revisionen, gerade auch bei intraabdominellen Infektionen, empfehlen sich therapeutisch eine interventionelle, sonographisch oder computertomographisch gesteuerte **Punktion und Drainage** solcher Abszesse, wobei ein transpleurales Vorgehen unbedingt vermieden werden sollte (Jähne et al. 1989; Post et al. 1998).

Mit einem solchen Vorgehen können auch komplexe intraabdominelle Komplikationen erfolgreich behandelt werden (Grote et al. 1989), wodurch sich die **Letalität** operativer Revisionen von 64 % auf 19 % senken lässt (Lang et al. 2000).

Problematischer ist die Behandlung einer proximalen Nahtinsuffizienz nach transhiataler oder abdominothorakaler Gastrektomie bei Karzinomen des gastroösophagealen Übergangs, da es leicht zu einer **Mediastinitis** und einem **Pleuraempyem** kommen kann. Prinzipiell kann in diesen Situationen ebenfalls ein konservativ-interventioneller Therapieversuch unternommen werden, allerdings zwingt oftmals der klinische Allgemeinzustand des Patienten zu einer operativen Reintervention.

Bei kleinen Insuffizienzen kann eine **Übernähung der Anastomose** möglich sein, während Neuanlagen transhiataler oder thorakaler Anastomosen wegen des limitierenden Dünndarmmesenteriums meist nicht durchführbar sind. Somit ist die **subtotale Ösophagektomie** mit zervikaler Schleimfistel und zweizeitiger Rekonstruktion durch Koloninterponat oftmals die einzige chirurgische Option zur Beherrschung dieser häufig fatalen Komplikation.

> Gegenüber der *Ösophagojejunostomie* haben alle anderen Anastomosen eine deutlich geringere Insuffizienzrate.

Auch wenn vereinzelt selbst **Duodenalstumpfinsuffizienzen** interventionell behandelbar sind (Jähne et al. 1989), ist meist eine operative Revision angezeigt. Die operative Versorgung einer Duodenalstumpfinsuffizienz erfolgt entweder durch Übernähung oder aber durch die Anlage einer Duodenojejunostomie (Schulz et al. 1984), während Reverschlüsse meist schwierig sind, sodass bisweilen auch eine partielle Duodenopankreatektomie notwendig werden kann.

Bei Insuffizienzen nach subtotaler distaler Magenresektion sowie kleinkurvaturseitigen Nekrosen erscheint eine **Restgastrektomie** mit nachfolgender Ösophagojejunostomie das geeignetste Verfahren. Während eine insuffiziente Ösophagojejunostomie meist nicht zu einer generalisierten Peritonitis führt, tritt eine solche häufiger bei den anderen Anastomoseninsuffizienzen auf. Hier gelten dann die Prinzipien der Peritonitisbehandlung (Abdomen apertum, Etappenlavage).

31.2.2 Seltenere endoluminäre Komplikationen

Gegenüber der Insuffizienz der Ösophagojejunostomie treten alle anderen **Komplikationsmöglichkeiten** erheblich zurück, sodass zuverlässige Zahlenangaben nicht möglich sind:

- In Einzelfällen kann es zu einem **minderdurchbluteten Ersatzmagen** kommen, was meist bereits intraoperativ erkannt wird. Sollte eine solche Dünndarmschlinge dennoch verwendet werden, können Nekrosen resultieren, die eine operative Reintervention erzwingen.
- **Endoluminäre Blutungen** treten meist an den Anastomosen auf und können bisweilen schwierig zu diagnostizieren sein. Bei einer Blutung an der Ösophagojejunostomie ist eine primär endoskopische Therapie angezeigt, während Blutungen aus der Fußpunktanastomose eine operative Behandlung erforderlich machen, falls es nicht zu einem spontanen Sistieren kommt.
- **Verzögerte Restmagenentleerungen** nach subtotaler distaler Resektion haben ihre Ursache meist in einem Ödem der Gastrojejunostomie und sind in aller Regel konservativ durch Sekretableitung mit begleitender medikamentöser Therapie (vasokonstringierende und peristaltikfördernde Pharmaka) zu beherrschen.
- Ähnliches gilt für die Behandlung des **paralytischen Ileus**, während ein **mechanischer Ileus** eine Relaparotomie erforderlich macht.

31.3 Extraluminäre Komplikationen

Abgesehen von Wundinfekten und Nachblutungen, die bei etwa 9 % bzw. etwa 4 % aller Patienten auftreten können, ist die Mehrzahl der übrigen extraluminären Probleme auf die **Lymphadenektomie** zurückzuführen (▫ Tabelle 31.3).

Auch wenn das Ausmaß der Lymphadenektomie (D1 vs. D2) nach wie vor in der Diskussion steht (Bonenkamp et al. 1995; Cushieri et al. 1999), ist unstrittig, dass eine gewisse extraluminäre Radikalität notwendig ist, um eine R0-Resektion zu erzielen. Dadurch bedingt kann es zum Auftreten von **Lymphfisteln** kommen, die in Einzelfällen zu einem **chylösen Aszites** führen können (Jähne et al. 1988; Rajasckar et al. 2000). Während Lymphfisteln meist spontan sistieren bzw. eine temporäre parenterale Ernährung erforderlich machen, kann ein chylöser Aszites durch interventionelle Maßnahmen mit sonographisch gesteuerter Punktion entlastet und zur Ausheilung gebracht werden (Jähne et al. 1988).

Cave

Wesentlich problematischer ist dagegen die Behandlung einer postoperativen **Pankreatitis** oder **Pankreasfistel**, die bisweilen auch zu einem (peri)pankreatischen Abszess führen können.

Obwohl die **Inzidenz**, bezogen auf alle Resektionen, vergleichsweise gering ist (▫ Tabelle 31.3), muss mit dem Auftreten dieser Komplikationen besonders nach D2-Lymphadenektomie mit begleitender Pankreasschwanz- bzw. -linksresektion gerechnet werden (Bonenkamp et al. 1995; Cushieri et al. 1999).

Praxis konkret

Auch wenn die perioperative Gabe von **Octreotid** möglicherweise zu einer Reduktion der Fistelbildung sowie der Pankreatitis beiträgt, sollten bei der Resektion des Magenkarzinoms simultane Eingriffe am Pankreas vermieden werden, falls nicht weit fortgeschrittene Tumorstadien zu einer Operationserweiterung zwingen, um eine R0-Situation zu schaffen.

Wie bei der Behandlung einer insuffizienten Ösophagojejunostomie sollte auch bei Komplikationen am Pankreas die **Indikation zur Reoperation** sehr kritisch gestellt werden. Pankreasfisteln mit gutem Anschluss an die eingebrachten Drainagen heilen in aller Regel ebenso spontan aus wie ödematöse Pankreatitiden. Kommt es zu höhergradigen Pankreasnekrosen mit eventueller Abszedierung, ist neben einer systemischen Antibiotikatherapie einer interventionellen Behandlung der Vorzug vor einer operativen Therapie zu geben. Dabei müssen möglichst großlumige Katheter eingebracht werden, um eine effektive Spülung zu gewährleisten.

Gerade die Komplikationen im Bereich des Pankreas führen zu einer signifikanten Verlängerung des stationären Aufenthalts (Bonenkamp et al. 1995), sodass auch der *psychischen Führung* der Patienten eine erhebliche Bedeutung zukommt.

Intraabadominelle Abszesse, die in bis zu 10 % aller Resektionen auftreten können (▫ Tabelle 31.3), finden sich besonders nach **Splenektomie** im linken Subphre-

▫ **Tabelle 31.3.** Extraluminäre Komplikationen nach Magenkarzinomresektion – Literaturübersicht (Angaben in %)

Autor/Jahr	Wundinfekt	Blutung	Pankreatitis/Pankreasfistel	Abszess
Viste et al. 1988	4,9	2,4	–	3,6
Jähne et al. 1989	3,5	–	2,1	9,9
Böttcher et al. 1994	4,6	2,6	–	4,9
McCulloch 1994	9	4,4	–	2,9
Bonenkamp et al. 1995	6,3	3,2	1,8	11,9
Wu et al. 1995	0,6	0,6	0,8	4,6
Schardey et al. 1997	–	–	4,9	4,3
Post et al. 1998	9,6	–	3,8	–

nium und sind oft mit proximalen Nahtinsuffizienzen vergesellschaftet. Da nach gegenwärtigem Kenntnisstand eine Splenektomie nur bei den Magenkarzinomen im proximalen Magendrittel bzw. am gastroösophagealen Übergang indiziert erscheint und eine D2-Lymphadenektomie auch unter Milzerhalt möglich ist, sollte bereits intraoperativ größtmöglicher Wert auf eine Schonung der Milz gelegt werden.

Bei **subphrenischen Abszessen** nach Splenektomie ist in jedem Fall eine interventionelle Drainage anzustreben (Jähne et al. 1989), die die Morbidität einer Reoperation vermeidet. Nur in Fällen, in denen die interventionelle Therapie lediglich über einen transpleuralen Zugang möglich ist, erscheint eine abdominelle Revision vorteilhafter, um das Risiko eines Pleuraempyems zu minimieren (Post et al. 1998). Ebenso sollten Abzesse anderer Lokalisation, besonders Schlingenabszesse, primär operativ versorgt werden.

31.4 Schlussfolgerungen und Ausblick

Postoperative Mobidität und Letalität nach Operationen wegen eines Magenkarzinoms konnten in den letzten Jahren drastisch gesenkt werden. Ganz entscheidend hat die zunehmende Sicherheit der **Ösophagojejunostomie**, deren Insuffizienzrate in erfahrenen Zentren gegen Null geht (Nomura et al. 2000), zu diesen Ergebnissen beigetragen.

Da selbst multiviszerale Resektionen – ohne Pankreasresektion und Splenekomie (Böttcher et al. 1994) – und Operationen nach multimodaler Therapie mit vergleichsweise geringem Risiko durchführbar sind, erscheint es fraglich, ob die bisherigen Ergebnisse weiter verbessert werden können. Möglicherweise kann dies für die extraluminären Komplikationen dahingehend gelingen, dass das Ausmaß der **Lymphadenektomie** unter prognostischen Gesichtspunkten jeweils individuell festgelegt werden kann (z. B. durch Dissektion des „sentinel lymph node" oder gänzliches Unterlassen der Lymphadenektomie ab N2(+)-Stadien).

Der Wert **laparoskopischer Resektionen** hinsichtlich der postoperativen Komplikationsrate ist momentan nicht abschätzbar, und es wird voraussichtlich noch Jahre dauern, bis hier zuverlässige Daten vorliegen. Es ist zu hoffen, dass die im Laufe von Jahren erworbene hohe chirurgische Expertise in der Behandlung des Magenkarzinoms und in der Beherrschung postoperativer Komplikationen angesichts endoskopischer Resektionsverfahren beim Magenfrühkarzinom und vor dem Hintergrund einer generellen Abnahme der Inzidenz dieses gastrointestinalen Tumors bestehen bleibt.

Literatur

Bonenkamp JJ, Songun I, Hermans J et al. (1995) Randomised comparison of morbidity after D1 and D2 dissection for gastric cancer in 996 Dutch patients. Lancet 345: 745–748

Böttcher K, Siewert, JR, Roder JD, Busch R, Meyer HJ (1994) Risiko der chirurgischen Therapie des Magenkarzinoms in Deutschland. Chirurg 65: 298–306

Butters M, Bittner R, Beger HG (1989) Reflux – Ein Problem nach Gastrektomie. Aktual Chir 24: 136–138

Csendes A, Diaz JC, Burdiles P et al. (1990) Classification and treatment of anastomotic leakage after extended total gastrectomy in gastric carcinoma. Hepato Gastroenterology 37 (Suppl II): 174–177

Cushieri A, Weeden S, Fielding J et al. (1999) Patient survival after D1 and D2 resections for gastric cancer: long-term results of the MRC randomized surgical trial. Br J Cancer 79: 1522–1530

Grote R, Milbradt H, Reimer P, Jähne J, Meyer HJ (1989) Die perkutane Ableitung von Abszessen nach Magenoperationen. RöFo 151: 284–288

Isozaki H, Okajima K, Ichinona T et al. (1997) Risk factors of esophagojejunal anastomotic leakage after total gastrectomy for gastric cancer. Hepato Gastroenterology 44: 1509–1512

Jähne J, Meyer HJ, Grote R, Milbradt H, Pichlmayr R (1989) „Conservative" treatment of intraabdominal complications after total gastrectomy with interventional radiological techniques. Surg Endosc 3: 16–20

Jähne J, Meyer HJ, Milbradt H, Pichlmayr R (1988) Chylöse Lymphocele. Dtsch Med Wochenschr 113: 1440–1442

Kashiwagi H (1993) The lower limit of tissue blood flow for safe colonic anastomosis: an experimental study using laser velocimetry. Jpn J Surg 23: 230–238

Lang H, Piso P, Stukenborg C, Raab R, Jähne J (2000) Management and results of proximal anastomotic leaks in a series of 1114 total gastrectomies for gastric carcinoma. Eur J Surg Oncol 26: 168–171

McCulloch P (1994) Should general surgeons treat gastric carcinoma? An audit of practice and results, 1980–1985. Br J Surg 81: 417–420

Nomura S, Sasako M, Katai H, Sano T, Maruyama K (2000) Decreasing complication rates with stapled esophagojejunostomy following a learning curve. Gastric Cancer 3: 97–101

Post S, Samel S, Becker H (1998) Zum Risiko der Gastrektomie. Visceralchirurgie 33: 89–95

Pye JK, Crumplin MKH, Charles J et al. (2001) One-year survey of carcinoma of the oesophagus and stomach in Wales. Br J Surg 88: 278–284

Rajasckar A, Ravi NR, Diggory RT (2000) Chylous ascites: a rare complication of radical gastrectomy. Int J Clin Pract 54: 201–203

Schardey MM, Joosten U, Finke U et al. (1997) The prevention of anastomotic leakage after total gastrectomy with local decontamination – A prospective, randomized, double-blind, placebo-controlled multicenter trial. Ann Surg 225: 172–180

Schulz F, Függer R, Polcik J (1984) Relaparotomie nach Magenoperationen. Langenbecks Arch Chir 362: 263–274

Shibata J, Shida T (1986) Effects of tension on local blood flow in experimental intestinal anastomoses. J Surg Res 40: 105–111

Viste A, Haugstvedt T, Eide GE, Soreide O (1988) Postoperative complications and mortality after surgery for gastric cancer. Ann Surg 207: 7–14

Wanninger J, Kaufmann GW, Shah IA, Farthmann EH (1992) Influence of the distance between interrupted sutures and the tension of sutures on the healing of experimental colonic anastomoses. Am J Surg 163: 319–323

Wu CW, Hsieh MC, Lo SS et al. (1995) Mobidity and mortality after radical gastrectomy for patients with carcinoma of the stomach. J Am Coll Surg 181: 26–32

Prävention der Nahtinsuffzienz und andere perioperative Maßnahmen zur Prophylaxe septischer Komplikationen

H. M. Schardey und W. Manert

32.1 Einleitung

Die **Prävention von Komplikationen im postoperativen Verlauf** ist das Ziel aller perioperativen Maßnahmen.

> Bei großen Operationen, wie Gastrektomie und Ösophagogastrektomie, sind postoperative Komplikationen die Hauptursache für *postoperative Morbidität und Letalität.*

Die **Komplikationen der Gastrektomie und Ösophagogastrektomie** übersteigen selbst in Serien japanischer Chirurgen 50 % bei exakter Dokumentation und sind zu 95 % septischer Art. Dazu gehören:

- Nahtinsuffizienz der Ösophagojejunostomie oder des Duodenalstumpfs,
- Abszess,
- Pleuraempyem,
- septischer Platzbauch,
- Harnwegs- und Lungeninfektion.

Die **Prävention** dieser septischen Komplikationen ist Thema der vorliegenden Abhandlung.

> Die Keimreservoirs des Gastrointestinaltrakts und der Haut sind Quelle lokaler und systemischer Infektionen, da die inneren Organe sowie Harnwege und Bronchien steril sind. Die Kontrolle dieser Keimreservoirs muss deshalb Ansatz aller *infektionspräventiven Maßnahmen* sein.

Die überwiegende Mehrzahl der Bakterien des Gastrointestinaltrakts sind **Anaerobier** (10^7/ml im Speichel und 10^{11}/g im Stuhl). Diese endogene Flora spielt eine wichtige Rolle bei der Abwehr potenziell pathogener Aerobier und beeinflusst physiologische Funktionen. **Potenziell pathogene Aerobier** finden sich nur bei einem geringen Prozentsatz (10–40 %) der Gesunden im Oropharynx.

Die normale **Darmflora** setzt sich aus Anaerobiern, S. faecalis und E. coli zusammen. Bei weniger als 20 % der Gesunden können vorübergehend andere Aerobier nachgewiesen werden. Die Keimkonzentrationen dieser seltenen aeroben Erreger liegen bei 10^3/ml im Speichel und 10^5/g im Stuhl, d. h. um den Faktor 10^4–10^7 niedriger als die der Anaerobier (Van Saene et al. 1983).

Bei zunehmender Schwere der Erkrankung aber wird der Mensch zum mikrobiologischen Chamäleon seiner Umgebung, d. h. er akquiriert **potenziell pathogene Erreger**, von denen manche lediglich vorübergehend nachweisbar sind (Van Saene et al. 1983).

Das Hauptproblem entsteht aber durch eine tatsächliche Besiedlung. Durch den Krankheitsprozess werden Rezeptoren auf den Schleimhautzellen frei. Mit diesen gehen Bakterien feste Verbindungen ein. Hierdurch werden sie in die Lage versetzt, sich vermehren zu können. Aerobier werden so zu einem **Bestandteil der residenten Flora** (Tabelle 32.1).

Tabelle 32.1. Potenziell pathogene Erreger bei septischen Komplikationen, insbesondere Nahtinsuffizienz nach Gastrektomie

Grampositve Aerobier	Gramnegative Aerobier	Anaerobier	Pilze
Staphylococcus aureus	Escherischia colia	Clostidium perfringens	Candida albicans
β-hämolysierende Streptokokken	Proteus spp.a	Bacteroides spp.	
α-hämolysierende Streptokokken	Klebsiella spp.a		
Enterokokken	Enterobacter spp.[a] Pseudomonaceae[a] Acinetobacter spp.[a] Morganella morgangni[a]		

[a] Problemkeime.

> Die Autoren konnten eine *signifkante Korrelation zwischen Tumorstadium und bakteriellen Keimzahlen* im Magensaft von Magenkarzinompatienten nachweisen. Dabei stiegen die Keimzahlen bei zunehmendem Tumorstadium.

Anaerobier sind nur in seltensten Fällen bei postoperativen Infektionen nachweisbar. Fast immer beteiligt sind die in ◘ Tabelle 32.1 aufgeführten potenziell pathogene **Aerobier**, dabei stehen 8 Problemkeime im Vordergrund. Diese gilt es im Vorfeld des Eingriffs zu beseitigen und im postoperativen Verlauf vom Patienten fernzuhalten.

Cave

Die **endogene Darmflora** soll möglichst unbeeinträchtigt bleiben.

Sterile Bedingungen können und sollen im Gastrointestinaltrakt nicht erzielt werden. Ein keimfreier Intestinaltrakt stellt im Gegenteil ein unvertretbares Risiko für eine fulminate pathologische Keimbesiedlung dar, weil gerade nur die weitgehend **unversehrte endogene Keimflora** allein durch ihre Anwesenheit und aufgrund einer Vielzahl von Mechanismen, darunter z. B. Nahrungskonkurrenz, eine Fehlbesiedlung verhindern kann (Van der Waaij et al. 1971).

Ziele der im Folgenden beschriebenen Maßnahmen sind die **Kontrolle der endogenen, akquirierten und exogenen Keimreservoirs** sowie die **Erhaltung der Unversehrtheit der Mukosabarriere** des Intestinaltrakts. Die praktische Durchführung von präoperativer Darmspülung, perioperativer Antibiotikaprophylaxe, perioperativer Dekontamination und frühpostoperativer enteraler Ernährung werden erläutert. Die Einhaltung der vom Robert-Koch-Institut geforderten Hygienemaßnahmen, insbesondere der Händedesinfektion, sei vorausgesetzt.

32.2 Präoperative Darmvorbereitung

32.2.1 Hintergrund

Ziel der präoperativen Darmspülung ist die **Reinigung des Intestinaltrakts.** Vor allem das Kolon wird von groben Stuhlmassen befreit. Zusätzlich soll eine Reduktion von Nahrungsmittelresten, bakteriellen Zerfallsprodukten – insbesondere Endo- aber auch Exotoxinen – und Bakterien in Magen, Dünn- und Dickdarm erreicht werden. Dies soll die Translokation von Mikroorganismen und Toxinen reduzieren.

Auch wenn infolge der Darmspülung die Konzentration der Keime pro Milliliter Darminhalt nicht abnimmt, ist die Gesamtmenge der Mikroorganismen und damit auch der potenziell pathogenen durch die **Volumenreduktion** drastisch vermindert. Die Effektivität der im Folgenden beschriebenen Dekontamination ist infolge einer geringeren Inaktivierung der antimikrobiellen Substanzen durch Darminhalt hoch. Die Konzentration der Medikamente im Lumen des Intestinaltrakts ist in Abwesenheit von Stuhl vergleichsweise höher.

Für Chirurg und Patient werden durch die Darmspülung einige **Vorteile mechanischer Art** erreicht. Intraoperativ steht im Abdomen mehr Platz zur Verfügung, die Handhabung des Darmes fällt dadurch leichter. Bei der intraoperativen Eröffnung des Intestinaltrakts ist die Umgebungskontrolle einfacher, die **Kontaminationsgefahr** durch Auslaufen von Darminhalt geringer. Sollte es aus diversen Gründen erforderlich sein, in der Phase der Rekonstruktion der Kontinuität anstelle des Dünndarms ein Koloninterponat anzulegen, sind die Vorteile besonders deutlich.

> Postoperativ hat ein leerer Darm positive Auswirkungen auf die *Atemmechanik*.

32.2.2 Praktische Durchführung

> Zur Erhaltung der *Mukosabarriere* gegenüber Mikroorganismen ist eine enterale Ernährung bis zum Operationstag Voraussetzung.

Zwei Tage vor dem Eingriff erhält der Patient ein **Abführmittel** (z. B. X-Prep), das er allerdings auch ambulant einnehmen kann. Am Tag vor der Operation wird nur noch flüssige, ballaststoffarme Nahrung verabreicht.

Die **Darmspülung** wird mit 3–10 l Flüssigkeit (z. B. Oralave, Klean-Prep) durchgeführt. Ist der Patient nicht in der Lage, selbstständig zu trinken, wird die Flüssigkeit via Magensonde verabreicht. Die Spülung wird beendet, wenn mit mindestens 3 l gespült wurde und die peranal abgesetzte Flüssigkeit klar und frei von festen Nahrungsbestandteilen ist.

Abschließend erfolgt die **Laborkontrolle der Elektrolyte**, die im Bedarfsfall entsprechend substituiert werden.

Cave

Bei Patienten mit **Herzinsuffizienz** wird die Spülung mit besonderer Vorsicht, ggf. mit Einschränkung der Trinkmenge, vorgenommen. Gelegentlich kann die Verabreichung von Diuretika erforderlich sein.

32.3 Perioperative Antibiotikaprophylaxe

32.3.1 Hintergrund

Die perioperative Antibiotikaprophylaxe wird entsprechend den Empfehlungen der **Paul-Ehrlich-Gesellschaft für Chemotherapie e. V.** durchgeführt (Vogel et al. 1999).

Definition

Die **perioperative Antibiotikaprophylaxe** wird heute definiert als kurzzeitige, meist einmalige Gabe eines Antibiotikums kurz vor, bei Beginn oder spätestens während eines operativen Eingriffs.

Ziel dieser Prophylaxe ist die **Minderung der Rate postoperativer Wundinfektionen**, verursacht durch bakterielle Erreger, die während der Operation in das Operationsgebiet gelangen oder dort schon vorhanden sind. Die Vermeidung anderer postoperativer infektiöser Komplikationen (z. B. Harnwegsinfekt, Sepsis, Pneumonie) wird diskutiert, eine Wirksamkeit ist in plazebokontrollierten Studien beschrieben.

Direkte Antibiotikavergleiche fehlen, deshalb lässt sich noch kein besonderer Vorteil einer der geprüften Substanzen ableiten. Das Maß der Wirksamkeit einer Antibiotikaprophylaxe bei offenen operativen Eingriffen ist die **Senkung der Wundinfektionsrate.** Dies gilt in Zusammenwirkung mit der chirurgischen Asepsis.

Die **Indikation** zur perioperativen Antibiotikaprophylaxe ergibt sich aus der Korrelation der intraoperativ nachgewiesenen Keimzahlen mit postoperativen Wundinfektionsraten, die in zahlreichen Studien belegt sind. Nach Cruse werden **4 Grade der Kontamination** berücksichtigt, die durch zunehmende Erregerzahlen charakterisiert sind:

- sauber,
- sauber-kontaminiert,
- kontaminiert,
- schmutzig.

> Zusätzlich sollten alle *patienteneigenen und operativen Risikofaktoren*, unabhängig vom Kontaminationsgrad des Operationsfelds, für die Indikation zur perioperativen Prophylaxe einbezogen werden.

Während bei den ersten beiden Kategorien eine perioperative Antibiotikaprophylaxe nur beim **Vorliegen zusätzlicher Risikofaktoren** indiziert ist, sollte sie bei den letzten beiden Kategorien immer verabreicht werden.

Der **Zeitpunkt der intravenösen Antibiotikagabe** sollte 30–60 min vor „Schnitt" erfolgen, da gezeigt werden konnte, dass eine Wundinfektion in deutlich verringertem Maße auftritt, wenn das Antibiotikum vor der Kontamination appliziert wurde.

> Da zum Operationszeitpunkt ausreichende *bakterizide Konzentrationen* des Antibiotikums notwendig sind, ist eine rechtzeitige Verabreichung entscheidendes Kriterium.

Gesichert ist, dass die **einmalige Gabe** in Normdosierung ausreicht und einer **mehrmaligen Gabe** nicht unterlegen ist. Lediglich bei längerer Operationsdauer (>2,5–3 h) sollte, ggf. in Abhängigkeit von der Halbwertszeit des Antibiotikums, eine weitere Dosis verabreicht werden.

Bei Patienten, die zur **Gastrektomie bzw. Ösophagogastrektomie** anstehen, ist die perioperative Antibiotikaprophylaxe aus verschiedenen Gründen indiziert. Der Eingriff gehört in die Kategorie „kontaminiert". Spezifische Risikofaktoren der Patienten und des Eingriffs sind vorhanden (Tabelle 32.2).

Grundlage für die Auswahl eines untoxischen und möglichst kostengünstigen Antibiotikums ist das **Spektrum der zu erwartenden Erreger**. Dies ergibt sich aus der normalen bzw. pathologischen Besiedlung des Operationsgebiets und seiner unmittelbaren Haut- und Schleimhautumgebung. In der Magenchirurgie werden als häufigste Erreger gefunden (Tabelle 32.1):

- Enterobakterien,
- Staphylococcus aureus,
- orale Streptokokken,
- ggf. Anaerobier.

Die **Mittel der Wahl** sind:

- Acylaminopenicillin (Azlocillin, Mezlozillin, Piperacillin) in Kombination mit einem β-Lactamase-Inhibitor oder
- ein Cephalosporin der Gruppe 3a (Cefotaxim, Ceftriaxon, Cefmenoxim), ggf. in Kombination mit Metronidazol.

Praxis konkret

Bevorzugt wird die Gabe von **Cefotaxim**, weil dieses Medikament im Rahmen vieler Studien zur Wirksamkeit der Dekontamination untersucht wurde. Ferner soll Cefotaxim, im Gegensatz zu den Acylaminopenicillinen, die Kolonisationsabwehr der endogenen Darmflora nicht beeinträchtigen (Van der Waaij et al. 1971). Dieser zur Darmdekontamination synergistische Effekt sollte genutzt werden.

32.3.2 Praktische Durchführung

Es werden 30 min vor dem Eingriff und 2 h nach Hautschnitt jeweils **2 g Cefotaxim und 500 mg Metronidazol** i.v. verabreicht.

32.4 Dekontamination

32.4.1 Hintergrund

Eine *Anastomoseninsuffizienz* kann durch lokale Dekontamination mit Tobramycin (80 mg), Polymyxin B (100 mg), Vancomycin (125 mg) und Amphotericin B (500 mg) verhindert werden.

Mit der oralen Verabreichung der Substanzen muss am Tag vor der Operation begonnen und die Prophylaxe

Tabelle 32.2. Patienteneigene und operationsbezogene prädisponierende Wundinfektionsrisiken

Patientenspezifische Risikofaktoren	Eingriffsspezifische Risikofaktoren
Reduzierter Allgemeinzustand	Hochrisikooperation
Mangelernährung	Operationsdauer >2 h
Alter >70 Jahre	Möglichkeit von Blutungen
ASA-Wert >3	Eventuelle Erfordernis für Bluttransfusionen
Diabetes mellitus	Ausgedehnte Diathermie
Immuninkompetenz	Evtl. unvorhergesehene Komplikationen Möglichkeit der Unterkühlung Drainageliegedauer >3 Tage Zentraler Venenkatheter

muss bis in die 2. Phase der Wundheilung am 7. postoperativen Tag in 6-stündlichen Intervallen fortgesetzt werden. Die **Wirksamkeit der Dekontamination** wurde sowohl tierexperimentell (Schardey et al. 1994, 1997b) als auch klinisch im Rahmen einer prospektiv randomisierten, doppelblinden, plazebokontrollierten Multicenterstudie (Schardey et al. 1997a) nachgewiesen. Sie hat sich in der Routineanwendung in mehreren Kliniken international seit Jahren bewährt.

Die verwendeten **antimikrobiellen Substanzen** weisen folgende Charakteristika auf:

- Das zu erwartende **Keimspektrum** (◘ Tabelle 32.1) wird erfasst, ohne die endogene Flora zu beeinträchtigen (diesbezüglich finden sich Einschränkungen bei Vancomycin). Gramnegative Aerobier werden sowohl von Tobramycin als auch von Polymyxin B („Proteuslücke") beseitigt, während Tobramycin und Vancomycin grampositive Aerobier eliminieren.
- Das **überlappende Spektrum** sichert die Wirksamkeit bei bestehender Resistenz gegenüber einer der Substanzen. Amphotericin B verhindert die Überwucherung mit Pilzen.
- Es werden **hohe Konzentrationen im Darmlumen** erreicht, weil die Medikamente kaum resorbierbar sind. In der verabreichten Dosierung wird die MHK der meisten Keime um den Faktor 10^3 überschritten.
- Alle Substanzen sind bakterizid, sodass eine **effektive Keimelimination** in Abwesenheit von Leukozyten im Gastrointestinaltrakt erreicht wird.

Definition

Aufgrund der **Halbwertszeit** und der **Inaktivierung durch Intestinalinhalt** muss die Dekontamination in 6-stündlichen Intervallen vorgenommen werden.

Eine **Nahtinsuffizienz** ist die schwerste Komplikation der Gastrektomie. Kein anderer Einzelfaktor hat die Prognose des gastrektomierten Patientkollektivs mehr beeinflusst als die Senkung der Nahtinsuffizienzrate im Verlauf der letzten 30 Jahre. Obwohl einige Zentren heute niedrige Nahtinsuffizienzraten publiziert haben, ist flächendeckend ein tatsächlicher Durchbruch noch nicht erreicht. In großen Multicenterstudien der letzten 10 Jahre, die in verschiedenen europäischen Ländern der EU durchgeführt wurden, liegt die Rate bei 10±4 %, mit einer **insuffizienzbedingten Letalität** von bis zu 45 %. Besonders hoch ist die Rate nach Resektion eines Kardiakarzinoms. Der Bedarf für eine allgemein zugängliche und besonders in Ausbildungskliniken anwendbare Methode zur Prävention von Nahtinsuffizienzen ist deshalb gegeben.

Die Nahtinsuffizienz entsteht entweder durch eine **primäre Undichtigkeit** der Nahtreihe oder ist Folge von **Störungen der komplexen Vorgänge bei der Wundheilung.**

> Es ist allgemein bekannt und nicht umstritten, dass technisch bedingte *Durchblutungsstörungen* durch Fadenzug, übermäßige Devaskularisierung der Darmenden und Anastomosenspannung wichtigste Ursache für die sekundäre Entstehung von Nahtinsuffizienzen in der Praxis sind.

Die Autoren haben erstmals die **ösophagointestinale Anastomose als Wunde** betrachtet, deren Heilung neben den oben genannten Faktoren durch potenziell pathogene Bakterien gestört werden kann. Die Tatsache, dass Bakterien die Wundheilung stören können, ist experimentell vielfach bewiesen worden. Es ist nicht nachvollziehbar, dass diese wissenschaftlich unumstrittene Erkenntnis nicht auch für intestinale Wunden gelten soll.

Genauso unumstritten ist die Tatsache, dass **devaskularisierte Wunden** bei entsprechender mechanischer Belastung aufplatzen können. Tierexperimentell ließ sich nachweisen, dass Anastomoseninsuffizienzen erwartungsgemäß in Abwesenheit von Bakterien entstehen können, dass aber Rate, Morphologie und v. a. der Verlauf maßgeblich von Bakterien beeinflusst werden (Schardey et al. 1997b). Unter **lokalem Antibiotikaschutz** dagegen können sowohl technisch inadäquate Anastomosen als auch manifeste Insuffizienzen komplikationslos heilen. Diese Beobachtung ist allerdings annähernd 50 Jahre alt – sie wurde mehrfach bei experimentell angelegten Dickdarmanastomosen durch verschiedene Untersuchern bestätigt – und geriet in Vergessenheit.

> *Magenkarzinome* sind hochgradig mikrobiell kontaminiert (Sjöstedt et al. 1988).

Insbesondere **Staphylokokken, Enterobakterien und Pilze** befinden sich in und auf dem Tumor. Von hier aus wird die Kontamination des gesamten Gastrointestinaltrakts unterhalten. Karzinompatienten sind infolge Ihrer Grunderkrankung für die Akquisition potenziell pathogener Aerobier prädisponiert (Tabelle 32.1), die via Oropharynx den oberen Gastrointestinaltrakt und auch das Karzinom kolonisieren können. In Anschluss an das Operationstrauma steigt diese Prädisposition.

> Die lediglich 20–30 cm distal des Oropharynx lokalisierte *Anastomose* ist eine offene Wunde und damit besonders infektionsgefährdet durch Erreger, die selbst eine intakte Schleimhaut zu durchbrechen vermögen.

Besonders gefährdet sind diese Wunden innerhalb der ersten 3–5 Tage nach Operation, wenn die **lokale inflammatorische Reaktion** am ausgeprägtesten ist und das quer durchtrennte Gewebe eine **Minderdurchblutung** aufweist, wodurch es ohnehin an Stabilität verliert. Manipulationsbedingte, nahttechnisch verursachte, durch Spannung oder lokale Ödembildung entstandene, räumlich begrenzte Durchblutungsstörungen und in besonderem Maße bereits eingetretene **Nekrosen** sind abwehrschwache Prädilektionsstellen, die als Eintrittspforte für Bakterien dienen können. In Abhängigkeit vom Zeitpunkt der Keiminvasion, der Virulenz der Erreger sowie der lokalen und systemischen Abwehrlage des Patienten werden der weitere Verlauf der lokalen Infektion bestimmt und die klinischen Auswirkungen manifest.

Die **Anastomosenheilung** läuft in Abwesenheit potenziell pathogener Mikroorganismen – die in der Lage sind, lokale Infektionen zu verursachen – störungsfreier und damit ohne Entstehung einer Nahtinsuffizienz ab. Eine weitgehend **selektive Florasuppression**, die diese Krankheitserreger erfolgreich eliminiert, kann durch die topische Verabreichung der oben genannten bakteriziden, nichtresorbierbaren Antibiotika erreicht werden.

> Die Dekontamination ist deshalb ein kausaler Ansatz zur *Prävention der Nahtinsuffizienz* ösophagointestinaler Anastomosen.

Gleichzeitig werden **Lungeninfektionen und Abszesse** dahingehend in Inzidenz und Schweregrad reduziert, dass sie als Todesursachen nicht mehr zu verzeichnen sind. Bei primär dichter Anastomose (negative Blauprobe) und dem Protokoll entsprechend durchgeführter Dekontamination sind eine Nahtinsuffizienzrate und Letalität auch in Ausbildungskliniken von <1 % erreichbar.

32.4.2 Praktische Durchführung

Die zur Dekontamination verwendeten Medikamente werden von der Klinikapotheke in Form von Gelatinekapseln hergestellt und in verschließbaren Glasbehältern an die Stationen ausgeliefert. Jede Kapsel enthält eine **Einzeldosis**, bestehend aus:
- 100 mg Polymyxin B,
- 80 mg Tobramycin,
- 125 mg Vancomycin.

Kartoffelstärke dient als Trägersubstanz. **Amphotericin B** wird in Form des kommerziell erhältlichen Amphomoronal geliefert, 500 mg Amphotericin B entsprechen 5 ml Amphomoronal. Vor Gebrauch wird eine Kapsel geöffnet und das Pulver in einem Medikamentenbecher in 20 ml Leitungswasser aufgelöst. Die Substanzen lösen sich nur langsam. In der Regel muss 5–10 min gewartet werden, ehe das Pulver gelöst ist.

Cave

Die **Dekontamination** ist nur sicher erfolgreich, wenn vor der Operation damit begonnen wird.

Um 18 Uhr am Tag vor der Operation, im Anschluss an die Darmspülung, wird die erste Dosis per os verabreicht. Der Patient trinkt zuerst den gelösten Inhalt der Antibiotikakapsel und 15–20 min später 5 ml Amphomoronal. Die Medikamente werden dann im 6-stündigen Intervall, d. h. 4-mal täglich, auch am Operationstag verabreicht. Jeder Patient erhält bis zum 7. postoperativen Tag insgesamt **31 Einzeldosen.**

Cave

Damit **Oropharynx und Ösophagus** bis zur Anastomose von potenziell pathogenen Erregern befreit werden, dürfen die Medikamente auf keinen Fall per Magensonde verabreicht, sondern müssen getrunken werden.

Intubierten Patienten werden die Medikamente ebenfalls per os verabreicht.

Tritt trotz Dekontamination eine **Komplikation** ein (dies wurde bislang nur bei Protokollverletzungen und Unterbrechung der Einnahme beobachtet), muss die Dekontamination ggf. auch über den 7. Tag hinaus fortgesetzt werden, bis die Schleimhautbarriere wiederhergestellt ist. Dies wird bei Insuffizienzen meist innerhalb von 4 Tagen erreicht.

Treten im Anschluss an die postoperative Phase Durchfälle auf, kann nach Ausschluss spezifischer Erkrankungen eine **Rekonstitution der Darmflora** mit z. B. Mutaflor und Perenterol erforderlich sein. Dieses Phänomen wurde nur in Einzelfällen beobachtet. Es handelte sich um alte Patienten, die mit der oralen Nahrungsaufnahme einer balancierten Kost Probleme hatten.

32.5 Enterale Ernährung

32.5.1 Hintergrund

Die Vorteile der enteralen Ernährung des kritisch Kranken bestehen im Vergleich zur totalen parenteralen Ernährung im **physiologischen Applikationsweg** und einem **vollständigeren Substratangebot** (Suchner et al. 2000).

Aktuelle Untersuchungen weisen auf einen **protektiven Effekt auf die intestinale Barrierefunktion** bei verminderter infektionsbedingter Morbidität hin. Ebenso gibt es Hinweise auf:

- Reduktion der Stressantwort,
- Optimierung der Substratverwertung,
- bessere Verträglichkeit.

Eine **kombinierte enterale/parenterale Ernährung** ist häufig erforderlich.

 **Praxis konkret**

Die adäquate Gesamtzufuhr von Energie und Stickstoffträgern sollte durch das **laborchemische Monitoring** von Harnstoff im Serum, Harnstoffproduktionsrate, Triglyzeriden im Serum und Blutzucker überprüft werden.

Diese Strategie kann eine hypoenergetische Ernährungstherapie zur Folge haben, jedoch sollte das **Substratangebot** qualitativ vollständig sein. Dies gilt insbesondere für die adäquate Zufuhr von konditional essenziellen Substraten, Vitaminen und Spurenelementen. Während des schweren **Aggressionsstoffwechsels** hat sich das ernährungstherapeutische Ziel darauf zu beschränken, die Funktion der für das Überleben notwendigen Organsysteme einerseits zu erhalten und andererseits die Nebenwirkungen der Hyperalimentation zu vermeiden.

Die **frühe enterale Ernährung** trägt zum Schutz der intestinalen Barriere sowie zu deren Regeneration nach vorausgegangenem mukosalem Trauma bei und vermindert die Inzidenz von Infektionen sowie von Organdysfunktionen auf dem Boden eines reduzierten intestinalen Translokationsgeschehens.

Eine **bakterielle Translokation** bezeichnet den Durchtritt lebender Bakterien und Toxine durch die Darmwand in den Pfortaderkreislauf und die mesenterialen Lymphknoten. Die aus den Kupfer-Zellen der Leber und den Alveolarmakrophagen in Folge freigesetzten entzündungsfördernden Mediatoren (Interleukine: IL-1/-2, Prostaglandine: PGE_2, Tumornekrosefaktor: TNF-α) gelten als Ursache des SIRS (**„systemic inflammatory response syndrome“**).

Besonderes Vorteile versprechen die in den letzten Jahren entwickelten **immunmodulierenden Spezialnahrungen.** Diese mit Glutamin, Arginin, ω-3-Fettsäuren und Nukleotiden angereicherten hochmolekularen Sondennahrungen können in besonderem Maße die inflammatorische Immunantwort nach großen operativen Eingriffen reduzieren und die Barrierefunktion der Darmmukosa verbessern.

> Durch ihr *immunsuppressives Potenzial* dürfen die Spezialnahrungen allerdings derzeit nur eingesetzt werden, wenn keine systemische Infektion oder Sepsis vorliegt.

Es ist allerdings zu erwarten, dass in naher Zukunft **Modifikationen** entwickelt werden, für die diese Einschränkung nicht mehr gelten.

Die posttraumatisch/postoperativ begonnene enterale Ernährung führt zu einer verminderten Freisetzung von Stresshormonen und Mediatoren und damit zu einer **verminderten Stressantwort**, welche sich konsekutiv in einem geringeren Energieverbrauch und einer verminderten Katabolie auswirkt.

Die Wahl des **physiologischen enteralen Applikationswegs**, der den viszeralen First-pass-Effekt einbezieht, hat eine Verbesserung der Substratverwertung und eine Steigerung der Substratverträglichkeit zur Folge. Die Steigerung der Substratverwertung äußert sich in einer günstigeren Substrathomöostase und einer Verbesserung der viszeralen Proteinsynthese, also letztlich in einer Optimierung des Ernährungsstatus. Dies kommt der Wundheilung zugute.

32.5.2 Praktische Durchführung

Nach Fertigstellung der Anastomosen und Spülung des Bauchraums wird transkutan eine **Ernährungssonde** distal der Fußpunktanastomose in den Dünndarm geleitet. Der Dünndarm wird so punktiert, dass die Ernährungssonde über einige Zentimeter submukös verläuft, ehe sie in das Darmlumen eintritt. Die Sonde wird sowohl außen auf der Haut als auch mit einer Tabaksbeutelnaht an das Peritoneum parietale fixiert. Eine zweite Tabaksbeutelnaht fixiert die Sonde an der Eintrittsstelle in den Dünndarm. Abschließend wird der Dünndarm im Bereich der Punktion an die Bauchdecke genäht. Dies verhindert Leckagen und ermöglicht zu einem späteren Zeitpunkt die perkutane Replatzierung einer Sonde unter Röntgenkontrolle.

> Wegen der fehlenden Reservoirfunktion des Magens wird die Sondennahrung über die *Jejunalsonde* ausschließlich durch eine Ernährungspumpe und ausschließlich kontinuierlich appliziert.

Das Dogma einer fixen Nahrungskarenz bei neu angelegten Anastomosen gilt nicht mehr. Sofern der Kreislaufstabil ist und keine höheren Katecholamindosen benötigt werden, kann mit der **enteralen Nahrungszufuhr** unmittelbar nach der Operation mit einer Dosis von 10 ml/h begonnen werden. Bei guter Verträglichkeit wird die Dosis bis zum 3. postoperativen Tag auf etwa 40 ml/h gesteigert. Eine weitere Steigerung auf die endgültige Erhaltungsdosis erfolgt erst dann, wenn der Patient abgeführt hat.

Als **Sondenkost** verwenden die Autoren, sofern kein Hinweis auf eine manifeste Sepsis besteht, primär eine **immunmodulierende Spezialdiät** (Rekonvan). Bei unkompliziertem Verlauf und Abklingen der Postaggressionsphase wird nach etwa einer Woche auf eine **nährstoffdefinierte Standarddiät**, zunächst ohne Ballaststoffe (Fresubin original) und im weiteren Verlauf mit Ballaststoffen (z. B. Fresubin original fibre), umgestellt, wobei Letztere bei jejunaler Sondenlage nicht immer toleriert wird. Bei Unverträglichkeit können, insbesondere nach längerer Nahrungskarenz, intermittierend auch **niedermolekulare, chemisch definierte Sondennahrungen** eingesetzt werden (z. B. Survimed OPD).

Schwerwiegende Komplikationen, wie z. B. Aspiration oder Sondendislokation mit Peritonitis, sind bei jejunaler Ernährung extrem selten. Häufiger sind **praktische Probleme beim Ernährungsaufbau**, z. B.:

- Reflux,
- Meteorismus,
- Subileus,
- gesteigerte Darmmotorik,
- Diarrhö.

> In jedem Fall sollten primär immer *chirurgische und andere Ursachen* (z. B. pseudomembranöse Enterokolitis) der Symptomatik ausgeschlossen werden.

Unabhängig sollte in diesen Fällen die **enterale Nahrungszufuhr reduziert oder ausgesetzt** und dann in verringerter Dosierung fortgesetzt werden. In manchen Fällen kann dabei auch der Wechsel auf eine andere Sondennahrung wirksam sein. Adjuvant werden bei **Oberbauchatonie** milde Laxanzien (z. B. Bifiteral,

Gastrografin) oder Prokinetika (Paspertin, Erythromycin) verabreicht.

Cave

Medikamente mit stärkerer Wirkung auf die Darmmotorik, wie **Antichiolinergika** (Ubretid, Prostigmin), werden nur dann eingesetzt, wenn eine mechanische Ursache ausgeschlossen ist.

Je nach Situation kann der Aufbau der enteralen Ernährung erhebliche Zeit in Anspruch nehmen. Wenn aufgrund der Ausgangssituation ein **protahierter Verlauf** zu erwarten ist oder eine **primäre Mangelernährung** besteht, wird deshalb die jejunale Nahrungszufuhr zunächst durch eine parenterale Ernährung ergänzt, bis eine vollständige enterale Sondenernährung möglich ist.

Die **orale Flüssigkeitszufuhr** ist prinzipiell ab dem ersten postoperativen Tag gestattet. Mit dem weiteren oralen Kostaufbau wird nach radiologischer Darstellung der Dichtigkeit der Anastomosen, etwa eine Woche nach der Operation, begonnen. Im weiteren Verlauf wird die orale Nahrungszufuhr unter partieller Beibehaltung der jejunalen Ernährung schrittweise aufgebaut.

Der Patient kann sich dadurch ohne den Zwang einer ausreichenden Kalorienzufuhr allmählich an die veränderte Form der oralen Nahrungsaufnahme mit kleinen Portionen und häufigen Mahlzeiten gewöhnen. Wenn bei Entlassung aus dem Krankenhaus noch keine ausreichende orale Nahrungszufuhr möglich ist, wird eine **ergänzende Heimernährung über die Jejunalsonde** eingeleitet.

 Erst nach *vollständiger Rehabilitation und Wiederherstellung der natürlichen Nahrungsaufnahme* werden die künstliche Ernährung beendet und die Ernährungssonde entfernt.

Literatur

Schardey HM, Joosten U, Finke U et al. (1997a) The prevention of anastomotic leakage following total gastrectomy with local decontamination: a prospective, randomized, double-blind, placebo-controlled multi center trial. Ann Surg 225: 172–180

Schardey HM, Kamps T, Rau HG, Gatermann S, Baretton G, Schildberg FW (1994) A major pathogenic factor for anastomotic insuffiency. Antimicrob Agents Chemother 38: 2564–2567

Schardey HM, Kamps T, Rau HG et al. (1997b) Can oesophago-intestinal anastomotic leakage develop in the complete absence of bacteria? A comparison of normal and germ-free rats. Int J Surg Sci 4: 9–13

Sjöstedt S, Kager L, Heimdahl A, Nord CE (1988) Microbial colonization of tumors in relation to upper gastrointestinal tract in patients with gastric carcinoma. Ann Surg 307: 341–346

Suchner U, Felbinger TW, Sachs M, Goetz AE, Peter K (2000) Strategie der kombinierten minimalenteralen und parenteralen Ernährung des kritisch Kranken. Chir Gastroenterol 16 (Suppl): 23–32

Van der Waaij D, Berghuis-de Vries JM, Lekkerkerk-van der Wees JEC (1971) Colonization resistance of the digestive tract in conventional and antibiotic treated mice. J Hyg 69: 405–411

Van Saene HKF, Stoutenbeek CP, Miranda DR, Zandstra DF (1983) A novel approach to infection control in the intensive care unit. Acta Anaesthesiol Belg 3: 193–209

Vogel F, Naber KG, Wacha H et al. und eine Expertengruppe der Paul-Ehrlich-Gesellschaft für Chemotherapie e. V. (1999) Parenterale Antibiotika bei Erwachsenen. Chemother J 8: 2–49

Multimodale Konzepte

Präoperative Chemo- und Strahlentherapie beim Ösophaguskarzinom

M. Stahl und H. Wilke

33.1 Einleitung

> Die späte Tumorsymptomatik einerseits und die frühe lymphogene Metastasierung auf dem Boden eines oberflächlich liegenden Lymphdraingesystems andererseits bedingen die sehr *ungünstige Prognose* des Ösophaguskarzinoms nach lokalen Therapiemaßnahmen, wie Operation oder Radiatio.

Dies führte bereits in den 1970er-Jahren dazu, innerhalb klinischer Studien die **prä- und postoperative Systemtherapie**, z. T. kombiniert mit Bestrahlung, in das kurative Konzept des Ösophaguskarzinoms einzubeziehen. Zur Beurteilung der Ergebnisse muss zwischen verschiedenen Tumorstadien (potenziell resektabel/lokal fortgeschritten) und unterschiedlichen histologischen Entitäten (Plattenepithel-/Adenokarzinom) unterschieden werden, wobei gerade bei älteren Studien die Festlegung des Tumorstadiums nicht exakt erfolgte bzw. wegen fehlender moderner Untersuchungsverfahren unzureichend bleiben musste.

33.2 Präoperative Chemotherapie

Die präoperative (neoadjuvante) Chemotherapie bietet gerade beim Ösophaguskarzinom mehrere theoretische Vorteile gegenüber alleiniger Operation. Hier ist insbesondere die höhere Chance auf eine **R0-Resektion** nach Verkleinerung des Primärtumors zu nennen sowie die Möglichkeit, die Wirksamkeit der Therapie klinisch und pathohistologisch in vivo zu beurteilen und frühzeitig (häufig vorhandene) okkulte Fernmetastasen zu bekämpfen.

> Phase-II-Studien konnten zeigen, dass eine *Kombinationschemotherapie* in der Lage ist, signifikante histologische Veränderungen bei Ösophaguskarzinomen zu induzieren, bis hin zu einer kompletten Zerstörung vitaler Tumorzellen bei 5–10 % der behandelten Patienten.

Kombinationstherapien. In den letzten Jahren haben sich Protokolle auf dem Boden von Cisplatin/5-Fluorouracil, Cisplatin/Etoposid oder Cisplatin/Paclitaxel etabliert. Kombinationen aus 3–5 Substanzen waren dabei nicht wirksamer als die genannten Zweierkombinationen.

Als Standardtherapie kann derzeit die präoperative Behandlung mit **Cisplatin und 5-Fluorouracil** angesehen werden. Die Frage des optimalen Zeitplans und die nach einem Vorteil für die 5-Fluorouracil-Modulation durch Folinsäure sind derzeit ungeklärt. Eine postoperative Fortsetzung der Chemotherapie ist in der Regel nicht zweckmäßig bzw. nur bei wenigen Patienten durchführbar. Die Chemotherapie sollte daher in ausreichender Intensität (etwa 3–6 Kurse) vor der Operation durchgeführt werden.

33.2.1 Phase-III-Studien beim potenziell resektablen Plattenepithelkarzinom (T1–3 N0–1 M0)

Die Tatsache, dass beim lokalisierten Plattenepithelkarzinom Remissionsraten von 40–70 % durch die Chemotherapie erreichbar sind, hat zu 5 Phase-III-Studien bei resektablen Plattenepithelkarzinomen des Ösophagus geführt (Tabelle 33.1). Lediglich in einer dieser 6 Studien konnte eine signifikant erhöhte **R0-Resektionsrate** nach Chemotherapie gegenüber alleiniger Operation festgestellt werden. Dies führte auch zu einem verbesserten Langzeitüberleben der Patienten.

Die anderen Studien erbrachten negative Ergebnisse (Ancona et al. 2001). Allerdings wurden wesentliche Grundbedingungen, wie ausreichend große Patientenzahl und hinreichend lange Beobachtungszeit, nur in 3 der 6 Studien erfüllt. Auffällig war bei allen Untersuchungen, dass Patienten mit Tumoransprechen auf die Chemotherapie jeweils hinsichtlich des Überlebens profitierten und dass in nahezu allen Studien keine erhöhte postoperative **Letalität und Morbidität** durch die Chemotherapie verursacht wurden.

> Die präoperative Chemotherapie wird auf dem Boden dieser Ergebnisse beim *Plattenepithelkarzinom* allgemein als nicht wirksam angesehen.

Tabelle 33.1. Phase-III-Studien mit präoperativer Chemotherapie plus Operation vs. Operation allein beim resektablen Plattenepithelkarzinom

Autor	Therapie	n	Postoperative Letalität [%]	R0-Resektionen [%]	Mediane Überlebenszeit [Monate]	3-Jahres-Überlebensrate [%]
Roth et al. 1988	Operation allein	19	0	k.A.	9	5
	Präoperative Chemotherapie plus Operation	17	0	k.A.	9	25
Nygaard et al. 1992	Operation allein	41	13	37	k.A.	k.A.
	Präoperative Chemotherapie plus Operation	50	15	44	k.A.	k.A.
Schlag et al. 1992	Operation allein	41	10	80	10	28
	Präoperative Chemotherapie plus Operation	34	21	56	10	25
Kok et al. 1997	Operation allein	81	k.A.	54	12	21
	Präoperative Chemotherapie plus Operation	82	k.A.	89 (p<0,05)	19	41 (p<0,05)
Law et al. 1997	Operation allein	73	9	33	13	31
	Präoperative Chemotherapie plus Operation	74	8	54	17	44
Acona et al. 2001	Operation allein	47	4,2	74	24	44
	Präoperative Chemotherapie plus Operation	47	2,5	79	25	41

k.A.: keine Angabe.

33.2.2 Phase-III-Studien beim potenziell resektablen Adenokarzinom (T1–3 N0–1 M0)

Prospektiv randomisierte Untersuchungen zum Adenokarzinom sind spärlich. In eine Intergroupstudie der USA mit Ösophaguskarzinomen unterschiedlicher Histologie wurden auch 144 Patienten mit Adenokarzinom aufgenommen und davon 136 Patienten ausgewertet (Kelsen et al. 1998). Wenngleich eine subtile Analyse bei diesen Patienten nicht erfolgte, so scheint diese Gruppe – wie auch die Gesamtheit aller Patienten – nicht von der präoperativen Chemotherapie (2 Kurse **Cisplatin/5-Fluorouracil**) profitiert zu haben.

Im Gegensatz dazu stehen Ergebnisse des Medical Research Council (2002) in England. Hier wurden 802 Patienten randomisiert, zwei Drittel litten an einem Adenokarzinom. Die präoperative Chemotherapie (2 Kurse **Cisplatin/5-Fluorouracil**) führte zu einer signifikanten Verbesserung der medianen Überlebenszeit (17,4 vs. 13,4 Monate) und der Überlebensrate nach 2 Jahren (45 % vs. 35 %). Die progressionsfreie Überlebenszeit war nach präoperativer Chemotherapie und Operation ebenfalls signifikant länger als nach primärer Operation.

Die unterschiedlichen Ergebnisse machen eine abschließende Beurteilung unmöglich. Die Daten der jüngeren und größeren Studie aus England legen jedoch nahe, eine *präoperative Chemotherapie* als Kontrollarm in künftigen Studien zu prüfen.

33.2.3 Präoperative Chemotherapie beim lokal fortgeschrittenen Ösophaguskarzinom (T3–4 N0–1 M0)

Nur vereinzelte Studien beziehen sich ausdrücklich auf die Hochrisikopatienten mit lokal fortgeschrittenen Tumoren, für die eine alleinige Operation ganz überwiegend als Palliativmaßnahme anzusehen ist. Immerhin konnten in Phase-II-Prüfungen R0-Resektionen nach präoperativer Chemotherapie bei bis zu 61 % der behandelten Patienten erzielt werden, was in **medianen Überlebenszeiten** von bis zu 21 Monaten resultierte. Retrospektive Vergleiche mit chirurgischen Ergebnissen lassen allerdings keine Schlüsse auf die prognostische Bedeutung der Chemotherapie in dieser Situation zu (Stahl et al. 1994).

33.2.4 Zusammenfassung

Kombinationstherapien auf dem Boden von Cisplatin/5-Fluorouracil, Cisplatin/Etoposid oder Cisplatin/Paclitaxel induzieren bei lokalisierten Tumoren Remissionen bei 45–70 % (**Plattenepithelkarzinom**) bzw. 30–45 % (**Adenokarzinom**) der Patienten. Der Wert einer präoperativen Chemotherapie ist nicht abschließend belegt. Diese ist für das Adenokarzinom besser abgesichert als für das Plattenepithelkarzinom. Die Vorbehandlung führt nicht zu einer Erhöhung postoperativer Komplikationen. Dennoch sollte sie nicht außerhalb klinischer Studien stattfinden.

Cave

Aufgrund der geringen Rate pathohistologisch kompletter **Remissionen** von 5–10 % stellt sich jedoch die Frage, ob die präoperative Chemotherapie allein insbesondere bei lokal fortgeschrittenen Tumoren ausreicht, um die ungünstigen Ergebnisse der Operation entscheidend zu verbessern.

33.3 Präoperative kombinierte Radio-/Chemotherapie

Die Anwendung der Chemo- und der Radiotherapie in sequenzieller (alternierender) oder simultaner Form erfolgt in der Onkologie seit vielen Jahren. Insbesondere zur **simultanen Radio-/Chemotherapie** gibt es unter den Stichworten „räumliche Kooperation", „unabhängige Toxizität" und „Synergismus" unterschiedliche theoretische Grundlagen, die eine gegenseitige Ergänzung und Wirkungsverstärkung wahrscheinlich machen (Vokes 1993).

> Den Beweis eines Synergismus beim Ösophaguskarzinom erbrachte letztlich eine amerikanische Intergroupstudie (Cooper et al. 1999). Die Kombination von *4 Kursen Cisplatin/5-Fluorouracil* mit *50 Gy Bestrahlung* führte gegenüber einer alleinigen Radiatio mit 64 Gy zu einer signifikanten Verbesserung der lokalen Tumorkontrolle, zu einer Reduktion von Fernmetastasen und zu einem signifikant verbesserten Langzeitüberleben von Patienten mit lokalisiertem Plattenepithelkarzinom.

Die Intention der präoperativen Radio-/Chemotherapie ist analog der einer präoperativen Chemotherapie. Die zusätzliche Radiatio legt dabei den Schwerpunkt auf die Optimierung der **lokalen Tumorkontrolle** über eine maximale Tumorrückbildung bzw. Tumorinaktivierung zum Zeitpunkt der Operation.

33.3.1 Phase-III-Studien beim potenziell resektablen Plattenepithelkarzinom (T1–3 N0–1 M0)

Derzeit liegen Ergebnisse aus 4 randomisierten Studien mit präoperativer Radio-/Chemotherapie vs. alleiniger Operation vor. Leider ist die gewählte Radio-/Chemotherapie in allen Studien nach heutigen Erkenntnissen als suboptimal einzustufen (geringe Dosis der Radiatio, biologisch ungünstiges Splitting der Bestrahlung, nur Monotherapie mit Cisplatin, unterdosiertes 5-Fluorouracil). Trotz dieser Tatsache wurde durch die Vorbehandlung in 2 von 4 Studien eine **Verbesserung der Resektabilität** erreicht (in einer Untersuchung signifikant), was in einer der Studien auch zu einer Verdopplung des Langzeitüberlebens führte (17 % vs. 9 %).

Cave

In beiden Multicenterstudien verursachte die Vorbehandlung eine erhöhte **postoperative Letalität**, was möglicherweise einen Überlebensvorteil für die multimodal behandelten Patienten verhinderte. Gerade für derartige multimodale Vorgehensweisen sind daher offenbar eine strenge Auswahl der Patienten und die Erfahrung aller behandelnden Ärzte von großer Bedeutung (Bosset et al. 1997; Nygaard et al. 1992).

33.3.2 Phase-III-Studien beim potenziell resektablen Adenokarzinom (T1–3 N0–1 M0)

Zum Adenokarzinom des distalen Ösophagus liegen 2 Phase-III-Studien mit **präoperativer Radio-/Chemotherapie** vor (Tabelle 33.2). In beiden Studien konnten etwa 100 Patienten mit überwiegendem oder ausschließlichem Adenokarzinom des distalen Ösophagus ausgewertet werden.

> Patienten mit präoperativer Radio-/Chemotherapie hatten eine erhöhte Chance auf *Langzeitüberleben* im Vergleich zur alleinigen Operation.

In der irischen Studie war dies signifikant (Walsh et al. 1996), in der amerikanischen bestand ein eindeutiger Trend (p=0,07; Urba et al. 1997), der aufgrund einer zu kleinen Fallzahl jedoch nicht statistisch signifikant war. Dieses positive Ergebnis war v. a. darauf zurückzuführen, dass die **Lokalrezidivrate** durch die Vorbehandlung in beiden Studien signifikant gesenkt werden konnte (von etwa 40 % auf etwa 20 % nach multimodaler Therapie).

Eine erhöhte **postoperative Letalität** wurde in beiden Studien nicht berichtet. Eine Einschränkung in der Bewertung der Ergebnisse ergibt sich aus der Tatsache, dass insbesondere in der irischen Studie kein optima-

Tabelle 33.2. Phase-III-Studien mit präoperativer Radio-/Chemotherapie plus Operation vs. Operation allein beim resektablen Adenokarzinom

Autor	Therapie	n	Pathologisch komplette Remission [%]	Lokalrezidive [%]	Mediane Überlebenszeit [Monate]	3-Jahres-Überlebensrate [%]
Walsh et al. 1996	Operation allein	55	–	k.A.	11	6
	Präoperative Radio-/Chemotherapie plus Operation	52	25	k.A.	16 (p<0,05)	32 (p<0,05)
Urba et al. 2001	Operation allein	38	–	42	18 (Patienten mit Plattenepithel- und Adenokarzinom)	16 (Patienten mit Plattenepithel- und Adenokarzinom)
	Präoperative Radio-/Chemotherapie plus Operation	37	28[a]	19 (p<0,05)	17	30

k.A.: keine Angabe; [a] signifikant längeres Überleben nach pathologisch kompletter Remission (mittlere Überlebenszeit: 50 Monate, 3-Jahres-Überlebensrate: 64 %).

les primäres Tumorstaging erfolgte, wodurch eine Ungleichverteilung der Tumorstadien in den Behandlungsgruppen möglich ist.

33.3.3 Präoperative Radio-/Chemotherapie beim lokal fortgeschrittenen Ösophaguskarzinom (T3–4 N0–1 M0)

Ösophaguskarzinome in diesen Tumorstadien können überwiegend nicht komplett reseziert werden (R0-Resektionsrate unter 60 %) oder neigen auch nach kompletter Resektion zu frühzeitigen Rezidiven. Die **Langzeitüberlebensraten** nach alleiniger Operation liegen daher unter 15 %. Dies erklärt, warum in dieser Situation keine Ergebnisse randomisierter Studien vorliegen. Nur wenige Arbeitsgruppen haben versucht, multimodale Therapien auf die Hochrisikogruppe der Patienten mit lokal fortgeschrittenen Tumoren zu beschränken oder deren Ergebnisse separat darzustellen.

33.3.3.1 Plattenepithelkarzinom

Von 5 Phase-II-Studien wurden 2 nur präliminär berichtet. Die Ergebnisse der reiferen Studien sind erstaunlich konsistent (Stahl et al. 1996):

- **R0-Resektionsraten** von 60–70 %,
- **mediane Überlebenszeiten** nach Operation von 20 Monaten und
- **Überlebensraten** nach 2 Jahren von annähernd 40 %.

Daten des Autors ermöglichen erstmals eine Vergleichbarkeit mit chirurgischen Ergebnissen, weil das klinische Staging die **Endosonographie** einschloss.

> Langzeitbeobachtungen (Follow-up mindestens 5 Jahre) zeigen, dass mit präoperativer Radio-/Chemotherapie die krankheitsspezifische Überlebensrate nach 5 Jahren bei 25 % liegt. Dies entspricht einer Verdopplung gegenüber der Prognose nach alleiniger Chirurgie.

Ein Problem stellt die **perioperative Letalität** dar, die in erfahrenen Zentren allerdings in jüngster Zeit auch nach präoperativer Radio-/Chemotherapie auf unter 10 % gesenkt werden konnte.

33.3.3.2 Adenokarzinom

Zum lokal fortgeschrittenen Adenokarzinom liegen lediglich 4 Studien von 3 Studiengruppen ausführlich publiziert vor. Nach klinischem Staging unter Einschluss der Endosonographie wurden ganz überwiegend oder ausschließlich Patienten mit T3- bis T4-Tumoren eingeschlossen. Eine präoperative Therapie mit Cisplatin/5-Fluorouracil oder Cisplatin/Paclitaxel simultan mit einer Radiatio von 30-45 Gy machte bei 85–95 % der Patienten eine **komplette Resektion** möglich.

Bei 8–30 % aller Adenokarzinome wurde im Resektat kein Tumor mehr nachgewiesen, wobei die Ergebnisse auch innerhalb der gleichen Arbeitsgruppe nach Cisplatin/5-Fluorouracil deutlich besser waren als nach Cisplatin/Paclitaxel. Die Rate an krankheitsfreiem Überleben nach 3 Jahren lag bei 30–43 %. Auch in diesen Studien muss die hohe **postoperative Letalität** von bis zu 16 % beachtet werden (Adelstein et al. 2000; Stahl et al. 1998).

33.3.4 Zusammenfassung

> Die *präoperative Radio-/Chemotherapie* verbessert offensichtlich die Chance auf Langzeitüberleben bei Patienten mit lokalisiertem Ösophaguskarzinom. Dies geschieht zum Preis einer (nicht signifikant) höheren postoperativen Letalität.

Dies ist das Ergebnis einer Meta-Analyse aus 9 randomisierten Studien, die 1116 Patienten mit resektabler Erkrankung einschlossen (Urschel und Vasan 2003). Auch für lokal fortgeschrittene Tumoren scheint die präoperative Radio-/Chemotherapie prognostisch von Bedeutung. Beim Plattenepithelkarzinom bleibt jedoch weiterhin offen, welche Patienten keiner Operation nach Radio-/Chemotherapie bedürfen bzw. nicht von der Operation profitieren. Hierzu werden die Phase-III-Ergebnisse einer deutschen Studie und einer Untersuchung aus Frankreich erwartet, die bisher nur vorläufig publiziert sind. Beim Adenokarzinom ist zu klären, wie intensiv die präoperative Therapie sein muss (Studie der Deutschen Krebsgesellschaft) und welches Ausmaß der Resektion nach präoperativer Therapie nötig ist. Die Patienten sollten in erfahrenen Zentren unter Studienbedingungen behandelt werden.

Literatur

Adelstein DJ, Rice TW, Rybicki LA et al. (2000) Does Paclitaxel improve the chemoradiotherapy of locoregionally advanced esophageal cancer? A nonrandomized comparison with fluorouracil-based therapy. J Clin Oncol 18: 2032–2039

Ancona F, Ruol A, Santi S, et al. (2001) Only pathologic complete response to neoadjuvant chemotherapy improves significantly the long term survival of patients with resectable esophageal squamous cell carcinoma. Cancer 91: 2165–2174

Bosset JF, Gignoux M, Triboulet JP et al. (1997) Chemoradiotherapy followed by surgery compared with surgery alone in squamous-cell cancer of the esophagus. N Engl J Med 337: 161–167

Cooper JS, Guo MD, Herskovic A et al. (1999) Chemoradiotherapy of locally advanced esophageal cancer. JAMA 281: 1623–1627

Fink U, Stein HJ, Siewert JR (1998) Multimodale Therapie bei Tumoren des oberen Gastrointestinaltrakts. Chirurg 69: 349–359

Kelsen DP, Ginsberg R, Pajak TF et al. (1998) Chemotherapy followed by surgery compared with alone for localized esophageal cancer. N Engl J Med 339: 1979–1984

Kok TC et al. (1997) Neoadjuvant chemotherapy in operable esophageal squamous cell cancer: final report of a phase III multicenter randomized controlled trial. Proc ASCO 16: 277a (Abstract 984)

Law S, Fok M, Chu KM, et al. (1997) Preoperative chemotherapy versus surgical therapy alone for squamous cell carcinoma of the esophagus: a prospective randomized trial. J Thorac Cardiovasc Surg 114: 210–217

Medical Research Council Oesophageal Cancer Working Party (2002) Surgical resection with or without preoperative chemotherapy in oesophageal cancer: a randomised controlled trial. Lancet 359: 1727–1733

Nygaard K, Hagen S, Hansen HS et al. (1992) Pre-operative radiotherapy prolongs survival in operable esophageal carcinoma: a randomized, multicenter study of pre-operative radiotherapy and chemotherapy. The Second Scandinavian Trial in esophageal cancer. World J Surg 16: 1104–1110

Roth JA et al. (1988) Randomized clinical trial of preoperative and postoperative adjuvant chemotherapy with cisplatin, vindesine, and bleomycin for carcinoma of the esophagus. J Thorac Cardiovasc Surg 96: 242–248

Schlag PM et al. (1992) Randomized trial of preoperative chemotherapy for squamous cell cancer of the esophagus. The Chirurgische Arbeitsgemeinschaft für Onkologie der Deutschen Gesellschaft für Chirurgie study group. Arch Surg 127: 1446–1450

Stahl M, Vanhoefer U, Stuschke M et al. (1998) Preoperative sequential chemo- and radiochemotherapy in locally advanced carcinomas of the lower oesophagus and gastrooesophageal junction. Eur J Cancer 34: 668–673

Stahl M, Wilke H, Fink U et al. (1996) Combined preoperative chemotherapy and radiotherapy in patients with locally advanced esophageal cancer: Interim analysis of a phase II trial. J Clin Oncol 14: 829–837

Stahl M, Wilke H, Meyer HJ et al. (1994) 5-fluorouracil, folinic acid, etoposide, and cisplatin chemotherapy for locally advanced or metastatic karzinoma of the esophagus. Eur J Cancer 30A: 325–328

Urba SG, Orringer MB, Turrisi A et al. (2001) Randomized trial of preoperative chemoradiation vs. surgery alone in patients with locoregional esophageal karzinoma. J Clin Oncol 19: 305–313

Urschel JD, Vasan H (2003) A meta-analysis of randomized controlled trials that compared neoadjuvant chemoradiation and surgery to surgery alone for resectable esophageal cancer. Am J Surg 185: 538–543

Vokes EE (1993) Interactions of chemotherapy and radiation. Semin Oncol 20: 70–79

Walsh TN, Noonan N, Hollywood D et al. (1996) A comparison of multimodal therapy and surgery for esohageal adenokarzinoma. N Engl J Med 335: 462–467

Präoperative Therapie des Magenkarzinoms

H. Wilke, M. Stahl, H.-J. Meyer und P. Preusser

34.1 Einführung

Derzeit bietet als alleinige Therapiemaßnahme nur die Chirurgie eine **kurative Chance** für Patienten mit einem lokoregionär begrenzten Magenkarzinom. Dies gilt insbesondere für die Stadien I/II. Allerdings befinden sich ca. zwei Drittel aller Patienten bei Diagnosestellung in einem derart fortgeschrittenen Stadium, dass bei weniger als 50 % der Patienten eine R0-Resektion (Voraussetzung für Heilung) möglich ist. Darüber hinaus ist gerade in diesen Stadien auch nach R0-Resektion in der Mehrzahl der Fälle mit Rezidiven zu rechnen.

Dies hat dazu geführt, dass schon seit vielen Jahren versucht wird, durch **perioperative Therapiemaßnahmen** (Chemotherapie und/oder Strahlentherapie) die insgesamt ungünstige Prognose zu verbessern. Hierbei wurden überwiegend eine postoperative (adjuvante) Chemotherapie und/oder Strahlentherapie (s. Kap. 35) und in den letzten Jahren zunehmend eine präoperative (neoadjuvante) Chemotherapie geprüft.

34.2 Präoperative Chemotherapie

Ein Ansatz zur Prognoseverbesserung ist die präoperative Chemotherapie. Sie hat das Ziel, durch Rückbildung der Tumorausdehnung die R0-Resektionsrate zu erhöhen und damit bei mehr Patienten ein Langzeitüberleben zu ermöglichen sowie die Häufigkeit von systemischen Rezidiven zu vermindern. Zu dieser Fragestellung sind in den letzten 10 Jahren überwiegend **Phase-II-Studien** durchgeführt worden.

34.2.1 Präoperative Chemotherapie bei lokal fortgeschrittenen, irresektablen Tumoren (chirurgisches Staging)

Die ersten Hinweise darauf, dass eine neoadjuvante Chemotherapie sinnvoll sein kann, ergaben sich aus Studien bei Patienten, bei denen im Rahmen einer Probelaparotomie der Primärtumor als irresektabel eingestuft wurde (Wilke et al. 1989; Plukker et al. 1991; Rosen et al. 1995; Popiela et al. 1982; Yano et al. 2002). In 4 prospektiven Untersuchungen konnte gezeigt werden, dass nach vorausgehender Chemotherapie und Tumorregression durch die Chemotherapie bei etwa 40–50 % der Patienten eine **sekundäre R0-Resektion** ermöglicht werden konnte (Tabelle 34.1). In den 3 Studien, die über Langzeitergebnisse berichteten, betrugen die Überlebensraten nach 4–7 Jahren 20 %, 10 % und 17 % (Wilke et al. 1989; Plukker et al. 1991; Popiela et al. 1992).

> In diesen Studien konnte erstmals gezeigt werden, dass eine präoperative Therapie ohne erhöhte perioperative Risiken durchgeführt werden kann und die Langzeitprognose zumindest bei einigen Patienten mit einer ansonsten infausten Prognose verbessert.

Tabelle 34.1. Präoperative Chemotherapie bei lokal fortgeschrittenen Magenkarzinomen (chirurgisches Staging)

Referenz	Patientenanzahl	Stagingmethoden: Endo, CT	Chemotherapie	R0 [%]	mÜLZ [Monate]	ÜLR [Jahre] (%)
Wilke et al. 1989	35	+ Laparotomie	EAP	48	16	7 (20)
Plukker et al. 1991	20	+ Laparotomie	MTX/FU	40	k.A.	4 (10)
Rosen et al. 1995	30	+ Laparotomie, EUS, Lap.	EEP	36	k.A.	k.A.
Popiela et al. 1992	18	+ Laparotomie	EAP	56	k.A.	5 (17)

Endo Endoskopie; *CT* Computertomogramm; *mÜLZ* mediane Überlebenszeit; *ÜLR* Überlebensrate; *k.A.* keine Angaben; *EUS* endoskopischer Ultraschall; *Lap.* Laparoskopie.

Die ermutigenden Ergebnisse bei diesen Patienten mit lokal sehr weit fortgeschrittenen Tumoren waren Anlass, dieses Behandlungskonzept bei Patientenkollektiven mit weniger weit fortgeschrittenen Tumoren zu prüfen. Hierbei wurden sowohl Patienten mit **potenziell resektablen Karzinomen** als auch Patienten mit **lokal fortgeschrittenen Magenkarzinomen** in die jeweiligen Studien aufgenommen.

Ein entscheidendes Problem bei der Interpretation der publizierten Studienergebnisse besteht darin, dass für die **klinische Einschätzung der Resektabilität** zum Teil diagnostische Verfahren eingesetzt wurden, die eine valide Beurteilung der prätherapeutischen Tumorausbreitung nicht erlauben. In der Mehrzahl der Untersuchungen wurden zur Stadieneinteilung nur Endoskopie und Computertomographie (CT) eingesetzt – Methoden, die zur Beurteilung der Primärtumorkategorie nur eine Treffsicherheit von 40–50 % aufweisen. Nur wenige Studien definierten die lokale Tumorausbreitung mittels endoskopischem Ultraschall (EUS), der zumindest bezüglich der T-Kategorie eine Treffsicherheit von >80 % aufweist, und/oder mittels chirurgischer Laparoskopie, durch die bei lokal fortgeschrittenen Tumoren in bis zu 25 % der Fälle eine Peritonealkarzinose oder kleine Lebermetastasen gefunden werden (Ajani et al. 1999).

34.2.2 Präoperative Chemotherapie bei potenziell resektablen Tumoren (klinisches Staging)

Eine präoperative Chemotherapie wurde bei Patienten mit potenziell resektablen Tumoren bis auf 2 randomisierte Studien (Songun et al. 1999) nur in Phase-II-Studien geprüft, deren Ergebnisse mit historischen Kollektiven verglichen wurden (Ajani et al. 1991 und 1993; Ajani u. Yao 2000; Leishman 1997). Obwohl die Autoren relativ unisono von „positiven" Erfahrungen bezüglich der Überlebensraten berichten, kann aus den **Phase-II-Studienergebnissen** letztendlich nur gefolgert werden, dass eine präoperative Chemotherapie zu klinisch relevanten Tumorregressionen führen kann sowie die perioperative Morbidität und Mortalität nicht erhöht.

Auch die randomisierte Studie, in der eine präoperative Chemotherapie mit 4 Kursen FAMTX vs. alleinige Chemotherapie bei Patienten mit „operablen" Magenkarzinomen verglichen wurde, kann den **prognostischen Stellenwert der präoperativen Chemotherapie** bei diesen Patienten nicht klären (Songun et al. 1999). Die relativ kleinen Fallzahlen in den Behandlungsarmen und die unzureichende prätherapeutische Diagnostik lassen dies nicht zu. Nach klinischem Staging per Endoskopie und CT wurden 29 Patienten präoperativ chemotherapeutisch behandelt und 30 Patienten primär operiert. Die R0-Resektionsrate betrug 56 % mit präoperativer Chemotherapie und 63 % mit alleinigem chirurgischem Vorgehen bei vergleichbaren Zahlen für die Stadien III und IV (45 % vs. 48 %).

Von besonderem Interesse ist die **Studie des „Medical Research Council"** (MRC) in England, in der bei potenziell resektablen Tumoren ein alleiniges chirurgisches Vorgehen gegen eine prä- und postoperative Chemotherapie mit ECF (Epidoxorubicin/Cisplatin 3-wöchentlich und 5-Fluorouracil als 21-wöchige niedrigdosierte Dauerinfusion) verglichen wurde. Obwohl in dieser Studie EUS und Laparoskopie als primäre Staginguntersuchungen nicht vorgeschrieben waren, ist zu erwarten, dass ein möglicher Stagingbias durch die großen Patientenzahlen in beiden Studienarmen ausgeglichen wird.

> Die vorläufige Analyse der Studienergebnisse zeigt eine statistisch signifikante Erhöhung der R0-Resektionsrate und eine Verringerung an höheren T- und/oder N-Kategorien sowie eine Verlängerung der Zeit bis zur Tumorprogression im perioperativen Chemotherapiearm (Allum et al. 2003).

Inwieweit dies auch einen positiven Einfluss auf das **mediane und Langzeitüberleben** haben wird, muss abgewartet werden. Erste Ergebnisse dieser Studie (MAGIC-Trial) werden auf dem ASCO-Kongress 2003 in Chicago vorgestellt.

34.2.3 Präoperative Chemotherapie bei lokal fortgeschrittenen Tumoren (klinisches Staging)

Zu dieser Fragestellung ist neben Phase-II-Studien (Rougier et al. 1994; Gallardo-Rincon et al. 2000; Kelsen et al. 1996; Takiguchi et al. 2003; Schuhmacher et al. 2001; Fink et al. 1999; Newman et al. 2002) eine **Phase-III-Studie** publiziert worden (Kang et al. 1996; Tabelle 34.2).

In einigen Studien erfolgte die Definition des lokal fortgeschrittenen Stadiums überwiegend durch Endoskopie und CT (Rougier et al. 1994; Gallardo-Rincon et al. 2000; Kang et al. 1996). In 2 Studien wurde zusätzlich obligat eine endoskopische Ultraschalluntersuchung (EUS) durchgeführt (Kelsen et al. 1996; Takiguchi et al. 2003) sowie in 3 Studien ein EUS und eine (chirurgische) Laparoskopie (Schuhmacher et al. 2001; Fink et al. 1999; Newman et al. 2002).

Rougier et al. (1994) behandelten 30 Patienten (Staging: Endoskopie und CT bei 26 Patienten, explorative Laparotomie bei 4 Patienten) mit **Cisplatin/5-FU**. Die R0-Resektionsrate betrug 60 %, die mediane Überlebenszeit 16 Monate und die 3-Jahre-Überlebensrate 38 %. Ein Patient verstarb postoperativ.

Mit dem **FAMTX-Regime** wurden 56 Patienten präoperativ behandelt, wobei alle Patienten per EUS definierte T3-/T4-Tumoren aufwiesen (Gallardo-Rincon et al. 2000). Zusätzlich erhielten 75 % der Patienten eine postoperative intraperitoneale Therapie mit Cisplatin und 5-Fluorouracil. Ein Downstaging wurde bei 51 % der Patienten erzielt, und bei 34 Patienten (61 %) konnte eine R0-Resektion durchgeführt werden. Die mediane Überlebenszeit betrug 15,3 Monate und für R0-resezierte Patienten 31 Monate. Intraperitoneale Rezidive wurden bei 16 % der Patienten beobachtet.

In einer japanischen Studie wurden Patienten mit präoperativ nachgewiesener **Serosainfiltration** entweder präoperativ mit 5-FU (40 Patienten) oder mit 5-FU/Cisplatin (80 Patienten) behandelt oder nur operiert (keine randomisierte Studie; Takiguchi et al. 2003).

> In den Gruppen mit präoperativer Chemotherpie traten sowohl tumorzellpositive Lavageflüssigkeit als auch der pathologische Nachweis einer Serosabeteiligung zu 50 % seltener auf als in der alleinigen Chirurgiegruppe. Deutlich besser waren auch die 5-Jahres-Überlebensraten für die neoadjuvant behandelten Patientengruppen.

Mit der **Kombination EAP** wurden 42 Patienten prospektiv behandelt (Schuhmacher et al. 2001). Es wurden nur Patienten eingeschlossen, die einen T3-/T4-Tumor aufwiesen (diagnostiziert mittels EUS) und bei denen

Tabelle 34.2. Präoperative Chemotherapie bei lokal fortgeschrittenen Magenkarzinomen (klinisches Staging)

Referenz	Patienten-anzahl	Stagingmethoden: Endo, CT	Chemotherapie	R0 [%]	mÜLZ [Monate]	ÜLR [Jahre] (%)
Rougier et al. 1994	30	+ EUS	Cis/5-FU	60	16	3 (38)
Kelsen et al. 1996	56	+ EUS	FAMTX	61	15,3	k.A.
Schuhmacher et al. 2001	42	+ EUS, Lap.	EAP	74	19,1	5 (26)
Fink et al. 1999	49	+ EUS, Lap.	PLF	76	31	3 (53)
Newman et al. 2002	22	+ EUS, Lap.	CPT/Cis	77	>15	k.A.
Kang et al. 1996	55	k.A.	PEF	78	43	k.A.

Endo Endoskopie; *CT* Computertomogramm; *mÜLZ* mediane Überlebenszeit; *ÜLR* Überlebensrate; *k.A.* keine Angaben; *EUS* endoskopischer Ultraschall; *Lap.* Laparoskopie.

intraabdominelle Metastasen durch eine chirurgische Laparoskopie ausgeschlossen waren. Insgesamt 36 Patienten wurden operiert, und bei 31 (73,8 %) war eine Ro-Resektion möglich. Ein Patient verstarb postoperativ an einer Sepsis. Nach einem Follow-up von 5 Jahren betrug die mediane Überlebenszeit aller Patienten 19,1 Monate und nach R0-Resektion 28,4 Monate. Die Langzeitüberlebensrate (>5 Jahre) aller Patienten (Intention-to-treat-Analyse) betrug 26 % und diejenige der Ro-resezierten Patienten 35 %.

In einer multivariaten Analyse möglicher **prognostisch relevanter Parameter** korrelierten die R0-Resektion, eine Lymphangiosis carcinomatosa, perioperative Komplikationen, der Lymphknotenquotient, die pN-Kategorie und das Ansprechen auf die präoperative Chemotherapie hochsignifikant mit dem Überleben der Patienten. Die Mehrzahl der Rezidive traten, wie auch in anderen Sudien, intraabdominell auf.

> Eine wichtige Beobachtung dieser Studie – ähnlich wie bei präoperativen Therapien anderer Tumorentitäten – bestand darin, dass Responder auf die präoperative Therapie eine besonders gute Prognose hatten. Ihre mediane Überlebenszeit lag bei 45 Monaten.

Von der gleichen Arbeitsgruppe wurden in eine weiteren Studie 49 Patienten mit der **Kombination aus „infusional" 5-FU/Folinsäure und Cisplatin** (PLF) präoperativ behandelt (Fink et al. 1999). Die Stagingprozeduren und das chirurgische Vorgehen waren identisch wie in der vorgenannten Studie. Bei den zum Zeitpunkt der Publikation evaluierbaren 42 Patienten wurde eine R0-Resektionsrate von 76 % erzielt, und kein Patient verstarb postoperativ. Bei einem medianen Follow-up von 28 Monaten betrug die kalkulierte mediane Überlebenszeit 31 Monate und die 3-Jahres-Überlebensrate 53 %. Aufgrund der guten Verträglichkeit dieser Kombination und der ermutigenden Ergebnisse dieser Studie wurde von der EORTC eine Studie initiiert, in der Patienten mit lokal fortgeschrittenen Magenkarzinomen entweder präoperativ mit dieser Kombination behandelt oder primär operiert werden.

Eine ausgeprägtes Downstaging im Vergleich zur prätherapeutischen Diagnostik (EUS/Laparoskopie) wurde von Newman et al. (2002) mit einer **Kombination aus CPT-11 und Cisplatin** bei 22 Patienten beobachtet.

In einer randomisierten Studie aus Korea wurden 54 Patienten primär operiert und 55 Patienten mit einer **Kombination aus 5-Fluorouracil, Etoposid und Cisplatin** vorbehandelt (Kang et al. 1996). Die Ro-Resektionsraten und die medianen Überlebenszeiten für ausschließlich operierte Patienten und Patienten mit präoperativer Chemotherapie betrugen 61 % und 78 % sowie 30 und 43 Monate. Aufgrund der kleinen Patientenzahlen in den jeweiligen Therapiearmen waren diese Unterschiede nicht signifikant.

34.3 Präoperative Radio-/Chemotherapie

Eine präoperative Radio-/Chemotherapie wurde beim Magenkarzinom bisher nur in einigen wenigen **Phase-I- und -II-Studien** sowohl bei potenziell resektablen als auch bei lokal fortgeschrittenen Tumoren geprüft (Lowy et al. 2001; Roth et al. 2003; Ajani et al. 2001). Die bisherigen Erfahrungen mit einer solchen Vorgehensweise – insbesondere wenn man Studien mit einbezieht, die auch Tumoren des gastroösophagealen Übergangs mit einschließen – zeigen, dass eine präoperative Radio-/Chemotherapie ohne große Risiken durchgeführt werden kann. Pathologisch komplette Remissionen sind induzierbar, und häufig lassen sich deutliche Zeichen einer Tumorregression erkennen. Aufgrund der kleinen Patientenzahlen sind weitergehende Schlussfolgerungen bezüglich einer möglichen Verbesserung der lokalen Kontrolle oder des Überlebens durch eine präoperative Radio-/Chemotherapie nicht zulässig. Hierfür werden randomisierte Studien benötigt.

34.4 Zusammenfassung und Ausblick

Die präoperative Chemotherapie und Radio-/Chemotherapie bei Patienten mit potenziell resektablen Tumoren muss weiterhin als ein experimenteller Behandlungsansatz angesehen werden. Dies gilt letztendlich auch für lokal fortgeschrittene Tumoren, obwohl hier in allen bisher publizierten Studien hohe R0-Resektionsraten sowie ermutigende mediane Überlebenszeiten und Langzeitüberlebensraten berichtet worden sind.

Bei Patienten, bei denen im Rahmen der primären Laparotomie der Tumor nicht R0-resektabel erscheint, sollte zunächst eine Chemotherapie eingesetzt werden, mit dem Ziel, eine sekundäre R0-Resektion zu ermöglichen.

Zur weiteren Klärung der möglichen Rolle präoperativer Behandlungsmaßnahmen sind unverändert gut geplante randomisierte Studien notwendig, die eine adäquate Diagnostik (EUS, Laparoskopie) und ein modernes chirurgisches Vorgehen beinhalten. Darüber hinaus wird zu klären sein, wie die unverändert hohen intraabdominellen Rezidivraten reduziert werden können. Mögliche Ansätze hierzu könnten die Integration der Strahlentherapie in solche Behandlungskonzepte sein sowie die Prüfung neuer systemischer Therapieansätze.

Literatur

Allum W, Cunningham D, Weeden S (2003) Perioperative chemotherapy in operable gastric and lower oesophagal cancer: a randomised, controlled trial. Proc Am Soc Clin Oncol 22: 249 (Abstract 998)

Ajani JA, Komaki R, Putnam JB et al. (2001) A three step strategy of induction chemotherapy then chemoradiation followed by surgery in patients with potentially resectable carcinoma of the esophagus or gastroesophageal junction. Cancer 92/2: 279–286

Ajani JA, Mansfield PF, Lynch PM et al. (1999) Enhanced staging and all chemotherapy preoperatively in patients with potentially resectable gastric carcinoma. J Clin Oncol 17/8: 2403–2411

Ajani JA, Mayer RJ, Ota DM et al. (1993) Preoperative and postoperative chemotherapy for potentially resectable gastric cancer. J Natl Cancer Inst 85: 1839–1844

Ajani JA, Ota DM, Jessup M et al. (1991) Resectable gastric carcinoma: An evaluation of preoperative and postoperative chemotherapy. Cancer 68: 1501–1504

Ajani JA, Yao JC (2000) Preoperative therapy of loco-regional gastric cancer: rationale and review of trials. Jpn J Cancer Chemother 27: 392–394

Fink U, Ott K, Dittler HJ et al. (1999) Neoadjuvant cisplatinum, leucovorin and fluorouracil (PLF) in adequately staged patients with locally advanced gastric carcinoma. Proc Am Soc Clin Oncol 18: (Abstr 1044)

Gallardo-Rincon D, Onate-Ocana LF, Calderillo-Ruiz G (2000) Neoadjuvant chemotherapy with P-ELF (cisplatin, etoposide, leucovorin, 5-fluorouracil) followed by radical resection in patients with initially unresectable gastric adenocarcinoma: a phase II study. Ann Surg Oncol 7/1: 45–50

Kang YK, Choi DW, Im YH et al. (1996) A phase III randomised comparison of neoadjuvant chemotherapy followed by surgery versus surgery for locally advanced stomach cancer. Proc Am Soc Clin Oncol 15: 215

Kelsen D, Karpeh M, Schwartz G et al. (1996) Neoadjuvant and postoperative chemotherapy for high risk patients with gastric cancer. J Clin Oncol 14: 1818–1828

Leishman L (1997) Gastric cancer therapy: A translational research paradigm. Educ Book ASCO, pp 262–271

Lowy AM, Feig BW, Janjan N et al. (2001) A pilot study of preoperative chemoradiotherapy for resectable gastric cancer. Ann Surg Oncol 8/6: 519–124

Newman E, Marcus SG, Potmesil M et al. (2002) Neoadjuvant chemotherapy with CPT-11 and cisplatin downstages locally advanced gastric cancer. J Gastrointest Surg 6/2: 212–223

Plukker JT, Mulder NH, Sleifjer DT et al. (1991) Chemotherapy and surgery for locally advanced cancer of the cardia and fundus: phase II study with methotrexate and 5-fluorouracil. Br J Surg 78: 955–958

Popiela T, Kulig J, Skucinski J et al. (1992) Advances in the treatment of seriously advanced gastric cancer using aggressive EAP chemotherapy. In: Proceedings of an International Symposium. Gastric cancer. Cracow, May 25–26, pp 108–118

Rosen HR, Scheithauer W, Jakesz R et al. (1995) Epirubicin, etoposide and cisplatin in the treatment of locally advanced, nonresectable gastric carcinoma. Results of a multicentric pilot study. GI Cancer 1: 49–53

Roth AD, Allal AS, Brundler MA et al. (2003) Neoadjuvant radiochemotherapy for locally advanced gastric cancer. A phase I-II study. Ann Oncol 1481: 110–115

Rougier P, Mahjuobi M, Lasser P et al. (1994) Neoadjuvant chemotherapy in locally advanced gastric carcinoma – a phase II trial with combined continuous intravenous 5-fluorouracil and bolus cisplatinum. Eur J Cancer 30A/9: 1269–1275

Schuhmacher C, Fink U, Becker K et al. (2001) Neoadjuvant therapy for locally advanced gastric carcinoma with etoposide, doxorubicin, and cisplatinum. Cancer 91/5: 918–927

Songun I, Keizer HJ, Hermans J et al. (1999) Chemotherapy for operable gastric cancer: results of the Dutch randomised FAMTX trial. The Dutch Gastric Cancer Group (DGCG). Eur J Cancer 35/4: 558–562

Takiguchi, Nunomura M, Koda K et al. (2003) Neoadjuvant chemotherapy with CDDP and 5-fluorouracil for gastric cancer with serosal invasion. Oncol Rep 10/2: 433–438

Wilke H, Preusser P, Fink U et al. (1989) Preoperative chemotherapy in locally advanced and nonresectable gastric cancer: a phase II study with etoposide, doxorubicin and cisplatin. J Clin Oncol 7: 1318–1326

Yano M, Shiozaki H, Inoue M et al. (2002) Neoadjuvant chemotherapy followed by surgery: effect on survival of patients with primary noncurative gastric cancer. World J Surg 26/9: 1155–1159

Adjuvante Therapie des Magenkarzinoms

C. Schuhmacher

35.1 Grundlagen

Die theoretische Grundlage einer **adjuvanten Chemotherapie** bei Patienten nach kompletter Resektion (R0-Resektion) eines Magenkarzinoms basiert darauf, okkulte, nicht im Resektat erfasste Mikrometastasen oder durch den chirurgischen Eingriff bzw. bereits vorher potenziell disseminierte Tumorzellverbände wirksam zu eliminieren.

Cave

Trotz einer Zeitspanne von mittlerweile mehr als 4 Jahrzehnten der Anwendung adjuvanter Therapie beim Magenkarzinom wird ihr Stellenwert, d. h. der Nachweis einer tatsächlichen Prognoseverbesserung unverändert kontrovers diskutiert.

Zum besseren Verständnis des aktuellen Standes der multimodalen Therapie des Magenkarzinoms müssen die Ergebnisse der bisherigen Studien beleuchtet werden. Dies ist am besten über die **Auswertungen von Metaanalysen** möglich. Parallel hierzu ist die sorgfältige **Analyse der Ergebnisse der chirurgischen Therapie** und, soweit mit vertretbarer Sicherheit nachweisbar, der **Rezidivlokalisationen** nach Operationen mit kurativem Ansatz (R0-Resektion) wichtig. Darauf muss sich letztendlich die Auswahl der zum Einsatz kommenden Therapiemodalitäten aufbauen. In diesem Zusammenhang ist zusätzlich die **Erörterung moderner Stagingverfahren** von Bedeutung.

35.2 Ergebnisse von Metaanalysen

> Die Ergebnisse des Einsatzes verschiedener Chemotherapieschemata, bisher meist in der Kombination aus 5-Fluorouracil und Cisplatin bzw. Adriamycin oder Etoposid, haben deren grundsätzliche Wirksamkeit bewiesen und erlauben die Einordnung der Tumorentität „Magenkarzinom" zu den chemotherapie-empfindlichsten soliden Tumoren des Gastrointestinaltrakts.

Analysiert man die **Ergebnisse bisheriger Therapiestudien des adjuvanten Behandlungskonzepts** des Magenkarzinoms, muss im Wesentlichen an der Auswahl der Patienten Kritik geübt werden. Viele Studien schlossen neben definitionsgemäß „richtigen" Patienten nach kurativer Operation (R0-Resektion) auch Patienten mit R1- oder R2-Resektion ein. Ebenfalls wurden mittlerweile bekannte prognostische Faktoren, wie Lymphknotenbefall, Ausmaß der Lymphadenektomie in Relation zum Lymphknotenbefall, sowie weitere Faktoren nicht im Einzelnen berücksichtigt, sodass eine klare Definition einer Zielgruppe mit eindeutiger Indikation für eine adjuvante Therapie aus der Analyse retrospektiver Untersuchungen kaum möglich erscheint.

Die Betrachtung **randomisierter Studien** kann dennoch weiterführend sein, da zumindest theoretisch demographische Merkmale in beiden Therapiearmen, alleinige Operation wie auch Operation gefolgt von adjuvanter Therapie gleichmäßig verteilt sein müssten.

Die aktuellste Metaanalyse zu diesem Thema wurde 1999 von C. Earle und J. Maroun publiziert. Die Bemühungen der Autoren zur Berechnung der **Daten randomisierter Studien** waren darauf zurückzuführen, dass eine erste Metaanalyse, von Hermans et al. 1993 publiziert und wegen ihrer inkompletten Berücksichtigung zur Verfügung stehender Studien kritisiert, keinen signifikanten Vorteil für einen Überlebensgewinn nach adjuvanter Chemotherapie ergab. Aufgrund dieser Kritik revidierten die holländischen Autoren im darauf folgenden Jahr ihre Analyse und ermittelten dann, unter Einbeziehung zweier weiterer Studien, ein Ergebnis zugunsten der adjuvanten Chemotherapie. Die Publikation dieser Tatsache erfolgte jedoch lediglich als Leserbrief und fand somit nicht den Weg in die breite Öffentlichkeit.

Earle u. Maroun (1999) analysierten in ihrer Veröffentlichung Studien, die Patienten nach **kurativer Resektion** einer in unmittelbarer zeitlichen Abfolge durchgeführten **Chemotherapie** unterzogen (Tabelle 35.1). Strahlentherapie, intraperitoneale Chemotherapie oder Immuntherapie wurden als Behandlungskonzept ausgeschlossen. Kritikwürdig ist aus Sicht eines onkologischen Chirurgen, dass Patienten, bei denen nach Einschluss in die Studie und nach dem operativen Eingriff eine R1- bzw. R2-Situation resul-

Tabelle 35.1. Randomisierte Studien mit dem Vergleich der Ergebnisse adjuvanter Chemotherapie und alleiniger Chirurgie beim Magenkarzinom aus der Metaanalyse von Earle u. Maroun 1999 (modifiziert)

Autoren	Chemotherapie	Patienten (n)	Relatives Risiko	Nodalpositiv [%]
Huguier	Fluorouracil, Vinblastin, Cyclophosphamid	27	1,05	56
	Kontrollarm alleinige Chirurgie	26		38
Douglass/GTSG	Fluorouracil, Semustine	71	0,73	62
	Kontrollarm alleinige Chirurgie	71		62
Schlag	Fluorouracil, Carmustine	49	0,65	
	Kontrollarm alleinige Chirurgie	54		
Higgins/VASOG	Fluorouracil, Semustine	66	1,03	44
	Kontrollarm alleinige Chirurgie	68		51
Engstrom	Fluorouracil, Semustine	91	1,09	56
	Kontrollarm alleinige Chirurgie	89		60
Bonfanti	Fluorouracil, Semustine	75	1,03	60
	Kontrollarm alleinige Chirurgie	69		52
Coombes/ICCG	Fluorouracil, Doxorubicin, Mitomycin C	133	0,89	68
	Kontrollarm alleinige Chirurgie	148		68
Krook	Fluorouracil, Doxorubicin	61	1,0	70
	Kontrollarm alleinige Chirurgie	64		72
Grau	Mitomycin C	68	0,79	62
	Kontrollarm alleinige Chirurgie	66		62
Lise/EORTC	Fluorouracil, Doxorubicin, Mitomycin C	155	0,91	75
	Kontrollarm alleinige Chirurgie	159		70
MacDonald/SWOG	Fluorouracil, Doxorubicin, Mitomycin C	93	0,95	82
	Kontrollarm alleinige Chirurgie	100		78
Tsavaris	Epirubicin, Fluorouracil, Mitomycin C	42	0,95	71
	Kontrollarm alleinige Chirurgie	42		76
Neri	Epirubicin, Fluorouracil, Folinsäure	48	0,86	100
	Kontrollarm alleinige Chirurgie	55		100

tierte, ebenfalls berücksichtigt wurden. Selbst wenn damit die Kriterien einer „Intention-to-treat"-Analyse berücksichtigt wurden, ist doch mit einem negativen Einfluss auf die Prognose zu rechnen. Letztendlich wurden 13 Studien mit insgesamt 1990 Patienten in der Metaanalyse berechnet.

Das Ergebnis der Berechnung zeigte – insbesondere unter Einbeziehung neuerer Studien, die von Hermans et al. (1993) noch nicht berechnet wurden – einen signifikanten Vorteil zugunsten einer adjuvanten Therapie (relatives Risiko 0,94).

Übersetzt in Prozentzahlen beträgt danach die Wahrscheinlichkeit, ein **Rezidiv** zu erleiden, ohne Nachbehandlung 65 %. Mit einer adjuvanten Chemotherapie reduziert sich der Anteil rezidivierender Karzinome um 4 % auf 61 %. Die Autoren analysierten die Daten weiter, um möglicherweise Subgruppen für die Indikation zur adjuvanten Therapie herauszuarbeiten. Studien mit einem größeren Anteil nodalpositiver Tumoren wiesen einen größeren Nutzen der adjuvanten Chemotherapie auf als Publikationen mit geringerer Lymphknotenmetastasierung. Statistisch signifikant war dieser Effekt in der jeweiligen Subgruppe aufgrund der Patientenanzahl jedoch nicht.

Die praktische Umsetzung dieses Ergebnisses der Metaanalyse bedeutet, eine Zahl von 25 Patienten behandelt werden muss, um einen Todesfall aufgrund eines Magenkarzinomrezidivs nach R0-Resektion zu vermeiden. Die Subgruppenanalyse der Patienten mit den prognostisch ungünstigeren Tumorkategorien bezüglich des Lymphknotenstatus weist jedoch darauf hin, dass die **adjuvante Chemotherapie nach R0-Resektion** durchaus einen höheren Stellenwert haben sollte. Selbstverständlich wäre hierzu eine Studie mit entsprechender Stratifizierung nach bekannten Prognosefaktoren weiterführend.

35.3 Aktuelle Phase-III-Studien

Zwischenzeitlich sind **2 weitere Phase-III-Studien** zu diesem Thema veröffentlicht worden:

- **Cirera et al.** (1999) randomisierten Patienten nach einer kurativen Operation wegen eines Magenkarzinoms im UICC-Stadium III zu einer Chemotherapie mit Mitomycin C und der oralen Tegafur-Gabe und erreichten damit gegenüber den allein chirurgisch behandelten Patienten einen signifikanten Überlebensvorteil. Nach einer medianen Nachbeobachtung von 37 Monaten lag das Überleben median bei 74 Monaten in der adjuvant therapierten Gruppe gegenüber median 22 Monaten in der Gruppe mit alleiniger Chirurgie. Entsprechend lag der Anteil der Patienten, welche die Operation 2 Jahre überlebten, in der Gruppe der adjuvant Behandelten bei 72 % gegenüber 58 % nach alleiniger Operation; nach 5 Jahren lebten 56 % der Patienten in der therapierten Gruppe gegenüber 36 % in der Beobachtungsgruppe.
- **Neri et al.** (2001) publizierten einen vergleichbaren signifikanten Überlebensvorteil nach adjuvanter Chemotherapie mit Epidoxorubicin und Leucovorin bei nodalpositivem Magenkarzinom.

> Durch die Diskussion der Ergebnisse wird klar, dass zusätzliche Bemühungen, das individuelle Staging zu erweitern bzw. zu präzisieren, zu einer besseren Einschätzung des tatsächlichen, im Individualfall zu erwartenden Risikos führen werden bzw. eine Definition der Zielgruppe einer adjuvanten Therapie besser möglich wird.

35.4 Präzisierung der Indikation

Ein weiterer Aspekt bei der Diskussion adjuvanter Therapieverfahren, der insbesondere durch die kürzlich publizierten und aktuell diskutierten Ergebnisse der adjuvanten Radio-/Chemotherapie beleuchtet wird, ist, neben der Auswahl des „richtigen" Patienten, die Auswahl der richtigen Therapiemodalität, mit der **okkult disseminierte Tumorzellen** zuverlässig zu eliminieren sind. In diesem Zusammenhang lohnt sich die Betrachtung der Krankheitsverläufe nach vermeintlich kurativer chirurgischer Therapie.

Trotz der klinisch-methodischen Problematik des sicheren **Rezidivnachweises nach kompletter Resektion** durch bildgebende bzw. laborgestützte Verfahren sind hierzu einige Veröffentlichungen vorhanden. Klinische Einschätzungen stehen den Ergebnissen einer Reoperation bzw. dem härtesten Kriterium, nämlich dem Autopsieergebnis, gegenüber (Tabelle 35.2).

Zunächst ist die hohe Rate lokoregionaler Rezidive auffällig. Klinisch wird der Nachweis eines Lokalrezidivs (Tumorbett) trotz der schwierigen Darstellungsmöglichkeit mit 38 % angegeben. Bei einer Untersuchung reoperierter Patienten erhöht sich der Anteil auf 67 %, und in mehreren Autopsiestudien wird die Häufigkeit des Lokalrezidivs sogar mit 80–93 % angegeben. Eine peritoneale Tumorzelldissemination erfolgte klinisch befundet in 23 % der Fälle, bei den reoperierten Patienten wurde in 41 % eine Peritonealkarzinose

Tabelle 35.2. Rezidivlokalisationen nach „kurativer" Resektion eines Magenkarzinoms

Rezidivlokalisation	Inzidenz [%], bezogen auf die Gesamtgruppe		
	Klinische Diagnose	Reoperation	Autopsiestudien
Lokoregional	38	67	80–93
Peritonealkarzinose	23	41	30–43
Fernmetastasen	52	22	49

nachgewiesen, bei den Autopsien lag der Anteil zwischen 30 % und 42 %.

Der schwierige **Nachweis der Tumorausbreitung über die Lymphabflusswege** in der Bildgebung spiegelt sich ebenfalls in den einzelnen Publikationen wider. Klinisch wurden lediglich in 8 % der Fälle Lymphknotenrezidive befundet, in der Gruppe der reoperierten Patienten lag der Nachweis bei 42 %. In den Autopsiestudien ergab sich sogar in mehr als der Hälfte der Fälle ein positiver Lymphknotenstatus (52 %). Fernmetastasen wurden klinisch-bildgebend durch die eindeutigere Darstellbarkeit in einer vergleichbaren Größenordnung wie bei Autopsien nachgewiesen (52 % vs. 49 %).

> Häufig ist jedoch auch die Kombination eines lokoregionalen Rezidivs mit Fernmetastasen anzunehmen, wenn auch das lokoregionale Rezidiv (Tumorbett bzw. Lymphknoten) zunächst sicher vorherrschend ist.

35.5 Adjuvante Radio-/Chemotherapie

Die Tatsache der ausgeprägten Gefahr, trotz R0-Resektion an einem lokoregionalen Rezidiv zu erkranken, hat die **Strahlentherapie als grundsätzliche Option der Therapiemodalitäten** zur Beherrschung des Lokalrezidivs bei der adjuvanten Therapie des Magenkarzinoms bereits früh zum Einsatz kommen lassen. In Kombination mit einer wirksamen Chemotherapie sollte hierdurch der lokale Effekt zum einen auf das Tumorbett und die unmittelbar außerhalb des Resektionsrandes gelegenen Lymphbahnen und zum anderen auf die Verhinderung von Fernmetastasen evaluiert werden.

In diesem Zusammenhang hat die Publikation der Ergebnisse der adjuvanten Radio-/Chemotherapie der **Intergroup-Studie** (INT-0116) die Diskussion nachhaltig belebt. In dieser Studie wurden 603 Patienten entweder in einen alleinigen Chirurgiearm oder einen adjuvanten Radio-/Chemotherapiearm randomisiert. Die Radio-/Chemotherapie bestand aus einem Zyklus Leucovorin/5-Fluorouracil (20 mg/m² und 425 mg/m², Tage 1–5), gefolgt von einer Strahlentherapie mit 45 Gy über 25 Fraktionen mit einer begleitenden Leucovorin-/5-Fluorouracilgabe (20 mg/m² und 400 mg/m², Tage 1–4 und Tage 23–25 während der Strahlentherapie). Daran schloss sich nochmals eine Chemotherapie über 2 Zyklen an (Leucovorin/5-Fluorouracil; 20 mg/m² und 425 mg/m², Tage 1–5 alle 4 Wochen).

> Nach einer medianen Nachbeobachtung von 3,3 Jahren ergab sich ein signifikanter Überlebensgewinn für den Arm der adjuvant radio-/chemotherapierten Patienten. Der Anteil von Patienten, die 3 Jahre überlebten, lag bei 52 % gegenüber 41 % (p=0,003). Dies entsprach einem medianen Überleben im adjuvanten Arm von 42 Monaten gegenüber einem um 15 Monate geringeren Überleben von 27 Monaten in der Gruppe mit alleiniger chirurgischer Behandlung.

Ähnlich wie die Ergebnisse der Metaanalyse sowie der aktuellen Publikationen zur adjuvanten Chemotherapie des Magenkarzinoms sind die **Ergebnisse der Intergroup-Studie INT-0116** trotz ihrer positiven Ergebnisse zugunsten der multimodalen Therapie mit Vorsicht zu interpretieren: Während Cirera et al. (1999) in allen Fällen eine D2-Lymphadenektomie zur Aufnahme in die Studie voraussetzte, wurden in der italienischen Studie von Neri et al. (2001) lediglich 13 % der Patienten im Kontrollarm und 15 % der Patienten im Chemotherapiearm einer erweiterten (D2-)Lymphadenektomie unterzogen. Dieselbe Kritik gilt der chirurgischen Radikalität. Auch hier war der Anteil an D2-

Lympadenktomien mit 10 % sehr gering, 36 % der Patienten wurden D1-lymphknotendisseziert, 54 % erhielten weniger als eine D1-Lymphknotendissektion. Analysiert man die Daten der Intergroup-Studie näher, so fällt in Übereinstimmung mit der Rationale der gewählten Modalität in der Gruppe der adjuvant radio-/chemotherapierten Patienten eine reduzierte Lokalrezidivrate gegenüber einer erhöhten Rate an Fernmetastasen auf (19 % gegenüber 29 % bzw. 35 % gegenüber 18 %).

35.6 Morbidität durch adjuvante Therapie

Neben der Problematik der adäquaten chirurgischen Therapie, deren Stellenwert im Zusammenhang mit den Analysen nicht hoch genug angesetzt werden kann, ist auch die Morbidität, die durch die multimodale Therapie erkauft wird, in Betracht zu ziehen. Die **Chemotherapiekombinationen** sind zwar teilweise langjährig erprobt, sie werden allerdings in der unmittelbar postoperativen Phase nicht immer gut vertragen. So konnten z. B. Neri et al. (2001) bei 88 % der Patienten die geplante Therapie durchführen, die Nebenwirkungen waren, außer in einem Fall mit drittgradiger Neurotoxizität, überschaubar. Demgegenüber war die von Cirera et al. (1999) in Italien angewandte Kombination aus Epidoxorubicin, Leucovorin und 5-FU deutlich nebenwirkungsreicher.

Cave

Immerhin 2,9–12 % der Patienten entwickelten dritt- oder viertgradige Toxizitäten.

Noch nebenwirkungsreicher war die **Kombination der Chemo- mit einer Strahlentherapie** innerhalb der Intergroup-Studie INT-0116. Hier wurden drittgradige Toxizitäten bei 41 % der Patienten (hämatologische Nebenwirkungen: 54 %, gastrointestinale Nebenwirkungen: 33 %, Infektionen: 6 %, Neurotoxizität: 4 %) und viertgradige Toxizitäten bei 32 % der Patienten festgestellt. Über 3 Todesfälle aufgrund toxischer Nebenwirkungen wurde berichtet. Aufgrund der Nebenwirkungen musste in 34 % der Fälle das Behandlungsregime geändert werden.

35.7 Zukünftige Entwicklung adjuvanter Therapieverfahren

Praxis konkret

Fasst man also die Ergebnisse alleiniger adäquater chirurgischer Operationen beim Magenkarzinom, die Ergebnisse der alleinigen adjuvanten Chemotherapie mit ihren Nebenwirkungen und ihren mutmaßlich prognostisch bedeutsamen Subgruppen (Fälle mit befallenen Lymphknoten) sowie die Ergebnisse der adjuvanten Radio-/Chemotherapie zusammen, ergibt sich zum aktuellen Zeitpunkt folgende Schlussfolgerung: Der chirurgische Eingriff ist dann adäquat, wenn der Tumor im Sinne einer R0-Resektion komplett entfernt werden konnte. Die Kombination mit einer D2-Lymphadenektomie ist von großer Bedeutung, da insbesondere Patienten mit einer gerade beginnenden Lymphknotenmetastasierung von dieser Erweiterung der Operationsradikalität profitieren (Stadien II und IIIA). Aufgrund der fehlenden Möglichkeit des Ausschlusses bzw. der Detektion befallener Lymphknoten wird die Durchführung einer D2-Lymphadenektomie immer empfohlen (Prognosefaktor!).

Interessanterweise belegen die Subgruppenanalysen der adjuvanten Chemotherapiestudien diese **prognostisch wichtige Bedeutung des Lymphknotenbefalls** für den Verlauf der Erkrankung ebenfalls. Hier gilt, dass eine adjuvante Behandlung tendenziell für das Stadium III mit entsprechend befallenen Lymphknoten mit einem Prognosegewinn verbunden ist. Abgesehen von der hohen Morbidität der Radio-/Chemotherapie gilt nach den Ergebnissen der Intergroup-Studie, dass bei limitierter Resektion eines Magenkarzinoms (inadäquate Chirurgie) unter Zurücklassung mutmaßlich tumorzellbefallener Lymphknoten eine signifikante Prognoseverbesserung durch die adjuvante Therapie möglich ist.

35.8 Lymphknotenquotient als Wegweiser zur adjuvanten Therapie

Der gemeinsame Weg zur Prognoseverbesserung aller Therapiemodalitäten beim Magenkarzinom kann also zu einem Großteil in der wirksamen Beherrschung und Eliminierung der **Tumozelldissemination der Lymphwege** liegen. Hier bietet sich postoperativ der sog. Lymphknotenquotient (Quotient aus befallenen zu entfernten Lymphknoten) als prognostischer Faktor an.

> Patienten mit einem Anteil von mehr als 20 % befallener Lymphknoten haben ein deutlich größeres Risiko, ein Rezidiv nach R0-Resektion zu erleiden als Patienten mit einem günstigeren Lymphknotenstatus.

Dieser **Prognosefaktor** könnte als Indikator für den Einsatz einer adjuvanten Therapie nach kurativer Tumorresektion herangezogen werden.

35.9 Zukunft adjuvanter Therapieverfahren

Im Zusammenhang mit der adjuvanten Chemotherapie weist die Anwendung verschiedener Schemata darauf hin, dass die optimal wirksame Kombination noch nicht gefunden ist. Darüber hinaus sind neuere Medikamente, wie Docetaxel, Irinotecan oder Oxaliplatin, allein bzw. in Verbindung mit bisher angewendeten Substanzen noch nicht in adjuvanter Intention überprüft worden. Aufgrund der großen **prognostischen Bedeutung einer adäquaten Lymphadenektomie** sind zukünftige Studien darauf abzustimmen. Die positiven Ergebnisse der aktuellen randomisierten Studien sind im Einzelfall durchaus übertragbar, d. h. ein Patient mit Magenkarzinom, ohne ausreichende Lymphadenektomie operiert, kann von einer postoperativen adjuvanten Radio-/Chemotherapie profitieren.

Cave

Eine Abkehr von bereits gesicherten Therapieverfahren darf hieraus jedoch keinesfalls resultieren (Ersatz der Lymphadenektomie durch Nachbestrahlung).

Zukünftige Studien sollten die vielfältigen Möglichkeiten des klinischen wie auch molekularen Stagings (Spiralcomputertomographie, diagnostische Laparoskopie, molekulare Analyse abdomineller Lavageflüssigkeit, PCR-gestützte Analyse freier Tumorzellen im Blut und Entwicklung der Sentinel-Lymphknotendiagnostik) berücksichtigen, um dann mit neuen Substanzen die tatsächlich von einer adjuvanten Therapie prognostisch profitierenden Subgruppen besser zu identifizieren. Dieses **individualisierte Tumortherapiekonzept** sollte dann um weitere Therapieformen, wie die neoadjuvanten Verfahren und in der Entwicklung befindliche tumorzellspezifische Therapien, ergänzt werden.

Literatur

Cirera L, Balil A, Batiste E et al. (1999) Randomized clinical trial of adjuvant mitomycin plus tegafur in patients with resected stage III gastric cancer. J Clin Oncol 17: 3810–3815

Earle CC, Maroun JA (1999) Adjuvant chemotherapy after curative resection for gastric cancer in non-Asian patients: Revisiting a meta-analysis of randomised trials. Eur J Cancer 35: 1059–1064

Fink U, Schuhmacher C, Stein H et al. (1995) Preoperative chemotherapy for stage III-IV gastric carcinoma: feasability, reponse and outcome after complete resection. Br J Surg 82: 1248–1252

Hermans J, Bonenkamp JJ, Boon MC et al. (1993) Adjuvant therapy after curative resection for gastric cancer: meta-analysis of randomised trials. J Clin Oncol 11: 1441–1447

Kim R, Yoshida K, Toge T (2002) Current status and future perspectives of post-operative adjuvant therapy for gastric carcinoma Anticancer Research 22: 283–290

Macdonald J, Smalley J, Benedetti J et al. (2001) Chemoradiotherapy after surgery compared with surgery alone for adenocarcinoma of the stomach or gastroesophageal junction. N Engl J Med 345: 725–730

Neri B, Cini G, Andreoli F et al. (2001) Randomised trial of adjuvant chemotherapy vs. control after curative resection for gastric cancer: 5 year follow up. Br J Cancer 84: 878–880

Siewert JR, Böttcher K, Stein H, Roder JD and the German Gastric Cancer Study Group (1998) Relevant prognostic factors in gastric cancer. Ann Surg 228: 449–461

Smalley S, Gunderson L (1992) Stomach. In: Perez C, Brady L (eds) Principles and practice of radiation oncology, 2nd edn. Lippincott, Philadelphia, pp 970–984

Valle JW (2001)Adjuvant therapy for gastric cancer – has the standard changed? Br J Cancer 84: 875–877

Strahlentherapie beim Ösophaguskarzinom

M. Stuschke und A. R. Oldenburg

36.1 Einleitung

Ziel der Strahlentherapie bei der Behandlung des Ösophaguskarzinoms ist die **lokoregionale Tumorkontrolle.** Bei Patienten mit primär als nicht R0-resektabel eingeschätzten Karzinomen ist die Radiotherapie, verstärkt durch eine simultane Chemotherapie, eine wirksame und etablierte Therapieoption. Sie eröffnet auch bei Patienten mit Ösophaguskarzinomen ohne Fernmetastasen, die bei erhöhtem Operationsrisiko wegen Begleiterkrankungen nicht operiert werden, eine kurative Chance.

> Bei den frühen Karzinomen in den Stadien I und II nehmen die Kontrollraten nach Radio-/Chemotherapie im Vergleich zu den lokal fortgeschrittenen Karzinomen deutlich zu, sind aber der Operation als unterlegen einzustufen.

Diese Bewertung basiert auf dem Vergleich verschiedener retrospektiver Behandlungsserien. Technisch wird die Strahlentherapie als **konformale perkutane Strahlentherapie** mit dem Linearbeschleuniger durchgeführt (▫ Abb. 36.1). Die **endoluminale Brachytherapie** steht als Option für die kleinvolumige Dosiserhöhung zur Verfügung.

> Die genaue Ausbreitungsdiagnostik ist Voraussetzung zur stadienadaptierten optimalen Therapie.

Für die Strahlentherapie bedeutet die korrekte Kenntnis der **lokalen und regionalen Tumorausdehnung,** dass das Zielvolumen nicht nach den allgemeinen Wahrscheinlichkeiten der Tumorausdehnung unnötig groß und auch nicht durch Auslassen von subklinischen Lymphknotenmetastasen im Einzelfall zu klein gewählt wird. Generell gilt: Je größer das gewählte Zielvolumen, desto kleiner ist die innerhalb der Organtoleranzen applizierbare Gesamtstrahlendosis.

Das diagnostische Verfahren mit der höchsten diagnostischen Richtigkeit für die Stadieneinteilung der Tumortiefenausdehnung ist die **Endosonographie** mit einer diagnostischen Richtigkeit von 85–90 %. Hier ist die **Computertomographie** (CT) mit Werten von 50–80 % deutlich unterlegen. Bei der Detektion von Lymphknotenmetastasen weist die Endosonographie eine diagnostische Richtigkeit von 70–80 % auf, die CT von 50–80 %. Die **Positronenemissionstomographie** (PET) hat einen höheren Stellenwert für die Detektion von Fernmetastasen. Kombinierte PET-CT-Scanner, die korrelierte und überlagerbare CT- und PET-Schnittbilder liefern, sind für die Bestrahlungsplanung interessant, da sie neben der Dichteinformation für die Dosisberechnung und der anatomischen Information funktionelle Information zur Stoffwechselaktivität von Lymphknoten liefern können. Der diagnostische Wert von PET oder PET/CT zur Detektion von Lymphknotenmetastasen ist noch nicht abschließend bestimmt, jedoch nach präliminären Daten vielversprechend.

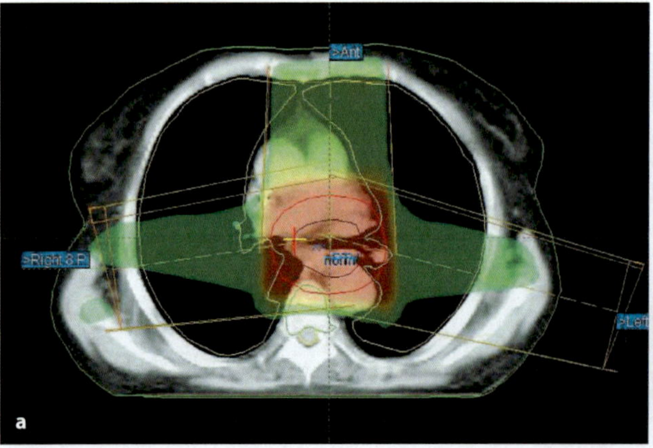

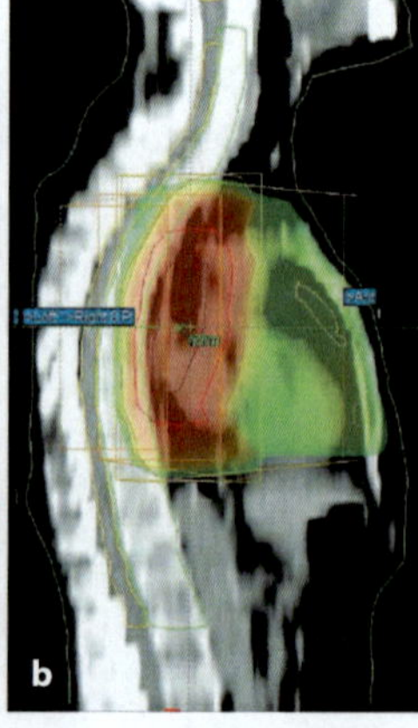

▫ Abb. 36.1. a Axiale Dosisverteilung bei der konformalen Strahlentherapie des Ösophaguskarzinoms; *rot:* therapeutische Dosis; *grün:* niedrige Dosis in den Einstrahlrichtungen. b Sagittale Dosisverteilung bei einem Patienten mit lokal fortgeschrittenem Ösophaguskarzinom im mittleren Ösophagusdrittel

36.2 Definitive Radio-/Chemotherapie bei lokal fortgeschrittenen Ösophaguskarzinomen

Beim Ösophaguskarzinom sind deutliche Unterschiede in der lokalen Tumorkontrolle nach Radio-/Chemotherapie zwischen **Adeno- und Plattenepithelkarzinomen** bisher nicht bewiesen, obwohl Plattenepithelkarzinome anderer Lokalisationen häufig strahlenempfindlicher als Adenokarzinome sind (z. B. Anal- vs. Rektumkarzinome). Die Radio-/Chemotherapie ist bei denjenigen lokal fortgeschrittenen Ösophaguskarzinomen, die als nicht R0-resektabel eingestuft werden, eine Standardtherapieoption (AWMF-Leitlinie). Nach der „National Cancer Data Base" der USA war die Radio-/Chemotherapie bei allen Ösophaguskarzinomen im Stadium III bereits 1993 flächendeckend die am häufigsten angewandte Therapiemodalität (Daly et al. 1996).

> Für die Zuordnung zu den lokal fortgeschrittenen Ösophaguskarzinomen ist zu fordern, dass endosonographisch ein wandüberschreitendes Tumorwachstum festgestellt wurde. Regionale Lymphknotenmetastasen sind nach den Ergebnissen chirurgischer Serien bei diesen Tumoren mit >70 % häufig.

Um die **Langzeitergebnisse modernerer Radio-/Chemotherapieschemata** zuverlässig abschätzen zu können, sind die oft sehr breiten Einschlusskriterien der prospektiven Serien zu berücksichtigen. Häufig wurde ein adäquates Staging zur Festlegung des TNM-Stadiums nicht durchgeführt. Die verfügbaren Studien mit hoher Qualität zeigen bei lokal fortgeschrittenen Ösophaguskarzinomen im zervikalen Ösophagus, einer für die kurative Chirurgie besonders anspruchsvollen Region, und bei Plattenepithelkarzinomen im oberen und mittleren thorakalen Drittel nach der definitiven Radio-/Chemotherapie lokoregionale Tumorkontrollraten von 25–50 % und Überlebensraten von 15–30 % nach 2–3 Jahren (Stuschke et al. 2000). Bei lokal fortgeschrittenen Adenokarzinomen werden bei Inoperabilität mit der definitiven Radio-/Chemotherapie ähnliche lokale Kontrollraten wie bei Plattenepithelkarzinomen erzielt (Cooper et al. 1999).

> Insgesamt handelt es sich damit bei der Radio-/Chemotherapie von lokal fortgeschrittenen Ösophaguskarzinomen um eine Therapie mit kurativem Anspruch bei den negativ selektionierten Patienten.

In den letzten 10 Jahren hat sich klar herausgestellt, dass eine Chemotherapie mit simultaner Komponente zur Strahlentherapie die Langzeitergebnisse der perkutanen Strahlentherapie eindeutig verbessern kann (Wong u. Malthaner 2003). Diese Evidenz beruht auf 8 randomisierten Studien mit simultaner Radio-/Chemotherpie vs. Radiotherapie allein. Diejenigen Studien, die neben den Überlebensraten zusätzlich auch Angaben über die lokale Tumorkontrolle nach Strahlentherapie angeben, sind in ◘ Tabelle 36.1 wiedergegeben. Die **RTOG-85-01-Studie**, initial von Herskovic et al. (1992) und abschließend von Cooper et al. (1999) berichtet, hatte insgesamt den größten Einfluss und Bekanntheitsgrad erlangt. Leider war bei all diesen Studien das Staging nicht sehr weit entwickelt und die Einschlusskriterien nicht streng auf lokal fortgeschrittene Karzinome beschränkt, sodass die lokal fortgeschrittenen Karzinome nur eine variabel große Untergruppe der rekrutierten Patienten darstellten.

In diesen randomisierten Studien wurde noch eine konventionell 2-dimensional geplante Strahlentherapie auf der Basis des konventionellen Therapiesimulators durchgeführt. Der mit der CT-gestützten 3-dimensionalen Bestrahlungsplanung erzielbare Gewinn an Konformalität der **Dosisverteilung** an das Zielvolumen wurde in diesen Behandlungsserien noch nicht realisiert.

Insbesondere die RTOG-85-01-Studie verwendete im Radio-/Chemotherapiearm während der ersten 3 Therapiewochen sehr große **Bestrahlungsfelder** von supraklavikulär bis zum gastroösophagealen Übergang. In diesem Arm wurden 4 Kurse einer Cisplatin-/5-FU-haltigen Chemotherapie appliziert, von denen die ersten beiden simultan zur Strahlentherapie gegeben wurden. Die **Gesamtdosis der Strahlentherapie** betrug 50 Gy in konventioneller Fraktionierung. Im Arm mit der alleinigen Strahlentherapie wurden schon initial kleinere Strahlenfelder verwendet. Hier betrug die Gesamtdosis 64 Gy in konventioneller Fraktionierung.

Insgesamt wurde in dieser wichtigen Studie gezeigt, dass mit der Radio-/Chemotherapie eine bessere Tumorkontrolle und ein besseres Überleben erzielt werden kann, als mit einer höher dosierten perkutanen Strahlentherapie bis 64 Gy allein.

Die **5-Jahres-Überlebensraten** lagen bei 26 % und 0 %, die Häufigkeit lokoregionaler Rezidive als Komponente des Erstrezidivs lag bei 47 % bzw. 65 % im Radio-/Chemotherapie- bzw. im alleinigen Strahlentherapiearm. Die EORTC-Studie (Tabelle 36.1) wurde mit einem veralteten Fraktionierungsschema durchgeführt: 5-mal 4 Gy pro Woche, gefolgt von einer Pause von 2 Wochen, dann Wiederholung mit 5-mal 4 Gy. Dies kann heute nicht mehr empfohlen werden. Dennoch ist diese Studie mit hoher Fallzahl wichtig, zeigt sie doch eine signifikant verbesserte lokale Tumorkontrolle durch eine simultane Chemotherapie mit Cisplatin.

36.3 Therapieoptimierung

Die **Optimierung der Chemotherapiekomponente** simultan zur Strahlentherapie ist eine wichtige Aufgabe für die Zukunft. Als erfolgreiche Chemotherapie hat sich in den 1990er Jahren das Zweitgenerationendublett **Cisplatin/5-FU** herausgestellt (Wong u. Malthaner 2003; Cooper et al. 1999).

Cave

Auch bei einer volldosierten 5-FU-/Cisplatin-haltigen Chemotherapie und simultaner Radiotherapiekomponente können die von erfahrenen Studiengruppen gesehenen Toxizitäten erheblich sein (Minski et al. 1999). Daher ist es bei der Verwendung neuer Chemotherapieschemata simultan zur Radiotherapie im Rahmen einer Therapieoptimierung besonders wichtig, beide Komponenten sehr sorgfältig aufeinander abzustimmen, um eine optimale therapeutische Breite zwischen Effektivität und Toxizität zu erhalten.

Topoisomerase-I-Inhibitoren, Taxane und Gemcytabin sind Drittgenerationssubstanzen, die in erfahrenen Institutionen im Rahmen klinischer Studien bezüglich ihres Nutzens untersucht werden.

Im Rahmen der Therapieoptimierung ist ebenfalls die **Weiterentwicklung der Strahlentherapiekomponente** eine wichtige Aufgabe. Hier ist bisher die Intergroup-0123-Studie abgeschlossen worden (Minsky et al. 2002). Dieser lag die Frage des Nutzens einer gesteigerten Gesamtstrahlendosis zugrunde. So ist bei Plattenepithel- und Adenokarzinomen der Kopf-Hals-Re-

Tabelle 36.1. Wichtige randomisierte Studien zur simultanen Radio-/Chemotherapie vs. alleinige Radiotherapie beim Ösophaguskarzinom

Studie	Schema	Nr.	Lokoregionale Tumorkontrolle [%]	Überleben [%]
RTOG 85–01	RT (64 Gy)	62	32	0 (5 Jahre)
Cooper et al. 1999	4xCDDP/5-FU; 50 Gy	61	54	26* (5 Jahre)
EORTC	RT (2 Serien à 5-mal 4 Gy)	111	33	8 (4 Jahre)
Roussel et al. 1994	6-mal CDDP; 2 Serien à 5-mal 4 Gy	110	41*	10 (4 Jahre)
NCI Brasilien	RT (50 Gy)	31	16	6 (5 Jahre)
Araujo et al. 1991	2xMMC/Bleomycin/5-FU; 50 Gy	28	39	16 (5 Jahre)

* Signifikanter Unterschied zwischen den Behandlungsarmen; *RT* Radiotherapie.

gion bekannt, dass eine Gesamtstrahlendosis von 50–60 Gy in konventioneller Fraktionierung nicht optimal ist und dass mit höheren Gesamtstrahlendosen bessere Tumorkontrollraten erzielt werden können. Leider zeigte die Intergroup-0123-Studie keine Verbesserung der Therapieergebnisse bei Steigerung der Gesamtstrahlendosis von 50,4 Gy auf 64,8 Gy in konventioneller Fraktionierung bei simultaner und sequenzieller Chemotherapie (Minsky et al. 2002).

Ein Hauptgrund für diese negative Studie war die **erhöhte Rate von Todesfällen im höherdosierten Strahlentherapiearm**, wobei sich die meisten Ereignisse unterhalb oder bei einer kumulativen Strahlendosis von 50,4 Gy ereigneten, d. h. in einer Therapiephase, in der beide Therapiearme identisch waren. Somit lag ein Ungleichgewicht der Prognosefaktoren für Toxizität zwischen den Therapiearmen vor. Weiter wurde im höherdosierten Strahlentherapiearm das Intervall zwischen dem zweiten und dritten Chemotherapiezyklus um 2 Wochen verlängert. Die hierdurch bedingte Minderung der Dosisintensität mag einen Teil des Nutzens der Höherdosierung aufgehoben haben. In dieser Studie wurden kraniokaudale Sicherheitssäume von 5 cm zum Primärtumor bis zu einer Dosis von 50,4 Gy mit 5-mal 1,8 Gy/Woche mitbestrahlt, in der axialen Ebene betrugen die Sicherheitssäume 2 cm.

> Weiter weist diese negative randomisierte Studie auch in die Richtung, dass eine rigorose Qualitätssicherung der Strahlentherapie notwendige Voraussetzung für eine Verbesserung der Therapieergebnisse ist.

Nur 67 % der Patienten erhielten im höherdosierten Arm eine **protokollgerechte Strahlentherapie** im Vergleich zu 83 % im Standarddosisarm. Schon kleinere Abweichungen bei der Lagerung des Patienten am Therapiegerät können Unterdosierungen an ungünstig gelegenen Tumorausläufern verursachen. Randrezidive am Zielvolumen müssen zukünftig von Rezidiven im Zielvolumen aufgrund mangelnder Dosis unterschieden werden.

Gerade in der Präzision der Strahlentherapie wurden in den letzten Jahren deutliche Verbesserungen erzielt. Neben der **CT-gestützten dreidimensionalen Bestrahlungsplanung** bedeutet die Einführung der **Echtzeitverifikation der Strahlenfelder** mit elektronischen Bilddetektionssystemen am Linearbeschleuniger einen großen Fortschritt. Hiermit sind eine sehr gute Lagerungskontrolle und eine sehr präzise Patientenpositionierung am Therapiegerät möglich. Neuere Studien zur dosisgesteigerten Strahlentherapie und simultanen Chemotherapie werden diese technischen Verbesserungen der modernen Strahlentherapie nutzen. Für die Praxis hat die Intergroupstudie 0123 die Auswirkung, dass in den USA der Kontrollarm weiterhin als noch akzeptabler Standard gilt. In Deutschland werden meist Gesamtstrahlendosen um 60 Gy oder gering darüber standardmäßig in konventioneller Fraktionierung bei simultaner Chemotherapie verwendet (AWMF-Leitlinie).

36.4 Afterloading-Therapie

Die endoluminale Afterloading-Therapie stellt im Rahmen der definitiven Radio-/Chemotherapie von Ösophaguskarzinomen ein strahlentherapeutisches Verfahren zur **lokalen Dosiserhöhung** (Boost), meist im Anschluss an die perkutane Strahlentherapie, dar. Die Bestrahlung erfolgt über eine endoösophageal eingebrachte Strahlenquelle, die ferngesteuert durch den vom Tumor befallenen Bereich mit definierter Aufenthaltszeit gefahren wird.

Die Brachytherapie wird in erster Linie bei nicht mehr stenosierenden Tumoren eingesetzt. Der Durchmesser des eingebrachten Bougieapplikators sollte 1 cm nicht unterschreiten. Der **radiäre Dosisabfall** bei der Bestrahlung einer längeren Strecke ist etwa linear. Es wird meist auf eine Gewebetiefe von 5 mm oder einen Achsabstand von 10 mm dosiert.

Cave

Insbesondere bei Verwendung von Applikatoren mit deutlich kleinerem Durchmesser als 10 mm ist das Fistelrisiko durch die hohe Kontaktdosis nicht zu vernachlässigen (Gaspar et al. 2000).

In einer randomisierten Studie wurde eine **Verbesserung der lokalen Tumorkontrolle** bei Tumoren <5 cm und bei T1- und T2-Tumoren durch zusätzlichen Einsatz der Afterloading-Therapie im Vergleich zur perkutanen Strahlentherapie allein gefunden (Okawa et al. 1999). Der Nutzen des Verfahrens ist nicht für initial weit in das Mediastinum infiltrierende Tumoren gesichert.

36.5 Definitive Radio-/Chemotherapie in den frühen Stadien I und II

Für aus medizinischen Gründen nicht operable Patienten mit Ösophaguskarzinomen in den Stadien I und II stellt die Radio-/Chemotherapie die Behandlungsmodalität zur Wahrung kurativer Chancen dar. Die 3- und 5-Jahres-Überlebensraten erreichen im Stadium I etwa 30–50 %, im Stadium II 15–25 % (Chan u. Wong 1999; Coia et al. 1991 und 2000).

> Auch in den frühen Stadien ist die simultane Radio-/Chemotherapie der alleinigen Radiotherapie überlegen.

36.6 Toxizität der definitiven Radio-/Chemotherapie

Als akute Nebenwirkung der Radio- und Radio-/Chemotherapie steht die **Schleimhautreaktion im Ösophagus** im Vordergrund, welche sich klinisch frühestens 2 Wochen nach Beginn der Strahlentherapie als Ösophagitis in Form von schmerzhaften Schluckbeschwerden zeigt. Ursache ist eine verminderte Regeneration des Epithels des Ösophagus mit Abschilferung des vorhandenen Epithels mit der Transitzeit der Zellerneuerung.

> Eine Schmerzmedikation, ggf. eine antimykotische Therapie zur Vermeidung von Soorinfektionen sowie enterale oder parenterale Zusatzernährung gehören daher zu den supportiven Maßnahmen während der Therapie.

Hautreaktionen in Form eines Erythems sind in der Regel moderat und bilden sich nach der Therapie zurück. Akute Nebenwirkungen an der Lunge (**Pneumonitis**) treten dosis- und volumenabhängig selten auf. Als Komplikation während Radio-/Chemotherapie ist die **Ausbildung einer ösophagotrachealen oder -mediastinalen Fistel** seltene Folge einer raschen Tumorrückbildung von T4-Tumoren. Bei simultaner Radiotherapie ist die **Hämatotoxizität** der Chemotherapie erhöht und länger andauernd.

36.7 Präoperative Radio-/Chemotherapie – strahlentherapeutische Sicht

> Bei Patienten mit lokal fortgeschrittenen Ösophaguskarzinomen im Stadium III, bei denen keine medizinischen Kontraindikationen gegen die Operation vorliegen, stellt die präoperative Radio-/Chemotherapie, gefolgt von der Operation, eine wichtige Therapieoption dar.

Bei alleiniger Operation können weniger als 50 % aller T3- und T4-Tumoren R0-reseziert werden, insbesondere im oberen und mittleren Ösophagusdrittel. Das **Langzeitüberleben** bleibt unbefriedigend. Hier ist neben der definitiven Radio-/Chemotherapie die präoperative Radio-/Chemotherapie mit dem Ziel des Downstaging, gefolgt von der Operation, die aktivste Therapiemaßnahme. Studien vom Typ „Operation vs. neoadjuvante Radio-/Chemotherapie, gefolgt von einer Operation" sind im gesamten Stratum der lokal fortgeschrittenen Tumoren, welches viele nicht R0-resektable Tumoren enthält, nicht möglich. Bei der präoperativen Radio-/Chemotherapie werden Gesamtstrahlendosen von 30–50 Gy in konventioneller Fraktionierung, 5-mal 2 Gy pro Woche, eingesetzt.

Das **Zielvolumen** bei der Strahlentherapie umfasst den Tumor mit einem Saum zur Berücksichtigung von mikroskopischen Tumorausläufern um den Primärtumor und Lymphknotenstationen mit hohem Befallrisiko. Hierzu gehören supraklavikuläre und zervikale Lymphknotenstationen bei Karzinomen im zervikalen und oberen thorakalen Ösophagus oder Lymphknoten am Truncus coeliacus bei distalen Ösophaguskarzinomen. Als simultane Chemotherapiekomponente wurde meist Cisplatin/5-FU, aber auch Cisplatin/Etoposid eingesetzt. In Phase-II-Studien wurden mit derartigen präoperativen Therapiekonzepten klinisch partielle Remissionen in einer Häufigkeit um 50 % und histopathologisch komplette Remissionen um 25 % erzielt.

Eine große randomisierte Studie zum **Vergleich der neoadjuvanten Radio-/Chemotherapie plus Operation mit der definitiven Radio-/Chemotherapie** wurde als deutsche Multicenterstudie unter der Leitung von H. Wilke und M. Stahl für Patienten mit lokal fortgeschrittenen Plattenepithelkarzinomen im oberen und mittleren Ösophagusdrittel durchgeführt. Hier folgten auf 3 Zyklen einer Induktionschemotherapie mit den Substanzen Cisplatin, 5-FU, Folinsäure und Etoposid eine konventioneller Strahlentherapie bis 40 Gy mit simultaner Chemotherapie mit Cisplatin/Etoposid und nach randomisierter Zuordnung eine Operation oder ein Strahlentherapieboost bis zu einer Gesamtdosis von 65 Gy.

Erste Resultate der 177 randomisierten Patienten zeigen keinen signifikanten Unterschied im Überleben zwischen den Behandlungsarmen in den ersten 3 Jahren (Stahl et al. 2003). Insbesondere bei den Patienten, die auf die Induktionschemotherapie ein Ansprechen zeigten, waren die 3-Jahres-Überlebensraten in beiden Armen mit 44 % sehr gut. Betrachtet man allein die **Inzidenz von Lokalrezidiven**, so ist sie in dieser Studie nach definitiver Radio-/Chemotherapie höher als nach präoperativer Radio-/Chemotherapie und Operation.

Für die Beantwortung der Frage, ob durch die Option der Operation der Anteil der Langzeitüberlebenden jenseits von 3 Jahren erhöht werden kann, muss das weitere Follow-up abgewartet werden. Insgesamt ist das Konzept, mit der Chemotherapie frühzeitig das systemische Risiko anzugehen, mit der simultanen Radio-/Chemotherapie Mikrometastasen in den Lymphknoten zuverlässig zu vernichten und den makroskopischen Tumor in eine frühere Tumorkategorie zurückzuführen, der dann chirurgisch mit Hilfe einer R0-Resektion entfernt werden kann, sehr attraktiv. Alternativ zur Operation steht ein konformaler Hochdosisstrahlentherapieboost mit oder ohne simultane Chemotherapie zur Verfügung.

> Für die Auswahl der individuell besten Therapie für den einzelnen Patienten ist nach einem optimalen Staging die Evaluation von therapieabhängigen prognostischen Faktoren notwendig.

36.8 Palliative Strahlentherapie

Die optimale palliative Therapie hängt sehr von **individuellen Faktoren** des einzelnen Patienten ab und wird häufig interdisziplinär festgelegt.

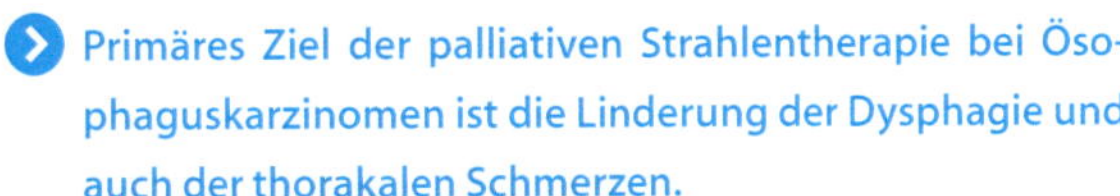

> Primäres Ziel der palliativen Strahlentherapie bei Ösophaguskarzinomen ist die Linderung der Dysphagie und auch der thorakalen Schmerzen.

Falls keine Strahlentherapie zuvor appliziert worden ist, besteht die **Indikation zur palliativen perkutanen Strahlentherapie** bis zu einer moderaten Gesamtdosis in konventioneller Fraktionierung oder hypofraktioniert. Etwa 50 % der Patienten zeigen eine Besserung der Dysphagie, die länger anhalten kann. Das Vorhandensein einer ösophagotrachealen Fistel ist keine absolute Kontraindikation gegen eine Strahlen- oder Chemotherapie, jedoch sollte die Strahlentherapie sehr vorsichtig und keinesfalls akzeleriert fraktioniert werden. Auch die endoluminale Brachytherapie allein stellt eine effektive palliative Maßnahme zur Aufrechterhaltung der Ösophagusfunktion dar (Sur et al. 2002).

36.9 Zusammenfassung

Für die Behandlung des fortgeschrittenen, primär inoperablen Ösophaguskarzinoms ist die definitive Radio-/Chemotherapie Behandlung der Wahl, da mit ihr bessere Ergebnisse gegenüber der alleinigen Strahlentherapie erzielt werden. Eine erhöhte Akuttoxizität muss dabei aber berücksichtigt werden. Therapieoptimierungsstudien der Radio-/Chemotherapie sind weiterhin notwendig. Voraussetzung für die Durchführung einer hochdosierten Strahlentherapie sind moderne technische Hilfsmittel, die eine konformale Strahlenbehandlung mit hoher Präzision ermöglichen. In der palliativen Therapie von Ösophaguskarzinomen stellt die Strahlentherapie eine wichtige Therapiemodalität dar.

Literatur

Araujo CMM, Souhami L, Gil RA et al. (1991) A randomized trial comparing radiation therapy vs. concomitant radiation therapy and chemotherapy in carzinoma of the thoracic esophagus. Cancer 67: 2258–2261

Chan A, Wong A (1999) Is combined chemotherapy and radiation therapy equally effective as surgical resection in localized esophageal karzinoma. Int J Radiat Oncol Biol Phys 45: 265–270

Coia LR, Engstrom PF, Paul AR et al. (1991) Long-term results of infusional 5-FU, Mitomycin-C, and radiation as primary management of esophageal karzinoma. Int J Radiat Oncol Biol Phys 20: 29–36

Coia LR, Minsky BD, Berkey BA et al. (2000) Outcome of patients receiving radiation for cancer of the esophagus: results of the 1992–1994 pattern of care study. J Clin Oncol 18: 455–462

Cooper JS, Guo MD, Herskovic A et al. (1999) Chemoradiotherapy of locally advanced esophageal cancer. Long-term follow-up of a prospective randomised trial. JAMA 281: 1623–1627

Daly JM, Karnell LH, Menck HR (1996) National Cancer Data Base report on esophageal karzinoma. Cancer 78: 1820–1828

Deutsche Krebsgesellschaft (2002) Oesophaguskarzinom. In: Kurzgefasste Interdisziplinäre Leitlinien 2002, 3. Aufl.

Gaspar LE, Winter K, Kocha WI et al. (2000) A phase I/II study of external beam radiation, brachytherapy, and concurrent chemotherapy in locally cancer of the oesophagus (RTOG 92-07): Final report. Cancer 88: 988–995

Herskovic A, Martz K, Al-Sarraf M et al. (1992) Combined chemotherapy and radiotherapy compared with radiotherapy alone in patients with cancer of the esophagus. N Engl J Med 326: 1593–1598

Minsky BD, Neuberg D, Kelsen DP et al. (1999) Final report of intergroup trial 0122 (ECOG PE-289, RTOG 90–12): Phase II trial of neoadjuvant chemotherapy plus concurrent chemotherapy and high-dose radiation for squamous cell carzinoma of the esophagus. Int J Radiat Oncol Biol Phys 43: 517–523

Minsky BD Pajak TF, Ginsberg RJ et al. (2002) INT 0123 (Radiation Therapy Oncology Group 94–05) Phase III trial of combined modality therapy for esophageal cancer: high-dose vs standard-dose radiation therapy. J Clin Oncol 20: 1167–1174

Okawa T, Dokiya., Nishio M et al. (1999) Multi-institutional randomised trial of external radiotherapy with or without intraluminal brachytherapy for esophageal cancer in Japan. Int J Radiat Oncol Biol Phys. 45: 623–628

Roussel A, Haegele P, Paillot B et al. (1994) Results of the EORTC-GTCCT Phase III trial of irradiation vs. irradiation and CDDP in inoperable esophageal cancer. Proc Annu Meet Am Soc Clin Oncol 13: 199

Stahl M, Wilke H, Stuschke M et al. (2003) Randomized phase III trial in locally advanced squamous cell carzinoma (SCC) of the esophagus: chemoradiation with and without surgery. Proc Annu Meet Am Soc Clin Oncol 22: 250, Abstract 1001

Stuschke M, Stahl M, Wilke H et al. (2000) Induction chemotherapy followed by concurrent chemotherapy and high-dose radiotherapy for locally advanced sqamous cell carzinoma of the upper-thoracic and midthoracic esophagus. Am J Clin Oncol 23/3: 233–238

Sur RK, Levin V, Donde B et al. (2002) Prospective randomised trial of HDR brachytherapy as a sole modality in palliation of advanced esophageal karzinoma – an international atomic energy agency study. Int J Radiat Oncol Biol Phys 53: 127–133

Wong R, Malthaner R (2003) Combined chemotherapy and radiotherapy (without surgery) compared with radiotherapy alone in localized carzinoma of the esophagus (Cochrane Review). Cochrane Database Syst Rev 2003/1: CD002092

Intraoperative Strahlentherapie des Magenkarzinoms

W. Hinkelbein und T. Wiegel

37.1 Einleitung

 Die Ergebnisse der multimodalen Therapie des Magenkarzinoms sind weiterhin unbefriedigend. Einerseits stellt nach kurativer Gastrektomie und ausgedehnter Lymphknotendissektion das *Lokalrezidiv* je nach Tumorstadium in 35–80 % ein erhebliches onkologisches Problem dar, andererseits ist der *Tumor* zu diesem Zeitpunkt bereits *häufig disseminiert* (Brüwer et al. 2000).

Die Senkung der Lokalrezidivrate ist daher das Ziel vielfältiger therapeutischer Bemühungen, die Ergebnisse sind jedoch enttäuschend. Ein interessanter Therapieansatz ist die neoadjuvante (präoperative) **Chemotherapie** bei lokal fortgeschrittenen Magenkarzinomen, wodurch die Rate der R0-Resektionen ansteigt (Brüwer et al. 2000; Weese et al. 2000).

Die **intraoperative Strahlentherapie** bietet durch die Applikation einer relativ hohen, während der Operation eingestrahlten Einzeitdosis mit schnellen Elektronen ohne oder mit zusätzlicher perkutaner Bestrahlung einen theoretisch überzeugenden Ansatz zur Erhöhung der lokalen Tumorkontrollrate (Hinkelbein et al. 1994; Sindelar et al. 1993). Auf der anderen Seite ist diese Technik relativ aufwändig, und es besteht die Möglichkeit einer erhöhten Rate schwerer Spätkomplikationen (Calvo et al. 1992; Krämling et al. 1996).

37.2 Grundlagen und Technik

Definition

Das Prinzip der intraoperativen Strahlentherapie ist, durch Verwendung von Elektronenstrahlen geeigneter Energie über einen an den Linearbeschleuniger angedockten Tubus eine **hohe Einzeitdosis** (10–25 Gy) direkt auf das während der Operation freigelegte Tumorbett zu richten und auf diese Weise umliegendes Normalgewebe soweit wie möglich zu schonen (Brüwer et al. 2000; Hinkelbein et al. 1994).

Hierbei wird eine physikalische Eigenschaft der schnellen Elektronen ausgenutzt, deren **Dosismaximum** je nach Elektronenenergie in einer bestimmten Tiefe liegt: Hinter der Region des Dosismaximums und an den Feldrändern kommt es zu einem starken Dosisabfall, wodurch Normalgewebe geschont werden kann.

Zusätzlich können empfindliche Organe aus dem Bestrahlungsgebiet heraus verlagert werden. In der Therapie des Magenkarzinoms sind diese **gefährdeten Normalgewebe:**

- Duodenum,
- Pankreas,
- Rückenmark.

Das **Zielvolumen** der intraoperativen Strahlentherapie erfasst das Lymphknotenkompartiment II, bei der eventuellen ergänzenden perkutanen Radiotherapie wird das Zielvolumen auf die Kompartimente II und III erweitert.

 **Praxis konkret**

Um die **biologische Äquivalenzdosis** einer hohen Einzeitdosis zu berechnen, muss diese in der Regel mit einem Faktor zwischen 1,5 und 2,5 multipliziert werden, was dann angenähert einer mit 2 Gy Einzeldosis fraktionierten Bestrahlung entspricht.

Die **Dosierung** erfolgt zumeist auf die 90 %-Isodose. Da Einzeitdosen von mehr als 20–25 Gy in der Therapie des Magenkarzinoms wegen einer erhöhten Rate schwerer Nebenwirkungen, wie z. B. verzögerter Blutungen, nicht mehr eingesetzt werden sollten, wird die intraoperative Strahlentherapie von einigen Arbeitsgruppen durch eine **perkutane Radiatio** ergänzt.

Technisch erfordert der Einsatz der intraoperativen Strahlentherapie besonders konzipierte Operationssäle, die aus strahlenschutztechnischen Gründen um einen **Linearbeschleuniger** herum errichtet werden. Alternativ kann der Patient mit intraoperativ fixiertem Tubus unter steriler Abdeckung auf speziellen Lafetten aus dem Operationssaal in Begleitung eines Operations- und Anästhesieteams in den Bestrahlungsraum gebracht werden. Nach Lagekontrolle wird der Tubus mit dem Linearbeschleuniger über einen speziellen Adapter verbunden. Die Überwachung des Patienten erfolgt während der Bestrahlung durch Videokameras. Die Radiatio wird, je nach gewünschter

Eindringtiefe, mit 6–15 MeV-Elektronen durchgeführt. Dies führt zu einer Verlängerung der Operationszeit um 45–60 min.

37.3 Ergebnisse und Nebenwirkungen

Die Durchführung der intraoperativen Strahlentherapie ist aufwändig und bisher relativ wenigen Zentren vorbehalten. Grundsätzlich existieren 2 Möglichkeiten:

- **alleinige intraoperative Strahlentherapie** mit Einzeitdosen von 20–40 Gy (Abe et al. 1988 und 1995; Krämling et al. 1996) oder
- **Kombination** einer niedrigeren Einzeitdosis von 12–20 Gy mit einer anschließenden perkutanen Bestrahlung unter zusätzlicher Erfassung des Kompartiments III mit einer Gesamtdosis von 35–50 Gy (Calvo et al. 1992; Coquard et al. 1997; Hinkelbein et al. 1994), möglicherweise auch als kombinierte Radio-/Chemotherapie (Macdonald et al. 2000).

Cave

Der Einsatz der intraoperativen Strahlentherapie beschränkt sich auf das **Magenkarzinom.** In der Therapie des Ösophaguskarzinoms kommt ihr kein Stellenwert zu, da die Nähe zum Rückenmark und dessen Strahlenempfindlichkeit sowie die Anatomie des Ösophagusbetts hohe Einzeitdosierungen nicht zulassen.

In großen, retrospektiv untersuchten japanischen Kollektiven, allerdings unter Verwendung der Stadienklassifikation der Japanischen Gesellschaft für Magenkarzinome und nicht der UICC-Einteilung, konnte ein **signifikanter Überlebensvorteil** in den Stadien II und III (bei einer intraoperativen Strahlentherapie nach radikaler Gastrektomie vs. einer alleinigen radikalen Gastrektomie) nachgewiesen werden (Abe et al. 1988; Ogata et al. 1995). Diese Beobachtungen wurden jedoch von anderen Arbeitsgruppen, bei allerdings kleinen Kollektiven unter Verwendung der UICC-Klassifikation, nicht bestätigt (Krämling et al. 1996; Sindelar et al. 1993).

Als sehr wahrscheinlich erscheint eine signifikante **Senkung der lokoregionären Rezidivrate,** wie sie in einer randomisierten Studie des National Cancer Institute von 92 % auf 44 % bei allerdings nur 41 Patienten nachweisbar war. In allen Tumorstadien wurde in der intraoperativ strahlentherapierten Gruppe zusätzlich zur Gastrektomie eine Einzeitdosis von 20 Gy appliziert, in der Kontrollgruppe in den Stadien III und IV perkutan mit einer Dosis von 50 Gy postoperativ bestrahlt bzw. in den Stadien I und II die Therapie nach der Gastrektomie beendet (Sindelar et al. 1993).

Vergleichbare Ergebnisse wurden von einer Münchner Arbeitsgruppe (Krämling et al. 1996) berichtet, die in einer randomisierten Studie mit 115 Patienten (intraoperative Strahlendosis: 28 Gy) eine **Senkung der Lokalrezidivrate** durch die intraoperative Radiatio beobachtete.

Cave

In beiden randomisierten Studien konnte durch die intraoperative Strahlentherapie jedoch **keine Überlebensverlängerung** nachgewiesen werden (Krämling et al. 1996; Sindelar et al. 1993).

Der Effekt einer zusätzlichen perkutanen Strahlentherapie nach intraoperativer Radiatio ist in Bezug auf eine Überlebensverlängerung bisher ebenfalls nicht belegt. Auch bei der **Kombinationstherapie** wird jedoch über eine **Senkung der lokoregionären Rezidivrate** berichtet: Bei 63 Patienten trat in 15 Fällen nach einer intraoperativen Strahlentherapie mit im Median 15 Gy sowie bei 30 Patienten mit einer zusätzlichen perkutanen Radiatio lediglich in 25 % ein lokoregionäres Rezidiv auf (Coquard et al. 1997). Ähnliche, allerdings retrospektive Ergebnisse wurden auch von anderen Arbeitsgruppen beobachtet (Calvo et al. 1992; Hinkelbein et al. 1994).

> Im Gegensatz zur intraoperativen Radiatio anderer Körperregionen scheint bei der Therapie des Magenkarzinoms, wenn Einzeitdosen von weniger als 20 Gy verwendet werden, keine signifikant gesteigerte *Toxizität* aufzutreten.

Komplikationen

Ein vorübergehender ***Anstieg der Serumamylasewerte*** tritt häufig auf, da der Oberrand des Pankreas im Zielvolumen liegt (Gunderson et al. 1995; Krämling et al. 1996). Schwere Komplikationen, wie ***gastrointestinale Blutungen*** oder auch ***Anastomoseninsuffizienzen,*** werden von europäischen oder amerikanischen Autoren bei Dosierungen unter 20 Gy übereinstimmend nicht häufiger gesehen als bei Patienten mit alleiniger Gastrektomie (Calvo et al. 1992; Sindelar et al. 1993). Allerdings wurden gastrointestinale Blutungen bei Einzeitdosen von 28 Gy vermehrt beschrieben, ohne dass deren Ursache abschließend geklärt wäre (Krämling et al. 1996). Auffällig ist die Tatsache, dass bei japanischen Kollektiven fast keine Nebenwirkungen aufzutreten scheinen (Abe et al. 1988 und 1995), obwohl in Japan durch die Verwendung pentagonaler Tuben gegenüber den in den USA und Europa häufiger verwendeten Rundtuben ein größeres Zielvolumen intraoperativ bestrahlt wird.

Ein interessanter Therapieansatz stellt bei lokal weit fortgeschrittenen Magenkarzinomen die **neoadjuvante Chemotherapie**, z. B. nach dem EAP-Schema oder FAMTX (5-Fluorouracil/Adriamycin/Methotrexat), dar. Nach aktuellen Ergebnissen werden mehr als 50 % dieser primär nicht R0-resektablen Tumoren komplett resezierbar. In neueren, allerdings retrospektiven Ansätzen wird deshalb die zusätzliche intraoperative Strahlentherapie in diesen Fällen untersucht, ohne dass bisher eine abschließende Bewertung möglich wäre (Brüwer et al. 2000; Weese et al. 2000). Darüber hinaus könnte die adjuvante **kombinierte Radio-/Chemotherapie** nach den Ergebnissen der Intergroup-Studie INT-0116 in der Zukunft erhebliche Bedeutung gewinnen (Macdonald et al. 2000).

37.4 Zusammenfassung

Die bisher vorliegenden Daten belegen die gute Durchführbarkeit der intraoperativen Strahlentherapie im interdisziplinären Therapiekonzept des Magenkarzinoms. Insbesondere ist bei Einzeitdosen unter 20 Gy, auch in Verbindung mit einer perkutanen Strahlentherapie, weder die Akut- noch die Spättoxizität signifikant gegenüber den Kontrollgruppen erhöht. Nach den, allerdings retrospektiven, Ergebnissen wird wahrscheinlich eine **Verringerung der lokalen Rezidivrate** durch den Einsatz der intraoperativen Strahlentherapie erreicht. Eine Überlebensverlängerung ist bisher nicht belegt.

Die **Indikation zur intraoperativen Radiatio** ist daher nicht gesichert. Diese Sicherung könnte nur durch prospektiv randomisierte, multizentrische Studien erreicht werden, möglicherweise unter Einschluss einer neoadjuvanten Chemotherapie. Solche Studien befinden sich jedoch derzeit nur in Planung. In der klinischen Routine wird die intraoperativen Strahlentherapie deshalb momentan nicht eingesetzt.

Literatur

Abe M, Nishimura Y, Shibamoto Y (1995) Intraoperative radiation therapy for gastric cancer. World J Surg 19: 554–557

Abe M, Takahashi M, Ono K, Tobe T, Inamoto T (1988) Japan gastric trials in intraoperative radiation therapy. Int J Radiat Oncol Biol Phys 15: 1431–1433

Brüwer M, Hesselmann S, Schäfer U, Willich N, Senninger N (2000) Die intraoperative Radiotherapie als Bestandteil multimodaler Therapiekonzepte bei epithelialen Tumoren des Gastrointestinaltrakts. Chirurg 71: 682–691

Calvo FA, Aristu JJ, Azinovic I et al. (1992) Intraoperative and external radiotherapy in resected gastric cancer: updated report of a phase II trial. Int J Radiat Oncol Biol Phys 24: 729–736

Coquard R, Ayzac L, Gilly FN et al. (1997) Intraoperative radiation therapy combined with limited lymph node resection in gastric cancer: an alternative to extended dissection? Int J Radiat Oncol Biol Phys 39: 1093–1098

Frommhold H, Nilles A, Bruggmoser G, Rogaczewski (1995) Radiotherapie des Magenkarzinoms. Chir Gastroenterol 11: 133–136

Gunderson L, Nagorney DM, Martenson JA et al. (1995) External beam plus intraoperative irradition for gastrointestinal cancers. World J Surg 19: 191–197

Hinkelbein W, Frommhold H, Kirchner R, Nilles A (1994) Die intraoperative Strahlentherapie (IORT) in der kurativen Behandlung des Magenkarzinoms. Röntgenpraxis 47: 86–87

Krämling HJ, Wilkowski R, Dühmke E, Cramer C et al. (1996) Adjuvante intraoperative Strahlentherapie (IORT) beim Magenkarzinom. Langenbecks Arch Chir (Suppl II): 211

Macdonald JS, Smalley S, Benedetti J et al. (2000) Postoperative combined radiation and chemotherapy improves disease-free-survival and overall survival in resected adenocarcinoma of the stomach and g.e. junction. Results of Intergroup study INT-0116 (SWOG 9008). J Clin Oncol 19 (Suppl): 1

Ogata T, Araki K, Matsuura K et al. (1995) A 10-year experience of intraoperative radiotherapy for gastric karzinoma and a new surgical method of creating a wider irradiation field for cases of total gastrectomy patients. Int J Radiat Oncol Biol Phys 32: 341–347

Sindelar WF, Kinsella TJ, Tepper JE et al. (1993) Randomized trial of intraoperative radiotherapy in carcinoma of the stomach. Am J Surg 165: 178–187

Weese JL, Harbison SP, Stiller GD, Henry DH, Fisher SA (2000) Neoadjuvant chemotherapy, radical resection with intraoperative radiation therapy (IORT): improved treatment for gastric adenokarzinoma. Surgery 128: 564–571

Nachsorge und palliative Therapie

Nachsorge, Rehabilitation und Ernährung

H. Delbrück und H. Mestrom

38.1 Ziele der Nachsorge und Rehabilitation

Definition

Zur **kurativen Medizin** zählen Akutmedizin und Nachsorge im engeren Sinne. Ihr primäres Ziel ist zu heilen, zumindest jedoch die Überlebenszeit zu verlängern.

Die zu diesem Ziel führenden Instrumente sind bei Ösophagus- und Magenkarzinomen **tumorreduzierende Maßnahmen**, wie

- Operation,
- Chemotherapie und
- Strahlentherapie.

Zur **medizinischen Nachsorge** zählen:

- Rezidivprophylaxe,
- Rezidivfrüherkennung und
- Therapien bei Auftreten eines Rezidivs (◘ Abb. 38.1).

Die Erkrankung steht eindeutig im Vordergrund der Nachsorge.

Definition

In der **rehabilitativen Medizin** steht nicht die Erkrankung, sondern die Behinderung im Mittelpunkt des Geschehens. Ziel ist, die tumor- und/oder therapiebedingten negativen Auswirkungen im körperlichen und psychosozialen Bereich zu beseitigen, zu lindern oder zumindest zu kompensieren.

Die **Ernährungsprobleme** spielen zwangsläufig bei Patienten mit Ösophagus- und Magenkarzinomen eine wesentliche Rolle (◘ Tabellen 38.1 und 38.2). Nicht die Länge der Überlebenszeit, sondern die Qualität des verbleibenden Lebens soll durch die Rehabilitation positiv beeinflusst werden. Die hierfür benutzten Instrumente sind vielfältig. Sie werden nicht nur vom Arzt, sondern von einem ganzen Rehabilitationsteam (◘ Abb. 38.2) eingesetzt. In diesem Team hat der Ernährungsberater eine besondere Bedeutung.

> Das Ausmaß der in der Rehabilitation notwendigen *therapeutischen Maßnahmen* richtet sich primär nach dem Schweregrad der Behinderung und erst sekundär nach Ausdehnung und Prognose der Erkrankung.

Hinsichtlich der Zielsetzungen lässt sich die **Kurativmedizin** (Akutmedizin) von der **Rehabilitationsmedizin** zumindest theoretisch einfach und wohldefiniert abgrenzen. In der Praxis existieren allerdings zwischen Kurativ- und Rehabilitationsmedizin viele Überschneidungen und gleitende Übergänge. Sie werden hier deswegen weniger detailliert diskutiert, weil zum

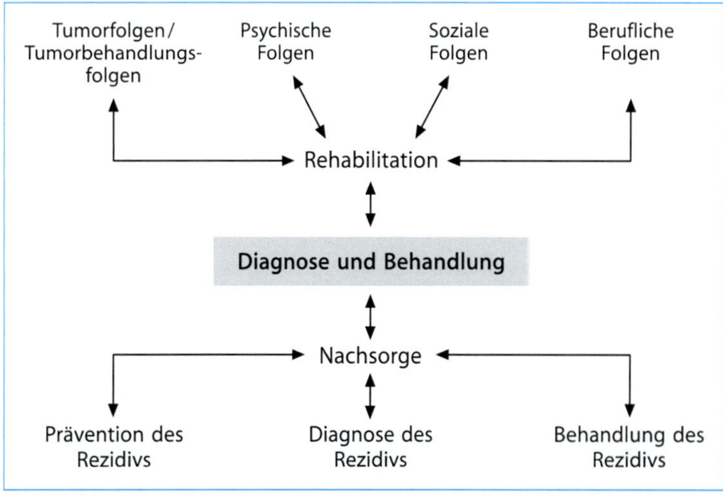

◘ Abb. 38.1. Onkologische Rehabilitation und Nachsorge bei Ösophagus- und Magenkarzinompatienten

Tabelle 38.1. Mögliche Rehabilitationsziele und Effektivitätsparameter bei potenziell kurativ behandelten Ösphaguskarzinompatienten

Therapieziel	Evaluationsparameter
Abklärung und Linderung von Schluckbeschwerden	Testbogen, Röntgen: Passage
Verbesserung des Ernährungsstatus	Testbogen, Gewichtsmessungen
Abklärung und Therapie pulmonaler Störungen	Lungenfunktionsprüfung, Röntgen
Abklärung und Therapie kardialer Störungen	Funktionsuntersuchungen, EKG
Abklärung und Linderung von Diarrhöen	Stuhlfrequenz, Fragebögen
Refluxbeschwerden	Klinische Symptomatik, Stenosierung
Schmerzlinderung	Schmerztagebuch
Roborierung	Gehstrecke, Fragebogen
Abklärung der beruflichen Leistungsfähigkeit	Sozialmedizinische Stellungnahme, Wiederaufnahme der beruflichen Tätigkeit
Soziale Abklärung und Versorgung	Pflegebedürftigkeit, Aktivitäten des täglichen Lebens
Verminderung von Angst/Depressionen	Ratingskalen
Gesundheitstraining	Fragebogen
Alkohol-/Nikotinentzug	Fragebogen, Laborparameter

einen die adjuvanten und palliativen Therapien ausführlich in den entsprechenden Kapiteln kommentiert werden und zum anderen der Wert und die Relevanz diagnostischer Routineuntersuchungen in der Nachsorge als relativ unbedeutend angesehen werden. Im Folgenden wird den rehabilitativen Aspekten in der Nachbetreuung daher ein größerer Raum als der Nachsorge im engeren Sinne eingeräumt.

38.2 Nachsorgediagnostische Maßnahmen im Rahmen der Nachbetreuung

Da Rezidivprophylaxe und -therapien an anderer Stelle ausführlich kommentiert werden, sollen an dieser Stelle ausschließlich die diagnostischen Maßnahmen in der Nachbetreuung erwähnt werden. Leider haben sich die in die **Nachsorgediagnostik** der meisten Tumorerkrankungen gesetzten Hoffnungen nicht erfüllt.

Cave

Mit wenigen Ausnahmen ergeben sich für die Mehrzahl der Patienten selbst dann **keine kurativen Therapiemöglichkeiten** mit einer Lebenszeitverlängerung mehr, wenn die „Rezidive" dank der Routinediagnostik im asymptomatischen Stadium frühzeitig erkannt werden (Delbrück u. Frehoff 1992; Zieren et al. 1995; Hölscher u. Bauer 2000).

Deswegen jedoch völlig auf rezidivorientierte **diagnostische Maßnahmen in der Nachbetreuung** zu verzichten, wäre insofern falsch, als

- der Rezidivausschluss mit zur Evaluation der kurativen Primärtherapie gehört,

Tabelle 38.2. Mögliche Rehabilitationsziele und deren Effektivitätsparameter bei potenziell kurativ behandelten Magenkarzinompatienten. (Nach Delbrück 1998)

Therapieziel	Evaluationsparameter
Verbesserung des Ernährungszustands	Testbogen, Gewicht, Eiweißelektrophorese
Medikamenteneinstellung nach veränderten Resorptionsbedingungen nach Gastrektomie (z. B. Antiepileptika)	Medikamentenspiegel
Abklärung, Vorbeugung und Therapie einer Osteopathie	Bildgebende Verfahren, histologischer Befund, alkalische Serumphosphatase
Neueinstellung eines Diabetes nach Gastrektomie	Blutzuckertagesprofil
Abklärung und Linderung von Dumpingbeschwerden	Fragebogen, Blutzuckeruntersuchungen
Abklärung und Linderung von Refluxbeschwerden	Fragebogen
Abklärung und Linderung von Gewichtsverlust	Gewichtsmessung
Abklärung und Linderung von Maldigestion, Malassimilation	Stuhluntersuchungen, Gewichtsmessung
Abklärung und Linderung einer Anämie	Blutbildveränderungen
Schmerzlinderung	Symptomverminderung, Schmerztagebuch, Schmerzskala, Analgetikareduzierung
Tertiärprävention, Gesundheitstraining	Fragebogen, Testbogen „Aktivitäten des täglichen Lebens"
Verbesserung der körperlichen Leistungsfähigkeit	Gehstrecke, Ergometer, subjektive Wertung
Abklärung und Verbesserung der beruflichen Leistungsfähigkeit	Sozialmedizinische Stellungnahme, Wiederaufnahme der beruflichen Tätigkeit
Verminderung von Angst und Depressionen	Ratingskalen
Verminderung der Pflegebedürftigkeit, Klärung und Hilfe bei der weiteren häuslichen Versorgung	Pflegestufe, soziale Versorgung

- Art und Ausmaß der Rehabilitationsmaßnahmen das Wissen des aktuellen Tumorstatus voraussetzen,
- bei frühzeitigem Erkennen der Krankheitsprogression Komplikationen und Beschwerden frühzeitig verhindert werden und
- die Betroffenen häufig selber auf einen Rezidivausschluss dringen.

Die Tabellen 38.3 und 38.4 zeigen, dass der **Umfang der rezidivorientierten Nachsorgeuntersuchungen** wesentlich weniger aufwändig als früher geworden ist. Sie sind im Wesentlichen symptomorientiert, dienen zur Verlaufsbeurteilung und sollen Komplikationen vor Beschwerdeeintritt erkennen helfen:

- Regelmäßige **Röntgenkontrastuntersuchungen der oberen Speisewege** werden nicht nur zum Progressionsausschluss vorgenommen, sondern auch zur Erkennung von Fisteln, die sich häufig zum Tracheobronchialsystem hin bilden. Bei der Durchleuchtung sollte auf Peristaltik und Motilität geachtet werden, um beginnende Stenosierungen an der Anastomose und im Restösophagus frühzeitig zu erkennen.
- Regelmäßige **Kontrollen von Blutbild, Eiweißelektrophorese und Transaminasen** sind nicht nur

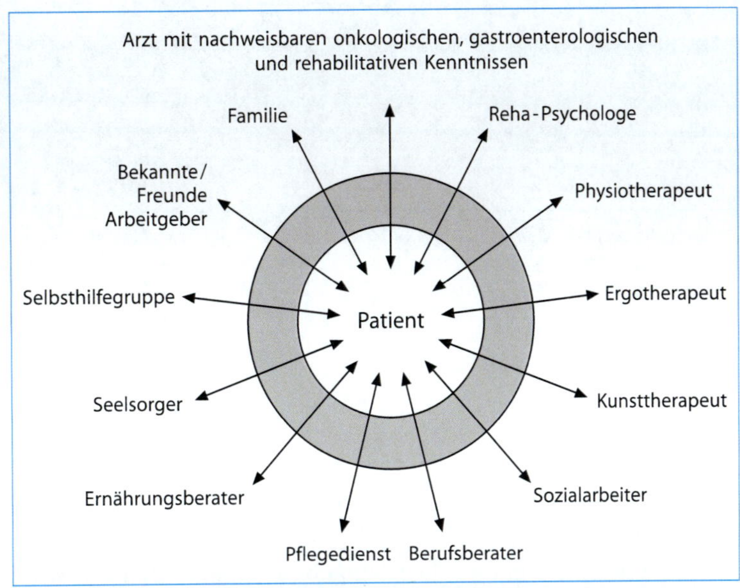

Abb. 38.2. Das Rehabilitationsteam für Patienten mit Magenkarzinom

Tabelle 38.3. Routinenachsorgeempfehlung zur Rezidivdiagnostik bei Ösophaguskarzinompatienten in asymptomatischem Stadium

Untersuchung	Monat									
	2	5	8	12	16	20	24	30	36	Alle 6 Monate
Beschwerdesymptomatik	×	×	×	×	×	×	×	×	×	×
Körperliche Untersuchung	×	×	×	×	×	×	×	×	×	×
Röntgen: Thorax in 2 Ebenen	×	×	×	×	×	×	×	×	×	×
Röntgen: Breischluck	×	×	×	×	×	×	×	×	×	×
Blutbild, Blutkörperchen-senkungsgeschwindigkeit, Transaminasen	×	×	×	×	×	×	×	×	×	×
CEA	×	×	×	×	×	×	×	×	×	×

wegen des möglichen Hinweises auf Lebermetastasen unentbehrlich, sondern auch um eventuelle Ernährungsstörungen und einen Alkoholmissbrauch zu erkennen.

- Regelmäßige **Röntgenaufnahmen des Thorax** sind nicht nur wegen der häufigen Metastasierung in die Lunge notwendig. Erfahrungsgemäß neigen Ösophaguskarzinompatienten wegen des häufigen Nikotinabusus zu bronchopulmonalen Komplikationen.

38.3 Rehabilitative Maßnahmen im Rahmen der Nachbetreuung

38.3.1 Rehabilitationsmaßnahmen zur Verminderung der körperlichen Hilfsbedürftigkeit („Reha vor Invalidität")

Die **symptom- und beschwerdeorientierten Maßnahmen** haben in der Nachbetreuung eindeutig Priorität.

Tabelle 38.4. Routinenachsorgeempfehlung zur Rezidivdiagnostik bei Magenkarzinompatienten in asymptomatischem Stadium

Untersuchung	Monat									
	2	5	8	12	16	20	24	30	36	Alle 6 Monate
Beschwerde-symptomatik	×	×	×	×	×	×	×	×	×	×
Körperliche Untersuchung	×	×	×	×	×	×	×	×	×	×
Sonographie Abdomen	×	×	×	×	×	×	×	×	×	×
Blutbild, Blutkörperchen-senkungsgeschwindigkeit, Transaminasen	×	×	×	×	×	×	×	×	×	×
CEA, CA72–4	×	×	×	×	×	×	×	×	×	×

Sie sind weitgehend mit der Rehabilitation identisch und überschneiden sich mit der kurativen Therapie dort, wo sie durch einen Tumorprogress bedingt sind.

Definition

Grundsätzlich sind ambulante, teilstationäre und stationäre Rehabilitationsmaßnahmen zu unterscheiden.

Wegen des hohen Personalaufwands fand die Rehabilitation bislang so gut wie ausschließlich unter **stationären Bedingungen** statt. Derzeit etablieren sich allerdings zunehmend modellartig Rehabilitationsmaßnahmen unter **teilstationären/ambulanten Bedingungen**, von denen man sich zumindest in den Ballungsräumen eine größere Flexibilität, bessere Kooperation mit vor- und nachbehandelnden Ärzten sowie Einschluss der Angehörigen erhofft (Bundesarbeitsgemeinschaft für Rehabilitation 2003).

> Die aktive Einbeziehung von Angehörigen ist unabdingbar. Aus diesen, aber auch aus anderen Gründen sollte die Rehabilitation nach Möglichkeit wohnortnah durchgeführt werden.

Die in Tabelle 38.1 für Ösophaguskarzinompatienten und in Tabelle 38.2 für Magenkarzinompatienten aufgeführten **Rehabilitationsziele** zeigen, dass Rehabilitationsmaßnahmen sowohl für potenziell kurativ als auch palliativ Behandelte infrage kommen.

Zu den Mindestangaben, die zur Durchführung der Rehabilitation benötigt werden, gehören nicht nur **onkologische Informationen** (z. B Art und Ausdehnung des Tumorleidens, Operationsverfahren, ob potenziell kurativ oder palliativ behandelt wurde), sondern auch **psychosoziale Angaben** (z. B. Aussagen über den Aufklärungsgrad, eventuelle Complianceprobleme, eventuellen Alkoholabusus, Angehörigenhilfe etc.).

Beispielhaft für die Bedeutung der Informationen sei die **Ernährungsberatung** genannt, die – je nach Operationsverfahren – sehr unterschiedlich erfolgen muss. Ein typisches Negativbeispiel für eine schlechte Ernährungsberatung ist die häufig pauschal gegebene Empfehlung, so häufig wie möglich kleine und kalorienreiche Mahlzeiten zu sich zu nehmen und ansonsten alles zu essen, was schmeckt.

Cave

Derartige Pauschalratschäge werden den je nach Operationsverfahren unterschiedlichen Beschwerden nicht gerecht.

Gewichtsverlust

> Bei den meisten magenoperierten Patienten kommt es zu einer Gewichtsreduktion. Gelegentlich geht sie mit der Krankheitsentwicklung einher, häufiger ist sie durch die Therapie bedingt.

Nach einer **Gastrektomie** ist der Gewichtsverlust ausgeprägter als nach einer **partiellen Resektion.** Im letztgenannten Fall kommt es während des weiteren Verlaufs häufig zu einem Wiederanstieg des Gewichts, in einigen Fällen wird sogar das Normalgewicht wieder erreicht.

> Nach *totaler Gastrektomie* tritt die Gewichtszunahme – wenn überhaupt – wesentlich zögerlicher ein. Das Erreichen eines Normalgewichts ist bei Gastrektomierten eher die Ausnahme.

Viele Ursachen sind für die Gewichtsabnahme verantwortlich. Neben einer **verminderten Nahrungsaufnahme** wegen Appetitmangel, postprandialer Beschwerden und allzu restriktiver diätetischer Empfehlungen sind als Hauptursachen zu erwähnen:

- Malassimilation mit schneller Passagezeit des Speisebreis,
- bakterielle Fehlbesiedlung des Dünndarms und
- gestörte exokrine Pankreasfunktion.

Der Gewichtsverlust bei **Ösophaguskarzinompatienten** ist nach der Operation und/oder Bestrahlung weniger und vor der Behandlung stärker ausgeprägt als bei **Magenkarzinompatienten.** Meist ist er Folge der verminderten Nahrungsaufnahme aufgrund eines stenosebedingten Passagehindernisses. Die Beseitigung oder Umgehung dieses Hindernisses ist die beste Therapie.

Gelegentlich ist eine Malabsorption infolge einer **sekundären Pankreasinsuffizienz** Ursache des Gewichtsverlusts. Bei sehr vielen Patienten bestand schon Jahre vor der Karzinomentstehung eine Unterernährung bzw. Fehlernährung bei vermehrtem Alkoholabusus.

Diätetische Führung und Beratung sind von großer Bedeutung, um den Gewichtsverlust zu reduzieren.

Allgemeine Ernährungsempfehlungen nach Gastrektomie

- Langsam essen
- Gut kauen
- 6–10 Mahlzeiten/Tag
- Speisen mit geringem Volumen, aber hoher Energiedichte bevorzugen
- Flüssigkeiten immer zwischen den Mahlzeiten einnehmen
- Meiden bestimmter Speisen
  - Zu heiß und zu kalt
  - Stark geräuchert, gepökelt und gegrillt
  - Sehr süß oder sehr salzig
- Verwendung von hygienisch einwandfreier Ware
- Aufnahme von mindestens 40 kcal/kg Körpergewicht
- Kost reich an Vitamin C und Kalzium
- Bevorzugung komplexer Kohlenhydrate (etwa 50 %)
- Bevorzugung leicht verdaulicher Eiweiße (etwa 20 %)
- Bevorzugung fettarmer Lebensmittel und Zubereitungen (etwa 30 % Fett und evtl. mittelkettige Triglyzeride)

> Eine ausschließlich unter dem Gesichtspunkt der quantitativen Kalorienaufnahme erfolgende Ernährungsberatung ist gefährlich. Vielmehr muss die *Qualität der Nahrungsmittel* im Hinblick auf Eiweiß-, Fett-, Kohlenhydrat-, Vitamin- und Mineralstoffgehalt optimal sein.

Die durchschnittliche **Energiezufuhr** sollte mindestens 50 kcal/kg Körpergewicht betragen, wobei dem vermehrten Bedarf an Kalzium, Eisen und Vitaminen Rechnung getragen werden muss. Eine vermehrte Fettzufuhr führt wegen der postzibalen Asynchronie eher zu einer Gewichtsabnahme als zu einer -zunahme.

Magenentleerungsstörungen

Motilitätsstörungen oder gar eine **Magenatonie** sind v. a. in der frühen postoperativen Phase zu beobachten, in der sich Motorik, Sekretion und Resorption des

Magen-Darm-Trakts noch nicht an die postoperativ veränderte Situation angepasst haben.

Differenzialdiagnostisch muss immer auch an mögliche **Stenosierungen** im Anastomosenbereich und im proximalen Jejunum gedacht werden. Sie können organischer, aber auch funktioneller Natur sein und sowohl in der frühen als auch in der späteren postoperativen Phase auftreten.

> Grundsätzlich muss vor der Therapie abgeklärt werden, ob eine mechanische Verlegung, ein Peritonealbefall oder eine verlängerte primäre Atonie vorliegt.

Therapie. Bei einer mechanischen Verlegung ist das Hindernis endoskopisch oder ggf. operativ zu beseitigen. Bei einer verlängerten primären Atonie sollten motilitätswirksame Mittel versuchsweise verabreicht werden, bei einer Peritonealkarzinose Zytostatika.

Dumpingsyndrom

Definition

Unter dem Begriff „Dumpingsyndrom" werden 2 Beschwerdekomplexe zusammengefasst, die sich hinsichtlich Symptomatik, Ätiologie und zeitlichem Auftreten unterscheiden:
- das sog. **Frühdumpingsyndrom,** auch postalimentäres Frühsyndrom genannt;
- das **Spätdumpingsyndrom,** besser „reaktive postalimentäre Hypoglykämie" genannt.

Beide Syndrome treten häufiger bei gastrektomierten als bei teilresezierten Patienten auf, ihre Häufigkeit und Intensität sind darüber hinaus vom postoperativen Zeitintervall abhängig. Nach einer Teilresektion sind die Größe des Restmagens und die Weite der Anastomose von Bedeutung: Je kleiner der Restmagen, desto größer das **Frühdumpingrisiko.** Als Ursache für das **Spätdumping** werden ein Abfall des Blutzuckerspiegels infolge eines reaktiven temporären Hyperinsulinismus und die Beteiligung anderer Hormone, wie GIP oder Enteroglukagon, diskutiert.

Beim Spätdumping kommt es zu einer **schnellen Füllung des Dünndarms** mit großen, v. a. leicht resorbierbaren Kohlenhydratmengen. Die Folgen sind:
- vermehrte Insulinausschüttung,
- rasche Glukoseresorption,
- reaktive Hyperglykämie und
- Missverhältnis zwischen dem überschießend ausgeschütteten Insulin und dem Blutzuckerspiegel, also eine Hypoglykämie.

Von zentraler Bedeutung sind **diätetische Maßnahmen.** Sie richten sich beim Frühdumping gegen die beschleunigte Magenentleerung und/oder gegen den zu hohen osmotischen Reiz der Nahrung.

Diätetische Ratschläge bei Dumpingsyndrom (nach Delbrück 1997)

- Vorsicht vor
  - Flüssigkeitsaufnahme während oder kurz nach der Mahlzeit
  - Hastigen Mahlzeiten
  - Körperlicher Aktivität nach der Mahlzeit
  - Stark kohlensäurehaltigen Getränken
  - Konzentrierten Zucker- oder Kochsalzlösungen
  - Leicht aufschließbaren Kohlenhydraten
  - Voluminösen Mahlzeiten
  - Heißen und eiskalten Getränken und Speisen
  - Milch bei Milchzuckerunverträglichkeit
- Empfehlungen
  - Flüssigkeitsaufnahme vor oder zwischen den Mahlzeiten
  - Langsam essen, gründlich kauen
  - Ruhen nach dem Essen (horizontale Körperlage mit erhöhtem Kopfende)
  - Stilles Wasser und Tee
  - Eiweißreiche Kost
  - 6–8 kleine Mahlzeiten pro Tag
  - bei Milchzuckerunverträglichkeit: Quark, Käse, Joghurt

Praxis konkret

Bei stark ausgeprägter Symptomatik empfiehlt es sich u. U., das Essen im Liegen aufzunehmen oder sich unmittelbar nach dem Essen hinzulegen, um einen zu schnellen Transport des Speisebreis im Dünndarm zu verhindern.

Beim **Spätdumping** wird eine Verminderung der Beschwerden durch Vermeidung der Einnahme leicht resorbierbarer Kohlenhydrate erreicht, zumindest ist ihr Anteil an den einzelnen Mahlzeiten zu reduzieren. Die Einnahme von Ballaststoffen, wie Pektin oder Guar, kann von Nutzen sein, weil die Glukoseresorption dadurch verzögert wird. Allerdings werden Ballaststoffe und Acarbose von Gastrektomierten häufig schlecht vertragen. Sinnvoll ist die Einnahme einer Zwischenmahlzeit eine Stunde nach den Mahlzeiten, um einer eventuellen Hypoglykämie vorzubeugen.

Praxis konkret

Eine **Pankreatinsubstitution** in Granulatform ist sowohl beim Früh- als auch beim Spätdumping aufgrund der zu späten bzw. unzureichend einsetzenden exokrinen Pankreasfermentsekretion bei zu kurzer Verweildauer der Nahrung im Dünndarm indiziert.

Zwar ist durch die Pankreatinsubstitution kein wesentlicher Einfluss auf die dumpingspezifische Beschwerdesymptomatik zu erwarten, jedoch können hierdurch die infolge der pankreozibalen Asynchronie zwangsläufig auftretenden **Nahrungsverwertungsstörungen** und Mangelzustände gemildert werden.

Syndrom der zuführenden Schlinge

Definition

Es sind 2 Syndrome zu unterscheiden:
- Syndrom der zuführenden Schlinge vom **Typ I**,
- Syndrom der blinden Schlinge vom **Typ II**.

Beide Syndrome können insbesondere bei partiell, weniger bei gastrektomierten Patienten zu erheblichen Beschwerden führen. Die Therapie besteht in der Beseitigung der Ursache. Häufig muss eine Umwandlung der Billroth-II- in eine Billroth-I-Situation erfolgen oder eine **Braun-Anastomose** angelegt werden.

Refluxösophagitis

Zu einer Refluxösophagitis kann es sowohl bei partiell als auch bei total gastrektomierten Magenkarzinompatienten kommen. Auch beinahe die Hälfte aller potenziell kurativ behandelten Patienten geben **Schluckbeschwerden**, **Schmerzen** beim Schluckakt und **Sodbrennen** an.

Obwohl von den verbleibenden Patienten keine Beschwerden angegeben werden, so besteht doch bei nahezu allen eine *klinisch okkulte Refluxproblematik*, die bei Ernährung und alltäglichen Verhaltensweisen berücksichtigt werden muss.

Total gastrektomierte sind stärker gefährdet als partiell resezierte Patienten. Während in partiell resezierten Fällen häufig ein magensäurebedingter Reflux (**saure Refluxösophagitis**) vorliegen kann (aber nicht muss), handelt es sich nach einer totalen Magenentfernung grundsätzlich um einen Reflux der galle- und bauchspeichelhaltigen Dünndarmsäfte (**alkalische Refluxösophagitis**). Bei proximaler Resektion ist eine saure Refluxösophagitis extrem häufig.

Bei Magenkarzinompatienten liegt die Ursache im Verlust der wichtigen **Antirefluxbarrieren** des unteren Ösophagussphinkters und des Pylorus, jedoch hat auch die manometrisch quantifizierbar gestörte Motilität der verbleibenden Speiseröhre eine ursächliche Bedeutung. Bei Ösophaguskarzinompatienten handelt es sich in der Regel um eine saure Refluxösophagitis infolge Wegfalls des unteren Ösophagussphinkters.

Eine dritte Variante der Refluxösophagitis, die ätiologisch und v. a. therapeutisch zu unterscheiden ist, resultiert aus dem Rückfluss, der sich aus Magensekret und/oder Duodenalinhalt mit Galle- und Pankreassekret infolge einer **Stenose** oder einer **Duodenalatonie** bildet. Die Stenose kann organischer, aber auch funktioneller Natur sein.

Therapie. Die **diätetische Beratung** sowie nichtmedikamentöse **Allgemeinmaßnahmen** (Delbrück 1997 und 1998; Mestrom 1998) stellen die Grundlage der Behandlung aller Varianten der Refluxösophagitis dar.

Diätetische Ratschläge bei Sodbrennen/Refluxösophagitis

- Vorsicht
  - Mahlzeiten vor dem Hinlegen oder im Liegen
  - Voluminöse Mahlzeiten
  - Süße und saure Speisen
  - Sehr heiße und kalte Speisen
  - Kohlensäurehaltige und hochprozentige alkoholische Getränke
  - Fruchtsäfte
  - Stark gewürzte Speisen
  - Stark gesalzene Nahrungsmittel
  - Pfeffer, Paprika, Muskat, Zimt, Pfefferminz
  - Nikotin, Kaffee, Rieslingweine
  - Senf
- Empfehlungen
  - Fettarme Nahrungsmittel und Zubereitungsverfahren
  - Etwa 6 Mahlzeiten pro Tag, abends nur eine kleine Mahlzeit
  - Fein vermahlenes Getreide/Brot
  - Leicht verdauliche, weiche Speisen
  - Nur zerkleinertes und gekochtes Obst und Gemüse
  - Milde Fruchtsäfte
  - Zum Würzen: Thymian, Lorbeer, Oregano, Basilikum
  - Mild gewürzte Speisen
  - Kräutertees: Anis, Fenchel, Malve
  - Reisschleim

Fehlt der **ösophagogastrale Verschlussmechanismus**, wie z. B. nach einer proximalen Resektion oder einer Gastrektomie, so kann allein das Hochstellen des Bettkopfendes (Keilkissen) um mindestens 10–15 cm bei vielen Patienten die Beschwerden lindern.

Zur Verhinderung des **alkalischen Refluxes** bei Gastrektomierten ist die ungehinderte Ableitung des Duodenalsekrets von entscheidender Bedeutung. Diese kann entweder durch eine Roux-Y-Anastomose oder durch ein (mindestens 40 cm) langes Jejunuminterponat, in dem sich der Reflux erschöpft, erreicht werden.

> Von großer Bedeutung ist die Länge der ausgeschalteten Jejunumschlinge bzw. die Länge des Interponats und damit die *Distanz zwischen Papilla Vateri und Ösophagus.*

Bei Ösophaguskarzinompatienten sind diese **Verhaltensempfehlungen** neben der prophylaktischen Gabe von **H_2-Blockern** die wichtigsten Maßnahmen zur Verhinderung und Behandlung der Refluxösophagitis. Werden sie nicht befolgt, muss mit einer Chronifizierung, Vernarbung und bougierungsbedürftigen Stenosierung des Restösophagus gerechnet werden.

Refluxgastritis

Die operative Entfernung des Pylorus erhöht zwangsläufig das Risiko eines Refluxes von aggressivem Duodenalinhalt in den Restmagen. Besonders charakteristisch für diese Refluxgastritis ist die **morgendliche Übelkeit**, teilweise auch das **Erbrechen** von bitterer, klarer gelber Flüssigkeit. Im Verlauf des Tages nehmen die Beschwerden im Allgemeinen ab.

Therapie. Diät und die Einnahme möglichst vieler kleiner Mahlzeiten haben eine vorrangige Bedeutung für die Linderung der Beschwerden. Mitunter empfiehlt es sich, auch nachts eine Zwischenmahlzeit einzunehmen. Bei Persistenz der Beschwerden können **motilitätssteigernde oder gallensäureneutralisierende Präparate** versuchsweise verwendet werden.

Maldigestion und Malassimilation

Der **Fettverlust** über den Stuhl liegt bei total Gastrektomierten bei 9–24 %, der **Stickstoffverlust** als Maß einer Proteinresorptionsstörung bei 6–26 %, was insgesamt einem **Kalorienverlust** von 65 bis maximal 500 kcal (272–2094 kJ) entspricht. Zahlreiche Arbeiten weisen auf eine Malassimilation von Nahrungsbestandteilen hin. Als pathologischer Mechanismus für die gestörte Verdauungsfunktion kommt neben einer bakteriellen Fehlbesiedlung des Dünndarms und einer zu schnellen Passage der Nahrungsbestandteile auch eine gestörte exokrine Pankreasfunktion infrage.

Therapie. Es empfiehlt sich die Gabe von Pankreasfermenten, die in Form von Granulat zu Beginn der Nahrungsaufnahme eingenommen werden sollten. In der

Regel ist eine **Pankreasfermentsubstitution** mindestens während der ersten 8 postoperativen Monate sinnvoll.

Diarrhöen

Mehrere Faktoren sind an der **Genese** der häufig auftretenden Diarrhöen beteiligt. Hierzu gehören bei Magenoperierten:

- Dumpingsyndrom,
- Laktoseintoleranz,
- häufig Nahrungsunverträglichkeiten,
- fehlende Säurebarriere,
- reflektorische Hyperperistaltik,
- unzureichende Fettaufspaltung infolge pankreozibaler Insuffizienz.

Häufigkeit und Ausmaß der Diarrhöen korrelieren mit der Länge des postoperativen Zeitintervalls.

Therapie. Die Behandlung sollte sich nach den Ursachen der Diarrhö richten. Eine gute **diätetische Führung** ist der beste Beitrag zur Prophylaxe und Therapie. Auf Fette sollte in der Ernährung dann verzichtet und Pankreasfermente verabreicht werden, wenn eine pankreozibale Insuffizienz die Ursache ist. Durch eine laktosearme Diät kann dann Linderung erzielt werden, wenn eine „sekundäre Laktoseintoleranz" vorliegt. Diese manifestiert sich relativ häufig nach einer Gastrektomie und ist durch die verkürzte Transitzeit des Speisebreis im Dünndarm bedingt.

Diätetische Ratschläge bei Durchfällen

- Vorsicht
  - Keine abführenden Nahrungsmittel
  - Feine Getreide und Teigwaren
  - Keine frischen und groben Brotsorten
  - Kein ungeschälter Reis
  - Getränke nicht während der Mahlzeiten einnehmen
  - Keine Trockenpflaumen oder Feigen
  - Keine Sauerkonserven
  - Keine stark gesüßten Speisen
  - Keine kohlensäurehaltigen Getränke
  - Kein Alkohol, Kaffee oder Nikotin
  - Keine laktosereichen bzw. -haltigen Nahrungsmittel
- Empfehlungen
  - Fettarme Nahrung
  - Verwendung stopfender Nahrungsmittel
  - Feine Getreide- und Teigwaren
  - Geschälter Reis, gekochte Kartoffeln
  - Bananen, geriebener Apfel, Apfelmus, Fruchtmark
  - Gekochtes Gemüse (v. a. Möhren, Sellerie, gelbe Rüben)
  - Antidumpingkost
  - Reichlich Flüssigkeitszufuhr, jedoch zwischen den Mahlzeiten
  - Ausgleich entstehender Mineralstoff- und Vitaminmangelzustände

Eine weitere Ursache kann die **Entfernung des N. vagus** sein. Sie ist die neben der pankreozibalen Insuffizienz häufigste Ursache für Diarrhöen bei Ösophaguskarzinompatienten. Diese Art der Diarrhö ist in den ersten Wochen nach der Operation sehr häufig, verschwindet aber meist spontan. Kodeintropfen, Loperamid oder andere motilitätsverlangsamende Präparate können indiziert sein.

Anämie

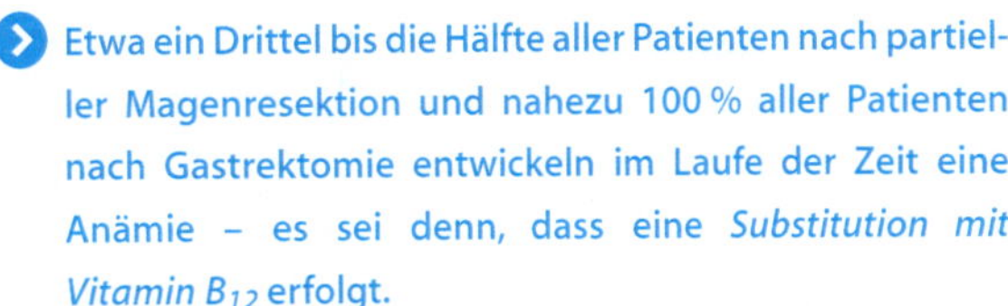

Etwa ein Drittel bis die Hälfte aller Patienten nach partieller Magenresektion und nahezu 100 % aller Patienten nach Gastrektomie entwickeln im Laufe der Zeit eine Anämie – es sei denn, dass eine *Substitution mit Vitamin B_{12}* erfolgt.

Entstehung. Ob und wann es zu einer Anämie kommt, hängt ab von:

- Ausmaß der Resektion,
- Menge des präoperativen Vitamin-B_{12}-Speichervorrats,
- Atrophiezustand der verbliebenen Magenschleimhaut,
- Vorliegen einer Anastomositis.

Praxis konkret

Nach Gastrektomie muss bei jedem Patienten Vitamin B_{12} parenteral substituiert werden. Die orale Gabe ist sinnlos! Bei Patienten mit partieller Resektion ist dies nur dann notwendig, wenn präoperativ eine atrophische Gastritis vorlag (was relativ häufig ist) oder wenn der Restmagen sehr klein ist.

Zwar liegt die **Reservekapazität** eines normalen Erwachsenen für Vitamin B_{12} bei 3–5 Jahren, sie ist bei der Mehrzahl der Magenkarzinompatienten jedoch wesentlich geringer. Einer der Gründe hierfür ist die präoperativ häufig schon bestehende **atrophische Gastritis.**

> Die *Vitamin-B_{12}-Gabe* ist lebenslang in etwa 3-monatigen Abständen durchzuführen.

Die Eisengabe ist nur bei Eisenmangel, leerem Eisenspeicher und gleichzeitig gesicherter Malabsorption von Nahrungseisen notwendig. Eine vorherige Bestimmung von Serumeisen und -ferritin sowie eine endoskopische Untersuchung zum Ausschluss von Blutungen sind daher vor der Eisengabe unerlässlich. Postoperativ kommt es bei den meisten Patienten auch ohne **Eisensubstitution** zu einer baldigen Normalisierung des vorher erniedrigten Serumeisenspiegels.

Osteopathien

Erkrankungen des Skeletts als mögliche Spätfolge sind bei Magenoperierten seit vielen Jahren bekannt. Während nach der Magenresektion in etwa 25 % der Fälle der **Kalksalzgehalt** des Radius nach 10 Jahren herabgesetzt ist, beträgt der Prozentsatz nach Gastrektomie sogar 56 %. Frauen sind i. Allg. stärker betroffen als Männer.

Ursache der Osteomalazie ist ein **Mangel an Vitamin D.** Dieser beruht auf einer gestörten Resorption von Fett und damit von fettlöslichen Vitaminen. Zusätzlich dürfte die Unverträglichkeit von Milch und Milchprodukten eine Rolle spielen.

Eine gute **diätetische Führung** und Beratung tragen wesentlich zur Prophylaxe bei. Milch und Milchspeisen sind besonders kalziumreich. Da viele gastrektomierte Patienten Milchspeisen jedoch nicht vertragen, müssen diese das Kalzium aus anderen Nahrungsmitteln, wie z. B. aus Käseprodukten, beziehen.

Bei nicht ausreichender Kalziumzufuhr ist die **Substitution mit Kalziumtabletten** im Bereich zwischen 800 und 1500 mg/Tag sinnvoll. Darüber hinaus empfiehlt sich entweder die tägliche Prophylaxe mit 500 Einheiten Vitamin D (1 Vigantolette genügt).

> Die in 3-monatigen Abständen zu erfolgende intramuskuläre Injektion *fettlöslicher Polyvitamine* ist bei allen total Gastrektomierten zur Prophylaxe notwendig.

Polyneuropathien

Manche der neoadjuvanten oder adjuvanten Chemotherapien sind neurotoxisch und führen zu verzögerten Neuropathien, die die Lebensqualität der Betroffenen erheblich beeinträchtigen. Ein eindeutiger Wirksamkeitsnachweis von **Vitamin-B-Präparaten** hat sich weder in der Therapie noch in der Prophylaxe einer chemotherapieinduzierten Neuropathie gezeigt, derartige Präparate sollten jedoch versuchsweise verabreicht werden. Eine **Elektrotherapie** (Stangerbäder) kann eine zumindest zeitweilige Linderung herbeiführen.

38.3.2 Rehabilitationsmaßnahmen zur Verminderung der psychischen Hilfsbedürftigkeit („Reha vor Resignation und Depression")

Zwar können bei Beherrschung der Postgastrektomiesymptomatik viele **psychische Beschwerden und Handicaps** des magenoperierten Patienten gelindert werden, aber dennoch können spezielle psychotherapeutische Hilfen, insbesondere bei Lebensangst, in Einzelfällen zusätzlich notwendig sein. Auf sie muss in der Nachbetreuung besonders eingegangen werden.

> Während bei Magenkarzinompatienten sehr häufig ein Zusammenhang mit *therapiebedingten Folgestörungen* vorliegt, ist die Beschwerdesymptomatik des Ösophaguskarzinompatienten meist unabhängig von der Behandlung.

Cave

Viele Ösophaguskarzinompatienten stammen aus einem mit vielen psychosozialen Problemen belasteten Milieu. Nicht selten besteht bei ihnen ein Missverhältnis zwischen tatsächlich bestehenden und vom Patienten empfundenen **Befindlichkeitsstörungen** (Delbrück u. Aghabi 1993).

Charakterische Befindlichkeitsstörungen sowohl von potenziell kurativ behandelten Magenkarzinom- als auch von Ösophaguskarzinompatienten

- Resignation
- Depression und Flucht in die Isolation
- Antriebsschwäche und Kontaktarmut

Nicht etwa Distanz und Vergessen der Probleme, sondern **Coping und Aktivierung** sind die Hauptaufgaben der psychischen Rehabilitation. Sie vermögen am ehesten die resignative Grundeinstellung der Betroffenen zu lindern. Dem Patienten müssen das Gefühl und die Fähigkeit vermittelt werden, noch einen Platz in der Familie und in der Gesellschaft zu haben, noch Verantwortung übernehmen und Freude bereiten zu können.

In der Auseinandersetzung mit der Erkrankung und der tödlichen Bedrohung gibt es verschiedene Formen der Bewältigung (Coping), die in unterschiedlicher Weise geeignet sind, dieses Ziel zu erreichen (▣ Tabelle 38.5). Unterstützt werden sollten hierbei Verhaltensweisen, die eine aktive Form der Auseinandersetzung darstellen. Letztendlich ist jedoch nach wie vor ungeklärt, welche Strategie der **Krankheitsbewältigung** als effektiv anzusehen ist und bei welchem Bewältigungsverhalten psychologische Interventionen indiziert sind. Ein Charakteristikum der Rehabilitation ist das **Gesundheitstraining**, bei dem die Anleitung zum Selbsthandeln im Vordergrund steht. Der Schwerpunkt der Gesundheitsbildung sollte weniger bei allgemein präventiven als bei krebs- und therapiespezifischen Programmen liegen. Das Gesundheitstraining umfasst Informationen über:

- die Erkrankung allgemein,
- Krankheitsursachen,
- Therapiemöglichkeiten,
- Rezidivprophylaxe,
- Nachsorgeuntersuchungen,
- Angstbewältigung,
- Schmerzen,
- Partnerprobleme,
- Rezidivbehandlungsmöglichkeiten,
- soziale Rechte und Hilfen sowie
- berufliche Konsequenzen.

▣ **Tabelle 38.5.** Die Reaktionsphasen bei Patienten mit Krebs und Verhaltensempfehlungen für die Rehabilitation

Phase	Verhaltensweisen des Betroffenen	Empfohlene Verhaltenweisen für Betreuende
Phase der Verleugnung	Verleugnen, Isolation	Vorsichtige Aufklärung Verhindern der Isolation
Phase des Schocks	Zorn, Aggression	Verständnis – keine Konfrontation Auffangen – nicht ärgern Sachlichkeit – keine emotionalen Vorwürfe
Phase der Reaktion	Verhandeln, Gelöbnis	„Behandlungsbündnis" aufbauen Fördern des „Positivdenkens"
Phase der Depression	Trauer, aktionistische Vergnügungsversuche	Positive Aspekte betonen, aber Trauer ausleben lassen
Phase der Neuorientierung und Bewältigung	Zustimmung, Akzeptanz des Sterbens	Begleitung

> Aufgabe des *Gesundheitstrainings* ist es u. a., die Patienten vor schädigenden Alternativtherapien zu schützen und ihnen die Möglichkeiten und Grenzen der Schulmedizin zu erläutern. Auch Angehörige sollten an den Gruppengesprächen teilnehmen können.

Durchführung. Das Gesundheitstraining findet in Gruppen statt, in denen alternativ der Psychologe, der Ernährungsberater, der Arzt, der Sozialarbeiter oder auch ein Vertreter der Betroffenen die Moderation übernimmt. Als günstig hat sich erwiesen, wenn Patienten nach kurz zurückliegender Operation mit anderen Betroffenen zusammengebracht werden, deren Operation schon mehrere Jahre zurückliegt.

Praxis konkret

Es ist sinnvoll, wenn den Patienten und deren Angehörigen die Informationen auch in schriftlicher Form (z. B. in Form von differenzierten Ratgebern; Delbrück 1997; Mestrom 1998) zur Verfügung gestellt werden. Natürlich dürfen diese **Ratgeber** niemals das ärztliche Gespräch ersetzen.

38.3.3 Rehabilitationsmaßnahmen zur Verminderung der sozialen Hilfsbedürftigkeit („Reha vor Pflege")

Zur **ganzheitlichen Rehabilitation** gehören auch soziale Hilfen. Die professionelle Sozialarbeit hat bei den häufig alten Magenkrebspatienten und/oder aus sozial belastetem Milieu stammenden Ösophaguskarzinompatienten einen hohen Stellenwert.

Cave

„Kuren" mit ausschließlich roborierender Zielsetzung werden der häufig ausgeprägten **sozialen Hilfsbedürftigkeit** nicht gerecht.

Gesetzliche Vergünstigungen, wie in Deutschland beispielsweise der **Schwerbehindertenausweis**, sollen einige der durch die Krebserkrankung entstandenen Nachteile ausgleichen. Dies sind nicht etwa nur die Nachteile von Erwerbstätigen (Delbrück 1998).

Ösophaguskarzinompatienten hatten häufig schon vor der Operation große soziale Probleme, die sich durch die Erkrankung und Therapie noch verstärken. Bei Magenkarzinompatienten, die sich vor der Operation noch selber versorgen konnten, kommt es nicht selten nach der Behandlung selbst bei Routinetätigkeiten zur Hilfsbedürftigkeit. Die **häusliche Versorgung** ist gefährdet, Versorgungshilfen und möglicherweise eine Pflege müssen eingeleitet werden.

Ein Anspruch auf **Leistungen der Pflegeversicherung** besteht in der Regel nur dann, wenn eine Pflegebedürftigkeit über mindestens 6 Monate vorliegt. Die Begutachtung erfolgt durch den medizinischen Dienst der Krankenkassen. Entsprechend der Pflegestufe wird die Höhe der Leistungen festgelegt.

Praxis konkret

Da die Sozialarbeit eine wichtige Aufgabe in der Rehabilitation der Patienten darstellt, eine detaillierte Kenntnis der sozialen Situation und Abhilfemöglichkeiten vor Ort voraussetzt und soziale Hilfen möglichst mit den Angehörigen besprochen werden sollten, empfiehlt sich grundsätzlich die Durchführung der **stationären Anschlussheilbehandlung** in wohnortnahen Tumornachsorgekliniken. Auch sollten grundsätzlich die Angehörigen mit in die Rehabilitation einbezogen werden.

38.3.4 Rehabilitationsmaßnahmen zur Verminderung der beruflichen Hilfsbedürftigkeit („Reha vor Rente")

Nach bisherigem Kenntnisstand hat Arbeit keinerlei Einfluss auf das Tumorwachstum bzw. das Rezidivrisiko. Dennoch gibt es zahlreiche **berufliche Einschränkungen** für „geheilte" Tumorpatienten, die häufig Folgen der bei ihnen durchgeführten Therapie sind. Die Einschränkungen der Arbeits-, Berufs- und Erwerbsfähigkeit treffen besonders auf körperlich belastende Tätigkeiten zu.

Schon allein wegen des **Gewichtsverlusts** kommen mit körperlichen Belastungen einhergehende Tätigkeiten für total, aber auch für viele partiell Magen- und Ösophagusresezierte nicht mehr infrage (Tabelle 38.6).

Tabelle 38.6. Einschränkungen der Arbeitsfähigkeit total gastrektomierter Magenkarzinompatienten

Einschränkungen	Grund der Einschränkungen
Keine Arbeit, die mit häufigem Bücken verbunden ist	Gefahr der Refluxösophagitis
Keine körperlich schweren Arbeiten, kein Heben oder Tragen schwerer Lasten	Untergewicht, Gewichtsabnahme, eingeschränkte Belastbarkeit der Bauchwand mit Risiko einer Hernie, Gefahr der Refluxösophagitis
Keine Arbeiten, die Schwindelfreiheit voraussetzen (z. B. Dachdecker)	Dumpingsymptomatik bzw. Beschwerden durch Unterzuckerung
Keine Arbeit, die permanente Aufmerksamkeit erfordert	Häufige Störungen des Wohlbefindens mit gelegentlichen Konzentrationsbeschwerden
Keine Tätigkeiten in den ersten 6 postoperativen Monaten, danach je nach Grad der Beschwerden	Relativ langsame Adaptation an die veränderte Magen-Darm-Passage
Keine Tätigkeiten, die mit Geruchsbelastungen oder ätzenden Dämpfen einhergehen	Provokation von Erbrechen, Übelkeit und Durchfall
Verbot von Nacht- und Schichtarbeit	Geringere Reizschwelle für Stress
Keine Arbeit, in der nicht häufiger betriebsunübliche Pausen möglich sind	Häufigere Einnahme von kleinen Mahlzeiten notwendig
Ungeeignet als Berufskraftfahrer	Häufigere betriebsunübliche Pausen notwendig, psychischer und physischer Stress, Risiko eines Dumpingsyndroms mit Konzentrationsschwächen.

> Tätigkeiten in häufig wechselnder, stehender oder gebückter Stellung sind wegen der *Refluxgefahr* sowohl für total gastrektomierte Magenkarzinom- als auch für Ösophaguskarzinompatienten nicht möglich.

Die Notwendigkeit häufigerer Mahlzeiten schränkt bei Gastrektomierten das Spektrum der potenziellen Tätigkeiten noch weiter ein. Hingegen kommen Schreibtischarbeiten durchaus noch infrage. Die weit überwiegende Anzahl der potenziell kurativ behandelten **Ösophaguskarzinompatienten** fühlt sich den beruflichen Belastungen nicht mehr gewachsen und zeigt sich an einer beruflichen Wiedereingliederung wenig interessiert. Da auch langfristig nicht mit einer erheblichen Verbesserung der Leistungsfähigkeit zu rechnen ist, sollte deswegen, sowie auch wegen des hohen Rezidivrisikos, schon frühzeitig an die Einleitung einer **Erwerbsunfähigkeitsrente** gedacht werden.

Anders hingegen ist die Situation bei **Magenkarzinompatienten** im erwerbstätigen Alter. Ihre Arbeitsmotivation ist meist höher einzuschätzen. Bei Gastrektomierten mit prognostisch günstigen Formen sollte man so früh wie möglich eine Arbeitsplatzumsetzung anstreben, wenn vor der Krebserkrankung körperlich belastende Tätigkeiten durchgeführt wurden. Ist eine Arbeitsplatzumsetzung nicht möglich, so muss bei jungen Patienten (unter 42 Jahren) auch eine **berufliche Neuorientierung** in Erwägung gezogen werden. Tätigkeiten mit leichter körperlicher Belastung im Dienstleistungsgewerbe sind dabei zu bevorzugen.

Bei partiell Magenoperierten kann es zu einer späteren Adaptation mit Leistungssteigerung kommen, sodass man die Zeit vor einer endgültigen **gutachterlichen Stellungnahme** zur Stabilisierung nutzen kann. Es empfiehlt sich daher, möglichst das zweite Heilverfahren abzuwarten, um eine für die Zukunft realistische Leistungsbeurteilung abgeben zu können. Die stufenweise Wiederaufnahme der Arbeit ist zu begrüßen. Eine gutachterliche Stellungnahme über Erwerbsfähigkeit oder -unfähigkeit ist allerdings vor Beendigung des 18 Monate währenden Krankengeldbezugs notwendig.

Welche **arbeitsplatzerhaltenden Maßnahmen** – einschließlich Eingliederungshilfen, Arbeitsförderung und Berufsförderung sowie Arbeitsplatzumsetzung – infrage kommen, wer diese finanziert, ab wann eine berufliche Neuorientierung sinnvoll und durchführbar ist und wo detaillierte Informationen erhältlich sind, kann der Krebspatient am besten in der onkologischen Rehabilitationsklinik, notfalls auch beim Rehabilitationsberater der jeweiligen Rentenversicherung erfahren. Jeder Krebspatient im erwerbsfähigen Alter muss im Rahmen der stationären Anschlussheilbehandlung diesbezüglich beraten und betreut werden.

> Zusammengefasst muss man davon ausgehen, dass die überwiegende Mehrheit der manuell Tätigen nicht wieder voll arbeitsfähig sein wird. Dieser Erkenntnis muss schon sehr frühzeitig, d. h. nach der Entlassung aus der Akutklinik bzw. während der stationären Anschlussheilbehandlung, Rechnung getragen werden.

38.4 Maßnahmen zur Qualitätssicherung (Strukturqualität, Prozessqualität und Evaluation)

> Die *stationäre Anschlussheilbehandlung* (AHB) ist die für operierte Magenkarzinompatienten wichtigste stationäre Rehabilitationsmaßnahme. Sie sollte in einer onkologisch ausgerichteten Rehabilitationsklinik und auf keinen Fall in einer allgemeinen Kur- oder Rehabilitationsklinik durchgeführt werden.

Theoretisch ist die **rehabilitative Betreuung** zwar auch ambulant oder teilstationär möglich (Bundesarbeitsgemeinschaft für Rehabilitation 2003), jedoch sind in der Regel die Ösophagus- und Magenkarzinompatienten körperlich zu geschwächt, um hiervon zu profitieren.

Um einen Etikettenschwindel (d. h. Vorgabe rehabilitativer Leistungen von Sanatorien und Kurkliniken, aber auch von niedergelassenen Ärzten und sog. Rehabilitationsabteilungen in Akutkrankenhäusern) zu verhindern, bedarf es bestimmter Maßnahmen zur **Sicherung und Kontrolle einer Strukturqualität.**

Rehabilitative Leistungen bei Ösophagus- und Magenkarzinompatienten können nur von einem qualifizierten **Rehabilitationsteam** erbracht werden (▫ Abb. 38.2). Spezielle Erfahrungen und eine besondere Infrastruktur sind unerlässlich.

> Wegen der notwendigen Erfahrungen sollte die rehabilitativ tätige Institution entsprechend den Vorstellungen der *Arbeitsgemeinschaft für Rehabilitation, Nachsorge und Sozialmedizin* der deutschen Krebsgesellschaft (ARNS) mindestens 70 Magenkarzinompatienten jährlich betreuen (Schmidt et al. 2000).

Eine ausreichende **Prozessqualität** (Bartsch et al. 2000) und deren Überprüfbarkeit durch Qualitätssicherungsprogramme der Rentenversicherungen und/oder Krankenkassen muss gewährleistet sein. Stationäre Rehabilitationsmaßnahmen, speziell die AHB, sollten in denjenigen Rehabilitationskliniken unterbleiben, in denen diese Kriterien nicht gewährleistet sind.

Eine wesentliche Ursache für die nach wie vor bestehenden Missverständnisse zwischen Kurativ- und Rehabilitationsmedizin ist die fälschliche Benutzung identischer **Evaluationskriterien**. Wenn ein Kurativmediziner die Effektivität rehabilitativer Maßnahmen beurteilen soll, so ist zwangsläufig mit einer negativen Beurteilung zu rechnen. Natürlich wird auch die Ergebnisqualität einer kurativ orientierten Therapiestudie für einen Rehabilitationsonkologen unbefriedigend sein müssen.

> Eine *Evaluation* ist nur durch eine gute Dokumentation der Rehabilitationsbedürftigkeit, der durchgeführten Rehabilitationsmaßnahmen sowie des Rehabilitationsverlaufs und -erfolgs der durchgeführten Therapiemaßnahmen zu erreichen.

Eine Weiterentwicklung bzw. Verbesserung der Rehabilitation ohne Dokumentation und Evaluation ist unmöglich. Die **Entlassungsberichte** der Krebsrehabilitationskliniken haben eine zentrale Bedeutung für die

Dokumentation. Sie müssen ausführliche Stellungnahmen zur somatischen und psychosozialen Rehabilitationsbedürftigkeit sowie zu den durchgeführten Rehabilitationsmaßnahmen und -erfolgen enthalten.

Die Evaluation von Rehabilitationsmaßnahmen bei Tumorpatienten richtet sich nicht nach Lebenszeit-, sondern nach **Lebensqualitätskriterien** (Delbrück u. Wilke 2000). Für diese existieren in der onkologischen Rehabilitation objektive und subjektive Messparameter, mit deren Hilfe der Erfolg durchgeführter Rehabilitationsmaßnahmen beurteilt werden kann. Einige von ihnen sind in den Tabellen 38.1 und 38.2 aufgeführt.

Grundsätzlich wird die in der Rehabilitationsonkologie angestrebte Verbesserung der **Lebensqualität** dann erreicht, wenn

- weniger Pflegebedürftigkeit vorliegt (**„Reha vor Pflege“**),
- der Patient wieder beruflich reintegriert werden kann (**„Reha vor Rente“**),
- der Patient sich geborgen fühlt und sein Schicksal verarbeitet (**„Reha vor Resignation und Depression“**) und
- die körperlichen Behinderungen und Funktionseinschränkungen gering sind (**„Reha vor Invalidität“**).

38.5 Voraussetzungen zur Durchführung von Rehabilitationsmaßnahmen

Voraussetzung für die Nutzung stationärer, teilstationärer und ambulanter Rehabilitationsmaßnahmen ist ein **Versicherungsverhältnis** der Betroffenen bei einem Träger der Rehabilitation. Je nach Versicherungsverhältnis kommen unterschiedliche Kostenträger in Betracht. Abweichend von anderen medizinischen Indikationen ist die erhebliche Gefährdung der Erwerbsfähigkeit kein ausschließliches Bewilligungskriterium für Leistungen durch die Rentenversicherungen. Auch für Betroffene außerhalb des Erwerbslebens werden Rehabilitationsmaßnahmen für Krebspatienten von den Rentenversicherungen bezahlt.

Für die Krankenkassen gelten als wesentliche *Bewilligungskriterien* die Aussicht auf Verhinderung einer Pflegebedürftigkeit sowie die Notwendigkeit der Nachbetreuung.

Praxis konkret

Der überweisende Arzt sollte nur bei bestehender Rehabilitationsbedürftigkeit, -fähigkeit und -bereitschaft des Betroffenen eine **stationäre Rehabilitationsmaßnahme** einleiten.

Ablehnung einer Rehabilitation. Bei fehlender Rehabilitationsbedürftigkeit, mangelnder Rehabilitationsfähigkeit und unzureichender Mitwirkungsbereitschaft ist eine Rehabilitation abzulehnen, da sie in diesem Fall wenig erfolgversprechend ist. Die Rehabilitationsmaßnahme würde zur Erholungskur herabgewürdigt oder – das andere Extrem – mit einem Hospizaufenthalt gleichgesetzt. Der Aufwand sozialer Hilfen hingegen ist bei manifestem und progredientem Tumorleiden besonders groß.

Die in den Tabellen 38.1 und 38.2 aufgeführten Rehabilitationsziele zeigen, dass Rehabilitationsmaßnahmen sowohl für potenziell kurativ als auch palliativ Behandelte infrage kommen. Allgemein ist die **Rehabilitationsbedürftigkeit** nach Abschluss der Primärtherapie am größten. Deswegen ist die AHB besonders wichtig.

Cave

Die AHB darf nur in Kliniken durchgeführt werden, die nicht mehr als maximal 100 km vom Heimatkrankenhaus entfernt sein sollten, und muss spätestens 2 Wochen nach Krankenhausentlassung oder nach Abschluss der ambulanten Chemotherapie angetreten werden.

Die **wohnortnahe Rehabilitation** ermöglicht den ständigen Kontakt mit vor- und nachbehandelnden Institutionen, die Einbindung der Angehörigen in das Rehabilitationskonzept und direkte Kontaktmöglichkeiten des Sozialarbeiters zu z. B. Pflegediensten und Ämtern. Auch ist eine Ernährungsberatung von Männern ohne Einbeziehung ihrer Lebenspartnerin, die für sie kocht oder ihnen dabei hilft, fragwürdig, was als weiteres Argument für die Forderung nach wohnortnaher Rehabilitation gilt.

Für die **teilstationäre Rehabilitation** gilt die Regel, dass die Fahrzeit zur Institution nicht mehr als 30 min betragen darf. Die Regeldauer aller stationären Rehabilitationsmaßnahmen beträgt 3 Wochen, kann jedoch, je nach Bedürftigkeit, auch verlängert bzw. verkürzt werden. Auch eine ambulante Rehabilitation ist unter bestimmten Bedingungen möglich (Bundesarbeitsgemeinschaft für Rehabilitation 2003).

Wenn der Tumorrehabilitationsklinik keine **Basisinformationen** mitgeteilt werden zu
- Schweregrad und Ausdehnung der Krebserkrankung,
- durchgeführten Therapien,
- Rehabilitationserwartungen,
- Rehabilitationsfähigkeit,
- Rehabilitationsbereitschaft des Betroffenen,

so ist keine qualifizierte medizinisch-onkologische Rehabilitation möglich. Fehlen diese Basisinformationen, ist die Einleitung einer stationären oder ambulanten Rehabilitation nicht erfolgversprechend.

Nachsorge- und Rehabilitationsfragen, die bei operierten Magenkarzinompatienten im Rahmen der Diagnostik berücksichtigt werden müssen

- Medizinische Fragen
  - Liegt Tumoraktivität vor und wenn ja, welche Beschwerden werden hierdurch verursacht?
  - Liegen Postgastrektomiebeschwerden vor (Refluxösophagitis, Refluxgastritis, Dumpingsyndrom, Schlingensyndrome, Diarrhö, Schmerzen, Übelkeit, Blähungen, Schluckbeschwerden)?
  - Können die Beschwerden dem Operationsverfahren zugeordnet werden?
  - Besteht Untergewicht und wenn ja, aus welchem Grund?
  - Bestehen abhängig bzw. unabhängig von der Nahrungsaufnahme Übelkeit oder Schmerzen?
  - Bestehen Zeichen einer Pankreasfunktionsstörung (Blähungen, Diarrhöen) und wenn ja, sind sie durch Fettstühle zu objektivieren?
- Psychosoziale Fragen
  - Wie ist die subjektiv empfundene Stimmungslage (z. B. Nervosität, Schlaflosigkeit, Ängstlichkeit, Grübeln, Schreckhaftigkeit, Mutlosigkeit, Aggressionen)?
  - Wie empfindet der Patient selber seine Leistungsfähigkeit (kann er z. B. selber den Haushalt versorgen)?
  - Ist zukünftig mit Versorgungsproblemen zu rechnen (kümmern sich z. B. die Angehörigen um den Betroffenen)?
  - Ist eine soziale Institution für die weitere soziale Versorgung und Begleitung eingeschaltet?
  - Ist der Patient über den bösartigen Charakter der Erkrankung aufgeklärt und wenn ja, sollte der Betroffene dem Psychologen vorgestellt werden?
  - Sollte der Betroffene dem Sozialarbeiter vorgestellt werden?
- Berufliche Fragen
  - Besteht ein Arbeitsverhältnis?
  - Kann der Patient seine zuletzt ausgeübte berufliche Tätigkeit wieder aufnehmen bzw. wird hierbei mit Beschwerden zu rechnen sein?
  - Ist zu erwarten, dass der Patient später einmal seine zuletzt ausgeübte berufliche Tätigkeit wieder aufnehmen kann?
  - Ist eine Arbeitsplatzumsetzung sinnvoll?
  - Erscheint eine berufliche Neuorientierung sinnvoll?
  - Wie sieht der Patient selber seine berufliche Zukunft?
  - Sollte eine Erwerbsunfähigkeitsrente in Erwägung gezogen werden?
  - Sind beruflich-rehabilitative Hilfen sinnvoll und erfolgversprechend?
  - Wurden beruflich-rehabilitative Hilfen schon eingeleitet (Schwerbehindertenausweis, Betriebsarzt, Arbeitsplatzumsetzung, Rentenantrag)?

Verpflichtungen zur Kooperation und Kommunikation haben auch die rehabilitativ tätigen Institutionen und Ärzte gegenüber den vor- und nachbehandelnden weiterbetreuenden Ärzten. Der **ärztliche Entlassungsbericht** einer onkologischen Rehabilitationsklinik muss prospektiv orientiert sein und Empfehlungen für die Zukunft enthalten. Er sollte sich auf die rehabilitativen Aspekte beschränken und muss den Haus- und weiterbetreuenden Rehabilitationsärzten in kürzester Zeit zur Verfügung gestellt werden und die wichtigen (ergebnis)qualitätssichernden Daten enthalten.

Cave

Auf keinen Fall darf sich der **rehabilitationsonkologische Entlassungsbericht** nur auf medizinische Fakten beschränken.

Grundsätzlich sollten stationäre Rehabilitationsmaßnahmen für Ösophagus- und Magenkrebspatienten nur in onkologisch ausgerichteten Tumornachsorge- und Rehabilitationskliniken mit **gastroenterologischer Kompetenz** durchgeführt werden. In diesen Kliniken muss ein gewisser Standard gewährleistet sein. Hierzu gehören auch entsprechende apparative und personelle Voraussetzungen. Kliniken, die nicht den Qualitätskriterien der Deutschen Krebsgesellschaft (Bartsch et al. 2000; Delbrück u. Wilke 2000; Schmid et al. 2000) entsprechen, sollten nicht belegt werden, da von ihnen keine qualifizierte Rehabilitation erwartet werden kann.

> Unabdingbar für eine Rehabilitationsklinik, die Ösophagus- und Magenkarzinompatienten betreut, ist ein leitender Arzt, der in der *Rehabilitationsmedizin* ausgebildet wurde und zusätzlich über nachweisbare *onkologische und gastroenterologische Kenntnisse* verfügt.

Aufgrund der notwendigen psychosozialen Rehabilitationsziele sind **Sozialarbeiter** unentbehrlich. Die Rehabilitation von Ösophagus- und Magenkarzinompatienten ohne Hinzuziehung professioneller **Ernährungsberater** ist undenkbar. Bundesarbeitsgemeinschaft für Rehabilitation (BAR) 2003.

Literatur

Bartsch HH, Delbrück H, Kruck P, Schmid L (2000) Zur Prozessqualität in der onkologischen Rehabilitation. Rehabilitation 39: 355–358

Bundesarbeitsgemeinschaft für Rehabilitation (2003) Rahme empfehlungen zur ambulanten onkologischen Rehabilitation. Schriftenreihe der Bundesgemeinschaft für Rehabilitation, Frankfurt

Delbrück H (Hrsg) (1995) Krebsnachsorge und Rehabilitation, Bd 5. Der Krebskranke in der Arbeitswelt. Zuckerschwerdt, München

Delbrück H (1997) Standards und Qualitätskriterien beruflicher Rehabilitationsmaßnahmen bei Krebspatienten. In: Delbrück H (Hrsg) Standards und Qualitätskriterien in der onkologischen Rehabilitation. Zuckschwerdt, München, S 37

Delbrück H (1998) Magenkrebs. Rat und Hilfe für Betroffene. Kohlhammer, Stuttgart

Delbrück H (1999a) Begutachtung der Leistungsfähigkeit bei Patienten mit Tumoren des Gastrointestinaltrakts. Med Sach 95/4: 125–129

Delbrück H (1999b) Ernährung nach Krebs. Rat und Hilfe für Betroffene. Kohlhammer, Stuttgart

Delbrück H, Aghabi E (1993) Subjektive Befindlichkeitsstörungen bei Magenkarzinom- und Ösophaguskarzinompatienten in der Nachsorge. Rehabilitation 32: 232–235

Delbrück H, Frehoff H (1992) Zur Effektivität und Relevanz der rezidivorientierten Routinediagnostik (Tumornachsorgepässe) in der Nachsorge von Magenkarzinompatienten. Tumordiagnostik 12/5: 181–185

Delbrück H, Haupt E (Hrsg) (1998) Rehabilitationsmedizin. Ambulant – Teilstationär – Stationär. Urban & Schwarzenberg, München

Delbrück H, Lokossou R (1997) Einschränkungen der Arbeits- und Erwerbstätigkeit von geheilten Magenkarzinompatienten. In: Delbrück H (Hrsg) Tumornachsorge und Rehabilitation, Bd 5. Zuckschwerdt, München

Delbrück H, Schmid L, Bartsch H, Kruck P (2000) Zur Ergebnisqualität in der onkologischen Rehabilitation. Rehabilitation 39: 359–362

Delbrück H, Wilke H (2000) Rehabilitation von Patienten mit Magenkarzinom. Onkologe 6

Hölscher AH, Bauer TH (2000) Nachsorge und Rehabilitation noch zeitgemäß? Aus der Sicht der chirurgischen Onkologie. Tumordiagn Ther 21: 39–44

Mestrom H (1998) Essen und Trinken nach Magenentfernung. Ars bonae curae, Sprockhövel

Muthny F (1996) Wege der Krankheitsverarbeitung von Krebspatienten und Möglichkeiten von Hilfen. Hefte zur Krebsnachsorge. Hartmann-Bund, Bad Neuenahr

Schmid L, Delbrück H, Bartsch H, Kruck P (2000) Zur Strukturqualität in der onkologischen Rehabilitation. Rehabilitation 39: 350–354

Zieren HU, Müller JM, Rawalski A, Pichlmaier H (1995) Wert schematisierter Nachsorgeuntersuchungen nach Resektion eines Magenkarzinoms. Dtsch Med Wochenschr 120: 315–320

Lebensqualität nach operativen Eingriffen

T. Küchler, V. Kahlke und B. Kremer

39.1 Einleitung

> Nicht nur die Tumorerkrankung selbst, sondern auch die Therapie des Ösophagus- und Magenkarzinoms haben erheblichen Einfluss auf die *Lebensqualität* der betroffenen Patienten.

Da heute unter „Lebensqualität" mehr verstanden wird als das (Nicht-)Vorhandensein von spezifischen Symptomen (Schluckbeschwerden, Völlegefühl, Schmerzen etc.), sollen im nachfolgenden Beitrag die wichtigsten **Aspekte des Lebensqualitätskonzepts**, wie es in den letzten 10 Jahren Einzug in die Medizin und insbesondere in die Onkologie gefunden hat, dargestellt werden.

39.2 Allgemeine Aspekte des Lebensqualitätskonzepts

> Lebensqualität ist nach der Überlebenszeit das *wichtigste Behandlungsziel* für Krebspatienten.

Dies gilt von der Diagnosestellung an für den gesamten Krankheits- und Behandlungsverlauf. **Gesundheitsbezogene Lebensqualität** ist heute mit naturwissenschaftlichen Methoden zuverlässig messbar. Es lassen sich so Auswirkungen von Krankheit und Therapie systematisch darstellen und vergleichen.

Cave

Aus den bisherigen 10 Jahren der Erfahrung in der **Lebensqualitätsmessung** ist abzuleiten, dass dies von Patienten keineswegs als Belastung („Noch mehr Diagnostik ..."), sondern als ein Teil der Humanisierung in der onkologischen Behandlung erlebt wird („Endlich interessiert sich jemand auch dafür, wie es mir geht, nicht nur meinem Tumor").

Aus Sicht der Behandelnden stellt die Lebensqualitätsmessung auch einen **Beitrag zur Qualitätssicherung** dar.

Grob vereinfacht lässt sich feststellen, dass sich die Publikationen der Jahre 1980–1990 überwiegend mit dem **Konzept von Lebensqualität** sowie den (theoretischen) Möglichkeiten der **Messung dieses Konstrukts** befassten, während die letzten 10 Jahre von zunehmend **empirisch orientierten Publikationen** geprägt waren.

Mit Ende des 20. Jahrhunderts hat sich das **Konzept „Lebensqualität"** auch in der deutschen Medizin etabliert – spät sicherlich im Vergleich zu Nordamerika oder einigen anderen europäischen Ländern, aber es ist zu bedenken, dass kaum ein Begriff unspezifischer, unpräziser und im Alltagsgebrauch beliebiger verwendet wurde. Der Chirurg H.W. Schreiber sprach 1989 zu Recht von einem „Gedankencontainer". Doch Begriff wie Konzept haben seitdem Fortschritte gemacht, sowohl gedanklich als auch in der technischen Umsetzung. Im Folgenden soll versucht werden, nach einem kurzen Überblick zur Geschichte der Lebensqualitätsforschung, die Bedeutung des Konzepts für die Hauptbereiche der modernen Medizin – klinische Praxis, Forschung und Qualitätssicherung – zu präzisieren.

39.2.1 Geschichte des Lebensqualitätskonzepts

Obwohl der **Begriff „Lebensqualität"** bereits 1920 erstmals erwähnt wird (Pigou 1920 im Zusammenhang mit Arbeitsumgebung), fand er erst in den 1970er Jahren Eingang in die Wissenschaft, zunächst die Sozialwissenschaft. Im Jahre 1970 wird Lebensqualität im Bericht an den amerikanischen Präsidenten („Toward balanced growth: quantity with quality") in der Diskussion über die Grenzen des (wirtschaftlichen) Wachstums gleichrangig zum Wachstum gestellt. Nachfolgende Untersuchungen zu den „Lebensbedingungen" der Amerikaner versuchten Lebensqualität zu objektivieren, indem – hier sehr vereinfacht – die Anzahl der Fernseher etc. pro Quadratmeter Wohnraum gezählt wurden (Campbell et al. 1976). Die Autoren wiesen allerdings schon damals darauf hin, dass es darum geht, wirklich qualitative Maße einzuführen.

> Seit spätestens Mitte der 1980er Jahre ist die Lebensqualität auch ein Begriff in der Medizin, wobei er zunächst nur von der *WHO* in global gesundheitspolitischen Zusammenhängen gesehen wurde.

Entsprechend waren die Zielvorstellungen der WHO, zu einem **Index ähnlich dem Karnofski-Index** zu kommen, der die gesamte Befindlichkeit des untersuchten Kollektivs in einer Maßzahl zusammenfasst. Aufgrund der unstrittigen Mehrdimensionalität des Lebensqualitätskonzepts wurde diese Vorstellung nicht weiter verfolgt. Stattdessen begann die Entwicklung von **multidimensionalen Lebensqualitätsfragebögen**, die in der Folge zu den 3 heute hauptsächlich verwendeten Instrumenten führte (Aaronson et al. 1993; Ware 1996; Cella et al. 1993):

- EORTC QLQ C30,
- SF 36,
- FACT.

39.2.2 Das Lebensqualitätskonzept

Lebensqualität ist wenigstens ein philosophischer, ein politischer, ein ökonomischer, ein sozialwissenschaftlicher und neuerdings eben auch ein medizinischer Begriff, und in jedem der genannten Bereiche verursacht er **methodische Probleme**, am deutlichsten in der Politik und in der Ökonomie. In der Philosophie steht die Abgrenzung zum Glücksbegriff noch aus, aber immerhin hat dort bereits Aristoteles das zentrale messtheoretische Problem der Lebensqualitätsforschung formuliert: „....und oft ändert derselbe Mensch seine Meinung. Wird er krank, so ist es Gesundheit, und wenn er gesund ist, so ist es das Geld." Anders ausgedrückt:

- Lebensqualität bedeutet für Kranke etwas grundsätzlich anderes als für Gesunde.
- Die Bedeutung (Bewertung) einzelner Aspekte von Lebensqualität ist individuell höchst unterschiedlich.

Bis hierher zusammengefasst ist es angesichts der angedeuteten **Komplexität des Konstrukts Lebensqualität** verständlich, dass der Philosoph Karl Popper uns folgenden Rat gibt: „Never try to define quality of life!" (mündliche Mitteilung an H. Troidl 1988).

Küchler u. Schreiber schlugen 1989 entsprechend ein **Lebensqualitätsmodell** vor (Abb. 39.1), das keine Definition anstrebt, sondern lediglich eine Konzeptualisierung, die denjenigen, die Lebensqualität untersuchen wollen, eine Orientierung ermöglichen soll. Zwar sind in den letzten Jahren eine ganze Reihe an **Definitionen von „Lebensqualität"** vorgeschlagen worden, ohne dass sich eine Formulierung klar durchgesetzt hätte. Dennoch besteht weitgehende Einigkeit über wesentliche Domänen der **„gesundheitsbezogenen Le-**

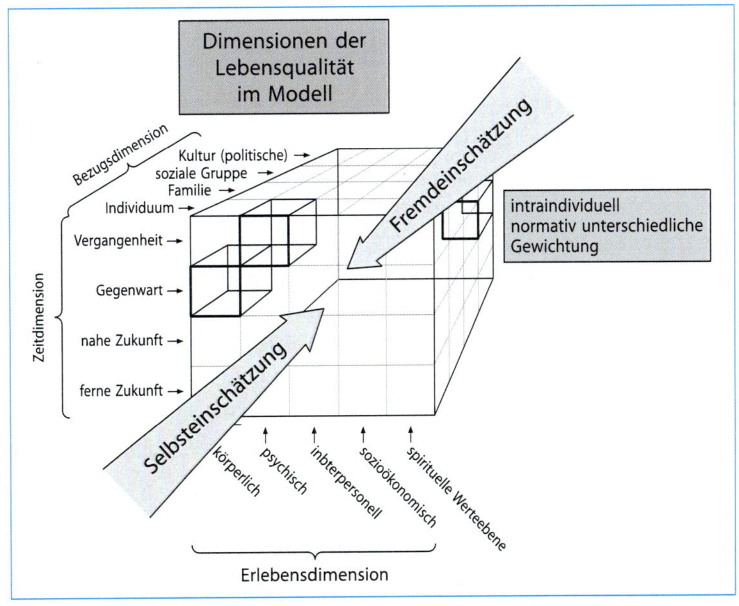

Abb. 39.1. Dimensionen der Lebensqualität (Modell). (Nach Küchler u. Schreiber 1989)

bensqualität", die sich ja letztlich an der Gesundheitsdefinition der WHO orientieren (körperliches, seelisches und soziales Wohlbefinden in einem spezifischen Behandlungskontext).

39.2.3 Zur Messung von gesundheitsbezogener Lebensqualität („Health-Related Quality of Life")

Einer der am weitesten fortgeschrittenen Forschungsansätze zur Erhebung von Lebensqualität in dem oben erwähnten Kontext soll im Weiteren kürzestmöglich vorgestellt werden. Es handelt sich hierbei um den Ansatz der **EORTC Quality of Life Study Group.** Innerhalb der EORTC, einer europäischen multinationalen Organisation zur Erforschung von Tumorleiden, wurde Ende der 1970er Jahre eine Studiengruppe zur Erforschung von Lebensqualität gegründet.

Ziel war die **Entwicklung eines Kernfragebogens**, eines sog. „core questionnaire", der für die meisten Tumorerkrankungen anwendbar sein sollte. Die Entwicklung dieses Kernfragebogens wurde in den 1990er Jahren abgeschlossen, sodass dieser nun in fast allen europäischen Sprachen in überprüfter Form vorliegt. Der Fragebogen enthält Komplexe zu den 3 wichtigen **Kernbereichen der Lebensqualität:**

- körperlich,
- psychisch-seelisch,
- sozial.

Desweiteren sind im Kernfragebogen Items zu häufig auftretenden Symptomen und allgemeinen Beschwerden enthalten. Er umfasst 30 Fragen mit folgenden **Dimensionen:**

- funktioneller Status,
- allgemeine somatische Beschwerden (Fatigue, gastrointestinale Symptome, Kurzatmigkeit, Schlafstörungen, Anorexie/Appetitlosigkeit/Erbrechen),
- Schmerzen,
- emotionale Befindlichkeit,
- kognitives Befinden (Gedächtnis und Konzentration),
- Arbeitsfähigkeit,
- soziale Belastung,
- finanzielle Belastung,
- globale Lebensqualität.

Dieser Kernfragebogen kann von den Patienten in 10, maximal 20 min ausgefüllt werden. Er wird ergänzt durch **diagnose- und/oder behandlungsspezifische Module.** Hier ist auf die Unterscheidung zwischen „offiziellen" EORTC-Modulen (multilingual/multinational getestet) und Ad-hoc-Modulen (in der Regel für spezifische Studien entwickelt und nur unilingual getestet) hinzuweisen.

> Der *EORTC QLQ C30* (Version 2.0 und höher) stellt heute in Europa das Standardinstrument zur Lebensqualitätserfassung in der Onkologie dar.

39.3 Stand der Lebensqualitätsforschung bei Patienten mit Ösophagus- und Magenkarzinomen

Cave

Zusammengefasst lässt sich derzeit feststellen, dass es einen solchen Stand der Lebensqualitätsforschung bei Patienten mit **Ösophagus- und Magenkarzinom** nicht gibt.

Dies ist insofern bemerkenswert, als gerade in der Magenchirurgie bereits 1948 einer der ersten Lebensqualitätsscores überhaupt, die **Visick-Skala**, zur Beurteilung von Ulkusoperationen entwickelt wurde. Diese 4-stufige Skala, auf der der Operationserfolg in den Kategorien „ausgezeichnet", „sehr gut", „befriedigend" und „unbefriedigend" durch den behandelnden Arzt eingeschätzt wurde, konnte sich allerdings nicht durchsetzen. Vor allem die geringe Übereinstimmung dieser Fremdbeurteilung mit der Selbsteinschätzung der Patienten (McLeod 1996) hat dazu geführt, dass dieses Maß in der Tumorchirurgie kaum verwendet wurde.

In der Folge haben die wenigen Studien, die sich explizit mit der Lebensqualität bei Ösophagus- oder Magenkarzinom befasst haben, **unterschiedliche Er-**

hebungsinstrumente verwendetet, sodass eine Vergleichbarkeit der Ergebnisse nicht gegeben ist. Weiterhin sind die **Untersuchungsmethoden bzw. Fragestellungen** zu heterogen, um hier Ergebnisse wirklich konzise zusammenfassen zu können. Auch finden sich Veröffentlichungen, die „quality of life" zwar im Titel führen, dies aber im gesamten Text nur noch im Schlusssatz erwähnen: „However, the better postoperative outcome and quality of life of patients undergoing subtotal gastrectomy suggest ..." (Braga et al. 1996). In der gesamten Arbeit findet sich weder ein Hinweis darauf, was unter Lebensqualität verstanden wird noch wie sie gemessen wurde.

Zu den häufiger verwendeten und sinnvollen *Instrumenten* zählen:
- Gastrointestinale Lebensqualitätsindex (GLQI; Eypasch et al. 1995),
- Spitzer-Index (Spitzer et al. 1981),
- Sickness Impact Profile (Berger et al. 1981),
- Rotterdam Symptom Checklist (de Haes et al. 1990),
- EORTC QLQ C 30 (Aaronson et al. 1993).

Schwierig zu bewerten sind diejenigen Instrumente, die entweder sehr kulturspezifisch sind (z. B. der Korenaga QoL-Index; Korenaga et al. 1992) oder eben von den jeweiligen Forschergruppen selbst entwickelt wurden. Dies gilt um so mehr, wenn keine Angaben zur Messgüte (**Reliabilität, Validität**) gemacht werden.

An Fragestellungen, die bisher mit den Methoden der Lebensqualitätsforschung bearbeitet wurden, überwiegt im Bereich der Magenkarzinome der **Vergleich zwischen totaler und subtotaler Gastrektomie**, wobei sowohl in Hinblick auf Überlebenszeit als auch Lebensqualität Patienten mit subtotaler Gastrektomie in den Veröffentlichungen seit 1996 die besten Ergebnisse zeigen (z. B. Svedlund et al. 1997; Wu et al. 1997; Jentschura et al. 1997; Davies et al. 1998). Die Studie von Jentschura et al. (1997), die mit 195 Patienten eine der größeren Untersuchungen darstellt, macht aber auch die Problematik in diesem Forschungsbereich deutlich: Letztlich bleibt unklar, ob die quantitativ nicht allzu großen (5–10 % des jeweiligen Scores), statistisch aber signifikanten Lebensqualitätsvorteile der Gruppe mit subtotaler Gastrektomie der Prozedur selbst oder der tendenziell günstigeren Stadienverteilung (UICC-Klassifikation) in dieser Gruppe zuzuschreiben sind.

Weitere Fragestellungen betreffen den Vergleich von **Rekonstruktion mit Pouch vs. ohne Pouch**, wobei sich eine leichte Tendenz zu einer besseren Lebensqualität bei Patienten mit Pouch ergibt (z. B. Schmitz et al. 1994), sowie die **Auswirkungen der D2-Lymphadenektomie** (kein negativer Einfluss auf die Lebensqualität; Thybusch-Bernhardt et al. 1999). Als offene Fragen in diesem Bereich klinischer Forschung sind v. a. die Rolle des Fatiguesyndroms bei Magenkarzinompatienten sowie der Vergleich der Lebensqualität insgesamt dieser Patientengruppe zu anderen Patienten mit gastrointestinalen Tumoren anzusehen (Berend et al., in Vorbereitung).

Im Bereich der Lebensqualitätsforschung bei Patienten mit **Ösophaguskarzinomen** zeigt sich die Tendenz zur Verwendung von nichtstandardisierten Erhebungsinstrumenten noch deutlicher. Diese fehlende Vergleichbarkeit ist insofern doppelt bedauerlich, als aufgrund der niedrigen Inzidenz dieses Tumors die meisten Studien retrospektiv sind und relativ kleine Fallzahlen aufweisen, was eine Generalisierbarkeit der Ergebnisse nahezu unmöglich macht. Gleichzeitig weisen die Ergebnisse insgesamt auf – erwartete – Zusammenhänge zwischen Schluckstörungen, Mangelernährung und Lebensqualität insgesamt hin.

Ob die **Art der Anastomose** – collar vs. intrathorakal – aufgrund unterschiedlicher Refluxproblematik einen signifikanten Einfluss auf die postoperative Lebensqualität hat, wie Schmidt u. Löhnert (2000) an einer ebenfalls kleinen retrospektiven Stichprobe festgestellt haben, wird anhand größerer Fallzahlen prospektiv zu überprüfen sein.

39.4 Häufige Probleme bei der Lebensqualitätsmessung in klinischen Studien

Da die Literaturdurchsicht zum Stand der Forschung im Bereich „Lebensqualität nach Ösophagus- oder Magenkarzinom" zeigt, dass sich hier einige spezifische **Probleme der Lebensqualitätsforschung** abbilden, werden im letzten Teil dieses Beitrags diese Probleme systematisch zusammengefasst. Grundlage dieser Systematik sind auch die Erfahrungen, die in den letzten Jahren im „Referenzzentrum Lebensqualität in der Onkologie“[1] bei der Beratung verschiedener Studiengruppen zur Durchführung von Lebensqualitätserhebungen in onkologischen Studien (vorwiegend Phase III und IV) entsprechend dem internationalen Standard gemacht wurden. Allgemeine Prinzipien der Studienplanung und -durchführung sind nicht Gegenstand dieses Beitrags. Folgende Übersicht fasst diese Probleme im Überblick zusammen.

Häufige Probleme bei der Lebensqualitätsmessung in klinischen Studien

- Genuine Fragestellung, entsprechendes Studiendesign, Fallzahlberechung
- Reliables und valides Lebensqualitätsmessinstrument
- Im Studienprotokoll detaillierte Beschreibung des Vorgehens bei der Lebensqualitätserfassung
- Auswertungskonzept entsprechend der Fragestellung
- Angemessene Auswertungsmethoden

39.4.1 Genuine Fragestellung, entsprechendes Studiendesign

Es ist als Erstes zu betonen, dass in dem Maße, in dem Lebensqualitätserhebungen „en vogue“ kamen, dies nicht immer auch mit echten **Fragestellungen** verbunden war, sondern teilweise einfach der Vollständigkeit halber mit ins Studienprotokoll aufgenommen wurde.

> Für die Zertifizierung ist daher zu fordern, dass bei Einbeziehung von Lebensqualitätsparametern eine *genuine Fragestellung* und ein entsprechendes *Studiendesign* vorliegen.

1 Das „Referenzzentrum Lebensqualität in der Onkologie“ wird seit Anfang 1998 von der Deutschen Krebshilfe e. V. gefördert.

Es lassen sich 2 grundsätzlich unterschiedliche **Fragestellungen** benennen:

- Lebensqualität stellt dann den primären Endpunkt einer Studie dar, wenn keine signifikanten Überlebenszeitunterschiede zu erwarten sind. Dies gilt in der Regel bei palliativen Ansätzen, ebenso dann, wenn die zu prüfende Therapie v. a. auf Befindlichkeits- (auch Verträglichkeits-)Optimierung zielt. Entsprechend lautet die generelle Fragestellung in diesem Bereich: Welche **Aspekte der Lebensqualität** werden durch die zu prüfende Therapie beeinflusst?
- Sind hingegen Überlebenszeitunterschiede zu erwarten oder sind definierte Funktionsparameter (z. B. in der orthopädischen Onkologie) Zielkriterien, kann Lebensqualität als sekundärer Endpunkt in die Studie aufgenommen werden. Die grundsätzliche Fragestellung bezieht sich dann auf die **Relation von Überlebenszeit zu Lebensqualität** (bzw. Funktionsverbesserung zu Lebensqualität).

Fallzahlberechnung. Die Fallzahlberechnung ist abhängig vom **primären Endpunkt** und richtet sich nach der statistischen Power (1-β-Fehler), mit der die Hauptfragestellung beantwortet werden soll. Stellt Lebensqualität den sekundären Endpunkt dar, ist zu diskutieren, ob eine geringere statistische Power ($<0{,}80$) akzeptabel ist, um die Fallzahlen in einem realistischen Rahmen zu halten. Sollte allerdings z. B. aufgrund der seltenen Inzidenz einer Tumorerkrankung die Power zu niedrig werden, ist zu empfehlen, entweder auf die Lebensqualitätsuntersuchung ganz zu verzichten (viel Arbeit für alle Beteiligten, keine interpretierbaren Ergebnisse!) oder ein multizentrisches Studiendesign anzustreben. Folgende Übersicht fasst diese grundsätzlichen Fragestellungen zusammen.

Darstellung von primärem und sekundärem Endpunkt

- Primärer Endpunkt: es sind keine Überlebenszeitunterschiede zu erwarten. Fragestellung/Hypothesen: Welche Aspekte der Lebensqualität werden durch die zu prüfende Therapie beeinflusst?

- Sekundärer Endpunkt: Überlebenszeit oder definierte Funktionsparameter sind Zielkriterien. Fragestellung: Relation Überlebenszeit zu Lebensqualität?

39.4.2 Reliables und valides Lebensqualitätsmessinstrument

Voraussetzung für die zuverlässige Erfassung der Lebensqualität ist die *Verwendung eines geeigneten Messinstruments.*

Hierbei sind doch 2 Aspekte hervorzuheben:

- Etwa 1985 begann die **Entwicklung von reliablen Instrumenten** zur Erfassung der Lebensqualität. Ziel war es (z. B. in der EORTC Studygroup on Quality of Life), zu international vergleichbaren, also kulturell übergreifenden Instrumenten zu gelangen, die gleichzeitig multidimensional und trotzdem patientenfreundlich, also kurz und verständlich sein sollten. Dieses Ziel ist heute erreicht.
- Nahezu alle heute verwendeten Instrumente fokussieren die **subjektiv erlebte Lebensqualität**, werden also von den Patienten selbst ausgefüllt. Die grundlegenden methodischen Probleme, die mit einem solchen Ansatz verbunden sind, können ebenfalls heute als gelöst angesehen werden, auch wenn die methodische Entwicklung in diesem Bereich keineswegs abgeschlossen ist.

Die genannten Voraussetzungen werden von einer ganzen Reihe an Instrumenten erfüllt, wobei 3 Lebensqualitätsfragebögen im Zusammenhang mit **onkologischen Studien** hervorzuheben sind:

- EORTC QLQ C30 (Aaronson et al. 1993),
- SF 36 (Short Form 36; Ware 1996)
- FACT (Functional Assessment of Cancer Therapy; Cella et al. 1993).

In größtmöglicher Kürze lassen sich diese **Instrumente** wie folgt charakterisieren:

- Der **EORTC QLQ C30** stellt derzeit das Standardinstrument in Europa dar. Er liegt in standardisierter Übersetzung in derzeit 36 Sprachen vor und besteht aus einem Kernfragebogen (30 Fragen), der für alle Tumorentitäten gültig ist, und wird ergänzt durch diagnose- und/oder behandlungsspezifische Module.
- Der **FACT** kann derzeit als Standardinstrument im amerikanischen Sprachraum angesehen werden. Der Aufbau ist vergleichbar mit dem EORTC QLQ C30. Die Anwendung in europäische Studien ist allerdings aufgrund der kulturell verankerten Itemselektion (Beispiel: „Could you walk one block?" – eine Maßeinheit, die jeder Amerikaner, aber kaum ein Europäer zuverlässig einschätzen kann) nur begrenzt möglich. Der FACT bietet allerdings den Vorteil der größten Sammlung spezifischer Module, deren Reliabilität allerdings für den deutschen Sprachraum nur teilweise getestet worden ist.
- Der **SF 36** wurde für Gesunde und für Patienten entwickelt. Er bietet den Vorteil von Normwerten für verschiedene Populationen, wobei darauf hinzuweisen ist, dass der naheliegende Vergleich der Lebensqualität von z. B. Gesunden mit den Ergebnissen onkologischer Populationen aufgrund der radikal veränderten Bewertung von Lebensqualitätsaspekten bei Tumorpatienten grundsätzlich problematisch bleibt.

Folgendes Schema fasst den **Stand der Instrumentenentwicklung** zusammen.

EORTC QLQ C30	FACT	SF 36
Europäisches Standardinstrument in der Onkologie	Nordamerikanisches Standardinstrument in der Onkologie	Standardinstrument für nicht-onkologische Fragestellungen
↓	↓	↓

Vorteil:	Vorteil:	Vorteil:
Kernfragebogen + diagnose-/behandlungs-spezifische Module	größte Sammlung spezifischer Module	Normwerte für Gesunde

39.4.3 Studienprotokoll – detaillierte Lebensqualitätserhebung

Für eine **Evaluierung** ist es nicht ausreichend, das verwendete Instrument anzugeben. Im Studienprotokoll ist festzulegen, in welcher Form die Lebensqualitätserhebung durchzuführen ist. Dies lässt sich aufteilen in:

- wann der Fragebogen den Patienten gegeben wird (minimal: vor Beginn der Therapie, direkt nach Abschluss und im Follow-up), wobei die Festlegung der Messzeitpunkte natürlich v. a. von dem zu prüfenden Therapieschema abhängt;
- wer den Fragebogen dem Patienten gibt, da dies erhebliche Effekte auf die Compliance hat;
- wie der Fragebogen dem Patienten gegeben wird, d. h. mit welchem „Begleittext", der natürlich die Bedeutung der Mitarbeit des Patienten und das Interesse an seiner subjektiven Lebensqualität deutlich machen sollte.

> Die *Einverständniserklärung* zur Lebensqualitätserhebung beim „informed consent" ist selbstverständlich.

Ein weiterer wichtiger Punkt, der für die nachfolgende Auswertung von hoher Bedeutung ist, betrifft den **Umgang mit fehlenden Fragebögen** (hier bezogen auf die Erhebungsorganisation). Das Vorgehen bei fehlenden oder unvollständig beantworteten Fragebögen sollte spezifiziert werden. In welcher Form wird nachgefragt (und protokolliert) warum der Patient entweder einzelne Fragen oder den ganzen Bogen nicht beantwortet hat solange er noch in der Klinik ist bzw. in der Follow-up-Phase (z. B. telefonisch)? Dies ist für die Auswertung von Bedeutung, da der statistische Umgang mit der **„Missing-data-Problematik"** unterscheidet, ob die Daten zufällig oder systematisch (z. B. alle Patienten, die „zu krank" sind) fehlen. Folgende Übersicht fasst die Kriterien zur Durchführung von Lebensqualitätserhebungen zusammen.

Kriterien zur Durchführung von Lebensqualitätserhebungen

- Detaillierte Beschreibung des Vorgehens bei der Lebensqualitätserhebung
- Standardisierung des Vorgehens bei der Erhebung
- Wer gibt den Patienten wann mit welchem „Begleittext" den Fragebogen?
- Erwähnung der Lebensqualitätserhebung beim „informed consent"
- Spezifizierung des Vorgehens bei nicht beantworteten Fragebögen sowohl in der Klinik als auch in der Follow-up-Phase („Missing-data-Problematik")

39.4.4 Auswertungskonzept entsprechend der Fragestellung

Cave

Lebensqualitätserhebungen verführen zwar aufgrund der Multidimensionalität des Konstrukts zu **„fishing expeditions"** („irgendeine Variable wird schon signifikant werden"), sind aber gleichzeitig – aus eben diesen Gründen – dafür am ungeeignetsten.

Es ist in diesem Zusammenhang an den **Kernsatz aller Statistik** zu erinnern: Die Wahrscheinlichkeit einer zufälligen Signifikanz steigt mit der Anzahl der eingeschlossenen Variablen! Anders ausgedrückt: Bei 10 eingeschlossen Lebensqualitätsvariablen besteht eine 40%ige Wahrscheinlichkeit, dass eine dieser Variablen auf dem Niveau von $p \leq 0{,}05$ signifikant wird.

> Daher ist im Auswertungskonzept des *Studienprotokolls* festzulegen, mit welchen onkologischen Variablen welche Lebensqualitätsvariablen in Verbindung gebracht werden (z. B. TNM-Stadium mit Fatigue).

39.4.5 Angemessene Auswertungsmethoden

Entsprechend den a priori festgelegten Fragestellungen sowie dem Auswertungskonzept können auch die Auswertungsmethoden im Studienprotokoll festgelegt werden. Zwar lassen sich auf dem Abstraktionsniveau des vorliegenden Beitrags keine spezifischen statistischen Auswertungsmethoden empfehlen, allgemein gilt jedoch, dass **multivariate Auswertungsverfahren** (z. B. multiple Regression) den **univariaten Verfahren** (z. B. t-Test) wegen der erwähnten Problematik der zufälligen Signifikanz vorzuziehen sind. Dies gilt für parametrische wie nonparametrische Verfahren.

Praxis konkret

Multilevelmodelle können als Verfahren der Wahl zur Milderung der „Missing-data-Problematik" in Messwiederholungsdesigns empfohlen werden.

Zudem erlauben Multilevelmodelle die Berücksichtigung von Studiencentereffekten in Multicenterstudien. **Spezifische Strukturgleichungsmodelle** (z. B. „Causal-indicator-Modelle"; Fayers et al. 1997) sollten zur konkreten Spezifikation der Kausalrichtung bei Symptomskalen in Betracht gezogen werden. Diese Verfahren haben allerdings den Nachteil, dass es sich um eher neue und damit noch nicht verbreitete Verfahren handelt.

Abschließend ist darauf hinzuweisen, dass **statistische Signifikanz** nicht immer klinischer Bedeutsamkeit gleichzusetzen ist: Als Faustregel bei Lebensqualitätsuntersuchungen gilt, dass – bei der üblichen Skalierung von 0–100 – ein Unterschied von 10 (tendenziell) bis 15 Punkten auch als klinisch signifikant anzusehen ist. Da diese Interpretation jedoch von einer Vielzahl an Faktoren abhängig ist (z. B. Verteilung der Rohwerte, Homogenität der Stichprobe u. a.), kann dies nicht mehr als eben eine Faustregel sein.

In jedem Fall gilt, dass die enge inhaltliche *Zusammenarbeit zwischen Studienleiter und Statistiker* in allen Stadien der Studie – von der Fallzahlschätzung bis zur Interpretation der Ergebnisse – die Wahrscheinlichkeit sinnvoller Ergebnisse deutlich erhöht.

Auswertungsmethoden

- Varianz- und regressionsanalytische Methoden sind als Standardverfahren anzusehen (paramatrisch wie nonparametrisch)
- Multilevelanalysen und „Causal-indicator-Modelle" sind die Verfahren der Wahl
- Statistische Signifikanz ist nicht immer gleich klinische Relevanz
- Enge inhaltliche Zusammenarbeit zwischen Studienleiter und Statistiker erhöht die Wahrscheinlichkeit sinnvoller Ergebnisse

39.5 Zusammenfassung

Lebensqualität ist kein neues Bewertungskriterium in der Medizin. Neu sind lediglich die in den letzten etwa 10 Jahren entwickelten **Untersuchungsinstrumente** sowie die entsprechenden **Untersuchungs- und Auswertungsmethoden**. Die Methodik ist insgesamt auf Gruppenvergleiche angelegt.

Mit anderen Worten: *Fragebögen* eignen sich nicht zur Feststellung der individuellen Lebensqualität eines einzelnen Patienten. Hier bleibt die Anamnese Methode der Wahl.

Weiterhin mag es für den Kliniker enttäuschend sein, dass die Anforderungen, die an Lebensqualitätsuntersuchungen gestellt werden, so hoch erscheinen, wo doch meistens die **grundlegende Fragestellung** so einfach ist: „Wir wollen doch nur wissen, wie es unseren Patienten geht!". Hier ist mit Nachdruck darauf hinzuweisen, dass Ergebnisse aus Lebensqualitätsstudien nur dann handlungsleitend sein können, wenn sie auf naturwissenschaftlichen, angemessenen und zuverlässigen Methoden beruhen. Dies gilt umso mehr für den Verlauf der postoperativen Lebensqualität von Patienten mit Ösophagus- oder Magenkarzinomen, wo die Ergebnisse vom primären chirurgischen Vorgehen und der adjuvanten Therapie, aber auch von der psychologischen Gesamtsituation der Betroffenen abhängen.

Literatur

Aaronson NK, Ahmedzai S, Bergman B et al. (1993) The European Organization for Research and Treatment of Cancer QLQ-C30: A quality-of-life instrument for use in international clinical trials in oncology. J Natl Cancer Inst 85: 365–76

Aristoteles (Ausg. 1975): Die Nikomachische Ethik. dtv, München (DTV-Text-Bibliothek 6011)

Berend M, Henne-Bruns D, Siebmann U, Boll P, Küchler T, Kremer B (2002) Lebensqualität von Tumorpatienten in der Chirurgie (in Vorbereitung)

Bergner M, Bobitt RA, Carter WB, Gilson BS (1981) The Sickness Impact Profile: development and final revision of a health status measure. Med Care 19: 787

Braga M, Molinari M, Zuliani W et al. (1996) Surgical treatment of gastric adenocarcinoma: impact on survival and quality of life. A prospective ten year study. Hepatogastroenterology 43: 187–193

Campbell A, Converse PE, Rodgers WL (1976) The quality of american life. Russel Sage Foundation, New York

Cella D, Tulsky DS, Gray G (1993) The Functional Assessment of Cancer Therapy (FACT) Scale: development and validation of the general measure. J Clin Oncol 11: 572–579

Cohen J (1988) Statistical power analysis for the behavioral sciences, 2nd edn. Lawrence Erlbaum Associates, New Jersey London, pp 48–51

Davies J, Johnston D, Sue-Ling H et al. (1998) Total or subtotal gastrectomy for gastric carcinoma? A study on quality of life. World J Surg 22: 1048–1055

DeHaes JCJM, Van Knippenberg FCE, Neijt JP (1990) Measuring psychological and physical distress in cancer patients: structure and application of the Rotterdam Symptom Checklist. Br J Cancer 62: 1034

Eypasch E, Williams JI, Wood-Dauphinee S et al. (1995) Gastrointestinal quality of life index: development, validation and application of a new instrument. Br J Surg 82: 216

Fayers PM, Hand DJ, Björdal K, Groenvold M (1997) Causal indicators in quality of life research. J Qual Life Res 6: 393–406

Goldstein H (1995) Multilevel statistical models in Kendalls advanced theory of statistics, vol 3, 2nd edn. Arnold, London

Jentschura D, Winkler M, Strohmeier B, Rumstadt B, Hagmüller E (1997) Quality of life after curative surgery for gastric cancer: a comparison between total gastrectomy and subtotal gastric resection. Hepatogastroenterology 44: 1137–1142

Korenaga D, Orita H, Okuyama T et al. (1992) Quality of life after gastrectomy in patients with carcinoma of stomach. Br J Surg 79: 248

Küchler T, Schreiber HW (1989) Lebensqualität in der Allgemeinchirurgie – Konzepte und praktische Möglichkeiten der Messung. HÄB 43: 246–250

McLeod RS (1996) Quality of life assessment in gastrointestinal surgery. In: Spilker B (ed) Quality of life and pharmacoeconomics in clinical trials. Lippincott-Raven, Philadelphia

Pigou AC (1920) The economics of welfare. London

Schmidt C, Löhnert M (2000) Lebensqualitätserfassung bei gastrointestinalen Tumoren. 24. Deutscher Krebskongress, Berlin, 20.–23.03.02

Schmitz R, Moser K-H, Treckmann J (1994) Lebensqualität nach prograder Jejunuminterposition mit und ohne Pouch. Chirurg 65: 326–332

Schwarz R, Bernhard J, Flechtner H, Küchler T (Hrsg) (1995) Lebensqualität in der Onkologie II. Zuckschwerdt, München, S 263–267

Schwarz R, Bernhard J, Flechtner H, Küchler T, Hürny C (Hrsg) (1991) Lebensqualität in der Onkologie. Zuckschwerdt, München

Spitzer WO, Dobson AJ, Hall J et al. (1981) Measuring the quality of life of cancer patients: a concise QL-Index for use by physicians. J Chronic Dis 34: 585

Sprangers MA, Groenvold M, Arraras JI et al. (1996) The European Organization for Research and Treatment of Cancer breast cancer-specific quality-of-life questionnaire module: First results from a three-country field study. J Clin Oncol 14/10: 2756–2768

Svedlund J, Sullivan M, Liedmann B, Lundell L, Sjödin I (1997) Quality of life after gastrectomy for gastric carcinoma: controlled study of reconstructive procedures. World J Surg 21: 422–433

Thybusch-Bernhardt A, Schmidt C, Küchler T et al. (1999) Quality of life following radical surgical treatment of gastric carcinoma. World J Surg 23: 503–508

Ware JE (1996) The SF-36 Health Survey. In: Spilker B (ed) Quality of life and pharmaeconomics in clinical trials. Lippincott-Raven, Philadelphia, pp 337–346

Wu Ch-W, Hsieh M-Ch, Lo S-Sh, Lui W-Y, P'eng F-K (1997) Quality of life of patients with gastic adenocarcinoma after curative gatrectomy. World J Surg 21: 777–782

Weiterführende Internet-Adressen

„Referenzzentrum Lebensqualität in der Onkologie", gefördert durch die Deutsche Krebshilfe: http://www.uni-kiel.de:8080/qol-center

International Society for Quality of Life Research: http://www.imim.es/ps2ah.htm

EORTC Study Group on Quality of Life: http://www.eortc.be/home/qol

Chirurgische Therapiemöglichkeiten von lokoregionären Rezidiven und Metastasen

T. Lehnert, B. Rudek und M. Golling

40.1 Einleitung

Definition

Beim **Tumorrezidiv** ist zwischen dem **Lokalrezidiv** im engeren Sinne, also dem Rezidiv im Resektionslager des Magens oder im Restmagen, und dem **regionären Tumorrezidiv**, welches entferntere Rezidivmanifestationen im Abdomen bezeichnet, zu unterscheiden. Gelegentlich wird hier die **Peritonealkarzinose** einbezogen, die nach UICC aber als Fernmetastasierung (M1) kategorisiert wird.

Nach potenziell kurativer Operation eines Magenkarzinoms kommt es bei bis zur 50 % aller Patienten zum Tumorrezidiv. In Studien mit prospektiver Datenerfassung wurden das **Peritoneum** und die **Leber** als Hauptlokalisationen dokumentiert (Tabelle 40.1).

Offensichtlich bestehen zwischen den einzelnen Studien deutliche Unterschiede in der **Verteilung der Rezidive**, obwohl sich alle Angaben ausschließlich auf Patienten ohne Zusatztherapie beziehen (Tabelle 40.1). Die Unterschiede sind durch abweichende Definitionen und Darstellungen der Rezidivraten zu erklären, vermutlich spielen aber auch unterschiedliche Konzepte der Lymphadenektomie eine Rolle.

> Dabei korreliert das Risiko für Fernmetastasen auch mit der *Tumorausdehnung bei Primärtherapie* (Tabelle 40.2).

Tabelle 40.2. Rezidivlokalisation nach potenziell kurativer Resektion eines Magenkarzinoms in Abhängigkeit vom Lymphknotenbefall (Angaben in %). (Nach Tsuburaya et al. 2001)

Lokalisation	N0	N1	N2	N3
Peritoneum	2	9	23	23
Leber	1	5	11	5
Andere Fernmetastasen	0	3	12	21

40.2 Lokoregionäre Rezidive

40.2.1 Pathogenese

Lokoregionäre Rezidive entstehen durch **Tumorausbreitung in den Lymphwegen** oder durch direkte **Tumorpropagation in der freien Bauchhöhle.** Vier wesentliche Formen können, je nach Lokalisation und Entstehung, unterschieden werden:
- Rezidiv im operierten Magen,
- Rezidiv an der Anastomose nach Gastrektomie,
- lokales Lymphknotenrezidiv,
- extraluminales Rezidiv.

> Mehrere Studien belegen, dass als Ursache für lokale Rezidive der *unzureichenden chirurgischen Tumorentfernung* größte Bedeutung zukommt.

Tabelle 40.1. Rezidivlokalisation nach potenziell kurativer Resektion eines Magenkarzinoms (Angaben in %)

		Moertel et al. 1984	Estape et al. 1991	Cirera et al. 1999	Fujimoto et al. 1999	Yoo et al. 2000
Lokalrezidiv		54	9	24	27	33
Fernmetastasen	*Leber*	33	34	30	15	19
	Peritoneum	29	53	48	48	44
	Andere	21	6	22	9	5

So wurde in der amerikanischen Magenkarzinomstudie INT-0116 bei mehr als 50 % der Patienten eine **Lymphadenektomie**, die noch nicht einmal einer D1-Lymphadenektomie entsprach, und nur bei 10 % der Patienten eine D2-Lymphadenektomie durchgeführt (MacDonald et al. 2000). In dieser Studie betrug die **regionale Rezidivrate** 72 %.

Entsprechend hat die randomisierte holländische Magenkarzinomstudie, in welcher die D1- mit der D2-Lymphadenektomie verglichen wurde, eine signifikant höhere **lokoregionäre Rezidivrate** bei eingeschränkter Lymphadenektomie beobachtet: Nach D1-Lymphadenektomie starben 36 % der Patienten mit einem lokoregionären Rezidiv gegenüber 27 % in der Gruppe mit D2-Lymphadenektomie ($p<0{,}05$; Bonenkamp et al. 1999).

Cave

Es muss allerdings festgehalten werden, dass bisher keine von 6 randomisierten Studien einen **signifikanten Überlebensvorteil** durch die erweiterte Lymphadenektomie beobachten konnte (Lehnert et al. 1999).

Das eindeutige **lokale Lymphknotenrezidiv** wird in der Regel nur durch bildgebende Diagnostik nachgewiesen und ist selten mit kurativer Zielsetzung operabel. Positive Berichte haben hier nur anekdotischen Charakter: Die Rezidivresektion paraaortaler Lymphknotenmetastasen war bei einem Patienten mit einer rezidivfreien Überlebenszeit von 42 Monaten erfolgreich (Takeyoshi et al. 2000). Bei 4 weiteren Patienten mit paraaortaler Lymphknotendissektion wegen Rezidiv verstarben 2 Patienten innerhalb von 6 Monaten, während die beiden anderen ebenfalls Langzeitüberlebende waren (Inada et al. 1994).

Beim **fortgeschrittenen extraluminalen Lokalrezidiv** kann die Unterscheidung, ob es seinen Ausgang von einer primären Implantation der Tumorzellen in das Resektionslager nach Gastrektomie oder von Lymphknotenmetastasen genommen hat, sehr schwierig sein. Die Indikation zur Operation mit kurativem Ansatz ergibt sich wiederum nur selten. So wurde in einem Zeitraum von 8 Jahren nur bei 2 Patienten eine makroskopisch komplette Resektion durchgeführt. Einer der beiden Patienten verstarb postoperativ nach kompliziertem Verlauf, der andere nach 6 Monaten mit Knochenmetastasen (Takeyoshi et al. 2000).

Rezidive im operierten Magen können nach distaler oder proximaler Magenteilresektion durch zurückgelassene Tumorzellen entstehen. Dies gilt besonders für den **diffusen Typ des Magenkarzinoms**, der durch ein diskontinuierliches Wachstum an der Tumorinvasionsfront charakterisiert ist.
Aus diesem Grund können **Tumorzellen im Restmagen** verbleiben, auch wenn die Absetzungsränder mikroskopisch tumorfrei sind (Gabbert et al. 1992; Hermanek 1996).

Eine weitere Ursache für erneutes Tumorwachstum können **synchrone oder metachrone Karzinome im Restmagen** sein. Die Häufigkeit multizentrischer Karzinome in Gastrektomiepräparaten wurde mit bis zu 20 % angegeben (Lehnert et al. 1989). In der Praxis sind echte Tumorrezidive im Restmagen und metachrone Zweitkarzinome oft nicht zu unterscheiden.

> *Tumorrezidive im Restmagen* können endoskopisch in einem frühen Stadium erkannt werden und sind dann oft durch eine totale Gastrektomie mit Lymphadenektomie nochmals mit kurativem Ansatz zu therapieren (Tabelle 40.3).

Das **Rezidiv an der ösophagojejunalen Anastomose** nach Gastrektomie kann durch belassene intramurale Tumorreste in der Ösophaguswand nach R1-Resektion entstehen. Es kann aber auch durch die Implantation intraluminal gelegener Tumorzellen in die Anastomose hervorgerufen werden. Solche Rezidive können ebenfalls im Frühstadium durch eine endoskopische Untersuchung erkannt werden und sind dann gelegentlich mit kurativer Zielsetzung operabel.

40.2.2 Therapie des Anastomosenrezidivs

> Die Indikation zum *Rezidiveingriff mit kurativer Zielsetzung* beim lokoregionären Rezidiv nur selten ergibt (Tabelle 40.3). Ein entsprechend niedriges operatives Risiko vorausgesetzt, sollte diese Chance jedoch wahrge-

Tabelle 40.3. Lokalrezidiv nach potenziell kurativer Resektion eines Magenkarzinoms

Autoren	n[a]	Reoperation	Lokale Reresektion möglich	Davon mit Gastrektomie	Medianes Überleben
Sunagawa et al. 1984			13	12	42 % bis 1 Jahr
Makela u. Kairaluoma 1985		47			Median: 82 Monate
Hugier et al. 1992	42	10	0		
Shchepotin et al. 1995		75	40	40	20–66 % bis 2 Jahre
Kral et al. 1995	25		2	2	Median: 9 Monate
Boehner et al. 2000	67	37	8	k.A.	
Takeyoshi et al. 2000			5	2	Median: 6 Monate
Yoo et al. 2000	508	97	19		Median: 22 Monate

[a] Patienten mit Rezidiv; *k.A.*: keine Angaben.

nommen werden, da keine andere Therapieform Aussicht auf Heilung bietet.

Die kumulativen Daten in Literaturmitteilungen lassen eine Interpretation in Hinblick auf die verschiedenen lokalen Rezidivtypen kaum zu, doch ist erkennbar, dass eine Resektion meist nur dann möglich ist, wenn lediglich eine **Magenteilresektion** vorausging.

Auch bei **Resektion eines lokalen Rezidivs** beträgt die Überlebenszeit in der Regel weniger als ein Jahr.

Die **Indikation zur palliativen Intervention** beim Lokalrezidiv ergibt sich aus dem individuellen Beschwerdebild und dient in der Regel der Wiederherstellung der Nahrungspassage. Die Tumorreduktion hat beim lokalen Rezidiveingriff nur ganz untergeordnete Bedeutung.

Über den **Nutzen einer additiven Chemo- oder Radiotherapie** nach Resektion lokoregionärer Rezidive liegen keine randomisierten Studien vor. Die wenigen Angaben in der Literatur beschreiben eine geringfügige Verbesserung der Prognose.

40.3 Peritonealkarzinose

40.3.1 Pathogenese

Die Peritonealkarzinose entsteht durch **lokale Propagation von freien Tumorzellen in der Abdominalhöhle** (Iitsuka et al. 1979).

Cave

Mehrere Untersuchungen haben auch bei makroskopisch unauffälligem Peritoneum solche **freien Tumorzellen** zytologisch (Funami et al. 1999) oder durch Polymerasekettenreaktion (Kodera et al. 2001) in der abdominellen Lavageflüssigkeit nachweisen können. Bei serosaüberschreitenden Tumoren (T3 oder T4) waren bis zu 20 % der Lavageproben positiv (Funami et al. 1999).

Die Korrelation mit dem Langzeitverlauf zeigt, dass Patienten mit freien Tumorzellen in der Abdominalhöhle mehrheitlich eine manifeste Peritonealkarzinose entwickeln und eine deutlich **schlechtere Prognose** haben (Funami et al. 1999; Kodera et al. 2001). Einige

Autoren gehen beim Nachweis freier Tumorzellen primär von einer inkurablen Situation aus.

Die **klinische Einteilung der Peritonealkarzinose** unterscheidet beim Magenkarzinom verschiedene Untergruppen (P0–P3), die aus ◘ Tabelle 40.4 ersichtlich sind.

40.3.2 Primäre Peritonealkarzinose

Die Peritonealkarzinose kann beim Ersteingriff als Zufallsbefund erkannt werden und dann technisch resektabel sein. In einer Serie von 80 Patienten mit primärer Peritonealkarzinose war eine kurative Resektion der peritonealen Tumorabsiedelungen in 17 Fällen (21 %) möglich. Die **5-Jahres-Überlebensrate** dieser Patienten betrug immerhin 29 % (Kikuchi et al. 1998). In einer anderen Serie waren peritoneale Metastasen bei 8 von 37 Patienten vollständig resezierbar (22 %; Hirose et al. 1999).

In 2 Studien wurde die Resektion von peritonealen Metastasen der Kategorien P1 und P2 (◘ Tabelle 40.4) mit einer **intraperitonealen hyperthermen Chemotherapie** kombiniert. In einer Studie überlebten alle 5 Patienten mindestens 14 Monate (Hirose et al. 1999).

◘ Tabelle 40.4. Klassifikation der Peritonealkarzinose des Magenkarzinoms. (Nach Japanese Research Society for Gastric Cancer 1985)

P0	Keine Aussaat von Metastasen auf die Serosa des Magens, des großen und kleinen Netzes, des Mesenteriums, des viszeralen und parietalen Peritoneums und des Retroperitoneums
P1	Aussaat von Metastasen im angrenzenden Peritoneum (oberhalb des Colon transversum einschließlich des großen Netzes) ohne Metastasen in das weiter entfernt liegende Peritoneum, das Peritoneum unterhalb des Colon transversum und der abdominellen Fläche des Zwerchfells
P2	Einzelne bis mehrere verstreute Metastasen in das entferntere Peritoneum; diese Klassifizierung ist bei Fällen, bei denen lediglich ovarielle Metastasen bestehen, anzuwenden
P3	Zahlreiche Metastsen in das entferntere Peritoneum

In der anderen Studie verstarben 2 Patienten nach jeweils 2 Monaten, während ein Patient nach 11 Monaten noch ohne Hinweis für ein Rezidiv ist (Samel et al. 2000). Diese Beobachtungen überraschen im Hinblick auf die schlechte Prognose bei Nachweis freier Tumorzellen in der Bauchhöhle (Funami et al. 1999; Kodera et al. 2001).

Zur Therapie der Peritonealkarzinose kann eine **intraperitoneale Chemotherapie** – teilweise in Kombination mit einer Hyperthermie (Ikeguchi et al. 1995; Fujimura et al. 1994; Fujimoto et al. 1999) – durchgeführt werden.

> In der adjuvanten Situation wurde für die intraperitoneale Chemotherapie in mehreren – aber nicht in allen – randomisierten Studien ein positiver Effekt auf das *Langzeitüberleben* beobachtet (Takahashi et al. 1995; Shimoyama et al. 1999; Fujimoto et al. 1999).

Entsprechend berichtete eine retrospektive Studie über einen **Überlebensvorteil nach intraperitonealer Chemotherapie** bei bereits vorhandener Peritonealkarzinose. Mehrere randomisierte Studien konnten jedoch keine Verbesserung der Prognose feststellen, wenn der Tumor, z. B. wegen einer Peritonealkarzinose, nicht komplett reseziert werden konnte (Takahashi et al. 1995; Fass et al. 1998; Yu et al. 1998).

40.3.3 Sekundäre Peritonealkarzinose

> Eine sekundäre Peritonealkarzinose nach potenziell kurativer Resektion zeigt sich in der Regel erst spät durch das Auftreten von *Aszites*.

Eine **chirurgische Therapie mit kurativem Ansatz** besteht in dieser Situation nur äußerst selten. In einer japanischen Arbeit wurde innerhalb eines Zeitraums von 8 Jahren nur bei 2 Patienten mit Peritonealkarzinose eine makroskopisch komplette Rezidivresektion durchgeführt. Beide Patienten verstarben nach 6 bzw. 36 Monaten an einem erneuten peritonealen Rezidiv (Takeyoshi et al. 2000).

40.4 Fernmetastasen

Definition

Fernmetastasen entstehen aus Tumorzellen, welche sich schon vor oder bei der Primärtumorentfernung aus dem Tumorverband abgelöst hatten und sich hämatogen – möglicherweise über Zwischenstationen, z. B. im Knochenmark – in einem **peripheren Gewebe** etablieren konnten.

Über **freie Tumorzellen** im Blut von Patienten mit Magenkarzinom wurde schon 1965 berichtet (Takayama u. Toda 1965). Der Grund für ihr Auftreten wird primär nicht in unzureichender chirurgischer Therapie gesehen.

Cave

Es gibt aber Hinweise darauf, dass die chirurgische Manipulation bei der Primärtumorresektion zu einer **hämatogenen Aussaat von Tumorzellen** in das periphere Blut führt und dass Patienten mit Tumorzellnachweis im peripheren Blut ein erhöhtes Risiko für **Lebermetastasen** haben (Nishida et al. 2000; Miyazono et al. 2001).

40.5 Lebermetastasen

Eine **Leberresektion** zur Entfernung einer metachronen Lebermetastase bei Magenkarzinom wurde bereits 1964 durchgeführt. Bei dem 59-jährigen Patienten wurde 5 Jahre nach Primärtumorresektion wegen erheblicher Schmerzen die Indikation zur Hemihepatektomie rechts gestellt. Die Operation gelang, der Patient erlag allerdings 5 Monate postoperativ einem Tumorrezidiv (Flanagan u. Foster 1967).

Zum Zeitpunkt der Erstdiagnosestellung sind Lebermetastasen noch selten. Die Häufigkeit von **synchronen Lebermetastasen** bei Diagnose des Primärtumors wurde mit 5–7 % (25 von 558 bzw. 204 von 3010 Patienten) angegeben (Rafique et al. 1995; Yoshikawa u. Kitaoka 1984). **Metachrone Lebermetastasen** nach potenziell kurativer Tumorresektion treten bei 16–31 % der Patienten auf (Macdonald et al. 2000; Böhner et al. 2000).

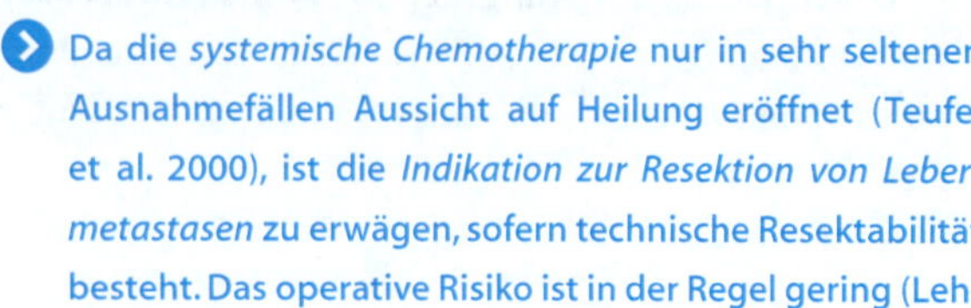

Da die *systemische Chemotherapie* nur in sehr seltenen Ausnahmefällen Aussicht auf Heilung eröffnet (Teufel et al. 2000), ist die *Indikation zur Resektion von Lebermetastasen* zu erwägen, sofern technische Resektabilität besteht. Das operative Risiko ist in der Regel gering (Lehnert u. Golling 2001).

In der Praxis ist die Resektabilität von Lebermetastasen beim Magenkarzinom allerdings nur äußerst selten gegeben. In einer Serie von 6540 Patienten war nur bei 21 von 284 Patienten mit synchronen und metachronen Lebermetastasen eine **komplette Resektion** möglich (7 %; Ochiai et al. 1994).

Limitierend sind in der Regel **zusätzliche extrahepatische Tumormanifestationen** oder eine **disseminierte intrahepatische Tumorausbreitung.** In einer Serie von 25 Patienten wurden 11 nach der japanischen Klassifikation als H3 eingestuft, 5 als H2, und 9 Patienten wiesen auf einen Leberlappen begrenzte Metastasen auf (H1; ◘ Tabelle 40.5). **Zusätzliche extrahepatische Tumorresiduen** bestanden bei 19 von 25 Patienten. Nur bei 3 von den 6 Patienten mit isolierten Lebermetastasen waren die Metastasen resektabel (in 2 Fällen H1 und in einem Fall H2). Resektabilität bestand also insgesamt nur bei 3 von 25 Patienten mit synchronen Lebermetastasen (12 %; Rafique et al. 1995).

Eine Literaturübersicht der letzten 15 Jahre konnte insgesamt 109 Patienten identifizieren, bei denen Lebermetastasen eines Magenkarzinoms mit kurativer Absicht reseziert wurden (◘ Tabelle 40.6). Die **perioperative Morbidität** ist akzeptabel und die **Mortalität** äußerst niedrig. Diese Beobachtungen entsprechen

◘ **Tabelle 40.5.** Klassifikation von Lebermetastasen des Magenkarzinoms. (Nach Japanese Research Society for Gastric Cancer 1985)

H0	Keine Lebermetastasen.
H1	Auf einen Leberlappen beschränkte Metastasen
H2	Einzelne verstreute Metastasen in beiden Leberlappen.

den wesentlich größeren Erfahrungen mit Lebermetastasen kolorektaler Karzinome. Bei entsprechender Patientenselektion beträgt die postoperative Mortalität <3 % (Lehnert u. Golling 2001).

Auch **wiederholte Lebermetastasenresektionen** von Magenkarzinomen (Morise et al. 2000) wurden ebenso wie die Resektion von Leber- und Lungenmetastasen vorgenommen, wie es beim kolorektalen Karzinom häufiger durchgeführt wird (Lehnert et al. 1999).

Auf Grundlage dieser Erfahrungen ist die *Indikation zur Lebermetastasenresektion* heute immer dann zu stellen, wenn

- der Allgemeinzustand des Patienten einer Leberresektion nicht entgegensteht,
- extrahepatische Tumormanifestationen ausgeschlossen werden können und
- bei vollständiger Resektion der Lebermetastasen genügend funktionelles Lebergewebe erhalten werden kann.

Tabelle 40.6. Prognose nach Resektion von Lebermetastasen eines Magenkarzinoms. (Nach Lehnert u. Golling 2001)

Autoren	n	Medianes Überleben [Monate]	5-Jahres-Überleben [%]
Okuyama et al. 1985	9	8	k.A.
Bines et al. 1993	3	17	33
Ochiai et al. 1994	21	18	19
Rafique et al. 1995	3	–	33
Saito et al. 1996	14	22	k.A.
Seifert u. Junginger 1996	7	22	k.A.
Miyazaki et al. 1997	21	11	21
Lindell et al. 1998	3	14	33
Kikuchi et al. 1998	5	–	0
Elias et al. 1998	11	–	20
Lang et al. 1999	4	16	33
Hamy et al. 2000	2	9	0
Takata et al. 2000	6	–	56
Summe	109	–	>20

k.A.: keine Angaben.

In der nichtzirrhotischen Leber sind 25–30 % verbleibendes Restlebergewebe ausreichend. Für die wenigen Patienten, welche diese Bedingungen erfüllen, kann aufgrund derzeit vorliegender Daten eine **5-Jahres-Überlebensrate** von etwa 20 % erwartet werden.

40.6 Lungenmetastasen

Die Resektion pulmonaler Metastasen solider Tumoren gehört seit Langem zur onkologischen Standardtherapie. Die **Häufigkeit von Lungenmetastasen** nach potenziell kurativer Resektion eines Magenkarzinoms wird mit 10 % angegeben (Macdonald et al. 2000).

In früheren Serien wurde gelegentlich über die **Resektion von Lungenmetastasen** eines Magenkarzinoms berichtet (Raute u. Trede 1989). In neueren Studien wird diese Indikation jedoch nicht mehr dokumentiert (Dienemann et al. 1995; Drings u. Vogt-Moykopf 1995; The International Registry of Lung Metastases 1997).

Die wenigen verfügbaren Angaben verstärken den Eindruck, dass Lungenmetastasen eines Magenkarzinoms *nur in Ausnahmefällen operabel* sind.

In einer Serie von 1971 Patienten traten nach potenziell kurativer Gastrektomie nur bei 9 Patienten isolierte Lungenmetastasen auf, und bei keinem dieser Patienten wurde eine Resektion durchgeführt (Kobayashi et al. 2001). Das **mediane Überleben** betrug 5 Monate.

Eine weitere große Serie von 3076 operierten Patienten mit Magenkarzinom unterstreicht, dass sich die **Indikation zur Lungenmetastasenresektion** nur sehr selten ergibt. Hier wurde nur bei 4 Patienten eine Lungenresektion durchgeführt (Kanemitsu et al. 1998). Alle Patienten überstanden die Operation, verstarben jedoch später am Rezidiv. Das **mediane Überleben** dieser operierten Patienten betrug 24 Monate (Tabel-

Tabelle 40.7. Prognose nach Resektion von Lungenmetastasen eines Magenkarzinoms

	n	Medianes Überleben [Monate]
Kanemitsu et al. 1998	4	24
Urabe et al. 1996	2	40

le 40.7). Ein direkter Vergleich mit der Überlebenszeit der nichtoperierten Patienten (n=9, medianes Überleben: 5 Monate) muss unterbleiben, da nicht bekannt ist, ob die Patienten operabel und die isolierten Lungenmetastasen resektabel gewesen wären.

> Trotzdem erscheint – mangels effektiver Behandlungsalternativen und bei geringer Morbidität des Eingriffs – die *Resektion isolierter Lungenmetastasen* auch beim Magenkarzinom sinnvoll, wenn dadurch Tumorfreiheit erreicht werden kann.

40.7 Andere Fernmetastasen

Ein potenziell kurativer Ansatz sollte auch bei Vorliegen von Fernmetastasen in anderen Organen geprüft werden. So wurde über die **erfolgreiche Resektion von Gehirnmetastasen** (Kasakura et al. 2000) **und Metastasen im Ovar** (Böhner et al. 2000) berichtet.

40.8 Zusammenfassung

Beim potenziell kurativ operierten Magenkarzinom sind **Rezidive in Form von lokalen Rezidiven und Fernmetastasen** häufig.

Voraussetzung für eine **potenziell kurative Behandlung** des Tumorrezidivs ist die vollständige Resektion. Beim lokalen Rezidiv und bei Lungenmetastasen ist dies jedoch nur in Ausnahmefällen möglich. Auch Lebermetastasen sind nur selten resektabel, doch dürfen hier die besten Ergebnisse erwartet werden. Das operative Risiko dieser Eingriffe ist niedrig, und es kann eine **5-Jahres-Überlebensrate** von über 20 % erwartet werden.

Literatur

Boehner H, Zimmer T, Hopfenmüller W, Berger G, Buhr HJ (2000) Detection and prognosis of recurrent gastric cancer. Hepatogastroenterology 47: 1489–1494

Bonenkamp JJ, Hermans J, Sasako M, van de Velde CJH (1999) Extended lymph-node dissection for gastric cancer. N Engl J Med 340: 908–914

Cirera L, Balil A, Batiste-Alentorn E et al. (1999) Randomized trial of adjuvant mitomycin plus tegafur in patients with resected stage III gastric cancer. J Clin Oncol 17: 3810–3815

Dienemann H, Piltz S, Schildberg FW (1995) Chirurgische Aspekte bei Lungenmetastasen. Dt Ärtzebl 92: B2524–B2530

Drings P, Vogt-Moykopf I (1995) Die Chirurgie von Lungenmetastasen – ein neuer Ansatz in der interdisziplinären Therapie. Forum DKG 10: 30–36

Elias D, Cavalcanti de Albuquerque A, Eggenspieler P et al. (1998) Resection of liver metastases from a noncolorectal primary: indications and results based on 147 monocentric patients. J Am Coll Surg 187: 487–493

Estape J, Grau JJ, Lcobendas F, Curto J, Daniels M, Vinolas N, Pera C (1991) Mitomycin C as an adjuvant treatment to resected gastric cancer. Ann Surg 213: 219–221

Fass J, Jansen M, Zengel K, Reinecke T, Asshoff G, Schumpelick V (1998) Ergebnisse der intraperitonealen Aktivkohle-Mitomycintherapie des Magenskarzinoms mit Serosainvasion. Langenbecks Arch Chir (Suppl 2): 1363–1366

Flanagan L, Foster JH (1967) Hepatic resection for metastastic cancer. Am J Surg 113: 551–557

Fujimoto S, Takahashi M, Mutou T, Kobayashi K, Toyosawa T (1999) Successful intraperitoneal hyperthermic chemoperfusion for the prevention of postoperative peritoneal reucrrence in patients with advanced gastric carcinoma. Cancer 85: 529–534

Fujimura T, Yonemura Y, Muraoka K et al. (1994) Continuous hyperthermic peritoneal perfusion for the prevention of peritoneal recurrence of gastric cancer: randomized controlled study. World J Surg 18: 150–155

Funami Y, Tolumoto N, Miyauchi H, Ochiai T, Kuga K (1999) Prognostic value of peritoneal lavage cytology and chemotherapy during surgery for advanced gastric cancer. Int Surg 84: 220–224

Gabbert HE, Meier S, Gerharz CD, Hommel G (1992) Tumor-cell dissociation at the invasive front: a new prognostic parameter in gastric cancer patients. Int J Cancer 50: 202–207

Hamy AP, Paineau JR, Mirallie EC, Bizouarn P, Visset JP (2000) Hepatic resections for non-colorectal metastases: forty resections in 35 patients. Hepatogastroenterology 47: 1090–1094

Hermanek P (1996) Differenziertes chirurgisches Vorgehen bei der kurativen Therapie des Magenkarzinoms. LeberMagenDarm 26: 64–72

Hirose K, Katayama K, Iida A, Yamaguchi A, Nakagawara G, Umeda S, Kusaka Y (1999) Efficacy of continuous hyperthermic peritoneal perfusion for the prophylaxis and treatment of peritoneal metastasis of advanced gastric cancer: evaluation by multivariate regression analysis. Oncology 57: 106–114

Iitsuka Y, Kanemisha S, Tanida O, Takeuchi T, Koga S (1979) Intra-peritoneal free cancer cells and their viability in gastric cancer. Cancer 44: 1476–1480

Ikeguchi M, Kondou A, Oka A, Tsujitani S, Maeta M, Kaibara N (1995) Effects of continuous hyperthermic peritoneal perfusion on prognosis of gastric cancer with serosal invasion. Eur J Surg 161: 581–586

Inada T, Ogata Y, Andoh J et al. (1994) Significance of paraaortic lymph node dissection in patients with advanced and recurrent gastric cancer. Anticancer Res 14: 677–682

Japanese Research Society for Gastric Cancer (1985) Allgemeine Richtlinien für Chirurgie und Pathologie der japanischen Magenkarzinomstudie. Chirurg 56: 539–552

Kasakura Y, Fuji M, Mochizuki F, Suzuki T, Takahashi T (2000) Clinicopathological study of brain metastasis in gastric cancer. Surg Today 30: 485–490

Kanemitsu Y, Kondo H, Katai H, Nakayama H, Asamura H, Tsuchiya R, Naruke T (1998) Surgical resection of pulmonary metastases from gastric cancer. J Surg Oncol 69: 147–150

Kikuchi S, Tsukamoto H, Mieno H et al. (1998) Results of Resection of Gastric Cancer with Distant Metastases. Hepatogastroenterolpogy 45: 592–596

Kobayashi O, Kanari M, Yoshikawa T et al. (2001) Prognosis of pulmonary metastases after curative gastrectomy. Proc ASCO 20: 2260

Kodera Y, Nakanishi H, Ito S, Yamamura Y, Tatematsu M (2001) Quantitative detection of free cancer cells in the peritoneal washing by real-time RT-PCR: a significant prognostic determinant for gastric carcinoma. Proc ASCO 20: 604

Lang H, Nussbaum KT, Weimann A, Raab R (1999) Liver resection for non-colorectal, non-neuroendocrine hepatic metastases. Chirurg 70: 439–446

Lehnert T, Golling M (2001) Standards in der chirurgischen Therapie von Lebermetastasen. Radiologe 41: 40–48

Lehnert T, Kienle P, Maksan S, Herfarth C (1999) Standardresektion und Lymphadenektomie beim Magenkarzinom. Chir Gastroenterol 15: 227–236

Lehnert T, Knaebel HP, Dueck M, Bülzebruck HP, Herfarth C (1999) Sequential resection of hepatic and pulmonary metastases from patients with colorectal cancer. Br J Surg 86: 241–243

Lehnert T, Sternberg SS, Sprossmann M, DeCosse JJ (1989) Early Gastric Cancer. Am J Surg 157: 202–207

Lindell G, Ohlsson B, Saarela A, Andersson R, Tranberg KG (1998) Liver resection of noncolorectal secondaries. J Surg Oncol 69: 66–70

Macdonald JS, Smalley S, Benedetti J et al. (2000) Postoperative combined radiation and chemotherapy improves disease-free and overall survival in resected adenocarcinoma of the stomach and GE junction. Proc ASCO 19: 1

Miyazono F, Natsugoe S, Takao S et al. (2001) Surgical maneuvers enhance molecular detection of circulating tumor cells during gastric cancer surgery. Ann Surg 233: 189–194

Moertel CG, Chlids DS, O'Fallon JR, Holbrook MA, Schutt AJ, Reitemeier RJ (1984) Combined 5-FU and radiation therapy as a surgical adjuvant for poor prognosis gastric carcinoma. J Clin Oncol 2: 1249–1254

Morise Z, Yamafuji K, Takahashi T et al. (2000) Successful treatment of recurrent liver metastases from gastric cancer by repeated hepatic resections: report of a case. Surg Today 30: 1041–1045

Nishida S, Kitamura K, Ichikawa D, Koike H, Tani N, Yamagishi H (2000) Molecular detection of disseminated cancer cells in the peripheral blood of patients with gastric cancer. Anticancer Res 20: 2155–2160

Ochiai T, Sasako M, Mizuno S et al. (1994) Hepatic resection for metastatic tumours from gastric cancer: analysis of prognostic factors. Br J Surg 81: 1175–1178

Okuyama K, Isono K, Juan IK, Onoda S, OchiaiaT, Yamamoto Y, Koide Y, Satoh H (1985) Evaluation of treatment for gastric cancer with liver metastasis. Cancer 55: 2498–2505

Rafique M, Adachi W, Kajikawa S, Kobayashi M, Koike S, Kuroda T (1995) Management of gastric cancer patients with synchronous hepatic metastasis. Hepatogastroenterology 42: 666–671

Raute M, Trede M (1989) Die Resektion von Leber- und Lungenmetastasen. Dt Ärztebl 86: B2703–B2708

Samel S, Singal A, Becker H, Post S (2000) Problems with intraoperative hyperthermic peritoneal chemotherapy for advanced gastric cancer. Eur J Surg Oncol 26: 222–226

Seifert JK, Junginger T (1996) Leberresektionen bei Metastasen nicht-colorectaler Primärtumoren. Chirurg 67: 161–168

Shimoyama S, Shimizu N, Kaminishi M (1999) Type-oriented intraoperative and adjuvant chemotherapy and survival after curative resection of advanced gastric cancer. World J Surg 23: 284–292

Takahashi T, Hagiwara A, Shimotsuma M, Sawai K, Yamaguchi T (1995) Prophylaxis and treatment of peritoneal carzinomatosis: intraperitoneal chemotherapy with mitomycin C bound to activated carbon particales. World J Surg 19: 565–569

Takata N, Harada K, Yoshinaka I, Maeda M, Nasu J, Ikeda R (2000) Multimodality therapy for synchronous liver metastases of gastric cancer – significance of aggressive hepatic resection of liver lesions. Gan To Kagaku Ryoho 27: 1916–1919

Takayama T, Toda H (1965) Appearance of cancer cells in the blood stream of gastric cancer patients. Its significance in prognosis. J Int Coll Surg 44: 391–404

Takeyoshi I, Ohwada S, Ogawa T et al. (2000) The resection of non-hepatic intraabdominal recurrence of gastric cancer. Hepatogastroenterology 47: 1479–1481

Teufel A, Lehnert T, Stremmel W, Rudi J (2000) Long term clinical remission in two patients with metastatic gastric cancer after palliative chemotherapy. Onkologie 23: 464–466

The International Registry of Lung Metastases (1997) Long term results of lung metastasectomy: prognostic analyses based on 5206 cases. J Thorac Cardiovasc Surg 113: 37–49

Tsuburaya A, Kanari M, Yoshikawa T et al. (2001) Efficacy of lymphadenectomy for gastric cancer as estimated by recurrent patterns. Proc ASCO 19: 2261

Urabe M, Sakakibara T, Daibo M et al. (1996) Two cases of recurrent pulmonary metastasis resected after operation for gastric cancer. Nippon Geka Hokan 65: 22–29

Yoshikawa K, Kitaoka H (1984) Clinicopathologic studies of gastric cancer with metastasis to the liver based on the cases detected at initial surgery. Jpn J Clin Oncol 14: 81–86

Yu W, Whang I, Suh I, Averbach A, Cang D, Sugarbaker PH (1998) Prospective randomized trial of early postoperative intraperitoneal chemotherapy as an adjuvant to resectable gastric cancer Ann Surg 228: 347–354

Palliative Chemotherapie des Magen- und Ösophaguskarzinoms

P. Preusser, W. Achterrath, M. Stahl, T. Berns und H. Wilke

41.1 Einleitung

Die insgesamt ungünstige Prognose von Patienten mit Magen- oder Ösophaguskarzinom hat sich in den letzten Jahrzehnten nicht entscheidend gebessert, obwohl die Rate an R0-Resektonen höher geworden ist und die perioperative Mortalität erheblich gesenkt werden konnte. Die Tatsache, dass in der Mehrzahl der Fälle eine **Tumorausbreitung** über die Organgrenzen hinaus erfolgt, die mit alleinigen Lokalmaßnahmen nicht kontrollierbar ist, unterstreicht die Notwendigkeit für systemisch wirksame Therapien. Hier steht uns derzeit nur die Chemotherapie als die einzige in ihrer Wirksamkeit belegte Behandlungsmaßnahme zur Verfügung.

41.2 Magenkarzinom

Im Verlauf der letzten 3 Jahrzehnte hat sich die allgemeine Einstellung bezüglich des klinischen Wertes der Chemotherapie des Magenkarzinoms wesentlich geändert. Hierzu hat speziell die Entwicklung moderner Chemotherapiekonzepte, sog. **„Second-" und „Third-generation"-Chemotherapieprotokolle** beigetragen.

Darüber hinaus konnte in randomisierten Studien gezeigt werden, dass eine Chemotherapie im Vergleich zu einer alleinigen supportiven Therapie („best supportive care") nicht nur die Überlebenszeiten signifikant verbessert, sondern auch die Lebensqualität positiv beeinflusst (Tabelle 41.1; Wilke et al. 2003).

Mittlerweile wird die Chemotherapie sowohl in **palliativer Intention** bei Patienten mit metastasierter Erkrankung eingesetzt als auch zunehmend im **perioperativen Bereich.** Die Chemotherapie des fortgeschrittenen Magenkarzinoms wird heutzutage als international akzeptierte Behandlungsmaßnahme angesehen.

41.2.1 Monoaktivität

In der Vergangenheit ist eine große Zahl an Zytostatika beim Magenkarzinom geprüft worden. Basierend auf summierten Ergebnisses von Phase-II- und wenigen Phase-III-Studien werden von den „älteren" Zytostatika 5-Fluorouracil (5-FU), Doxorubicin, 4-Epidoxorubicin, Mitomycin C, BCNU, Cisplatin und Etoposid und von den neueren Substanzen Irinotecan, Taxol, Taxoter, Oxaliplatin und orale Fluoropyrimidinanaloga

Tabelle 41.1. Chemotherapie vs. „best supportive care" (BSC) beim fortgeschrittenen Magenkarzinom (randomisierte Studien). (Nach Wilke et al. 2003)

Therapie	Patienten (n)	Mittlere Überlebenszeit [Monate]	p-Wert	Verbesserung der Lebensqualität
FEMTX	17	12	<0,001	k.A.
BSC	19	3	k.A.	k.A.
FAMTX (mod.)	30	10	<0,001	k.A.
ELF	18	7,5+	0,05	Ja
BSC	19	4	k.A.	k.A.
(E)LF	31	8	0,12	Ja
BSC	30	5	(0,003) multivariate Analyse	k.A.

k.A. keine Angaben.

– wie UFT, Capecitabine und S1 – als wirksam angesehen (Wilke et al. 2003; Preusser et al. 1988; Wilke u. VanCutsem 2003).

Die **Salvagetherapie** des Magenkarzinoms stellt ein unverändertes und aktuelles Problem dar, da nur wenige Substanzen in dieser Situation eine klinisch relevante Wirksamkeit aufweisen oder hinreichend geprüft worden sind. Von den neueren Substanzen scheinen die Taxane, Irinotecan und „infusional" 5-FU/Folinsäure (FA) eine Therapieoption bei vorbehandelten Patienten in gutem Allgemeinzustand zu sein (Wilke et al. 2003; Preusser et al. 1988; Wilke u. VanCutsem 2003).

41.2.2 Kombinationschemotherapie

Beim Magenkarzinom ist eine Vielzahl an Kombinationen (2–4 Substanzen) in nichtrandomisierten und randomisierten Studien geprüft worden. Der Vergleich der **antitumoralen Wirksamkeit** sowohl mit denselben als auch mit unterschiedlichen Kombinationen ist aus folgenden Gründen begrenzt:

- Identische Kombinationen wurden zum Teil in unterschiedlichen Dosis-Zeit-Schedules verabreicht.
- Häufig wurden heterogene Patientenpopulationen mit unterschiedlichen Prognosefaktoren für Tumoransprechen und Überleben eingeschlossen.
- Einige der neueren Studien wurden bei Patienten mit Adenokarzinomen des Magens, des gastroösophagealen Übergangs und des distalen Ösophagus durchgeführt.
- Es wurden unterschiedlich genaue diagnostische Techniken verwendet.
- Die Evaluationskriterien für Tumoransprechen und Remissionsdauer waren unterschiedlich.

„First-generation"-Kombinationen

Bis in die frühen 1990er Jahre waren auf **5-FU** und **Anthrazyklinen** basierende Chemotherapien die am häufigsten verwendeten Kombinationen und wurden allgemein als Standardchemotherapie angesehen. In Zusammenhang mit diesen Kombinationen wurde über Gesamtremissionsraten von 20–40 %, Remissionsdauern von 4–(10) Monaten sowie mediane Überlebenszeiten von 3–10 Monaten berichtet (summierte Daten von Phase-II- und -III-Studien; Vanhoefer et al. 2000). Berücksichtigt man nur die Ergebnisse randomisierter Studien, so lagen die Remissionsraten bei 20 % (Wilke et al. 2003; Preusser et al. 1988; Wilke u. VanCutsem 2003).

„Second-generation"-Kombinationen

Seit Anfang der 1980er und 90er Jahre wurde eine Reihe von Kombinationen für die Behandlung des Magenkarzinoms entwickelt, die auf **Cisplatin** und/oder biochemisch moduliertem **5-FU** basierten. Hierzu gehören u. a (Wilke et al. 2003; Preusser et al. 1988; Wilke u. VanCutsem 2003):

- Etoposid/Doxorubicin/Cisplatin (EAP),
- Etoposid/5-FU/Folinsäure (ELF),
- 5-FU/Doxorubicin/Methotrexat (FAMTX),
- Cisplatin/5-FU (Tage 1–5).

In Phase-II-Studien wurden mit diesen Regimes Remissionsraten von 40–50 % induziert, eine Remissionsdauer von 6–8 Monaten sowie mediane Überlebenszeiten von 8–11 Monaten erreicht Allerdings konnten diese Ergebnisse in den meisten Phase-III-Studien nicht reproduziert werden (Tabelle 41.2; Wilke et al. 2003; Preusser et al. 1988; Wilke u. VanCutsem 2003).

> Von besonderer Relevanz für die Einordnung der „Second-generation"-Protokolle war das Ergebnis einer großen randomisierten Studie der EORTC-GITCG, in der ELF mit Cisplatin/5-FU (FUP) und FAMTX verglichen wurde (Vanhoefer et al. 2000). Insgesamt wurden 399 Patienten randomisiert, 245 Patienten waren für das Tumoransprechen (messbare Erkrankung) auswertbar. Die Remissionsraten und medianen Überlebenszeiten für ELF, FUP und FAMTX betrugen nur 9 %, 20 % und 12 % bzw. 7,2 Monate, 7,2 Monate und 6,7 Monate.

Fasst man die Ergebnisse dieser und der anderen vorgenannten randomisierten Studien zusammen, so lassen sich folgende **Schlussfolgerungen** ziehen:

- Keines dieser „Second-generation"-Protokolle war hinsichtlich der Induktion objektiver Remissionen (Remissionsrate etwa 20 %) oder der medianen

Tabelle 41.2. „Second-generation"-Kombinationen (randomisierte Studien). (Nach Wilke et al. 2003; Preusser et al. 1988; Wilke u. VanCutsem 2003; Vanhoefer et al. 2000)

Kombination	Patienten (n)	Remissionsrate [%]	Mittlere Überlebenszeit [Monate]	p-Wert
FAM	46	28	6	n.s.
PAM	50	30	7	k.A.
5-FU	51	18	7	n.s.
FAM	49	27	7	k.A.
PAM	51	38	7	k.A.
FAM	57	25	7	n.s.
FP	55	51	9	k.A.
FL	31	29	8	n.s.
FLE	31	41	10	k.A.
FEM	42	17	7	n.s.
FEM + L	43	26	8	k.A.
FAM	79	9	7	k.A.
FAMTX	81	41	10	Signifikant
FAM	43	14	7	n.s.
EAP	47	40	5	k.A.
FEM	55	13	4	k.A.
EEtoP	43	30	8	Signifikant
EAP	30	20	6	n.s.
FAMTX	30	30	7	k.A.
FMTX	49	15		n.s.
LFEP	47	12	k.A.	k.A.
FAMTX	85	12	6,7	n.s.
EtoLF	79	9	7,2	k.A.
FP	81	20	7,2	k.A.

k.A. keine Angaben; *n.s.* nicht signifikant; *F* 5-Fluorouracil; *A* Doxorubicin; *M* Mitomycin; *P* Cisplatin; *L* Folinsäure; *E* Epirubicin; *MTX* Methotrexat; *Eto* Etoposid.

Überlebenszeiten (etwa 7 Monate) den anderen Regimes überlegen.

- Keines dieser Regimes ist als Standardtherapie des Magenkarzinoms anzusehen.
- Neue, wirksamere Kombinationen müssen geprüft werden.

„Infusional" 5-FU

Die antineoplastische Aktivität von „infusional" 5-FU (wöchentliche/2-wöchentliche Gabe von Hochdosis-5-FU über 24–48 h; niedrigdosierte 5-FU-Infusion über Wochen/Monate) mit oder ohne additive Gabe von Folinsäure stellt die Grundlage für die **Entwicklung von 2er- und 3er-Kombinationen** dar, wobei Cisplatin, Epirubicin und Mitomycin als Kombinationspartner geprüft wurden (Tabelle 41.3; Wilke et al. 2003).

Mit der Kombination einer wöchentlichen 24-stündigen Infusion von 5-FU (2,0 g/m²), FA (500 mg/m²) und der 2-wöchentlicher Gabe von Cisplatin (50 mg/m²; FLP) wurden in einer Phase-II-Studie bei 53 Patienten mit messbarer Erkrankung 70 % Remissionen mit einer medianen Dauer von 8 Monaten und eine mediane Überlebenszeit von 11 Monaten erreicht (Wilke et al. 1996). Ähnliche antineoplastische Aktivität wie

Tabelle 41.3. „Infusional" 5-FU – Ergebnisse randomisierter Phase-II-/-III-Studien. (Nach Wilke et al. 2003; Vanhoefer et al. 2002; Webb et al. 1997)

Kombination	Patienten (n)	Remissionsrate [%]	Mittlere Überlebenszeit [Monate]
F	32	6	7,1
F/FA	45	16	8,8
FLP	41	39	9,7
ECF	111	45	8,9
FAMTX	108	21	5,7
ECF	580	40	9,4
MCF	39	8,8	k.A.

k.A. keine Angaben; *F* 5-Fluorouracil; *FA* Folinsäure; *E* Epirubicin; *C, P* Cisplatin; *MTX* Methotrexat; *M* Mitomycin.

FLP zeigten Kombinationen mit **„infusional" 5-FU plus Cisplatin** in anderen Phase-II-Studien.

Mit der Kombination aus einer wöchentlichen 48-stündigen Infusion von **5-FU** und der 3-wöchentlichen Gabe von **Cisplatin** wurden bei 119 Patienten eine Remissionsrate von 50 % und eine mediane Überlebenszeit von 9,3 Monaten erzielt (Cervantes et al. 1999). Mit der Kombination aus Bolus- und „infusional" 5-FU an 2 Tagen und Cisplatin am 1. Tag (Wiederholung alle 2 Wochen) betrug die Remissionsrate bei 31 Patienten 55 % und die mediane Überlebenszeit 10,8 Monate (Mitry et al. 2000).

> Die gute Wirksamkeit von FLP wurde inzwischen durch eine randomisierte Studie der EORTC bestätigt, in der diese Kombination gegen 5-FU (2,6 g/m²)/FA und 5-FU (3 g/m²) geprüft wurde (Vanhoefer et al. 2002). Mit FLP betrug die objektive Remissionsrate 39 % (21/54), mit 5-FU/FA 15 % (8/54) und mit 5-FU allein 6 % (2/38). Die medianen Überlebenszeiten lagen bei 9,7 (FLP), 8,9 (5-FU/FA) und 7,0 (5-FU) Monaten.

In Phase-II-Studien wurde die **Kombination ECF** (Epirubicin, Cisplatin und 5-FU als kontinuierliche Infusion) geprüft (Webb et al. 1997). Bei über 500 Patienten wurden in >50 % der Fälle objektive Remissionen und Überlebenszeiten von >8 Monaten erreicht (Wilke et al. 2003). Aufgrund dieser Ergebnisse wurde in einer randomisierten Studie ECF (111 Patienten) mit dem damaligen Standardregime FAMTX (108 Patienten) verglichen. In dieser Studie erwies sich ECF, bezogen auf die Induktion objektiver Remissionen (45 % vs. 21 %) und die mediane Überlebenszeit (8,9 vs. 5,7 Monate), als signifikant überlegen und wurde somit als neue Referenztherapie in der Erstlinienbehandlung definiert. In einer weiteren großen randomisierten Studie wurde ECF mit MCF (Mitomycin, Cisplatin, 5-FU als kontinuierliche Infusion) verglichen (Wilke et al. 2003). Bei Patienten mit metastasierter Erkrankung betrug die Remissionsrate mit ECF 33 % und mit MCF 36 %, die mediane Überlebenszeit 9,4 bzw. 8,8 Monate.

Fasst man die bisherigen Erfahrungen mit „infusional" 5-FU und speziell die Erfahrungen mit ECF und FLP zusammen, so lassen sich folgende **Schlussfolgerungen** ziehen:

- „Infusional" 5-FU enthaltende Kombinationen scheinen den anderen Kombinationen der 2. Generation, bezogen auf das Tumoransprechen, überlegen zu sein.
- Sie sind ambulant durchführbar und führen selten zu klinisch bedeutsamen Nebenwirkungen.

Derzeit sind randomisierte Studien aktiviert bzw. geplant, in denen ECF oder FLP mit neueren Kombinationen verglichen werden.

„Third-generation"-Kombinationen

Als „Third-generation"-Kombinationen werden Regimes bezeichnet, die neuere Substanzen – wie Taxane, Irinotecan, Oxaliplatin oder orale Fluoropyrimidine – als Kombinationspartner verwenden. Bisher sind diese neueren Kombinationen nur in Phase-II- oder randomisierten Phase-II-Studien geprüft worden (Tabelle 41.4).

Irinotecanhaltige Kombinationen. Kombinationen aus Irinotecan und Cisplatin wurden bei chemotherapeutisch nicht vorbehandelten Patienten in Phase-II-Studien geprüft (Wilke u. VanCutsem 2003). Summiert wurden in 45 % der Fälle objektive Remissionen und mediane Überlebenszeiten von 6–10 Monaten berichtet. In einer randomisierten Phase-II-Studie mit Irinotecan/Cisplatin oder Irinotecan/5-FU/Folinsäure wurden zu 28 % bzw. 34 % objektive Remissionen sowie mediane Überlebenszeiten von 6,9 bzw. 10,7 Monaten erzielt (Wilke u. VanCutsem 2003). In 2 randomiserten Phase-II-Studien konnte die gute Wirksamkeit von Irinotecan plus „infusional" 5-FU/FA bestätigt werden. Bouche et al. (2003) und Moehler et al. (2003; Irinotecan plus FU/FA) erzielten objektive Remissionsraten von 40 % und 35 % sowie eine mediane Überlebenszeit von 11 Monaten. Abschließende Ergebnisse einer großen randomisierten Studie, in der Irinotecan/5-FU/FA mit konventionellem Cisplatin/5-FU verglichen wurde, werden bis Ende 2003 erwartet.

Taxoterhaltige Kombinationen. Mit der Kombination Taxoter/Cisplatin (TC) wurden in Phase-II-Studien Remissionsraten von 33–56 % und mediane Überlebenszeiten von 8,6–10,5 Monaten erzielt (Wilke et al.

Tabelle 41.4. „Third-generation"-Kombinationen: randomisierte Studien. (Nach Wilke et al. 2003; Wilke u. VanCutsem 2003; Bouche et al. 2003; Moehler et al. 2003; Ajani et al. 2003; Sumpter et al. 2003)

Kombination	Patienten (n)	Remissionsrate [%]	Mittlere Überlebenszeit [Monate]
Irinotecan/C	72	28	6,8
Irinotecan/F	74	34	10,7
Irinotecan/FUFA	44	35	k.A.
LV5FU2	45	13	6,8
+ Cisplatin	44	27	9,5
+ Iriontecan	45	40	11,3
Doc/C	76	30	k.A.
Doc/C/5-FU	79	44	k.A.
Doc/C/F	115	39	10,2
C/F	117	23	8,5
ECF	44	31	k.A.
EOF	46	33	k.A.
ECX	40	35	k.A.
EOX	46	52	k.A.

k.A. keine Angaben; *FA* Folinsäure; *C* Cisplatin; *Doc* Taxoter; *X* Capecitabin.

2003; Wilke u. Van Cutsem 2003). In einer randomisierten Phase-II-Studie mit TC (76 Patienten) und TC plus 5-FU (79 Patienten) wurden mit TC in 30 % der Fälle und mit TC plus 5-FU in 44 % objektive Remissionen induziert. Bei 80 % der Patienten traten Neutropenien vom NCIC-Grad 3/4 auf. In einer weiteren randomisierten Studie (Interimsanalyse) induzierte TCF (Taxoter, Cisplatin, 5-FU; 115 Patienten) im Vergleich mit Cisplatin/5-FU (Tag 1–5, 113 Patienten) statistisch signifikant höhere Remissionsraten (39 % vs. 23 %) und längere Überlebenszeiten (10,2 vs. 8,5 Monate; Ajani et al. 2003). Auch hier werden die endgültigen Ergebnisse dieser Studie Ende 2003 erwartet.

Taxol- oder oxaliplatinhaltige Kombinationen. Gute klinische Wirksamkeit scheinen auch taxol- und oxaliplatinhaltige Kombinationen (Kombinationspartner: „infusional" 5-FU mit oder ohne additive Gabe von FA) aufzuweisen, mit denen in Phase-II-Studien Remissionsraten zwischen 30 und 60 % induziert wurden (Wilke et al. 2003). Hohe Remissionsraten wurden mitgeteilt nach verschiedenen 3er-Kombinationen aus Taxol, Cisplatin und 5-FU/Folinsäure, wobei in 3 publizierten Phase-II-Studien 5-FU als protrahierte Infusion verabreicht worden war. Die Remissionsraten lagen bei 51 % (21/41), 70 % (30/43) und 51 % (23/45), die medianen Überlebenszeiten bei 8,5, 7,5 und 14 Monaten (Wilke et al. 2003).

Kombinationen mit oralen Fluoropyrimidinen. Der Einsatz oraler Fluoropyrimidine (UFT, Capecitabine, S1) hat das Ziel, die in vielen modernen Chemotherapiekombinationen übliche Verabreichung von 5-FU als protrahierte Infusion und die damit verbundenen Komplikationen zu vermeiden. Erste Ergebnisse mit solchen Kombinationen deuten eine Wirksamkeit an, die mit derjenigen von „infusional" 5-FU-haltigen Regimes vergleichbar zu sein scheint (Wilke et al. 2003). Dies zeichnet sich z. B. in einer Studie ab, in der das ECF-Regime mit verschiedenen Kombinationen aus Oxaliplatin E plus Capecitabine oder EF plus Oxaliplatin (REAL-2-Studie) verglichen wird (Sumpter et al. 2003).

41.2.3 Zusammenfassung, Ausblick

Speziell vor dem Hintergrund der Entwicklungen der letzten 10 Jahre hat sich die Einstellung zur Chemotherapie beim fortgeschrittenen Magenkarzinom deutlich geändert. Hierzu haben nicht nur Studien beigetragen, die zeigen konnten, dass eine Chemotherapie im Vergleich zu einer alleinigen supportiven Therapie („best supportive care") zu einer signifikanten **Überlebensverlängerung** und **Lebensqualitätsverbesserung** beiträgt, sondern auch die Entwicklung neuer und wirksamerer Substanzen und Kombinationen.

Praxis konkret

Berücksichtigt man krankheitsorientierte Phase-II-Studien, die nach modernen Kriterien der Responsebeurteilung durchgeführt wurden, können folgende Monosubstanzen als wirksam und für die Kombinationstherapie als geeignet angesehen werden:

- 5-FU ± Folinsäure („infusional" 5-FU, orale 5-FU-Prodrugs, z. B. UFT, Capecitabine, S1),
- Cisplatin,
- Irinotecan,
- Etoposid,
- Taxol,
- Taxoter.

Die Wirksamkeit der Anthrazykline Doxorubicin und Epidoxorubicin ist, obwohl sie auch noch in neueren Kombinationen (ECF, ECU) eingesetzt werden, eher als moderat einzuschätzen.

In der **Kombinationschemotherapie** galten bis vor wenigen Jahren sog. „Second-generation"-Kombinationen – wie FAMTX, ELF oder Cisplatin/5-FU (über 5 Tage) – als Therapie der Wahl außerhalb von klinischen Studien. Allerdings waren die Ergebnisse randomisierter Studien eher enttäuschend. Sie induzierten zwar höhere Remissionsraten als die „First-generation"-Kombinationen, wie FAM oder FAM-Modifikationen, konnten aber die Überlebenszeiten nicht wesentlich verbessern.

Eine Verbesserung dieser Situation wurde durch Entwicklung und Prüfung von Kombinationen geschaffen, in denen Cisplatin mit 5-FU als protrahierte Infusion (**„Low-dose"-Langzeitinfusion**; intermittierende Hochdosisinfusion über 24–48 h), evtl. mit weiteren Substanzen, kombiniert wurden. Mit diesen Kombinationen lagen die Remissionsraten relativ konstant bei ≥40 % und die medianen Überlebenszeiten bei 9–11 Monaten. Da diese Kombinationen ambulant durchführbar sind und selten zu schwerwiegenden Nebenwirkungen führen, kann „infusional" 5-FU + Cisplatin oder ECF derzeit als Standardtherapie des metastasierten Magenkarzinoms außerhalb von klinischen Studien angesehen werden.

Eine zumindest vergleichbare Wirksamkeit scheinen die **Kombinationen der 3. Generation** zu haben, die Taxane, Irinotecan und Oxaliplatin beinhalten. In den bisher publizierten Phase-II-Studien wurden mit diesen Kombinationen ebenfalls Remissionsraten um 50 % und mediane Überlebenszeiten von 8–11 Monaten erzielt. Allerdings fehlen randomisierte Studien, die zeigen könnten, ob sie z. B. ECF oder „infusional" 5-FU/Cisplatin überlegen sind. Da sie zum Teil auch zu mehr und ausgeprägteren Nebenwirkungen führen, ist der Einsatz solcher Kombinationen in der Versorgungsonkologie deshalb (noch) nicht indiziert.

41.3 Ösophaguskarzinom

Die **Inzidenz** des Ösophaguskarzinoms nimmt in den letzten Jahren zu, es werden 5–6 Neuerkrankungen pro 100.000 Einwohner beobachtet (Enzinger et al. 1999; Kok 1997; Preusser et al. 1990). Bei den beiden histologischen Typen des Ösophaguskarzinoms zeigt sich eine zunehmende Verschiebung der Häufigkeit vom Plattenepithel- zum Adenokarzinom.

> Zum Zeitpunkt der Diagnosestellung ist das Ösophaguskarzinom bei bis zu 50 % der Patienten bereits disseminiert und kann durch eine alleinige lokale Therapie, wie chirurgischer Eingriff und/oder Strahlentherapie, nicht mehr kurativ behandelt werden (Enzinger et al. 1999; Kok 1997; Preusser et al. 1990).

Die **mediane Überlebenszeit** für Patienten mit disseminierter Erkrankung beträgt 4–8 Monate. Deshalb wurde die systematische Chemotherapie in das Behandlungskonzept des fortgeschrittenen Ösophaguskarzinoms aufgenommen.

41.3.1 Monoaktivität

Zahlreiche zytotoxisch wirksame Substanzen wurden in nichtrandomisierten Phase-II-Studien geprüft und die Ergebnisse in verschiedenen Übersichtsarbeiten publiziert (Edelman 2000; Enzinger et al. 1999; Ilson et al. 1999; Kok 1997; Preusser et al. 1990). Die meisten der älteren Phase-II-Studien wurden bei Patienten mit **Plattenepithelkarzinom** durchgeführt, und erst in neueren Studien analysierte man die Wirksamkeit der geprüften Substanzen getrennt nach dem histologischen Befund des Tumors (Adeno- oder Plattenepithelkarzinom). Da die Aufnahmekriterien und die Bewertung des Tumoransprechens in den älteren und neuen Phase-II-Studien nicht einheitlich waren, ist der Aktivitätsvergleich der verschiedenen Substanzen nur bedingt möglich.

> Kumulative Remissionsraten von 15 % wurden für Cisplatin, 5-FU, Bleomycin, Paclitaxel, Mitomycin C, Etoposid, Vinorelbin und Vindesin berichtet, sodass diese Zytostatika als wirksam eingestuft werden können. Keine oder marginale antineoplastische Aktivität zeigten Carboplatin, Topotecan, Gemcitabine und Anthrazykline.

41.3.2 Polychemotherapie

Beim fortgeschrittenem Ösophaguskarzinom wurden in nichtrandomisierten Phase-II-Studien zahlreiche Kombinationen aus 2 oder 3 Zytostatika geprüft, wobei meist **Cisplatin** als Kombinationspartner verwendet wurde. Mit Kombinationen aus 2 Zytostatika ließen sich in Phase-II-Studien Remissionsraten von 16–57 %, einschließlich 1–24 % komplette Remissionen, erzielen sowie eine mediane Remissionsdauer von 4–9 Monaten und eine mediane Überlebenszeit für alle Patienten von 7–15 Monaten (Tabelle 41.5; Edelman 2000; Enzinger et al. 1999; Ilson et al. 1999; Kok 1997; Preusser et al. 1990).

Die Kombinationen **Cisplatin/Bleomycin** und **Cisplatin/Vindesin** induzierten in den frühen Phase-II-Studien ähnliche Remissionsraten wie eine Cisplatinmonotherapie, und mit der Kombination Cisplatin/Vinorelbin wurden in einer Phase-II-Studie in 32 % der Fälle Remissionen erreicht.

> Die Addition von 5-FU zu Cisplatin führte dagegen im Vergleich mit einer Cisplatinmonotherapie zu einer deutlichen Erhöhung der Voll- und Gesamtremissionen, wie die summierten Ergebnisse von 4 Phase-II-Studien zeigen (Tabelle 41.5).

Mit **Cisplatin/5-FU** wurden in 56 % der Fälle Remissionen, einschließlich 24 % Vollremissionen, und eine mediane Überlebenszeit von 11 Monaten erreicht. Diese Therapieergebnisse konnten durch den Austausch von 5-FU gegen Etoposid oder Paclitaxel nicht verbessert werden.

Tabelle 41.5. Polychemotherapie des fortgeschrittenen Ösophaguskarzinoms: häufiger eingesetzte Kombinationen aus 2 Zytostatika (> 14 Patienten/Studie, keine vorherige Chemotherapie). (Nach Edelmann 2000; Enzinger et al. 1999; Ilson et al. 1999; Kok 1997; Preusser et al. 1990)

Kombination	Studien (n)	Patienten (n)	Komplette Remission [%]	Remissionsrate [%]	Mediane Remissionsdauer/ mediane Überlebenszeit [Monate]
Cisplatin/Bleomycin	2	77	4 (0–8)*	16 (8–24)*	k.A./k.A.
Cisplatin/Vindesin	1	31	k.A.	16 (3–29)*	k.A./k.A.
Cisplatin/Vinorelbin	1	71	1 (0–3)*	32 (21–43)*	6/7
Cisplatin/5-FU	4	119	24 (16–32)*	56 (46–66)*	9/11
Cisplatin/Etoposid	2	92	k.A.	48 (38–58)*	k.A./k.A.
Cisplatin/Irinotecan	1	35	6 (0–14)*	57 (41–71)*	4/15
Cisplatin/Paclitaxel	3	91	k.A.	43 (33–53)*	6/7

* 95 %-Konfidenzintervall; *k.A.* keine Angaben.

Die Kombination **Cisplatin/Irinotecan** scheint dagegen bei ähnlichen Remissionsraten zu einer längeren medianen Überlebenszeit als die anderen modernen Kombinationen aus 2 Zytostatika und Cisplatin/5-FU zu führen. Die Ergebnisse, die in nichtrandomisierten Phase-II-Studien mit mehr als 30 Patienten mit Kombinationen aus 3 Zytostatika bei chemotherapeutisch nicht vorbehandelten Patienten erreicht wurden, sind in ◘ Tabelle 41.6 zusammengefasst.

Die antineoplastische Aktivität von **Cisplatin/Bleomycin** konnte, bezogen auf die Remissionsrate, durch die Addition von Vinblastin oder Vindesin erhöht werden, wobei aber nur die Addition von Vindesin zu einer deutlichen Erhöhung der Remissionsrate führte. Die Addition von Bleomycin, Etoposid, Paclitaxel oder Anthrazyklinen zur Kombination Cisplatin/5-FU führte im Vergleich mit der Ausgangskombination zu keiner Erhöhung der Remissionsraten.

Praxis konkret

Aufgrund dieser Ergebnisse und des Sicherheitsprofils wird die Kombination Cisplatin/5-FU derzeit in einigen Übersichtsarbeiten für die Behandlung des fortgeschrittenen Ösophaguskarzinoms außerhalb von Studien empfohlen.

In ◘ Tabelle 41.7 sind die Ergebnisse von Phase-II-Studien zusammengefasst, in denen das Ansprechen auf die Chemotherapie separat für das Adeno- und das Plattenepithelkarzinom analysiert wurde. Hierbei fanden sich keine deutlichen Unterschiede zwischen beiden histologischen Subtypen.

41.3.3 Zusammenfassung

Das fortgeschrittene Ösophaguskarzinom ist ein chemotherapiesensibler Tumor, bei dem mit verschiedenen Polychemotherapieprogrammen Remissionsraten von 50 % erreicht werden, ohne dass deutliche Unterschiede bei den histologischen Subtypen festzustellen sind. Für die Behandlung des fortgeschrittenen Ösophaguskarzinoms außerhalb von Studien wird derzeit aufgrund des Nebenwirkungsspektrums und der antineoplastischen Aktivität die **Kombination Cisplatin/5-FU** in neueren Übersichtsarbeiten empfohlen. Diese Empfehlung basiert auf der retrospektiven Analyse nichtrandomisierter Phase-II-Studien und dem Eindruck, dass mit den meisten moderneren Kombinationen aus 2 und 3 Zytostatika ähnliche Remissionsraten und mediane Überlebenszeiten wie mit Cisplatin/5-FU erreicht werden.

◘ **Tabelle 41.6.** Polychemotherapie des fortgeschrittenen Ösophaguskarzinoms: häufiger eingesetzte Kombinationen aus 3 Zytostatika (> 30 Patienten/Kombination, keine vorherige Chemotherapie). (Nach Edelmann 2000; Enzinger et al. 1999; Kok 1997; Preusser et al. 1990)

Kombination	Studien (n)	Patienten (n)	Komplette Remission [%]	Remissionsrate [%]	Mediane Remissionsdauer/ mediane Überlebenszeit [Monate]
Cisplatin/Bleomycin/Vinblastin	2	51	k.A.	29 (16–42)*	k.A./k.A.
Cisplatin/Bleomycin/Vindesin	4	155	2 (0–4)*	45 (37–53)*	4/k.A.
Cisplatin/5-FU/Bleomycin	1	40	5 (0–12)*	50 (34–66)*	k.A./k.A.
Cisplatin/5-FU/(Epi-) Adriamycin	2	136	k.A.	58 (50–66)*	k.A./k.A.
Cisplatin/5-FU/Fol/Etoposid	1	38	16 (4–28)*	45 (29–61)*	k.A./k.A.
Cisplatin/5-FU/Paclitaxel	1	60	12 (4–20)*	48 (35–61)*	6/11

* 95 %-Konfidenzintervall; *k.A.* keine Angaben.

Tabelle 41.7. Remissionsraten beim Adenokarzinom und beim Plattenepithelkarzinom des Ösophagus. (Nach Enzinger et al. 1999)

Chemotherapie	Patienten (n)		Remissionsrate [%]	
	Adenokarzinom	Plattenepithelkarzinom	Adenokarzinom	Plattenepithelkarzinom
Paclitaxel	32	18	34 (18–50)*	28 (7–49)*
Cisplatin/Paclitaxel	27	10	37 (19–55)*	60 (30–90)*
Cisplatin/5-FU/Paclitaxel	30	30	47 (29–65)*	50 (32–68)*
Cisplatin/Irinotecan	23	12	52 (32–72)*	66 (39–93)*
Cisplatin/Etoposid	27	65	48 (29–67)*	48 (36–60)*
Alle Studien	139	135	43 (36–50)*	48 (40–56)*

* 95 %-Konfidenzintervall.

Literatur

Ajani JA, VanCutsem E, Moiseyenko V et al. (2003) Docetaxel (D), cisplatin, 5-fluorouracil compared to cisplatin (C) and 5-fluorouracil (F) for chemo-naïve patients with metastatic or locally recurrent, unresectable gastric karzinoma (MGC): interim results of a randomized phase III trial (V325). Proc Am Soc Clin Oncol 22: (Abstract 999)

Bouche O, Raoul JL, Giovanni M et al. (2003) Randomized phase II trial of LV5FU2, LV5FU2-cisplatinum of LV5FU2-irinotecan in patients (pts) with metastatic gastric or cardial adenocarcinoma (MGA): final results of study FFCD 9803. Proc Am Soc Clin Oncol 22: (Abstract 1033)

Cervantes M, Navarro A, Carrato J et al. (1999) The addition of cisplatin to continuous infusion 5-fluorouracil for the treatment of advanced gastric cancer. Results of two consecutive phase II trials of the Spanish Group for Gastrointestinal Tumor Terapy (TTD). Proc Am Soc Clin Oncol 18: (Abstract 980)

Edelman MJ (2000) Recent developments in the chemotherapy of advanced esophageal cancer. Chest Surg North Am 10: 561–567

Enzinger PC, Ilson DH, Kelsen DP (1999) Chemotherapy in Esophageal cancer. Semin Oncol 26: 12–20

Ilson DH, Saltz L, Enzinger P et al. (1999) Phase II trial of weekly irinotecan plus cisplatin in advanced esophageal cancer. J Clin Oncol 17: 3270–3275

Kok TC (1997) Chemotherapy in oesophageal cancer. Cancer Treat Rev 23: 65–85

Mitry E, Artru P, Taieb J et al. (2000) Combination of leucovorin, 5-fluorouracil bolus and infusion, and cisplatin (LV5FU2-P regimen) in the treatment of advanced upper gastrointestinal carcinomas (AUGIC). Ann Oncol 11 (Suppl 4): 65 (Abstract 286 P)

Moehler MH, Siebler J, Hoehler T et al. (2003) Safety and efficacy of CPT-11/FA/5-FU (ILF) vs. ELF in previously untreated advanced or metastatic adenocarcinoma of the stomach or gastroesophageal junction, Proc Am Soc Clin Oncol 22: (Abstract 1034)

Preusser P, Achterrath W, Wilke H et al. (1988) Chemotherapy of gastric cancer. Cancer Treat Rev 15: 257–277

Preusser P, Achterrath W, Wilke H et al. (1990) Chemotherapie des Ösophaguskarzinoms. In: Langhans P, Schreiber HW, Häring R, Reding R, Siewert JR, Bünte H (Hrsg) Aktuelle Therapie des Ösophaguskarzinoms. Springer, Berlin Heidelberg New York Tokio, S 298–309

Sumpter KA, Harper-Wynne C, Cunningham D et al. (2003) Randomised, multicenter phase III study comparing capecitabine with fluorouracil and oxaliplatin with cisplatin in patients with advanced oesophagogastric cancer: confirmation of dose escalation. Proc Am Soc Clin Oncol 22: (Abstract 1031)

Vanhoefer U, Rougier P, Wilke H et al. (2000) Final results of a randomized phase III trial of sequential high-dose methotrexate, fluorouracil, and doxorubicin vs. etoposide, leucovorin, and fluorouracil vs. infusional fluorouracil and cisplatin in advanced gastric cancer: A trial of the European Organisation for Research and Treatment of Cancer Gastrointestinal Tract Cancer Cooperative Group. J Clin Oncol 18/14: 2648–2467

Vanhoefer U, Rougier P, Wilke H et al. (2002) Final results of a randomized phase III trial of sequential high-dose methotrexate, fluorouracil, and doxorubicin vs. etoposide, leucovorin, and fluorouracil vs. infusional fluorouracil and cisplatin in advanced gastric cancer: A trial of the European Organisation for Research and Treatment of Cancer Gastrointestinal Tract Cancer Cooperative Group. J Clin Oncol (Classic Papers Current Comments). Gastrointest Cancer 6/4: 761–771

Webb A, Cunningham D, Scarffe JH et al. (1997) Randomized trial comparing epirubicin, cisplatin, and fluorouracil vs. fluorouracil, doxorubicin, and methotrexate in advanced esophagogastric cancer. J Clin Oncol 15/1: 261–267

Wilke H, Korn M, Köhne C et al. (1996) Phase II results of weekly infusional high-dose FU (HD-FU) plus folinic acid (FA) and biweekly cisplatin (C) for advanced gastric cancer. Ann Oncol 7 (Suppl 5): 46 (Abstract 213 O)

Wilke H, VanCutsem E (2003) Current treatments and future perspectives in colorectal and gastric cancer. Ann Oncol (Suppl 2) 14: 1149–1155

Wilke H, Wils, J, Stahl M (2003) Chemotherapy of gastric cancer (advanced and adjuvant). In: Markman M (ed) Atlas of cancer. Lippincott, Williams & Williams, Philadelphia, pp 208–214

Palliative Strahlentherapie

V. Budach und S. Koswig

42.1 Radioonkologische Aspekte in der Palliativtherapie

Die Vorgehensweise bei einer **definitiven oder adjuvanten Strahlentherapie** unter kurativem Ansatz ist heutzutage in den meisten Einrichtungen standardisiert und orientiert sich an den Leitlinien der Fachgesellschaften. Demgegenüber erfordert die **palliative Strahlentherapie** hochindividuelle Strategien, die wesentlich durch die onkologische Erfahrung des behandelnden Radioonkologen bestimmt werden.

Patienteneigene Faktoren, welche das Behandlungskonzept wesentlich mitbestimmen, sind neben dem Lokaltumor und seinen Metastasen:

- psychologische Situation,
- Allgemeinzustand,
- Lebensqualität,
- Lebenserwartung,
- Vorbehandlung,
- Behandlungsreserven,
- sozioökonomische Aspekte.

> Obwohl der „Krebs" mittlerweile in vielen Fällen heilbar ist, stellen sich noch heute etwa 1/3 aller Tumorpatienten bei Erstdiagnose mit einer nicht mehr lokoregionär begrenzten, sondern weit fortgeschrittenen und damit *unheilbaren Tumorerkrankung* vor.

Zusätzlich kommt es bei etwa 50 % der primär kurativ Behandelten im weiteren Krankheitsverlauf zu einer **Progression**, sodass letztlich mehr als die Hälfte aller Tumorpatienten eine inkurable Erkrankung aufweisen. In dieser Situation leiden die meisten Patienten unter vielfältigen Symptomen und bedürfen deshalb palliativer Therapiemaßnahmen, die sich in manchen Aspekten von einem kurativen Ansatz unterscheiden.

Für die **Bewertung einer palliativen Therapie** sind Parameter wie Remissionsdauer, tumorspezifisches Überleben oder Gesamtüberleben, die in der kurativen Therapie angewendet werden, häufig ungeeignet. An die Stelle quantitativer Parameter treten somit häufig qualitative Kriterien, wie z. B. die Schmerz- und die Lebensqualität.

> Die *Strahlentherapie* spielt eine bedeutende Rolle im Rahmen interdisziplinärer Palliativmaßnahmen bei Patienten mit Tumoren des oberen Gastrointestinaltrakts, bei denen häufig eine ausgeprägte Dysphagie und Schmerzen im Vordergrund stehen.

Die **Effizienz einer Strahlentherapie** im Vergleich mit anderen Therapieverfahren kann letztlich nur anhand der Remission von Schmerzen und Dysphagie nach subjektiven Patientenangaben erfolgen.

42.2 Palliative Strahlentherapie beim Ösophaguskarzinom

42.2.1 Einführung

Cave

Das Ösophaguskarzinom ist in den frühen Stadien meist **asymptomatisch**. Erst bei einer malignen Infiltration der gesamten Zirkumferenz des Muskelschlauchs tritt eine Dysphagie auf, die häufigster Anlass der Diagnosestellung ist.

Zu diesem Zeitpunkt ist die Erkrankung bei bis zu 50 % der Patienten metastasiert oder lokal so weit fortgeschritten, dass chirurgisch oder strahlentherapeutisch **keine kurative Therapiemöglichkeit** mehr besteht. Der lokal persistierende Tumor bzw. die lokoregionäre Progression und deren Folgen sind die häufigsten Todesursachen bei Patienten mit Ösophaguskarzinom.

> Es scheint somit eine strenge Korrelation zwischen der lokoregionären Tumorprogression und der *Überlebensrate* zu geben.

Bei inoperablen Ösophaguskarzinomen vermag die Strahlenbehandlung noch eine **lokale Tumorkontrolle** zu erzielen. Pauschal kann in etwa 80–90 % der Fälle mit einer deutlichen Tumorrückbildung gerechnet werden (Fritz 1995), in etwa 45–50 % sind sogar komplette Remissionen erreichbar. Diese erfolgreiche makroskopische Lokalsanierung wird durch die Tatsache getrübt, dass in großen Serien bei etwa 58 % aller Patienten innerhalb eines Jahres **Lokalrezidive** beobachtet werden.

In Autopsieserien konnten nach einer hochdosierten Strahlenbehandlung des Ösophagus am Ort des Primärtumors noch in etwa 78–93 % der Fälle Tumorzellen nachgewiesen werden. Dieser äußerst unbefriedigende Zustand einer **fehlenden lokalen Tumorkontrolle** nach primärer Radiatio in Verbindung mit 5-Jahres-Überlebensraten von unter 5 % hat zu einer breiten Palette von Maßnahmen geführt, welche auf der einen Seite den kurativen Ansatz stärken und andererseits bei Inkurabilität eine optimale Palliation ermöglichen sollen.

Da wirksame Chemotherapien, welche komplette Remissionsraten von mindestens 10 % erzielen, beim Platten- oder Adenokarzinom des Ösophagus nicht verfügbar sind und eine nochmalige ausreichend dosierte Strahlentherapie aufgrund der Vorbelastung kaum wiederholbar ist, erfolgt die Palliativbehandlung von Rezidiven zumeist mittels **endoskopischer Maßnahmen**, wie

- Laserbehandung,
- Tubus- bzw. Stentimplantation,
- Bougierung,
- endoluminaler Brachytherapie oder
- einer Kombination dieser Möglichleiten.

42.2.2 Palliative Therapie

Aus palliativer Sicht lassen sich 2 Grundsätze für eine **Brachytherapie** des Ösophaguskarzinoms definieren (Fritz 1995):

- Wegen der hohen Zuweisungsrate fortgeschrittener Tumorstadien gehen einige Autoren prinzipiell von einem palliativen Therapieansatz aus, welcher möglichst zeitsparend und ökonomisch zu gestalten ist. In diesem Fall wird die Brachytherapie als **alleinige strahlentherapeutische Maßnahme** mit hohen Einzeldosen durchgeführt, um eine schnelle Beseitigung der Dysphagie zu erreichen.
- Auf der anderen Seite hat die Brachytherapie einen hohen Stellenwert bei der **erneuten Bestrahlung von Rezidiven** in vorbestrahlten Regionen. Durch die kleinvolumige intraluminäre Bestrahlung kann eine palliativ hocheffiziente Strahlendosis bei akzeptabler Toxizität erreicht werden.

Prinzipiell konkurrieren die brachytherapeutischen Verfahren mit allen anderen Palliativmaßnahmen. Aufgrund fehlender Ergebnisse klinisch kontrollierter Studien mit ausreichender Patientenzahl ist es jedoch schwer, den **Stellenwert der Brachytherapie** gegenüber z. B. anderen endoskopischen Methoden objektiv einzustufen.

> Die *endoluminale Brachytherapie* kann sowohl als definitive strahlentherapeutische Modalität als auch in Kombination mit einer perkutanen Radiatio zur Anwendung kommen.

Als alleinige Behandlung hat die endoluminale Brachytherapie ausschließlich palliativen Charakter. Im Vergleich zur perkutanen Radiatio wird durch die Brachytherapie bei biologisch äquivalenter Dosis häufiger eine **Palliation** erreicht (37,5 % vs. 70,6 %; Sur et al. 1992).

Die **Effektivität der alleinigen Brachytherapie** wurde von Rowland u. Pagliero (1985) und ebenso von Jager et al. (1992) beschrieben. Beide Arbeitsgruppen wendeten eine einmalige Dosis von 15 Gy (Rowland u. Pagliero: MDR, „medium dose rate“; Jager et al.: MDR und HDR, „hig hdose rate“) und erzielten eine Besserung der Dysphagie in 65 % und 67 % der Fälle. Im Vergleich dazu kombinierte Dittler (1990) ein initiales Laserdebulking mit einer anschließenden HDR-Brachytherapie (6×7,0 Gy) und erzielte eine Besserung der Dysphagie bei 84 % aller Patienten, allerdings mit Grad-3-Komplikationen im Sinne ösophagotrachealer Fisteln in einer Häufigkeit von 7 %.

Tan et al. (1998) konnten zeigen, dass die **Kombination aus Brachytherapie und vorausgegangener Lasertherapie** bei akzeptabler Morbidität durchführbar ist und auf diese Weise ein längeres therapeutisches Intervall als bei der alleinigen Lasertherapie erreicht werden kann. Das Intervall der Kombinationstherapie betrug 83 Tage gegenüber 36 Tagen mit alleiniger Lasertherapie. Ähnliche Ergebnisse wurden bereits 1989 von Ries et al. beschrieben. Eine zusätzliche Lasertherapie konnte hier die Dauer der Stenoseöffnung verlängern und die Anzahl der benötigten Laseranwendungen reduzieren. Die Zeitdauer des Palliativeffekts betrug 128 Tage vs. 76 Tage, die Hospitalisierungszeit konnte durch die Kombination ebenfalls reduziert werden (25 vs. 48 Tage). Ebenfalls eine Verbesserung der Ergebnisse einer alleinigen Laserbehandlung durch zusätzliche Brachytherapie des Adenokarzinoms mit 1×10,0 Gy wurde von Spencer et al. (1996) beschrieben. Hier war bei 32 % der Patienten keine weitere Therapie bis zu ihrem Tode mehr notwendig. Kritikpunkt all dieser Studien sind allerdings die sehr kleinen Patientenzahlen (n<30).

Zur **Kombination aus Stentimplantation und Brachytherapie** liegen keine ausreichenden Daten in der Literatur vor, um eine objektive Aussage zu treffen. Ludwig et al. (1998) beschreiben einen Überlebensvorteil nach Stentimplantation mit anschließender kombinierter Radio-/Chemotherapie bei inoperablen Ösophaguskarzinomen. Patienten, die eine Kombinationstherapie erhielten, zeigten ein Überleben von im Median 318 Tagen nach Diagnosestellung im Vergleich zu 157 Tagen mit alleiniger Stentimplantation.

Zur Effektivität und Toxizität der Brachytherapie bei **vorbestrahlten Rezidiven oder Anastomosenrezidiven** nach primär chirurgischer Therapie liegen relativ wenig aussagekräftige Daten vor. Gleiches gilt für die perkutane Therapie bei Rezidiven. Über einen nochmaligen perkutanen Ansatz bei bereits vorbestrahlten Patienten sollte individuell entschieden werden.

Praxis konkret

Bei einer Vorbelastung von 50–60 Gy scheint unter Berücksichtigung der benachbarten Risikoorgane und der zu erwartenden Morbidität lediglich eine nochmalige **Gesamtdosis von 20–30 Gy** nach computertomographischer Planung möglich. Unter Berücksichtigung der insgesamt infausten Prognose dieser Patienten und des in der Regel schnellen Wirkungseintritts der Brachytherapie muss diese Indikation im Vergleich zur perkutanen Bestrahlung individuell geprüft werden.

Sollten keine radiogene Vorbelastung und keine Indikation für eine intensive kurative Radio-/Chemotherapie bestehen, werden in der Literatur unterschiedliche **perkutane palliative Radiotherapieregime** diskutiert. Petrovich et al. (1991) untersuchten den palliativen Effekt einer alleinigen perkutanen Bestrahlung (mediane Dosis: 55 Gy) im Vergleich zur Kombination aus perkutaner Bestrahlung und intraluminaler Brachytherapie. Im alleinigen perkutanen Arm (n=133) gaben 34 % der Patienten eine gute und 18 % eine moderate Besserung der Dysphagie über mindestens 6 Monate an. Im Kombinationsarm (n=46) zeigte sich in 48 % der Fälle eine gute und in 28 % eine moderate Besserung. Die 5-Jahres-Überlebensrate lag bei 2 % im perkutanen Arm und bei 11 % im Kombinationsarm. Im Brachytherapiearm traten bei 3 Patienten ösophagotracheale Fisteln und in 2 Fällen Stenosen auf.

Albertson et al. (1989) beschrieben eine **Besserung der Dysphagie** durch alleinige perkutane Strahlentherapie bei 41 % von 110 Patienten.

> Es zeigte sich, dass die Gesamtdosis einen Einfluss auf die *Dauer der Palliation* hat: Bei einer Gesamtdosis von >45 Gy lag der mediane Palliationszeitraum bei 52 Wochen, bei einer Gesamtdosis <45 Gy bei 27 Wochen. Demnach ist eine gute Palliation der Dysphagie bei 50–70 % der Patienten durch eine Dosis von 50–60 Gy zu erzielen.

Allerdings sollte auch beachtet werden, dass durch eine hochdosierte Radiotherapie die **Morbidität** (Strikturen, Fisteln) steigen kann. Datta et al. (1998) beschrieben 2 unterschiedliche Brachyteletherapieregime, bei denen die Brachytherapie (2×6,0 Gy) identisch war, die perkutane Therapie sich aber unterschied (35 Gy vs. 50 Gy):

- Die **Ansprechrate der Dysphagie** (49 % vs. 75 %) und das **mediane dysphagiefreie Intervall** (0 vs. 8 Monate) waren im höherdosierten Arm signifikant besser.
- Das **Gesamtüberleben** war identisch (8 Monate).
- Die **Morbidität** in Form von Ulzerationen, Strikturen und Fisteln lag bei 9 %, 7 % und 5 % im niedrigdosierten Arm, im Kontrollarm bei 8 %, 8 % und 10 %.

42.2.3 Morbidität der Brachytherapie

> Ein nennenswerter Anteil strahlentherapiespezifischer Nebenwirkungen wird nur für das *HDR-Afterloading* angegeben und richtet sich v. a. nach der Einzeldosis und der Fraktionierung.

Die von Hischikawa et al. (1993) berichteten hohen **Nebenwirkungsraten** nach kombinierter perkutaner Vorbestrahlung und Brachytherapie mit 28 % radiogenen Ulzerationen, 10 % Strikturen und 4 % Fisteln müssen als sehr hoch eingestuft werden und sind durch andere Autoren nicht bestätigt worden.

Praxis konkret

Eine **Einzeldosis** von etwa 5 Gy und eine **Gesamtdosis** von 20 Gy in der HDR-Afterloadingtherapie sind für den gewünschten Therapieeffekt ausreichend, aber mit einer geringen Kompliaktionsrate verbunden.

42.3 Palliative Strahlentherapie beim Magenkarzinom

42.3.1 Einführung

> Das Magenkarzinom gehört zu den häufigsten Karzinomen des Gastrointestinaltrakts. Obgleich die Resektionsraten zwischen 30 % und 60 % liegen, stirbt ein großer Teil der Patienten an einem *Lokalrezidiv* oder an *Metastasen*.

Die **Rolle einer adjuvanten und palliativen Therapie** wurde weltweit in unkontrollierten und randomisierten Studien überprüft. Ein Großteil dieser Studien ist hinsichtlich der Patientenzahlen und der Berücksichtung von Prognosefaktoren jedoch insuffizient. Die Strahlentherapie kann beim Magenkarzinom mit adjuvanter Zielsetzung sowie unter primärem und palliativem Aspekt eingesetzt werden (Budach 1994; Minsky 1996).

Grundlage für eine **adjuvante Radiotherapie** ist die Tatsache, dass eine hohe Lokalrezidivrate nach potenziell kurativer Operation beschrieben wird. Je nach Methode der Evaluierung schwankt sie zwischen 38 % und 67 % (Minsky 1996). Die adjuvante Radiotherapie wird in der Regel als Kombinationstherapie mit einer auf 5-Fluorouracil basierenden Chemotherapie durchgeführt. Sie ist derzeit noch nicht Therapiestandard und wird in Studien überprüft (z. B. SWOG 9008/INT0116). Diese Behandlungsform ist nicht Bestandteil vorliegenden Kapitels. Die Rolle der intraoperativen Radiatio wird ausführlich in Kap. 37 besprochen.

42.3.2 Strahlentherapie nach inkompletter (R1-/2-)Resektion und beim inoperablen Magenkarzinom

Es liegen nur wenige **Phase-II- und -III-Studien** vor, welche die Rolle der Strahlentherapie bei „nichtkurativ" operierten oder inoperablen Magenkarzinomen untersuchten. Ein großer Teil davon ist bezüglich der Patientenzahlen und der Stratifizierungkriterien jedoch insuffizient. Obwohl seit Ende der 1960er Jahre bereits Arbeiten zur Rolle der Strahlentherapie publiziert werden, ist bis heute eine endgültige Aussage nicht möglich.

So beschrieb Nordmann (1976) 6 (13 %) bzw. 3 (7 %) Fälle von 45 Patienten, die mehr als 2 bzw. 3 Jahre nach einer Radiatio mit 30–50 Gy noch lebten. Die Hälfte der Patienten erhielt eine zusätzliche Chemotherapie mit 5-Fluorouracil. Die **3-Jahres-Überlebensrate** im alleinigen Radiotherapiearm lag bei 4 %, im Radio-/Chemotherapiearm bei 10 %. Diese Ergebnisse sind vergleichbar mit denen von Wieland u. Hymmen (1970), die eine 3-Jahres-Überlebenrate von 11 % (9 von 82 Patienten) nach einer Strahlentherapie von 30–60 Gy beschrieben.

Tsukiyama et al. (1988) zeigten anhand von 75 Patienten mit fortgeschrittenem, inoperablem Magenkarzinom, dass durch eine Strahlentherapie mit 40–70 Gy eine **Gesamtansprechraterate** von 70 % erreicht werden kann. In Abhängigkeit vom Responsestatus lag das mediane Überleben bei:

- 26,5 Monaten für eine komplette Remission,
- 7,3 Monaten für eine partielle Remission,
- 3,2 Monaten für eine „No-change-Situation".

Gunderson et al. (1983) beschrieben als Erste die Ergebnisse einer Studie mit 14 Patienten, in der zunächst ein **Zyklus FA** (5-Fluorouracil, Doxrubicin) durchgeführt wurde, gefolgt von einer **Radio-/Chemotherapie** (45–50 Gy) zusammen mit **5-Fluorouracil** und einer anschließenden **Chemotherapie nach dem FAM-Schema** (5-Fluorouracil, Doxorubicin, Methotrexat). Durch O'Connel et al. (1985) erfolgte eine Aktualisierung dieser Studie mit 18 Patienten. Das mediane Überleben lag bei 12,5 Monaten, das Gesamtüberleben nach 2 Jahren bei 16 %.

Ein medianes Überleben von 13 Monaten beschrieben Schein et al. (1982) bei Patienten mit lokal fortgeschrittenen, inoperablen Magenkarzinomen, die einen **Zyklus FAM**, gefolgt von einer **„Split-course-Radio-/Chemotherapie"** (je 22,5 Gy plus 3 Tage 5-Fluorouracil) und **6 weiteren Zyklen Chemotherapie** (FAM) erhielten.

Neben diesen Ergebnissen von Phase-II-Studien existieren einige Ergebnisse aus **Phase-III-Studien** (▫ Tabelle 42.1):

- Bereits 1969 berichteten Moertel et al. über die Ergebnisse einer randomisierten Studie, bei der eine **Radiatio von 35–40 Gy** mit einer **kombinierten Radio-/Chemotherapie** (35–40 Gy plus 5-Fluorouracil) bei Patienten mit fortgeschrittenen, nichtresektablen Magenkarzinomen verglichen wurde. Das mediane Überleben betrug im Radio-/Chemotherapiearm 13 Monate, im Kontrollarm 5,9 Monate ($p<0,01$).
- Falkson u. Falkson (1969) verglichen bei 186 Patienten eine alleinige **Chemotherapie** (5-Fluorouracil) mit einer alleinigen **Radiatio** (20 Gy) und einer kombinierten **Radio-/Chemotherapie.** Die Responseraten lagen bei 17 %, 0 % und 55 %.

▫ Tabelle 42.1. Phase-III-Studien zur kombinierten Radio-/Chemotherapie beim inoperablen Magenkarzinom. (Nach Budach 1994)

Autor	n	Modalität	Dosis Radiotherapie [Gy]	Chemotherapie	Zeitpunkt der Radiatio zur Chemotherapie [Monate]			Medianes Gesamtüberleben
					Vor	Während	Nach	
Childs et al.	22	RT	35–40	Plazebo		+		5,7
	20	RCT	35–40	5-FU		+		11,6
Moertel et al. 1969	23	RT	35–40					5,9
	25	RCT	35–40	5-FU		+		13,0
Falkson u. Falkson 1969	186	CT		5-FU				(RR: 17 %)
		RT	20					(RR: 0 %)
		RCT	20	5-FU	+		+	(RR: 55 %)
Dent et al.	26	Kontrolle						(2-Jahres-Überlebensrate: 0 %)
	26	CT		Thiotepa				(RR: 2 %)
	24	RCT	20	5-FU		+		(RR: 5 %)
Hazel et al.	14	CT		5-FU/Me-Lo				13
	15	RCT	46	5-FU		+	+	11,5
Gastrointestinal Tumor Study Group 1994	26	CT		FAMe/5-FU				14,8
	25	RCT	43,2		+	+	+	5,5 Monate
Klaassen et al.	31	CT		5-FU				9,3 Monate
	26	RCT	40	5-FU		+		8,2 Monate

RT: Radiotherapie; *CT:* Chemotherapie; *RCT:* Radio-/Chemotherapie; *5-FU:* 5-Fluorouracil; *Me-Lo:* Methyl-CCNU; *RR*-Responsrate.

- Allum et al. (1989) beschrieben eine signifikante Senkung der Lokalrezidivrate nach erfolgter **postoperativer Radiatio**, verglichen mit **alleiniger chirurgischer Behandlung** (8 % vs. 22 %), allerdings wurde keine Verbesserung der 5-Jahres-Überlebensrate erreicht.
- Die Gastrointestinal Tumor Study Group (GITSG, 1994) initiierte 2 Studien bei lokal inoperablen Patienten. Die erste Studie (Schein et al. 1982; 50 Gy plus 5-Fluorouracil/Methyl-CCNU vs. 50 Gy) ergab eine signifikante Verbesserung der 4-Jahres-Überlebensrate (18 % vs. 6 %) zugunsten der **Kombinationstherapie** bei deutlich höherer Toxizität und therapiebedingter Morbidität. Die Folgestudie (Gastrointestinal Tumor Study Group 1994) mit geändertem Regime (5-Fluorouracil/Methyl-CCNU/ Doxorubicin allein vs. Kombinationstherapie mit 43,2 Gy) zeigte diesmal keinen Überlebensvorteil (11 % vs. 7 %).
- Regine u. Mohiuddin (1992) beschrieben eine deutliche Senkung der Lokalrezidivrate für T3-/ T4- oder N1-/N2-Tumoren und eine verbesserte 2-Jahres-Überlebensrate nach **Kombinationstherapie.**

> Zusammenfassend erscheinen somit die Ergebnisse der publizierten Studien bei Patienten mit teilresezierten bzw. inoperablen Magenkarzinomen sehr widersprüchlich, die *Rolle einer zusätzlichen Radiotherapie* bleibt somit weiterhin ungeklärt und muss in optimierten randomisierten Studien überprüft werden.

42.3.3 Symptomatische Strahlentherapie

Unter rein palliativ-symptomatischer Zielsetzung kann die Strahlentherapie bei ausgeprägter **Schmerzsymptomatik** für 50–75 % der Patienten eine Erleichterung bewirken. Die applizierten Bestrahlungsdosen liegen zwischen 30 und 40 Gy, die mittlere Palliationsdauer bei 4–18 Monaten.

> Patienten mit günstigen prognostischen Faktoren, wie gutem Allgemeinzustand und/oder mikroskopischen statt makroskopischen Tumorresten, und einer zusätzlichen Chemotherapie auf 5-Fluorouracil-Basis scheinen eine höhere *Ansprechrate* zu zeigen.

42.4 Palliative Strahlentherapie von Metastasen

Mit dem Auftreten von Metastasen ist die Tumorerkrankung nicht mehr heilbar und damit die **Lebenserwartung** deutlich eingeschränkt.

> Unter *Lebensqualitätsaspekten* ist es besonders wichtig, Patienten mit metastasenbedingten Symptomen kurzfristig eine hocheffiziente Therapie anzubieten, die keine wesentlichen Nebenwirkungen verursacht.

Wesentliche **Metastasenlokalisationen** bei Tumoren des oberen Gastrointestinaltrakts, die vom Strahlentherapeuten behandelt werden, sind Knochen, Gehirn und Lymphknoten verschiedener Lokalisation. Die Strahlentherapie nimmt bei diesen Metastasierungsmustern eine unumstrittene Rolle im Rahmen der palliativen symptomatischen Maßnahmen ein. Publizierte Studienergebnisse liegen nicht vor.

In Autopsiestudien wird die Häufigkeit von **Knochenmetastasen** bei Ösophagus- und Magenkarzinomen mit durchschnittlich 5,6 % (Streubreite: 3–11 %) angeben Der schmerzlindernde Effekt der Strahlenbehandlung ist in diesen Fällen ausgeprägt: In etwa 70–90 % der Fälle wird eine Verbesserung der Symptomatik erzielt, die zu etwa 50 % vollständig ist. Der schmerzlindernde Effekt macht sich innerhalb weniger Tage bemerkbar und hält häufig bis zum Tod an.

Prinzipiell muss zwischen 2 unterschiedlichen Formen der Fraktionierung unterscheiden werden:
- **Kurzzeitschema**, bei dem eine oder wenige Fraktionierungen mit hohe Einzeldosen angewendet werden (Hypofraktionierung);
- **konventionell fraktioniertes Regime** mit kleineren Einzeldosen über mehrere Wochen.

Deutliche Unterschiede hinsichtlich der **Schmerzremission** bestehen zwischen den beiden Schemata nicht. Dies beweisen zahlreiche prospektive Studien.

So kann z. B. eine einmalige Dosis von 8 Gy eine hohe schmerzlindernde Wirkung zeigen.

Im Gegensatz zur analgetischen Wirkung scheint ein fraktioniertes Schema mit 2 oder 3 Gy über mehrere Wochen bis zu einer Gesamtdosis von 40 bzw. 30 Gy hinsichtlich der **Rekalzifizierung** der Knochenmetastase von Vorteil zu sein. Dies konnte zumindest beim Mammakarzinom durch eine Studie bewiesen werden (Koswig u. Budach 1999). Daten für den Nachweis einer Resklerosierung von Knochenmetastasen des Ösophagus- und Magenkarzinoms existieren nicht. Schmerzlinderung und Resklerosierung beruhen auf unterschiedliche Prozessen. Während erstere rasch eintritt, benötigt letztere mehrere Monate.

Praxis konkret

Bei Patienten mit sehr schlechter Prognose und Knochenmetastasen, bei denen es nur auf eine **Palliation** ankommt, wird ein Kurzzeitschema empfohlen. Bei Erkrankten mit längerer Prognose, bei denen die **Stabilisierung des Knochens** von Bedeutung sein kann, ist ein fraktioniertes Bestrahlungsschema mit höherer Gesamtdosis indiziert.

Hirnmetastasen sind ein häufiges Problem in der palliativen Behandlung von Patienten mit soliden Tumoren. Der Anteil von Ösophagus- und Magenkarzinomen an der Gesamtzahl der Hirnmetastasen wird zwischen 3 % und 10 % angegeben.

> Die Strahlentherapie ist eine *effektive Palliativmaßnahme* bei Hirnmetastasen verschiedener Primärtumoren und nur mit mäßigen Nebenwirkungen verbunden.

Große randomisierte Studien haben versucht, das beste **Fraktionierungsschema** und die optimale **Gesamtdosis** zu bestimmen. Die Unterschiede hinsichtlich der Überlebenszeit waren in den meisten Studien gering, der Einfluss auf die Lebensqualität nicht immer evaluiert.

Praxis konkret

Am häufigsten werden **Fraktionierungsregime** mit 10× 3,0 Gy oder 20×2,0 Gy als Ganzhirnbestrahlung bei multiplen zerebralen Metastasen angewandt. Bei solitären Filiae bietet die stereotaktische Einzeitbestrahlung eine effektive Therapieoption.

Der **metastatische Befall von Lymphknoten** kann sowohl beim Ösophagus- als auch beim Magenkarzinom auftreten. Im Vordergrund steht, je nach Lokalisation, eine Kompressions- oder Schmerzsymptomatik, für deren Behandlung keine aussagekräftigen Daten zur Verfügung stehen.

Praxis konkret

Allgemein werden mit einer palliativen Bestrahlung bei Einzeldosen von 3,0–5,0 Gy bis zu Gesamtdosen von 20–45 Gy gute partielle Remissionen erzielt. Es sollte in Abhängigkeit von der Lokalisation, dem Allgemeinzustand des Patienten und der angrenzenden Normalgewebe ein entsprechendes **individuelles Therapiekonzept** festgelegt werden.

Kim et al. (1994) beschreiben einen guten palliativen Effekt der Kombination aus perkutaner Radiatio (Einzeldosis: 1,8–2,0 Gy, Gesamtdosis: 45–55 Gy) und intraluminaler HDR-Brachytherapie (3–5,0 Gy) bei **extrahepatischen Magenkarzinommetastasen der Gallengänge**. In dieser Arbeit wurden allerdings nur 9 Patienten kombiniert behandelt. Die Lebensqualität soll mit diesem therapeutischem Konzept deutlich besser gewesen sein als bei alleiniger Anlage einer externen Drainage.

Cave

Die **Bestrahlung von Lebermetastasen** sollte nur als Ultima Ratio bei Kapselschmerz durchgeführt werden.

Der Einsatz einer **stereotaktischen Strahlentherapie** bei solitären Lebermetastasen wird derzeit überprüft.

42.5 Zusammenfassung

Die Radiatio nimmt in der **Palliativtherapie des Ösophagus- und Magenkarzinoms** einen festen Platz ein.

Die Brachytherapie kann bei vortherapierten Patienten mit **Ösophaguskarzinom** eine rasche und länger anhaltende Verbesserung der Dysphagie erzielen. Inwieweit Kombinationen mit der Lasertherapie oder Stentimplantationen einen Vorteil erbringen, ist aufgrund fehlender Studien nicht endgültig geklärt, ebenso nicht die Rolle der Brachytherapie im Vergleich zu anderen endoskopischen Palliativmaßnahmen.

Praxis konkret

Bei nicht vortherapierten Patienten mit Ösophaguskarzinom, bei denen keine intensive, kurative Radio-/Chemotherapie möglich ist, scheint eine **Kombination** aus perkutaner Strahlentherapie (>45 Gy) und intraluminaler Brachytherapie hinsichtlich des beschwerdefreien Intervalls vorteilhaft zu sein.

Die Rolle der **Strahlentherapie beim inoperablen Magenkarzinom** ist nicht endgültig geklärt. Hinweise, dass eine kombinierte Radio-/Chemotherapie im Vergleich zur alleinigen Chemotherapie eine bessere Responserate zeigt, existieren zwar, müssen aber in Studien mit größeren Patientenzahlen überprüft werden.

Literatur

Albertson M, Ewers SB, Widmark H et al. (1989) Evaluation of the palliative effect of radiotherapy for oesophageal cancer. Acta Oncol 28: 267–270

Allum W, Hallissey MT, Ward LC et al. (1989) A controlled, prospective randomized trial of adjuvant chemotherapy or radiotherapy in resectable gastric cancer: Interim report. Br J Cancer 60: 739–744

Budach VGF (1994) The role of radiation therapy in the management of gastric cancer. Ann Oncol 5 (Suppl 3): 37–48

Childs DS, Moertel CG, Holbrood MA et al. (1968) Treatment of unresectable adenocarcinoma of the stomach with a combination of 5-fluorouracil and radiation. Am J Roentge 102/3: 541–544

Datta NR, Kumar S, Nangia S et al. (1998) A non-randomized comparison of two radiotherapy protocols in inoperable squamous cell carcinoma of the oesophagus. Clin Oncol (R Coll Radiol) 10: 306–312

Dent DM, Werner ID, Novis B et al. (1979) Prospective randomized trial of combined oncological therapy for gastric carcinoma. Cancer 44: 385–391

Dittler HJ (1990) Laser- und Afterloading-Therapie: Ösophaguscarcinom. Langenbecks Arch Chir (Suppl II): 185–191

Falkson G, Falkson HC (1969) Fluorouracil and radiotherapy gastrointestinal cancer. Lancet II: 1252–1253

Fritz P (1995) Endoluminale Brachytherapie in der Behandlung des Ösophaguskarzinom und Bronchialkarzinom. In: Zamboglou N, Flentje M (Hrsg) Radioonokologische Aspekte in der palliativen Tumortherapie. Zuckerschwerdt, München, S 31–46

Gastrointestinal Tumor Study Grou p(1994) The concept of locally advanced gastric cancer. Effect of treatment on outcome. Cancer 66: 2324–2330

Gunderson LL, O'Conell MJ, Moertel CG et al. (1983) Sequential chemotherapy and hyperfractionated radiation therapy for unresectable gastric cancer. Results of a pilot study. ASCO-Abstracts: 129

Hazel JJ, Thirlwell MP, Huggins M et al. (1981) Multi-drug chemotherapy with and without radiation for carcinoma of the stomach and pancreas – a prospective randomised trial. J C Assoc Radiol 32: 164–165

Jager JJ, Pannebakker M, Rijken J et al. (1992) Palliation in esophageal cancer with a single session of intraluminal irradiation. Radiat Oncol 25: 134–136

Kim GE, Shin HS, Seong JS et al. (1994) The role of radiation treatment in management of extrahepatic biliary tract metastasis from gastric carcinoma. Int J Radiat Oncol Biol Phys 28: 711–717

Klaassen DJ, MacIntyre JM, Catton GE et al. (1985) Treatment of locally unresectable cancer of the stomach and pancreas: randomised comparison of 5-fluorouracil alone with radiation plus concurrent and maintenance 5-fluorouracil – an eastern cooperative group study. J Clin Oncol 3: 373–378

Koswig S, Budach V (1999) Remineralisation und Schmerzlinderung von Knochenmetastasen nach unterschiedlich fraktionierter Strahlentherapie (10–3 Gy vs. 1–8 Gy). Strahlenther Onkol 175: 500–508

Ludwig D, Dehne A, Burmester E et al. (1998) Treatment of unresectable carcinoma of the esophagus or the gastroesophageal junction by mesh stents with or without radiochemotherapy. Int J Oncol 13: 583–588

Minsky BD (1996) The role of radiation therapy in gastric cancer. Semin Oncol 23: 390–396

Moertel CG, Childs DS, Reitemeier RJ et al. (1969) Combined 5-flurouracil and supervoltage radiation therapy of local unresectable cancer. Lancet II: 865–867

Nordman E (1976) Value of megavolt therapy in gastric cancer. Bull Cancer 63: 217–222

O'Conell MJ, Gunderson LL, Moertel CG et al. (1985) A pilot study to determine clinical tolerability of intensive combined modality therapy for unresectable gastric cancer. Int J Radiat Oncol Biol Phys 11: 1827–1831

Petrovich Z, Langholz B, Fromenti S et al. (1991) Managment of carcinoma of the esophagus: the role of radiotherapy. Am J Clin Oncol 14: 80–86

Regine WF, Mohiuddin M (1992) Impact of adjuvant therapy on locally advanced adenocarcinoma of the stomach. Int J Radiat Oncol Biol Phys 24: 921–927

Ries G, Töpfer M, Hagenmüller F et al. (1989) Palliativbehandlung maligner Stenosen des Ösophagus und der Cardia: Lasertherapie versus Laser + High-dose-rate-Iridium-192-Afterloading-Therapie. Strahlenth Onkol 165: 584–586

Rowland CG, Pagliero KM (1985) Intracavitary irradiation in palliation of carcinoma of oesophagus and cardia: Lancet 2: 981–983

Schein PS, Smith FP, Wooley PV et al. (1982)Current management of advanced and locally unresectable gastric carcinoma. Cancer 50: 2590–2596

Spencer GM, Thorpe SM, Sargeant IR et al. (1996) Laser and brachytherapy in the palliation of adenocarcinoma of the esophagus and cardia. Gut 39: 726–731

Sur RK, Singh DP, Sharma SC et al. (1992) Radiation therapy of esophageal cancer: role of high dose rate brachytherapy. Int J Radiat Oncol Biol Phys 22: 1043–1046

Tan CC, Freeman JG, Holmes GK, Benghiat A (1998) Laser therapy combined with brachytherapy for the palliation of malignant dysphagia. Singapore Med J 39: 202–207

Tsukiyama I, Akine Y, Kajiura Y et al. (1988) Radiation therapy for advanced gastric cancer. Int J Radiat Oncol Biol Phys 15: 123–127

Wieland C, Hymmen U (1970) Megavolttherapie maligner Neoplasien des Magens. Strahlentherapie 140: 20–26

Interventionelle palliative Maßnahmen

S. Faiss und M. Zeitz

43.1 Ösophaguskarzinom

Die *Diagnose eines Ösophaguskarzinoms* wird häufig erst in einem Stadium gestellt, in dem eine kurative Therapie nicht mehr angeboten werden kann.

Für diese Patienten mit nichtresektablem Ösophaguskarzinom oder solche mit Rezidivtumor steht die Behandlung der **Dysphagie** und der damit verbundenen **Malnutrition** im Vordergrund. In einigen Fällen wird der Krankheitsverlauf zudem durch auftretende **Komplikationen** (z. B. ösophagotracheale Fisteln) erschwert.

Diese Krankheitsmanifestationen führen zu einer **drastischen Einschränkung der Lebensqualität** für die ohnehin zumeist kurze verbleibende Lebensspanne. Eine palliative Behandlung der Dysphagie bzw. der entstandenen Komplikationen bei Patienten mit nichtkurativ behandelbarem Ösophaguskarzinom ist daher gerechtfertigt. Ohne eine solche **palliative Therapie** ist überdies eine ambulante Betreuung in der häuslichen Umgebung meist nicht mehr möglich.

Für die palliative Behandlung stehen vielfältige **endoskopisch-interventionelle Techniken** zur Verfügung (Lambert 2000). In den vergangenen Jahren sind endoskopische Methoden eingeführt worden, die eine wirksame und relativ wenig belastende, oft im ambulanten Setting durchführbare Behandlung ermöglichen. Sie sind vorab bei nichtresezierbarem Lokalbefund und/oder Fernmetastasen indiziert, wenn eine Dysphagie oder Symptome von Seiten einer ösophagorespiratorischen Fistel im Vordergrund stehen.

Weitere **Indikationen** für die endoskopische Palliation ergeben sich häufig bei Versagen der primären, meist in kurativer Intention durchgeführten Behandlung sowie bei Kontraindikationen gegen eine kurative Therapie aufgrund der Komorbidität der Patienten.

Die **ideale endoskopische Palliationsmethode** müsste angesichts der auf Wochen bis Monate beschränkten Lebenserwartung dieser Patienten folgende Anforderungen erfüllen:

- Der Palliationseffekt sollte in einer einzigen, ambulant durchführbaren, risikoarmen Intervention erzielt werden können und unverzüglich eintreten.
- Der Behandlungserfolg muss so lange anhalten, dass die Reinterventionsrate gering bleibt.
- Schließlich sollte die Methode kostengünstig sein.

Es kann vorweggenommen werden, dass eine solche ideale Methode noch nicht existiert. Inwiefern die gebräuchlichsten **endoskopischen Techniken** den Anforderungen gerecht werden, wird in den folgenden Abschnitten kurz dargestellt.

43.1.1 Bougierung

Cave

Die endoskopische Bougierung der Tumorstenosen im Ösophagus ist zwar technisch einfach, ambulant durchführbar und relativ risikoarm, der **Behandlungseffekt** hält jedoch im Durchschnitt weniger als 2 Wochen an (Aste et al. 1985).

Daraus resultiert eine **sehr hohe Reinterventionsrate.** Aus diesem Grund ist heute die alleinige Bougierungs- bzw. Dilatationsbehandlung konzeptionell zur Palliativbehandlung verlassen worden, kommt aber in Kombination mit bzw. als Vorbereitung für andere interventionelle endoskopische Techniken weiterhin zur Anwendung.

43.1.2 Alkoholverödung

Die Injektion von hochprozentigem Alkohol in einen Ösophagustumor führt zur **vorübergehenden lokalen Destruktion des Tumorgewebes.** Als Vorteile dieser Methode werden die geringen Kosten, der relativ gute Effekt und die einfache Applikation aufgeführt. Auf der anderen Seite schlagen das erhebliche Nebenwirkungspotenzial (retrosternale Schmerzen, ösophagorespiratorische Fisteln, Mediastinitis. Perforation) und eine relativ hohe mittelfristige Reinterventionsrate negativ zu Buche (Chung et al. 1994).

43.1.3 Thermische Verfahren (Nd:YAG-Laser, Argonplasmakoagulation, Elektrokoagulation)

Die endoskopische Rekanalisation einer Tumorstenose mit dem **Nd:YAG-Laser** erfordert eine teure apparative Ausstattung, gilt aber als wirkungsvolle Palliativmaßnahme, v. a. bei kleineren, stenosierend wachsenden Tumoren der Speiseröhre. Der größte Nachteil dieses Verfahrens liegt in der Notwendigkeit wiederholter Laserapplikationen bis zum gewünschten Wirkungseintritt. Zudem ist die mittelfristige Reinterventionsrate aufgrund der oft hohen Tumorproliferation der Ösophaguskarzinome hoch.

Cave

Gegenüber der **Stentbehandlung** schneidet die Lasertherapie daher generell schlechter ab (Adam et al. 1997).

Der Nachteil der repetitiven Behandlung gilt analog auch für die verwandten Methoden der Argonplasma- und der Elektrokoagulation. Die **thermischen Verfahren** haben deshalb heute ihren Stellenwert als primäre Palliationsmethode lediglich in der Behandlung spezieller anatomischer Situationen (z. B. zur Reduktion eines prominenten Tumorzapfens bei endoluminal nichtzirkulärem oder kurzstreckigem Karzinom). Außerdem sind sie effizient in der Rekanalisation von Metallstents bei sekundärem Ein- oder Überwachsen von Tumorgewebe.

43.1.4 Metallstents

Die Stentbehandlung des Ösophaguskarzinoms wurde Ende der 1970er Jahre zunächst mit der Implantation von Plastikendoprothesen eingeführt. Der hauptsächliche Nachteil der Plastikstents bestand in der hohen Rate an eingriffsbedingten **Komplikationen**, v. a. Perforationen, die mit einer erheblichen **Letalität** in der Größenordnung von 3,9–16 % verbunden waren (Függer et al. 1990).

In den 1980er Jahren wurden dann die wesentlich teureren **selbstexpandierenden Metallendoprothesen** entwickelt und 1990 eingeführt. Sie haben sich im Vergleich zu den Plastikstents als sicherer und – trotz Stückpreisen zumeist um 100.000 EUR – auch als kosteneffektiv erwiesen (Knyrim et al. 1993). In den letzten Jahren haben sie die Plastikstents in der palliativen Behandlung des Ösophaguskarzinoms fast vollständig abgelöst.

> Trotz einer spärlichen Datenlage mit nur wenigen prospektiven, randomisierten Vergleichsstudien kann davon ausgegangen werden, dass die *Stentpalliation* im Vergleich zu den anderen beschriebenen interventionellen Methoden v. a. wegen des raschen und zuverlässigen Behandlungserfolgs sowie des relativ geringen Komplikationsrisikos vorteilhaft ist (Adam et al. 1997; Bartelsman et al. 2000).

Eine breite Palette verschiedener **Metallstents** wird derzeit auf dem Markt angeboten. Es gibt 3 grundsätzlich unterschiedliche Konstruktionstypen (Wall-Stent, Ultraflex-Stent, Gianturco-Z-Stent) mit je zusätzlichen Subtypen bzw. Varianten. Die diversen Modelle unterscheiden sich in:
- Einfachheit der Handhabung,
- Expansionskraft,
- Flexibilität,
- Ausmaß der Beschichtung,
- Verkürzungsgrad nach Freisetzung,
- Verankerungsmechanismus.

Die technischen Merkmale bestimmen einerseits **klinisch relevante Qualitäten**, wie Verbesserung des Dysphagiescores oder Anwendbarkeit in speziellen Situationen (z. B. ösophagorespiratorische Fistel, hochsitzendes Ösophaguskarzinom, distales ösophagokardiales Karzinom, angulierte Stenosen), andererseits auch das **Nebenwirkungspotenzial** (druckbedingte Nekrosen, Blutungen oder Retrosternalschmerzen, Dislokationstendenz etc.).

Der **Wall-Stent** (Schneider) ist ein Maschendrahtgeflecht aus Stahl („stainless steel") und zeichnet sich durch eine hohe Expansionskraft aus. Er wird in einem relativ dünnkalibrigen Katheter über einen endoskopisch platzierten Führungsdraht – nötigenfalls nach Bougierung – unter Durchleuchtungskontrolle in die Tumorstenose eingelegt und dann zur Selbstexpansion freigegeben. Nach vollständiger Entfaltung beträgt das Lumen 18–20 mm, bei der Platzierung ist eine Verkürzung von etwa 20 % einzurechnen. Die Drahtenden des Geflechts liegen frei, was einerseits eine gute Verankerung gewährleistet, anderseits aber auch die endoskopische Entfernung eines malplatzierten oder dislozierten Stents erschwert. Um ein späteres Tumoreinwachsen zu vermeiden, werden heute zumeist beschichtete Stents verwendet, obschon bei diesen das Migrationsrisiko erhöht sein kann. Zur Abdichtung einer ösophagorespiratorischen Fistel sind beschichtete Modelle ohnehin obligat.

Der **Ultraflex-Stent** (Boston Scientific) besteht aus einem gestrickten Nitinolgitter (Abb. 43.1 und 43.2), dessen Expansionskraft im Vergleich zum Wall-Stent etwas geringer ist. Auf der anderen Seite muss aufgrund der geringeren Expansionskraft mit weniger Nebenwirkungen in Form von retrosternalen Schmerzen gerechnet werden. In der Eventualität einer Dislokation ist der Ultraflex-Stent endoskopisch mit Hilfe einer Polypektomieschlinge erfahrungsgemäß ohne größere Schwierigkeiten entfernbar. Es stehen mehrere Längen sowie beschichtete und unbeschichtete Modelle zur Verfügung.

Der **Gianturco-Z-Stent** (Wilson-Cook) besteht ebenfalls aus einem Nitinolgitter, dessen Expansionskraft im Vergleich zu den anderen Stents erheblich größer ist. Daher ist nach Applikation dieses Stents häufig mit retrosternalen Schmerzen zu rechnen. Für die Anwendung bei angulierten Stenosen ist er ebenfalls nicht gut geeignet. Von Vorteil ist hingegen die exakte Platzierbarkeit bei nahezu fehlender Verkürzung während der Freisetzung.

Welcher Stent in welcher Situation die besten Ergebnisse erbringt, ist Gegenstand mehrerer Studien (Ell u. May 1997; Watson 1998). Eine **auf Evidenz basierende Einschätzung** ist aufgrund der beschränkten Datenlage nur bedingt möglich. **Vergleichsuntersuchungen** sind nur selten prospektiv (Siersema et al. 2001) oder in nichtrandomisierter Versuchsanordnung durchgeführt worden. Zudem wurden häufig Stentmodelle verwendet, die heute bereits von technisch verbesserten Versionen abgelöst worden sind.

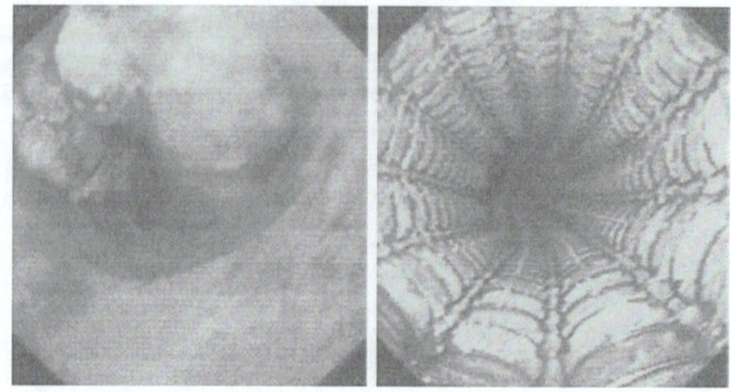

Abb. 43.1. Exophytisch wachsendes, stenosierendes Ösophaguskarzinom (*links*), Zustand nach Stentimplantation (Ultraflex, Boston-Scientific) (*rechts*)

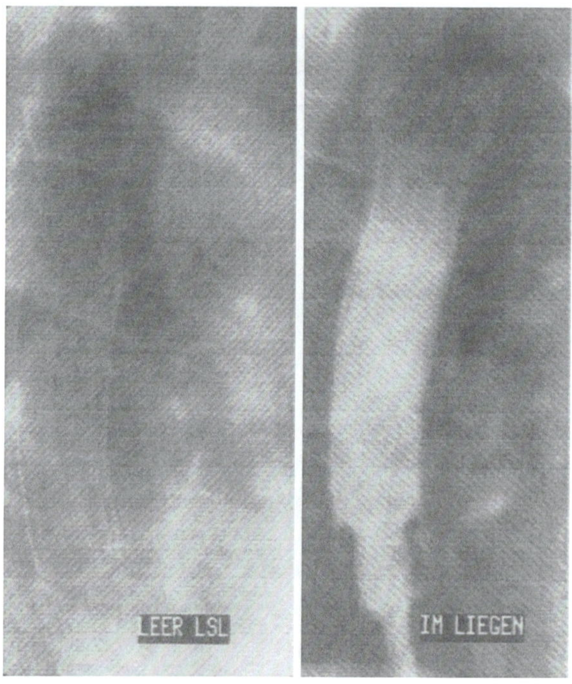

Abb. 43.2. Radiologische Kontrolle bei Zustand nach Stentimplantation mit freier Kontrastmittelpassage

> Die *Auswahl des Stents* erfolgt somit heute im individuellen Fall weitgehend auf empirischer Basis, wobei neben den Präferenzen und der persönlichen Erfahrung des Endoskopikers in erster Linie die anatomische Lokalisation sowie die Konfiguration der Tumorstenose ausschlaggebend sind.

Eine **Stenteinlage** kann unter optimalen Bedingungen in einer einzigen Sitzung ambulant durchgeführt werden. Die unmittelbare technische Erfolgsrate (gemessen an einer korrekten Platzierung und regelrechten Stententfaltung) ist in erfahrenen Händen mit 95–100 % sehr hoch (Ell u. May 1997). Die **Frühkomplikationsrate** variiert je nach Studie zwischen 0 und 34 %. Die häufigsten Ereignisse sind:

- retrosternale Schmerzen,
- Blutung,
- Stentdislokation,
- ungenügende Stententfaltung,
- selten Perforationen.

> Praktisch alle Patienten erfahren eine sofortige, signifikante *Verbesserung der Dysphagie*.

Dennoch kann meist nicht mit einer kompletten Normalisierung der Schluckfähigkeit gerechnet werden. Daher ist eine konsequente **Schluckdisziplin** notwendig (sorgfaltiges Kauen, häufiges Nachtrinken, Meiden von riskanten Speisen wie faseriges Fleisch, Tomatenschalen usw.), um vermeidbaren Bolusimpaktationen vorzubeugen.

Enttäuschend ist die vom Stenttyp weitgehend unabhängige, hohe mittelfristige **Reinterventionsrate** von 35–40 % infolge eines Rezidivs der Dysphagie (Ell u. May 1997). Häufige Ursachen sind eine Tumordurchwachsung (vorwiegend bei unbeschichteten Stents) oder Tumorüberwachsung an den Stentenden, bisweilen auch eine Okklusion durch Granulationsgewebe.

> In vielen Fallen kann mit einem endoskopischen Zweiteingriff die Passage wiederhergestellt werden – sei es durch Ballondilatation, Rekanalisation mit dem Nd:YAG-Laser bzw. mit der Argonplasmakoagulation oder aber durch eine erneute Stenteinlage. Deshalb sollte im Fall eines Dysphagierezidivs eine rasche *endoskopische Reevaluation* angestrebt werden.

Beim distalen oder ösophagokardialen Karzinom ist die **Dislokationsgefahr** (Migration in den Magen) besonders groß. Dieses Risiko kann möglicherweise durch die Wahl eines konisch konfigurierten Stents (Flamingo-Wall-Stent) verringert werden.

Cave

Bei jedem Stent, der die Kardia überbrückt, entsteht ein gastroösophagealer Reflux mit entsprechender **Gefahr bronchopulmonaler Aspiration.**

Diese Patienten bedürfen demnach einer hochdosierten, die **Säuresekretion hemmenden Dauermedikation** und einer konsequenten Anwendung von Antirefluxmaßnahmen. Als Alternative können hier heute auch speziell entwickelte Stents mit einem Antirefluxmechanismus (z. B. Gianturco-Z-Stent) eingesetzt werden (Dua 2001). Diese Stents sollen aufgrund eines „Ventilmechanismus" den Reflux aus dem Magen bei freier ösophagogastraler Nahrungspassage verhindern. Kurzfristige Ergebnisse erscheinen hoffnungsvoll. Langzeiterfahrungen mit diesen Stenttypen liegen derzeit jedoch noch nicht vor.

Ob eine vorangegangene oder begleitende **Radio-/Chemotherapie** das Risiko von Stentkomplikationen – insbesondere von schweren Blutungen, Perforationen oder Dislokationen – erhöht, wird unterschiedlich beurteilt. Die meisten Autoren gehen aufgrund retrospektiver Daten von einem erhöhten Risiko aus (Kinsman et al. 1996), doch liegen auch Berichte vor, die diesen Zusammenhang verneinen (Raijman et al. 1997). Wahrscheinlich ist es ratsam, bei entsprechenden Patienten Vorsicht walten zu lassen, d. h. bei Notwendigkeit einer Stenteinlage auf eine forcierte Dilatation zu verzichten und eines der weniger expansionskräftigen Stentmodelle zu verwenden.

Zusammenfassend lässt sich festhalten, dass bei der Mehrzahl der Patienten mit nichtkurativ behandelbarem, fortgeschrittenem Ösophaguskarzinom die risikoarme, oft ambulant durchführbare **Implantation einer selbstexpandierenden Metallendoprothese** die vorteilhafteste Palliation der Dysphagie bietet. Bei der ösophagorespiratorischen Fistel ist die Implantation einer selbstexpandierenden Metallendoprothese ebenfalls Methode der Wahl.

43.2 Magenkarzinom

> Die *palliative endoskopische Therapie* des fortgeschrittenen, inoperablen Magenkarzinoms beschränkt sich lediglich auf einige wenige sinnvolle Indikationen.

Eine **endoskopische Tumormassenreduktion** ist beim Magenkarzinom zwar prinzipiell mit thermischen Verfahren (Nd:YAG-Laser bzw. Argonplasmakoagulation) möglich, jedoch aufgrund der oft erheblichen Tumormassen zumindest mittelfristig wenig erfolgversprechend (Akhtar et al. 2000).

Die **endoskopische Therapie lokaler Tumorblutungen** kann beim Magenkarzinom ebenfalls mit Hilfe der Argonplasmakoagulation durchgeführt werden. Unabhängig von einer guten primären Blutstillungsrate kommt es jedoch fast regelhaft zu Rezidivblutungen, die eine hohe Reinterventionsrate erfordern (Akhtar et al. 2000).

Bei **malignen Magenausgangsstenosen** kann in Einzelfällen die Implantation eines Metallstents erwogen werden. Die Implantation solcher Stents erfolgt in Analogie zur Implantation der Ösophagusstents. In kleineren Serien (Venu et al. 1998) sind befriedigende klinische Ergebnisse nach Applikation solcher Metallstents bei maligner Magenausgangsstenose beschrieben worden.

Literatur

Adam A, Ellul J, Watkinson A, Tan S et al. (1997) Palliation of inoperable esophageal carcinoma: a prospective randomized trial of laser therapy and stent placement. Radiology 202: 344–348

Akhtar K, Byrne J, Bancewicz J, Attwood S (2000) Argon beam plasma coagulation in the management of cancers of the esophagus and stomach. Surg Endosc 14: 1127–1130

Aste H, Munizzi F, Martines H, Pugliese V (1985) Esophageal dilation in malignant dysphagia. Cancer 56: 2713–2718

Bartelsman J, Bruno M, Jensema A et al. (2000) Palliation of patients with esophagogastric neoplasms by insertion of a covered expandable modified Gianturco-Z endoprosthesis: experiences in 153 patients. Gastrointest Endosc 51: 134–138

Chung S, Leong H, Choi C, Leung J, Li W (1994) Palliation of malignant oesophageal obstruction by endoscopic alcohol injection. Endoscopy 26: 275–277

Dua K (2001) Antireflux stents in tumors of the cardia. Am J Med 111: 190–196

Ell C, May A (1997) Self-expanding metal stents for palliation of stenosing tumors of the esophagus and cardia: a critical review. Endoscopy 29: 392–398

Függer R, Niederle B, Jantsch H, Schiessel R, Schulz F (1990) Endoscopic tube implantation for the palliation of malignant esophageal stenosis. Endoscopy 22: 101–104

Kinsman K, DeGregorio B, Katon R et al. (1996) Prior radiation and chemotherapy increase the risk of life-threatening complications after insertion of metallic stents for esophagogastric malignancy. Gastrointest Endosc 43: 196–203

Knyrim K, Wagner H, Bethge N, Keymling M, Vakil N (1993) A controlled trial of an expansile metal stent for palliation of esophageal obstruction due to inoperable cancer. N Engl J Med 329: 1302–1307

Lambert R (2000) Treatment of esophagogastric tumors. Endoscopy 32/4: 322–330

Raijman I, Siddique I, Lynch P (1997) Does chemoradiation therapy increase the incidence of complications with self-expanding coated stents in the management of malignant esophgeal strictures? Am J Gastroenterol 92: 2192–2196

Siersema P, Hop W, van Blankenstein M et al. (2001) A comparison of 3 types of covered metal stents for the palliation of patients with dysphagia caused by esophagogastric carcinoma: a prospective randomized study. Gastrointest Endosc 54: 145–153

Venu R, Pastika B, Kini M et al. (1998) Self-expandable metal stents for malignant gastric outlet obstruction: a modified technique. Endoscopy 30: 553–558

Watson A (1998) Self expanding metal oesophageal endoprosthesis. Which is best? Eur J Gastroenterol Hepatol 10: 363–365

Zukunftsperspektive

Molekulare Prognosefaktoren

B. Mann

44.1 Einleitung

Die **Bestimmung molekularer Parameter** kann bei Patienten mit malignen Erkrankungen prinzipiell zu 2 unterschiedlichen Zeitpunkten erfolgen, um zusätzliche Aussagen über die **Prognose** zu erhalten:

- Molekulare Parameter können an **präoperativen Biospien** bestimmt werden, um Präkanzerosen oder frühe Stadien manifester Karzinome zu erkennen. Die Prognose der Patienten kann durch eine frühzeitige Tumorresektion oder eine prophylaktische Operation vor der Ausbildung eines manifesten Karzinoms verbessert werden.
- Die Bestimmung molekularer Progonoseparameter am **resezierten Tumorgewebe** könnte dabei behilflich sein, Untergruppen von Patienten zu definieren, die von einer adjuvanten Therapie profitieren. Denkbar ist auch eine Bestimmung solcher Parameter an präoperativ gewonnen Biopsien, um Untergruppen von Patienten zu definieren, die einer neoadjuvanten Therapie zugeführt werden sollten.

Für die 3 **Tumorentitäten**, die in diesem Kapitel behandelt werden – Plattenepithelkarzinom der Speiseröhre, Adenokarzinom des gastroösophagealen Übergangs und Adenokarzinom des Magens – werden im folgenden Kapitel die oben beschriebenen Möglichkeiten potenziell prognostisch relevanter molekularer Parameter separat beschrieben.

44.2 Plattenepithelkarzinom des Ösophagus

44.2.1 Früherkennung durch molekulare Parameter

Eine zeitlich gestaffelte **Kaskade molekularer Veränderungen**, wie sie für das kolorektale Karzinom bekannt ist, ist bis heute für das Plattenepithelkarzinom der Speisröhre nicht belegt.

> Als auslösende Faktoren werden vor allem *Alkohol- und Nikotinabusus* angesehen.

Neuere Arbeiten konnten einen möglichen Zusammenhang dieser Noxen mit dem **Abschalten des FHIT-Gens** („fragile histidine triad") durch Hypermethylierung der Promotorregion beobachten (Tanaka et al. 1998). In 46 Proben aus gesundem Plattenepithel der Speiseröhre fand sich nur 5-mal ein Verlust der FHIT-Expression. Alle zugehörigen Patienten waren starke Raucher und Trinker. In moderat dysplastischen Arealen zeigte sich ein Expressionsverlust in 30 %, in mittleren und schweren Dysplasien in 50 % und in Plattenepithelkarzinomen in 2/3 der untersuchten Fälle (Mori et al. 2000).

Ob die Analyse des FHIT-Gens in Biopsien zur **Frühdiagnose von Ösophaguskarzinomen** oder zur **besseren Definition von Risikopatienten** dienen kann, muss in Studien mit größeren Populationen überprüft werden.

Die **molekularen Veränderungen**, die am häufigsten in manifesten Plattenepithelkarzinomen der Speiseröhre beschrieben wurden, sind „Missense"-Mutationen des p53-Gens in Exon 5–8, Deletionen des Rb-Gens und Amplifiaktionen des Zyklin-D1- und des c-myc-Gens (Montesano et al. 1996).

Cave

Bei keiner der Veränderungen konnte gezeigt werden, dass sie zur **Frühdiagnose** dieser Karzinome beitragen könnte.

44.2.2 Potenzielle molekulare Prognoseparameter

> An 122 Patienten mit radikal reseziertem Plattenepithelkarzinom der Speiseröhre konnte gezeigt werden, dass die *Amplifikation des Zyklin-D1-Gens* mittels Slot-blot-Analyse nach dem Vorhandensein von Lymphknotenmetastasen der gewichtigste negative prognostische Faktor ist (Shinozaki et al. 1996).

Eine andere Gruppe untersuchte die Expression von Zyklin D1 mittels **Immunhistochemie** an 172 Patienten. In der Gruppe der primär Operierten zeigte die Überexpression des Zyklin-D1-Proteins ein fortgeschrittenes Tumorstadium sowie eine schlechte Prognose an. In der Gruppe der neoadjuvant radio-/chemotherapierten Patienten korrelierte die starker Expression von Zyklin D1 mit schlechtem Ansprechen auf die präoperative Therapie (Sarbia et al. 1999).

An einem Kollektiv von 57 operierten Patienten wurden der **Proliferationsmarker Ki67** sowie die **Akkumulation des p53-Proteins** analysiert. Insgesamt 15 Patienten mit einem niedrigen Ki67-Nachweis wiesen ein 5-Jahres-Gesamtüberleben von fast 65 % auf, während diese Zahl für die 38 Patienten mit hohem Ki67-Index bei knapp 6 % lag. Vergleichbare Ergebnisse konnten für die Akkumulation von p53 gezeigt werden. Wiederum überlebten von 38 Patienten mit akkumuliertem p53 nur 7 % 5 Jahre, während fast 64 % der 15 Patienten ohne diesen molekularen Befund 5 Jahre überlebten (Ikeda et al. 1999).

An 102 operierten Patienten konnte gezeigt werden, dass **2 Heat-shock-Proteine** – HSP 27 und HSP 70 – in >50 % der Plattenepithelkarzinome des Ösophagus verloren gehen und dass dieser Verlust prognostisch ungünstig ist.

> Der *Verlust von HSP 27* war prognostisch gewichtiger als alle etablierten Marker der UICC-Klassifikation (Kawanishi et al. 1999).

Zusammenfassend sind die bis heute bekannten potenziell prognostisch relevanten molekularen **Marker für das Plattenepithelkarzinom des Ösophagus** in Tabelle 44.1 aufgelistet.

44.3 Adenokarzinom des gastroösophagealen Übergangs

44.3.1 Früherkennung durch molekulare Parameter

Die molekularen Veränderungen auf dem Weg von der Barrett-Mukosa über Dyplasien hin zum invasiven Karzinom (Tabelle 44.2) sind Gegenstand intensiver Untersuchung. Hat bei einem Patienten aufgrund langanhaltenden Refluxes in die Speisröhre ein metaplasti-

Tabelle 44.1. Potenzielle molekulare Prognosefaktoren bei Karzinomen des Ösophagus und des Magens

Tumorentität	Gen/Protein	Alteration	Prognose
Plattenepithelkarzinom des Ösophagus	Zyklin D1 p53 Ki67 HSP 27	Amplifikation Mutation Überexpression Expressionverlust	– – – –
Adenkarzinom des gastroösophagealen Übergangs	Her–2/neu p27 uPA hMLH1/hMSH2	Amplifikation Posttranskriptioneller Verlust Überexpression Mutationen	– – – +
Adenokarzinom des Magens	E-Cadherin p53 MT-MMP1 uPA und/oder PAI1 Rb c-myc c-erbB2 hMLH1/hMSH2 Lymphozyten	Expressionsverlust Mutation Überexpression Überexpression Akkumulation Amplifikation Überexpression Mutationen Tumorinfiltration	– – – – – – – + +

–: negativer Prognosefaktor; +: positiver Prognosefaktor.

Tabelle 44.2. Molekulare Alterationen in der Karzinogenese des Ösophagus und des Magens

Tumorentität	Frühe Alterationen	Späte Alterationen
Plattenepithelkarzinom des Ösophagus	FHIT-Silencing	Zyklin-D1-Amplifikation p53-Mutation Rb-Deletion c-myc-Amplifikation
Adenokarzinom des gastroösophagealen Übergangs	Zyklin-D1-Amplifikation p16-Silencing Östrogenrezeptor-α-Silencing	p53-Mutation Aneuploidie DCC-LOH APC-LOH p27-LOH Rb-LOH
Adenokarzinom des Magens	p21-Amplifikation HaRas-Mutationen COX-2-Überexpression	p53-Mutation c-myc-Amplifikation

Silencing: Abschalten des Gens durch Hypermethylierung der Promotorregion; *LOH:* „loss of heterozygosis".

scher Umbau des Plattenepithels zu **intestinaler Barrett-Mukosa** stattgefunden, so bleibt die Fläche der umgebauten Schleimhaut in 90 % der Fälle über lange Zeit größenkonstant und kann endoskopisch überwacht werden (Jankowski et al. 1999).

> Lassen sich in Biopsien hochgradige *Epitheldysplasien* nachweisen, so findet sich bei fast jedem zweiten Patient in der Umgebung bereits ein Karzinom (Jankowski et al. 1999).

In dysplastischen Biopsien lassen sich früh die **Überexpression von Zyklin D1** und das **Abschalten des p16-Gens** durch Hypermethylierung der Promotorregion nachweisen. Erst in höhergradigen Dysplasien finden sich **aneuploide Zellen** und **p53-Mutationen.** In diesem Stadium kommt es häufig zu einer Überexpression des „epidermal growth factor" (EGF; Jankowski et al. 1999).

In **invasiven Karzinomen** finden sich schließlich ein Verlust

- des APC-Gens mit Aktivierung des β-Catenin-Signaltransduktionswegs in 54 %,
- des p27- und des Rb-Gens in etwa derselben Häufigkeit,
- des DCC-Gens auf dem Genlokus 18q in fast 70 % der Fälle (Jankowski et al. 1999).

> Einer der molekularen Mechanismen, der häufig im Barrett-Epithel zur Ausschaltung von Suppressorgenen führt, ist die *Hypermethylierung* der entsprechenden Promotorregion.

Die **Methylierung des Östrogenrezeptor-α-Promotors** findet sich bereits im Stadium der Inflammation (Eads et al. 2000), während die regulativen Sequenzen des APC- und des p16-Gens erst in metaplastischen bzw. dysplastischen Arealen auftreten (Eads et al. 2000). In etwa 15 % der Fälle scheint eine **Mutation der Reparaturgene hMLH1 oder hMSH2** der erste Schritt auf dem Wege zum Karzinom in der Barrett-Mukosa zu sein, wobei sich die typischen Folgemutationen des TGFβRII- und des IGF-Gens selten finden (Jankowski et al. 1999).

Es ist nun in einigen Studien untersucht worden, ob bestimmte genetische **Alterationen in der Barrett-Mukosa** die Entstehung eines Karzinoms voraussagen und somit als Grundlage der Entscheidung zur prophylaktischen Resektion dienen können:

- In einer Matched-pair-Analyse an 307 Patienten konnte gezeigt werden, dass die **Überexpression von Zyklin D1** in metaplastischer Barrett-Mukosa das Risiko, an einem Adenokarzinom zu erkranken, um mehr als das 6-fache erhöht (95 %-Konfidenzintervall: 1,57–29,9; Bani-Hani et al. 2000).
- Eine andere Gruppe analysierte den **p53-Status** auf Proteinebene und die **Ploidie der Zellen** in Biopsaten von 120 Patienten mit Barrett-Epithel. In etwa 30 % der Biopsien ließ sich eine Akkumulation von p53 nachweisen, und wiederum 1/3 dieser Proben zeigte eine Aneuploidie der DNA, während alle Proben ohne p53-Akkumulation einen diploiden Befund aufwiesen. Von 11 Patienten mit Aneuploidie wiesen 10 ein Adenokarzinom auf, während nur bei einem Patient von 109 mit diploidem Chromosomensatz ein Karzinom vorlag (Younes et al. 2000).

> Obwohl es sich bei diesen neuen Untersuchungen erst um präliminäre Daten handelt, zeichnet sich doch ab, dass die Bestimmung der Zyklin-D1-Expression, der p53-Akkumulation und der DNA-Ploidie vielversprechende molekulare Marker zur *Vorhersage eines Karzinoms auf dem Boden einer Barrett-Metaplasie* sind.

44.3.2 Potenzielle molekulare Prognoseparameter

Es existieren deutlich weniger Untersuchungen zur potenziellen prognostischen Bedeutung molekularer Veränderungen für **Adenokarzinome des gastroösophagealen Übergangs** als für die beiden anderen in diesem Kapitel behandelten Tumorentitäten.

Es konnte gezeigt werden, dass sich in etwa 20 % der Fälle **Amplifikationen des Her-2/neu-Gens** nachweisen lassen. Dieser Befund korreliert nicht mit den bekannten etablierten Prognoseparametern der UICC-Klassifikation. Allerdings war die Amplifikation dieses Gens in der multivariaten Analyse mit einer schlechteren Prognose nach radikaler Resektion des Adenokarzinoms verbunden (Brien et al. 2000).

Der **Inhibitor der zyklinabhängigen Kinase p27** wurde sowohl in dysplastischen Arealen als auch in Karzinomen analysiert. Im Gegensatz zu metaplastischen Epithelabschnitten, in denen p27 nur im oberen Drittel der Drüsen exprimiert war, fand sich in dysplastischen Arealen eine p27-Überexpression auf mRNA- und Proteinebene. In Karzinomen war die p27-mRNA ebenfalls deutlich überexprimiert, allerdings fand sich abweichend davon wenig p27-Protein oder eine Dislokation des p27-Proteins vom Zellkern in das Zytoplasma.

> Der posttranskritpionelle Verlust bzw. die *Dislokation von p27 aus dem Zellkern* korrelierte mit zunehmender Invasionstiefe der Karzinome sowie dem Vorhandensein von Lymphknotenmetastasen und sagte eine schlechtere Prognose nach radikaler chirurgischer Therapie voraus (Singh et al. 1998).

Ein weiterer prognostisch potenziell relevanter Befund für Adenokarzinome des distalen Ösophagus scheint der **Verlust des Heat-shock-Proteins 27** zu sein, der sich allerdings auch schon in dysplastischen Arealen findet (Soldes et al. 1999).

Die Münchner Arbeitsgruppe um Nekarda untersuchte die **Expression der Serinproteinase uPA und ihres Inhibitors PAI1** an Proben von 54 Patienten mit Adenokarzinom des Ösophagus. Sie konnten zeigen, dass eine hohe Expression von uPA im ELISA ein potenzieller negativer prognostischer Parameter nach radikaler Resektion des Karzinoms ist (Nekarda et al. 1998).

Zusammenfassend sind die bis heute bekannten potenziell prognostisch relevanten **molekularen Marker für das Adenokarzinom des Ösophagus** in Tabelle 44.1 aufgelistet.

44.4 Adenokarzinom des Magens

44.4.1 Früherkennung durch molekulare Parameter

Cave

Über die **molekulare Tumorgenese** im Magen ist im Gegensatz zur Dysplasie-Karzinom-Sequenz der Barrett-Schleimhaut bisher wenig bekannt.

Etwa 25 % aller Magenkarzinome zeigen den Befund der **Mikrosatelliteninstabilität** (De Manzoni et al. 2000; Oliveira et al. 1998), und diese Tumoren weisen eine bessere Prognose als Karzinome ohne Reperaturgendefekte (Oliveira et al. 1998) auf. Dieser molekulare Mechanismus der Tumorentstehung lässt sich allerdings für die Früherkennung von Karzinomen nicht verwerten.

An einem Kollektiv von 65 Biopsien aus Karzinomen und präkanzerösen Läsionen fanden sich **Mutationen des Ha-Ras-Onkogens** und **Amplifikationen von p21**, einem Mitglied der zyklinabhängigen Kinaseinhibitoren, auch schon in frühen Karzinomen und Adenomen (Yu et al. 1995). Ob der Nachweis dieser Genalterationen tatsächlich zu einer früheren Diagnose von Magenkarzinomen beitragen kann, ist fraglich.

Eine **Überexpression der COX 2** ließ sich, wie im kolorektalen Karzinom, bereits in frühen Tumorstadien nachweisen (Lim et al. 2000). Es bleibt abzuwarten, ob – wie im Dickdarm – auch im Magen ein chemopräventiver Effekt durch nichtsteroidale Antiphlogistika zu erzielen ist.

44.4.2 Potenzielle molekulare Prognoseparameter

Die am besten untersuchten potenziellen **molekularen Prognosemarker für das Magenkarzinom** sind:
- epitheliales Adhäsionsmolekül E-Cadherin,
- Tumorsuppressorgene p53 und p27,
- Gruppe der Proteinasen und ihre Inhibitoren.

Zunächst soll nochmals auf die **prognostische Relevanz von Reperaturgendefekten** eingegangen werden, die sich in 25 % der Tumoren finden (De Manzoni et al. 2001; Oliveira et al. 1998). In den mikrosatelliteninstabilen Karzinomen finden sich die typischen Mutationen von repetitiven Sequenzen in Genen wie TGFβRII in 70 % und von IGF und BAX deutlich seltener in etwa 30 % der Fälle (Oliveira et al. 1998). Diese Mutationen führen zu Karzinomen, die meist noch in sehr frühen Tumorstadien operiert werden können. Die Prognose dieser Karzinome scheint auch stadienkorrigiert günstiger zu sein (Oliveira et al. 1998).

E-Cadherin gehörte zu den ersten Molekülen, die an Magenkarzinomen untersucht wurden (Yonemura et al. 1995). Sowohl in japanischen als auch in europäischen Studien zeigte sich ein Verlust dieses Adhäsionsmoleküls in etwa 70 % der Tumoren. Dieser Befund korrelierte dabei v. a. mit niedrigem Grading und dem diffusen Typ nach Laurén (Gabbert et al. 1996; Yonemura et al. 1995).

> In japanischen Kollektiven wurden bei erhaltener E-Cadherinexpression *5-Jahres-Überlebensraten* von 95 % berichtet, im Gegensatz zu 35 % bei verlorener Expression (Yonemura et al. 1995).

An 413 deutschen Patienten zeigten Gabbert et al. (1996) einen moderaten Unterschied mit 47 vs. 37 % Gesamtüberleben nach 5 Jahren. Allerdings war der Verlust von E-Cadherin in der multivariaten Analyse zusammen mit dem T- und dem N-Stadium sowie der Blut- und Lymphgefäßkarzinose von prognostischer Relevanz.

Mutationen des Suppressorgens p53 bzw. die Akkumulation des translatierten Proteins wurden in einer ganzen Reihe von Studien untersucht. Manche Autoren fanden eine prognostische Bedeutung in Karzinomen vom intestinalen Typ mit einer Erhöhung des relativen Risikos, am Tumor zu versterben, von >3 (Roviello et al. 1999). Andere Gruppen konnten keinen Einfluss von p53-Mutationen auf den Verlauf nachweisen (De Manzoni et al. 2001; Sanz-Ortega et al. 2000; Songun et al. 1996).

Ein weiteres Supressorgen, das von mehreren Gruppen untersucht wurde, ist **p27**, ein zyklinabhängiger Kinaseinhibitor.

> Von 96 Patienten mit Tumoren in den UICC-Stadien I und II zeigten 30 % eine *starke p27-Expression* und wiesen eine 5-Jahres-Überlebensrate von 80 % auf. Die restlichen Patienten, deren Karzinome eine schwache p27-Expression zeigten, überlebten diesen Zeitraum zu nur 30 % (Sgambato et al. 2000).

Gabbert et al. (1996) konnten diesen Zusammenhang an ihrem großen Kollektiv nicht bestätigen.

> Kürzlich wurde an 203 Patienten gezeigt, dass die *Überexpression des Onkogens c-erbB-2* im Tumorgewebe das relative Risiko, an einem Magenkarzinom zu versterben, um den Faktor 1,5 (95 %-Konfidenzintervall: 1,08–1,67) erhöht (Allgayer et al. 2000).

Sowohl die **Metalloproteinasen** als auch das **uPA/PAI-System** sind in Magenkarzinomen untersucht worden. Von den Metalloproteinasen scheint die membranständige MT-MMP1 in hoher Expression prognostisch ungünstig zu sein. Dabei scheint das Verhältnis dieser Proteinase zu anderen Metalloproteinasen, wie MMP2, eine Rolle zu spielen (Caenazzo et al. 1998). Nekarda et al. (1994) konnten zeigen, dass Patienten mit stark uPA-exprimierenden Karzinomen eine deutlich schlechtere Prognose aufweisen. Bedeutend ist dabei die gleichzeitige Überexpression des Inhibitors PAI1, die das relative Risiko, am Tumor zu versterben, fast 3-fach erhöht.

Die **Evidenz** aller angeführten Analysen krankt daran, dass es sich um kleine und/oder retrospektive Patientenkollektive handelt. Dies gilt auch für viele weitere Untersuchungen, die Onkogene wie c-myc (Sanz-Ortega et al. 2000) und Her2-neu (Jahne et al. 1994), das Suppressorgen p21 (Jang et al. 1998) oder die Gefäßdichte der Tumoren (Sanz-Ortega et al. 2000) untersuchten.

Die holländische Magenkarzinomstudiengruppe hat aus ihrem prospektiven Kollektiv von 996 Patienten 105 zufällig ausgewählt und an deren Tumoren eine ganze Reihe von **potenziellen molekularen Prognoseparametern** analysiert, und zwar die immunhistochemische Expression von

- p53,
- Rb,
- c-myc,
- nm 23,
- E-Cadherin,
- CD44v5,
- v6,
- uPA.

Weiterhin untersuchten sie die **Infiltration des Tumors durch eosinophile Leukozyten und Lymphozyten.**

> Die Auswertung all dieser Parameter zeigte, dass die starke *Expression des Onkoproteins Rb* allein und in Kombination mit c-myc das Vorhandensein von Lymphknotenmetastasen mit hoher Wahrscheinlichkeit voraussagen kann.

Eine solche Analyse könnte an präoperativen Biopsien erfolgen und ggf. Untergruppen von Patienten für **neoadjuvante Therapiekonzepte** herausfiltern. In der multivariaten Analyse hatten von allen Parametern, die am resezierten Tumorgewebe bestimmt wurden, für das Gesamtüberleben wiederum die Überexpression der Onkoproteine Rb und c-myc prognostische Bedeutung. Der deutlichste Befund war die lymphozytäre Infiltration des Tumorgewebes, die sowohl für das Gesamt- als auch für das tumorfreie Überleben das relative Risiko deutlich auf 0,21 (95 %-Konfidenzintervall: 0,07–0,63) bzw. 0,12 (95 %-Konfidenzintervall: 0,03–0,56) senken konnte.

Als **Serumtumormarker** wurden für das Magenkarzinom beschrieben:

- CA 19–9,
- CEA,
- CA 72–4.

Jeder dieser 3 Marker ist nur bei etwa 20 % aller Magenkarzinompatienten erhöht (Kim et al. 2000; Kodera et al. 1996; Marrelli et al. 1999). Die **prognostische Signifikanz** dieser Proteine im Serum wird von den verschiedenen Autoren unterschiedlich bewertet, am aussagekräftigsten scheint CA 19–9 zu sein (Kodera et al. 1996).

> Übereinstimmend werten allerdings alle Gruppen die *prognostische Bedeutung* dieser Serumuntersuchungen als untergeordnet, und zumindest von diesem Aspekt her kann auf ihre Bestimmung verzichtet werden.

Ob neue Serummarker, wie z. B. **soluble FasL**, prognostische Bedeutung erlangen (Tsutsumi et al. 2000), muss in aussagekräftigen Untersuchungen überprüft werden.

44.5 Zusammenfassung

Die molekulare Genese des **Plattenepithelkarzinoms des Ösophagus** ist noch nicht ausreichend geklärt. Die Hypermethylierung der Promotorregion des FHIT-Gens infolge der Noxen Nikotin und Alkohol könnte ein frühes Ereignis in der Karzinogenese sein. In manifesten Karzinomen finden sich Mutationen von p53 und Rb sowie Amplifikationen von Zyklin D1 und c-myc als charakteristische Läsionen. Potenzielle molekulare Prognosemarker sind Zyclin D1, p53-Mutationen und der Verlust des HSP 27.

In der **Karzinogenese im Barrett-Epithel** sind Amplifikationen von Zyklin D1 und das Ausschalten des p16- und des Östrogenrezeptor-α-Gens frühe Ereignisse. Später kommt es zum Verlust des APC-, des p27-, des Rb- und des DCC-Gens. Prognostisch relevant könnten für diese Adenokarzinome Amplifikationen von Her-2/neu, der posttranskriptionelle Verlust von p27 und die Überexpression von uPA sein.

Frühe Ereignisse in der **Onkogenese des Magens** sind p21-Amplifikationen, Ha-Ras-Mutationen und die Überexpression der COX 2. Magenkarzinome mit Reperaturgendefekten sind prognostisch günstiger als Tumoren mit mikrosatellitenstabilem Phänotyp. Karzinome mit einer starken lymphozytären Infiltration sind ebenfalls mit einer günstigen Prognose verbunden. Ob diese beiden Entitäten identisch sind, wie es für kolorektale Karzinome beschrieben ist, muss noch geklärt werden. Prognostisch ungünstig könnten der Verlust von E-Cadherin, die Akkumulation von p53 und Rb, die Überexpression von c-erbB-2 sowie die Aktivierung bestimmter Proteinasesysteme sein.

Im Vergleich zum kolorektalen Karzinom ist die Datenlage in Hinblick auf molekulare Prognosefaktoren des oberen Gastrointestinaltrakts spärlich. Gerade bei diesen Karzinomentitäten mit ihrer überwiegend schlechten Prognose nach radikaler Resektion könnten molekulare Marker behilflich sein, Untergruppen von Patienten zu definieren, die einer **multimodalen Therapie** zugeführt werden sollten. Zusätzlich könnten verlässlich molekulare Prognosemarker als potenzielle Zielmoleküle bei der **Entwicklung neuer Therapieansätze** dienen. Entscheidend auf diesem Weg sind prospektive Datenerhebungen an großen Kollektiven, die bis heute ausstehen.

Cave

Es gibt daher noch keine klinische Evidenz dafür, dass die **Bestimmung molekularer Parameter** einen obligaten Bestandteil in der Diagnostik oder Therapie der Karzinome des oberen Gastrointestinaltrakts darstellt.

Literatur

Allgayer H, Babic R, Gruetzner KU et al. (2000) c-erbB-2 is of independent prognostic relevance in gastric cancer and is associated with the expression of tumor-associated protease systems. J Clin Oncol 18: 2201–2209

vBani-Hani K, Martin IG, Hardie LJ et al. (2000) Prospective study of cyclin D1 overexpression in Barrett's esophagus: association with increased risk of adenocarcinoma. J Natl Cancer Inst 92: 1316–1321

Brien TP, Odze RD, Sheehan CE, McKenna BJ, Ross JS (2000) HER-2/neu gene amplification by FISH predicts poor survival in Barrett's esophagus-associated adenocarcinoma. Hum Pathol 31: 35–39

Caenazzo C, Onisto M, Sartor L et al. (1998) Augmented membrane type 1 matrix metalloproteinase (MT1-MMP): MMP-2 messenger RNA ratio in gastric carcinomas with poor prognosis. Clin Cancer Res 4: 2179–2186

De Manzoni G, Tomezzoli A, Di Leo A, Moore PS, Talamini G, Scarpa A (2001) Clinical significance of mutator phenotype and chromosome 17p and 18q allelic loss in gastric cancer. Br J Surg 88: 419–425

Eads CA, Lord RV, Kurumboor SK et al. (2000) Fields of aberrant CpG island hypermethylation in Barrett's esophagus and associated adenocarcinoma. Cancer Res 60: 5021–5026

Gabbert HE, Mueller W, Schneiders A et al. (1996) Prognostic value of E-cadherin expression in 413 gastric carcinomas. Int J Cancer 69: 184–189

Ikeda G, Isaji S, Chandra B, Watanabe M, Kawarada Y (1999) Prognostic significance of biologic factors in squamous cell carcinoma of the esophagus. Cancer 86: 1396–1405

Jahne J, Urmacher C, Albino A, Meyer HJ, Pichlmayr R (1994) Molecular biology and immunohistochemical studies of Her2/neu oncogene in stomach cancer. Chirurg 65: 307–311

Jang SJ, Ahn MJ, Paik SS et al. (1998) Expression of cyclin dependent kinase inhibitor p21WAF1 alone and in combination with p27KIP1 shows prognostic value in gastric carcinoma. J Korean Med Sci 13: 369–376

Jankowski JA, Wright NA, Meltzer SJ et al. (1999) Molecular evolution of the metaplasia-dysplasia-adenocarcinoma sequence in the esophagus. Am J Pathol 154: 965–973

Kawanishi K, Shiozaki H, Doki Y et al. (1999) Prognostic significance of heat shock proteins 27 and 70 in patients with squamous cell carcinoma of the esophagus. Cancer 85: 1649–1657

Kim DY, Kim HR, Shim JH, Park CS, Kim SK, Kim YJ (2000) Significance of serum and tissue carcinoembryonic antigen for the prognosis of gastric carcinoma patients. J Surg Oncol 74: 185–192

Kodera Y, Yamamura Y, Torii A et al. (1996) The prognostic value of preoperative serum levels of CEA and CA19-9 in patients with gastric cancer. Am J Gastroenterol 91: 49–53

Lim HY, Joo HJ, Choi JH et al. (2000) Increased expression of cyclooxygenase-2 protein in human gastric carcinoma. Clin Cancer Res 6: 519–525

Marrelli D, Roviello F, De Stefano A et al. (1999) Prognostic significance of CEA, CA 19–9 and CA 72–4 preoperative serum levels in gastric carcinoma. Oncology 57: 55–62

Montesano R, Hollstein M, Hainaut P (1996) Genetic alterations in esophageal cancer and their relevance to etiology and pathogenesis: a review. Int J Cancer 69: 225–235

Mori M, Mimori K, Shiraishi T et al. (2000) Altered expression of Fhit in carcinoma and precarzinomatous lesions of the esophagus. Cancer Res 60: 1177–1182

Nekarda H, Schlegel P, Schmitt M et al. (1998) Strong prognostic impact of tumor-associated urokinase-type plasminogen activator in completely resected adenocarcinoma of the esophagus. Clin Cancer Res 4: 1755–1763

Nekarda H, Schmitt M, Ulm K et al. (1994) Prognostic impact of urokinase-type plasminogen activator and its inhibitor PAI-1 in completely resected gastric cancer. Cancer Res 54: 2900–2907

Oliveira C, Seruca R, Seixas M, Sobrinho-Simoes M (1998) The clinicopathological features of gastric carcinomas with microsatellite instability may be mediated by mutations of different „target genes": a study of the TGFbeta RII, IGFII R, and BAX genes. Am J Pathol 153: 1211–1219

Roviello F, Marrelli D, Vindigni C, De Stefano A, Spina D, Pinto E (1999) P53 accumulation is a prognostic factor in intestinal-type gastric carcinoma but not in the diffuse type. Ann Surg Oncol 6: 739–745

Sanz-Ortega J, Steinberg SM, Moro E et al. (2000) Comparative study of tumor angiogenesis and immunohistochemistry for p53, c-ErbB2, c-myc and EGFr as prognostic factors in gastric cancer. Histol Histopathol 15: 455–462

Sarbia M, Stahl M, Fink U et al. (1999) Prognostic significance of cyclin D1 in esophageal squamous cell carcinoma patients treated with surgery alone or combined therapy modalities. Int J Cancer 84: 86–91

Sgambato A, Migaldi M, Leocata P et al. (2000) Loss of p27Kip1 expression is a strong independent prognostic factor of reduced survival in N0 gastric carcinomas. Cancer 89: 2247–2257

Shinozaki H, Ozawa S, Ando N et al. (1996) Cyclin D1 amplification as a new predictive classification for squamous cell carcinoma of the esophagus, adding gene information. Clin Cancer Res 2: 1155–1161

Singh SP, Lipman J, Goldman H et al. (1998) Loss or altered subcellular localization of p27 in Barrett's associated adenocarcinoma. Cancer Res 58: 1730–1735

Soldes OS, Kuick RD, Thompson IA et al. (1999) Differencial expression of Hsp27 in normal oesophagus, Barrett's metaplasia and oesophageal adenocarcinomas. Br J Cancer 79: 595–603

Songun I, van de Velde CJ, Hermans J et al. (1996) Expression of oncoproteins and the amount of eosinophilic and lymphocytic infiltrates can be used as prognostic factors in gastric cancer. Dutch Gastric Cancer Group (DGCG). Br J Cancer 74: 1783–1788

Tanaka H, Shimada Y, Harada H et al. (1998) Methylation of the 5' CpG island of the FHIT gene is closely associated with transcriptional inactivation in esophageal squamous cell carcinomas. Cancer Res 58: 3429–3434

Tsutsumi S, Kuwano H, Shimura T, Morinaga N, Mochiki E, Asao T (2000) Circulating soluble Fas ligand in patients with gastric carcinoma. Cancer 89: 2560–2564

Yonemura Y, Nojima N, Kaji M et al. (1995) E-cadherin and urokinase-type plasminogen activator tissue status in gastric carcinoma. Cancer 76: 941–953

Younes M, Lechago J, Chakraborty S et al. (2000) Relationship between dysplasia, p53 protein accumulation, DNA ploidy, and Glut1 overexpression in Barrett metaplasia. Scand J Gastroenterol 35: 131–137

Yu J, Zhang J (1995) Multiple analysis for the c-Ha-ras activation and DNA content in human gastric precancerous lesions. Zhonghua Nei Ke Za Zhi 34: 739–742

Spezielle Prognosefaktoren: disseminierte Tumorzellen

M. Werner, J. Nährig, S. Lassmann und H. Höfler

45.1 Einleitung

Definition

Unter **Tumorzelldissemination** versteht man das Auftreten einzelner Tumorzellen oder mikroskopisch kleiner Tumorzellgruppen entfernt vom Primärtumor, d. h. in einer anderen anatomischen Lokalisation. Dazu müssen sich die Tumorzellen zunächst aus dem Primärtumor lösen, in Lymph- oder Blutgefäße bzw. eine Körperhöhle einbrechen und lymphogen, hämatogen bzw. kavitär verschleppt werden.

Der **Nachweis disseminierter Tumorzellen** kann dann durch geeignete, sehr sensitive Verfahren geführt werden. Üblicherweise werden für diesen Zweck untersucht (Thorban et al. 1996; Imada et al. 1999):
- Lymphknoten,
- Blut,
- Knochenmark,
- Flüssigkeiten aus Körperhöhlen.

> Disseminierte Tumorzellen werden für eine Reihe verschiedener Tumoren als *prognostisch ungünstiges Zeichen* gewertet (Kell et al. 2000).

Für **Ösophagus- und Magenkarzinome** haben Untersuchungen der letzten Jahre diesen Trend bestätigt. Allerdings sind – nicht nur für die Ösophagus- und Magenkarzinome – auch durchaus widersprüchliche Ergebnisse veröffentlicht worden. Gründe für diese Diskrepanzen könnten in methodischen Unterschieden liegen.

Die auf den ersten Blick einfachen Methoden zum **Nachweis disseminierter Tumorzellen** sind bislang wenig standardisiert. Daher können in verschiedenen Labors erheblichen Schwankungen in der Durchführung, der Auswertung und auch der Interpretation der Ergebnisse auftreten. Der vorliegende Beitrag fasst die methodischen Möglichkeiten des Nachweises disseminierter Tumorzellen bei Ösophagus- und Magenkarzinomen zusammen und gibt einen Überblick über die bisherigen Anwendungen bei diesen Tumoren.

45.2 Terminologie

In der Literatur sind zahlreiche, z. T. nicht einheitlich definierte Begriffe gebräuchlich, um das Phänomen disseminierter Tumorzellen zu beschreiben. Als **„Mikrometastasen"** oder **„okkulte Metastasen"** werden z. B. einzelne Tumorzellen oder Tumorzellgruppen in Lymphknoten und Knochenmark bezeichnet. Weitere, in diesem Zusammenhang verwendete Begriffe sind:
- „zirkulierende" oder „freie" Tumorzellen (Blut bzw. Bauchhöhle),
- „Tumorzellemboli",
- „Microinvolvement" (Lymphknoten).

Die bei Karzinomen zur Tumorzellsuche eingesetzten **Nachweisverfahren** zielen in der Regel auf Merkmale epithelialer Zellen, die im Primärtumor und den Metastasen, idealerweise jedoch nicht in den ortsständigen Zellen der untersuchten Kompartimente vorkommen.

Cave

Solche Analysen lassen letztendlich keine Aussage darüber zu, ob die nachgewiesenen Zellen auch tatsächlich maligne sind. Daher benutzen einige Autoren auch Begriffe wie **„epitheliale Zellen"** oder – entsprechend dem durchgeführten Testverfahren, z. B. nach immunhistochemischer Markierung durch Antizytokeratinantikörper – **„keratinpositive Zellen"**.

Die Begriffe **„Mikrometastasen"** und **„okkulte Metastasen"** spiegeln den Befund disseminierter Tumorzellen nicht genau wider.

Definition

Bei **Metastasen** handelt es sich um Tumorzellverbände mit eigenem Stroma an einem vom Primärtumor anatomisch getrennten Ort.

Eine Metastasierung setzt also eine **Invasion der Tumorzellen** in ein Blut- oder Lymphgefäß und eine

Extravasion am Metastasierungort in das umgebende Gewebe und dortige Zellproliferation mit Stromainduktion voraus (z. B. Knochemark-, Leber-, Lungen-, Lymphknotenmetastase).

> In der Bauchhöhle müssen für die Ausbildung einer Metastase (*Peritonealkarzinose*) Tumorzellen durch die Serosa in das subseröse Gewebe gelangen und sich dort vermehren.

Ein wichtiges, histologisch fassbares Kriterium der Metastasierung ist das **Tumorstroma**, das von den Tumorzellen induziert bzw. gebildet wird (Desmoplasie). Daher handelt es sich bei einzelnen Tumorzellen oder Tumorzellgruppen in Lymphknotensinus streng genommen nicht um eine Metastase. In Lavageflüssigkeit oder Knochenmarkaspirat nachweisbare Tumorzellen repräsentieren ebenfalls nicht zwingend echte Metastasen – d. h. Tumormanifestationen, die als nachweisbare Metastasen auswachsen und jemals in Erscheinung treten. Meist handelt es sich um Tumorzellen in Ruhephase („dormancy"), die „metastatisch insuffizient" sind (Luzzi et al. 1998).

45.3 Methoden zum Nachweis disseminierter Tumorzellen

45.3.1 Immunhistochemie, Immunzytochemie

Die am häufigsten eingesetzten Methoden sind die Immunhistochemie und die Immunzytochemie (Abb. 45.1 und 45.2). Damit werden **Antigene** nachgewiesen, die in Tumorzellen enthalten sind, aber normalerweise nicht in den Zellen, welche in Lymphknoten, Blut, Knochenmark oder der Bauchhöhle vorkommen. Eine positiv gefärbte Zelle bzw. Zellgruppe innerhalb dieser Kompartimente wird daher als spezifischer Hinweis auf das Vorliegen einer Tumorzelle angesehen.

Solche Färbungen markieren verschiedene Antigene, insbesondere jedoch epitheliale Intermediärfilamente bzw. Zytokeratine. Neben Antikörpern gegen bestimmte Zytokeratine, z. B. Zytokeratin 18 (AK CK2) und Zytokeratin 19, sind auch **Breitspektrumantikörper** gegen mehrere Zytokeratine, darunter KL1 oder A45-B/B3 (Zytokeratine 8/18/19) und AE1/AE3 (Cocktail zweier Antikörper), gebräuchlich. Weiter angewandt werden die Epithelmarker Ber-Ep4 (Antigen: Ep-CAM) und HEA 125, Antikörper gegen onkofetale Antigene (z. B. CEA) oder Tumormarker (z. B. CA 19–9) sowie in älteren Studien epitheliales Membranantigen (EMA).

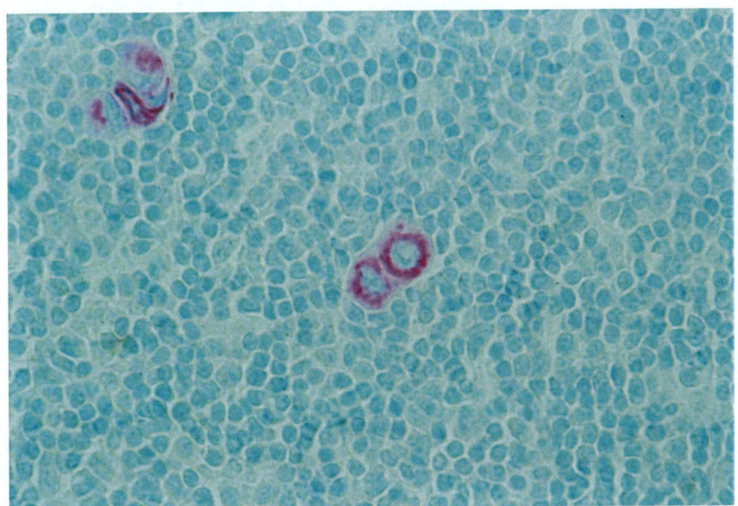

Abb. 45.1. Immunhistochemie. Perigastrischer Lymphknoten eines Patienten mit niedrigdifferenziertem Magenkarzinom vom Siegelringzelltyp; Nachweis disseminierter Tumorzellen in den Lymphknotensinus; positive immunhistochemische Reaktion an zytomorphologisch atypischen Tumorzellen; Antigen: Ep-CAM, Antikörper: Klon Ber-EP4 (DAKO A/S Dänemark), APAAP-Technik; Vergr. 400:1

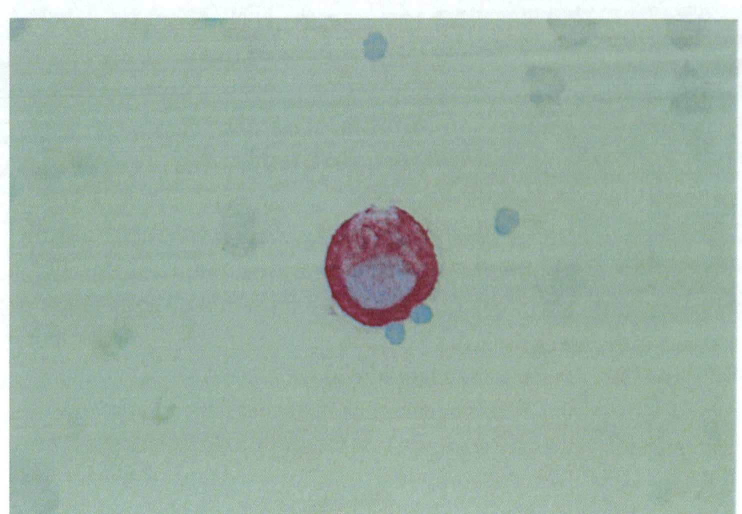

Abb. 45.2. Immunzytochemie. Peritoneallavage eines Patienten mit niedrigdifferenziertem Magenkarzinom vom Siegelringzelltyp; Nachweis peritoneal disseminierter Tumorzellen; positive immunzytochemische Reaktion an zytomorphologisch atypischen Tumorzellen; Antigen: Ep-CAM, Antikörper: Klon Ber-EP4 (DAKO A/S Dänemark), APAAP-Technik; Vergr. 600:1

Die *Sensitivität der Immunzytochemie* beträgt etwa 2–4 Tumorzellen unter 10–10^6 mononukleären Zellen des Knochenmarks (Pantel et al. 1996).

Der große Vorteil der Immunfärbungen liegt in der Möglichkeit, bei geeigneter Durchführung des Testverfahrens (schonende Zellpräparation und optimale Kerngegenfärbung) die markierten Zellen auch zytomorphologisch zu beurteilen. Anhand der zusätzlichen Auswertung etablierter **zytologischer Malignitätskriterien** kann dann meist eine eindeutige Beurteilung der Dignität erfolgen – d. h. bestimmt werden, ob es sich tatsächlich um eine Tumorzelle oder ein Artefakt handelt.

Cave

Artefakte sind häufig unterschätzte Probleme von Immunfärbungen. So etwa können gerade durch die heute gebräuchlichen, sehr sensitiven Detektionsmethoden „epithelspezifische Antigene", wie Zytokeratine, auch in nichtepithelialen Zellen, z. B. Sinusendothelien in Lymphknoten, nachgewiesen werden (Richter et al. 1999).

Bei biotinbasierten Detektionssystemen besteht zudem die Gefahr **unspezifischer Reaktionen mit endogenem Biotin**, das in einigen normalen epithelialen Zelltypen vorkommt, aber z. B. auch in Granulozyten. Die Verwendung von alkalischer Phosphatase zum Antikörpernachweis kann zu einer **unspezifischen Färbung von Plasmazellen** führen (Borgen et al. 1998). Falsch-**positive Ergebnisse** können auch **durch ektope, nichtneoplastische Zellen** verursacht werden. So sind z. B. in perioperativen Peritoneallavagen relativ häufig Hepatozyten nachweisbar, auch über ektopes peritoneales Pankreasgewebe wird als mögliche Quelle falsch-positiver Ergebnisse berichtet (Sloots et al. 1999). Dies ist jedoch nur eine Auswahl von möglichen Fehlerquellen, die bei Auswertung und Interpretation einer Immunfärbung berücksichtigt werden müssen.

Lymphknoten können zum Nachweis disseminierter Tumorzellen mit Paraffin- oder Gefrierschnitten immunhistochemisch und natürlich auch in konventionellen Übersichtsfärbungen untersucht werden. In Paraffinschnitten ist die Zellmorphologie besser erhalten, wodurch die gefärbten Zellen zuverlässiger auf zytologische Malignitätsmerkmale hin beurteilt werden können.

Zytologische Präparate werden z. B. aus Lavageflüssigkeit (Bauchhöhle) durch einfache Zentrifugation und bei Knochenmarkaspiraten nach Anreicherung der mononukleären Zellen hergestellt. Solche Anreicherungen werden üblicherweise durch Dichtegradientenzentrifugation gewonnen. Auch durch Verwendung spezifischer Antikörper, die an magnetische

Partikel („beads") gebunden sind, kann eine Selektion der gewünschten epithelialen (Tumor-)Zellen und ein Aussortieren unerwünschter Zellen (z. B. Hämatopoese, Mesothelien, Entzündungszellen) erreicht werden.

Cave

Die Aufarbeitung dieses Materials, insbesondere des Knochenmarkaspirats, sollte rasch nach der Entnahme geschehen, um eine **optimale Morphologie** der präparierten Zellen zu gewährleisten. In Knochenmarkaspiraten, bei denen der Zeitraum zwischen Entnahme und Aufarbeitung länger als 2 h beträgt, kommt es zu Veränderungen, die eine exakte zytologische Begutachtung der Zellen erschweren bzw. unmöglich machen.

45.3.2 Polymerasekettenreaktion

Neben den gängigen immunhistochemischen Nachweisverfahren werden derzeit auch vermehrt **molekulargenetische Analysen** für den Nachweis disseminierter Tumorzellen angewandt. Dabei spielt die Polymerasekettenreaktion (PCR) eine entscheidende Rolle, da diese Methode der Immunhistochemie sowie anderen molekularen Analysen in Hinblick auf die Sensitivität überlegen ist.

> Mit der PCR können auch kleinste Mengen an DNA (*„genomische PCR"*) oder RNA (*„reverse Transkription" – „RT-PCR"*) nachgewiesen werden, was sowohl für die Untersuchung geringster Ausgangsmaterialien als auch für den Nachweis einzelner Zellen von Vorteil ist.

Die **Sensitivität der PCR** liegt bei etwa 1:10^6 und kann bei Verwendung verschiedener Geräte, Protokolle und Probenvorbereitungen stark variieren. Die Vorteile der PCR-Technik sind ihre große Flexibilität und relativ einfache Standardisierung zwischen verschiedenen Laboratorien. Sie ermöglicht auch Analysen multipler Marker auf DNA- und/oder RNA-Ebene. Die kürzliche Entwicklung der „Real-time-PCR" (RT-PCR) lässt die relative oder absolute Quantifizierung ausgewählter Marker-Gene zu (Abb. 45.3).

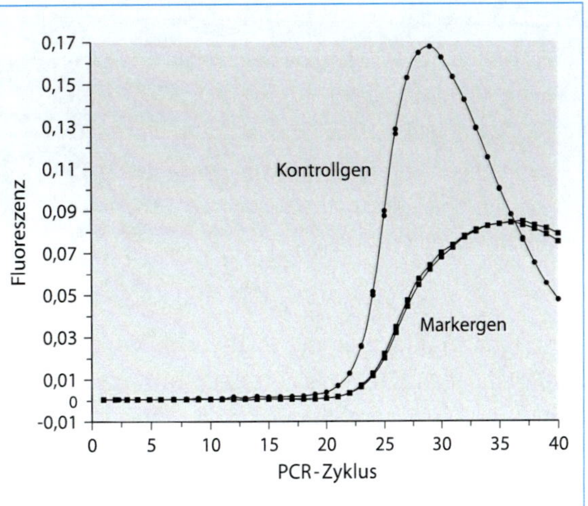

Abb. 45.3. RT-PCR-Analyse einer Gewebeprobe mit Hilfe des „real-time light cycler system". Gezeigt ist der Verlauf einer „Real-time-PCR-Analyse" einer Tumorprobe für ein Kontrollgen und ein Markergen (jeweils eine Doppelbestimmung). Die Detektion der PCR-Produkte bzw. der ausgewählten Gene erfolgt durch Messung von Fluoreszenz: Zu Beginn der PCR sind keine Fluoreszenzsignale messbar (PCR-Zyklen 0 bis etwa 18), aber ab einem bestimmten PCR-Zyklus (Kontrollgen: etwa 21, Markergen: etwa 23) werden ansteigende Fluoreszenzsignale sichtbar. Diese charakteristischen Fluoreszenzkurven zeigen die Detektion der jeweiligen Gene an

Für den **Nachweis einzelner Tumorzellen** in Blut, Knochenmark und Lymphknoten wird hauptsächlich die RT-PCR-Technik eingesetzt, welche die Expression tumor- und/oder gewebespezifischer Marker-Gene in RNA-Extrakten untersucht. Ein positives Ergebnis deutet auf die Präsenz einer oder mehrerer „vitaler" Tumorzellen hin, da RNA außerhalb einer z. B. nekrotischen Zelle instabil und nicht messbar ist.

Marker-Gene, deren Expression mittels spezifischer PCR-Protokolle in Lymphknoten und Peritonallavagen gastrointestinaler Tumoren auf disseminierte Tumorzellen hinweisen, sind u. a. (Kijima et al. 2000; Nakanishi et al. 1999; Aihara et al. 2000; Noguchi et al. 1996; Kano et al. 2000):

- karzinoembryonales Antigen („carcinoembryonic antigen", CEA),
- Mammaglobin B,
- Zytokeratin 19,
- „squamous cell carcinoma antigen" (SSC).

Cave

Ein Nachteil der PCR-Analyse besteht darin, dass ihre hohe Sensitivität auch zu einem beachtlichen **Verlust an Spezifität** führen kann, da kleinste Verunreinigungen, z. B. während der Probenentnahme, oder eine sog. illegitime Transkription bestimmter Gene falsch-positive Ergebnisse liefern.

Diese Einschränkungen der PCR-Technik sind insbesondere für den Nachweis einzelner Tumorzellen von Bedeutung. Eine sorgfältige Vorbereitung klinischer Gewebeproben ist damit entscheidend für den Erfolg PCR-basierender diagnostischer Verfahren. Neuere, einfach durchführbare **Aufreinigungsmethoden** für Blut und Knochenmark sollen einen erheblichen **Anstieg der Spezifität** nachfolgender PCR-Analysen ermöglichen. Dazu gehören:

- Mikrodissektion (Specht et al. 2001) von Geweben,
- Trennung und Anreicherung epithelialer Zellen aufgrund der Zellgröße (Vona et al. 2000) oder spezifischer Zelloberflächeneigenschaften (Mori et al. 2000) in Proben aus Knochenmark, Blut oder Peritoneallavage.

Eine solche **optimierte Probenvorbereitung** verbessert nicht nur die PCR-Analysen bestimmter tumor- oder gewebespezifischer Marker auf RNA-Ebene, sondern auch auf DNA-Ebene den Nachweis von:

- tumorassozierten Mutationen (Schuhmacher et al. 1999),
- Allelverlusten („loss of heterozygosity", LOH),
- Mikrosatelliteninstabilität (Yanagi et al. 2000).

Die letztgenannten, auf DNA-Analyse basierenden Nachweisverfahren werden größtenteils mittels PCR und anschließender **Sequenzierung der PCR-Produkte**, z. B. mit Hilfe von Sequenzgelen oder DHPLC („denaturing high pressure liquid chromatography", denaturierende Hochdruckflüssigkeitschromatographie) durchgeführt.

45.4 Ösophaguskarzinom

45.4.1 Plattenepithelkarzinom

Mit Hilfe immunhistochemischer Methoden konnten bei 25–61 % der Patienten **disseminierte Tumorzellen** in histologisch tumorfreien regionalen Lymphknoten nachgewiesen werden (Izbicki et al. 1997; Glickmann et al. 1999; Natsugoe et al. 1998). Die Positivrate scheint von der Größe des Primärtumors abhängig zu sein.

> In den histologisch nodalnegativen Fällen war der immunhistochemische Nachweis disseminierter Tumorzellen ein unabhängiger *negativer prognostischer Marker* hinsichtlich krankheitsfreiem Überleben und Überlebensrate (Izbicki et al. 1997).

Eine vergleichende immunhistochemische Analyse von regionalen Lymphknoten und Knochenmark zeigte, dass alle Patienten mit **disseminierten Tumorzellen** im Knochenmark auch befallene Lymphknoten aufwiesen, nicht jedoch umgekehrt. Allerdings wurden hier unterschiedliche Antikörper für Lymphknoten und Knochenmark eingesetzt (Ber-EP4, A45-B/B3), und das untersuchte Kollektiv bestand aus Patienten mit Adeno- und Plattenepithelkarzinomen.

Andere Autoren konnten bei Patienten mit Plattenepithelkarzinom (Natsugoe et al. 1998) oder Adeno- und Plattenepithelkarzinom (Glickman et al. 1999) keine signifikante prognostische Bedeutung für den immunhistochemischen Nachweis disseminierter Tumorzellen in regionalen Lymphknoten zeigen. Natsugoe et al. (1998) fanden eine negative prognostische Bedeutung von immunhistochemisch nachweisbaren **Mikrometastasen** (<0,2 cm mit Stromareaktion), die derjenigen konventionell histologisch fassbarer Lymphknotenmetatasen entsprach.

> Im Knochenmark von Patienten mit nichtmetastasierten (N0 M0) Plattenepithelkarzinomen des Ösophagus konnten in bis zu 41 % der Fälle immunzytochemisch disseminierte Tumorzellen nachgewiesen werden. Dieser Befund korrelierte signifikant mit einer kürzen *Überlebenszeit* (Thorban et al. 1996) und erwies sich, neben T-Stadium

und Resektionstatus, als wichtigster *unabhängiger Prognosemarker* (Thorban et al. 2000).

45.4.2 Adenokarzinom

Adenokarzinome des gastroösophagealen Übergang wiesen in einer Studie in bis zu 18 % der Fälle **disseminierte Tumorzellen in regionalen Lympohknoten** auf. Die Zahl positiver Fälle war bei den im distalen Ösophagus bzw. an der Kardia gelegenen Tumoren am höchsten. Eine prognostische Bedeutung konnte jedoch nicht nachgewiesen werden (Mueller et al. 2000).

> In 2 publizierten Studie wurde nachgewiesen, dass die Entnahmestelle von Knochenmark die Rate immunhistochemisch bzw. mittels Durchflusszytometrie positiv beurteilter *Knochenmarkaspirate* beeinflusst: Aspirate aus den Rippen zeigten in 79–89 % der Fälle disseminierte Tumorzellen, Beckenkammaspirate lediglich in 8–15 % (O'Sullivan et al. 1999; Bonavina et al. 2001).

Die Befunde korrespondierten mit den Ergebnissen einer quantitativen PCR-Analyse. In einem Subkollektiv fanden sich darüber hinaus bei 17 % der Patienten **positive PCR-Resultate** auch im peripheren Blut. Eine Korrelation zu Tumorstadium, Nodalstatus, Tumortyp oder neoadjuvanter Therapie war jedoch nicht nachweisbar (Bonavina et al. 2001). Interessanterweise konnte gezeigt werden, dass die isolierten Knochenmarkzellen auf Tiere transplantierbar sind und dort ein tumorigenes Potenzial aufweisen (O'Sullivan et al. 1999).

45.5 Magenkarzinom

Die Rate positiver Lymphknoten mit immunmhistochemisch nachgewiesenen **disseminierten Tumorzellen** beträgt bei Magenkarzinomen bis zu 90 %.

Cave

Allerdings hatte in einer Studie der Nachweis von lediglich einer oder 2 Tumorzellen keine **prognostische Bedeutung.** Erst 3 und mehr Tumorzellen pro Lymphknoten ergaben eine signifikant schlechte Prognose.

Die disseminierten Tumorzellen scheinen abhängig vom **Tumorstadium** in den regionalen Lymphknoten aufzutreten. Dies legt eine Studie nahe, die bei pT1-Tumoren immunhistochemisch einzelne Tumorzellen in lediglich 17 % der Fälle nachweisen konnte. Der positive Befund hatte hier jedoch keinen Einfluss auf die Prognose (Morgagni et al. 2001).

Bei 33–53 % der Magenkarzinompatienten wurden zum Zeitpunkt der Primäroperation **zytokeratinpositive Zellen** im Knochenmark gefunden.

> Dieser Befund stellte sich als ein *ungünstiger Prognosemarker* hinsichtlich des rezidivfreien Überlebens heraus. Darüber hinaus korrelierte die Prognose signifikant mit der Zahl der Tumorzellen im Knochenmark (Pantel et al. 1993; Juhl et al. 1994; Jauch et al. 1996).

Interessante Befunde liegen hinsichtlich des **Zeitpunkts der Knochenmarkaspiration** vor. Einerseits wird berichtet, der unmittelbare perioperative Zeitpunkt der Probenentnahme sei nicht relevant für das immunzytochemische Ergebnis (Pantel et al. 1996). Andererseits zeigte eine Studie, dass ein positiver Knochenmarkbefund innerhalb von 12 Monaten postoperativ eine prognostisch höherer Aussagekraft hat als der perioperative Befund (Heiss et al. 1995).

Für die **Untersuchung peritonealer Lavage** werden keine Zytokeratinantikörper eingesetzt, da auch abgeschilferte Mesothelien Zytokeratine exprimieren. Stattdessen werden z. B. die oben genannten „spezifischen" Epithelzellmarker Ber-EP4 oder HEA 126 angewandt. Die Rate positiver intraoperativer Lavagebefunde wird mit 34–49 % angegeben, wobei sie abhängig vom Tumorstadium ist.

> Der Nachweis disseminierter Tumorzellen in einer Lavage scheint ein *unabhängiger negativer Prädiktor* für die Überlebensrate bzw. ein Tumorrezidiv zu sein (Nekarda et al. 1999; Bando et al. 1999).

45.6 Ausblick

Die Ergebnisse der Studien über disseminierte Tumorzellen bei Ösophagus- und Magenkarzinomen sind unterschiedlich und z. T. divergent, wobei allerdings die Mehrheit eine **prognostische Bedeutung** dieser neuen Stagingmethoden zu belegen scheint.

> Der *Nachweis disseminierter Tumorzellen* wird als negativer prognostischer Marker hinsichtlich Überlebenszeit und Rezidivfreiheit eingeschätzt.

Welche Konsequenzen sich daraus für eine eventuelle **adjuvante Chemo- oder Immuntherapie** ergeben, bleibt zunächst offen. Von besonderer Bedeutung wäre hier in Zukunft eine erweiterte Tumorklassifikation (TNM-System der UICC), die disseminierte Tumorzellen berücksichtigt und so eine einheitliche Beurteilung von Kollektiven erlaubt.

Darüber hinaus sollte eine **Standardisierung der Protokolle** durch (Multicenter-)Studien angestrebt werden, darunter fallen etwa:

- genaue Definition untersuchter
  - Tumorentitäten,
  - Tumorstadien und
  - durchgeführter Therapien,
- Beschreibung der Methoden in
  - Pathohistologie,
  - Immunhistochemie und
  - Molekularpathologie,
- eingesetzte Reagenzien,
- technische Ausstattung, wie z. B.
  - Antikörper,
  - Detektionssysteme,
  - PCR-Primer,
  - PCR-Geräte.

45.7 Zusammenfassung

Immunfärbungen oder die Polymerasekettenreaktion ermöglichen den **Nachweis einzelner Tumorzellen** entfernt vom Primärtumor in Geweben wie Lymphknoten oder Knochenmark, aber auch in Flüssigkeiten seröser Höhlen oder im Blut.

> Der Nachweis solcher disseminierter Tumorzellen wird als potenzieller *prognostischer Parameter* für eine Reihe von Tumoren diskutiert, darunter auch Ösophagus- und Magenkarzinome.

Eine abschließende Beurteilung der **prognostischen Wertigkeit disseminierter Tumorzellen** ist aufgrund der z. T. widersprüchlichen Literaturdaten derzeit nicht möglich. Weitere Forschritte sind v. a. in Hinblick auf die Entwicklungen einheitlicher Standards in der Methodik und Auswertung erstrebenswert. Die bisherigen Ergebnisse sollten durch große prospektive (Multicenter-)Studien verifiziert werden.

Literatur

Aihara T, Fujiwara Y, Miyake Y et al. (2000)Mammaglobin B gene as a novel marker for lymph node micrometastasis in patients with abdominal cancers. Cancer Lett 150/1: 79–84

Bando E, Yonemura Y, Takeshita Y et al. (1999) Intraoperative lavage for cytological examination in 1,297 patients with gastric carcinoma. Am J Surg 178/3: 256–262

Bonavina L, Soligo D, Quirici N et al. (2001) Bone marrow-disseminated tumor cells in patients with carcinoma of the esophagus or cardia. Surgery 129/11: 15–22

Borgen E, Beiske K, Trachsel S et al. (1998) Immunocytochemical detection of isolated epithelial cells in bone marrow: non-specific staining and contribution by plasma cells directly reactive to alkaline phosphatase. J Pathol 185/44: 427–434

Glickman JN, Torres C, Wang HH et al. (1999) The prognostic significance of lymph node micrometastasis in patients with esophageal carcinoma. Cancer 85/4: 769–778

Heiss MM, Allgayer H, Gruetzner KU et al. (1995) Individual development and uPA-receptor expression of disseminated tumour cells in bone marrow: a reference to early systemic disease in solid cancer. Nat Med 1/10: 1035–1039

Imada T, Rino Y, Cyo H, Oshima T et al. (1999) The detection of microscopically disseminated cancer cells in the abdominal cavity by intraoperative lavage cytology combined with an immunocytochemical method in gastric cancer. Anticancer Res 19/6B: 4965–4968

Izbicki JR, Hosch SB, Pichlmeier U et al. (1997) Prognostic value of immunohistochemically identifiable tumor cells in lymph nodes of patients with completely resected esophageal cancer. N Engl J Med 337/17: 1188–1194

Jauch KW, Heiss MM, Gruetzner U et al. (1996) Prognostic significance of bone marrow micrometastases in patients with gastric cancer. J Clin Oncol 14/6: 1810–1817

Juhl H, Stritzel M, Wroblewski A et al. (1994) Immunocytological detection of micrometastatic cells: comparative evaluation of findings in the peritoneal cavity and the bone marrow of gastric, colorectal and pancreatic cancer patients. Int J Cancer 57/3: 330–335

Kano M, Shimada Y, Kaganoi J et al. (2000) Detection of lymph node metastasis of oesophageal cancer by RT-nested PCR for SCC antigen gene mRNA. Br J Cancer 82/2: 429–435

Kell MR, Winter DC, O'Sullivan GC, Shanahan F, Redmond HP (2000) Biological behaviour and clinical implications of micrometastases (Review). Br J Surg 87/12: 1629–1639

Kestlmeier R, Busch R, Fellbaum C et al. (1997) Incidence and prognostic significance of epithelioid cell reactions and microcarcinoses in regional lymph nodes in stomach carcinoma. Pathologe 18/2: 124–130

Kijima F, Natsugoe S, Takao S et al. (2000) Detection and clinical significance of lymphnode micrometastasis determined by reverse transcription-polymerase chain reaction with esophageal carcinoma. Oncology 58/1: 38–44

Luzzi KJ, MacDonald IC, Schmidt EE et al. (1998) Multistep nature of metastatic inefficiency: dormancy of solitary cells after successful extravasation and limited survival of early micrometastases. Am J Pathol 153/3: 865–873

Morgagni P, Saragoni L, Folli S et al. (2001) Lymph node micrometastases in patients with early gastric cancer: experience with 139 patients. Ann Surg Oncol 8/2: 170–174

Mori N, Oka M, Hazama S et al. (2000) Detection of telomerase activity in peritoneal lavage fluid from patients with gastric cancer using immunomagnetic beads. Br J Cancer 83/8: 1026–1032

Mueller JD, Stein HJ, Oyang T et al. (2000) Frequency and clinical impact of lymph node micrometastasis and tumor cell microinvolvement in patients with adenocarcinoma of the esophagogastric junction. Cancer 89/9: 1874–1882

Nakanishi H, Kodera Y, Yamamura Y et al. (1999) Molecular diagnostic detection of free cancer cells in the peritoneal cavity of patients with gastrointestinal and gynecological malignancies. Cancer Chemother Pharmacol 43: 32–36

Natsugoe S, Mueller J, Stein HJ, Feith M, Hofler H, Siewert JR (1998) Micrometastasis and tumor cell microinvolvement of lymph nodes from esophageal squamous cell carcinoma: frequency, associated tumor characteristics, and impact on prognosis. Cancer 83/5: 858–866

Nekarda H, Gess C, Stark M et al. (1999) Immunocytochemically detected free peritoneal tumour cells (FPTC) are a strong prognostic factor in gastric carcinoma. Br J Cancer 79/3–4: 611–619

Noguchi S, Hiratsuka M, Furukawa H et al. (1996) Detection of gastric cancer micrometastases in lymph nodes by amplification of keratin 19 mRNA with reverse transciptase-polymerase chain reaction. Jpn J Cancer Res 87/6: 650–654

O'Sullivan GC, Sheehan D, Clarke A et al. (1999) Micrometastases in esophagogastric cancer: high detection rate in resected rib segments. Gastroenterology 116/3: 543–548

Pantel K, Izbicki J, Passlick B et al. (1996) Frequency and prognostic significance of isolated tumour cells in bone marrow of patients with non-small-cell lung cancer without overt metastases. Lancet 347/9002: 649–653

Pantel K, Schlimok G, Braun S et al. (1993) Differencial expression of proliferation-associated molecules in individual micrometastatic carcinoma cells. J Nat Cancer Inst 85/17: 1419–1424

Richter T, Nahrig J, Komminoth P, Kowolik J, Werner M (1999) Protocol for ultrarapid immunostaining of frozen sections. J Clin Pathol 52/6: 461–463

Schuhmacher C, Becker KF, Reich U et al. (1999) Rapid detection of mutated E-cadherin in peritoneal lavage specimens from patients with diffuse-type gastric carcinoma. Diagn Mol Pathol 8/2: 66–70

Sloots CE, de Brauw LM, Bot FJ, Greve JW (1999) False-positive cytology in diagnostic laparoscopy due to ectopic pancreas. Dig Surg 16/5: 434–436

Specht K, Richter T, Müller U, Walch A, Werner M, Höfler H (2001) Quantitative gene expression analysis in microdissected archival formalin-fixed and paraffin-embedded tumor tissue. Am J Pathol 158/2: 419–429

Thorban S, Roder JD, Nekarda H, Funk A, Pantel K, Siewert JR (1996) Disseminated epithelial tumor cells in bone marrow of patients with esophageal cancer: detection and prognostic significance. World J Surg 20/5: 567–72; discussion 572–573

Thorban S, Rosenberg R, Busch R, Roder RJ (2000) Epithelial cells in bone marrow of oesophageal cancer patients: a significant prognostic factor in multivariate analysis. Br J Cancer 83/1: 35–39

Vona G, Sabile A, Louha M et al. (2000) Isolation by size of epithelial tumor cells: a new method for the immunomorphological and molecular characterization of circulating tumor cells. Am J Pathol 156/1: 57–63

Yanagi M, Keller G, Müller J et al. (2000) Comparison of loss of heterozygocity and microsatellite instability in adenocarcinomas of the distal esophagus and proximal stomach. Virchows Arch 437/6: 605–610

Neue therapeutische Ansätze

U. Vanhoefer

46.1 Einleitung

Aktuelle Ansätze in der Systemtherapie gastrointestinaler Tumoren fokussieren v. a. auf molekulare Strategien, die eine höhere **Tumorselektivität** der eingesetzten Medikamente bewirken sollen. Zu diesen zellulären Angriffszielen zählen v. a. wachstumsfaktorvermittelte Proliferations- und Differenzierungsprozesse, Signaltransduktion und neoplastische Angiogenese (▫ Tabelle 46.1).

46.2 Therapeutische Optionen

Matrixmetalloproteinasen (MMP) sind eine Gruppe zinkabhängiger proteolytischer Enzyme, die an der strukturellen Ausrichtung und dem Umsatz extrazellulärer Matrixproteine beteiligt sind (Nelson et al. 2000). Neuere präklinische und klinische Daten schreiben den MMP zudem eine Beteiligung an der tumoralen Invasion, der Metastasierung und der Angiogenese zu (Yip et al. 1999).

▫ **Tabelle 46.1.** Neue molekulare Ansätze in der Therapie von Tumoren des oberen Gastrointestinaltrakts

Molekulares Target	Mögliche therapeutische Strategie
Epidermaler Wachstumsfaktorrezeptor („epidermal growth factor receptor", EGFR)	Anti-EGFR-Antikörper (z. B. chimärer monoklonaler Antikörper Cetuximab, humanisierter monoklonaler Antikörper EMD72000, humaner monoklonaler Antikörper ABX-EGF), EGF-Rezeptor-Tyrosinkinaseinhibitoren (z. B. Gefitinib, Erlotinib, EKB-569)
Angiogenese (Flk-1-, KDR-, Flt-1-Rezeptoren, „vascular endothelial growth factor", VEGF)	Chimärer monoklonaler Antikörper Bevacizumab, VEGF-Rezeptor-Tyrosinkinaseinhibitoren (z. B. Sugen 666.8, CPTK787)
Matrixmetalloproteinasen (MMP)	Synthetischer MMP-Inhibitor Marimastat
Gastrin 17	G17-DT (Diptherietoxoid/G17-homologes Peptid)

> Immunhistochemische Untersuchungen an Tumorgewebe von 214 Patienten mit Adenokarzinomen des Magens zeigten, dass die Expression von MMP-7 an der invasiven Wachstumsgrenze als unabhängiger ungünstiger prognostischer Faktor (p=0,0019, relatives Risiko von 2,67) zu werten ist (Liu et al. 2002).

Hierbei scheinen die vermehrte Produktion des **Prekursors proMMP-7** und dessen Aktivierung für die tumorale Invasion und Metastasierung von Bedeutung zu sein (Yamashita et al. 1998). Ebenso korreliert der Nachweis des **Gewebeinhibitors der MMP-1** (TIMP-1) im Plasma mit einem ungünstigen Phänotyp und wurde bei Patienten mit Magenkarzinom als unabhängiger prognostischer Faktor für das Überleben identifiziert (Yoshikawa et al. 2000).

Von den **synthetischen MMP-Inhibitoren** wurde bisher **Marimastat** am weitesten klinisch entwickelt. In dem in der Nacktmaus intraperitoneal etablierten humanen Magenkarzinom Xenograft TMK-1 führte die kontinuierliche Gabe von Marimastat (18 mg/kgKG/Tag) zu einer deutlichen Wachstumshemmung der peritonealen Tumorzellen. Obwohl Marimastat in der Monotherapie keinen Überlebensvorteil erbrachte, zeigte sich für die kombinierte Gabe mit Mitomycin C ein signifikanter Überlebensvorteil in diesem In-vivo-Modell (Kimata et al. 2002). Ähnliche Ergebnisse wurden für das humane Magenkarzinom Xenograft MGLVA1 beobachtet. Mäuse, die mit Marimastat behandelt wurden, wiesen eine deutlich geringere Tumorwachstumsrate und einen signifikanten Überlebensvorteil auf (Watson et al. 1999).

In einer randomisierten, doppelblinden, placebokontrollierten Studie mit 369 Patienten mit fortgeschrittenen Adenokarzinomen des Magens oder des gastroösophagealen Übergangs wurde **Marimastat in der Monotherapie** mit einer Dosierung von 10 mg (2-mal täglich) oral verabreicht (Bramhall et al. 2002). Studiendefinierte Endpunkte waren das Gesamtüberleben und die Zeit bis zur Tumorprogression.

Die mit Marimastat behandelten Patienten zeigten in der **Intent-to-treat-Analyse** einen geringen, aber statistisch nicht signifikanten Überlebensvorteil (Risikoverhältnis: 1,23 [95 %-Konfidenzintervall: 0,98–1,55], p=0,07), der auch noch nach 2 Jahren anhielt. Die mediane Überlebenszeit betrug für die mit Marimastat behandelten Patienten 160 Tage, dagegen 138 Tage für die Placebogruppe. Der Überlebensvorteil wurde allerdings signifikant für Patienten (n=123), die zuvor mit einer 5-Fluorourcacil-basierten Chemotherapie behandelt wurden. Das progressionsfreie Überleben war signifikant zugunsten von Marimastat verlängert (Risikoverhältnis: 1,32 [95 %-Konfidenzintervall: 1,07–1,63], p=0,009). Als typische Nebenwirkungen traten v. a. muskuläre Schmerzen und Entzündungen, Anämie, Ikterus und Gewichtsverlust auf.

In neueren Untersuchungen konnte nachgewiesen werden, dass die **Gastrin-17-Peptide** Gly-G17 und NH-G17 einen stimulierenden Einfluss auf die maligne Proliferation verschiedener gastrointestinaler Tumoren (Magen, Pankreas, Kolonkarzinom) haben (Watson u. Gilliam 2001). G17-DT ist eine Anti-Gastrin-Vakzine, die aus einem Diptherietoxoid (Carrierprotein) und einem Gly-G17-homologen synthetischen Peptid besteht. In experimentellen Studien konnte ein synergistischer zytotoxischer Effekt von G17-DT mit Fluoropyrimidinen nachgewiesen werden (Watson u. Gilliam 2001). Die klinische Verabreichung von G17-DT induziert eine neutralisierende Antikörperbildung gegen die Wachstumsfaktoren Gly-G17 und NH-G17. In einer multizentrischen Phase-II-Studie mit 103 Patienten mit fortgeschrittenem Magenkarzinom wurde G17-DT (500 µg) zusammen mit einer cisplatinhaltigen Chemotherapie (FUP-Regime) verabreicht (Watson u. Gilliam 2001). Die Remissionsrate der auswertbaren Patienten (n=73) betrug für die Kombination von G17-DT und FUP 49 %, die Überlebenszeit jedoch nur 8,9 Monate; 64 % dieser Patienten wiesen eine positive Immunreaktion auf (Anti-Gly-G17-Titer > 1 ELISA-Einheit).

Humane epidermale Wachstumsfaktorrezeptoren („human epidermal growth factor receptors"; HER/erbB) bilden eine Gruppe von 4 transmembranösen Zelloberflächenrezeptoren (HER-1 [EGFR], HER-2/neu, HER-3 und HER-4), welche Signale bezüglich zellulärer Proliferation, Differenzierung, Mobilität, Invasionsaktivität und Umgehung des programmierten Zelltodes – Apoptose – vermitteln (Arteaga 2002a,b).

Der **HER-1-Rezeptor** (Synonym: „epidermal growth factor receptor", **EGFR**) ist ein Glykoprotein mit einem Molekulargewicht (MW) von 170.000, welches an der Zelloberfläche von Geweben epidermalen Ursprungs lokalisiert ist. Seine extrazelluläre Domäne ist Bindungsort für diverse spezifische Liganden:

- „epidermal growth factor" (EGF),
- heparinbindender EGF,
- „transforming growth factor" α (TGF-α),
- Amphiregulin,
- β-Zellulin,
- Epiregulin.

Die hydrophobe, membrandurchziehende Komponente bildet die Brücke zum intrazellulären Rezeptoranteil, auf dem die Domäne mit der intrinsischen Tyrosinkinaseaktivität lokalisiert ist. Die Bindung extrazelluärer Liganden führt zur Dimerisierung von Rezeptoren der EGFR-Familie als Homo- oder Heterodimere, zur Stabilisierung des Ligand-Rezeptor-Komplexes und zur Rezeptorautophosphorylierung mit konsekutiver Aktivierung der intrinsischen Tyrosinkinase, die ihrerseits eine **Kaskade intrazellulärer Signaltransduktionsmechanismen** auslöst: PKC, MAPK, PI3 K/Akt usw. (Abb. 46.1). Aktivierte EGFR-Komplexe unterliegen einer Endozytose, wobei ihre Aktivität nicht auf das Kompartiment der Endosomen beschränkt ist: Im Nukleus binden sie an DNA-Promoterregionen und beeinflussen als Transkriptionsfaktoren die zelluläre Replikations- und Proliferationsrate.

> Als Folge von EGFR-Genrearrangements und -amplifikationen werden EGF-Rezeptoren von der Mehrzahl gastrointestinaler Malignome exprimiert. Die begleitende exzessive auto- und parakrine Wachstumsstimulation sowie die Angiogenese sind häufig mit einer schlechteren Prognose im Sinne einer erhöhten metastatischen Tumorzellaussaat sowie kürzerem krankheitsfreien und Gesamtüberleben verbunden.

So wurde in retrospektiven immunhistochemischen Analsyen in 40–80 % aller Magenkarzinome eine EGFR-Expression nachgewiesen, bei Plattenepithelkarzinomen des Ösophagus betrug die EGFR-Expression bis 90 % (Slesak et al. 1998). Inada et al. (1999) berichten über eine deutlich verminderte 5-Jahres-Überlebensrate für Patienten mit EGFR-positivem Plattenepithelkarzinom des Ösophagus (39 % vs. 68 %); die EGFR-Expression wurde in dieser Studie bei 43 % der Tumoren als positiv, in 45 % als moderat und in 13 % als negativ beurteilt.

Aktuelle therapeutische Strategien, die den epidermalen Wachstumsfaktorrezeptor und seine Signalkaskade zum Ziel haben, beinhalten:

- monoklonale Antikörper gegen die extrazelluläre Bindungsdomäne des Rezeptors, z. B. der chimäre monoklonale Antikörper Cetuximab oder der humanisierte monoklonale Antikörper EMD 72000 (Wirkmechanismus s. Abb. 46.1),
- spezifische niedermolekulare (intrazellulär angreifende) EGFR-Tyrosinkinaseinhibtoren, z. B. Gefitinib oder Erlotinib,
- Immunotoxinkonjugate (an zytotoxische Substanzen gekoppelte Anti-EGFR-Antikörper),
- Antisensenukleotide (Arteaga u. Johnson 2001; Baselga 2000a, b und 2002).

Diese tumorzielgerichteten Substanzen stellen hypothetisch einen attraktiven Ansatz in der Therapieentwicklung gastrointestinaler Tumoren dar.

Der **EGFR-Tyrosinkinaseinhibtor Gefitinib** wurde als Salvagetherapie bei 75 Patienten mit fortgeschrittenem Magenkarzinom in der Monotherapie mit 250 mg vs. 500 mg täglich in einer randomisierten Phase-II-Studie geprüft (Doi et al. 2003). Eine Krankheitsstabilisierung wurde bei 13 Patienten (18 %; 1 partielle Remission, 12 stabile Erkrankungen) erreicht. Therapieassoziierte Nebenwirkungen vom Grad 3 und 4 waren Hautreaktionen (5 %), Diarrhö (4 %), und Anorexie (3 %). Die Pharmakokinetik von Gefitinib wurde nicht durch ethnische Unterschiede (Japaner vs. Europäer), Gastrektomie oder die Einnahme von Histamin-H_2- oder Protonenpumpenblockern beeinflusst.

Erste klinsiche Daten zur Monotherapie mit dem **humanisierten monoklonalen Anti-EGFR-Antikörper EMD 72000** zeigen ebenfalls eine antitumorale Wirksamkeit bei ausgiebig chemotherapeutisch vorbehandelten Patienten mit metastasiertem Plattenepithelkarzinom des Ösophagus oder Adenokarzinom des Magens (Tewes et al. 2002).

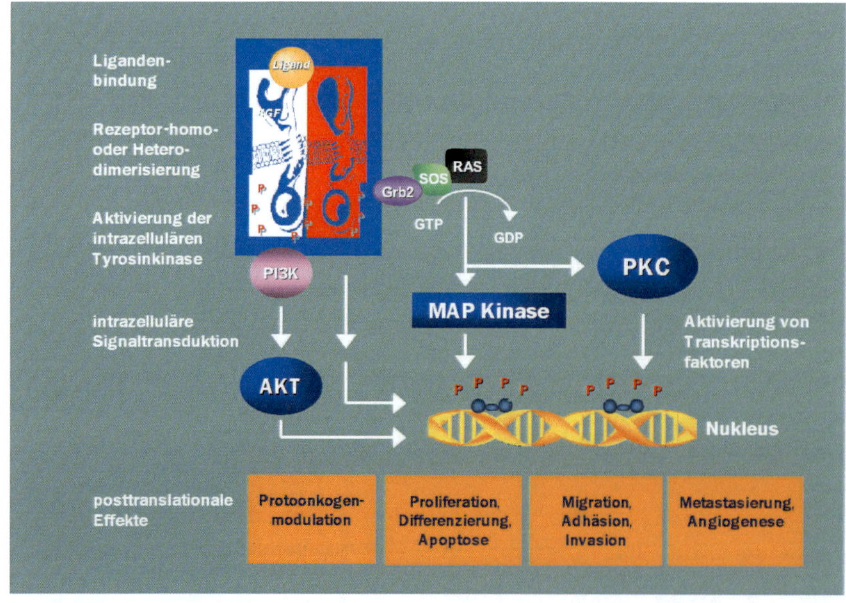

Abb. 46.1. Signaltransduktion des epidermalen Wachstumsfaktorrezeptors („epidermal growth factor receptor", EGFR)

> Grundlage aktueller klinisch wirksamer Therapiekonzepte bilden jedoch weiterhin bewährte Kombinationen von zytostatisch Substanzen (z. B. Cisplatin, 5-Fluorourcail, Taxane, Irinotecan). Daher ist die Interaktion dieser neuen molekularen Therapieansätze mit den bisher verwendeten Zytostatika von großer therapeutischer Bedeutung und Gegenstand klinischer Studien.

Einen Ansatz der **Kombinationstherapie** des PFL-Regimes mit dem EGFR-Tyrosinkinaseinhibitor Gefitinib ist derzeit als extendierte Phase-II-Studie der EORTC (EORTC 40025) geplant, andere klinische Studien kombinieren cisplatinbasierte Chemotherapieansätze mit den monoklonalen Anti-EGFR-Antikörpern (z. B. EMD 72000).

46.3 Ausblick

Der **Stellenwert der HER-2/neu-Expression** als therapeutische Option (z. B. Trastuzumab) bei gastrointestinalen Tumoren ist derzeit ungeklärt.

Klinische und präklinische Studien legen nahe, dass der **endotheliale Wachstumsfaktor** („vascular endothelial growth factor", VEGF) auch bei gastrointestinalen Tumoren eine wesentliche Rolle in der Regulation der neoplastischen Angiogenese spielt. Bei Plattenepithelkarzinomen des Ösophagus wurde anhand retrospektiver immunhistochemischer Analysen eine direkte Korrelation zwischen tumoraler VEGF-Expression, nicht aber der VEGF-1- oder der VEGF-2-Rezeptorexpression, mit Tumorstadium, Gefäßinvasion und Überleben nachgewiesen (Millikan et al. 2000; Kato et al. 2002).

Als therapeutische Strategie könnte der Einsatz **monoklonaler Anti-VEGF-Antikörper**, wie Bevacizumab (Neutralisierung von VEGF), oder intrazellulär an der Rezeptordomäne angreifender **Tyrosinkinaseinhibitoren** (z. B. Sugen 666.8 oder PTK787) erwogen werden. So wurde der orale FLK-1-Tyrosinkinaseinhibitor Sugen 666.8 in einer pharmakodynamischen Studie bei Patienten mit fortgeschrittenem Magenkarzinom in der Salvagetherapie untersucht, die Ergebnisse liegen jedoch derzeit noch nicht vor (Vanhoefer et al., nicht publizierte Daten).

Der Stellenwert dieser oder anderer neuer molekularer Therapieansätze für Tumoren des oberen Gastrointestinaltrakts ist allerdings derzeit noch nicht definiert und muss in zukünftigen Phase-III-Studien geklärt werden.

Literatur

Arteaga CL (2002a) Epidermal growth factor receptor dependence in human tumors: more than just expression? Oncologist 7 (Suppl 4): 31–39

Arteaga CL (2002b) Overview of epidermal growth factor receptor biology and its role as a therapeutic target in human neoplasia. Semin Oncol 29: 3–9

Arteaga CL, Johnson DH (2001) Tyrosine kinase inhibitors-ZD1839 (Iressa). Curr Opin Oncol 13: 491–498

Baselga J (2000a) Monoclonal antibodies directed at growth factor receptors. Ann Oncol 11 (Suppl 3): 187–190

Baselga J (2000b) New therapeutic agents targeting the epidermal growth factor receptor. J Clin Oncol 18: 54S–59S

Baselga J (2002) Targeting the epidermal growth factor receptor with tyrosine kinase inhibitors: small molecules, big hopes. J Clin Oncol 20: 2217–2219

Bramhall SR, Hallissey MT, Whiting J et al. (2002) Marimastat as maintenance therapy for patients with advanced gastric cancer: a randomised trial. Br J Cancer 86: 1864–1870

Doi T, Koizumi W, Siena S et al. (2003) Efficacy, tolerability and pharmacokinetics of gefitinib (ZD1839) in pretreated patients with metastatic gastric cancer. Proc Am Soc Clin Oncol 22: 1036

Inada S, Koto T, Futami K et al. (1999) Evaluation of malignancy and the prognosis of esophageal cancer based on an immunhistochemical study. Jpn J Surg 29: 493–503

Kato H, Yoshikawa M, Miyazaki T et al. (2002) Expression of vascular endothelial growth factor (VEGF) and its receptors (Flt-1 and Flk-1) in esophageal squamous cell carcinoma. Anticancer Res 22: 3977–3984

Kimata M, Otani Y, Kubota T et al. (2002) Matrix metalloproteinase inhibitor, marimastat, decreases peritoneal spread of gastric carcinoma in nude mice. Jpn J Cancer Res 93: 834–841

Liu XP, Kawauchi S, Oga A et al. (2002) Prognostic significance of matrix metalloproteinase-7 (MMP-7) expression at the invasive front in gastric carcinoma. Jpn J Cancer Res 93: 291–295

Millikan KW, Mall JW, Myers JA et al. (2000) Do angiogenesis and growth factor expression predict prognosis of esophageal cancer? Am Surg 66: 401–405; discussion 405–406

Nelson AR, Fingleton B, Rothenberg ML et al. (2000) Matrix metalloproteinases: biologic activity and clinical implications. J Clin Oncol 18: 1135–1149

Slesak B, Harlozinska A, Porebska I et al. (1998) Expression of epidermal growth factor receptor family proteins (EGFR, c-erbB-2 and c-erbB-3) in gastric cancer and chronic gastritis. Anticancer Res 18: 2727–2732

Tewes M, Schleucher N, Dirsch O et al. (2002) Results of a phase I trial of the humanized anti epidermal growth factor receptor (EGFR) monoclonal antibody EMD 72.000 in patients with EGFR expressing solid tumors. Proc Am Soc Clin Oncol 21: 378

Watson SA, Gilliam AD (2001) G17DT – a new weapon in the therapeutic armoury for gastrointestinal malignancy. Expert Opin Biol Ther 1: 309–317

Watson SA, Morris TM, Collins HM et al. (1999) Inhibition of tumour growth by marimastat in a human xenograft model of gastric cancer: relationship with levels of circulating CEA. Br J Cancer 81: 19–23

Yamashita K, Azumano I, Mai M et al. (1998) Expression and tissue localization of matrix metalloproteinase 7 (matrilysin) in human gastric carcinomas. Implications for vessel invasion and metastasis. Int J Cancer 79: 187–194

Yip D, Ahmad A, Karapetis CS et al. (1999) Matrix metalloproteinase inhibitors: applications in oncology. Invest New Drugs 17: 387–399

Yoshikawa T, Tsuburaya A, Kobayashi O et al. (2000) Prognostic value of tissue inhibitor of matrix metalloproteinase-1 in plasma of patients with gastric cancer. Cancer Lett 151: 81–86

Anhang

Rehabilitation

Die Rehabilitation von Patienten mit Ösophagus- oder Magenkarzinom nach Resektion ist komplex. Sie sollte Fachkliniken bzw. Fachkollegen vorbehalten bleiben, die mit der speziellen Problematik von Patienten nach Ösophagektomie oder Gastrektomie vertraut sind. Wir verweisen dazu auf die Leitlinien der Deutschen Krebsgesellschaft e.V. und die dort nachlesbaren Literaturhinweise (Diagnostik und Therapie Maligner Erkrankungen. Kurzgefasste Interdisziplinäre Leitlinien 2002, 3. Auflage. W. Zuckschwerdt Verlag, München 2002, S. 149/50 bzw. 156/57 – oder im Internet unter: http://www.krebsgesellschaft.de).

Aktuelle klinische Studien

- Studie der Sektion Ösophagus-/Magenkarzinom der Deutschen Krebsgesellschaft
  - Phase III, 1st-line-Therapie beim fortgeschrittenen Magenkarzinom
    Studienleiter: PD Dr. U. Vanhoefer, Essen
    Start: geplant November 2003
    Therapie: Cisplatin/5-FU/Folinsäure/Irinotecan (PLFIri) vs. 5-FU/Folinsäure/Irinotecan (FUFIRI)
    Primäres Zielkriterium: Mediane Überlebenszeit
    Patientenzahl: ca. 500
- Studie der Arbeitsgruppe Gastrointestinale Onkologie
  - Randomisiert, Phase II, 1st-line-Therapie beim fortgeschrittenen Magenkarzinom
    Studienleiter: PD Dr. M. Heike, Dortmund
    Start: August 2003
    Therapie: Capecitabin/Irinotecan vs. Capecitabin/Cisplatin
    Primäres Zielkriterium: Remissionsrate
    Patientenzahl: ca. 120
- Studie der Sektion Ösophagus-/Magenkarzinom der Deutschen Krebsgesellschaft
  - Phase III, 2nd-line-Therapie beim fortgeschrittenen Magenkarzinom
    Studienleiter: Dr. P. Reichardt, Berlin
    Start: Juli 2003
    Therapie: Irinotecan vs. „best supportive care"
    Primäres Zielkriterium: Mediane Überlebenszeit
    Patientenzahl: 120
- Studie der Sektion Ösophagus-/Magenkarzinom der Deutschen Krebsgesellschaft
  - Randomisiert, Phase II, zum Stellenwert von Darbopoetin in der Primärtherapie des fortgeschrittenen Magenkarzinoms
    Studienleiter: Prof. Dr. H. Köhne, Dresden
    Start: Januar 2003
    Therapie: Chemotherapie (nach Wahl des Zentrums) ± Darbopoietin
    Primäres Zielkriterium: Mediane Überlebenszeit
    Patientenzahl: 75+150 (1:2-Randomisierung)
- Studie der Sektion Ösophagus-/Magenkarzinom der Deutschen Krebsgesellschaft in Kooperation mit der PanEuropäischen Initiative zum Magenkarzinom
  - Phase III, Adjuvante Therapie beim komplett resezierten Magenkarzinom (R0-Resektion, mindestens D1-Dissektion)
    Studienleiter (Deutschland): Prof. Dr. C. Bokemeyer/Prof. Dr. W. Budach, Tübingen
    Start: geplant Januar 2004
    Therapie: Kontrolle vs. adjuvante Chemostrahlentherapie
    Primäres Zielkriterium: Rezidivfreies Überleben
    Patientenzahl: ca. 700

- Studie der Sektion Ösophagus-/Magenkarzinom der Deutschen Krebsgesellschaft
  - Phase III, Präoperative Therapie beim lokal fortgeschrittenen Adenokarzinom des ösophagogastralen Übergangs
    Studienleiter: PD Dr. M. Stahl, Essen
    Start: November 2001
    Therapie: Präoperative Chemotherapie (PLF) vs. präoperative Chemotherapie und Radiochemotherapie
    Primäres Zielkriterium: Überlebensrate nach 3 Jahren
    Patientenzahl: ca. 400
- Studie der EORTC
  - Phase III, Präoperative Chemotherapie beim lokal fortgeschrittenen Magenkarzinom
    Studienleitung (Deutschland): Chirurgische Klinik, TU München
    Start: 1996
    Therapie: Primäre Operation vs. präoperative Chemotherapie + Operation
    Primäres Zielkriterium: Rezidivfreies Überleben
    Patientenzahl: ca. 300

Sachverzeichnis

I

J

K

L

M

N

O

P

Q

R

S

T

U

V

W

Z

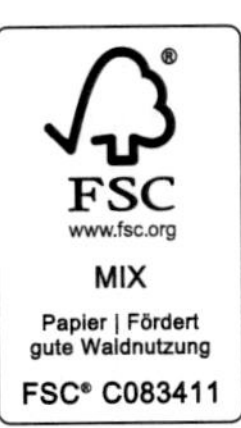

Zeitfracht Medien GmbH
Ferdinand-Jühlke-Straße 7
99095 Erfurt, Deutschland
produktsicherheit@kolibri360.de